AF258948

TRAITÉ PRATIQUE

DE MÉDECINE

CLINIQUE ET THÉRAPEUTIQUE

PUBLIÉ SOUS LA DIRECTION

DE MM.

Samuel BERNHEIM ET Émile LAURENT

COLLABORATEURS :

MM. Archambaud (de Paris), Assimis (d'Athènes), Bacchi (de Paris), Paul Barlerin (de Paris), Baumel (de Montpellier), Bianchi (de Naples), Bilhaut (de Paris), Bloch (de Paris), Bocteau (de Villejuif), Bonnet (de Paris), Bonvalot (de Paris), Bosc (de Montpellier), Boucour (de Paris), Bouton (de Besançon), Bovet (de Pougues), Brousse (de Montpellier), Brunet (de Paris), Cazenave de la Roche (de Menton), Chapplain (de Marseille), Chatelain (de Paris), Chrétien (de Poitiers), de Christmas (de Paris), Cornet (de Paris), Coudray (de Paris), Coutagne (de Lyon), Coutenot (de Besançon), Cristiani (de Genève), Crocq (de Bruxelles), Cuilleret (de Lyon), Dechamp (d'Arcachon), Delyanis (d'Athènes), Dervillez (de Paris), Destarac (de Toulouse), Diamantberger (de Paris), Dubreuilh (de Bordeaux), Duhourcau (de Cauterets), Ferran (de Barcelone), Fienga (de Naples), Fouchard (du Mans), Garnault (de Paris), L. Garnier (de Paris), Gibert (du Havre), Girod (de Clermont-Ferrand), Gottstein (de Breslau), Goureau (de Paris), Guelpa (de Paris), Hagen (de Leipzig), Hajeck (de Vienne, Autriche), Jocqs (de Paris), Jouin (de Paris), Kohos (de Paris), Leriche (d'Eaux-Bonnes), E. Levy (de Strasbourg), Levrat (de Lyon), Liandier (de Paris), Lichtwitz (de Bordeaux), Lorain (de Nancy), Mascarel (de Châtellerault), Masoin (de Louvain), Mejia (de Mexico), Minovici (de Bucharest), Moldenhauer (de Leipzig), Albert Moll (de Berlin), Mook (de Paris), Moreau (d'Alger), Morin (de Paris), Perrenot (de Hyères), Henri Picard (de Paris), Piole (de Paris), Polguère (de Paris), Puech (de Bordeaux), Van Renterghem (d'Amsterdam), Rémond (de Toulouse), Sanchez Herrero (de Madrid), Sauvez (de Paris), Semmola (de Naples), Sérieux (de Villejuif), Sormani (de Pavie), Stieffel (de Joinville), Suss (de Paris), Tison (de Paris), Tobeitz (de Graz), Trénel (de Paris), de Tymovski (de Schintznach), Vantrin (de Nancy), Vermel (de Moscou), Voronoff (de Paris), de Yong (de La Haye), Ziem (de Dantzig), Zilgien (de Nancy).

TOME IV

MALADIES DE L'APPAREIL CIRCULATOIRE
MALADIES DU SANG ET DE LA NUTRITION
INTOXICATIONS. MALADIES DE L'APPAREIL URINAIRE

PARIS

A. MALOINE, ÉDITEUR

91, BOULEVARD SAINT-GERMAIN, 91

1895

TRAITÉ PRATIQUE
DE MÉDECINE

CLINIQUE ET THÉRAPEUTIQUE

DIVISION DE L'OUVRAGE

Tome I. — Maladies infectieuses.

Tome II. — Affections nerveuses, maladies mentales et médecine légale des aliénés.

Tome III. — Maladies des voies respiratoires.

Tome IV. — Maladies de l'appareil circulatoire, du sang et de la nutrition; Intoxications; Maladies des reins et de la vessie.

Tome V. — Maladies du tube digestif et de ses annexes.

Tome VI. — Maladies du nez, des oreilles, des yeux, de la peau et des organes génitaux; Syphilis.

ÉVREUX, IMPRIMERIE DE CHARLES HÉRISSEY

TRAITÉ PRATIQUE

DE MÉDECINE

CLINIQUE ET THÉRAPEUTIQUE

PUBLIÉ SOUS LA DIRECTION

DE MM.

Samuel BERNHEIM et Émile LAURENT

COLLABORATEURS :

MM. Archamband (de Paris), Assimis (d'Athènes), Bacchi (de Paris), Paul Barlerin (de Paris),
Baumel (de Montpellier), Bianchi (de Naples), Bilhaut (de Paris), Bloch (de Paris),
Boeteau (de Villejuif), Bonnet (de Paris), Bonvalot (de Paris), Bosc (de Montpellier), Boncour (de Paris),
Bouton (de Besançon), Bovet (de Pougues), Brousse (de Montpellier),
Brunet (de Paris), Cazenave de la Roche (de Menton), Chapplain (de Marseille),
Chatelain (de Paris), Chrétien (de Poitiers), de Christmas (de Paris), Cornet (de Paris),
Coudray (de Paris), Coutagne (de Lyon), Coutenot (de Besançon), Cristiani (de Genève),
Crocq (de Bruxelles), Cuilleret (de Lyon), Dechamp (d'Arcachon), Delyanis (d'Athènes),
Dervillez (de Paris), Destarac (de Toulouse), Diamantberger (de Paris), Dubreuilh (de Bordeaux),
Duhourcau (de Cauterets), Ferran (de Barcelone), Fienga (de Naples),
Fouchard (du Mans), Garnault (de Paris), L. Garnier (de Paris), Gibert (du Havre),
Girod (de Clermont-Ferrand), Gottstein (de Breslau), Goureau (de Paris), Guelpa (de Paris),
Hagen (de Leipzig), Hajeck (de Vienne, Autriche), Jocqs (de Paris), Jouin (de Paris), Kohos (de Paris),
Leriche (d'Eaux-Bonnes), E. Levy (de Strasbourg), Levrat (de Lyon), Liandier (de Paris),
Lichtwitz (de Bordeaux), Lorain (de Nancy), Mascarel (de Châtellerault),
Masoin (de Louvain), Mejia (de Mexico), Minovici (de Bucharest), Moldenhauer (de Leipzig),
Albert Moll (de Berlin), Mook (de Paris), Moreau (d'Alger), Morin (de Paris),
Perrenot (de Hyères), Henri Picard (de Paris), Piole (de Paris), Polguère (de Paris),
Puech (de Bordeaux), Van Renterghem (d'Amsterdam), Rémond (de Toulouse),
Sanchez Herrero (de Madrid), Sauvez (de Paris), Semmola (de Naples), Sérieux (de Villejuif),
Sormani (de Pavie), Stieffel (de Joinville), Suss (de Paris), Tison (de Paris), Tobeitz (de Graz),
Trénel (de Paris), de Tymovski (de Schintznach), Vautrin (de Nancy), Vermel (de Moscou),
Voronoff (de Paris), de Yong (de La Haye), Ziem (de Dantzig), Zilgien (de Nancy).

TOME IV

MALADIES DE L'APPAREIL CIRCULATOIRE
MALADIES DU SANG ET DE LA NUTRITION
INTOXICATIONS. MALADIES DE L'APPAREIL URINAIRE

PARIS

A. MALOINE, ÉDITEUR

91, BOULEVARD SAINT GERMAIN, 91

1895

TRAITÉ PRATIQUE
DE MÉDECINE
CLINIQUE ET THÉRAPEUTIQUE

TOME QUATRIÈME

MALADIES DE L'APPAREIL CIRCULATOIRE
MALADIES DU SANG ET DE LA NUTRITION
INTOXICATIONS
MALADIES DE L'APPAREIL URINAIRE

PREMIÈRE PARTIE
MALADIES DE L'APPAREIL CIRCULATOIRE

CHAPITRE PREMIER
THROMBOSE ET EMBOLIE

Définition. — On désigne sous le nom de *thrombose* une coagulation sanguine se produisant plus ou moins brusquement dans un vaisseau, et formant ainsi obstacle à la circulation. Lorsque, sous une influence quelconque, ce caillot se détache et, entraîné par le courant sanguin, va se fixer en un autre point de l'appareil vasculaire, on a ce que l'on appelle une *embolie*.

La thrombose et l'embolie sont donc deux phénomènes pathologiques connexes, leur histoire est intimement liée ; aussi, les auteurs qui se sont occupés de l'un ont également été amenés à étudier l'autre.

Historique. — Bien que les livres médicaux du siècle dernier mentionnent la formation de coagulations intra-vasculaires et la migration de ces caillots, il faut arriver jusqu'aux remarquables travaux de Virchow (1846-1860), pour avoir une notion exacte et scientifique de ces maladies. En cet espace de quatorze ans, Virchow a publié diverses communications sur les embolies et les thromboses, préparant ainsi la voie aux recherches postérieures de Lasègue, Ball, Velpeau, Azam, Petit, Vulpian, Tillaux, Boyer, Besson, Verneuil, Levret, etc.

Étiologie et pathogénie. — La thrombose, pour se produire, exige un arrêt ou un ralentissement du cours du sang en un certain point des vaisseaux, là où va se développer le caillot. Cette modification de la vitesse sanguine résulte elle-même de plusieurs causes morbides qui ont déterminé, soit une altération des tuniques vasculaires, soit une altération dans la composition du liquide hématique, soit, enfin, ces deux choses associées.

Parmi les causes déterminantes des thromboses, nous devons tout particulièrement citer les traumatismes, blessant ou comprimant les vaisseaux, les brûlures et les gelures, les cautérisations trop profondes et trop étendues, les injection coagulantes, l'opération de la transfusion du sang faite dans des conditions défectueuses, les phlébites, etc.

A un autre point de vue, nous noterons comme prédisposant à la thrombose, toutes les dyscrasies, maladies de nutrition, qui altèrent la composition quantitative ou qualitative du sang, c'est-à-dire la tuberculose, le cancer, le diabète, les fièvres paludéennes, l'alcoolisme, les affections cardiaques, l'albuminurie, etc., les maladies infectieuses. Depuis quelque temps, on a constaté la formation fréquente des coagulations sanguines, chez les individus atteints d'affections microbiennes, septicémie puerpérale, infection purulente, maladies typhoïques.

On pense généralement que le germe pathogène, inclus dans le sang, y joue le rôle d'un véritable corps étranger, son abondance modifie la fluidité de ce liquide, et favorise ainsi le processus de coagulation; Chantemesse, Vidal, Hutinel ont vérifié cette hypothèse et ont réussi à déceler dans des thromboses survenues chez des malades typhiques, tuberculeux, etc., la présence des germes caractéristiques de la dothiénenterie, de la tuberculose, etc.

La thrombose, une fois constituée, peut donner naissance à l'embolie, c'est-à-dire à la migration du caillot. Celle-ci se produit sous l'influence de causes diverses, telles qu'un mouvement brusque de flexion lorsque la coagulation siège dans les veines des membres, pendant la levée ou la pose d'un appareil d'immobilisation à la suite de fractures, pendant une séance de massage; enfin, l'on doit toujours craindre la possibilité d'une embolie chez un malade atteint de phlébite, de phlegmatia alba dolens. Celle-ci peut s'accompagner d'une inflammation due à la présence de microorganismes qui végètent dans le thrombus, et désagrègent le caillot. La même crainte existe pour les blessés chez lesquels on constate une élévation de température quelques jours après l'accident ; le caillot qui obture la plaie, peut s'infecter, se désagréger, et donner lieu à des hémorragies et à des embolies septiques toujours très graves.

Symptomatologie. — Les phénomènes de thrombose vasculaire ne donnent pas lieu tout d'abord à des symptômes très accentués ; le malade se plaint plutôt de douleurs sourdes, disséminées sur une grande étendue, et qu'il a de la peine à définir ; si la thrombose siège dans une veine des jambes, il ressent de la gêne, de la fatigue en marchant, des douleurs au mollet, à l'aine, de l'engourdissement général des membres ; quelquefois, au contraire, les douleurs sont vives, aiguës, au moindre mouvement il y a une véritable hyperesthésie, et, toujours dans l'hypothèse d'une thrombose des membres inférieurs, le patient ressentira des élancements douloureux qui, au moment où ils se produiront, feront contracter ses muscles et tenir sa jambe pliée.

Quand on examine la région où siège le mal, on peut noter un certain degré d'empâtement, d'œdème blanc, lisse et douloureux, se propageant pour les membres, des extrémités vers le tronc ; si la veine thrombosée est suffisamment accessible, on peut la sentir sous forme d'un cordon dur, surtout lorsque la coagulation est déjà suffisamment avancée. A ce moment, en examinant les veines superficielles de la région, on constate le développement anormal de ces vaisseaux, qui apparaissent sous forme d'un réseau bleuâtre à travers la peau ; la circulation tendant à se faire par les veines collatérales, après l'oblitération des veines profondes.

Lorsque le caillot s'est constitué, il s'organise et la veine thrombosée persiste sous forme d'un cordon fibreux, dur, mais il arrive des cas malheureux où le caillot se désagrège et donne naissance à l'embolie.

Cette affection débute ordinairement d'une façon brusque ; tout à coup, le malade qui reposait ou était assis, se dresse, pris d'un accès d'angoisse terrible, il semble chercher de l'air, battant des bras ou portant ses mains à sa gorge, il devient pâle, les yeux sont saillants, les pupilles dilatées, on voit qu'il manque d'air et fait d'inutiles efforts pour respirer. Si on examine le pouls à ce moment-là, on le trouve irrégulier, tumultueux, puis rapidement faible. La mort peut alors survenir au milieu de quelques convulsions.

Cependant, le malade n'est pas toujours victime de l'asphyxie embolique. Vivement frappé, comme dans le cas précédent, il peut résister et continuer à vivre, si le caillot migrateur n'a pas obturé une artère très importante, et si la circulation gênée momentanément, a réussi à se rétablir par des veines collatérales. Dans ces conditions, peu à peu les symptômes du début s'amendent : on voit disparaître l'angoisse précordiale, la sensation de constriction du thorax, les douleurs céphaliques, le vertige, etc... la respiration, qui était d'abord haletante puis avait repris anxieuse et dyspnéique, se régularise et tout semble rentrer dans l'ordre.

L'auscultation de la poitrine permet encore, pendant quelques jours, d'entendre des râles fins, tandis que la percussion révèle une certaine matité en un point de la poitrine ; il s'est en effet développé une sorte de foyer de pneumonie autour de l'embolie pulmonaire.

Si la cause première qui a déterminé la formation de la thrombose et de l'embolie existe encore, on peut prévoir, dans un délai plus ou moins restreint, la production d'une nouvelle crise provoquée par la migration d'un nouveau caillot et il est rare que le malade, déjà affaibli, résiste à une nouvelle atteinte du mal.

Selon la cause qui a déterminé la thrombose, traumatisme, altération dyscrasique du sang ou maladie infectieuse, on constate la présence ou l'absence de fièvre chez le malade. Celle-ci peut faire totalement défaut dans une coagulation veineuse survenant chez un diabétique par exemple, elle sera vive, accompagnée de frissons, de vomissements chez un individu atteint d'une infection septique.

Enfin, l'embolie peut, de même que la thrombose, si elle siège dans un membre, ralentir la nutrition de cette partie du corps, abaisser la température locale et aboutir à la gangrène, si la circulation ne se rétablit bientôt par des veines collatérales.

Anatomie pathologique. — La production du caillot est en rapport avec une altération de l'endothélium veineux ou une modification dans la composition du liquide sanguin.

Pour que la coagulation du sang se fasse, il est nécessaire que plusieurs éléments entrent en jeu : d'abord une substance dite fibrino-plastique qui existe dans le sang et provient des éléments cellulaires de ce liquide, cette substance réagit sur une autre substance dissoute, la fibrine, mais pour ce faire, il faut l'action d'un ferment qui vient des hématoblastes et se produit lorsque ceux-ci sont altérés. Ce ferment apparaît sous forme de traînées filamenteuses.

Lorsqu'une rugosité de la paroi ou une affection dyscrasique altère les hématoblastes, ceux-ci deviennent aptes à produire le ferment qui, favorisant la réaction des substances dissoutes dans le sang, amène la concrétion en caillot.

Ce caillot est, à l'origine, formé de leucocytes et d'hématoblastes sans globules rouges, il a l'aspect blanchâtre et siège de préférence au niveau des valvules des veines. Peu à peu, ce coagulum s'accroît par l'apport de nouvelles couches qui se stratifient en se superposant ; les hématoblastes qu'il contient s'altèrent, les leucocytes inclus subissent une sorte de dégénérescence granuleuse, et le centre peut former une véritable bouillie de couleur jaunâtre, légèrement rouge par suite de la présence de quelques hématies décolorées. Le caillot peut alors se désagréger, surtout s'il renferme des microorganismes, il s'effrite, s'en va par lambeaux, puis, emportées par le torrent circulatoire, ces parcelles vont former des embolies en divers points de l'appareil vasculaire.

Dans la plupart des cas heureusement, les embolies ne se produisent pas, le caillot s'organise, remplit entièrement le calibre du vaisseau, puis adhère solidement à ses parois, s'infiltre d'éléments cellulaires embryonnaires, de travées de tissu conjonctif; peu à peu ses éléments constitutifs se résorbent et il subsiste un bouchon fibreux analogue à du tissu cicatriciel, qui a ainsi transformé le vaisseau en un cordon dur et imperméable au sang.

Quant au mécanisme de la thrombose dans les cas de phlébite, on n'est pas encore entièrement fixé à ce sujet. Virchow a réfuté l'ancienne opinion qui faisait de la phlébite le phénomène initial, et il a déclaré que le caillot était antérieur à l'inflammation des veines.

Aujourd'hui on sait, que dans l'inflammation des parois veineuses, il se produit des troubles du côté de la nutrition de l'endoveine. Les cellules qui la constituent se gonflent, prolifèrent, et il en résulte une irrégularité de la paroi qui diminue le calibre du vaisseau, crée des rugosités qui ralentissent la vitesse du courant sanguin et altèrent l'intégrité des hématoblastes, d'où production de fibrino-ferment et tendance à la coagulation. On semble donc revenir à l'opinion première et penser que toute thrombose est précédée d'une altération de l'endothélium vasculaire.

Le coagulum peut affecter les formes les plus diverses, allongé ou ramifié ordinairement il est effilé à la partie qui est tournée vers le cœur. Lorsque le caillot a pris naissance au voisinage d'une bifurcation veineuse, il arrive très souvent que la pointe de ce thrombus étant sans cesse battue par le sang qui passe dans la veine voisine se casse et se sépare du reste du caillot, produisant une embolie.

Dans ces cas, on peut constater la trace nette de la cassure sur le coagulum resté en place; quant à l'embolie, elle remonte rapidement vers le cœur droit, peut s'y arrêter un temps plus ou moins long et même se fixer dans les piliers et les cordages de cet organe. Sinon, elle est lancée par l'artère pulmonaire dans le réseau de la petite circulation jusqu'à ce qu'arrivant dans un vaisseau de calibre moindre que son épaisseur, elle s'y fixe et intercepte en ce point le cours du sang.

On comprend que la gravité de l'embolie dépendra essentiellement de la grosseur du caillot migrateur, car plus il sera volumineux, plus il pourra oblitérer une grosse branche de l'artère pulmonaire et, par suite, priver de sang un plus grand territoire du poumon. Dans ce cas la mort peut survenir brusquement, par asphyxie, le champ de l'hématose se trouvant considérablement réduit et le sang ne pouvant plus venir emprunter à l'air tout l'oxygène qui lui est nécessaire; si la mort ne s'ensuit pas à bref délai et si une autre embolie ne vient pas oblitérer un autre vaisseau et réduire encore d'autant la surface respiratoire et amener la mort, le malade continue à vivre mais d'une façon défectueuse. Le caillot s'organise, adhère aux parois du vaisseau pulmonaire, le bouche complètement; tout autour de la thrombose, il se fait un processus réactionnel qui s'affirme par de la prolifération cellulaire et des phénomènes inflammatoires donnant lieu à des symptômes de congestion.

Du côté de la partie du poumon privée de sang, on observe de la dégénérescence des cellules et de la transformation scléreuse des alvéoles; le sang ne venant plus nourrir ces tissus, ils peuvent se mortifier; si le caillot migrateur contenait des germes pathogènes venant d'une région traumatisée et infectée, il a apporté avec lui l'infection et c'est dans ces cas que l'on voit se développer chez des blessés les pneumonies infectieuses, les pleurésies purulentes, les infarctus, etc., qui aggravent considérablement l'état du malade.

Diagnostic et pronostic. — Le diagnostic de la thrombose est en général facile, surtout lorsque le vaisseau oblitéré n'est pas situé trop profondément et est par conséquent accessible à la palpation; on le sent alors sous la forme d'un cordon dur; tout autour de lui la région est empâtée, douloureuse, et la circulation collatérale est plus active. Ce dernier signe est surtout important lorsqu'on se trouve en présence de thrombose des veines profondes, car sa constatation équivaut presque à la certitude que la circulation des vaisseaux de la partie médiane du membre est entravée.

Quant à l'embolie, l'existence d'une thrombose antérieure, la soudaineté des symptômes asphyxiques survenant au moment d'un effort, y feront penser nécessairement.

Le pronostic de la thrombose doit être réservé, car toute thrombose peut engendrer des embolies et par suite menacer la vie du malade.

Le danger sera encore plus considérable si la thrombose s'est produite au niveau d'un foyer de suppuration, car, dans ce cas, l'action des agents pathogènes tend à désorganiser le coagulum et chaque parcelle de celui-ci qui est entraînée par le courant sanguin devient un véhicule de contagion susceptible de transporter en divers points du corps l'infection locale.

Il faut savoir en outre qu'une thrombose est sujette à récidive, enfin, lors même que la terminaison par oblitération et transformation fibreuse du vaisseau oblige le sang à chercher d'autres voies de passage; par conséquent, elle gêne toujours plus ou moins la nutrition et le bon fonctionnement de la région ou du membre atteint de thrombose.

Traitement. — Dans les cas de thrombose, la méthode thérapeutique à employer consiste dans l'immobilisation de la région et le repos général.

Si c'est une veine d'un membre qui est oblitérée, cas qui se présente le plus souvent, on entoure celui-ci d'une couche d'ouate; en cas de vives douleurs, on se trouve bien de recourir à des onctions douces faites avec un liniment calmant.

Si le malade avait de l'inflammation locale, de l'œdème avec rougeur diffuse, on pourrait utiliser avec succès des applications ou plutôt des enveloppements avec des compresses humides imbibées de solutions antiseptiques; combattre la fièvre par la quinine et surveiller avec soin l'état général.

Dans les cas d'embolies, on est malheureusement presque désarmé contre les phénomènes asphyxiques qui viennent compromettre la vie du malade; toutes les fois qu'on aura lieu de redouter l'embolie, il sera plus sage de prévenir la migration des caillots en recommandant le repos au malade; si l'accident arrivait, on userait de tous les moyens propres à remédier à l'état syncopal : respiration artificielle, flagellations, position horizontale, etc. Si la mort ne survient pas brusquement, on peut avec raison conserver quelque espoir de salut et, dès lors, on s'occupera de soutenir l'action du cœur par des toniques et des stimulants, boissons alcooliques, révulsifs cutanés, tandis qu'on facilitera l'hématose par des inhalations d'oxygène.

Paul BARLERIN, *de Paris.*

CHAPITRE II

AFFECTIONS CONGÉNITALES DU CŒUR

Les affections congénitales du cœur, c'est-à-dire les malformations de cet organe provenant d'un arrêt ou d'un trouble de développement pendant la vie intra-utérine, sont très nombreuses et très variées. Mais, parmi elles, il en est que nous ne décrirons pas, parce qu'elles sont absolument incompatibles avec l'existence et sont des curiosités tératologiques. Parmi les autres il en est est, telles que le rétrécissement des orifices du cœur, le rétrécissement de l'artère pulmonaire, dont la symptomatologie est décrite dans un paragraphe spécial en même temps que les lésions valvulaires, nous ne ferons donc que de les signaler.

Nous parlerons surtout d'une affection congénitale du cœur qui se rencontre assez fréquemment et à tout âge, c'est la persistance du trou de Botal qui pendant la période fœtale fait communiquer les deux oreillettes du cœur.

Nous ne ferons donc que citer pour mémoire les anomalies résultant du défaut de réunion des deux parties qui constituent le cœur; un cas cité par Collomb en 1790 a été observé chez un enfant dont la vie a duré deux heures, chaque cœur ayant sa séreuse et ses vaisseaux.

D'autres fois, le cœur est normal, mais pas à sa place, il est situé en avant du cou, sous la tête, entre les deux branches du maxillaire, dans la cavité abdominale, ou enfin à droite ou au milieu de la poitrine.

Dans un autre ordre d'idées, on rencontre des cœurs bien en place, mais ne présentant que deux ou trois cavités, il manque soit un ventricule, soit un ventricule et une oreillette.

Enfin le cas de beaucoup le plus fréquent et que nous allons examiner, c'est celui où le cœur se trouvant bien situé et possédant quatre cavités, il persiste un canal entre les oreillettes, canal qui existe à l'état fœtal sous le nom de trou de Botal, mais qui normalement s'oblitère dans les premiers instants qui suivent la naissance.

I

PERSISTANCE DU TROU DE BOTAL

C. Paul, Hochoniger, Bard et Curtillet l'ont étudié au point de vue clinique et anatomique. Ces derniers auteurs ont remarqué que la valvule de Vieussens, qui ferme l'orifice du trou de Botal, se développe obliquement, « limitant ainsi un trajet qui est susceptible de se fermer ou de s'ouvrir selon le degré de pression que supportent ses valves ».

« En résumé, disent-ils, la valvule de Vieussens est un voile flottant, qui présente en hauteur une dimension supérieure à celle de l'orifice qu'il recouvre; quand la pression est plus élevée à droite, ce qui est l'état physiologique avant la naissance, le refoulement de la valvulve ouvre largement le trajet. Au contraire, quand la pression est supérieure du côté gauche, la valvule refoulée à droite est arrêtée et maintenue par les bords de l'orifice en dehors desquels elle s'insère, et le trajet se trouve ainsi oblitéré. »

Cette disposition anatomique, bien mise en lumière par Bard et Curtillet, explique les cas tardifs de non-occlusion du trou de Botal, lorsque pour une cause quelconque la pression redevient plus forte à droite dans un cœur dont le trou de Botal n'est pas fermé, la pression soulève la valvule de Vieussens et les phénomènes morbides qui en dépendent éclatent aux yeux.

L'observation que nous publions est un exemple de cette anomalie. Jusqu'à l'âge de quarante-deux ans la santé du malade a été excellente, puis sous l'influence d'une congestion pulmonaire, qui a augmenté la pression dans le cœur droit, les symptômes de cyanose ont apparu pour ne plus cesser jusqu'à la mort du malade.

OBSERVATION TIRÉE DE L'ARTICLE BARD-CURTILLET (*Revue médicale*, 89). — B. Joseph, cinquante-quatre ans, chaudronnier, entré le 3 février 1888, à l'hôpital de Lyon, mort le 16 février. Parents morts très âgés ; trois frères et sœurs bien portants ; deux enfants en bonne santé ; quatre enfants morts entre deux et quatre ans de maladies inconnues. Pas de syphilis. Alcoolisme.

Jusqu'à l'âge de quarante-deux, le malade a eu une santé robuste, à cette époque il tomba brusquement malade, toussa et fut très oppressé pendant cinq mois. Puis rétablissement complet.

Il y a cinq ans, crachement de sang léger, sans autres symptômes : un court séjour à l'hôpital.

Depuis quelques années, le malade s'enrhume facilement l'hiver, devient très oppressé, il a perdu de ses forces et a maigri. A la fin de novembre dernier il partit à Beyrouth exercer son métier de chaudronnier.

A peine arrivé, il tombe malade : violent mal de tête, agitation, délire furieux. Une saignée l'améliora immédiatement, puis, après un mois, il put, convalescent, revenir en France.

Le médecin du bord l'a soigné au retour pour une bronchopneumonie en voie de guérison.

De Marseille, il partit de suite pour Lyon, y arriva très oppressé, toussant beaucoup, avec une dyspnée continuelle, vive, une cyanose très accusée. L'expectoration était abondante, homogène, presque entièrement purulente, mais aérée.

Faiblesse extrême, somnolences, langue violette avec épais enduit brunâtre, température 37° et au-dessous, pas d'œdème.

A l'examen du thorax, sonorité générale, conservation des vibrations thoraciques sauf au sommet gauche.

Aux deux sommets, respiration forte, expiration sifflante, pas de râles, grande obscurité du murmure, inspiration courte avec sibilances dans la partie moyenne du poumon; à la base, râles sous-crépitants fins, nombreux.

Pas de modification de la voix ni de la toux; en avant, sous les clavicules, un peu d'obscurité, pas de râles.

La pointe du cœur bat dans le sixième espace, un peu en dehors de la ligne mamelonnaire, pas de battements visibles à l'épigastre.

Les veines du cou sont gonflées, mais n'ont pas de battements, le pouls est rapide, très tendu. Les urines très abondantes ne contiennent ni sucre ni albumine.

Le 14 février, le malade est très affaissé, cyanosé, les extrémités froides et violacées; la face bleuâtre. L'intelligence est intacte; la peau couverte de sueurs froides; pas d'œdème.

Un peu de diminution de sonorité à la base gauche, pas de souffles, mais râles humides nombreux des deux côtés, plus nourris à gauche.

Le cœur a des battements réguliers, d'énergie moyenne; la pointe bat sur une large surface, les bruits sont sourds, sans bruit anormal à la pointe, ni à la base, mais au niveau du troisième espace en dedans du mamelon, au voisinage du sternum, on entend un bruit soufflant, un peu singulier, occupant la diastole, d'intensité moyenne.

Le malade meurt le 16 février au matin, l'asphyxie et la cyanose sont restées jusqu'au bout les phénomènes dominants.

Autopsie, 17 février. — Aucune adhérence aux poumons; pas d'épanchement pleural.

Poumons volumineux, le gauche pèse 1.020 grammes, le droit 1.430; des foyers de bronchopneumonie et même des points de pneumonie lobaire, perdus dans une sorte de congestion énorme.

Péricarde normal, nulle trace d'inflammation; pas d'épanchement notable pas de plaque laiteuse, saillante ou irrégulière. Aorte et artère pulmonaire saines, pas d'athérome.

L'endocarde ne présente aucune altération; l'orifice mitral est normal, l'orifice tricuspidien dilaté, mais sans lésion inflammatoire ; poids du cœur : 470 grammes.

La cloison interauriculaire présente à son centre une zone mince, transparente, constituée uniquement par les deux feuillets de l'endocarde adossés, elle offre à sa partie inférieure un trou de Botal non oblitéré, assez large pour admettre le manche d'un porte-plume ordinaire. Le trou se présente sous la forme d'un trajet oblique d'arrière en avant et de droite à gauche, le trajet peut être oblitéré par l'adossement des deux feuillets qui se constituent, mais il est très court et le moindre tiraillement le rend perméable.

Les bords de l'orifice sont acciformes, souples et minces ; il n'y a pas d'agitation dans les lames du trajet.

Rien de particulier au foie, à la rate. Congestion rénale.

Cette forme tardive de la persistance du trou de Botal n'en est pas moins une lésion congénitale puisqu'elle résulte de ce que la valvule de Vieussens, bien que suffisante, ne s'est pas soudée aux bords de l'orifice qu'elle ferme ordinairement, et c'est de là que dérive le maladie qui bien longtemps après a affecté le malade.

Le caractère dominant de cette affection, c'est la cyanose ou teinte bleuâtre des tissus qui résulte du mélange des deux sangs dans le cœur et de la stase veineuse qui se fait dans les veines de la grande circulation ; en outre des auteurs, parmi lesquels Duroziez, admettent l'existence d'une altération du sang, dont le sérum examiné au microscope est coloré en rouge brun.

D'autres auteurs, Grancher notamment, ont nié que le mélange des deux sangs fût susceptible de produire cette cyanose. Il ne faut pas généraliser, car il est possible que la cyanose ne soit pas toujours due à une telle cause et il se peut également que le trou de Botal béant ne laisse pas passer le sang d'un cœur dans l'autre à cause de l'équilibre des pressions.

Quoi qu'il en soit, il est fréquent de rencontrer la teinte bleue chez les gens affectés de persistance du trou de Botal ; à cette coloration pathologique s'ajoutent des troubles de stase veineuse, œdèmes, dyspnées, gonflement des jugulaires menant rapidement le patient à l'asystolie, qui est la terminaison fatale de telles maladies.

II

ECTOPIES CARDIAQUES

L'ectopie pathologique est commune : à chaque moment le clinicien a l'occasion d'observer un déplacement du cœur consécutif à une pleurésie, à un kyste hydatique, ou à une tumeur des poumons ou encore par suite d'adhérences anciennes. Il n'en est pas de même de l'ectopie congénitale qui ne s'accommode pas facilement avec l'existence humaine et dont les observations se comptent. Le déplacement du cœur peut avoir lieu dans l'intérieur ou à l'extérieur de la cage thoracique. Dans l'intérieur de la poitrine, cet organe peut subir non seulement un changement de place mais encore être plus incliné ; il peut être couché horizontalement et même renversé. Lorsqu'il subit ces modifications dans son plan et dans son lieu d'élection, sa forme elle-même est modifiée également suivant les organes avec lesquels il se trouve anormalement en contact.

Lorsqu'il s'agit d'un déplacement intra-thoracique peu accentué, l'individu affecté de cette anomalie congénitale peut très bien vivre et la circulation sanguine peut s'effectuer sans la moindre gêne : le hasard seul révèle au praticien l'existence de ce déplacement cardiaque ; Laurenceaux a publié un certain nombre de cas de ce genre. Au contraire, quand l'ectopie intra-thoracique est considérable, le sujet atteint présente des troubles profonds dans la pression artérielle et meurt presque toujours très jeune.

Les cas d'ectopie extra-thoracique ont été rarement observés par le fait même que l'enfant qui naît avec cette anomalie succombe presque toujours à sa naissance. François Franck a cependant eu l'occasion d'observer et de relater le cas curieux d'une Alsacienne qui a pu vivre de longues années avec une ectopie congénitale extra-thoracique : on voyait battre sous la peau le cœur qui n'était recouvert d'aucune loge musculaire ou osseuse.

S. BERNHEIM, de Paris.

CHAPITRE III

ANÉVRISMES DU CŒUR

Définition. — On appelle aujourd'hui anévrisme du cœur ou anévrisme partiel les différents diverticules ou dilatations anévrismales développés soit sur les parois du myocarde, soit sur les valvules mêmes et communiquant avec les cavités cardiaques.

Anatomie pathologique. — Ces anévrismes, d'ailleurs assez rares, se développent de préférence sur la paroi ventriculaire gauche et surtout vers la pointe; on en a signalé également vers les parties avoisinantes, les orifices valvulaires et même au niveau de la cloison. Leur forme diffère suivant les cas, mais elle est généralement arrondie, et leur volume varie depuis la grosseur d'une noix jusqu'à celle d'une orange et même du poing (Bossu, Société anatomique). La poche communique avec la cavité ventriculaire par un petit orifice allongé et rétréci.

Quelques auteurs ont signalé l'existence de plusieurs poches anévrismées sur le même cœur.

La paroi myocardique de la poche se trouve presque toujours amincie, distendue, et souvent même dépourvue de fibres musculaires. Sa surface interne est recouverte de caillots plus ou moins récents et par conséquent offrant tantôt une consistance molle, tantôt fibrineuse. La surface externe de la paroi est plus ou moins accolée au péricarde qui se trouve souvent épaissi à son niveau. Quelquefois, on trouve sur la paroi la trace de déchirures ou de ruptures anévrismales, qui ont donné passage à un épanchement sanguin dans le péricarde. A côté de ces lésions anévrismales, on trouve souvent soit de l'hypertrophie cardiaque, soit de la myocardite scléreuse, soit de l'artério-sclérose des coronaires, soit de la péricardite, soit plusieurs de ces états morbides réunis.

Étiologie. — Les causes des anévrismes du cœur n'ont pas encore été bien déterminées dans les différents cas publiés jusqu'à ce jour. On en a successivement constaté chez des sujets en puissance de rhumatisme, de paludisme, de syphilis et d'artério-sclérose, à la suite d'endopéricardites, d'arthrites aiguës, d'athérome artériel avec oblitération des coronaires, de myocardite scléreuse, etc.

Pathogénie. — Le mécanisme pathogénique, qui préside à la for-mation de ces poches anévrismales du cœur, est également encore incertain et les auteurs se partagent en trois camps différents : 1° les uns accusent les troubles nutritifs survenus dans la portion myocar-dique atteinte à la suite d'*oblitération de la branche coronaire* qui la dessert ; 2° d'autres attribuent la formation anévrismale aux adhé-rences péricardiques anciennes qui exercent sur la portion myocar-dique sous-jacente un tiraillement continuel qui finit par constituer la lésion ; 3° enfin, la plupart des auteurs incriminent l'altération fibro-scléreuse du myocarde (ou cirrhose cardiaque) qui empêche celui-ci de lutter contre la pression sanguine et de subir soit une hypertrophie compensatrice, soit une dilatation totale de la cavité.

Symptomatologie. — Cette affection ne se caractérise malheureu-sement par aucun signe clinique spécial. On y rencontre des symp-tômes communs aux cardiopathies artérielles et à l'asystolie d'origine myocardique, comme dyspnée, angoisse précordiale, palpitations douloureuses, faiblesse du choc cardiaque, pouls petit et faible, syncopes fréquentes, etc.

Il convient cependant de noter, sous toute réserve, certains symp-tômes pathognomoniques signalés par plusieurs auteurs.

C'est ainsi que Constantin Paul a entendu à la pointe du cœur un souffle diastolique spécial, dù, paraît-il, au reflux du sang anévris-mal dans le ventricule au moment de la diastole ; au moment de la systole, la poche anévrismale se remplit et se distend ; au moment de la diastole, le sang reflue dans le ventricule et produit ce souffle caractéristique.

Rendu, de son côté, signale dans la région de l'anévrisme un bruit de claquement diastolique, qu'il attribue à la mise en tension de la poche, mais ce bruit diastolique surajouté diffère de celui du galop dit d'origine rénale, par son timbre plus éclatant, plus clair, par son rythme (il se produit après le claquement des valvules syg-moïdes) et par son siège, qui se trouverait au milieu du ventricule.

Enfin, Bucquoy et Hanot prétendent que les malades atteints d'un anévrisme du cœur se tiennent toujours fortement courbés en avant ; quand ils sont assis, leur front toucherait presque les genoux. On ne saurait assigner à cette affection une marche toujours classique, ni une durée bien précise ; chaque cas se comporte d'une façon différente. Le plus souvent la mort arrive dans l'asystolie, quelquefois par rupture de l'anévrisme.

Pendant la vie, le diagnostic est rarement établi d'une façon certaine, étant donné que la symptomatologie tout entière manque de caractère pathognomonique.

Après tout ce que nous venons de voir, l'intervention thérapeutique trouve très peu d'indications. Si l'affection est soupçonnée, le médecin emploiera selon les cas les moyens palliatifs commandés par les circonstances.

M.-S. Diamantberger, *de Paris.*

CHAPITRE IV

RUPTURES DU CŒUR

Nous ne voulons point parler des ruptures survenant à la suite de traumatisme, ce qui est une perforation; mais des ruptures qui surviennent dans la paroi du cœur, à travers l'épaisseur même du muscle cardiaque, sans qu'un instrument quelconque, tranchant ou piquant, cause cette lésion; la rupture du cœur a lieu de dedans en dehors, elle n'est donc pas à proprement parler une plaie.

Étudiée par Elleaume (1857) et Barth (1876), la rupture du cœur a encore été l'objet de monographies intéressantes et d'articles spéciaux, notamment ceux de Merklen, de Robin, d'Odnozola.

Étiologie et pathogénie. — Elle survient rarement chez une personne saine, le plus souvent le cœur, qui se rompt, est un cœur dont le tissu est altéré, a subi des modifications importantes dans sa texture, et est dégénéré. C'est ainsi qu'on voit le plus grand nombre de cas de rupture du cœur se produire chez des gens âgés (cinquante-deux à quatre-vingt-quatre ans), chez des gens obèses, dont le cœur a subi la dégénérescence graisseuse, chez des individus atteints d'artério-sclérose plus ou moins généralisée.

Chez de tels sujets atteints d'artério-sclérose ou de dégénérescence granulo-graisseuse, au moment d'un violent effort ou d'un mouvement pénible, il se produit une augmentation subite de la tension sanguine et les parois affaiblies de l'organe viennent à céder; si la déchirure est totale et intéresse toute l'épaisseur de la paroi, il y a rupture du cœur, mais il y a anévrisme.

C'est donc au moment de la systole, pendant l'effort de contraction du cœur que se produit la rupture de l'organe. On a remarqué que la lésion avait de la prédilection pour les cavités gauches (83 fois sur 110); pour les ventricules par rapport aux oreillettes,

(101 fois sur 112); qu'elle occupait la pointe ou la partie moyenne du cœur (33 et 28 fois sur 71 observations), tandis qu'on ne la notait que 10 fois à la base.

Symptomatologie. — La maladie ou plutôt l'accident revêt des formes assez diverses, bien que le résultat soit fatal et que la mort arrive relativement vite. Dans une première forme dite foudroyante, le malade jusqu'alors bien portant, ou chez lequel rien ne semblait faire prévoir une fin aussi prématurée, s'affaisse brusquement sans avoir le temps de pousser un cri, en faisant quelques mouvements convulsifs. D'autres fois, la mort est tout aussi rapide, mais le patient a éprouvé quelques prodromes, il a eu une douleur angoissante localisée comme celle de l'angor pectoris dans la région précordiale et le bras gauche; il a éprouvé de la dyspnée, une oppression qui s'accroît et le fait suffoquer. Avec cela quelques vertiges, de l'engourdissement des membres inférieurs, de la lividité.

Barth, parlant de cette forme, dit qu'elle se traduit « par une syncope que n'explique aucune circonstance extérieure, une grande dyspnée avec imminence de suffocation, un sentiment d'angoisse profonde, d'extrême anxiété, et, par-dessus tout, une sensation douloureuse très vive, très violente à la partie inférieure et gauche du sternum et de la région mammaire, s'irradiant quelquefois vers le cou ou se propageant dans le bras correspondant ».

Dans une seconde forme, moins rapide, mais amenant toujours la mort dans un laps de temps variant de une heure et demie à sept heures, le malade a des périodes d'accalmie succédant aux crises si douloureuses que nous venons de signaler. La face est pâle, les extrémités froides, le pouls petit, irrégulier, inégal et intermittent. Il est très difficile de reconnaître et de soupçonner même la lésion à l'auscultation, car les phénomènes de dyspnée empêchent toute velléité d'examen.

Une troisième et dernière forme de rupture du cœur est celle dite progressive, où le mal va en s'accroissant par périodes séparées par une courte phase d'accalmie, le malade peut alors vivre ainsi dix à vingt heures, puis une syncope le saisit et il meurt ainsi.

OBSERVATION. — Rhumatisme infectieux avec endocardite et myocardite; guérison des accidents aigus, mais persistance d'une insuffisance mitrale, troubles du rythme cardiaque, crises de tachycardie et d'arythmie, puis d'asystolie rapidement améliorées par la digitale; rythme couplé digitalique.
Signes de myocardite scléreuse avec dilatation du cœur; le 16 dé-

cembre 1891, la malade revient pour la cinquième fois à l'hôpital, à cause d'une recrudescence de dyspnée et de son anasarque.

On constate, indépendamment du souffle systolique mitral qui ne s'entend bien qu'au moment des fortes contractions cardiaques, une fréquence exagérée (108) et de l'irrégularité des battements du cœur, inégalités, intermittences, faux pas, salves de petits battements succédant à des contractions plus espacées et plus fortes. De plus, le cœur droit est dilaté et l'on entend un souffle d'insuffisance.

D'ailleurs, le cœur est dilaté dans toutes ses parties et paraît globuleux, matité de 13 centimètres, dans les 2 diamètres. Le pouls radial est presque insensible, anasarque généralisé, œdème des bases des poumons, pouls veineux jugulaire, congestion hépatique et congestion rénale.

Le foie est énorme, douloureux, matité verticale de 25 centimètres, teinte subictérique de la face et des conjonctives ; urines rares (300 grammes), bilieuses, albumineuses.

Améliorée par 20 grammes eau-de-vie allemande, 4 pilules de 5 centigrammes de poudre de feuilles de digitale ; régime lacté.

Le 22 décembre, dans l'après-midi, la malade qui, s'était assise sur le bord de son lit, les pieds sur une chaise, s'affaisse tout d'un coup, sans pousser un cri, elle était inerte subitement par syncope.

Autopsie. — Le péricarde ne contient pas de sang, mais on découvre au niveau du ventricule droit, à égale distance de la pointe et de la base, une fissure linéaire de 5 millimètres de longueur laissant passer un stylet qui pénètre dans le ventricule droit, suivant un trajet oblique. Epaisse couche de graisse sous-jacente au feuillet viscéral du péricarde ; cœur dilaté dans toutes ses cavités, ventricule gauche manifestement hypertrophié, à la coupe taches blanchâtres, nombreuses, prédominant au niveau des piliers. La valvule mitrale présente des traces très caractérisées d'endocardite ancienne.

Les autres organes, poumons, foie, reins sont congestionnés.

Dans le myocarde, on note au microscope de nombreux foyers de dégénérescence granulo-pigmentaire du myocarde, très disséminés, lésions marquées d'endartérite et de périartérite, quelques hémorragies interstitielles ; au niveau de l'une d'elles s'est produite la rupture du cœur.

Pronostic et Diagnostic. — La rupture du cœur a un pronostic excessivement grave, puisque la guérison n'est pas possible, aucun fait n'en a été observé, et que la mort est une question d'heures.

Le médecin doit pouvoir dans certains cas penser à l'existence de la rupture et ne pas la confondre avec une hémorragie bulbaire, avec la rupture d'un anévrisme de l'aorte, qui au fond produisent les mêmes symptômes et sont plus faciles à rencontrer dans la pratique, ce qui appelle davantage l'attention sur eux.

Anatomie pathologique. — La lésion se montre à l'autopsie sous l'apparence d'une fissure allant de quelques millimètres à 3 et 5 centimètres ; les bords de cette fissure sont rapprochés, l'orifice interne plus grand est comblé par un caillot plus ou moins développé, les bords sont sinueux ou même parfois déchiquetés, le trajet direct ou contourné, quelquefois dirigé obliquement.

Outre la fissure on trouve généralement un myocarde jaunâtre ou gris jaune, mou, friable à l'excès, éraillé ; l'endocarde est revêtu d'un dépôt fibrineux ; le volume des cavités cardiaques est augmenté.

Quant au péricarde, il peut contenir du sang, 125 grammes en moyenne, et être par suite teinté en violet ; il peut au contraire ne contenir aucun caillot ni aucune goutte de sang. Au microscope on décèle dans les fibres musculaires du myocarde de l'altération graisseuse, les cellules gonflées de graisse infiltrant les travées musculaires et les dissociant.

Traitement. — La thérapeutique est ici absolument désarmée. Dans les cas foudroyants le médecin appelé aussitôt n'aura qu'à constater le décès ; si la mort n'a pas encore achevé son œuvre, il n'y a aucun moyen d'enrayer sa marche ; enfin aucune mesure prophylactique sérieuse ne peut être préconisée contre cet accident.

Si la forme de rupture du cœur est progressive, le décès ne se produisant qu'au bout d'un à deux jours, les praticiens calment la douleur et l'oppression, afin de permettre au moribond de passer en paix les derniers instants de son existence.

S. BERNHEIM, *de Paris*.

CHAPITRE V

ATROPHIE DU CŒUR

L'atrophie du cœur, appelée également *phtisie du cœur*, est constituée par une diminution totale de cet organe. Le poids, le volume et les cavités sont considérablement réduits, mais la forme reste toujours la même, sauf dans les cas extrèmement rares d'*atrophie partielle* n'intéressant qu'une seule des cavités ou des parois ventriculaires.

La graisse fait généralement défaut, et l'on constate parfois de l'infiltration œdémateuse au niveau de la base du cœur et le long des artères coronaires, qui paraissent flexueuses et revenues sur elles-mêmes. D'autres fois, au contraire, la surcharge graisseuse est exagérée, et le cœur enfoui dans la masse adipeuse est petit, ratatiné, atrophié.

Le myocarde présente d'ordinaire une coloration jaune pâle ; mais, chez les vieillards, il est souvent noirâtre et présente une pigmentation très accusée des noyaux des fibres musculaires (dégénérescence pigmentée).

Le myocarde peut enfin se présenter sous un aspect rougeâtre dans l'*atrophie dite scléreuse* décrite par Friedreich. Dans cette forme, les fibres musculaires ont perdu leur striation et les noyaux font presque complètement défaut.

L'atrophie du cœur peut être *congénitale*, et, alors, on la voit coïncider avec d'autres arrêts de développements, parmi lesquels on cite surtout ceux des organes génitaux.

Elle est le plus souvent *acquise* et résulte d'un trouble profond de la nutrition générale, d'un état cachectique, du marasme physiologique et sénile, etc... Quelquefois les péricardites chroniques, la symphyse cardiaque, la surcharge graisseuse, de même que les altérations des coronaires entraînent une atrophie manifeste du cœur par défaut de nutrition suffisante.

Comme signes cliniques pouvant révéler l'existence d'une atrophie cardiaque, nous ne pouvons guère signaler que la diminution de la matité précordiale, la faiblesse du choc précordial et des bruits du cœur, la diminution du calibre des veines, la petitesse du pouls et la pâleur des téguments.

On a signalé les palpitations et les syncopes qui ne sont, en somme, que les indices d'une altération graisseuse ou scléreuse du myocarde.

Le *pronostic* tire sa gravité de l'état pathologique initial, qui a engendré l'atrophie du cœur.

Le *traitement* visera par conséquent toutes ces causes morbides et aura comme but secondaire de tonifier l'état général en facilitant la lutte, que ce cœur misérable doit soutenir contre toutes sortes de troubles circulatoires imminents.

M. S. Diamantberger, *de Paris*.

CHAPITRE VI

HYPERTROPHIE DU CŒUR

Anatomie pathologique. — On appelle ainsi l'augmentation du volume et du poids du muscle cardiaque, accompagnée ou non d'une altération du tissu conjonctif interstitiel, des vaisseaux et des nerfs.

L'hypertrophie commence à partir du moment, où l'épaisseur du myocarde dépasse les moyennes physiologiques suivantes : 12 millimètres pour la paroi ventriculaire gauche, 5 millimètres pour le ventricule droit et 5 millimètres pour les oreillettes. L'épaisseur du ventricule gauche arrive même quelquefois à tripler, rarement celle du côté droit.

Le poids normal du cœur étant de 300 à 350 grammes, on dit qu'il y a hypertrophie, dès que ce poids dépasse 400 grammes, et on en cite même qui atteignaient jusqu'à 1,500 grammes (*cor bovinum*). Quand l'hypertrophie porte uniformément sur toutes les parties de l'organe, on l'appelle *générale*. Sa forme ne subit aucun changement, mais la base s'abaisse du côté droit et l'axe du cœur change de direction. La pointe, devenue plus mousse, plus arrondie, descend jusque dans le sixième, septième ou même huitième espace et s'éloigne de la ligne médiane, tandis que du côté droit, l'extension se trouve empêchée par l'insertion de la veine cave à la base du cœur. Enfin, la surface cardiaque, plus considérable par le fait de l'hypertrophie, se met en contact avec la paroi antérieure du thorax et refoule de chaque côté les lames pulmonaires. L'hypertrophie n'est que *partielle*, quand elle porte seulement sur une partie du myocarde. Quand elle n'intéresse que le ventricule gauche, celui-ci semble constituer à lui seul la totalité de l'organe, la pointe est formée aux dépens de son propre sommet et le ventricule droit se trouve refoulé par la saillie demi-cylindrique de la cloison inter-ventriculaire, de façon à ne plus être représentée sur une coupe que par une fente incurvée. Dans le cas d'hypertrophie partielle du ventricule droit, la pointe est constituée aux dépens de celui-ci, le cœur tout entier prend une forme globuleuse, un peu élargie et le ventricule gauche se trouve refoulé en arrière. Quelquefois l'hypertrophie n'intéresse que les muscles papillaires, mais dans des proportions généralement moindres que pour les parois ventriculaires. Les oreillettes sont rarement atteintes d'hypertrophie.

L'examen histologique du muscle cardiaque hypertrophié montre que les faisceaux primitifs ne sont pas tous également atteints : les uns atteignent un volume considérable (de 22 μ à 30 μ), tandis que d'autres sont absolument normaux et même atrophiés, soit par dégénérescence graisseuse, soit par suite de myocardite interstitielle développée autour d'eux. Les fibrilles primitives elles-mêmes ne sont nullement modifiées. Les noyaux intrafasciculaires se trouvent déformés, tantôt fusiformes, tantôt cylindroïdes, mais toujours renflés à leurs extrémités, ils sont, d'ailleurs, augmentés de volume, mais ne présentent pas de multiplications cellulaires.

Cette hypertrophie des éléments s'arrête au moment de la période de déchéance organique, quand le cœur surmené et poussé à bout de ressources, cède aux conséquences des troubles circulatoires et se laisse vaincre par la dégénérescence graisseuse, par l'atrophie, par la dilatation, etc...

Étiologie et Pathogénie. — Sans vouloir discuter la valeur réelle de l'hérédité, du nervosisme et des différents tempéraments, auxquels on a souvent attribué la cause de l'hypertrophie cardiaque, nous ne citerons que pour mémoire l'influence des alcools et des différentes boissons excitantes (café, thé) qui paraissent avoir joué un rôle étiologique évident dans un certain nombre de cas cités par les auteurs.

On peut affirmer que certaines hypertrophies se développent sans conteste à la suite des palpitations simples d'origine nerveuse. Le cœur, sans jamais présenter de lésions appréciables, subit d'une façon répétée des palpitations nerveuses qui le surmènent et produisent l'hypertrophie de sa musculature sans l'aide ni de la pression artérielle ni d'une autre modification circulatoire quelconque (les expressions : le cœur brisé, le cœur gros, à la suite de chagrins profonds, correspondent à des conditions physiologiques vraies qui mènent quelquefois à l'hypertrophie).

A côté de cette cause d'hypertrophie, on peut ranger celle du goitre exophtalmique et de toutes les névroses qui produisent des palpitations fréquentes et répétées. En outre les efforts musculaires de certaines professions comme boulangers, forgerons, portefaix, joueurs d'instruments à vent, de même que ceux des soldats soumis à des marches forcées produisent à la longue de l'hypertrophie cardiaque par un mécanisme différemment interprété par les auteurs : surmènement du cœur (Seitz et Lévy), suractivité imposée au cœur pour vaincre la stase circulatoire momentanée résultant de l'effort musculaire (Maurice Raynaud et G. Sée), etc.

En dehors de tous ces cas d'hypertrophie dite essentielle ou primitive, nous devons envisager les hypertrophies secondaires ou *deuthéropathiques*, qui sont les plus fréquentes et résultent toujours d'un obstacle, qui siège sur un point quelconque de l'appareil circulatoire et du surmenage consécutif du muscle cardiaque. Dans cet ordre de faits, nous rangeons d'abord l'hypertrophie de la grossesse, qui porte surtout sur le ventricule gauche et disparaît après l'accouchement. La plupart des autres hypertrophies secondaires sont celles qui résultent des troubles circulatoires occasionnés par une lésion du cœur ou des vaisseaux, comme rétrécissements orificiels, insuffisances valvulaires, anévrisme de l'aorte, malformation congénitale, artério-sclérose, etc. Citons encore les affections chroniques de la plèvre et des poumons, des reins, du foie, de l'estomac, qui contribuent pour une large part à la formation d'une hypertrophie cardiaque.

Le processus hypertrophique ne se produit pas d'une façon égale sur toute l'étendue du myocarde sous l'influence des affections que nous venons de citer : la cavité cardiaque, droite ou gauche, plus exposée à lutter contre l'obstacle circulatoire fournit, suivant les cas, un travail plus exagéré et s'hypertrophie de préférence.

C'est ainsi que, dans les affections de l'aorte et des vaisseaux artériels, le cœur gauche s'hypertrophie plutôt ; dans les troubles des organes respiratoires le processus hypertrophique atteint naturellement le ventricule droit en rapport avec l'artère pulmonaire. Mais à la longue tout le cœur se prend fatalement et d'autant plus rapidement que l'hypertrophie musculaire s'accompagne d'un certain degré de myocardite scléreuse.

Le mécanisme, suivant lequel le myocarde subit l'hypertrophie progressive, consiste principalement dans la lutte de résistance qu'il est obligé d'entreprendre contre un obstacle circulatoire dû, soit à une lésion valvulaire, soit à une stase pulmonaire, soit à la perte d'élasticité des artères, etc. Cette gymnastique forcée, après avoir produit pendant quelque temps une légère dilatation des cavités, aboutit à l'augmentation des fibres musculaires et par la suite à l'hypertrophie cardiaque. C'est un processus compensateur — (Beau l'appelait providentiel), — qui s'oppose pendant longtemps aux accidents de l'asystolie.

Symptomatologie. — Elle ne comporte généralement que les signes physiques locaux, dont la constatation n'est même pas toujours très aisée.

La région précordiale, mise à nu, présente à l'inspection une voussure plus ou moins marquée. On aperçoit les battements de la pointe plus bas et plus en dehors qu'à l'état normal.

Toute la région semble souvent soulevée au moment de la systole, et vers la partie inférieure on voit se produire un mouvement ondulatoire manifeste.

La palpation révèle beaucoup plus nettement les battements de la pointe, le soulèvement systolique et même le mouvement ondulatoire précité. La percussion permet de constater que la zone de matité est plus étendue qu'à l'ordinaire, et qu'au lieu d'une forme triangulaire, elle affecte le plus souvent une forme arrondie ou ovoïde. Il faut nécessairement tenir compte des cas, où le cœur se trouve plus ou moins recouvert par les lames pulmonaires, comme chez les emphysémateux, par exemple.

A l'auscultation, on constate, outre les signes de lésions valvulaires qui peuvent coïncider avec l'hypertrophie, que les bruits du cœur sont sourds, étouffés et prolongés.

Ils revêtent quelquefois une intensité tellement grande, qu'on peut les entendre à distance (Vulpius aurait entendu les battements cardiaques de son patient à la porte de la chambre ; Laennec et Corvisart disent les avoir entendus à une distance de 10 centimètres). Sur la poitrine même on les entend sur un très large espace et jusque dans le dos.

Laennec avait signalé un cliquetis métallique à l'auscultation des sujets atteints d'hypertrophie cardiaque ; Filhos parlait d'un tintement auriculo-métallique (entendu également par Bouillaud et par Monneret). Mais il semble bien que ces bruits étaient tout simplement extra-cardiaques et absolument étrangers à l'hypertrophie (Potain).

Dans les cas d'hypertrophie associée à un certain degré de sclérose ou de dégénérescence, on entend un léger bruit de galop, qui dénote un commencement de dilatation.

Le pouls de l'hypertrophie pure et simple est absolument normal.

Il subit tour à tour les influences perturbatrices des lésions valvulaires concomitantes.

Quand l'hypertrophie est partielle et siège du côté ventriculaire gauche, la symptomatologie est absolument la même que celle que nous venons d'esquisser pour l'hypertrophie générale.

Dans l'hypertrophie du ventricule droit, la matité s'étend un peu plus vers la droite et dépasse le bord droit du sternum, la pointe est très peu abaissée, mais d'autant plus déviée à gauche. Le maximum d'intensité des bruits se perçoit au niveau du bord droit du sternum. Le pouls semble un peu plus faible que dans l'hypertrophie gauche.

Dans les cas rares d'hypertrophie partielle des oreillettes, l'observateur ne possède aucun moyen sûr d'investigation directe; on ne peut que la présumer par induction.

Diagnostic. — Devant un malade qu'on présume être atteint d'hypertrophie cardiaque, il importe, non seulement de constater qu'elle existe en effet, mais encore d'établir d'une façon exacte la cause qui lui a donné naissance. Ce double programme impose par conséquent un examen minutieux de l'état du cœur ou des vaisseaux et des troubles fonctionnels ou organiques des différents viscères. Il oblige à rechercher la coïncidence d'une grossesse, la nature des prédispositions constitutionnelles du sujet; les antécédents morbides, de même que les conditions de vie, la profession, etc...

On évitera alors des causes fréquentes d'erreur et on reconnaîtra facilement les palpitations d'ordre purement nerveux ou réflexe, on se méfiera des basedowiens à forme fruste, des faux cardiaques, des cœurs nerveusement épuisés, etc...

La matité de l'épanchement péricardique qui s'accompagne d'un appareil fébrile spécial, de frottements, de douleur, de troubles particuliers de la circulation, d'antécédents rhumatismaux et change souvent elle-même d'étendue d'une façon brusque et inopinée, ne pourra donner le change pour une hypertrophie cardiaque. D'ailleurs, l'impulsion précordiale de la systole est très affaiblie, les bruits du cœur éloignés et la pointe bat toujours au même endroit, malgré l'augmentation progressive de la matité : on perçoit son choc au-dessus de la limite inférieure de celle-ci.

L'anévrisme de l'aorte, qui est d'ailleurs souvent accompagné d'hypertrophie cardiaque gauche, a des signes caractéristiques qui mettront l'observateur sur la voie. Citons, pour mémoire seulement, l'anévrisme du cœur et la fausse hypertrophie du cœur chez les enfants, signalée par le Dr Aug. Ollivier, toutes deux affections asséz rares, auxquelles il faut penser quand on est appelé à faire le diagnostic de l'hypertrophie du cœur.

Pronostic. — L'hypertrophie de la grossesse, de même que celle de la croissance, est sans importance et disparaît avec la cause qui l'a produite.

Celle qui résulte de l'existence de lésions valvulaires est bienfaisante et compensatrice pendant très longtemps, parce qu'elle lutte contre les troubles circulatoires imminents et évite les accidents de l'asystolie en maintenant l'équilibre fonctionnel.

Traitement. — Loin de combattre cette hypertrophie du muscle cardiaque, il faut au contraire favoriser son développement et la respecter.

En général, on conseillera un régime doux, pas du tout excitant, de l'exercice modéré, une vie calme et des soins appropriés aux états qui ont donné naissance à l'hypertrophie.

La gymnastique et les exercices méthodiques recommandés par G. Sée, par Oertel, par Schott et par Zander, réagiraient contre le développement d'une stéatose du cœur chez les hypertrophiques de toute nature.

Il faut soigner les palpitations par le repos, par les bromures, les préparations de valériane, l'hydrothérapie, rarement et avec prudence par la digitale.

Quant aux accidents des lésions valvulaires, là où l'hypertrophie commence à abandonner son rôle de compensation, la digitale, la caféine et surtout l'iodure de potassium à doses très modérées trouvent tour à tour leurs indications très précises, qu'il importe de ne point méconnaître selon les cas. Citons encore, pour terminer, l'emploi favorable de la trinitrine dans l'hypertrophie de la néphrite interstitielle.

M. S. Diamantberger, de Paris.

CHAPITRE VII

DÉGÉNÉRESCENCE GRAISSEUSE DU CŒUR

Anatomie pathologique. — Sous cette dénomination, on comprend deux états morbides absolument distincts : la surcharge graisseuse ou adipose du cœur et la dégénérescence proprement dite ou transformation graisseuse de la fibre musculaire du cœur.

La *surcharge graisseuse* est constituée par une accumulation exagérée de tissu adipeux, sous forme de mamelons plus ou moins gros, le long des vaisseaux sous-péricardiques et surtout au niveau de la base du cœur.

Quelquefois l'adipose n'est pas limitée à la suface de l'organe et on la voit gagner par infiltration progressive entre les faisceaux musculaires du myocarde, dont elle affaiblit ainsi la résistance et la contractilité fonctionnelles. Mais les fibres musculaires ne sont pas atteintes, leur situation transversale est intacte, il n'y a pas dégénérescence vraie.

On admet cependant l'existence de formes transitoires, dans lesquelles le tissu adipeux finit par gagner la fibre même, après avoir entravé son fonctionnement normal par le fait de la compression et de la dissociation des faisceaux musculaires.

Cette surcharge graisseuse du cœur est généralement une maladie de l'âge adulte et de la vieillesse, elle atteint surtout les sujets obèses, les sédentaires, les rentiers, ceux qui n'ont pas d'exercice, qui ne travaillent pas. Les alcooliques (Lancereaux) et les sujets en puissance de certaines maladies chroniques lui paient également un très large tribut, sans compter les gens qui ont une pédisposition spéciale ou héréditaire.

La *dégénérescence graisseuse proprement dite du cœur* diffère sensiblement de la forme précédente en ce sens que le myocarde est altéré, stéatosé dans ses éléments mêmes.

La fibre musculaire infiltrée de cellules de graisse est devenue friable, granuleuse, réfringente et a perdu sa striation, elle communique au myocarde une teinte feuille morte ou grisâtre, qui n'est cependant pas uniforme, de sorte que l'aspect du cœur est plutôt taché et montre ainsi à l'œil nu les régions atteintes de dégénérescence nettement délimitées: Cet aspect est le même à la coupe, et la surface de section a même été comparée à celle du foie gras.

Les régions le plus fréquemment atteintes sont : le ventricule gauche, le ventricule droit et la cloison interventriculaire; les muscles papillaires présentent le plus souvent le degré le plus accusé d'altération. Rendu et Reynaud en ont cité des ruptures à plusieurs reprises.

A côté de ces altérations graisseuses de la fibre myocardique, on observe souvent l'hypertrophie ou l'atrophie cardiaque, l'athérome des coronaires, des restes de myocardite diffuse, etc.

Étiologie. — Plus fréquente dans la vieillesse et dans l'âge mûr, la dégénérescence graisseuse du cœur s'observe parfois chez les enfants atteints d'athrepsie et on la trouve même chez des fœtus morts et macérés dans l'utérus. La stéatose du myocarde se produit sous l'influence de deux ordres de causes : causes générales et causes locales.

Parmi les *causes générales*, nous citerons la diathèse goutteuse (Charcot), l'état d'anémie profonde résultant d'un trouble de la nutrition ou de pertes copieuses de sang, la cachexie provenant d'une maladie chronique, d'une suppuration prolongée (tuberculose avancée, carcinose, etc.), les empoisonnements par le phosphore, l'arsenic, l'antimoine, l'éther, le chloroforme et principalement par l'alcool. Dans tous ces cas, la dégénérescence graisseuse du myocarde marche de pair avec celle du foie, des reins et d'autres viscères de l'organisme.

Les *causes locales* sont : les péricardites et les endocardites aiguës ou chroniques, la myocardite aiguë, la symphyse cardiaque, la sclérose du cœur, mais surtout les lésions des coronaires qui entraînent une diminution d'apport sanguin au muscle cardiaque et constituent un trouble profond de sa nutrition. L'emphysème pulmonaire et la sclérose du poumon ont été également incriminés d'engendrer la stéatose du cœur par les entraves que ces maladies apportent au cours normal du sang dans la petite circulation.

Symptomatologie. — Qu'il s'agisse tout simplement d'une surcharge graisseuse ou bien d'une véritable altération graisseuse, le myocarde ne fonctionne plus normalement; il devient paresseux, insuffisant et la circulation artérielle en souffre manifestement.

La stéatose cardiaque est-elle produite d'une façon aiguë, comme cela se voit dans certaines myocardites aiguës infectieuses, on voit apparaître les tendances au collapsus, les deux bruits du cœur se succèdent à intervalles égaux (les deux silences ont la même durée), comme dans les battements du cœur fœtal et simulent le rythme d'une pendule (rythme fœtal ou embryocardie); bref les symptômes se confondent avec ceux de la myocardite.

Mais dans le cas le plus fréquent d'une marche progressive, on assiste à l'hypertrophie avec dilatation des cavités du cœur. La matité est plus étendue, la pointe bat très faiblement mais plus bas et plus en dehors; le premier bruit d'abord et le second plus tard, deviennent plus sourds et mal frappés; quelquefois on note un bruit de galop par choc diastolique et finalement un dédoublement du second bruit. Le malade accuse sur le devant de la poitrine une sensation de gêne, d'oppression et de plénitude, rarement de véritables crises douloureuses. Dans ce dernier cas, il s'agit toujours de quelques altérations des coronaires.

Le pouls est faible, mou et dépressible, avec des intermittences et des inégalités très variables suivant les sujets.

Les malades ont souvent des accès de dyspnée à la suite de certains efforts, ou sans cause appréciable au milieu de la nuit, comme des accès d'asthme (asthme cardiaque). Quelquefois ils présentent même le type de la respiration de Cheyne-Stokes, qui semble dépendre, dans ces cas, de troubles d'anémie cérébrale par artério-sclérose concomitante.

Les troubles de la circulation cérébrale (anémie ou stase veineuse) qui découlent de la faiblesse du cœur stéatosé, produisent chez ces malades des vertiges, des étourdissements, des céphalalgies, des pertes de mémoire et même des attaques pseudo-apoplectiques sans paralysies, qui peuvent se terminer par le coma ou par la mort.

La mort peut également survenir par la rupture du cœur, par un œdème aigu du poumon, ou plus fréquemment par les accidents asystoliques dépendant des lésions cardio-vasculaires coexistantes.

Diagnostic. — Les débuts de la dégénérescence sont souvent insidieux et ne se manifestent alors par aucun signe bien net. Au fur et à mesure que la fibre est envahie et que la contractilité du myocarde s'affaiblit, on aura des phénomènes cliniques de plus en plus évidents, qu'on ne saurait cependant distinguer dans tous les cas de ceux qui proviennent d'autres affections cardio-vasculaires.

L'âge du sujet, les habitudes alcooliques, l'obésité, l'état d'anémie par pertes copieuses de sang, les cachexies prolongées, les empoisonnements par le phosphore, l'arsenic, etc., enfin les différentes affections aiguës ou chroniques du myocarde, les lésions cardio-vasculaires seront autant d'indications précieuses qui mettront l'observateur sur la voie exacte du diagnostic.

Pronostic. — Il est forcément grave par les progrès seuls de la dégénérescence graisseuse qui aboutit à l'insuffisance fonctionnelle du myocarde. Les lésions, qui précèdent et accompagnent cet état, ajoutent à la gravité du pronostic et contribuent souvent à hâter le dénouement fatal.

Traitement. — Les sujets, chez lesquels la surcharge graisseuse du cœur marche de pair avec les progrès de l'obésité générale, doivent suivre un régime approprié à cet état : exercices musculaires constants et méthodiques, la cure du terrain d'Oertel, bains, massage, marche et gymnastique, suppression des graisses, des féculents, des sucres et des boissons fermentées ; enfin l'usage méthodique des eaux minérales purgatives.

Chez les malades atteints de dégénérescence vraie du myocarde, les exercices doivent être plus modérés, sans efforts ni fatigue ; le régime, bien que réglé comme celui des obèses proprement dits, sera tonique et reconstituant. L'alcool, sous toutes ses formes, sera sévèrement interdit. Aux moindres menaces de troubles cardio-vasculaires, on fera usage d'injections sous-cutanées de caféine et d'éther, et on administrera avec prudence de petites doses de digitale. Le médicament de choix pendant les périodes d'accalmie, sera toujours l'iodure de potassium administré à petites doses et d'une façon presque constante.

M. S. Diamantberger, de Paris.

CHAPITRE VIII

MYOCARDITE AIGUË

Définition. — La myocardite aiguë est l'inflammation de la tunique
musculaire du cœur ; elle est de nature infectieuse, débute d'ordinaire brusquement et finit de même, laissant parfois après elles
des dégénérescences et des lésions scléreuses qui constituent la
myocardite chronique.

Historique. — L'étude de cette affection est relativement récente,
car avant le siècle dernier on ne pouvait pas admettre que le cœur
fût malade sans qu'aussitôt la mort s'ensuivît. Ce n'est qu'avec les
progrès des méthodes d'auscultation que l'on parvint à observer des
lésions cardiaques qui, après la mort du malade, coïncidaient avec
des altérations des parois de cet organe.

Parmi les auteurs qui ont le plus contribué à faire connaître ces
faits, nous citerons : Louis, Stokes, Murchison, Waldeyer, Zencker,
Hayem ; puis, dans ces dernières années, Willamm, Bernheim (de
Nancy), Landouzy et Siredey, Jaccoud, G. Sée, Hérard et Cornil, Peter,
Huchard, Labadie-Lagrave, Leyden, etc., qui établirent les notions
étiologiques, anatomo-pathologiques et cliniques que nous possédons
sur la forme aiguë de la myocardite.

Les derniers travaux de Chauffard, Beaumé, Blocq, Rabot et Philippe, Charrin, Cornil et Babès, Chantemesse et Vidal, Gilbert et
Léon, Weigert, ont éclairci la pathogénie et l'étiologie de cette affection. Ces recherches ont bien établi l'origine infectieuse de la myocardite aiguë, expliqué le mode d'action de l'agent pathogène, et
la marche des lésions dégénératives et inflammatoires consécutives.

Étiologie. — On a aujourd'hui absolument abandonné les théories
qui font jouer au froid et au traumatisme le rôle de causes produc-

trices de la myocardite aiguë, on a réduit à leurs justes proportions la valeur de ces données étiologiques jadis incontestées, et l'on sait que toute inflammation du myocarde est due à un agent infectieux, le froid et le traumatisme ne jouant tout au plus que le rôle de causes prédisposantes.

Dans la presque totalité des cas, pour ne pas dire dans l'universalité, la myocardite aiguë est consécutive à une maladie dite infectieuse. C'est à la suite d'une fièvre typhoïde qu'on l'observa tout d'abord (Louis), puis on prit peu à peu la bonne habitude d'examiner le cœur des malades atteints de maladies fébriles et on nota la présence de l'inflammation du myocarde dans nombre de cas où elle n'avait pas été jusqu'alors soupçonnée.

C'est ainsi qu'on voit Stokes la décrire dans le cours du typhus pétéchial ; Brouardel, puis Desnos et Huchard la citent dans la variole ; Leyden, Huguenin, Labadie-Lagrave, dans la diphtérie ; Peter, dans le rhumatisme articulaire aigu (nous en verrons tout à l'heure un exemple dans le récit d'une observation clinique).

Continuant ces recherches, Vallin et Souzier la signalent dans l'impaludisme ; Brouardel et Thoinot, dans les fièvres éruptives et notamment dans une épidémie de suette miliaire qui eut lieu dans l'Anjou et le Poitou ; Huchard parle de la myocardite consécutive à la grippe ; Jaccoud, G. Sée, Sevestre, de sa présence dans le cours de l'érysipèle ; enfin, Hérard et Cornil, Laveran l'ont notée dans la fièvre récurrente, la tuberculose aiguë, les septicémies et l'infection puerpérale.

Pathogénie. — Comment se développe le processus dans ces diverses affections, comment l'agent microbien va-t-il porter son action sur la fibre musculaire du cœur et le faire dégénérer? Telle est la question que nous allons maintenant examiner.

Nous dirons d'abord que, à peu de chose près, la lésion est la même dans la myocardite aiguë, quelle que soit son origine, qu'elle soit due à une variole ou à une dothiénentérie. Peut-être est-il possible de distinguer, avec Blocq, un type de myocardite pyohémique caractérisée pas des abcès intra-musculaires et causée par la pyohémie, un type variolique dans lequel les hémorragies sont plus fréquentes que dans les autres formes de myocardite causées par la fièvre typhoïde ou la fièvre paludéenne.

La myocardite aiguë n'est donc pas une affection isolée, avec des formes variées, c'est une détermination locale d'un état général infectieux, ainsi que cela résulte des travaux et des expériences de

l'école bactériologique moderne, comme l'ont prouvé Netter, Wysokowitsch, Weichselbaum, Hanshalter, Widal, Vaquez, Lion, Kœs-
ler, Chantemesse, Roux et Yersin, Charrin, etc.

C'est le sang qui est altéré par la présence du germe pathogène et
surtout par la présence de ses sécrétions toxiques, des produits
solubles qu'il développe dans l'organisme, c'est le sang, dis-je, qui
va causer l'inflammation du myocarde et ses conséquences.

Les auteurs que nous venons de citer ont vu réellement les bactéries contenues dans le torrent circulatoire s'arrêter sur les parois
des vaisseaux et en irritant ainsi les cellules de l'endothélium les
faire dégénérer (Gilbert et Lion); MM. Chantemesse et Widal ont
reconnu que les bacilles d'Eberth s'accumulent dans les capillaires
du myocarde et produisent la myocardite typhique. Roux et Yersin
ont produit des myocardites en quelque sorte expérimentales, au
moyen des produits solubles du bacille de Klebs-Loeffer, bacille
dont l'action est locale et qui ne peut d'ailleurs agir que par ses
toxines en dehors de la gorge où il produit les fausses membranes,
Charrin a fait la même constatation en se servant des toxines du
bacille pyocyanique, Bouchard avec les toxines du bacille virgule du
choléra.

De la plus ou moins grande quantité des produits solubles sécrétés
par les microbes dépendra la gravité de la myocardite. Si ceux-ci
sont insuffisants ou si les organes d'excrétion tels que le rein les
éliminent au fur et à mesure de leur formation, la myocardite gué-
rira ou du moins elle ne marchera que lentement et les accidents
aigus qui auront apparu pendant quelques jours céderont rapidement, mais le tissu conjonctif interstitiel du myocarde pourra continuer à proliférer et plus tard la myocardite chronique ou sclérose
du myocarde fera connaître son existence (Charrin et Cornil).

La myocardite aiguë est donc infectieuse et le processus débute
par les artères, c'est ce qu'expose clairement Beaumé dans les conclusions de son intéressant travail sur les myocardites qu'il nomme
angio, myo, cardiopathies. « La myocardite aiguë est le fait des
toxines microbiennes; le passage à la chronicité de cette affection
est dû, la cause pathogène étant disparue, à la déviation nutritive
des cellules, au travail scléreux interstitiel, à l'évolution progressive des processus artéritiques. »

Clinique et symptomatologie. — Ordinairement la maladie débute
d'une façon assez insidieuse et suivant la maladie primitive dont
elle dépend. Quand elle vient compliquer la dothiénentérie. c'est au

deuxième ou au troisième septenaire qu'elle fait son apparition. Le malade, qui allait aussi bien que son état le permettait, éprouve d'abord des palpitations, son cœur lui fait mal et les battements en sont douloureux, il a un peu de dyspnée.

Si l'on examine le pouls, on le trouve affaibli, petit, mou, parfois irrégulier et intermittent; le moindre effort augmente sa fréquence, et il n'est pas rare de constater de l'arythmie plus ou moins régulière, de la tachycardie (Liebermeister).

Le rythme couplé, le rythme fœtal ont été observés (Hayem, Gaillard, Gillet, Chauffard, Landouzy) et le malade est dès lors menacé de mort subite par syncope.

Le choc du cœur est insensible, la pointe, au lieu de soulever la paroi, produit des ondulations; en outre, elle est abaissée, bat dans le cinquième ou sixième espace, ce qui indique une hypertrophie cardiaque, hypertrophie que révèle également l'augmentation de la matité. La région précordiale est douloureuse : en pressant avec le doigt au niveau des troisième, quatrième et cinquième espaces intercostaux à gauche, on détermine de la douleur (Peter). Il n'est pas rare de trouver également des points sensibles dans les régions cervicales, phréniques et diaphragmatiques.

L'hypertrophie du cœur amène des insuffisances valvulaires, surtout de la valvule mitrale, aussi rencontre-t-on fréquemment des souffles doux, variables, qui durent peu et qui le plus ordinairement sont systoliques, mais peuvent être diastoliques et, dans ce cas, s'étendent en arrière du sternum entre la deuxième articulation chondro-sternale et l'appendice xiphoïde (Landouzy et Siredey). D'ailleurs il n'y a rien de très anormal à ce que dans de telles affections on constate des lésions aortiques à l'origine de ce vaisseau. Bucquoy considère néanmoins le souffle diastolique comme grave.

A la suite de cette insuffisance fonctionnelle du cœur on observe des symptômes qui peuvent être graves et amener la mort. Les troubles circulatoires produisent de la cyanose, du refroidissement des extrémités, des sueurs visqueuses, de l'œdème, de la stase dans les veines jugulaires, de la congestion du cerveau et du délire, de l'hypothermie, du collapsus, se terminant par la mort dans le coma.

Les toxines qui empoisonnent le sang agissent sur le rein comme sur les autres organes, et on observe une notable diminution dans la quantité des urines rendues dans les vingt-quatre heures; la dyspnée succède à cette oligurie et à cette urémie commençante.

Si les microbes charriés par le sang viennent à produire de l'endartérite oblitérante des vaisseaux du myocarde, on peut avoir une syncope ou des accès de lipothymie, et en réalité ces faits se rencontrent avec assez de fréquence. C'est là le vrai mécanisme de ces syncopes qui peuvent être mortelles et dont on a cherché l'explication dans un acte réflexe inhibitoire à point de départ intestinal (Dieulafoy), dans une névrite du pneumogastrique (Derrèvre), ou l'anémie cérébrale (Laveran et Bussard).

Comme complément à cette étude clinique de la myocardite aiguë, nous croyons devoir citer une observation de cette affection, observation relatée dans une clinique du professeur Peter, et dans lequel cas la myocardite est survenue consécutivement à une attaque de rhumatisme aigu.

La malade a guéri, du moins momentanément, de sa maladie cardiaque.

OBSERVATION (Peter). — C'est une jeune femme de souche essentiellement rhumatismale, ses parents bien portants actuellement ont eu de nombreuses attaques de rhumatisme. Son frère et sa sœur ont eu également des rhumatismes. Elle-même a eu, à l'âge de quatorze ans, une première attaque, qui a duré trois mois.

Le 9 juin, la malade ressentit des douleurs dans les membres inférieurs, sa jambe gauche enfla et elle fut incapable de travailler jusqu'au 13 juin, jour où elle entre à l'hôpital.

A son entrée, elle se plaint de douleurs dans les deux genoux. Les articulations tibio-tarsiennes sont également sensibles, les membres supérieurs sont indemnes ; fièvre modérée, 37°,9 le soir, 37°,7 le matin.

Le traitement par le salicylate de soude n'amène que peu d'amélioration, on le remplace par l'antipyrine.

Le 27 juin, vers 3 heures, la malade est prise tout à coup d'une syncope.

Elle perd connaissance et reste pendant trois heures environ dans un état lipothymique. On lui applique 3 ventouses scarifiées à la région précordiale ; la veille la malade avait eu quelques tendances syncopales, mais qui avaient duré moins longtemps. A l'auscultation, on entend le premier bruit du cœur prolongé, soufflant à la pointe ; pas de frottements.

Le 28 juin, la malade a toujours les articulations douloureuses et ne peut remuer, on lui donne 1 gramme de sulfate de quinine. Le myocarde est douloureux, la moindre pression à la pointe du cœur est douloureuse, le plexus cardiaque est sensible et le doigt placé à son niveau détermine une vive douleur. Point diaphragmatique douloureux à gauche. Point douloureux également à la région cervicale et sur le trajet du phrénique.

On applique deux vésicatoires au niveau de la base et de la pointe du cœur.

Le lendemain, 29 juin, même état, la malade est dans l'impossibilité de se mouvoir, nouvelle syncope vers 4 heures, suivie de délire durant environ une heure, injections d'éther, une pleine seringue de Pravaz deux fois par jour.

Le 1er juillet, la malade quoique n'ayant rien mangé a vomi pendant la nuit, mais peu abondamment. Le myocarde est moins douloureux; le phrénique est toujours sensible à la base diaphragmatique et au niveau du point cervical. A l'auscultation, léger souffle mitral, pas de frottement.

Vers 4 heures, nouvelle syncope suivie de délire ayant duré jusque vers 11 heures du soir. Injections d'éther quotidiennes. Nuit assez bonne. La malade a pris dans la journée un œuf; depuis environ huit jours, elle ne s'était alimentée que d'un peu de potage.

A partir de ce moment, et grâce à la révulsion qui fut continuée sous forme de pointes de feu à la région précordiale, la malade se rétablit lentement et put enfin sortir guérie. Elle n'avait plus de bruit de souffle.

Marche, durée, pronostic et terminaison.— La myocardite aiguë a une marche très régulière. Tantôt elle passe inaperçue du malade et demande pour être découverte toute la sagacité du praticien, tantôt, au contraire, elle s'impose par l'intensité de ses symptômes et de la douleur. Dans certains cas elle évolue sans fièvre et silencieusement; dans d'autres, elle affecte la forme syncopale et on assiste à des pertes de connaissance, parfois assez longues et assez nombreuses, qui peuvent emporter le malade.

Son pronostic varie donc et de très grave peut devenir assez favorable, mais en tous cas l'apparition d'une myocardite aiguë dans le cours d'une fièvre ou d'une diphtérie doit toujours être regardée comme une sérieuse complication, à laquelle on devra se hâter de porter remède.

Quand la myocardite ne se termine pas par la mort, elle passe à l'état chronique, produit une ischémie progressive et une dystrophie chronique, point de départ de la sclérose cardiaque (Landouzy et Siredey, Hayem et H. Martin).

Il est rare d'observer la guérison complète et la guérison du myocarde altéré, cependant on a observé des cas où cette éventualité avait réussi à se produire.

Nous devons également signaler la possibilité d'une rupture du cœur, à la suite d'un abcès, dans une myocardite consécutive à de la pyohémie. Cet abcès peut en outre s'ouvrir dans le péricarde et provoquer une inflammation de cette séreuse, ou dans les cavités cardiaques et devenir le point de départ d'embolies, dont on comprend toute la gravité.

Anatomie pathologique. —Voici ce que dit au sujet de cette lésion le professeur Hayem, un des premiers qui l'ait étudiée :

« Le cœur conserve sa forme générale; quelquefois il est notablement atrophié; le tissu charnu examiné sur les coupes est plus ou moins décoloré, d'une couleur jaune feuille morte terne, et quelquefois il présente des stries ou des plaques rougeâtres. La consistance est rarement tout à fait normale, elle peut être augmentée, mais le plus souvent elle est plus ou moins diminuée et en même temps on note une friabilité anormale. »

Labadie-Lagrave insiste également sur la couleur spéciale de la fibre musculaire du cœur, il la compare à de la cire vieillie, elle est pâle et jaunâtre, molle, friable et conserve l'empreinte du doigt.

Quant aux altérations histologiques, elles sont de trois ordres : elles portent sur le muscle, sur le tissu conjonctif interstitiel et sur les vaisseaux.

Peter a dit à ce sujet : « Au point de vue anatomique, cette lésion du myocarde est constituée à un premier degré par un état légèrement granuleux de la fibre cardiaque avec conservation ou modification légère de la striation. A un degré plus avancé la dégénérescence granuleuse fait des progrès et il se produit en même temps une multiplication nucléaire des cellules musculaires; quelques fibres peuvent être le siège d'un gonflement hyalin, sorte d'état granulo-vitreux, et elles ne sont que très rarement atteintes de dégénérescence vitreuse véritable. A un troisième degré qui constitue la phase d'atrophie, les fibres deviennent grêles ou même sont désagrégées complètement.

« A l'entour de la fibre en voie d'atrophie, le tissu cellulaire devient de plus en plus abondant, les éléments de nouvelle formation sont particulièrement groupés autour des vaisseaux. Ces derniers, sutout les petits, présentent un épaississement de la membrane interne qui en diminue le calibre et peut les oblitérer complètement. Quelquefois il en résulte une infiltration sanguine ou un véritable foyer hémorragique. »

Chauffart dit aussi quelque part : « Les fibres cardiaques peuvent présenter tous les degrés de la dégénérescence depuis l'accumulation de granulations graisseuses aux pôles des noyaux jusqu'à la disparition de la striation et du noyau lui-même, et la fragmentation de la fibre en segments dissociés. »

Ces constatations des anatomo-pathologistes montrent bien toute l'importance de la lésion et cette participation de la tunique interne des vaisseaux au processus confirme l'étiologie et la pathogénie de l'altération du myocarde. C'est par le torrent circulatoire que vient l'agent pathogène ou la toxine qui produira autour d'elle la réaction inflammatoire et dystrophique dont la résultante sera la lésion que l'on observe dans la myocardite.

Traitement. — Quelle devra être la conduite du médecin en présence d'une myocardite aiguë venant compliquer une affection contagieuse ou infectieuse pour laquelle il donne des soins à un malade?

Les notions d'étiologie et de pathogénie doivent guider sa thérapeutique et ces connaissances que nous devons aux expériences et aux recherches des microbiologistes sont une preuve de l'importance et de l'intérêt pratique que présentent de telles sciences.

Le praticien devra éviter tout ce qui peut augmenter la quantité des toxines déjà contenues dans l'organisme, il devra s'attacher à détruire ou à éliminer celles qui s'y sont introduites, en même temps il traitera l'état local du cœur en combattant les symptômes de douleur et de faiblesse qu'il présente.

Telle est, selon nous, la thérapeutique rationnelle à suivre dans un tel cas. Afin de ne pas accroître les causes de toxinémie inhérentes à la maladie primitive, le malade deva être alimenté avec du lait exclusivement, il faudra supprimer tout autre aliment qui pourrait donner naissance à des fermentations intestinales ou stomacales nuisibles à l'état général.

Afin de détruire et d'évacuer au dehors les produits solubles microbiens en circulation dans le sang, on agira sagement en faisant de l'antisepsie intestinale, en favorisant la diurèse et les fonctions de la peau.

Pour assurer la désinfection intestinale aussi complète que possible, les agents thérapeutiques sont nombreux et très variés. Nous citerons seulement quelques-uns d'entre eux, entrés dans la pratique courante et qui ont déjà donné de bons et constants résultats. Le naphtol β, le salol, le salicylate de bismuth, le benzonaphtol sont de ceux-là, on les donnera en cachets à prendre dans du lait, deux à trois fois par jour.

Dujardin-Beaumetz préconise le moyen suivant pour obtenir une antisepsie intestinale très suffisante :

<pre>
Salicylate de bismuth . . . .)
Naphtol β . . . . } àà 10 grammes
Magnésie anglaise . . . .)
</pre>

Faire avec cette quantité 30 cachets de 1 gramme chaque : en prendre 2 à 3 par jour.

Contre l'état local du cœur, on s'adressera aux symptômes qu'il présente. La faiblesse sera combattue par des toniques et des stimulants, de la digitale, de la caféine en injection sous-cutanée ou en potion. Contre les syncopes et les lipothymies, on aura recours aux injections sous-cutanées d'éther, 1 centimètre cube deux fois par jour, s'il est nécessaire.

Rabot et Philippe préconisent, comme stimulant du cœur dans la myocardite, le camphre, 50 centigrammes à 1 gramme dans un julep gommeux de 100 grammes.

Contre la douleur, rien ne vaut la révulsion, d'après Peter, qui la pratique soit sous forme de ventouses scarifiées appliquées à la région précordiale, soit sous forme de pointes de feu ou de vésicatoires.

On pourra leur associer quelques préparations calmantes, mais il faudra être prudent à cause de l'état de dégénérescence et de dystrophie du cœur.

Le malade sera soumis au repos et on lui évitera tout effort musculaire, toute émotion vive qui pourrait produire un arrêt du cœur.

S. BERNHEIM, *de Paris.*

CHAPITRE IX

ENDOCARDITES

ENDOCARDITE EN GÉNÉRAL

Définition et division du sujet. — On définissait autrefois l'endocardite une inflammation aiguë ou chronique de la tunique interne du cœur ou endocarde. Des études récentes et les recherches faites sur l'étiologie et la pathogénie de cette affection ont montré le rôle capital des germes pathogènes dans l'origine, dans l'évolution et la gravité de celle-ci. Le dernier mot n'est pas encore dit et le problème de la pathogénie n'est pas définitivement résolu. Néanmoins la définition de l'endocardite peut être ainsi établie : « C'est une inflammation de nature essentiellement microbienne siégeant sur la paroi interne (ou endocarde) qui tapisse les cavités cardiaques. C'est la localisation en ce point d'un état général infectieux, succédant à l'introduction de microbes dans le courant circulatoire. » Telle est la maladie que nous allons étudier dans les diverses formes qu'elle peut affecter, que sa marche soit rapide ou lente, aiguë ou chronique, qu'elle se localise sur telle ou telle valvule ou partie du cœur, qu'elle soit occasionnée par tel ou tel germe pathogène.

Afin de faciliter l'exposé de ce chapitre pathologique, nous croyons devoir adopter la division suivante : Nous examinerons d'abord dans un chapitre premier les généralités sur l'historique, l'étiologie, la pathogénie, l'anatomie pathologique de l'endocardite ; nous exposerons là, entièrement, les idées et les doctrines nouvelles qui se rapportent aux causes morbides susceptibles de produire les lésions de l'endocardite. Puis nous suivrons ces germes microbiens s'introduisant dans l'organisme, nous verrons comment ils arrivent à se fixer plus particulièrement dans le cœur, et comment, une fois arrêtés là, ils donnent naissance aux altérations anatomiques des tissus.

Ces lésions spéciales de l'endocardite seront décrites dans le paragraphe consacré à l'anatomie pathologique; à la fin de ce premier chapitre, nous verrons les différentes formes (végétations et ulcérations) qu'elles peuvent revêtir.

Le second chapitre de ce travail aura pour but l'étude clinique de l'endocardite aiguë, avec le pronostic, le diagnostic, le traitement de cette forme de la maladie.

Dans le troisième chapitre, que nous subdiviserons, suivant les besoins de la description, nous aurons pour objet l'endocardite lente et chronique et les lésions d'orifice qui en sont les conséquences : rétrécissement et insuffisances des valvules mitrale, sigmoïdes, tricuspide, etc.

Ces affections valvulaires ont jusqu'ici été regardées dans les traités classiques comme des maladies distinctes. On doit réagir contre cette idée ancienne, et nettement établir que ce sont là plutôt des symptômes que des affections distinctes. Elles dépendent et sont l'expression d'une maladie générale : l'endocardite, et à ce point de vue rentrent dans l'étude de cette affection. Nous reconnaissons toute l'importance de ces symptômes, si graves parfois qu'ils entraînent la mort; il ne faut pas moins s'élever contre les idées admises encore par un grand nombre de praticiens. Le clinicien ne doit pas se contenter de diagnostiquer chez un malade une insuffisance mitrale ou un rétrécissement tricuspidien; il doit voir, au delà, en faisant entrer la notion étiologique dans l'énoncé de son diagnostic, dire par exemple endocardite aiguë survenant dans le cours d'un rhumatisme articulaire et se manifestant par une lésion d'insuffisance dans la valvule mitrale.

Grâce à ces conceptions plus larges de la médecine, il pourra instituer une thérapeutique plus rationnelle et s'attaquer avec succès directement à l'affection originelle au lieu de s'attarder à combattre uniquement l'insuffisance mitrale que lui révèle l'auscultation.

Historique. — L'étude de l'endocardite est de date relativement récente. Koreyeng paraît l'avoir devinée en décrivant les polypes du cœur, compliquant la marche du rhumatisme. En réalité, c'est Bouillaud, qui, le premier, en 1824, décrivit d'une façon précise les inflammations de l'endocarde ou endocardites. Il les divisa en primitives ou secondaires, selon qu'elles survenaient dans le cours d'une autre maladie ou brusquement. Avant lui, les auteurs, qui s'en sont occupés, confondaient les altérations des diverses couches qui composent la paroi du cœur; ils réunissaient le tout sous la dénomination générale de cardites (Wells, Laennec, Simonnet).

Les idées de Bouillaud furent admises, non sans discussion, par la plupart de ses contemporains. Puis, en 1853-1856, Senhouse, Kirkes et Wirchow firent faire un nouveau pas à la question par l'étude des lésions anatomiques de cette maladie. Ces auteurs virent la formation de granulations et de végétations à la surface de l'endocarde : Beckmann, Rokitansky, Bamberger, Friedreich (1855-1861) et l'école allemande attribuèrent à la lésion locale du cœur l'infection générale que l'on voyait se produire dans la suite et à laquelle succombait le malade.

A cette opinion était opposée l'école française, représentée par Vulpian, Charcot, Lancereaux, Hardy et Behier, Duguet et Hayem, Desplats, etc., qui concluaient que la maladie générale, en se localisant sur l'endocarde, produisait la lésion de cet organe, opinion que les travaux bactériologiques et histologiques sont venus confirmer pleinement. Dès lors, les mémoires et les expériences deviennent nombreux sur cet intéressant sujet. De tous côtés on observe des endocardites survenant dans le cours ou la convalescence des maladies infectieuses graves, ce qui montre bien le rôle important des agents pathogènes dans l'étiologie de l'endocardite.

En 1869 Winge, de Christiania, publie le cas d'un malade atteint d'endocardite à la suite de l'ulcération d'un durillon; en 1872 Hyalmar-Heiberg constate l'endocardite puerpérale, puis des auteurs nombreux et bien connus la trouvent associée ou consécutive à la plupart des fièvres et des infections (variole, fièvre typhoïde, érysipèle, granulie, pneumonie, pyohémie, etc.), tels sont Eberth (1872), Wedel, Larsen (1873), Lehmann et Deventer, Burkart et Eisenlohr, Parser (1877), Wirchow, Mygind Köster (1878), etc., etc.

Comme complément naturel de ces constatations, on cherche à découvrir l'agent infectieux lui-même; Lancereaux le premier en 1862 décrit des bâtonnets à la surface des ulcérations et des végétations de l'endocarde; mais on n'arriva à un résultat probant et certain que du jour où les solutions colorantes et les procédés spéciaux furent connus. Netter (1881-1886), Grancher, Hamburg, Wysokowitsch, Weichselbaum rencontrèrent plusieurs microbes dans le sang et les humeurs des malades atteints d'endocardite. Lancereaux, Bonhome, Vinay, Prudden, Hare, Ziegler, Frænkel et Sœnger, Cornil et Babès, Girode, Gilbert et Lion, constatèrent dans de tels cas les germes particuliers des infections purulentes, les sta

phylocoques et les streptocoques, le pneumocoque et quelques
microbes spéciaux dont nous parlerons bientôt plus en détail.

Dès lors la notion d'infection microbienne était acquise pour l'endocardite. On fit des analyses plus rigoureuses des cas d'endocardites soi-disant traumatiques et à frigore, et on arriva à les rattacher à une cause pathogène quelconque; on ne considère plus
l'endocardite comme une entité morbide, une maladie spécifique
distincte, mais comme une des formes et des modalités de l'infection.

Restait à prouver que l'endocardite était bien due à la présence,
dans le sang, des microorganismes; les expériences de Wysokowitch et d'Orth le démontrent. Ces auteurs arrivèrent à produire
d'une façon purement expérimentale l'endocardite chez des animaux
en inoculant à ceux-ci des cultures pures de certaines espèces pathogènes. Depuis on répéta ces expériences avec un égal résultat.

Aussi pouvons-nous dire qu'aujourd'hui l'histoire et l'étude clinique des endocardites sont bien connues et que le mérite en revient
pour une grande partie au développement des méthodes expérimentales et des recherches bactériennes.

Étiologie. — Les endocardites sont donc toujours des affections
de nature infectieuse. En effet, en décrivant les causes qui leur
donnent naissance, nous allons toujours voir intervenir des parasites microbiens dans la genèse de la maladie.

On a attribué trop longtemps le rôle de cause productive de l'endocardite au traumatisme et au refroidissement pour que cette origine puisse être passée entièrement sous silence. On a observé d'ailleurs des faits où la maladie a semblé se développer à la suite d'un
coup violent ayant atteint la région précordiale ou à la suite d'une
circonstance, telle qu'une longue exposition au froid ou une marche
pénible faite par une basse température.

Mais dans ces cas, en apparence indiscutables, l'examen du sang et
des organes des malades ayant succombé à une endocardite, a permis de déceler la présence chez eux de germes pathogènes connus ou
nouveaux, et il est certain aujourd'hui que le traumatisme ou le
froid n'ont joué dans la production de la maladie que le rôle des
causes prédisposantes locales ou générales, en affaiblissant le cœur
ou l'organisme, et en anéantissant ou diminuant la résistance
qu'ils opposent normalement à l'invasion des espèces microbiennes.

On ne doit donc pas, dans l'étiologie de l'endocardite, négliger
absolument les influences que nous venons de citer, mais il serait
inexact de leur attribuer une place parmi les vraies causes du déve-

loppement de l'affection. Les endocardites, jadis appelées traumatiques et à frigore, sont rares, d'ailleurs, et elles s'expliquent facilement par ceci : c'est que toutes les causes extérieures qui viennent influer sur l'état normal de l'organisme, ou à plus forte raison viennent gêner le libre fonctionnement du cœur, sont prédisposantes et ouvrent la porte, en quelque sorte, au processus infectieux, qui, lui, va devenir la cause efficiente du mal.

Le même raisonnement est applicable aux fatigues exagérées, au surmenage physique et intellectuel, aux privations prolongées ; tout ce qui débilite, en un mot, le corps, amoindrit sa résistance et peut prédisposer à une maladie aussi commune que l'endocardite. C'est qu'en effet, un grand nombre d'espèces microbiennes sont susceptibles de produire des lésions organiques de l'endocarde ; ces causes efficientes, que nous allons énumérer, se trouvent toujours en lutte avec nos éléments cellulaires et profitent du moment où nos cellules sont gênées ou affaiblies dans leur résistance continuelle pour aussitôt envahir tous nos organes et s'y développer, y sécréter leurs toxines et finalement causer la mort de notre individu.

Les endocardites sont donc infectieuses toujours, secondaires dans la plupart des cas. Parmi les nombreux microbes qui causent la maladie, les uns sont spéciaux à cette affection, les autres, au contraire, se retrouvent dans d'autres états morbides, par exemple : la pneumonie, la fièvre typhoïde, la grippe, etc. Dans le premier cas, lorsque l'endocardite survient brusquement chez un homme jusqu'alors bien portant et qu'elle est déterminée par une espèce pathogène spéciale (microbes de Weichselbaum), elle est primitive, par opposition au cas où la lésion de l'endocarde se produit dans le cours ou dans la convalescence d'une maladie (rhumatismale par exemple), auquel cas elle est secondaire.

Weichselbaum a isolé et étudié quatre microbes qu'il croit capables de déterminer la maladie et qui n'ont pas été encore constatés dans le cours d'une autre affection ; ces germes sont : 1° le bacillus endocarditis grisens ; 2° le bacillus endocarditis rugatus ; 3° le bacillus endocarditis capsulatus ; 4° un microbe qu'il n'a pu encore cultiver, et qui n'a pas reçu de nom. Frænkel et Sœnger, Lion et Girode, Vitti ont également rencontré des microorganismes spéciaux, dans les endocardites non secondaires, et nous en reparlerons bientôt en faisant la bactériologie de cette affection,

Parmi les germes pathogènes déjà connus, rencontrés dans d'autres états pathologiques et susceptibles néanmoins de causer une altération endocardique, nous citerons : les divers staphylocoques pyogenes albus et aureus, isolés ou au contraire associés, le streptocoque pyogène, le streptocoque de l'érysipèle, le bacille typhique, le pneumocoque et le diplocoque de Talamon-Frænkel, etc. On sait que les diverses formes de pyohémie, la fièvre puerpérale, l'érysipèle, la fièvre typhoïde, la pneumonie, la grippe, les fièvres éruptives et paludéennes, le rhumatisme, la diphtérie, etc., sont des maladies dans le cours desquelles on voit se produire des altérations de l'endocarde et des valvules cardiaques.

Voyons la part qui revient à chacune de ces causes.

Les endocardites sont des affections qui se rencontrent assez fréquemment. Des statistiques faites dans tous les pays, il ressort que, dans 15 p. 100 environ des autopsies, on se trouve en présence de lésions valvulaires qui, nous le verrons bientôt, sont des manifestations plus ou moins lointaines de l'inflammation qui a affecté la paroi interne du cœur (Willig, Förster, Chambers, Frommolt).

Si maintenant on examine le rapport des cas d'après l'âge et le sexe des sujets, on n'arrive qu'à des résultats approximatifs. L'homme serait plus souvent atteint d'endocardite que la femme (Bamberger, Corson); d'autre part, les femmes seraient spécialement affectées de lésion valvulaire mitrale, et les hommes de lésions valvulaires aortiques (Duckworth, Willig, Marshall).

Les endocardites sont plus nombreuses dans l'âge adulte que dans l'enfance ou la vieillesse (Rilliet et Barthez) ; elles n'en existent pas moins, ainsi que l'ont établi Homolle, Blin, Campenon, Boyer, West et tous les autres médecins qui s'occupent spécialement des maladies des enfants. Les nouveau-nés présentent peu de cas; le fœtus est quelquefois atteint d'endocardite, et la lésion est alors particulièrement fréquente à la valve triscupide, ce qui n'a presque jamais lieu dans l'âge adulte ou dans la vieillesse, où l'endocardite frappe la mitrale et les valvules sigmoïdes de l'aorte. Les statistiques de Barclay, Ormerod, Bamberger, Forgeot, Sperling à ce sujet sont toutes identiques ; la lésion de l'endocarde est bien plus habituelle à gauche (57 fois à droite sur 1,066 cas), et à la valvule mitrale (621 fois pour 380 fois sur les valvules sigmoïdes).

Au point de vue des causes de la maladie, c'est le rhumatisme qui paraît déterminer le plus d'endocardites : 25 fois sur 1,000 (Bamberger), 18,9 sur 1,000 (Barclay), 23,2 pour 1,000 (Ormerod). Tous les auteurs ont fait cette constatation, et déjà Bouillaud posait en règle presque absolue que la coïncidence du rhumatisme et de l'endocardite était constante et la non-coïncidence l'exception, surtout quand il s'agissait des formes rhumatismales aiguës et graves.

Aussi doit-on toujours consulter le cœur d'un malade en puissance de rhumatisme et penser à la fréquence de cette complication. L'endocardite rhumatismale n'est pas des plus graves au point de vue du pronostic immédiat, mais elle a une tendance manifeste à devenir chronique et à laisser des altérations valvulaires dont le malade se ressentira dans la suite et qui pourront être le point de départ de nouvelles poussées inflammatoires de l'endocarde.

L'enfance, plus encore que l'âge adulte, est frappée d'endocardite compliquant le rhumatisme (Roger, Bergeon, Fuller, West, Cadet de Gassicourt) ; les relevés des statistiques donnent jusqu'à 61,3 p. 100 et 81 p. 100, ce qui est vraiment très fréquent.

L'endocardite se montre principalement dans les formes polyarticulaires, pendant la première ou la deuxième semaine, et elle affecte de préférence la valvule mitrale.

Parmi les fièvres éruptives, la scarlatine est celle qui semble le plus fréquemment se compliquer d'endocardite, ainsi que l'ont noté Barlow, Trousseau, Faribank, West, Blache, Richardson ; Humphieys l'a rencontré 10 fois sur 71 cas, et Martineau ainsi que Huchard, qui en ont observé de nombreux exemples, prétendent qu'elle apparaît alors surtout pendant la période d'éruption.

On a essayé de rattacher dans ce cas la lésion cardiaque à un rhumatisme, en disant que la scarlatine est de nature arthritique (Trousseau, Cadet de Gassicourt, Peter) ; nous croyons que cette affirmation est un peu prématurée, car d'une part, si les germes morbides de la scarlatine et du rhumatisme ne sont pas encore connus, il ne s'ensuit pas qu'il faille les assimiler les uns aux autres ; d'autre part, la scarlatine est une affection suffisamment infectieuse pour créer de toutes pièces l'endocardite.

L'endocardite est assez fréquente dans la variole. Jaccoud affirme qu'elle est alors assez précoce et se montre dans les premiers jours de la maladie. Moulinier l'a rencontrée au dixième jour, Desnos au huitième. Elle guérit parfois, mais a des tendances à produire des végétations abondantes qui, dans la suite, causent des embolies (Potain, Labbé, Brouardel).

Dans la rougeole, elle est plus rare. Parrot ne l'a observée qu'une fois sur 800 cas. West, Bouillaud, Rilliet et Barthez l'ont quelquefois notée et ont remarqué qu'elle peut se produire soit pendant la période d'éruption, soit, au contraire, pendant la convalescence.

Une affection que l'on voit souvent associée au rhumatisme, et qui, comme lui, a coïncidé avec les affections endocardiques, c'est la chorée. Aujourd'hui, on tend à admettre que le rhumatisme et la chorée sont de même essence, et que la chorée serait une localisation rhumatismale sur le cœur (Joffroy). Il est en effet fréquent de rencontrer en clinique une association morbide ainsi composée : arthrites rhumatismales, phénomènes choréiques et lésions valvulaires du cœur.

Gubler, Durosiez, Sevestre, Denucé ont constaté l'endocardite dans l'*érysipèle*, bien qu'à la vérité ces coïncidences ne soient pas très fréquentes, elles n'en sont pas moins vraies, et la nature infectieuse de l'érysipèle rend très plausible cette explication ; nous verrons d'ailleurs que le streptocoque est apte à produire la lésion de l'endocarde, c'est ce qui ressort des études et des recherches bactériologiques.

L'*endocardite typhique* est exceptionnelle, parce que le bacille d'Eberth tend plutôt à produire une dégénérescence musculaire du cœur, et les souffles que l'on perçoit, en auscultant cet organe, tiennent alors à une myocardite ayant déterminé de la dilatation des cavités et, à la suite de cela, des insuffisances mécaniques passives.

Griesenger, Liebermeister, Boyer, Desnos ont rencontré néanmoins des lésions endocardiques à l'autopsie de personnes mortes de dothiénentérie et on explique ces faits par une sorte d'infection se faisant au niveau des follicules de l'intestin. Kleh, Frankel, Sienger, Neuhauss, Rutimeyer ont noté des faits analogues.

La *diphtérie* peut devenir la cause productrice d'une lésion de l'endocarde, ainsi que l'a observé Labadie-Lagrave, qui a constaté ce fait 25 fois sur 40 cas. Niée au début par Parrot, puis négligée par Talamon et Osler, cette éventualité est aujourd'hui hors de conteste, quoique peut-être un peu moins fréquente que semble l'indiquer l'auteur cité.

L'*endocardite blennorrhagique* a été longtemps méconnue et cela est aisé à comprendre, si l'on songe à la rareté des autopsies que l'on a à pratiquer en ces circonstances ; on ne meurt pas habituellement de blennorrhagie et l'attention n'était pas attirée par la gravité du fait. Brandès, Lorain, Texier, Wœlter, Desnos, Lehmann et Brouardel, Heurteloup, Aubert, Guyon, Janet, Widal ont cherché à déceler la présence du gonocoque dans le sang ; les résultats n'ont pas été très encourageants.

His (de Berlin) a cependant observé récemment deux cas d'endocardite rhumatismale et blennorrhagique qui se sont terminés par la mort du malade. Il prétend avoir trouvé une fois les germes microbiens (gonocoques) dans les ulcérations siégeant sur les valvules aortiques.

L'endocardite se rencontre moins rarement dans le cours de la *fièvre puerpérale* et des accidents septiques de l'accouchement et de l'avortement. Bouillaud en a rapporté une des premières observations, après lui Simpson, Lotz, Virchow, Vast, J. Simon, Peter, Lancereaux, Ollivier, Quinquand, Hervieux, puis plus récemment Jaccoud, Weichselbaum, Girod, Netter, Cayla, Gilles de la Tourette, Blocq, Leudet, ont apporté des faits indubitables montrant que la lésion valvulaire et endocardique trouvée à l'autopsie, et qui avait causé la mort, était bien sous la dépendance de l'agent pathogène pyogénique, celui de l'infection puerpuérale.

Ordinairement, l'endocardite évolue au cours de la gestation, mais on peut la rencontrer pendant les jours qui suivent la parturition, et qu'on appelle les suites de couches, et pendant tout le temps de l'allaitement. L'embolie consécutive à cette forme d'endocardite se rencontre assez fréquemment et provoque la gangrène ou l'infection pulmonaire selon le territoire irrigué par le vaisseau qu'elle oblitère.

Lancereaux, Gallois, Weichselbaum ont signalé l'*endocardite pneumogastrique* qui peut survenir simultanément ou être consécutive à l'infection par le pneumocoque.

Jaccoud en a signalé plusieurs cas très distincts dans lesquels elle semblait même apparaître tout à fait au début de la maladie pulmonaire.

Quand elle suit au contraire la pneumonie, elle ne survient qu'après la défervescence et son évolution rappelle un peu celle de la fièvre intermittente (Netter) ; elle occasionne de la fièvre avec des exacerbations plus ou moins irrégulières et des frissons, le tout survenant par accès coupés par des intermittences assez accusées. La maladie a une durée moyenne de vingt-six à vingt-sept jours. Là encore, c'est le cœur gauche qui est le plus souvent atteint : l'auscultation y révèle des souffles et des irrégularités ; quand cette complication cardiaque de la pneumonie survient pendant le cours même de la maladie, elle peut passer inaperçue et guérir sans que la malade l'ait remarquée (Traube). Cependant c'est une affection grave qui ne produit pas des embolies mais des ulcérations et des déchirures valvulaires, des petits abcès dans la profondeur des muscles cardiaques et, à leur suite, de petits anévrismes du cœur, des perforations de la cloison. Enfin, il faut bien savoir que la méningite cérébro-spinale suppurée accompagne quelquefois l'endocardite pneumonique et est, comme elle, due au pneumocoque qui a envahi primitivement l'organe pulmonaire.

L'endocardite dans le cours de la *tuberculose* a été décrite par Corvisart, Wagner, Potain, Rindfleisch, Lancereaux, Letulle, Perraud, Kundrat, Cornil et Heller. Elle est moins fréquente que les endocardites consécutives au rhumatisme et à la pneumonie, mais, surtout depuis ces derniers temps, elle a été bien observée et reconnue un certain nombre de fois. R. Tripier, de Lyon, en a publié un cas très intéressant dans lequel il a rencontré une granulalion de matière caséeuse sur la face auriculaire de la valvule mitrale.

C'est, en effet, un des points d'élection des lésions qui se présentent sous l'aspect de petites masses dures, jaunâtres, ressemblant à un noyau et qui à la coupe sont reconnues être constituées par une coque fibreuse entourant de la matière caséeuse avec des bacilles de Kock (Weichselbaum, Lion, Frankel et Sienger).

L'endocardite complique fréquemment les formes aiguës et subaiguës de la tuberculose. J'en ai observé pour ma part un certain nombre de cas où le doute n'était point possible.

La grippe peut également être accompagnée d'endocardite, complication redoutable, qui termine rapidement la scène par une crise fatale.

Appleyard, Grancher, Jaccoud ont remarqué la possibilité de l'endocardite dans les *oreillons*. Mais cette complication encore mal étudiée ne présente pas de gravité et se termine d'une façon assez bénigne.

Bactériologie. — L'endocardite étant toujours une maladie infectieuse, il est naturel de décrire ici la cause qui la produit. Cette cause est un parasite de l'espèce des schizomycètes, ou plutôt plusieurs sortes de microbes que nous allons successivement nommer et étudier.

L'inflammation de l'endocarde peut être provoquée par des germes spéciaux, c'est-à-dire par des microbes qui n'ont pas été rencontrés ailleurs, dans l'évolution d'autres maladies telles que la pneumonie, l'érysipèle, la fièvre typhoïde, etc.

Parmi les premiers, nous citerons les quatre espèces découvertes par Weichselbaum, savoir : 1° le bacillus endocardis griseus ; 2° le bacillus endocardis rugatus ; 3° le bacillus endorcardis capsulatus ; 4° le bacille innommé et non cultivable. Ajoutons à cette liste le bacille de Gilbert et Lion, et le bacille immobile et fétide de Frœnkel et Sienger.

Les seconds comprennent les diverses variétés de staphylocoques : staphilococcus pyogenes aureus, staphylococcus pyogenes albus, le streptococcus pyogènes, le steptococcus erysipelatus de Feilheisen, puis le diplocoque de Talamon-Frænkel, le pneumocoque de Friedlander, le bacille d'Eberth, le bacille de Koch de la tuberculose, le gonocoque, le bacille de Löffler de la diphtérie, les monadines aperçues dans le sang des rhumatisants par Klebs, etc.

Comme on le voit, l'endocardite peut être attribuée à une multitude de germes pathogènes divers, et l'on doit dire qu'il y a des endocardites infectieuses et non pas une endocardite ; il y en a autant qu'il y a d'espèces microbiennes susceptibles de se fixer sur le revêtement interne du cœur et y causer des lésions. Ceci posé, voyons ce qu'il y a de particulièrement intéressant à connaître pour chacun de ces microbes producteurs d'endocardite.

1° Le *bacillus endocarditis griseus* a été découvert en 1889, par Weichselbaum qui l'a nommé aussi diplobacillus brevis endocarditis. Netter et Jaccoud l'ont également observé dans le sang d'un individu mort de cette maladie.

Il a la forme d'un bâtonnet court, environ deux fois plus long que large ; ses extrémités sont légèrement arrondies, et il est fréquent de les rencontrer accouplés deux à deux, d'où le nom de diplobacille qui lui avait été donné par Weichselbaum.

Quand ces formes microbiennes sont âgées, elles s'allongent et ne prennent les matières colorantes qu'à leurs extrémités.

Leur longueur est alors de cinq à dix fois celles des formes plus jeunes. Il n'est pas rare de les voir renflés en forme de massue, et ils sont doués de mouvements très vifs.

Ces microbes poussent abondamment dans tous les milieux où on les cultive, à la température ordinaire du laboratoire. Dans le bouillon de veau, ils forment très rapidement un trouble fort accusé et un dépôt blanchâtre assez abondant; ensemencés sur de la gélatine en piqûre, ils produisent une élevure qui a d'abord un aspect crémeux puis se dessèche vite et devient brillante puis grisâtre (d'où le nom de bacillus griseus) avec des anneaux concentriques coupés par des stries en forme de rayons.

Ensemencé sur plaque, le bacillus endocarditis griseus donne des colonies grises qui ont une apparence grenue à bords assez nets. Sur la pomme de terre, le dépôt de la culture est brun grisâtre, les bords en sont crénelés et taillés à pic.

Quand on prend une parcelle de cette culture ou une goutte de bouillon ensemencée avec ce bacille et qu'on l'inocule dans le sang d'un animal, on le voit atteint d'endocardite, ce qui prouve bien la puissance pathogène de ce germe. Inoculé sous la peau d'un animal, il se forme un abcès.

2° *Micrococcus endocarditis rugatus*. — Weichselbaum l'a rencontré dans un cas de lésion endocarditique ; il a l'aspect de petits grains isolés, réunis deux à deux, quatre à quatre, ou même associés en amas, d'où le nom de micrococcus conglomeratus qui lui a été aussi attribué.

Les cultures de cette espèce bactérienne sont placées à l'étuve, entre 30 et 35° ; au bout de quarante-huit heures, on aperçoit sur la gélose une végétation petite, mince, d'un blanc grisâtre, avec quelques petites rides à sa surface.

Si on l'a ensemencé sur une plaque, la culture de l'endocarditis rugatus revêt, au centre, une couleur jaune brun, tandis que la périphérie est grise brun et que des lignes concentriques d'un bleu sombre séparent ces deux zones de teinte et de nuance diverses. Les contours de la culture sont unis et sa surface finement granuleuse.

En ensemençant le coccus dans du bouillon ordinaire, il se développe très bien et il a l'apparence d'une pellicule blanche, grisâtre, qui occupe toute la surface du liquide. Sur pomme de terre, on observe des colonies de couleur brune, ayant une certaine résistance, puisqu'elles ont encore leur virulence au bout de trente à trente-cinq jours.

Ce microcoque est pyogène. Inoculé dans le tissu cellulaire sous-cutané, il amène la formation d'abcès. Injecté dans le sang des veines, les animaux meurent en quelques jours et, à l'autopsie, on remarque sur les valvules des végétations plus ou moins molles, d'un gris rougeâtre, grosses à peu près comme un grain de mil.

3° *Bacillus endocarditis capsulatus*, observé encore par Weichselbaum dans un cas d'endocardite. Ordinairement, ces bacilles qui sont entourés d'une capsule analogue à celle du pneumocoque de Friedlander, sont réunis par deux, six, huit ; ils ont des filaments longs et contournés. Quand on les cultive dans les milieux ordinaires, ils perdent leur capsule.

Jusqu'à présent, ils semblent ne pas différer du bacille de la pneumonie, mais, en réalité, cela n'est pas le même parasite. Les cultures sur gélatine du bacille de Weichselbaum n'ont pas l'aspect si caractéristique en tête de clou, que l'on est habitué à rencontrer dans les cultures du bacille de Friedlaender. La partie supérieure de la culture est aplatie, blanche, assez sèche ; ce microbe ne liquéfie pas la gélatine.

Ensemencé sur gélose, il donne des colonies grises, de consistance

non visqueuse ; cultivé sur plaque, la culture est d'un blanc grisâtre, plus coloré au centre.

Cinq semaines après l'ensemencement elle garde encore un peu de
sa virulence ; il est facile de colorer le bacillus capsulatus ; la méthode de Gram le décolore.

Weichselbaum ayant inoculé à un lapin, dans les veines, des cultures pures de ce bacille, a produit des végétations remplies de
bacilles sur les valves des orifices cardiaques ; il avait également eu
soin de traumatiser ces valves avec une baguette de verre aseptique
introduite par les vaisseaux du cou. En trois jours, l'animal est mort
avec des infarctus de la rate et du poumon et les lésions que nous
venons de signaler.

4° *Bacille non cultivable.* — Weichselbaum l'a isolé une fois ; une
autre fois il l'a trouvé associé au diplocoque de la pneumonie et au
streptocoque pyogène. C'est un bacille assez étroit et assez long ; il
est, paraît-il, analogue au bacille de la morve. Il n'est pas rare de le
voir se courber en S. Jusqu'à présent, on n'a pas réussi à le cultiver.

5° *Bacille immobile et fétide.* — Trouvé dans deux cas d'endocardite par Frænkel et Sienger ; dans un de ces cas, il était associé aux
staphylocoques pyogenes aureus et albus. C'est un bacille plutôt
court et assez épais, arrondi aux extrémités.

Ensemencé en stries sur de la gélatine, il donne des colonies de
couleur gris blanchâtre, rappelant un peu l'aspect de gouttes de stéarine. Sur pomme de terre, il se développe également bien et dégage
une odeur fétide caractéristique, propriété d'où lui vient son nom.

Inoculé au cobaye et au lapin, il se montre doué de propriétés
pathogènes assez nettes et provoque la formation d'ulcérations valvulaires arrondies et de teinte grisâtre.

6° Le *bacille de Gilbert et Lion* a été bien étudié et décrit dans la
monographie du Dr Lion (1890). Le premier cas d'endocardite où le
germe fut rencontré a été observé à l'Hôtel-Dieu de Paris, dans le
service du Dr Mesnet, en 1889.

Le malade qui fut autopsié présentait sur la valvule mitrale une
végétation volumineuse, au centre de laquelle fut prélevé un petit
morceau de tissu, lequel on plaça dans du bouillon mis ensuite à
l'étuve à une température de 20 à 25°. Le bouillon ne fut pas longtemps à se troubler et, dès le lendemain, on pouvait constater un
abondant dépôt, tandis qu'après cinq ou six jours, une petite pellicule
blanche et bleue, quand on la regardait par transparence sur ses
bords, se développait à la surface du bouillon.

Pendant trois semaines environ, le développement s'effectua, puis, à cette époque, le voile de culture tomba au fond et s'amassa en flocons et le bouillon redevint jaune et transparent.

Ensemencé en piqûre dans un tube de gélatine, le bacille de Gilbert et Lion commence au bout de deux à trois jours à donner des colonies rondes, petites, le long du trait d'inoculation, tandis qu'à la surface la culture présente l'aspect d'une tête d'épingle, de couleur blanchâtre. Quelques jours après. on constate un léger voile superficiel analogue à un vernis, festonné sur les bords. Enfin, lorsque la culture est assez ancienne, elle présente, à la surface et au-dessus, des cristaux de phosphate ammoniaco-magnésien.

Le bacille se développe avec rapidité sur gélose et sur pomme de terre, à l'étuve de 30 à 35°; et, si on place sous le microscope une parcelle de cette colonie, on y aperçoit une quantité innombrable de bacilles agités de mouvements browniens.

Il n'a pas été possible aux expérimentateurs de trouver ce microbe dans les coupes, parce qu'il est aussi prompt à se décolorer qu'à être impressionné par la couleur. On s'est contenté de le déceler dans les cultures, et il apparaît sous la forme de bacilles courts, aux extrémités arrondies, présentant parfois quelques filaments. A mesure qu'ils sont plus âgés, ils voient leurs formes s'allonger.

En injectant ces cultures pures aux lapins, on les rend gravement malades et on les tue, suivant l'âge de la culture ; les plus virulentes sont celles qui datent de six à huit jours. L'animal succombe avec de la paralysie du train postérieur, des contractures, de la dyspnée, une température de 40 à 41°, et en poussant des cris aigus. Il n'est pas rare de constater de l'opisthotonos, de la trépidation épileptoïde quand on le touche, absolument comme s'il s'agissait du tétanos.

Gilbert et Lion, puis Girod, ont trouvé ce bacille dans le sang, la bile, l'urine, les épanchements pleuraux de certains malades atteints de l'endocardite aiguë. Il n'a pas été possible encore d'immuniser les animaux en leur inoculant des cultures moins virulentes, ou tout au moins cette immunisation passagère ne subsiste que quelques mois.

L'animal inoculé avec une culture datant de douze à quinze jours, survit ordinairement, mais il est très malade, maigrit d'une façon intense, a de la parésie des membres, de l'anorexie, un peu de mydriase et d'exophtalmie, tous phénomènes dus aux produits solubles, aux toxiques sécrétés par le micro-organisme.

Outre ces germes pathogènes, qui semblent spéciaux à l'endocardite, on a trouvé également dans le sang des malades morts avec des lésions valvulaires et de l'endocardite d'autres microbes déjà connus.

C'est ainsi qu'Orth et Wysokowitch ont signalé la présence du staphylococcus pyogenes aureus dans les végétations grises et rosées qui furent trouvées sur la valvule mitrale et dans les infarctus suppurés de la rate, des reins, du poumon, du foie, et dans les abcès miliaires d'un lapin ayant succombé à une endocardite produite expérimentalement.

Le streptocoque pyogène a été reconnu dans des lésions endocardiques des valvules aortiques et mitrale, tricuspidienne, survenues dans le cours d'une endocardite puerpérale.

Denucé, en raclant les végétations valvulaires d'une malade, morte d'endocardite dans le cours d'un érysipèle, trouve des diplocoques et des streptocoques tout à fait analogues à celui de Fehleisen.

Netter et Weichselbaum ont reconnu le pneumocoque, seul ou associé au streptocoque pyogène, dans le sang des animaux chez lesquels on a produit expérimentalement une endocardite, en lésant les valvules au moyen d'une tige de verre non aseptique.

Weichselbaum, Weigert, Kimdrat, Cornil, ont rencontré des bacilles tuberculeux, Neuhans et Rutimeyer, Frenkel, Sienger, Klebs, Boyer ont décélé l'existence des bacilles typhiques, associés ou non avec des streptocoques et différents cocci. Toutefois le bacille d'Eberth qui se voit rarement dans le sang a été également peu de fois reconnu seul.

Lion a retrouvé de même que Klebs, Weichselbaum, Hamburger, les monadines et des microcoques doubles et en chaînettes plus ou moins contournées chez les rhumatisants atteints de lésions endocardiques.

Le gonocoque a été quelquefois noté. Ce qui est certain c'est que toutes ces recherches, assurément très intéressantes et fort instructives, ont encore besoin d'être complétées et reprises; le dernier mot est loin d'être dit sur la microbiologie de la lésion endocarditique.

Pathogénie. — Comment se produit la lésion? Comment l'agent microbien arrive-t-il à déterminer sur la valvule la végétation ou l'ulcération qui sont, comme nous allons l'étudier bientôt, les signes par lesquels se révèle l'inflammation de l'endocarde?

Les germes pathogènes se trouvent dans le torrent circulatoire, c'est donc par cette route qu'ils arriveront au cœur ; mais là vont-ils attaquer la valvule à l'extérieur en se déposant à sa surface, ou à l'intérieur en y pénétrant au moyen des vaisseaux qui lui apportent la nourriture?

Les deux théories ont été soutenues et ont rencontré de nombreux partisans. Klebs et Orth ont prétendu que les bacilles agissaient en se déposant à la surface des valves cardiaques : Kœster, au contraire, que l'infection se faisait par les vaisseaux propres de cette valve. C'est la première qui semble la plus admissible, du moins au début des faits. A l'état normal, les valvules s'accolent non seulement par leurs bords libres, mais aussi par une petite surface plane, ce qu'on appelle les facettes de contact de Firket.

Ces points, sans cesse en frottement, sont assurément tout disposés à être irrités et à réagir sous l'influence de la moindre excitation anormale. C'est en ces points faibles des valvules que les microbes qui sont dans le courant sanguin ont de la tendance à venir se déposer. En outre le sang est moins agité en ces endroits et la stagnation relative, qui résulte de la fermeture des orifices, est une condition favorable pour que les parasites en suspension dans le liquide sanguin puissent s'arrêter et se déposer à la surface de ces valvules.

Une fois implantés là, les microbes vont pénétrer de l'extérieur à l'intérieur, à travers la couche endothéliale, jusque dans le tissu conjonctif de la valvule, et le processus d'initiation va gagner de proche en proche jusqu'au centre de l'organe.

Köster prétend que les germes pathogènes suivent, pour entrer, la voie des vaisseaux coronaires et vont ainsi jusqu'aux fines ramifications de cette artère qui arrivent aux valvules.

Cornil et Babès ont reconnu la présence de microorganismes dans les vaisseaux de la valvule, mais ceux-ci ne sont-ils pas des vaisseaux de nouvelle formation consécutifs au processus nutatif parti de la périphérie de la valvule. Les microbes commenceraient donc à se déposer à la surface externe de la valvule, puis de là, pénétrant et irritant celle-ci, il s'ensuivrait une inflammation avec toutes ses conséquences dont une des plus importantes est la prolifération conjonctive et la néoformation vasculaire. Alors les microbes pénétreraient dans ces vaisseaux et viendraient compléter et aider l'action nocive des germes, qui ont pénétré de la surface. C'est ce qui fait que Langer et Darier ont trouvé des vaisseaux à l'état pathologique dans les valvules du cœur, et que Cornil et Babès ont trouvé des microbes dans l'intérieur de ces vaisseaux.

Doux faits s'expliquent fort bien par la première théorie et ne s'expliquent plus par celle de Köster. On a constaté que la lésion endocardique siégeait bien plus fréquemment dans le cœur gauche que dans le cœur droit (171 fois contre 34 : Hasler) chez l'adulte tandis que chez le fœtus c'est l'inverse qui se produit. Comment expliquer ce fait, si l'on admet que le microbe pathogène arrive par l'artère coronaire ? Tandis que l'explication est toute naturelle en songeant que ces microbes de l'endocardite sont tous des microbes aérobies, qu'ils ont besoin d'oxygène et se rencontreront de préférence dans les endroits où le sang sera le plus oxygéné, c'est-à-dire dans le cœur gauche chez l'adulte, dans le cœur droit chez le fœtus.

Enfin comment admettre aussi que les microbes viennent spécialement se localiser sur la valvule, dans les capillaires de celle-ci, au lieu d'aller également emboliser les capillaires des poumons, des reins et des autres organes.

Ceci posé, il s'agit de rechercher comment le parasite, qui va ensuite provoquer la lésion endocardique, pénètre lui-même dans le torrent circulatoire, quelle est la porte d'entrée qui lui permet de s'y introduire. C'est là un second point important de pathogénie à élucider.

Il est parfois difficile de reconnaître le point précis où s'est faite l'infection. Tantôt c'est la peau, au moyen d'un durillon écorché (Winge), d'un panaris (Greenhoir), d'un furoncle (Birch-Hirschfeld et Gerber), d'une brûlure (Kundrat), de la gangrène des orteils (Frœnkel et Sienger, Weichselbaum) ; tantôt c'est la muqueuse qui sert de porte d'entrée, muqueuse vaginale ou utérine, uréthrale, ainsi que cela se produit après l'avortement ou l'accouchement, les fausses routes (Eisenlohr), les suppurations de la prostate, des vésicules séminales, de l'épididyme, de la vessie (Lancereaux, Guyon). Une autre fois, le germe pathogène trouvera accès par les voies digestives : ulcérations des lèvres (Weichselbaum), stomatite gangréneuse (Brissaud), amygdalites, ulcérations de l'estomac (Kundrat), suppurations des voies biliaires (Mathieu et Malibran, Netter et Martha), ulcérations intestinales consécutives à la fièvre typhoïde (Girode), et à la dysenterie (Lytten et Netter, Osler), enfin par la voie pulmonaire dans le cours de la pneumonie, par les plaies chirurgicales d'amputation (Virchow), d'ouverture d'abcès et de bubons (Weichselbaum, Cossy), d'empyème, de suppuration de la veine axillaire à la suite de l'extirpation d'un cancer du sein (Malvoz), etc.

Comme on le voit, les parasites ne manquent pas de moyens et de passages pour venir infecter le sang et de là se fixer sur les valvules du cœur.

Anatomie pathologique. — Il nous reste maintenant, pour terminer ce chapitre des généralités sur l'endocardite, à examiner la lésion en elle-même et à en décrire les différentes formes et les aspects divers.

L'endocardite se présente sous deux modes distincts : la végétation et l'ulcération, d'où deux sortes d'endocardites, l'endocardite végétante et l'endocardite ulcéreuse. Mais ce sont là des divisions toutes théoriques, et dans la réalité les deux dispositions peuvent coïncider, ce qui ne manque pas de se produire.

Cependant on a remarqué que le rhumatisme a des tendances à produire des végétations, tandis que l'infection puerpérale cause des ulcérations et des pertes de substance presque continuelles. Le mode d'évolution des lésions dépend peut-être du milieu modifié plus ou moins par les germes pathogènes, ce qui expliquerait ces diversités.

Forme végétante et granuleuse. — Au début, on remarque une sorte de rougeur diffuse de l'endocarde, les vaisseaux sont plus saillants et se dessinent sous forme d'arborisation fine. Puis bientôt apparaissent à la surface des valvules, et plus particulièrement de la valvule mitrale, de petites granulations, semblables à de petites perles, à de petits grains saillants, irréguliers, arrondis et inégaux. Ces granulations qui sont constituées par des exsudations fibreuses et des amas de cellules embryonnaires jeunes. se réunissent, deviennent confluentes et par leur assemblage produisent des végétations rappelant l'aspect des choux-fleurs. Au-dessous, la valvule est molle, épaissie, friable.

Quand on fait une coupe de ces proliférations néoformatives, on y constate des petites cellules rondes, serrées, séparées par des faisceaux de fibres hyalines ; au milieu de tout cela sont les bactéries pathogènes qui se rencontrent dans le tissu conjonctif et les vaisseaux.

C'est là cette forme qui deviendra le point de départ des lésions chroniques que nous étudierons dans les chapitres suivants et qui se manifesteront par des lésions organiques d'insuffisance et de rétrécissement.

Forme ulcéreuse. — Dans d'autres cas, le bacille qui s'est déposé à la surface de la valvule, au lieu de produire l'hyperplasie et le bourgeonnement des tissus, provoque des érosions et des ulcérations pouvant aller jusqu'à la perforation. Le début est le même, c'est-à-dire que l'on constate, à la base des valvules de préférence, de la tuméfaction et un commencement de bourgeonnement qui bientôt se creuse et a des contours sinueux. D'abord, cela a l'aspect d'une petite plaque jaunâtre, sur la surface de laquelle on distingue une couche uniforme de fibrine, puis celle-ci tombe et au-dessous on constate que le tissu valvulaire est ramolli, friable, évidé en forme de coupe ou d'entonnoir, plus ou moins irrégulièrement déchiqueté et anfractueux, bordé de lambeaux grisâtres et flottants.

Quand on sectionne en travers une telle ulcération, on reconnaît là également de la prolifération des cellules fixes du tissu et une infiltration abondante de leucocytes.

Aux lieu et place de l'endothélium qui a disparu, on rencontre des cellules qui ont subi la dégénérescence graisseuse et des débris de la couche fibrineuse superficielle ayant l'apparence réticulée et contenant dans ses mailles de nombreuses bactéries.

On comprend la facilité avec laquelle des lambeaux de ce foyer ulcéreux peuvent se détacher et devenir des embolies septiques qui, lancés dans la grande circulation, vont alors oblitérer les artères et porter l'infection dans les endroits où elles s'arrêteront.

C'est ce que résume bien Ledoux-Lebard, quand il dit : « Ainsi, une pullulation microbienne à la surface de l'endocarde, une nécrose du tissu autour des parasites, une réaction inflammatoire destinée à éliminer les parties mortifiées ; telles sont les lésions essentielles de l'endocardite ulcéreuse. L'élimination des parties mortifiées a pour conséquence l'ulcération de l'endocarde et, suivant la marche plus ou moins rapide du processus, l'ulcère restera superficiel ou bien la valvule détruite dans toute son épaisseur sera perforée ou, encore réduite à une lame sans résistance, elle cédera à la pression du sang et produira les anévrismes valvulaires décrits par Cruveilhier et Turnham. »

De cette étude générale de l'endocardite, il ressort que cette maladie est bien une affection générale qui s'est localisée en un point spécial de l'organisme sur les valvules et l'endocarde. En terminant nous citerons les paroles si autorisées de MM. Cornil et Babès qui par leurs longues et patientes recherches anatomo-pathologiques et bactériologiques, sont bien placés pour juger sainement la question. Voici ce qu'ils disent de cette maladie : « L'endocardite est presque constamment une maladie secondaire. Elle peut se montrer à la suite d'une plaie ou dans le cours d'une pyohémie, d'une affection puerpérale, d'une septicémie ; elle est parfois l'accident anatomique intermédiaire entre la phlébite ou la thrombose d'origine traumatique et les métastases ou abcès et infarctus des différents organes. La plupart des endocardites succèdent au rhumatisme articulaire aigu de grande ou de moyenne intensité, aux pneumonies, à la péricardite, à la fièvre typhoïde, à la variole. Bouillaud qui a le premier bien décrit les endocardites, a parfaitement établi cette étiologie. Or, la pneumonie, le rhumatisme aigu, la fièvre typhoïde, etc., sont liés à la présence des microorganismes et sont en réalité des maladies infectieuses, en sorte que nous pouvons considérer l'endocardite comme étant également en relation avec les bactéries qui circulent dans le sang. »

S. BERNHEIM, *de Paris.*

VARIÉTÉS D'ENDOCARDITES

I

ENDOCARDITES AIGUËS

L'endocarde est baigné par le sang sur ses deux faces ; c'est du sang qu'il reçoit les germes de ses lésions et celles-ci, comme toutes les lésions d'origine hématogène, relèvent de l'infection et de l'intoxication.

On voit donc dès l'abord qu'il n'est plus temps de considérer les endocardites aiguës comme des entités morbides; ce sont des syndromes anatomiques et cliniques qui traduisent une localisation au cours de maladies générales originelles.

Nombreuses sont les affections qui peuvent porter leur atteinte sur l'endocarde : il réagira suivant la qualité de la maladie causale et du terrain.

Si la virulence est haute, elle fera grand ravage et y puisera comme une force nouvelle, l'*endocardite* sera *maligne.* Dans les infections atténuées la réaction est plus faible, les lésions peuvent disparaître ou se cicatriser : c'est l'*endocardite bénigne;* mais le processus curateur dépassera souvent le but, la cicatrice sera vicieuse, entraînant pour l'avenir de déplorables conséquences avec l'*endocardite chronique.*

Les endocardites aiguës se divisent donc naturellement en bénignes et malignes. Est-il besoin de rappeler qu'entre ces deux grandes formes cliniques existent tous les intermédiaires?

Étiologie. — L'*endocardite bénigne,* dite encore simple, plastique, nflammatoire, se rencontre dans une foule d'infections légères; dans les fièvres éruptives, surtout dans la scarlatine, dans les oreillons, l'érysipèle, l'érythème noueux, la grippe, la bronchopneumonie, l'impaludisme, etc., dans les diverses formes de l'infection puerpé-

rale; dans nombre de maladies chirurgicales, phlegmons, ostéomyé-
lites, blennorrhagie, etc.

La fréquence semble proportionnelle au degré d'affinité de l'infection causale pour les articulations et les séreuses. C'est ainsi que les
pseudo-rhumatismes, la scarlatine, l'érythème noueux, les oreillons,
la chorée surtout, s'accompagnent de déterminations endocardiques;
pour la chorée on peut dire qu'elle détermine presque toujours une
lésion valvulaire quand elle est intense et prolongée, c'est un fait
d'observation contre lequel les théories ne pourront prévaloir.

Mais de tous ces éléments étiologiques le plus fréquent de beaucoup est le rhumatisme franc. Les lois de Bouillaud se vérifient
chaque jour; on ne s'éloignera guère de la vérité actuelle en fixant
à 30 p. 100 chez les adultes, 50 p. 100 chez l'enfant, le rapport du
rhumatisme aigu à l'altération des valvules.

L'endocardite précède rarement les fluxions articulaires; elle se
montre le plus souvent du sixième au quinzième jour; dans l'immense majorité des cas elle affecte le cœur gauche, principalement
son orifice mitral.

On a signalé enfin l'apparition d'endocardites dans certaines maladies qu'on peut appeler encore aujourd'hui humorales, surtout la
goutte, le diabète, le mal de Bright.

L'*endocardite maligne* comprend d'abord toutes les maladies pré-
citées, dans les cas où elles prennent une allure hautement infectieuse. Le rhumatisme même peut leur donner naissance; c'est affaire
de germe et de terrain. On les observe surtout dans certaines maladies générales, les septicémies, les pyohémies primitives à streptocoques, à staphylocoques, dans les septicémies secondaires aux
maladies chirurgicales : gangrène, phlegmons, ostéopathies suppu-
rées; ou médicales : stomatite gangréneuse, dysenterie, fièvre
typhoïde, infections biliaires, urinaires, etc.

Anatomie pathologique. — Les lésions si variées au premier aspect
se ramènent facilement à trois types, qui ne sont en somme que les
degrés successifs d'un même processus et que l'on peut trouver réunis
sur un même sujet : des granulations, des végétations, des ulcérations.

Endocardite bénigne ou granuleuse. — Elle se caractérise par de
petits nodules arrondis, pointus, rosés, demi-transparents, assez
durs, qui siègent surtout à un millimètre du bord libre des valvules, à
la face supérieure pour la mitrale, à la face inférieure pour l'aortique.
Autour d'eux l'endocarde est rouge et très finement injecté. Quelquefois sur la grande valve mitrale et sur les parois auriculo-ventri-

culaires on trouve de grandes plaques molles, rosées, translucides comme dans l'aortite aiguë. Granulations et plaques sont recouvertes d'une couche mince de fibrine.

Histologiquement, les granulations sont constituées par des éléments embryonnaires très abondants, mêlés de cellules lymphatiques et de globules sanguins.

Ce tissu présente une remarquable tendance à l'organisation conjonctive et à la transformation fibreuse. Suivant Ziegler le premier stade de la lésion serait une thrombose de la couche sous-endothéliale. Autour de cette thrombose d'origine microbienne affluent les leucocytes et les éléments embryonnaires pour la résorber; mais, fait très important, la réaction cellulaire dépasse de beaucoup la base de la granulation et se répand loin autour d'elle; ainsi s'explique l'étendue de la rétraction cicatricielle ultérieure.

Endocardites malignes, végétantes et ulcéreuses se succèdent et se confondent. Les granulations deviennent exubérantes, en polypes, en framboises, en choux-fleurs; rouge foncé, elles sont molles, fibrineuses, s'émiettent sous le doigt, comme elles ont fait pendant la vie sous la simple impulsion du sang, réalisant de redoutables embolies. En se détachant elles font place à l'ulcération, qui peut d'ailleurs se produire d'emblée. Tantôt nettement arrondies, à bords bien découpés, tantôt irrégulières, anfractueuses, elles coupent les piliers, amincissent la valvule en formant de petits anévrismes et la perforent. Il n'est pas rare de noter l'existence de lésions valvulaires scléreuses anciennes concomitantes.

Ce qui caractérise ces lésions ulcéro-végétantes, c'est leur impuissance à s'organiser; elles sont pleines de foyers de dégénérescence et de nécrobiose, soit par insuffisance de vascularisation, soit par l'action destructive des microorganismes et de leurs poisons.

Bactériologie. — On rencontre en effet à la surface et dans l'intimité des végétations des microbes variés. Cette donnée, de haute valeur au point de vue pathologique général, n'a malheureusement pas encore été féconde en résultats pratiques. On trouve le plus souvent les agents actifs pyogènes, streptocoques et staphylocoques; parfois des microorganismes considérés aujourd'hui comme spécifiques, le bacille d'Eberth, le bacterium coli, le pneumocoque, le bacille tuberculeux; enfin certains organismes particuliers n'ont encore été observés que dans l'endocarde; de longues recherches sont encore nécessaires à ce sujet.

Symptômes et diagnostic. — Les endocardites aiguës n'ont qu'un seul symptôme : les souffles ; aussi leur étude doit-elle être minutieuse ; leur présence est nécessaire et suffisante pour faire le diagnostic.

Ils siègent au cœur gauche : à l'orifice mitral le plus souvent, assez fréquemment à l'aortique, et aux deux réunis.

A la tricuspide les bruits sont toujours primitivement des bruits d'insuffisance ; si en effet, anatomiquement parlant, les granulations rétrécissent à cette époque légèrement l'orifice, la sténose est encore trop faible et surtout la contraction de l'oreillette trop peu énergique pour donner naissance à des bruits de rétrécissement.

Si donc on ausculte chaque jour un rhumatisant en pleine attaque, indemne jusque-là, on commence à percevoir d'ordinaire, vers le cinquième, sixième, huitième jour, en plaçant l'oreille un peu au-dessus de la pointe du cœur, que le premier bruit s'affaiblit, se traîne légèrement ; la valvule claque de moins en moins et s'enroue ; puis rapidement le premier bruit se couvre d'un souffle doux, léger, aspiratif.

Ce souffle naît à la pointe du cœur, son maximum est à 1 ou 2 centimètres au-dessus de la pointe ; il s'éteint rapidement quand on s'élève vers la base du cœur ; il se propage suivant une ligne tirée de la pointe à l'angle inférieur de l'omoplate.

Sa tonalité est un peu élevée, son timbre doux, son intensité faible ; les souffles rudes et durs n'appartiennent qu'aux endocardites végétantes et aux valvulites chroniques.

Tels sont les caractères du souffle mitral ; à part les différences de timbre et d'intensité, ils restent toujours les mêmes, dans les lésions aiguës comme dans les chroniques. Mais avant d'en affirmer l'existence, il est prudent d'éliminer tous les bruits de la pointe qui peuvent le simuler.

1° Dans les fièvres de quelque durée, dans la typhoïde par exemple, on note souvent à la pointe un prolongement doux du premier bruit ; ce *souffle fébrile de la pointe* n'est jamais nettement soufflé, c'est plutôt un prolongement assourdi ; il ne se propage pas dans l'aisselle, ne s'entend pas dans le dos ;

2° Le *souffle anémique de la pointe* s'en rapproche beaucoup ; il ne se propage pas vers l'aisselle ; il couvre tout le ventricule ; il coïncide avec des souffles anémiques de la base, des vaisseaux du cou et les signes généraux de l'anémie ;

3° Les *souffles extracardiaques* sont très superficiels, plus brefs, plutôt mésosystoliques, éprouvent de grandes modifications par la suspension de la respiration et les changements d'attitude du malade. Leur maximum est vers la partie moyenne du bord gauche du cœur ;

4° Le *souffle péricardique* de la pointe est plus superficiel, plus rude, pas tout à fait systolique ; c'est un souffle-frottement, auquel se lie un frottement de la base, un bruit de va-et-vient. Mais le souffle mitral et le frottement péricardique sont fréquemment associés, se superposent, et l'on peut être obligé d'attendre la disparition du frottement qui le couvre pour affirmer l'existence d'une insuffisance mitrale.

Quand l'endocardite aiguë vient se greffer sur une endocardite chronique antérieure, le diagnostic devient délicat ; on peut le faire si l'on observe des variations rapides dans l'intensité et dans le timbre des bruits, si l'orifice aortique, indemne auparavant, devient lui-même le siège de souffles ; enfin l'endocardite antérieure se trahit par un certain degré d'hypertrophie du cœur et des stases viscérales.

A l'*orifice aortique* on peut observer d'emblée l'insuffisance et le rétrécissement. Le souffle de l'insuffisance commence juste au deuxième temps ; il est diastolique, le claquement est moins net et suivi d'un souffle doux, aspiratif, prolongé, profond, d'intensité décroissante. Son maximum est au niveau de la troisième articulation chondro-sternale droite. Il se propage le long du sternum jusqu'à son appendice. Il échappe facilement à l'oreille, en raison de sa finesse et de sa profondeur ; et si l'on pèche à son égard, c'est par omission.

Le souffle du rétrécissement aortique est systolique, assez doux, bref ; il se propage vers l'aorte et les vaisseaux du cou.

Le diagnostic de ces souffles aortiques est facile ; les bruits péricardiques sont frottants, superficiels ; quand le souffle anémique prend un timbre un peu rude, on pourrait le confondre avec le souffle du rétrécissement aortique, si les souffles du cou, l'anémie générale prononcée ne venaient lever le doute.

C'est à ces signes stéthoscopiques si simples que se réduit véritablement la symptomatologie de l'endocardite granuleuse aiguë ; on s'étonne de voir nombre d'auteurs les entourer d'un grand luxe de troubles fonctionnels et de phénomènes généraux. Mais ceux-ci relèvent uniquement de l'infection et de l'intoxication causale particulière à chaque cas, la fièvre rhumatismale par exemple. Quant aux troubles fonctionnels, dyspnée, éréthisme cardiaque, palpitations, ne se rapportent-ils pas au trouble général du système nerveux et à l'atteinte légère mais constante portée au myocarde ?

Il ne faut pas oublier que certaines endocardites restent absolument muettes pendant leur phase aiguë et que logiquement elles échappent au clinicien le plus attentif.

En étudiant le diagnostic des souffles, nous avons fait du même coup le diagnostic de l'endocardite aiguë elle-même ; le pronostic est favorable pour le présent ; assez souvent chez l'enfant, quelquefois chez l'adulte, les bruits disparaissent peu à peu et les lésions valvulaires aiguës se réparent complètement. Dans la grande majorité des cas, la phase aiguë n'est que l'avant-coureur des lésions chroniques et le pronostic devient mauvais pour l'avenir.

Les orifices tricuspidien et pulmonaire peuvent être le siège de lésions en tout correspondantes à celles du cœur gauche. C'est infiniment plus rare ; le diagnostic est très difficile ; il sera étudié avec plus de profit avec les souffles du cœur droit quand nous nous occuperons des lésions chroniques.

Endocardites malignes. — L'endocardite ulcéro-végétante doit être cherchée comme l'endocardite simple ; son diagnostic repose aussi sur les signes stéthoscopiques ; elle se décèle encore par des embolies fréquentes et parfois par des troubles rapides et profonds du cœur, par une véritable asystolie aiguë.

Au cœur gauche, l'oreille entend les mêmes souffles mitral et aortique que nous avons signalés ; leurs sièges, leurs propagations sont les mêmes, mais ils se distinguent par la prompte variabilité des bruits qui naissent, changent et peuvent disparaître en quelques heures, passent du grave à l'aigu, prennent un timbre musical de sifflement, de piaulement. La palpation peut faire reconnaître, surtout à l'orifice aortique, un frémissement vibratoire.

En présence d'un tel symptôme il faut toujours craindre les embolies. Les grosses se signalent par les troubles les plus graves : l'hémiplégie cérébrale, la gangrène de la jambe et du pied ; l'embolie pulmonaire par le point de côté soudain et violent, la dyspnée extrême, l'expectoration sanguinolente ; la rénale par l'hématurie ; les embolies fines se répandent dans tous les tissus ; elles sont souvent infectantes et deviennent le siège d'abcès métastatiques, comme dans le foie, le poumon lui-même.

L'endocardite joue alors un rôle bien plus important que dans la forme granuleuse simple ; car l'infection vient y puiser comme à une source nouvelle, que le torrent sanguin ira partout disséminer.

Chez quelques malades, les lésions sont assez destructives pour créer en quelques heures une énorme insuffisance ; un trouble circulatoire profond s'établit comme dans les ruptures valvulaires expérimentales et traumatiques. Le cœur s'affolle; le pouls devient irrégulier et incomptable : la dyspnée excessive et la cyanose annoncent la mort par asystolie suraiguë.

Ces accidents créent les deux seules formes qui nous paraissent devoir être justement individualisées; la forme embolique et pyohémique; la forme asystolique suraiguë.

Les auteurs décrivent encore longuement plusieurs autres formes, la typhoïde, l'intermittente, etc., on pourrait les multiplier à l'infini, comme aussi varie à l'infini l'aspect clinique des maladies infectieuses. Il suffit de se rappeler que l'endocardite ulcéro-végétante est précédée et accompagnée de phénomènes généraux graves, d'ataxoadynamie.

Le diagnostic repose donc en entier sur la recherche systématique et sur la constatation des bruits de souffle; il est grandement confirmé par l'existence d'embolies, qui sont quelquefois le seul signe observé: des lésions valvulaires peuvent en effet rester absolument muettes; il faut attendre et continuer l'examen journalier du cœur sans rejeter d'emblée l'existence d'une endocardite; on doit reconnaître que les erreurs sont fréquentes et que c'est une affection qui peut mettre en défaut les meilleurs cliniciens.

L'endocardite reconnue, on s'efforcera de déterminer la nature de l'infection causale : l'examen complet du malade, l'étude bactériologique du sang, des crachats, des suppurations permettront d'éclaircir la question.

Traitement. — Il doit répondre à trois grandes indications : 1° combattre et éteindre le plus tôt possible l'infection causale ; 2° combattre l'endocardite en tant que lésion, et réduire à son minimum la phlegmasie valvulaire; 3° la phase aiguë terminée, contribuer à la réparation des valvules et s'opposer à la sclérose consécutive.

L'idéal serait évidemment de juguler les infections; nous manquons de spécifiques; contre le rhumatisme heureusement nous possédons une arme bien éprouvée. On a dit que le salicylate de soude agit peu sur les lésions viscérales, ce qui est véritable, et qu'il n'a pas diminué la fréquence des endocardites, ce qui est exagéré; il est incontestable que certaines attaques franches sont coupées en peu de jours, et que d'autres sont atténuées au point qu'aucune détermination valvulaire ne paraît immédiatement, ni par la suite. Je n'ai pas à étudier ici le traitement du rhumatisme;

je dirai seulement qu'il importe d'administrer le salicylate de soude aussitôt que possible et à très haute dose.

Pour la plupart des infections nous n'avons pas de médicament aussi précieux; faut-il se renfermer dans une abstention à peine masquée? Sans doute jusqu'ici l'antisepsie interne n'a guère été réalisée; mais on peut atténuer les effets de l'infection en réduisant à leur minimum la fermentation du tube digestif, en provoquant la diurèse, en stimulant les fonctions de la peau, en usant des antiseptiques internes, tels que la quinine, tels que l'acide salicylique, le calomel, etc.

Il ne faut pas hésiter à s'attaquer à la lésion locale. Au début sangsues, ventouses scarifiées et sèches; quelques jours après les petits vésicatoires volants; plus tard, la révulsion est pratiquée d'une manière continue par la teinture d'iode, les compresses chloroformées, ammoniacales, la friction térébenthinée, les pointes de feu, l'huile de croton, le cautère.

On emploie aussi au début les compresses glacées et la vessie de glace. Ces moyens agissent non seulement sur la phlegmasie mais aussi sur l'éréthisme du cœur.

Dans les endocardites bénignes il nous semble inutile de donner la digitale et les toniques cardiaques; dans les formes végétantes et ulcéreuses les mêmes moyens révulsifs seront employés, mais les toniques du cœur peuvent devenir nécessaires, les désordres sont considérables, les lésions massives, et le myocarde fléchit rapidement. L'alcool, le quinquina, la kola, la strychnine, la caféine seront largement employés. La digitale est contre-indiquée. Les formes hyperthermiques sont justiciables des bains froids; peu employés jusqu'à présent, il faut espérer qu'on les appliquera bientôt d'une manière systématique, en cas de diagnostic précoce.

Dès la fin de la période aiguë on s'adressera aux iodures, à l'iodure de potassium, à petite dose, 25 à 50 centigrammes, l'iodure de fer à dose élevée. On donnera aux repas un peu d'eau alcaline (Vals, Vichy) dont l'action est aussi légèrement résolutive. On fera alterner un peu plus tard les préparations de lithine et d'arsenic avec l'iodure. L'hygiène du malade, dans son acception la plus large, sera l'objet de la plus grande attention.

II

LÉSIONS VALVULAIRES CHRONIQUES

Étiologie générale et division. — Les altérations durables des valvules sont le plus souvent la séquelle des endocardites aiguës : elles en partagent donc l'étiologie ; ici comme dans maint autre organe, l'infection s'éteint, mais la lésion anatomique demeure et continue à évoluer pour son propre compte : une cardiopathie nouvelle apparaît, c'est la *cardiopathie valvulaire endocardique.*

Mais, dans nombre d'autres cas, l'endocardite est chronique d'emblée ; elle est une localisation du grand processus général de l'artério-sclérose, une des parties prenantes de ces affections si remarquablement étudiées de nos jours, les scléroses cardiaques ; c'est la *cardiopathie valvulaire artérielle.* Cette dénomination, étrange au premier abord, marque que dans ces cas l'endocarde se comporte comme l'endartère.

Cette distinction est aujourd'hui capitale ; elle donne au médecin non seulement la satisfaction légitime qui s'attache à un diagnostic plus précis, elle lui fournit encore la clef de la thérapeutique.

Est-ce à dire qu'il existe entre ces deux ordres de lésions valvulaires une séparation absolue ? Non assurément ; distinctes à l'origine, elles peuvent se combiner par la suite ; le sort de nombre de rhumatisants n'est-il pas de devenir sur le tard des artério-scléreux ? C'est cette fusion même qui a fait méconnaître si longtemps leur essence différente.

Anatomie pathologique. — Les valvules sont déformées, épaissies, indurées ; leur bord est irrégulièrement boursouflé, semé de nodosités cartilaginiformes ; parfois il se soude aux angles avec celui de la valve opposée ; le corps de la valvule est gondolé, rigide, infiltré de plaques dures ; il est rétracté diversement, incurvé en dedans ou en dehors. Les cordages tendineux sont raccourcis, incrustés, rigides. Le cœur est gros, flasque, étalé en largeur ; ses cavités sont distendues ; les parois sont molles, peu épaisses, le muscle rouge ou jaunâtre, les artères et l'aorte sont saines ou offrent quelques plaques d'athérome. C'est le type de la cardiopathie valvulaire endocardique.

Dans les formes endartérielles, au premier aspect les différences paraissent peu accentuées ; cependant les déformations sont moins irrégulières ; les végétations cartilaginiformes font défaut. L'épaississement est plus considérable, les plaques athéromateuses sont plus grandes et plus nombreuses ; les anneaux fibreux des orifices sont très épais et très résistants ; ce qui frappe surtout c'est l'état du muscle et des artères. Le cœur est gros, dur, non étalé ; la paroi ventriculaire gauche est épaissie ; le myocarde est dur, fibreux, crie sous le scalpel, les piliers sont fortement rétractés et scléreux ; l'aorte et les coronaires sont profondément athéromateuses.

On rencontre encore quelquefois un épaississement simple des valvules qui restent lisses, souples, épaisses, blanchâtres, avec un bord libre légèrement et régulièrement boursouflé : c'est la lésion du rétrécissement mitral pur ; nous l'avons vue aussi produire l'insuffisance mitrale pure ; dans ce cas l'absence de rétraction et surtout le manque de soudure des bords valvulaires expliquent la pureté de l'insuffisance. C'est un point qui demande de nouvelles recherches.

De l'anatomie microscopique nous dirons seulement qu'elle montre l'organisation lente du tissu embryonnaire en tissu fibreux, la disparition des cellules, leur aplatissement entre les faisceaux fibrillaires ; l'infiltration calcaire, athéromateuse.

Conséquences et évolution. — En produisant le rétrécissement ou l'insuffisance des divers orifices les lésions valvulaires demandent au cœur un surcroît de travail ; comme tous les muscles, le cœur s'y accommode et pendant longtemps il peut compenser parfaitement les fuites et les résistances. Il s'hypertrophie légèrement et par un véritable accroissement physiologique, développant ses fibres anciennes et s'augmentant de fibres nouvelles. Il y a ainsi nombre de cardiaques qui ignorent très heureusement leur lésion. Il est absolument inexact de dire avec nombre d'auteurs que dès lors les cavités d'amont se dilatent et que, par le fait seul de la lésion la pression augmente dans les veines et baisse dans les artères ; pour s'en convaincre il suffit d'examiner le malade, au lieu de raisonner et de méconnaître les principes de la physique la plus élémentaire.

Cette providentielle et parfaite compensation existe donc, quoi qu'on ait dit ; elle cesse au bout d'un temps très variable ; elle est compromise par l'accroissement progressif de la lésion, par l'affaiblissement du myocarde, qui, en vieillissant, dégénère ou se sclérose.

C'est cette myocardite lente, fibreuse qui produit les grosses hypertrophies du cœur ; mais qu'on ne se réjouisse pas de la voir apparaître ; il y a augmentation de volume mais diminution de force, car l'élément noble et utile, la fibre musculaire, y étouffe lentement.

La compensation est compromise enfin par l'accroissement des résistances périphériques. Qu'il s'agisse du spasme ou de l'asthénie des petits vaisseaux, de sclérose du rein, du foie, d'affections pulmonaires aiguës, le myocarde se laisse dilater lentement chez les cardiopathes endocardiques, rapidement chez les cardiopathes artériels ; des crises d'hyposystolie surviennent, il n'y a pas encore notable augmentation dans la pression veineuse, mais la tension artérielle s'abaisse et la vitesse totale de la translation sanguine diminue.

Les malades peuvent succomber alors à des complications, sans parcourir jusqu'au bout le cycle cardiaque morbide.

Le dernier terme de ce cycle est l'asystolie ; elle commence quand la triscupide est forcée ; alors la pression veineuse augmente, car le ventricule droit pousse le sang dans les deux sens. Les congestions profondes, les œdèmes énormes entravent de plus en plus la circulation et viennent paralyser les derniers efforts du myocarde.

Avant d'entrer dans la description des maladies valvulaires en particulier, nous aurions voulu nous étendre davantage sur ces considérations générales, elles ont pour le praticien une haute importance ; on se borne trop souvent à énoncer sèchement un diagnostic d'insuffisance ou de rétrécissement ; on ne voit que le côté anatomique et mécanique de la question, et ceci est, si l'on peut dire, le petit côté ; c'est de la dynamique du système circulatoire tout entier qu'il faut se rendre compte, en interrogeant le pouls, en examinant et en auscultant les vaisseaux, en étudiant les œdèmes ; en cherchant et en évaluant les congestions viscérales et par-dessus tout en s'assurant de l'état du myocarde. En un mot l'examen de tout cardiaque sera minutieux et complet. C'est alors seulement qu'on pourra établir le véritable bilan de la maladie, faire un diagnostic d'ensemble et par cela même un pronostic juste et un traitement efficace.

III

LÉSIONS VALVULAIRES PARTICULIÈRES

A. — MALADIES MITRALES

1° RÉTRÉCISSEMENT MITRAL PUR

Pour se faire une idée de ce que peut être une lésion valvulaire primitive et longtemps réduite à une expression simple, on ne saurait mieux faire que d'étudier le rétrécissement mitral pur.

Étiologie. — Il apparaît entre quinze et trente-cinq ans, trois fois plus souvent chez la femme que chez l'homme. On en rattache l'existence soit à une endocardite aiguë de l'enfance, soit à une malformation congénitale, soit enfin à une tuberculose pulmonaire arrêtée dans son évolution ; suivant cette interprétation il se ferait une endocardite tuberculeuse curable, dont le retrécissement représente la cicatrice, et la tuberculose pulmonaire concomitante serait enrayée par l'œdème et la congestion pulmonaire chronique, conséquences du rétrécissement, fait d'ailleurs observé dans les cardiopathies mitrales. On regrette seulement en présence de cette opinion que les tuberculeux n'aient pas plus souvent la bonne fortune de faire du rétrécissement mitral.

Symptômes. — Le début est lent et insidieux ; un essoufflement facile, des rhumes de poitrine fréquents et tenaces, des épistaxis, des métrorrhagies, des hémorragies gingivales et pharyngiennes répétées incitent le médecin à examiner le cœur.

Les signes physiques sont très particuliers : le cœur n'est pas gros, sa moitié droite est un peu augmentée en surface ; la pointe est déviée en dehors et légèrement en bas. La main perçoit à son niveau un frémissement présystolique, qui se termine brusquement au choc systolique.

On entend, en appliquant l'oreille, un ensemble de bruits qui se succèdent très régulièrement et forment un rythme tout à fait caractéristique : le rythme mitral. Il se compose de trois termes, un souffle bref présystolique, un dédoublement très net du deuxième temps, suivi d'un bruit sourd, obscur, profond, qui occupe presque tout le grand silence et se lie au souffle présystolique, c'est le roulement diastolique. Il suffit d'avoir entendu une fois ce rythme pour ne plus le méconnaître quand il est au complet, mais il faut savoir que chacun de ces trois termes peut manquer.

Quand le cœur bat vite et fort, le souffle présystolique augmente d'intensité, le roulement disparaît ; il reparaît dans les conditions opposées. Le dédoublement du deuxième temps est le plus constant des signes ; il suffit à poser ce diagnostic, s'il accompagne toutes les systoles et s'il n'est pas influencé par la respiration. Il s'entend dans toute la région du cœur ; son maximum est vers la base.

Le pouls est petit, régulier ; on observe quelquefois le faux pouls veineux du cou.

Ces signes stéthoscopiques joints aux quelques troubles fonctionnels précités sont les seuls qu'on puisse observer pendant longtemps chez ces malades pour la plupart petits, chétifs, à thorax étroit, au développement infantile. — Plus tard viennent s'y ajouter des palpitations, des syncopes, des maux de tête, des troubles douloureux de la menstruation, un état général précaire.

Suivant le groupement divers que prennent ces différents symptômes le rétrécissement mitral pur prend le masque de la chlorose, de la tuberculose, de la dyspepsie acide.

Nous n'avons pas le loisir de nous étendre sur le faciès, l'habitus, les troubles variés qui en imposeraient, les apparences étant absolument identiques ; c'est dire toute l'importance de l'auscultation du cœur.

Il n'est pas rare, d'ailleurs, de voir la chlorose et la tuberculose vraies s'associer au rétrécissement pur ; cette coïncidence modifie heureusement le pronostic de la tuberculose.

La marche peut être lente, entrecoupée de bronchites, de poussées œdémateuses et congestives dans le poumon, de pleurésie ; l'hémoptysie est fréquente. Quand le myocarde faiblit, les malades sont sujets à l'apoplexie pulmonaire et à l'embolie cérébrale avec hémiplégie droite et aphasie. La mort survient soit à la suite de ces accidents, soit plus souvent par l'asystolie des mitraux.

Pronostic. — Longtemps, avant d'être franchement malade, le patient atteint de cette cardiopathie est un infirme ; son cœur fonctionne au minimum ; il ne faut lui demander aucun effort ; le mariage et la grossesse ont de déplorables conséquences.

Diagnostic. — Le rétrécissement mitral pur peut être confondu d'abord avec la chlorose et la tuberculose ; il suffira d'ausculter attentivement le cœur et de tenir compte surtout du dédoublement du deuxième temps ; quand les deux affections s'associent, c'est surtout par l'examen du sang dans la forme chlorotique, par l'auscultation répétée des sommets, l'examen des crachats pour la pseudotuberculose ; une erreur fréquente est de diagnostiquer une lésion mitrale banale. L'âge et les antécédents du malade, l'absence de souffle d'insuffisance, le petit volume du cœur, l'état général anémique du sujet, si rare chez les mitraux ordinaires, permettront de l'éviter.

2° MALADIE MITRALE PROPREMENT DITE

La description séparée de l'insuffisance et du rétrécissement mitral est absolument schématique ; l'un et l'autre sont indissolublement liés; toujours le rétrécissement existe en cas d'insuffisance, mais au début, comme nous l'avons dit, la sténose est légère et la contraction de l'oreillette trop faible pour la rendre sensible à l'oreille; mais par les progrès de la lésion, le rétrécissement combiné à l'insuffisance se manifeste de plus en plus et finit par devenir à ce point prépondérant qu'il efface l'insuffisance elle-même.

Pratiquement, il est une division bien plus justifiée, que l'anatomie pathologique nous a déjà fait connaître et qui se fonde encore sur la pathogénie, sur l'évolution, sur les résultats thérapeutiques; il y a deux maladies mitrales, au même titre qu'il y a deux maladies aortiques : l'une relève de l'endocardite chronique, l'autre est une des localisations sur la mitrale de l'artério-sclérose; c'est une des modalités des cardiopathies artérielles.

a. — MALADIE MITRALE ENDOCARDIQUE

On retrouve dans les antécédents une maladie infectieuse : rhumatisme, chorée, scarlatine, etc.

Symptômes. — *Période ensystolique*. — La lésion reste absolument latente pour le malade pendant un temps très variable; si l'on vient à ausculter le cœur, on est surpris d'entendre un souffle, qui est presque toujours le souffle de l'insuffisance mitrale pure, que nous avons étudié à propos de l'endocardite aiguë; il a conservé le même siège, le même maximum, la même propagation, mais il est plus fort, plus rude, souvent accompagné d'un frémissement systolique; il s'entend presque toujours dans le dos. Le cœur est plus gros que normalement; la plus grande augmentation porte sur le diamètre transversal.

Le pouls est régulier, un peu faible et dépressible.

Peu à peu, de légers troubles fonctionnels se montrent, essoufflement facile, rhumes fréquents, palpitations.

Période dysystolique. — Elle coïncide avec l'apparition de quelques irrégularités du cœur et du pouls. C'est la succession rapide de deux systoles, la deuxième très énergique, suivie d'un silence prolongé, puis le cœur reprend son rythme normal, pour répéter plus loin le même faux pas.

Alors le malade commence à sentir son cœur; les efforts, les fatigues, les émotions le font palpiter et lui donnent de l'oppression; le ralentissement de la circulation se trahit dans certains viscères;

l'estomac devient lourd et se ballonne ; les digestions longues et pénibles redoublent l'oppression et les battements de cœur et provoquent la paresse cérébrale et la somnolence. La toux est fréquente, la moindre bronchite tenace ; la persistance de râles humides aux deux bases marque l'asthénie vasculaire et la perte d'élasticité des poumons. Des hémoptysies surviennent, quelquefois assez abondantes ; elles témoignent de la production précoce d'embolies.

Les urines sont rares, hautes en couleur ; l'albuminurie légère et intermittente. Le soir, l'œdème des jambes est marqué, des épanchements séreux, pleuraux et péritonéaux, peuvent se montrer de bonne heure.

Tous ces signes montrent que la circulation commence à devenir languissante ; les extrémités sont légèrement cyanosées, la peau froide et veineuse ; le malade prend le facies mitral : teint jaunâtre, presque subictérique ; nez, pommettes, lèvres légèrement bleuis ; conjonctives injectées, paupières et joues bouffies.

L'examen du cœur devient plus difficile et plus complexe ; son impulsion est faible, c'est plutôt une ondulation ; ses dimensions sont augmentées, surtout dans le diamètre transverse ; le frémissement systolique s'observe encore, mais le souffle mitral a perdu de sa netteté et est moins rude, plus profond, plus difficile à entendre en raison de l'irrégularité du cœur, qui est devenue presque caractéristique ; les faux pas, les intermittences vraies s'entremêlent, et le rythme finit par échapper à toute description, c'est une arythmie absolument irrégulière. Le pouls devient faible, dépressible, tout à fait irrégulier ; les jugulaires sont saillantes et le faux pouls veineux s'ébauche.

A ces signes d'insuffisance viennent presque toujours se joindre des signes plus ou moins nets de rétrécissement ; quand l'évolution est très longue, la sténose se développe au point de devenir prépondérante et de presque effacer l'insuffisance de l'orifice ; on retrouve alors le souffle présystolique, le dédoublement du deuxième temps, le roulement diastolique, c'est-à-dire les trois termes du rythme, soit seuls, soit associés ; enfin l'insuffisance unit son souffle systolique de la pointe au rythme du rétrécissement, les souffles se combinent comme les lésions, et l'on perçoit alors le rythme complet mitral : souffle présystolique, souffle systolique, dédoublement du deuxième temps, roulement diastolique.

Marche. — Après avoir ignoré longtemps sa lésion et presque perdu le souvenir de l'infection primitive, le patient entre peu à peu dans la maladie, quelquefois assez brusquement, à la suite de grandes fatigues, ou d'une affection intercurrente. La tare, qu'il porte, devient chaque jour plus lourde, surtout si les nécessités de la vie l'obligent à travailler, à surmener son myocarde. La profession joue un rôle très important; chez l'ouvrier, l'asystolie ne tarde guère ; celui qui peut se soumettre à un repos presque absolu joint à une hygiène bien entendue, restera longtemps au seuil de l'asystolie et pourra même finir dans cet état spécial qu'on a désigné sous le nom de cachexie cardiaque. Mais le plus souvent de franches attaques d'asystolie se succèdent ; d'abord légères, elles emportent chacune une part de la vigueur et de la résistance de l'organisme ; enfin survient l'attaque terminale, le cœur essaye un effort suprême et vain contre l'atonie et la déchéance de tous les organes ; le patient meurt pièce à pièce et, comme on l'a dit dans une phrase saisissante, quand il cesse de vivre il ne fait en réalité que cesser de mourir.

Il est impossible de fixer une durée moyenne de la maladie mitrale endocardique ; on observe l'asystolie chez des enfants de dix à quinze ans ; le plus souvent c'est entre vingt-cinq et trente-cinq ans que paraissent les premiers troubles dyssystoliques ; les cardiopathes endocardiques ne vivent pas vieux, beaucoup succombent avant la cinquantaine. Les cardiopathes artériels parviennent à un âge plus avancé.

b. — MALADIE MITRALE ARTÉRIELLE

Symptômes. — Comme on peut le prévoir, nous allons retrouver chez le mitral artériel des signes d'auscultation très analogues à ceux que nous avons rencontrés dans le type précédent.

Même siège et, en définitive, même sténose ou insuffisance tricuspide. Ce qui fait l'originalité du type mitro-artériel, ce sont les troubles généraux et fonctionnels dus à l'artério-sclérose, c'est la marche et l'évolution, et aussi les réactions thérapeutiques différentes.

Dans les antécédents on ne rencontre point d'ordinaire le rhumatisme, la chorée, etc. ; mais l'arthritisme, la goutte, le saturnisme, le diabète, la sénilité, en un mot tous les facteurs de l'artériosclérose. On note assez fréquemment l'existence de maladies infectieuses antérieures, mais elles ont agi non pas en créant d'emblée une endocardite aiguë, mais en provoquant sur le tard une sclérose généralisée, avec prédominance au cœur et à ses valvulves.

Début. — La maladie se montre tardivement ; elle n'existe point chez l'enfant, même dans la première moitié de la vie. Il y a des cas

d'artério-sclérose précoce, mais les premiers phénomènes significatifs ne se montrent guère qu'après quarante ans; elle est plus fréquente chez l'homme que chez la femme.

Période eusystolique. — Elle comprend deux phases successives :
dans la première phase dite artérielle, les troubles portent sur le
système vasculaire entier; dans une seconde phase cardio-artérielle,
la sclérose prédomine au cœur et des troubles cardiaques importants apparaissent.

La *phase artérielle* se caractérise par des troubles vaso-moteurs
profonds, des dilatations, des spasmes successifs des artérioles, qui
se traduisent par des symptômes légers mais significatifs. Ils comprennent tous ces signes qui ont été considérés comme accompagnant certaines néphrites; on les a appelés petits signes du brightisme.
Cette interprétation doit être élargie. La physionomie du malade
est bien différente du cardiaque endartérique; ici le teint est pâle,
la face sujette à des accès de rougeur et de pâleur subits; les yeux
sont brillants, les lèvres rouges, la temporale est saillante et
flexueuse; les cheveux sont rares, parfois même la calvitie est complète. Il n'y a ni bouffissure, ni cyanose. Les bouffées congestives
de la tête s'accompagnent de pesanteurs, de vertiges, d'épistaxis,
parfois de véritables battements artériels.

On observe aussi des cas de pléthore généralisée avec dyspnée,
toux et hémoptysies légères.

Quand c'est le spasme qui domine, il cause des algidités locales,
la criesthésie, les crampes, le phénomène du doigt mort, des douleurs rhumatoïdes.

Le pouls est fort et vibrant, parfois petit, mais toujours dur et
serré ; les artères sont légèrement résistantes au doigt.

L'impulsion du cœur est forte, ses bruits métalliques; au foyer
aortique, le claquement valvulaire du deuxième temps retentit en
coup de marteau; on sent battre facilement la crosse au creux sus-
sternal.

Tous ces phénomènes relèvent d'une même cause, dont le rôle est
très considérable, l'élévation de la pression sanguine, l'hypertension.

Dans la *phase cardio-artérielle*, les signes précédents persistent
et s'aggravent, la sclérose poursuit sa marche progressive et envahit
les viscères, le cœur par-dessus tous.

Le choc précordial est d'ordinaire violent, cependant le frémissement cataire est nul ou difficile à percevoir; la matité indique une

augmentation notable de volume, surtout verticale, l'hypertrophie portant sur le ventricule gauche ; quand la sclérose à touché fortement les valvules, on entend à la pointe le souffle de l'insuffisance mitrale, mais ici il est particulièrement rude, sec, bref, serratique. La coexistence d'un rythme de rétrécissement est plus rare dans cette forme que dans la maladie mitrale endocardique, il se révèle alors par un roulement présystolique bref qu'il faut se garder de confondre avec le bruit de galop, et par un dédoublement du deuxième bruit.

Le souffle systolique est d'ailleurs souvent précédé d'un dédoublement du premier temps, d'un bruit de galop véritable ; ce bruit de galop se manifeste surtout quand on fait marcher le malade.

Le rythme du cœur a cessé d'être régulier ; parfois on ne note qu'une fréquence inusitée des battements, de la tachycardie ; quand l'arythmie se montre, elle est moins désordonnée que chez le mitral endocardique ; elle survient par accès sous forme d'arythmie angoissante paroxystique ; tantôt le rythme est couplé, tricouplé alternant, c'est-à-dire qu'une systole forte est suivie de deux faibles. Pour le dire de suite, chez les malades qui présentent ce rythme, la digitale produit souvent de déplorables effets.

Le pouls reflète l'état du cœur ; il est dur, serré, irrégulier ; quelquefois il y a contraste entre le choc du cœur qui paraît faible et l'ondée pulsatile.

Tels sont les symptômes que fournit l'examen du cœur ; ils ne sont pas isolés. La sclérose envahit en même temps d'autres viscères et, réduisant leur activité au mininum, les met en état de fonctionnement précaire, de méiopragie. Suivant que le rein, le foie, le poumon sont en méiopragie, on conçoit combien le tableau clinique change. Nous ne pouvons entrer dans le détail, nous dirons seulement que la combinaison de la cardiopathie avec la cirrhose des différents viscères donne autant de formes intéressantes ; parmi les plus fréquentes la forme cardio-rénale, dans laquelle les accidents multiples de la néphrite chronique et de l'urémie s'ajoutent aux phénomènes que nous venons d'étudier ; la forme cardio-hépatique, la forme cardio-biliaire, où l'on note le pouls lent permanent avec attaques syncopales et épileptiformes ; la forme cardio-pulmonaire, où sur un fond d'emphysème, de sclérose et de congestion chronique se greffent des œdèmes et des fluxions aiguës.

Quand la méiopragie s'exerce sur le cerveau apparaissent les vertiges, les céphalalgies, la paresse intellectuelle, l'aphasie transitoire, etc.

Enfin le mauvais fonctionnement des reins et du foie entraine tout un cortège de phénomènes d'ordre toxique : le principal est la dyspnée, la dyspnée d'effort, surtout la dyspnée paroxystique et douloureuse, contre laquelle encore la digitale demeure impuissante, alors que le régime lacté et les antiseptiques intestinaux font merveille.

Période terminale. — Le mitral artériel peut finir par la dilatation lente du cœur et une asystolie véritable, en tout semblable à celle du mitral endocardique ; c'est le fait des malades qui portent une grosse insuffisance.

Parfois la terminaison se fait doucement, dans une cachexie lente, justement opposée à la cachexie cardiaque ordinaire, c'est la cachexie artérielle. Le malade reste pâle ; son amaigrissement est extrême ; il est sans force et sans voix ; il n'est ni bouffi, ni cyanosé ; chez lui la dyspnée est faible au repos, mais elle éclate rapidement, angoissante, au moindre effort ; c'est un cardiaque couché, voué à la dénutrition la plus intense, se terminant par l'urémie.

Dans la grande majorité des cas, surviennent des accidents brusques : le myocarde sclérosé est toujours en imminence de dilatation ; des crises redoutables de tachycardie, d'arythmie angoissante, de bradycardie, d'angine de poitrine amènent la mort presque subite. Des épistaxis répétées, l'apoplexie cérébrale, l'œdème aigu du poumon peuvent emporter le patient en quelques jours ; toutes les maladies intercurrentes enfin, surtout les affections fébriles, la bronchite, la grippe, la pneumonie surmènent le cœur dégénéré et provoquent des dilatations aiguës.

Diagnostic des maladies mitrales. — Il ne présente pas de grandes difficultés ; en étudiant les souffles, nous en avons fait chemin faisant le diagnostic avec les frottements péricardiques, les bruits anémiques, les souffles extra-cardiaques. D'ailleurs, pendant ces périodes de compensation parfaite ou imparfaite, les bruits morbides sont presque toujours assez nets ; ce n'est que plus tard qu'ils se fusionnent en un bruit indistinct, qu'on a justement nommé le murmure asystolique. En tout cas, un repos de quelques jours, les calmants, les toniques cardiaques éclaircissent l'examen stéthoscopique et permettent de démêler la coexistence de plusieurs souffles, de dédoublements, etc.

On en localisera avec soin le maximum, les propagations ; on notera l'existence simultanée du rétrécissement et de l'insuffisance aux orifices mitral et aortique, l'association des lésions valvulaires aux lésions myocardiques et péricardiques. On interrogera les vaisseaux, le pouls, on recherchera l'état méiopragique des différents viscères.

Quant au diagnostic des deux types mitraux endocardiques et artériels, il ressort suffisamment des deux descriptions que nous venons d'en faire, en les opposant constamment l'un à l'autre.

B. — LÉSIONS DE L'ORIFICE AORTIQUE

1° RÉTRÉCISSEMENT AORTIQUE

Symptômes. — C'est la plus simple des affections du cœur; c'est une de celles qui sont le mieux et le plus longtemps tolérées.

La période d'eusystolie est vraiment remarquable par l'intégrité de toutes les fonctions; à la longue se montrent l'essoufflement, la dyspnée d'effort, les palpitations, l'angoisse précordiale et la constriction thoracique si fréquente chez les aortiques. Pas d'œdème périphérique, point de cyanose, un teint pâle, des lèvres colorées, des yeux brillants.

L'examen du cœur révèle les deux phénomènes fondamentaux du rétrécissement aortique : des bruits de sténose et ces signes de l'hypertrophie du ventricule gauche. La pointe du cœur est abaissée verticalement, le choc est net et violent. La main perçoit au niveau de la base, à droite, un frémissement systolique intense. Au même point l'oreille entend un souffle systolique, presque toujours bref et rude, parfois plus doux, musical, ce qui dépend de l'état anatomique de la valvule. Il se propage le long de l'aorte et des vaisseaux du cou; il se perçoit le long de la colonne vertébrale, dans le dos.

Le pouls est celui de l'hypertension : petit, dur; lent, régulier; c'est le propre en effet des lésions aortiques de ne pas altérer le rythme du cœur par elles-mêmes.

Marche. — On voit combien heureusement cette lésion est tolérée et quelle pauvreté en signes fonctionnels; mais le rétrécissement existe rarement à l'état de pureté, il se lie à une lésion mitrale chez les cardiopathes endocardiques; chez les artériels il coïncide souvent avec l'insuffisance aortique et avec l'aortite et la coronarite; aussi finit-il par partager l'évolution et le sort de celles-ci.

Diagnostic. — Facile; le souffle systolique du foyer droit de la base, joint au frémissement, est pathognomonique; il faut se rappeler seulement qu'il peut être très faible et échappe à un examen rapide. Il faut ensuite par l'étude complète du malade savoir rattacher le rétrécissement à l'endocardite rhumatismale ou à l'artériosclérose.

2° INSUFFISANCE AORTIQUE

Elle peut débuter, dans le cas d'une rupture traumatique, par une douleur déchirante, une orthopnée subite, une syncope ; le cœur s'affolle et le malade peut succomber en quelques heures par asystolie suraiguë.

Le plus souvent elle s'installe avec lenteur, à la faveur de l'endocardite chronique et de l'artério-sclérose ; il y a donc deux maladies aortiques, comme deux mitrales. Cette distinction fondamentale a été reconnue plus facilement pour l'insuffisance aortique ; on leur a même donné deux noms différents, l'une endocardique a nom maladie de Corrigan, l'autre artérielle maladie de Hogdson.

a. — TYPE ENDOCARDIQUE, MALADIE DE CORRIGAN

Symptômes. — Elle s'annonce principalement par des troubles céphaliques ; les malades sont sujets à des vertiges, des obnubilations, des bourdonnements d'oreilles, surtout quand ils se baissent, d'autres fois ils n'éprouvent que de la lourdeur, de la paresse cérébrale ; ils s'essoufflent assez facilement, mais sont exposés encore à des accès de dyspnée, où le système nerveux joue un grand rôle, à de véritables accès d'asthme cardiaque ; ils se plaignent souvent de douleurs précordiales, de fausse angine de poitrine. Par une action très curieuse et très spéciale, les troubles digestifs sont très fréquents et parfois les seuls qui marquent le début de la maladie ; les digestions sont longues et pénibles, s'accompagnent de bouffées de chaleur à la tête, de flatulence, de crises gastralgiques avec sensation d'angoisse et d'étouffements.

Le cœur gauche est hypertrophié ; la pointe bat dans le sixième espace, le choc précordial est vigoureux et la paroi soulevée à chaque systole. L'aorte est perceptible au creux sus-sternal, les pulsations artérielles sont sensibles au cou, les battements sont exagérés jusque dans les temporales.

A la base et au deuxième temps existe un souffle doux, filé, aspiratif, parfois rude, piaulant et musical en cas d'endocardite végétante. Son maximum est tantôt au deuxième espace droit, tantôt vers le milieu du sternum, mais son caractère pathognomonique est de se propager le long du bord du sternum jusqu'à son appendice. Il est quelquefois précédé d'un souffle présystolique, dû à la vibration de la grande valve mitrale sous l'influence d'une grosse onde aortique rétrograde.

Il ne saurait être confondu avec aucun autre souffle; mais il échappe facilement, car il est souvent très léger, comme profond, et passe inaperçu surtout quand il est accompagné de lésions mitrales plus bruyantes.

La force de l'ondée sanguine explique les qualités du pouls de Corrigan, bondissant, régulier et dépressible. Les capillaires eux-mêmes, brusquement distendus, donnent le pouls capillaire surtout visible au front, aux ongles, à la luette, à la rétine.

En plaçant un stéthoscope à la naissance des crurales, en variant la pression, on entend à un moment donné un double souffle correspondant à la diastole et à la systole de l'artère; la valeur de ce signe serait diminuée par ce qu'on le retrouve dans la chlorose, dans les maladies qui altèrent le sang par hypoglobulie; j'avoue que pour ma part je n'ai jamais réussi à le percevoir, bien que l'ayant nombre de fois systématiquement cherché. Malgré la dépressibilité du pouls, la tension générale reste toujours élevée.

Marche. — Elle est plus longtemps et surtout mieux tolérée que les affections mitrales; les palpitations sont plus rares, l'essoufflement moins rapide et le malade n'est que tardivement condamné à une inaction presque complète; mais elle présente un double danger, d'abord la mort subite par syncope, par embolie pulmonaire; d'autre part, quand l'asystolie survient, elle se montre d'emblée très grave et l'action des médicaments cardiaques est moins efficace sur le ventricule gauche hypertrophié et sclérosé que chez les mitraux.

b. — Insuffisance aortique artérielle. — Maladie de Hogdson

Symptômes. — C'est une localisation sigmoïdienne de l'artériosclérose, une extension de l'aortite chronique. Le début est donc marqué par l'ensemble des phénomènes liés à l'hypertension et que nous avons décrits plus haut à propos de la maladie mitrale artérielle; mêmes alternatives de spasme et de dilatation vasculaire, mêmes méiopragies; nous n'y revenons pas; nous insistons seulement sur le grand intérêt qui s'attache à la recherche des petits signes de l'artério-sclérose.

L'inspection et la palpation dénotent l'intensité du choc précordial; la percussion, l'augmentation de la matité; mais les dimensions, surtout les verticales, sont moins exagérées que dans la maladie de Corrigan qui, seule, donne ce cœur énorme, appelé par les anciens, *cor bovinum*. Les battements artériels du cou, l'élévation des sous-clavières, surtout l'élargissement considérable de la matité de l'artère aorte montrent la grande part que prennent ces vaisseaux au processus morbide.

Au foyer aortique, on entend presque toujours un double souffle systolique et diastolique, car dans la maladie de Hogdson le rétrécissement est presque inséparable de l'insuffisance, alors que dans la maladie de Corrigan la double lésion n'existe guère que dans la moitié des cas. Le premier souffle systolique est rude et bref; il se propage le long des vaisseaux du cou; on l'entend aussi à gauche de la colonne vertébrale, le long de l'aorte dorsale; le second est doux et prolongé, parfois assez bref et rude; il est moins profond, moins aspiratif que dans la maladie de Corrigan.

Le pouls est peu bondissant, serré et régulier; l'hypertension est plus soutenue; l'artère est flexueuse et dure.

Marche. — Les malades succombent rarement au progrès naturel de la lésion, à l'asystolie; non seulement ils sont exposés aux accidents multiples de la sclérose artérielle que nous avons suffisamment exposés à propos de la maladie mitrale, mais ils sont surtout prédisposés à la congestion et à l'œdème pulmonaire aigu, et plus encore à l'angine de poitrine, à la mort subite; presque toujours en en effet les artères coronaires sont profondément touchées par la sclérose et l'athérome.

Diagnostic des insuffisances aortiques. — Il repose sur les caractères du pouls, sur les battements artériels, et par-dessus tout sur le souffle-diastolique rétro-sternal dont les caractères sont si particuliers, que nous croyons inutile de le différencier des souffles anémiques, extra-cardiaques, des frottements péricardiques. L'erreur est presque toujours une erreur par omission; il ne faut lever l'oreille qu'après avoir, en quelque sorte, concentré pendant quelques secondes toute l'attention sur le deuxième temps; il est bon aussi de parcourir de haut en bas tout le sternum. On s'assurera de l'absence de tout anévrisme aortique, seul point vraiment utile pour le clinicien.

Le diagnostic des maladies de Corrigan et de Hogdson entre elles reposera d'abord sur les commémoratifs infectieux et rhumatismaux d'une part, sur les facteurs d'artério-sclérose d'autre part; sur l'apparition précoce de l'une, tardive de l'autre; sur les signes d'athérome généralisé, sur la présence de l'aortite chronique avec dilatation, sur le pouls très bondissant d'un côté, plutôt dur et serré de l'autre. Enfin, dans la maladie de Corrigan, la coexistence d'une lésion mitrale est beaucoup plus fréquente.

F. — MALADIES DU CŒUR DROIT

Orifice tricuspide. — La valvule tricuspide, correspondante de la mitrale dans le cœur droit, peut être comme elle et, sous l'influence des mêmes facteurs étiologiques, le siège d'endocardite aiguë, puis chronique, d'où naissent le rétrécissement et surtout l'insuffisance. Ces faits se rencontrent surtout dans les premiers temps de la vie, alors que le cœur droit joue un rôle presque aussi actif que le gauche dans la circulation. Néanmoins les observations en sont très rares; la lésion a presque toujours été méconnue pendant la vie par des cliniciens éminents; et il nous semble que pour la pratique journalière il n'y a pas lieu de les étudier avec détail.

Le diagnostic repose sur le souffle systolique dont le maximum est à l'appendice xiphoïde, dont le timbre est faible et grave; les troubles de la circulation veineuse sont précoces et considérables: pouls veineux, battement hépatique, œdème énorme. Les malades parviennent rapidement à une asystolie semblable à celle des mitraux endocardiques.

Il est une lésion de ce même orifice bien autrement importante au point de vue pratique, c'est l'insuffisance par dilatation; c'est elle qui ouvre la porte grande à l'asystolie et son histoire en est inséparable.

Orifice pulmonaire. — Le rétrécissement et l'insuffisance pulmonaire acquise n'offrent guère plus d'intérêt au praticien; lésions rares, elles sont presque toujours méconnues et liées d'ailleurs à des lésions du cœur gauche en tous points prédominantes. Elles donnent lieu à un souffle systolique ou diastolique dont le siège est au foyer pulmonaire, et qui se propagent vers la clavicule. Nous y reviendrons d'ailleurs à propos des lésions congénitales; comme évolution, elles offrent comme trait particulier de se compliquer de tuberculose pulmonaire.

IV

TRAITEMENT DES LÉSIONS VALVULAIRES COMPENSÉES

Quand l'endocardite aiguë tend à passer à l'état chronique, malgré tous les moyens thérapeutiques qu'on lui a opposés, il ne faut pas se décourager et rester inactif. Il y a là, si l'on peut ainsi parler, une phase d'endocardite molle, subaiguë, sur laquelle on peut espérer encore agir avec succès.

Pendant plusieurs mois, il est bon de pratiquer une révulsion méthodique : la teinture d'iode, les compresses chloroformées, les frictions térébenthinées, ammoniacales, peuvent être employées, mais ont une action en général trop faible; mieux valent les mouches de Milan, les petits vésicatoires volants appliqués en série, les frictions très légères à l'huile de croton, les pointes de feu; les cautères. moins employés qu'autrefois, sont peut-être le plus puissant moyen dont nous disposions.

Quel que soit le moyen employé, la révulsion sera permanente ; on divisera la région précordiale en plusieurs segments, qui seront successivement révulsés.

Pendant les deux ou trois premiers mois qui suivent la phase aiguë, on donnera le salicylate de soude à la dose de 2 à 3 grammes, plus tard on y substituera à la dose de 25 centigrammes à 1 gramme le salicylate de lithine, le benzoate de lithine (première quinzaine); pendant les quinze derniers jours des mêmes mois on fera prendre l'iodure de potassium; il faut évidemment tenir compte des réac·tions de l'estomac et de l'organisme entier, mais nous pensons qu'il vaut mieux user d'une quantité un peu forte, 2 ou 3 grammes par jour; l'iodure de sodium est moins stable, souvent moins pur, plus cher, et un danger illusoire d'intoxication ne doit pas le faire préférer au sel potassique dont l'efficacité a été tant de fois éprouvée. Si l'iodure est mal toléré, on le remplacera par la teinture d'iode (2 à 10 gouttes aux deux repas), par le sirop d'iodure de fer, par le sirop iodotannique.

Aux repas on prescrira une petite quantité d'une eau bicarbonatée sodique.

Enfin, pendant cette période de valvulite subaiguë, on songera qu'une nourriture animalisée, que les boissons alcooliques, les aliments fermentés, introduisent dans le sang quantité de principes irritants, de toxines, qui peuvent nuire au revêtement interne du cœur et des vaisseaux ; il sera donc indiqué de soumettre les malades à un régime très doux, lacté et végétarien, en tant qu'il sera compatible avec la faiblesse et l'anémie que l'infection causale aura entraînée après elle.

On ne permettra qu'un exercice très modéré, le repos relatif des valvules étant une des conditions de leur restitution possible.

Période d'eusystolie. — Chez les sujets vigoureux, chez les névropathes, l'hypertrophie légère et vraiment providentielle du cœur dépasse le but et donne naissance à des troubles analogues à ceux qu'on a décrit dans l'hypertrophie dite de croissance, palpitations, dyspnée, douleurs extrêmement variables ; il y a bonne raison de penser que cette variété d'hypertrophie disparaîtra bientôt du cadre nosologique comme la plupart des maladies de croissance ; on les calmera, s'il est nécessaire, par les bromures alcalins, surtout le bromure de camphre et les préparations de valériane : les lotions froides, les frictions sèches, l'enveloppement humide donnent aussi d'excellents résultats. On évitera les exercices violents, les jeux sportifs ; on interdira le café, le thé, le tabac, etc.

Dans la grande majorité des cas, quand la compensation est parfaite et silencieuse, on se gardera de prescrire aucun médicament cardiaque. Le traitement doit être essentiellement hygiénique, le régime surveillé : repas réguliers, espacés, peu copieux, exempts de tout aliment excitant, lourd, riche en graisse ; faible quantité de boisson ; pas de vin liquoreux ni d'alcool ; du thé et du café, mais en minime quantité. On veillera à la régularité des évacuations intestinales.

Les repas sont suivis à quelque distance d'un exercice corporel modéré et régulier. Tout travail excessif, intellectuel et corporel, doit être formellement interdit, de même que seront évitées les veilles, les émotions fortes, les excès de tout genre. En un mot, on mettra tout en œuvre pour maintenir l'équilibre de toutes les fonctions et ménager le muscle cardiaque.

On a été plus loin, on a voulu contribuer à l'hypertrophie compensatrice et à la régénération du myocarde. Sans parler de la méthode épuisante de Valsalva, immobilisation, saignées et purgations répétées, on a institué, surtout en Allemagne, une nouvelle méthode, sorte de gymnastique spéciale du myocarde ; c'est la cure des terrains de Œrtel, suivant laquelle le malade est soumis à un véritable entraînement. On lui fait faire des marches de plus en plus longues, et gravir des pentes de plus en plus ardues ; les déceptions n'ont pas tardé à suivre l'enthousiasme des premiers moments, et l'on s'accorde à attribuer les quelques heureux effets obtenus au repos physique et moral, à l'influence vivifiante du milieu où se trouvaient les malades.

Il nous paraît néanmoins que l'idée foncière reste bonne et qu'il faut se tenir en un juste milieu entre l'engouement exagéré et le scepticisme absolu vis-à-vis de cette méthode.

Période d'hyposystolie. — Quand survient la rupture de l'équilibre, quand s'ouvre cette période troublée, il est essentiel de savoir si le danger vient du cœur lui-même ou d'une meiopragie viscérale, la conduite à tenir variant notablement dans l'une ou l'autre de ces alternatives.

Chez les mitraux, les accidents pulmonaires sont fréquents : on traitera attentivement la bronchite par les révulsifs, les balsamiques, les expectorants, les antiseptiques pulmonaires comme l'eucalyptol, la terpine, la créosote, le gaïacol, le sulfure de calcium.

On cherchera avant tout à calmer les quintes de toux qui retentissent fâcheusement sur le myocarde. Quand la congestion passive s'installe aux bases, on tentera de la déloger par les ventouses sèches, les cataplasmes sinapisés, en même temps que par l'ergotine, la brucine, la strychnine, l'émétine, on luttera contre l'asthénie des petits vaisseaux. On aura aussi recours contre elle aux toniques cardiaques. On viendra en aide au malade en le maintenant assis et en variant son décubitus, on ne négligera point la dérivation intestinale par les drastiques.

Quelquefois, dans les cas d'engorgement pulmonaire intense, on se trouve bien de ventouses scarifiées, et même de la saignée, trop négligée aujourd'hui.

Quand l'hydrothorax ou souvent une pleurésie bâtarde s'installe à demeure, que l'épanchement est fixe et abondant, il ne faut pas hésiter à pratiquer une ponction qui soulage beaucoup le cœur et vient en aide aux médicaments cardiaques simultanément employés.

Les mitraux, surtout les alcooliques, ont souvent le foie gros, douloureux, et il est bon d'user des divers cholagogues, rhubarbe, podophyllin, évonymin, scammonée, pilules de fiel de bœuf, salicylate de soude, calomel ; des ventouses, des révulsifs sont appliqués sur la région hépatique en même temps qu'on applique le régime végétarien et lacté.

Quand la rareté et la haute coloration des urines, l'albuminurie indiquent la souffrance du rein, le régime lacté s'impose, et on lui associe les diurétiques faibles, tisanes, lactose, nitrate et acétate de soude, préparations de scille.

L'obstacle peut être formé par l'œdème considérable, surtout des membres inférieurs ; on obtient des améliorations surprenantes en pratiquant des ponctions et des mouchetures ; on a préconisé un véritable drainage par l'introduction de petits drains métalliques aseptiques ; les piqûres suffisent, mais il est essentiel de désinfecter la peau avec autant de soin que pour une opération chirurgicale et de faire aux jambes un véritable pansement sec antiseptique, destiné à absorber les liquides.

L'œdème peu prononcé, mais permanent, sera combattu par un massage léger, méthodique et régulier, et par l'application de bandes de flanelle ou mieux de crêpe élastique.

Chez les mitraux, chez les femmes affectées de rétrécissement mitral pur surtout, c'est souvent un état général mauvais qui prédomine, pseudo-chlorose ou pseudo-tuberculose. On leur appliquera très utilement un traitement tonique général : amers, ferrugineux, sels phosphatiques.

Chez les aortiques les troubles viscéraux sont moins nombreux et différents. Les congestions pulmonaires actives demandent une révulsion immédiate et énergique ; on couvrira le thorax de ventouses sèches fréquemment répétées ; à l'intérieur, il faut employer les dépresseurs de la circulation, l'iodure potassique, l'hyosciamine, la vératrine, l'aconitine, la trinitrine.

Les troubles dyspeptiques sont tenaces : les amers comme la gentiane, le colombo, la quinine, etc., doivent être essayés d'abord, parfois les opiacés, l'élixir parégorique, la poudre de Dower, réussissent mieux ; on retire aussi de grands bénéfices d'une révulsion au creux épigastrique par la mouche de Milan, le vésicatoire liquide ; les frictions légères sèches et stimulantes sur tout le thorax agissent encore heureusement sur la digestion. On voit par la diversité même des moyens employés que l'on est la plupart du temps obligé de tâtonner.

Il en est de même pour les vertiges et les troubles céphaliques ; contre eux l'iodure reste le médicament de fond ; quand le cœur bat avec violence, on utilise le bromure, la valériane ; si au contraire l'impulsion est faible, on s'adresse à l'iodure d'éthyle, au nitrite d'amyle.

Tels sont les principaux moyens par lesquels on combattra chez les cardiaques les diverses meiopragies. Mais souvent le danger vient plus encore du cœur lui-même. Le pouls faiblit, l'arythmie apparaît et il est nécessaire de venir au secours du muscle défaillant.

Il est une faute fréquemment commise, c'est de toujours employer d'emblée la digitale ; il y a même des médecins qui la prescrivent au temps où la compensation est parfaite ; ils nous paraissent user sans aucun profit une arme plus tard si précieuse. Nous pensons au contraire que, sauf indications tout à fait spéciales, quand on veut par exemple l'utiliser comme diurétique, il vaut mieux la réserver pour l'asystolie franche et pendant la période d'hyposystolie s'en tenir à ses succédanés.

On peut essayer tout d'abord les toniques généraux ; les grogs, la potion de Todd au quinquina et à la kola, les vins généreux, la potion cordiale, le sirop d'éther à très petites doses répétées, le thé et surtout l'infusion de café, qui est un tonique excellent et trop peu employé.

L'hydrothérapie maniée avec prudence peut rendre encore de grands services, de même que les lotions froides à l'eau salée ou au sel de Pennès.

Si ces moyens échouent, il est temps de recourir aux vrais médicaments cardiaques : il n'en est pas un seul qui soit fidèle, il y a à leur égard des idiosyncrasies vraiment particulières : on les essaiera successivement ; il semble en effet que tout cardiaque soit sensible à un médicament, que l'on arrive à découvrir en parcourant toute la gamme.

Il est nécessaire de leur associer le premier des toniques du cœur, le repos, repos complet du corps et de l'esprit. Séjour dans un lieu tranquille, bien aéré, de température plutôt froide. On donnera le régime lacté mitigé ; tous les deux ou trois jours, une purgation légère scammonée, sel de Seignette, sirop de nerprun, les voies ainsi préparées, on fait choix d'un médicament.

La convallamarine, à la dose de 5 ou 10 centigrammes, donne de bons résultats ; elle paraît plus puissante que le sulfate de spartéine qui se prescrit à la même dose, administrée par fractions à intervalles réguliers, dans la journée ; ces deux médicaments provoquent en général une diurèse abondante. L'adonidine en granules de 1 milligramme (de 3 à 5 milligrammes dans les vingt-quatre heures) est encore un bon tonique ; elle agit surtout en élevant la tension artérielle ; elle m'a donné plusieurs fois de meilleurs résultats que la digitaline. Le plus constant et le plus actif paraît être le strophantus, sous forme de teinture alcoolique au 1/5, à la dose de 10 à 15 gouttes *pro die*, en trois fois, sous forme de granule d'extrait au 1/4 de milligramme, et de strophantine au 1/10 de milligramme. Ce médicament m'a donné d'excellents résultats, il peut être pris pendant plusieurs semaines sans s'accumuler.

La caféine, soit en potion, soit surtout en injections sous-cutanées, rend aussi de grands services : elle agit très rapidement, c'est un médicament d'urgence très précieux ; malheureusement, nombre de malades la supportent mal, souffrent d'une agitation excessive, et s'en plaignent vivement. La théobromine, mieux tolérée, moins excitante, la remplace parfois avec avantage. La kola ne produit pas non plus cette excitation fâcheuse ; il paraît certain qu'elle agit par autre chose que par sa caféine ; c'est un tonique excellent, bien et longtemps toléré, mais il devient dangereux par une sorte d'accoutumance pareille à celle de la morphine.

La strychnine enfin, soit sous forme de teinture de noix vomique, soit en granules, en sirop, en potion, en injections sous-cutanées, est un excitant général et cardiaque que l'on a associé avec succès à l'un des toniques précités et qui personnellement nous a rendu les plus grands services.

Il est rare que par tous ces moyens on ne parvienne pas à ranimer le cœur ; on peut ainsi, en traitant les crises de l'hyposystolie, arriver à prolonger longtemps l'existence du malade. Si cependant les succédanés de la digitale échouent, il ne faut pas hésiter à employer celle-ci avant que l'asystolie franche se soit établie. Comme la digitale est le vrai médicament de l'asystolie, c'est à ce propos que nous l'étudierons.

Traitement des cardiopathies artérielles. — Ce qui précède s'applique aux cardiopathies en général, et est applicable aussi aux cardiopathies artérielles, mais celles-ci présentent encore des indications particulières.

Contre l'hypertension, on institue un régime sévère : laitage, viande blanche, légumes verts ; on défend le bouillon, tous les aliments riches en ptomaïnes ; repas fréquents, peu abondants, les boissons en petite quantité ; le thé, le café, le tabac sont rigoureusement interdits. Exercice régulier et modéré ; frictions, massage, gymnastique suédoise douce.

Comme médicaments, on prescrit les dépresseurs de la tension sanguine, la nitro-glycérine, les nitrites, les iodures ; comme ces malades sont toujours en imminence d'intoxication, on ordonne l'iodure de calcium, de 50 centigrammes à 1 gramme, l'iodure de strontium, le sirop iodotannique.

Les méiopragies les plus fréquentes sont pulmonaires et rénales ; la congestion, l'œdème aigu du poumon, seront combattus par des ventouses sèches et scarifiées, par l'ipéca à dose nauséeuse, au besoin par une large saignée.

La dyspnée toxique et la méiopragie rénale sont merveilleusement améliorées par le seul régime lacté ; associé à une petite quantité d'iodure, aux antiseptiques intestinaux, il produit parfois de véritables résurrections chez les artério-scléreux, alors que la digitale aurait produit des effets déplorables.

Contre la douleur sternale, les accès pseudo-angineux si fréquents chez ces malades, on utilisera les vésicatoires volants, les pointes de feu, le nitrite d'amyle, la trinitrine ; la *piqûre de morphine est extrémement dangereuse;* même, chez tous les cardiaques en général, on ne devrait jamais y recourir ; si elle soulage la douleur, elle amène un collapsus profond contre lequel viennent échouer tous les excitants ultérieurement employés.

POLGUÈRE, *de Paris.*

CHAPITRE X

CYANOSE

Étiologie et pathogénie. — La cyanose ou maladie bleue, relève d'une malformation congénitale. Nous n'insisterons pas sur les variétés nombreuses des malformations qui n'ont guère qu'un intérêt tératologique et qui vont depuis l'absence du cœur, l'ectopie cardiaque, jusqu'à la fissure légère du trou de Botal.

La communication, même large, des oreillettes et des ventricules, ne suffit pas à produire la maladie bleue, comme l'ont démontré de nombreuses autopsies ; il faut encore qu'une notable différence de pression s'établisse entre les cœurs droit et gauche ; c'est ce qui se réalise par le rétrécissement de l'artère pulmonaire. Rétrécissement pulmonaire et communication entre les deux cœurs sont en somme les seules lésions qui peuvent intéresser le praticien, qu'il rencontrera et qu'il pourra diagnostiquer avec certitude.

Quand l'orifice pulmonaire se rétrécit, soit par aplasie, soit par endocardite, la pression augmente dans les cavités droites, aussi musculeuses à l'époque fœtale que les gauches, et une partie du sang droit va nécessairement se déverser dans les cavités gauches. Les cloisons ventriculaires et auriculaires traversées ainsi à chaque systole par un véritable courant sanguin, ne se ferment pas et le mélange du liquide veineux et artériel se poursuit après la naissance; le ventricule droit reste relativement hypertrophié. De récentes recherches ont démontré un accroissement considérable des globules rouges du sang, une véritable hyperglobulie.

Les proportions suivant lesquelles les deux sangs se mélangent sont très variables ; la cyanose peut exister au repos, comme elle peut ne se manifester que pendant l'effort.

Dans le premier cas, la maladie bleue se manifeste dès la naissance, se poursuit sans trêve et aboutit à la mort rapide par asphyxie progressive ou par syncope.

Dans la cyanose d'effort, la maladie peut être infiniment plus longue et peut même n'apparaître qu'à la puberté.

Symptômes. — Le facies est pâle, bouffi, avec une coloration bleuâtre légère des joues, du nez, des oreilles et des lèvres. Le malade est apathique et somnolent. Les efforts s'accompagnent d'accès redoutables de dyspnée dans lesquels la cyanose s'accentue et gagne les extrémités des pieds et des mains. Le cœur bat tumultueusement, l'anhélation et l'angoisse sont extrêmes, les syncopes fréquentes.

Parfois ces accès dyspnéiques et asphyxiques naissent sans cause apparente, sans doute à l'occasion d'un spasme vasculaire d'origine nerveuse centrale ; ils peuvent entraîner la mort presque subite.

Les hémorragies sont fréquentes : nasales, gingivales, pulmonaires.

On observe des troubles trophiques : renflement en massue des phalangettes, peau froide, sèche, ichtyosique ; les membres sont grêles, le thorax étroit, le développement infantile.

L'examen du cœur dénote son élargissement, la violence de l'impulsion ; on entend un souffle rude, prolongé, systolique, siégeant dans la région méso-cardiaque sans grande propagation ; il est souvent accompagné d'un souffle systolique de retrécissement pulmonaire, d'un souffle d'insuffisance aortique. Ce qui frappe, c'est l'étrangeté de ces signes, qui ne se rattachent à aucune des lésions habituelles du cœur.

Marche et durée. — Évidemment très variable ; quand la cyanose se montre dès la naissance, elle indique une grave lésion et une survie très courte.

Se montre-t-elle dans la seconde enfance, elle fait alors du patient un véritable infirme, incapable du moindre travail, sujet aux hémorragies, aux syncopes, ou à la bronchite tenace et à la tuberculose ; chez lui la moindre infection intercurrente revêt d'emblée une gravité excessive.

Quelquefois la lésion permet d'atteindre la vieillesse, l'accommodation des cavités cardiaques ayant réduit au minimum le mélange des deux sangs.

Diagnostic. — Il peut être impossible, en ce sens que des communications larges entre les deux cœurs ne se révèlent en rien pendant la vie et sont des surprises d'autopsie; la plupart du temps il est facile; on ne fait pas confusion avec la cyanose du rétrécissement pulmonaire acquis, avec celle des asystoliques. L'auscultation du cœur lève les doutes en faisant reconnaître des signes très spéciaux qui n'existent dans aucune de ces affections.

Traitement. — Évidemment symptomatique; le repos, une hygiène et un régime sévères; les toniques cardiaques prudemment employés.

POLGUÈRE, *de Paris*.

CHAPITRE XI

ASYSTOLIE.

Étiologie. — L'asystolie est la terminaison naturelle de presque toutes les cardiopathies.

Tôt ou tard l'équilibre devient instable et ne se maintient plus qu'à miracle ; sa rupture temporaire ou définitive dépend de diverses causes adjuvantes.

Causes efficientes. — La péricardite, la symphyse cardiaque, les myocardites, les lésions valvulaires, surtout les endocardites chroniques valvulaires proprement dites, un peu plus rarement les cardiopathies artérielles, les maladies du cœur droit peuvent toutes y aboutir.

Dans tous les cas l'asystolie implique une altération profonde du myocarde, dégénérescences diverses et scléroses.

Causes occasionnelles. — Elles agissent en augmentant les résistances périphériques, en aggravant l'asthénie cardio-vasculaire antérieure. Telles sont les maladies du poumon : bronchite, congestion aiguë, pneumonie, broncho-pneumonie, pleurésie, l'asthme, l'emphysème, la bronchite chronique ; les néphrites épithéliales et surtout la cirrhose rénale.

Quelquefois la crise asystolique survient par action réflexe liée aux coliques hépatiques, néphrétiques, aux inflammations gastro-intestinales, aux cystites et pyélo-néphrites, aux affections utéro-ovariennes.

On observe encore de véritables asystolies aiguës dans le coup de chaleur, dans les efforts considérables des luttes sportives, dans certaines maladies qui pourraient agir par surmenage rapide du myocarde, tachycardie paroxystique et maladie de Basedow,

Symptômes. — *Prodromes.* — L'accès franc d'asystolie peut débuter soudain, par exemple dans les cardiopathies artérielles; souvent il est précédé de prodromes dus à de véritables asystolies locales.

Tels les œdèmes aigus de siège variable, la recrudescence des palpitations et de la dyspnée, l'augmentation de la congestion hypostatique des deux bases, l'augmentation du volume du foie, une indigestion, de l'embarras gastrique avec subictère, maintes fois une diminution brusque de la diurèse.

Accès. — Quand l'accès est déclaré, l'aspect du malade tant de fois décrit est vraiment caractéristique. Assis sur son lit, immobile, anxieux, haletant, il parle à peine d'une voix faible et entrecoupée; la face est bouffie, le teint jaunâtre, les pommettes, le nez, les oreilles, les lèvres violacés; les yeux paraissent gris et humides, les conjonctives sont légèrement tuméfiées et injectées; les veines du cou sont gonflées et animées de battements; le thorax est amaigri, soulevé par de fréquentes inspirations, secoué par des quintes de toux; les battements tumultueux du cœur se trahissent par l'ondulation de la région précordiale; le ventre est développé, l'œdème en boursoufle les plis inférieurs; les jambes sont infiltrées; la peau est froide, variqueuse, les extrémités cyanosées.

L'examen du cœur, en tant qu'il s'agit de préciser la lésion, est alors difficile sinon impossible. La palpation montre la faiblesse de l'impulsion, le peu de netteté de la pointe, l'étalement du choc précordial; la percussion découvre une augmentation considérable de la matité transversale; l'oreille, d'ailleurs gênée par la fréquence de la respiration, les râles pulmonaires souvent nombreux, ne perçoit que des bruits faibles, incohérents, ce qu'on a appelé le murmure asystolique.

Le pouls est petit, filiforme, inégal, irrégulier, incomptable. Quand, sous l'influence du repos et d'une médication appropriée, l'affolement du cœur a disparu en partie, les bruits se dégagent et s'individualisent, on reconnaît alors les souffles mitraux et aortiques que nous avons décrits; mais ils s'unissent à un souffle nouveau, celui de l'insuffisance tricuspidienne, due à la dilatation du cœur droit. Cette dilatation de l'orifice tricuspide est la clef de l'asystolie, c'est elle qui permet au ventricule droit de refouler dans les grosses veines, à chaque systole, une partie du sang qu'il renferme; c'est alors seulement que la pression augmente positivement dans le système veineux tout entier.

L'insuffisance tricuspidienne a pour symptômes : la dilatation transversale considérable du cœur qu'il faut toujours chercher et mesurer avec soin par la percussion, mais surtout le souffle tricuspidien. Il s'entend au maximum, à la partie inférieure du sternum, un peu au-dessus de l'appendice ; il est systolique, doux, prolongé, plus grave que le souffle mitral ; il s'élève un peu le long du sternum, mais sa propagation est limitée; il peut naître et mourir sur place; il faut le chercher avec soin et à sa place, sous peine de facilement le méconnaître. Quand l'affolement du cœur est extrême, il cesse d'être perceptible.

Mais on peut encore affirmer l'insuffisance tricuspide si l'on constate le vrai pouls veineux du cou et le pouls hépatique.

Le vrai pouls veineux du cou est dù au reflux du sang dans les jugulaires, à chaque systole; il faut, pour qu'il se produise, que la valvule qui ferme l'entrée des jugulaires se soit laissé forcer. En plaçant le doigt sur le vaisseau, on a la sensation nette d'une onde rétrograde; en comprimant la veine en haut, en la vidant par expression de haut en bas, on la voit se remplir immédiatement de bas en haut, preuve du cours renversé du sang et du forcement de la valvule. Ce pouls est nettement systolique. On le distingue du faux pouls veineux en ce que ce dernier est plus faible, présystolique et formé d'une onde rétrograde, mais non d'un reflux sanguin ; si l'on vide la veine comme ci-dessus, elle ne se remplit pas de bas en haut.

Le pouls hépatique est dù également au reflux du sang dans la veine cave et les sus-hépatiques ; à chaque systole, le foie, déjà volumineux, congestionné, se gonfle et donne à la main non seulement une sensation de battements, mais d'expansion en tout sens. C'est en quoi il se différencie des battements simples que l'aorte peut communiquer au foie hypertrophié.

L'asystolie, que nous venons de décrire, est, en quelque sorte, l'asystolie banale, celle des rhumatisants, de la maladie mitrale endocardique. Mais ce tableau très général peut subir de grandes modifications, chaque malade faisant, en quelque sorte, son asystolie à sa manière. Les types cliniques varient suivant que l'asystolie générale s'accompagne d'asystolies locales différentes.

Dans le type cardio-pulmonaire, l'appareil respiratoire est le siège de lésions importantes : bronchite généralisée, congestion énorme, apoplexie pulmonaire, hydrothorax double ; les douleurs thoraciques, la toux fatiguent beaucoup le malade; la dyspnée devient rapidement asphyxique et le malade succombe après une lutte effrayante et une douloureuse agonie.

En général, chez tous les malades, les reins fonctionnent mal, les urines sont rares, fortes en couleur, albumineuses ; mais quelquefois, il y a plus encore, une néphrite véritable peut amener une anurie presque complète ; l'anasarque devient énorme ; et l'on observe tous les accidents urémiques, le coma, les convulsions, c'est le type cardio-rénal.

. L'asystolie locale peut être surtout hépatique, le foie est énorme, douloureux, animé de battements ; les téguments sont ictériques ou subictériques ; l'ascite apparaît ; le pronostic est plus favorable que dans le type cardio-rénal.

Les troubles cérébraux prédominent quelquefois ; tantôt c'est un délire tranquille et monotone, tantôt un véritable accès de manie, et il est bon de penser à la folie cardiaque, qui a donné lieu à de fâcheuses erreurs.

Le type *cardio-artériel* présente une physionomie très spéciale et qu'il est important de bien connaître. La dilatation s'y fait avec une rapidité surprenante, et sous l'influence de causes bien plus légères que chez les mitraux endocardiques ; de plus, les crises sont beaucoup plus graves, même les premières, car, chez les scléreux, le myocarde tout entier est d'ordinaire profondément lésé, et l'action des toniques du cœur par conséquent plus infidèle. En quelques heures, un malade dont la cardiopathie était presque latente, entre dans une crise effrayante ; le cœur bat avec une surprenante rapidité, le pouls est incomptable, très irrégulier ; la dyspnée et l'angoisse surtout sont extrêmes et peuvent s'accompagner de douleurs angineuses. Cependant, l'aspect est bien différent de celui du mitral endocardique : le malade est amaigri, pâle, le teint plombé, l'ascite manque, l'œdème des membres inférieurs est peu marqué ; la tendance est à la lipothymie et à la syncope.

Diagnostic. — En général, le diagnostic de l'asystolie s'impose ; cependant, certaines cirrhoses hépatiques, certaines néphrites chroniques offrent un aspect analogue ; les antécédents, l'examen du cœur et des jugulaires permettent un diagnostic factice, en partie, car à la période ultime, ni le foie, ni le cœur ne sont restés intacts.

L'asystolie cardiaque une fois reconnue, on cherche si elle relève de l'endocardite chronique simple ou d'une cardiopathie artérielle ; on recherchera les méiopragies et on s'efforcera d'évaluer l'asthénie vasculaire périphérique.

Traitement. — Deux grandes indications doivent être remplies :

augmenter l'énergie du cœur, diminuer les résistances périphériques.

Nous avons déjà étudié à la période d'hyposystolie les divers moyens de combattre les stases viscérales, les œdèmes, les épanchements. Nous insisterons seulement sur l'importance plus grande encore du repos absolu, sur l'utilité du régime lacté, des diurétiques, des purgatifs répétés, non plus des purgatifs doux, mais des drastiques. On prépare ainsi le malade à l'action de médicaments cardiaques et, surtout, à l'action de la digitale ; parfois, encore, l'évacuation d'un épanchement pleural ou péritonéal, une saignée copieuse ouvrent très heureusement les voies.

Avant la digitale, on peut essayer, mais, cette fois, sans attendre, le strophantus, le sulfate de spartéine, la caféine, etc. Mais la digitale est le médicament héroïque de l'asystolie.

La digitale s'élimine lentement ; elle ne donne pas d'accoutumance.

Les préparations de digitale sont nombreuses ; la plus employée jusqu'ici a été certainement la poudre de feuilles en infusion ou en macération ; la macération nous paraît encore la plus simple et la meilleure. La dose commune est de 20 à 30 centigrammes ; dans les cas graves, on peut donner une première dose de 80 à 50 centigrammes, sans craindre aucun effet toxique ; on baissera ensuite de 10 centigrammes par jour, jusqu'à 20 centigrammes.

L'infusion a l'avantage de se préparer extemporanément ; elle paraît un peu moins active. L'infusion et la macération seront filtrées soigneusement, unies à un sirop diurétique comme le sirop des cinq racines ; la dose sera prise en trois ou six fois, à intervalles réguliers. Généralement, on ne la donne que de trois à cinq jours ; c'est un dogme de l'Ecole dont il est bon de se débarrasser ; j'ai vu des maîtres éminents la donner sans crainte pendant quinze jours et plus, sans effet toxique, et obtenir tardivement, bien au delà des limites classiques, d'excellents résultats.

La digitale agit mal chez les cardio-hépatiques et doit être employée avec prudence chez les cardio-rénaux.

La teinture alcoolique de digitale est de teneur variable et ne saurait suffire dans l'asystolie. Le sirop digitalique est, comme la teinture, plutôt un sédatif du cœur.

Le vin diurétique de Trousseau est une préparation remarquable : il représente, par cuillerées à soupe, 20 centigrammes de poudre de digitale.

Enfin, depuis quelques années, on fait de plus en plus usage de la digitaline; il faut dire : des digitalines, malheureusement, car les différents produits du commerce ne sont que des mélanges.

A notre avis tout au moins, elles ne sont pas supérieures à la macération, elles sont autres; la macération est certainement plus diurétique.

Actuellement, tout médecin fera bien de s'attacher à une préparation unique; il pourra manier en toute sécurité un produit toujours identique, et compter sur ses effets. Les digitalines françaises sont supérieures aux allemandes.

Ne voulant pas être exclusif, nous n'en préconiserons aucune; mais quelles qu'elles soient, on peut les administrer suivant deux méthodes toutes différentes : tantôt à dose massive, par exemple cinquante gouttes de la solution au millième de la digitaline cristallisée prise le matin en une fois; on observe souvent à la suite de l'absorption d'une dose massive des effets puissants alors que la macération est restée impuissante. Il est bon d'attendre cinq ou six jours avant de répéter la même dose.

Tantôt à dose fractionnée, en granules de 1 milligramme pour la digitaline amorphe, de un quart de milligramme pour la cristallisée; il ne faut guère prescrire plus de deux granules par jour et en surveiller l'action, [car les phénomènes toxiques ne sont pas rares.

Il est important de connaître les symptômes marquants de l'intoxication digitalique : faiblesse, lenteur extrême du pouls, refroidissement des extrémités, syncopes, palpitations, vision des objets en vert. .

En dehors de ces intoxications, il est bon de se rappeler que, même à dose faible, elle est nuisible à certains malades : les tachycardiques, les arythmiques bis et tricouplés.

La plupart du temps ces diverses préparations digitaliques produisent sur le malade un effet utile en quarante-huit heures, le cœur se ralentit, se régularise, le pouls se relève, la diurèse s'établit, les congestions et stases périphériques se dissipent; on cessera alors la digitale, la remplaçant par les toniques cardiaques, puis par les toniques généraux; régime mixte lacté et végétal.

Quand la digitale échoue, le pronostic devient par ce seul fait extrêmement sombre; il faut revenir à la spartéine, au strophantus. à la convallamarine, à l'adonidine, au calomel employé comme diurétique à la dose de 25 centigrammes en une fois, pendant trois à cinq jours; en parcourant ainsi toute la gamme à nouveau, nous avons parfois obtenu un succès que la digitale avait été impuissante

à nous donner. On administre encore l'éther, l'alcool, surtout la
caféine en injections sous-cutanées, les inhalations de chloroforme
et d'oxygène ; on pourra essayer les injections de liquides organiques ou les solutions phosphatées qui les représentent.

POLGUÈRE, *de Paris*.

CHAPITRE XII

PÉRICARDITES

On appelle péricardite toute inflammation du péricarde, quelles qu'en soient la cause ou la nature, la forme ou la durée.

Historique. — Sénac, dans son *Traité de la structure du cœur* paru en 1749, est le premier qui ait parlé de cette maladie ; il la considère d'ailleurs comme très rare ; mais cela tenait plutôt à ce qu'elle était mal connue et mal observée. En 1760, Avenbruger décrit deux symptômes de cette affection : la voussure thoracique à la région précordiale et l'augmentation de la matité cardiaque. Corvisart, en 1798, ébauche une classification basée sur l'étiologie et la durée de cette maladie, Louis constate l'affaiblissement des bruits du cœur (1824), et Collin, élève de Laënnec, parle le premier d'un signe, encore aujourd'hui universellement admis, pour diagnostiquer la péricardite, le bruit de frottement.

L'affection, dès lors plus facile à reconnaître, est l'objet de nombreuses et intéressantes études qui portent, soit sur l'ensemble de son histoire, soit sur un point particulier de sa pathogénie, de ses allures cliniques ou de son traitement. Citons en France les noms de Bouillaud, Andral, Potain, Maurice Raynaud, Petit, Chabalier ; en Angleterre, Stokes, Chambers ; en Allemagne Skoda, Oppolzer, Bamberger, Friedrich ; en Italie, Rubino, Banti, Vauni, Aya et Belfanti.

Étiologie. — Depuis les récentes découvertes microbiennes, on s'aperçoit que dans les classifications on distingue deux sortes de péricardites : les unes primitives idiopathiques, et les autres secondaires.

Il est maintenant démontré par les expériences et par l'interprétation plus sérieuse et plus approfondie des formes cliniques, que les péricardites sont des maladies secondaires, toujours dues à une infection ou à une dyscrasie organique, qu'elles sont toujours de nature microbienne ou toxique. Ou plutôt, si l'on veut conserver les anciennes dénominations bien connues de péricardites primitives et secondaires, il faut, ainsi que l'établissent les récents travaux de Rubino, Banti, etc..., considérer comme idiopathique : la péricardite infectieuse déterminée par un microbe qui se trouve normalement dans l'organisme (diplocoque de Frænkel, streptocoque pyogène albus ou aureus) mais qui se localise sur la séreuse péricardique sous l'influence d'une cause adjuvante ou prédisposante, tel que le refroidissement ou le traumatisme.

A part ces réserves, toutes les péricardites sont secondaires et peuvent au point de vue étiologique rentrer dans un des quatre groupes suivants :

1° Péricardites dues à une maladie infectieuse, telle que le rhumatisme, la tuberculose, les exanthèmes aigus, la pyohémie, la septicémie, le typhus abdominal, la coqueluche, etc.;

2° Péricardites causées par une affection dyscrasique (maladies rénales, scorbut, maladie de Verlhoff);

3° Péricardites provoquées par une affection néoplasique locale;

4° Péricardites par propagation d'un processus voisin affectant le plexus, le poumon, le péritoine, etc., etc...

Passons rapidement en revue chacune de ces causes étiologiques des péricardites.

Le rhumatisme surtout aigu et polyarticulaire produit souvent l'inflammation de la séreuse cardiaque (Bouillaud, Potain et Reynaud), environ 16 à 20 fois p. 100, et cela, soit au sixième ou septième jour dans le cours de la première poussée articulaire, soit au contraire tardivement, de la deuxième à la cinquième semaine.

Dans la tuberculose on la trouve environ 14 fois p. 100 (Ducheck) et le bacille de Koch se rencontre dans le liquide de l'épanchement, ce qui prouve l'origine microbienne de la péricardite.

Si l'on examine la fréquence de l'affection péricardique dans les maladies à exanthème, on la rencontre : 1° dans la variole (Andral, Gintrac) à la période d'éruption sous forme de péricardite sèche, peu étendue, à la période de suppuration avec localisation du streptocoque dans les feuillets séreux et le liquide (Desnos, Martineau, Huchard, Brouardel, Barthélemy); 2° dans la fièvre typhoïde, surtout pendant la convalescence, elle revêt alors la forme exsudative séro-fibrineuse ou purulente hémorragique, contenant le bacille

d'Eberth ou les microbes de la pneumonie et le streptocoque (Gué-
naud de Mussy, Homolle, Aya et Belfanti) ; 3° dans la scarlatine, à la
période de desquamation (Bouillaud, Trousseau, Thore, Peter, Sauné) ;
4° dans la rougeole (Franck, Rillet et Barthez, Dufour) ; 5° dans l'érysipèle, forme sèche et limitée avec streptocoques en chaînes abondantes (Jaccoud, Durozier, Hesse, Sevestre) ; 6° dans les formes de
septicémie et fièvres puerpérales.

On l'a trouvée exceptionnellement dans la varicelle (Kirby), la
coqueluche (Racthi), la diphtérie (Labadie-Lagrave), les oreillons
(Notaris), les fièvres palustres (Kelsch et Kiéner), la chorée (Ollivier).

Les affections dyscrasiques sont également susceptibles de provoquer l'inflammation du péricarde ; de même les maladies rénales,
qui gênent l'excrétion des produits de la désassimilation organique
en amassant dans le corps des leucomaïnes, produits toxiques qui
irritent les séreuses et produisent les épanchements pleuraux, péritonéaux sous-cutanés et péricardiques (Petit, Hanot). Il est bon de noter
que le péricarde est moins atteint que les autres séreuses dans les néphrites, et qu'il l'est surtout dans les formes chroniques ; la maladie
qui en résulte a une allure sèche et aboutit souvent à la symphyse
(Kéraval). Le scorbut et le morbus maculosus (purpura), la maladie
de Werlhoff sont deux causes de dénutrition, d'altération du sang qui
provoquent la péricardite (Seidlitz, Friedreich). L'épanchement est
alors surtout de nature hémorragique.

Les lésions néoplasiques, tuberculeuses, cancéreuses, syphilitiques
de la séreuse cardiaque peuvent amener une inflammation de cette
membrane et un exsudat, dans lequel on retrouve des colonies bactériennes. Les lésions agissent là comme causes irritatives et infectieuses tout à la fois.

Enfin les péricardites dues au voisinage d'une affection des
organes thoraciques (poumon, plèvre, ganglions, cœur) doivent être
considérées plutôt comme la propagation au péricarde d'un élément
pathogène se trouvant dans les organes malades, que comme l'extension simple d'une inflammation de voisinage. Les microbes qui se
trouvent dans des ganglions trachéo-bronchiques caséeux, les abcès
et caries costales et vertébrales, les germes infectieux de la pneumonie, des pleurésies avec lesquelles la péricardite est souvent concomitante (51,2 fois p. 100, Duchek) viennent par la voie lymphatique (Cobrat, de Lyon) infecter la séreuse du cœur.

Il en est de même pour les virus différents, connus ou non, qui
existent dans les nodules cancéreux de l'œsophage, dans les affections valvulaires ou autres du cœur.

Telles sont les principales données étiologiques qui ressortent des récentes études bactériologiques et expérimentales faites sur la question. Afin d'être complet, il nous faut parler dans ce chapitre des causes, jadis insuffisantes, pour déterminer les péricardites et qui maintenant sont reconnues ne jouer qu'un rôle auxiliaire de cause adjuvante. Ce sont, outre le refroidissement et le traumatisme, les circonstances d'âge, de sexe, de pays et de climats. La péricardite est fréquente de dix-huit à trente ans ; quoique la symphyse ne soit pas très rare chez les vieillards, elle se présente un peu plus souvent chez les hommes et s'observe davantage dans les pays à climat humide, où le rhumatisme est d'ailleurs fréquent.

Les conditions de vie défectueuses, la misère, les privations, le surmenage, les excès alcooliques, toutes les causes de déchéance organique et de dyscrasie sont susceptibles de favoriser le développement de la péricardite ; le scorbut, maladie épidémique produisant souvent l'affection qui nous occupe, explique la raison d'être de ces épidémies de péricardite décrites jadis.

Anatomie pathologique. — Considérons maintenant quelles sont les lésions que l'on rencontre dans les péricardites. Sous l'influence du processus pathologique des modifications importantes se font dans la séreuse et dans les parois mêmes du cœur ; en outre un liquide plus ou moins abondant et varié transsude dans la cavité péricardique.

Au début la séreuse présente un état hyperhémique, les vaisseaux sont saillants et forment de fines arborisations, puis le feuillet viscéral principalement prend l'aspect du velours, la séreuse n'a plus sa configuration polie, elle est légèrement ramollie et tuméfiée. Plus tard avec les progrès de l'inflammation elle présente au toucher la rudesse de la langue de chat. Le péricarde, suivant l'heureuse expression de Laënnec, ressemble à deux tartines de beurre qu'on a accolées, puis brusquement séparées ; l'épithélium qui tapisse leur surface est en grande partie détruit ; à sa place on rencontre un exsudat de fibrine qui a l'aspect décrit plus haut. En arrière, le tissu conjonctif est infiltré de leucocytes présentant un grand nombre de noyaux ; on y rencontre également des vaisseaux de nouvelle formation, tandis que les vaisseaux préexistants sont dilatés.

A côté de cela, existe un épanchement très variable en quantité et en qualité, et ces variations sont utilisées pour décrire divers types de péricardite. La forme sèche est celle où le péricarde ne contient que peu de liquide, 40 à 80 grammes (néphrite, variole au début, etc...); l'épanchement peut au contraire être très abondant : 500 grammes, 1,200 grammes (Corvisart), 2 litres (Gosselin, 1838), et la péricardite est alors exsudative.

Au point de vue de la qualité du liquide épanché on a, suivant la composition et la prédominance de tel ou tel élément, des péricardites séreuses, fibrineuses, séro-fibrineuses, séro-sanguinolentes, hémorragiques, séro-purulentes et franchement purulentes.

La péricardite séreuse présente un liquide clair et jaunâtre, contenant des flocons de fibrine et quelques globules rouges ou blancs du sang. Des cellules épithéliales de revêtement de la séreuse nagent dans cet exsudat.

Si la proportion de fibrine augmente, on est alors en présence d'une péricardite séro-fibrineuse ou même fibrineuse. Les feuillets du péricarde sont alors revêtus d'une couche épaisse, parfois 1 centimètre, de substance fibrineuse présentant des prolongements en forme de brides et de lambeaux flottants.

La péricardite franchement hémorragique est assez rare ; on la rencontre surtout dans le cancer, la tuberculose, le scorbut, le purpura, le typhus, etc. Le liquide sanguin épanché subit une décomposition partielle et laisse déposer à la surface de la séreuse des substances telles que l'hématoïdine et l'hématine. Il est plus fréquent de trouver une péricardite séro-sanguinolente dans laquelle des éléments du sang sont mélangés en quantité plus ou moins considérable au liquide séreux primitif et lui donnent une teinte rougeâtre.

Enfin il est des cas, heureusement peu fréquents, par exemple dans les péricardites survenant dans le cours des fièvres puerpérales, des septicémies, etc., où le liquide de la cavité séreuse est séro-purulent ou complètement purulent. Il contient dans ce cas de nombreux microbes, principalement des streptocoques et des staphylocoques, en outre la couche exsudative est infiltrée par de nombreux globules de pus.

L'inflammation du péricarde, toutes les fois qu'elle dure un peu longtemps, a un retentissement sur le muscle cardiaque lui-même, qui, dans la moitié des cas environ, présente des signes de dégénérescence. C'est surtout la couche sous-séreuse du myocarde qui est atteinte dans les formes aiguës, le muscle n'a plus son apparence normale ; il est pâle, jaunâtre, flasque, les fibres qui les composent subissent une désintégration segmentaire (Renaut et Landouzy).

L'endocarde est normal ; cependant il présente parfois de la rougeur, de .l'œdème, de l'induration, et son épithélium desquame partiellement.

A mesure que progresse l'affection, les caractères des lésions se modifient, l'exsudat peut se résorber ou au contraire devenir chronique; dans ce cas la séreuse présente une épaisseur plus considérable qu'à l'état normal, un tissu connectif embryonnaire mou et très vasculaire s'organise à sa surface, donne naissance à des brides fibreuses, qui peuvent se souder en partant des deux feuillets opposés à la séreuse et provoquer des adhérences totales (symphyse) ou partielle. Nous en reparlerons dans la suite de cet article.

La partie séreuse de l'exsudat se résorbe, mais il reste dans l'intérieur du péricarde une partie du liquide qui s'est coagulé et y a subi une sorte de dégénérescence graisseuse ou calcaire. Dans ce résidu se rencontrent des cristaux d'acide gras, de cholestérine et d'hématoïdine.

Nous avons déjà vu que le muscle cardiaque est altéré pendant la période d'état de la péricardite. A la longue, il peut subir une atrophie musculaire, les vaisseaux coronaires qui le nourrissent étant comprimés par le liquide épanché, la nutrition de l'organe est ralentie; d'autre part, le muscle étant moins résistant et moins vigoureux, subit une distention passive surtout du côté du ventricule droit; cette insuffisance cardiaque va, comme nous allons le voir, provoquer l'asystolie et toutes ses funestes conséquences.

On peut également trouver à la surface de la séreuse péricardique enflammée chroniquement des plaques de tissu scléreux et fibreux ayant quelquefois une consistance cartilagineuse ou même osseuse : (Förster, Feuredbend, John Ogle), ces plaques sont aussi le siège d'incrustation calcaire très manifeste.

Au début l'épanchement siège surtout à la région supérieure et antérieure, le cœur plus lourd occupe le fond de la cavité séreuse distendue, mais plus tard, quand l'exsudat augmente, il contourne le cœur, écarte le péricarde en arrière et en bas, refoule même le diaphragme et le poumon gauche.

Pendant la phase de régression du processus les choses se passent inversement, le liquide persiste à la base et en avant du cœur.

Symptomatologie et variétés. — Dans ce paragraphe nous décrirons d'abord l'histoire clinique de la péricardite aiguë, la plus fréquemment rencontrée dans la pratique, puis nous étudierons ensuite séparément et sucessivement les modalités cliniques propres aux diverses formes de l'affection, forme chronique, forme purulente, forme tuberculeuse. La forme aiguë, classique pour ainsi dire de la péricardite, se rencontre dans le rhumatisme aigu. Là, très souvent, la cardiopathie a débuté par une endocardite, et ce n'est que postérieurement que le péricarde est attaqué et que son état morbide apparaît (Potain).

1° *Péricardite aiguë.* — Au début, le malade se plaint d'une sensation inaccoutumée de fatigue, d'une légère oppression ou constriction à la région précordiale, il n'a pas toujours de la douleur à la région épigastrique, mais ce point est plus sensible à la pression, c'est le point costo-oxyphoïdien, bouton diaphragmatique de Guéneau de Mussy, situé à gauche sur le prolongement horizontal du rebord inférieur du thorax. On rencontre également des douleurs dorsales, sous-scapulaires, siégeant sur tout le trajet du nerf phrénique, sur le bord gauche du sternum et dans l'interstice d'insertion du muscle sterno-mastoïdien (Potain), surtout après l'ingestion d'aliments ou de boissons. La maladie est donc insidieuse et n'attire pas l'attention par un cortège de symptômes effrayants. Cependant il est des cas où la péricardite débute par une douleur vive et déchirante au niveau du cœur ou de la région épigastrique, le malade éprouve de l'angoisse, de la suffocation, quelquefois même de l'orthopnée. La fièvre est assez forte, l'insomnie tenace, et si l'on examine le pouls, on le trouve rapide, petit quoique régulier. L'affection peut alors amener des accès de syncope et une mort très rapide, presque subite (péricardite hémorragique du scorbut par exemple). Mais ce sont là des cas spéciaux. D'ordinaire la maladie débute sournoisement et ne se révèle qu'à une période où elle est déjà confirmée.

Si l'on examine un individu atteint de péricardite, on constate les symptômes et les signes suivants qui permettent d'établir le diagnostic.

A l'inspection du thorax, on remarque que le côté gauche est un peu plus développé et saillant que le côté droit (Corvisart). La région précordiale présente une voussure variable, mais d'ordinaire assez nette, de forme ovalaire, à grand diamètre vertical et allant parfois de la deuxième à la huitième côte, en moyenne du troisième au cinquième cartilage costal (Potain).

Cette voussure s'observe rarement à la région épigastrique.

A la palpation, la main appliquée à plat sur la paroi thoracique, au devant du cœur, constate une atténuation marquée et quelquefois même la disparition du choc cardiaque ; la couche de liquide interposée entre cet organe et la paroi explique ce phénomène, en outre l'épanchement par lui-même est une entrave aux mouvements du cœur et diminue l'énergie de ses battements.

Cependant, au début de la maladie, le cœur surexcité par ce surcroît de travail que lui impose sa lutte contre l'épanchement, bat plus fort qu'à l'état normal, mais cet état ne dure que fort peu de temps et l'organe est promptement fatigué.

Comme le liquide s'accumule d'abord à la base et en avant du cœur, celui-ci se trouve porté en bas et en dehors, et sa pointe est en effet sentie à ce niveau.

La main perçoit déjà une sensation de grattement et un frottement dû à un dépoli des feuillets de la séreuse et sur lequel nous reviendrons à propos de l'auscultation.

Si l'on pratique la percussion du thorax à sa partie antérieure, on constate une matité cardiaque renforcée à la base, augmentée et distendue en bas. Cette zone mate a une forme triangulaire et présente sur son bord gauche, au tiers supérieur, une encoche (Sibson) qui, d'après cet auteur, se présente toutes les fois que le péricarde est distendu par un épanchement. Si l'on fait asseoir le malade, cette matité se déplace, elle s'élève quelquefois jusqu'à la deuxième côte, mais cela dépend de l'état de la plèvre pulmonaire qui peut être soudée au péricarde et l'empêcher d'arriver derrière le sternum ; cela dépend aussi d'un état d'emphysème pulmonaire qui peut masquer la matité cardiaque et rendre l'apparition de ce signe fort difficile.

L'auscultation est la méthode la meilleure pour arriver à établir le diagnostic de péricardite. Là, en effet, l'oreille perçoit un signe tout à fait pathognomonique bien que variable dans sa forme et son intensité ; ce signe c'est le frottement produit par le glissement des feuillets dépolis et rugueux de la séreuse l'un sur l'autre, pendant les mouvements et les contractions du cœur. Trois conditions sont nécessaires pour le produire. Il faut : 1° que les surfaces de la séreuse soient suffisamment rapprochées, que le liquide ne soit pas trop abondant; 2° que ce bruit soit transmis à l'oreille ; 3° que l'énergie cardiaque soit suffisante pour la produire.

Ce bruit de frottement que l'on rencontre dans toutes les variétés de péricardite est tantôt fin, semblable au bruit que feraient deux feuilles de papier qui glissent l'une sur l'autre, tantôt, au contraire, rude et râpeux, quand l'exsudat et les fausses membranes sont développées, et il revet alors le bruit du cuir neuf, de la selle qui crie sous le cavalier. S'il existe des plaques laiteuses (scléreuses), on aura un bruit piaulant intense, désagréable et caractéristique. (Chabalier.)

D'après Letulle, ce frottement s'entend spécialement dans les trois régions suivantes : 1° à la région de l'appendice xiphoïde, vers le quatrième espace intercostal gauche ; c'est là que se trouve le ventricule droit ; 2° à la pointe du cœur ; 3° à la base du cœur, dans les deuxièmes espaces intercostaux, contre le sternum, où se trouvent les gros troncs vasculaires.

Quel que soit le point où on le cherche, on le percevra mieux en appuyant fortement le stéthoscope contre la paroi thoracique, ou en faisant pencher le malade en avant. (Lépine.)

Le bruit du frottement péricardique ne coïncide pas avec le choc systolique du cœur. C'est plutôt un bruit méso-systolique, méso-diastolique ou présystolique. (Potain.) Dans ce dernier cas, il donne lieu à un vrai rythme de galop ; quand on le rencontre chez un rhumatisant fébrile on peut, presque à coup sûr, diagnostiquer une péricardite. (Chabalier.)

Le frottement péricardique est localisé ; « il naît et meurt sur place » (Jaccoud) ; il est essentiellement variable, et en quelques jours présente des variations d'intensité, de localisation, de timbre, vraiment considérables. La température ne présente pas une marche constante, elle dépend plutôt de l'affection qui provoque la péricardite (rhumatisme, tuberculose, etc.).

Le pouls offre plusieurs caractères spéciaux ; son accélération du début n'est pas en rapport avec la fièvre, elle tient à une excitation des ganglions excito-moteurs du cœur. Dans la suite, avec les progrès de l'asystolie, le myocarde étant dégénéré, l'innervation cardiaque fait défaut, et le pouls, bien que n'étant pas modifié dans son rythme, devient plutôt mou, parfois même irrégulier quand il existe un grand épanchement gênant considérablement les contractions du cœur. Dans les formes banales de l'affection, le pouls conserve sa fréquence normale.

En résumé, on peut décrire quatre phases dans l'évolution de la péricardite aiguë, et dans chaque on trouve les signes principaux suivants :

1° L'inflammation est encore sèche et on observe le frottement avec une légère dilatation du cœur ; 2° l'épanchement se forme et s'accroît, la matité cardiaque s'élève progressivement, s'élargit et s'arrondit, présentant sur le bord gauche l'encoche de Sibson ; la matité s'étend en outre au-dessous de la pointe ; 3° l'épanchement se résorbe peu à peu, la matité diminue, le frottement redevient plus appréciable après l'avoir été moins pendant la deuxième période ; 4° après la disparition du liquide, il subsiste quelque temps une dilatation du cœur qui s'est laissé distendre en raison de l'altération de ses parois ;

on observe une légère déviation en dehors et en bas de la matité et
du choc de la pointe.

Cette marche typique de la péricardite aiguë subit quelques modifications caractéristiques selon les caractères du liquide épanché
et les allures de la maladie qui la détermine.

2° *Péricardite tuberculeuse.* — Elle est provoquée soit par une
localisation des granulations tuberculeuses sur le péricarde même,
soit par le voisinage d'un foyer tuberculeux pleural, ou pulmonaire,
ou osseux qui envoie des bacilles dans la séreuse cardiaque. La
marche en est variable, elle aboutit souvent à la symphyse, et le
liquide de l'épanchement est fréquemment hémorragique, quoique
peu abondant.

Divers cas ont été observés par Laënnec, Cruveilhier, Rillet et
Barthez, Jaccoud, Leudet, Wunberg, Hayem, Teissier, Souques (1890).

Les ganglions de la base du cœur sont gros et caséeux, avec des
bacilles tuberculeux, des tubercules, des fausses membranes ayant
l'aspect des kystes à grains riziformes (Poirier), des masses de tissu
embryonnaire à diverses périodes de leur évolution. Les vaisseaux
du myocarde ont leurs parois altérées et le muscle est lui-même en
état de dégénérescence et d'infiltration.

Rarement isolée, la péricardite tuberculeuse coïncide avec une
pleurésie ou une péritonite bacillaire d'où elle dérive assez souvent.
Elle se produit chez des sujets robustes en apparence, mais pâles,
qui perdent peu à peu leurs forces et leur embonpoint, ont la respiration courte et embarrassée au moindre effort, des épistaxis fréquentes, un point de côté double, de la fièvre le soir, une toux
quinteuse et sèche et des pleurésies rebelles au traitement. Tous
ces symptômes masquent les signes de la péricardite et la rendent
difficile à apercevoir ; aussi est-elle souvent une trouvaille d'autopsie.

La marche de la péricardite tuberculeuse est rarement aiguë,
plutôt chronique; lente de quatre à huit mois, elle se termine par
l'asystolie due à l'insuffisance du cœur altéré dans sa fibre et comprimé par le liquide ou les adhérences qui le remplacent. On observe
alors des stases veineuses, des œdèmes et tous les symptômes de
la cachexie cardiaque ajoutée à la cachexie tuberculeuse.

3° *Péricardite purulente.* — Cette forme se rencontre dans les cas de
septicémie, pyohémie, fièvre puerpérale, toutes les maladies engen-
drées par les diverses espèces de streptocoques pyogènes.

Le malade éprouve une douleur vive rétro-sternale ou épigastrique, la dyspnée est considérable, la toux sèche et fatigante, un point de côté violent apparaît assez souvent. Avec cela de l'anxiété, des faiblesses et des défaillances, une fièvre à marche irrégulière présentant des exacerbations et des rémissions fréquentes, des oscillations parfois rapides, à caractère hectique. Le teint est terreux, les sueurs profuses, l'amaigrissement notable. Si l'on interroge le pouls, on le trouve petit et dépressible.

Le péricarde contient une quantité parfois énorme d'un liquide purulent, verdâtre, à odeur fétide, des fausses membranes fibrineuses y flottent en grand nombre, les parois de la séreuse sont très épaissies, contiennent des globules de pus. Le myocarde sous-jacent est mou, avec une teinte jaunâtre de feuille morte. L'examen bactériologique de l'épanchement y fait découvrir des cocci immobiles souvent associés en diplocoques ou en chaînes. de 0,6 à 0,8 μ. Ces organismes se cultivent bien, sur gélatine ou gélose, donnant des colonies blanchâtres, arrondies, nettement circulaires, s'atténuant par les cultures successives en dehors de l'organisme, tous caractères des streptocoques ou pyogènes ordinaires.

4° Péricardite hémorragique. — Fréquente dans les exanthèmes aigus, la tuberculose, le cancer, chez les gens débilités, les alcooliques et les brightiques, la péricardite hémorragique présente la symptomatologie suivante. Le malade ressent une extrême faiblesse, de la dyspnée et de l'angoisse accompagnées d'abondantes sueurs, on observe une dilatation pupillaire, un gonflement des veines du cou ; les extrémités des membres se glacent, une sensation d'anéantissement s'empare du patient qui succombe assez rapidement dans un espace de temps très limité.

Diagnostic. — Les signes physiques permettent seuls d'établir le diagnostic de péricardite ; c'est donc sur leur appréciation qu'il faut porter toute son attention ; parmi eux, deux surtout sont à rechercher, le frottement et la configuration de la matité cardiaque.

1° Le diagnostic de la péricardite doit être fait avec celui de la pleurésie, quand il y a concomitance des deux maladies ; il est important de reconnaître le frottement péricardique et de ne pas le confondre avec un frottement pleural, siégeant dans la plèvre qui entoure la partie du poumon recouvrant le cœur.

D'après Chabalier, le frottement péricardique est circonscrit, variant de siège et d'intensité suivant la position du malade ; il est rythmé par le cœur et se modifie rarement dans les mouvements respiratoires normaux, mais plutôt dans les mouvements respiratoires forcés. Chez les emphysémateux, qui ont une respiration diaphragmatique prédominante, le frottement péricardique augmente dans l'inspiration, chez les individus sains ou atteints de pleurésie adhésive c'est plutôt à l'expiration. Le frottement pleural au contraire subit les influences cardiaques et respiratoires, coïncide avec la respiration, cesse avec elle.

La matité de la pleurésie sera plus étendue, elle n'aura pas la configuration triangulaire avec encoche gauche de la matité péricardique.

La matité de la péricardite se distinguera de celle produite par une induration du bord antérieur du poumon gauche. Dans ce cas, en effet, existeront des râles respiratoires et une respiration soufflée, en outre, on pourra percevoir un accroissement de la résonance vocale en appliquant la main sur la paroi thoracique.

2° On distinguera le frottement péricardique des bruits de souffle cardiaque symptomatiques d'une lésion valvulaire ou endocardite en ce que le frottement n'est pas isochrone aux bruits du cœur.

En outre il est double, correspondant aux deux temps de la contraction cardiaque, c'est plutôt un bruit monotone de va-et-vient.

Le souffle se propage d'ordinaire, ce qui n'a pas lieu pour le frottement ; il suffit de détacher légèrement le stéthoscope de la paroi thoracique pour que les souffles s'entendent mieux et que les bruits extra-cardiaques soient affaiblis (Chabalier).

3° Comment diversifier le galop présystolique produit par le frottement péricardique du galop de Bright si fréquent dans les affections rénales ? On remarquera que ce dernier est plus fort et s'accompagne d'hypertrophie cardiaque, d'intensité du choc précordial et d'une tension artérielle exagérée. Le galop de la néphrite présente une accentuation du deuxième bruit à l'orifice aortique (Potain).

Pronostic. — Très variable suivant la nature et la cause de la péricardite. La maladie peut durer de quelques jours à des mois et même des années. A la suite de ce processus morbide, même si le liquide épanché se résorbe et disparaît entièrement, le cœur reste pendant quelque temps plus sensible, au moindre effort ses battements s'accélèrent et augmentent d'intensité.

Il peut rester des adhérences plus ou moins considérables des feuillets de la séreuse, de la symphyse, comme nous l'étudierons dans la suite, le myocarde a subi des lésions dégénératives qui peuvent s'enflammer de nouveau et passer à l'état chronique. Cet état s'observe surtout à la suite des péricardites consécutives aux affections du cœur ou des reins.

Le pronostic est d'ordinaire assez bénin dans les cas les plus habituels, mais là encore il faut tenir compte de l'âge du malade, de
l'état de ses forces et de sa manière de vivre, il faut interroger la
cause qui a déterminé le mal, étudier la nature et la quantité du
liquide épanché. Avant dix ans comme après quarante ans, la guérison complète est rare, il reste un état d'adhérences manifestes.

Quand la péricardite est consécutive à un rhumatisme, le pronostic est assez favorable, il devient notablement plus grave si la
maladie est sous la dépendance de la tuberculose, du cancer, du
scorbut, si le sujet est alcoolique ou débilité, si la marche de
l'affection est chronique, si le liquide épanché est hémorragique ou
purulent.

La mortalité est de 48,2 p. 100 (Duchek), la mort peut survenir à
cause de la quantité de l'épanchement qui gêne le mouvement diastolique du cœur ou par suite de la dégénérescence de la fibre du
myocarde. Le liquide peut comprimer le cœur, les poumons, les
bronches gauches, les gros vaisseaux et les oreillettes, et causer de
la stase pulmonaire ou jugulaire, de la dyspnée, de l'oppression, de
l'orthopnée et même de l'angoisse au malade obligé de se tenir assis,
car dans cette position le liquide dégage un peu le pourtour des
gros vaisseaux. La compression des troncs nerveux peut amener de
la dyspnée nerveuse, des accès d'angine de poitrine, rares à la vérité,
de l'aphonie par paralysie double des cordes vocales due à la compression des nerfs récurrents, de la dysphagie.

Traitement. — La péricardite comporte un traitement différent
suivant qu'elle est aiguë ou chronique.

Dans la première forme, deux indications principales se posent :
combattre la tendance inflammatoire et diminuer, sinon enlever
l'exsudation.

Pour arriver au premier résultat, on emploie plusieurs moyens.
La saignée générale a fait son temps et ne doit pas être mise en pratique, sauf peut-être dans quelques cas rares, chez des individus manifestement pléthoriques et congestionnés. Il n'en est pas de même
de la saignée locale et, au début d'une péricardite aiguë franchement
inflammatoire, on peut avoir une sédation des symptômes en appliquant sur la région précordiale 6 à 10 ventouses scarifiées ou 8 à
10 sangsues.

En Allemagne principalement, on se sert de vessies de glace à demeure sur la région et on a obtenu par cette méthode quelques heureuses modifications des troubles locaux naissants.

On doit en outre tenir grand compte de l'état du cœur. Si le pouls est petit, accéléré et s'il n'y a pas de myocardite, il sera utile de donner de la digitale qui atténuera la fièvre et ralentira les battements cardiaques tout en les renforçant. Il sera plus simple de se servir de la digitaline suivant la formule de Dujardin-Beaumetz :

Digitaline française cristallisée dans le chloro-
   forme. . . . .   1 centigramme
Alcool à 90° . . . .   9 grammes
Glycérine   6   —

On en donne LX gouttes par jour en trois fois, soit 1 milligramme par jour, dans un peu d'eau pendant trois jours de suite.

Si, au contraire, le cœur est faible et si le muscle cardiaque est en état de dégénérescence, l'action de la digitale est moins sûre, car elle agit sur les nerfs moteurs du cœur, mais la texture même de l'organe ne répondant pas à l'excitation de ses nerfs puisqu'elle est dégénérée, le cœur est ralenti, mais ne se contracte pas plus énergiquemment. Il faudra donc donner la digitale chez les péricardiques du début ayant de la faiblesse cardiaque ; à cette période, le myocarde doit être considéré comme encore non altéré et le médicament pourra produire un bon effet.

Contre l'élément douleur, pour calmer la dyspnée nerveuse, l'oppression, l'angoisse, on peut recourir aux préparations opiacées ; mais là encore il ne faut pas s'en servir si le cœur est faible, car la morphine a une action déprimante qui peut provoquer ou hâter l'asystolie.

Le malade atteint de péricardite aiguë sera tenu au repos, au lit ; il lui faut du calme, lui épargner les émotions et les fatigues qui retentissent sur le cœur déjà gêné dans son fonctionnement.

Comme alimentation, on devra le nourrir modérément, afin de soutenir ses forces mais éviter de surcharger l'estomac ; on lui donnera des aliments solides, faciles à digérer, du lait, des potages, des viandes blanches, quelques légumes frais, si toutefois l'appétit n'est pas altéré.

Pour combattre le développement ou faire disparaître l'épanchement péricardique, on devra tenir grand compte du volume et de la gêne causée par le liquide épanché.

S'il est séreux ou séro-fibrineux, modérément abondant, on doit essayer de le réduire par les moyens ordinaires, c'est-à-dire faire de la dérivation locale ou générale, au moyen de ventouses sèches, de vésicatoires volants sur la région, de pédiluves et de maniluves chauds, sinapisés, de purgatifs et de diurétiques qui doivent, en favorisant la sécrétion rénale et intestinale, hâter la disparition de l'exsudat.

L'expérience prouve que malheureusement ces moyens sont souvent inefficaces ; il ne faut pourtant pas les négliger de parti pris ; d'abord ils peuvent produire un soulagement à la douleur, à la dyspnée, puis ces moyens sont connus des malades qui croiraient à l'ignorance du médecin et le rendraient responsable s'il ne les employait pas.

Dans les cas d'épanchement considérable menaçant de produire l'asphyxie ou la syncope à bref délai, le praticien ne doit pas hésiter à donner issue au liquide du péricarde.

L'opération avec le bistouri ou le trépan fut pratiquée dès 1649 par Riolan, puis au commencement du siècle par Desault, Larey, Corvisart, van Swieten, etc.; il ne semble pas que les résultats aient été bien merveilleux. En 1853, Aran fit la ponction du péricarde avec un trocart et injecta dans la séreuse un mélange iodé dans l'espoir de modifier l'état inflammatoire et d'empêcher la reproduction de l'épanchement. Cette pratique céda à l'opération de la paracentèse pratiquée selon les méthodes d'aspiration de Potain et de Dieulafoy.

On choisit de préférence le quatrième et le cinquième espace intercostal gauche à 6 centimètres du bord sternal ; la peau ayant été soigneusement désinfectée par un brossage au savon, un lavage avec solution au sublimé à 1/1000, puis avec de l'éther pour enlever les graisses, on pratique la ponction à ce niveau ; d'après Dieulafoy, le poumon gauche ne recouvre pas le péricarde, il forme une échancrure coïncidant avec le plus grand diamètre du péricarde distendu et on ne court pas le risque de le léser.

Pour pratiquer la paracentèse, on peut soit employer le trocart avec le siphon de Potain, soit l'aiguille n° 2 de l'aspirateur de Dieulafoy. Le vide a été fait au préalable dans l'appareil, et l'aiguille ou le trocart ont été soigneusement désinfectés et flambés à l'alcool.

Chacun de ces appareils a ses avantages et ses inconvénients.

Avec le trocart on risque de piquer le cœur dans le mouvement brusque d'introduction, mais ensuite, quand le trocart a été retiré, on peut retirer le tube d'écoulement sans crainte de blesser le péricarde. L'aiguille de Dieulafoy met à l'abri des piqûres du cœur en ce sens qu'après avoir piqué la peau de la région thoracique, dès que l'aiguille a son extrémité engagée dans les tissus, on ouvre le robinet de l'aspirateur, l'aiguille devient elle-même aspiratrice, on avance alors progressivement le vide à la main jusqu'au moment où on rencontre le liquide péricardique qui est alors attiré par l'aspirateur. L'épanchement en partie vidé, l'aiguille peut piquer les parois de la séreuse si on lui fait exécuter des mouvements en divers sens pour tâcher de recueillir les dernières traces du liquide.

Ces dernières années, depuis les progrès des méthodes antiseptiques, on est revenu avec plus de succès à l'incision sanglante, surtout dans les cas de péricardite purulente. West et Davidson, en Angleterre, ont publié des observations toutes récentes (1891) d'incision et de lavage de la cavité péricardique avec guérison post-opératoire dans un cas.

La connaissance que nous avons de la nature des épanchements péricardiques, secondaires, infectieux ou toxiques, permet de comprendre le peu de résultats des traitements suivis jusqu'à ce jour (35 p. 100 de guérisons). l'inutilité fréquente des ponctions et la reformation rapide de l'épanchement sous l'influence d'une cause générale, microbienne, d'une maladie infectieuse ou dyscrasique.

On ne devra jamais négliger de soigner l'état général du malade, surtout dans les formes chroniques de péricardite.

Tonifier le cœur affaibli et dégénéré avec de la caféine, combattre l'asystolie avec les boissons alcooliques (punch, champagne), les médicaments névrotopiques comme le camphre, le musc. Employer l'éther en injections sous-cutanées contre les accidents syncopaux et soutenir les forces avec du vin de quinquina ou de kola.

Il est utile également, si le malade peut le supporter, de tenter l'administration du fer et de faire prendre l'huile de foie de morue, principalement dans les formes chroniques dépendant de la tuberculose ou du cancer.

S. BERNHEIM, de Paris.

CHAPITRE XIII

SYMPHYSE DU PÉRICARDE

Définition. — Quand les deux feuillets du péricarde sont unis intimement l'un à l'autre et qu'il y a adhérence complète du péricarde au cœur, on dit qu'il y a véritablement symphyse du péricarde ou symphyse cardiaque.

Cette sorte d'ankylose du cœur (Bouillaud) n'est pas une maladie à proprement parler, mais une des terminaisons de la péricardite; elle acquiert une existence propre en survivant indéfiniment à sa cause (M. Raynaud).

Historique. — Trouvaille d'autopsie, la symphyse du péricarde fut prise pendant longtemps pour une absence du péricarde. En 1728, Lancisi en donna la première interprétation anatomo-pathologique véritable. Sénac, en 1749 (*De sedibus et causis morborum*), compléta son étude. Corvisart (1811), Beau (1836), Bouillaud (1841), Aran (1844) s'efforcèrent d'en fixer les symptômes et, à une époque plus rapprochée, Skoda, Potain, Jaccoud, Friedreich, Traube, en se livrant à une critique rigoureuse des signes énoncés par leurs devanciers, en proposèrent quelques-uns suffisamment expressifs, quand ils sont réunis chez un même sujet, pour permettre de porter le diagnostic : symphyse du péricarde. Enfin les thèses de Fournier (Strasbourg 1863), de Paul Loze (Paris 1872) et les articles de Bernheim (*Dictionnaire encyclopédique des Sciences médicales*) et de Maurice Raynaud (*Dictionnaire de médecine et de chirurgie*, article *Péricarde*) donnent un résumé complet de la question.

Causes. — Leudet, sur mille autopsies, a constaté des adhérences dans un vingtième des cas et l'oblitération complète du péricarde une fois sur quarante. Willig, sur deux mille autopsies, a observé trois symphyses totales.

Billard a noté que la symphyse péricardique peut même reconnaître pour cause une péricardite fœtale ; généralement on ne la rencontre guère avant dix ans et bien que Bouillaud ait signalé la formation d'adhérences résistantes au bout de vingt-quatre heures, d'habitude la symphyse demande plusieurs mois pour se produire.

Dans sa vingt-troisième lettre, Morgagni dit qu'aux causes des devanciers il faut ajouter « une cause qui applique le péricarde contre le cœur, ainsi que la faiblesse et la petitesse des mouvements du cœur lui-même ».

C'est ainsi que les péricardites aiguës ou chroniques, sèches on avec épanchements séro-fibrineux, quand ces épanchements se résorbent lentement et que l'inflammation devient chronique en sont la cause la plus directe et la plus habituelle. Il est de même évident que toutes les causes des péricardites (pleurésies, pneumonies adhésives, tumeurs du médiastin, les kystes hydatiques de la poitrine mêmes (Peacock) peuvent occasionner la symphyse cardiaque.

Anatomie et physiologie pathologiques. — Il n'y a véritablement symphyse du péricarde que lorsque les adhérences sont si étroites et si multipliées entre les deux feuillets que ces feuillets n'en forment plus qu'un seul. Mais, cette fusion ne s'effectuant pas d'un seul coup, l'histoire anatomique des adhérences du péricarde est un chapitre préliminaire de la symphyse cardiaque.

Ces adhérences sont quelquefois représentées par de simples tractus fibreux localisés aux différents points de la cavité péricardique (pointe ou base), d'autres fois disséminés sur toute l'étendue de cette cavité et la cloisonnant.

Le plus souvent, en dehors des adhérences intra-péricardiques, existent des prolongements fibreux reliant la surface externe du péricarde au sternum et aux côtes. La face antérieure du péricarde, plus que la postérieure, est prise dans les indurations du tissu cellulaire rétrosternal (Bernheim).

Les adhérences intra-péricardiques sont presque constantes dans la péricardite chronique : Gairdner les a trouvées quinze fois sur cinq cents autopsies. Quand la soudure intra-péricardique est intime, la membrane est parfois si mince qu'on peut aisément croire à l'absence du péricarde, mais son épaisseur atteint quelquefois jusqu'à 27 millimètres (obs. de Bouillaud) et même 30 (Bertin, Andral). S'il est en effet des cas où on peut l'isoler par énucléation, souvent il est impossible de la différencier et le feuillet viscéral du péricarde plus épais forme une coque calleuse qui peut subir l'infiltration calcaire ou se laisser pénétrer par l'ossification jusqu'à présenter la consistance d'une coquille d'œuf (*Bulletin Société anatomique*, 1860; obs. de Maurice Raynaud). En d'autres circonstances, comme dans la relation de Proust (*Bulletin Société anatomique*, 1860), on observe au-dessous du feuillet pariétal, au niveau de la base du ventricule, des plaques cartilagineuses d'où s'irradient vers le feuillet viscéral des travées aponévrotiques.

A quel moment de la péricardite se produit la symphyse ? — Si l'activité fonctionnelle du cœur était épuisée, l'exsudation plastique pourrait la déterminer à la première période, mais c'est à la deuxième période de Bouillaud, quand le cœur a été comprimé et fatigué par l'épanchement, et quand le liquide a disparu, que les adhérences s'organisent après fixation préalable de l'organe. Il y a d'abord une sécrétion membraniforme très rapide représentée par une couche couenneuse très mince, tantôt granuleuse, tantôt villeuse, quelquefois aréolaire. Plus tard apparaissent des lames d'inégale épaisseur et consistance. C'est en se pénétrant de vaisseaux (vaisseaux périphériques et vaisseaux propres, ces derniers allant du centre de la fausse membrane à la surface séreuse), que la lymphe plastique devient néomembrane (Loze).

Au moment de la transformation celluleuse des pseudo-membranes, des hémorragies intra-péricardiques peuvent se produire (de Lacrousille, thèse, 1865).

La structure des adhérences du péricarde est celle des substances conjonctives (fibres, cellules, noyaux de tissu lamineux, souvent aussi quantité de fibres élastiques). Dans l'intérieur de ces membranes des vaisseaux artériels, veineux et capillaires communiquent avec ceux des deux surfaces (P. Loze, thèse Paris 1872).

Souvent les deux feuillets du péricarde, séparément organisés, arrivent au contact et se confondent; mais quand, d'après Hope, les adhérences sont de date récente, la fausse membrane se partage en deux couches avec des aspérités inégales et molles.

D'après leur étendue et leur ancienneté les adhérences du péricarde font subir au muscle cardiaque des altérations de nutrition ainsi classées dans la thèse de Loze : ramollissement de la substance musculaire avec décoloration ou coloration plus foncée, hypertrophie, dilatation simple ou avec hypertrophie surtout ventriculaire, dilatations partielles, atrophie, dégénérescence graisseuse.

Rarement les colonnes charnues du cœur participent à l'hypertrophie que Beau décrivit en 1836. Jaccoud (*Gazette hebdomodaire médicale*, 1861) mentionna un cas unique de symphyse cardiaque avec dilatation des orifices gauches et insuffisance consécutive de leurs valvules. Blache en 1869, chez les enfants constata en même temps l'hypertrophie et la dilatation du cœur. Enfin Corvisart et Beau signalèrent la coexistence d'un anévrisme partiel du ventricule gauche avec l'adhérence du péricarde à la tumeur ou au sac.

Symptômes. — La remarque de Laënnec que l'adhérence du cœur au péricarde ne trouble souvent en rien l'exercice de ses fonctions, est vraie tant que le cœur suffit à sa tâche en conservant son intégrité, et quand aucun lien fibreux ne vient le brider en reliant le péricarde à la paroi thoracique.

Il n'y a pas de symptômes fonctionnels propres à la symphyse cardiaque pure : la douleur, les palpitations, l'anxiété, la tendance aux syncopes, au refroidissement ; les signes de Forget (tumulte et confusion des battements du cœur, petitesse, inégalité du pouls), les oscillations des jugulaires de Lancisi, les varicosités des joues, le gonflement de la face (Corvisart) indiquent la myocardite ou l'asystolie concomitantes.

Les signes physiques ont une toute autre valeur et cependant il n'en est aucun de constant, la symphyse cardiaque pouvant en être même dépourvue (M. Raynaud). Passons-les successivement en revue.

Sénac et Sanders signalèrent un mouvement constant d'ondulation très fort, se produisant au-dessous de celle qu'on perçoit d'ordinaire.

Bouillaud insiste sur une dépression très marquée de la paroi thoracique occasionnant un rétrécissement analogue au retrait de certaines pleurésies ; mais la dépression permanente est rare, nécessite des adhérences entre le péricarde et la paroi thoracique. Il faut en outre que la languette pulmonaire antérieure ne puisse s'interposer entre le cœur et les côtes.

Le choc de la région précordiale est affaibli ou absent, mais ce signe n'a rien de caractéristique, puisqu'on peut aussi bien l'observer en l'absence d'adhérences péricardiques, lors de la myocardite. Pendant longtemps on avait de même attaché une grande importance à l'impulsion cardiaque choquant la paroi comme une grosse masse, mais alors la transmission a lieu sur une large surface et une hypertrophie du cœur peut être mise en cause.

Le plus souvent le choc est perceptible, mais la matité cardiaque ne change pas de place suivant les différentes positions qu'on fait prendre au malade. Elle ne varie pas d'après l'énergie et le rythme des mouvements respiratoires. Dans ce cas il y a fixation à la paroi thoracique par des fibres extrapéricardiques. L'abaissement du dia-phragme est entravé par l'adhérence au moment de la respiration et, sous le rebord costal, la voussure inspiratrice est moindre à gauche qu'à droite.

Un signe plus important est la dépression systolique de la région précordiale à la place du choc absent. Elle peut être localisée à la pointe du cœur ou généralisée et s'étend en même temps à la partie inférieure du sternum et aux côtes attenantes. Il existe une fausse dépression systolique, un peu au-dessus de la pointe, en l'absence d'adhérences péricardiques et avec persistance du choc précordial. La vraie dépression systolique peut exister aussi en l'absence de toute péricardite interne ou externe (Friedreich). Pour Skoda, il faut dans la dépression systolique tenir compte moins du refoulement des espaces intercostaux que de la traction de la moitié inférieure du sternum pouvant aller jusqu'à la subluxation de cet os dans sa continuité, comme dans le cas de M. Raynaud. Pour von Dusch il y a une sorte d'aspiration de l'extrémité sternale en arrière, et le refoulement de la paroi, un peu en retard sur la systole, se fait en isochronisme avec le pouls radial, non avec le carotidien.

Ce refoulement coexiste d'habitude avec une diminution de la saillie inspiratoire à gauche et demande pour se produire la con-traction énergique du cœur bien que même alors elle puisse ne pas exister. Les adhérences intrapéricardiques prédominent-elles à la base du cœur, il y a un retrait plus accusé de la pointe par compen-sation et, par suite de l'entrave apportée à l'extension des gros vais-seaux, la base ne descend pas. Prédominent-elles au sommet, la dépression n'existe pas, car le mouvement de la base en bas, et la torsion de la pointe en avant peuvent s'effectuer.

Les adhérences extrapéricardiques interviennent plus activement (Bernheim) en tenant compte des conditions de siège, la locomo-tion cardiaque est seulement affaiblie, sans rétraction systolique, quand il y a prédominance à la base d'adhérences péricardicostales. Enfin l'on observe l'affaiblissement du choc sans dépression quand les adhérences, multipliées au sommet, fixent pour ainsi dire la pointe du cœur.

En somme, dit M. Raynaud « la dépression limitée à la pointe est un signe infidèle, celle étendue à une grande partie de la paroi tho-racique appartient à la symphyse compliquée d'adhérences périphé-riques du péricarde, enfin l'absence de ce signe n'exclut pas la symphyse ». Quant à la rétraction de plusieurs points de la région pré-cordiale pendant la systole, elle n'a de valeur que si elle ne s'accompagne pas de propulsion systolique concomitante dans un autre point parce qu'autrement elle se rencontre chez les sujets maigres à parois thoraciques peu résistantes (W. D. Moore).

A la dépression systolique fait suite le choc diastolique de la pointe (Friedreich) dû au retour de la paroi thoracique à sa position normale en vertu de son élasticité. Hope, d'après Moore, insiste à tort sur la rapidité avec laquelle la paroi thoracique, dans la diastole ventriculaire, revient à la situation qui lui est propre, et sur l'irrégularité que présente l'énergie de l'impulsion dans les contractions successives, car le premier fait s'observe également dans l'hypertrophie ventriculaire, et le deuxième dans l'insuffisance mitrale.

Le choc diastolique de la pointe est quelquefois assez fort pour soulever la tête de l'observateur pendant l'auscultation.

Il consiste en une vibration sourde qui, succédant immédiatement au deuxième bruit du cœur, donne l'illusion du dédoublement de ce bruit. Potain l'a également noté pour la base.

En 1864, Friedreich (d'Heidelberg) signala le gonflement des veines jugulaires au moment de la dépression systolique. Au rebondissement consécutif de la paroi thoracique, ces veines se vidaient brusquement et cessaient d'être visibles. En raison de l'ampliation rapide de la cavité thoracique les fosses sus-claviculaires elles-mêmes s'excavent. Cet affaiblissement alterne avec le pouls carotidien, et von Dusch a noté un dicrotisme veineux qui serait dû à l'effet successif de la diastole auriculaire et de la ventriculaire. Friedreich, dans ce collapsus veineux diastolique, invoque l'allongement de la veine cave lors du rebondissement diastolique.

A la percussion, la matité reste invariable pendant la respiration si le cœur est fixé par des adhérences, s'il y a surtout immobilité de la pointe. Cependant il en est de même au cas d'adhérences pulmonaires seules. Mais si les foyers d'auscultation du cœur ne sont pas modifiés par les différentes attitudes, on ne peut guère expliquer que par des adhérences l'invariabilité de la matité cardiaque (M. Raynaud).

L'auscultation donne des résultats encore moins certains que la percussion car d'autres causes que la symphyse du péricarde peuvent produire l'affaiblissement et l'extinction du deuxième bruit cardiaque signalés par Aran, l'irrégularité des bruits du cœur, la diminution de la systole.

Dans un cas d'adhérences généralisées du péricarde, Potain avait observé : 1° l'absence d'impulsion à la pointe ; 2° une impulsion à la base du deuxième temps ; 3° le dédoublement du deuxième bruit.

D'après ce dédoublement, Barth diagnostiquait la formation des adhérences à la fin d'une péricardite.

Dans le cas de M. Raynaud (*Bulletin Société anatomique*, 1860) où on trouva une ossification du péricarde et où en l'absence de signes positifs d'hypertrophie ventriculaire, de bruits anormaux d'orifice, on pouvait faire le diagnostic pendant la vie, on avait noté que « les battements du cœur étaient parfaitement dédoublés, à tel point que l'oreille avait la sensation que donneraient deux cœurs battant d'après le même rythme et avec la même vitesse, mais avec un point de départ différent et indépendamment l'un de l'autre.

Mentionnons pour mémoire le bruit anormal systolique de Betz le long du bord gauche du sternum. Il est possible qu'il y ait parfois un souffle systolique de la pointe (Jaccoud) en l'absence d'altération de la mitrale, mais le fait est rare dans la symphyse cardiaque.

Le pouls présente des modalités susceptibles d'interprétations variables. La plus importante est le pouls paradoxal de Kussmaul qui consiste en un gonflement des veines jugulaires pendant l'inspiration, coïncidant avec l'absence ou la diminution très grande du pouls pendant cette même inspiration. Il serait dû à des brides calleuses qui étreindraient l'aorte. Quand ces brides sont distribuées autour de la veine cave inférieure, elles occasionneraient le gonflement jugulaire.

Mais Traube a constaté le pouls paradoxal en dehors de la médiastinite et Riegel a prouvé par le tracé sphygmographique que dans les fortes inspirations le pouls normal subit déjà une diminution d'amplitude.

Pour M. Raynaud, le pouls paradoxal se note surtout dans les cas où la symphyse du péricarde est associée à des lésions d'orifice et participe de ces lésions. Il décrit à son tour, dans un cas de symphyse cardiaque coexistant avec une insuffisance aortique par dilatation de l'aorte athéromateuse, une sorte de pouls à plateau inférieur, et Potain et Rendu, dans un cas d'insuffisance mitrale pure, prise pendant la vie pour une symphyse du péricarde, attribuent la pulsation négative du cœur à une contraction à vide du ventricule.

Marche. Durée. Terminaisons. — Dans l'évolution de la symphyse du péricarde, il faut surtout tenir compte de l'état du muscle cardiaque. Ce muscle est-il sain ? la symphyse cardiaque pourra passer absolument inaperçue, surtout en l'absence de tractus d'union à la paroi thoracique. Est-il dégénéré ? la symphyse viendra alors apporter un nouvel obstacle aux fonctions de l'organe et l'asystolie en sera la conclusion fatale. Le pronostic variera également suivant que le cœur sera hypertrophié ou atrophié ; l'atrophie, d'une façon générale, étant plus dangereuse. Donc, le pronostic de la symphyse du péricarde est subordonné à l'état du muscle cardiaque, bien qu'elle puisse entraîner par elle-même des lésions d'orifice (Jaccoud, 1871).

Diagnostic. — La symphyse peut être latente, comme la péricardite génératrice, mais quand, au décours d'une péricardite, on observe quelques troubles cardiaques après résorption de l'épanchement, on peut soupçonner la formation d'adhérences. Pour Hope, la formation de ces adhérences était annoncée par la cessation du bruit de frottement, l'absence d'accroissement dans la matité, des battements violents, véritables bondissements du cœur, simples ou doubles, et il affirmait leur existence par la situation plus élevée de la pointe du cœur, en désaccord avec l'augmentation de volume de l'organe, par la sensation d'ébranlement ou de secousse communiquée à la paroi par le cœur, par l'existence préalable d'une péricardite. Aran démontra l'insuffisance de ces signes. Seule la dépression systolique étendue à la région sterno-costale inférieure et suivie de choc diastolique et d'affaissement diastolique des veines du cou, peut être un symptôme suffisamment probant. Enfin, dans quelques cas, l'existence du pouls paradoxal pourra, joint à d'autres signes, éclairer le diagnostic.

La symphyse du péricarde a pu être confondue : — avec la péricardite chronique, mais cette dernière maladie présente des oscillations assez accusées de la matité précordiale ; — avec la myocardite, et ici, les difficultés sont plus grandes, quand l'oblitération du péricarde se complique de lésions valvulaires.

Traitement. — Il n'y a pas d'indication thérapeutique spéciale à la symphyse du péricarde. De même que pour le pronostic, pour le traitement, il faut tenir compte de l'état du cœur, éviter toute émotion et toute fatigue, parer à l'asystolie par tous les moyens diététiques en usage, tonifier l'organisme.

M. Piole, de Paris.

CHAPITRE XIV

HYDROPÉRICARDE

Définition. — L'hydropéricarde est un épanchement séreux, d'origine non inflammatoire, dans le péricarde. C'est toujours une affection secondaire.

Anatomie pathologique. — Dans les autopsies, à l'ouverture de la poche du péricarde, on constate normalement la sortie d'un liquide ordinairement de couleur citrine, quelquefois très pâle. La quantité de ce liquide varie de 30 à 100 grammes, d'après le mécanisme de la mort. On ne sait pas s'il existe pendant la vie.

Mais pour qu'il y ait hydropéricarde, il faut qu'il y ait au moins de 120 à 150 grammes de liquide. Bien que Corvisard ait trouvé dans le péricarde jusqu'à 4 litres de liquide, rarement le volume de l'épanchement dépasse un litre. D'après la maladie cause, ce liquide est jaune pâle, rougeâtre, sanguinolent, brun foncé. Bien que contenant moins d'albumine que le sérum sanguin, il se coagule rapidement à l'air libre, grâce à la présence d'une substance fibrigène. Sa réaction est alcaline et sa composition, d'après Weber, est la suivante : eau, 965,11, éléments solides, 34,89, albumine, 20,15. En l'absence de glycosurie, Grohe y a trouvé du sucre, et, en dehors de toute affection rénale, on a signalé la présence de l'urée dans les épanchements abondants. Quelquefois on y voit des cristaux de cholestérine et des cellules épithéliales graisseuses.

Le muscle cardiaque, le plus souvent sain, subit parfois un ramollissement par macération, le tissu cellulaire sous-péricardique s'œdématie, mais la séreuse péricardique n'est pas altérée. Les veines coronaires, turgides, ont une coloration foncée qui contraste avec la pâleur du muscle cardiaque.

Étiologie. — Les causes de l'hydropéricarde sont locales et générales. Parmi les causes locales, les néoplasies tuberculeuses, sarcomateuses du cœur et du péricarde, peuvent agir par compression simple des vaisseaux et ne produire d'épanchement que dans le péricarde. De même la sclérose des coronaires, la thrombose veineuse.

Dans d'autres cas, la circulation tout entière participe à la stase (affections cardiaques et valvulaires, emphysème, pneumonies étendues, scléroses pulmonaires, tumeurs du médiastin, pleurésies). Quant à l'hydropisie *ex vacuo* dont Niemeyer et Bamberger se sont faits les défenseurs, son existence par ce mécanisme est contestée même en Allemagne.

Les causes dyscrasiques en général sont : le mal de Bright, l'impaludisme, la thrombose, le typhus, le cancer, la sénilité, et. dans ces conditions, l'hydropéricarde coexiste avec d'autres épanchements dans les séreuses ou dans le tissu cellulaire.

Symptômes. — L'épanchement est-il peu abondant : il ne donne lieu à aucun trouble ni à aucun signe. Est-il plus considérable : on constate alors tous les signes de la péricardite avec épanchement. La sensation de fluctuation à la région précordiale dont parlait Sénac, le mouvement d'ondulation des espaces intercostaux correspondants de Corvisart sont d'une existence douteuse et existeraient-ils même, dit M. Raynaud, qu'ils ne seraient en rien caractéristiques des épanchements non inflammatoires, de même que la sensation subjective des malades qui sentent leur cœur flotter dans la poitrine.

L'hydropéricarde est apyrétique, indolore, et respecte la contractilité du cœur, de sorte que les troubles de compression qu'il détermine sont beaucoup moins accusés que dans les péricardites avec épanchements, même quand l'hydropéricarde se produit brusquement. Tous les signes physiques observés (matité précordiale, affaiblissement ou absence du choc précordial et des bruits du cœur) varient suivant les attitudes du malade, et indiquent les déplacements successifs du cœur. Dans le décubitus dorsal, l'épanchement refluant en arrière, le choc précordial paraît moins faible. La matité précordiale augmente quand, au contraire, le malade s'incline en avant, mais son appréciation devient impossible quand les poumons sont emphysémateux.

Il faut surtout tenir compte pour l'hydropéricarde, de la coïncidence d'un autre épanchement dans d'autres séreuses, et de la faiblesse du choc précordial.

La **marche** est variable suivant la cause. L'hydropéricarde peut se produire brusquement ou graduellement.

Dans son évolution, il suit les fluctuations des maladies qui l'ont fait naître. Rarement susceptible de résorption, il coexiste presque toujours avec l'hydrothorax, ce qui explique, dit M. Raynaud, « que la formation d'un hydropéricarde soit bien souvent la préface de la mort ».

Diagnostic. — On tiendra surtout compte, pour le diagnostic, de l'absence de douleur, de l'état apyrétique du malade, de l'assourdissement du choc et des bruits du cœur, des variations apportées dans la maladie précordiale par les changements d'attitude. Le diagnostic présenterait néanmoins quelques difficultés s'il y avait une péricardite concomitante. La présence d'un épanchement dans une autre séreuse ou une infiltration du tissu cellulaire aideraient mieux à juger la question.

L'hydropéricarde étant reconnu, si l'on voulait savoir la nature du liquide épanché, on n'aurait d'autre moyen que la détermination exacte de la cause.

Traitement. — L'indication capitale est de diminuer par tous les moyens possibles la quantité du liquide épanché, et pour cela, on visera surtout la cause. S'il s'agit d'une autre maladie du cœur, des reins ou des poumons, c'est en soignant le cœur, les reins, les poumons qu'on traitera l'hydropéricarde. On soutiendra l'état général, mais dans tous les cas, on s'assurera de la tolérance des voies digestives et de la perméabilité des reins. Si l'on donne la digitale dans l'hypothèse d'une affection cardiaque, on la donnera de préférence à petites doses et associée à la scille, à l'acétate de potasse (M. Raynaud).

Quant aux moyens locaux, ils sont le plus souvent insuffisants. On pourra user cependant des vésicatoires volants ou permanents.

Pour ce qui est de la ponction du péricarde, le conseil est plutôt théorique et la thoracentèse serait réservée pour les seuls cas où l'hydropéricarde s'accompagnerait de dyspnée ou de cyanose.

M. PIOLE, de Paris.

CHAPITRE XV

ARTÉRIO-SCLÉROSE

I

ARTÉRIO-SCLÉROSE EN GÉNÉRAL

Définition et divisions. — Avant d'aborder l'étude d'une question aussi complexe et aussi vaste que l'est celle de l'artério-sclérose, je désire exposer, dans un court paragraphe préliminaire, le sens que l'on doit attribuer à ce terme d'artério-sclérose et la marche qu'on doit suivre pour élucider l'histoire clinique et thérapeutique de cette affection.

Comment définir l'artério-sclérose?

Depuis les expériences et les travaux récents qui ont jeté un jour nouveau sur l'étiologie et la pathogénie, ainsi que sur l'anatomie pathologique des lésions artérielles et veineuses, on sait, d'une façon certaine, que l'artério-sclérose doit être considérée comme une maladie générale, intéressant toutes les parties de l'appareil circulatoire : artères, cœur et veines, bien qu'à des degrés divers.

« L'artério-sclérose est une inflammation et une nécrobiose des parois des vaisseaux; elle est caractérisée, au point de vue anatomique, par une hyperplasie conjonctive et une dégénérescence des cellules et des fibres qui entrent dans la composition des tuniques vasculaires. »

Le mot artério-sclérose, dont l'étymologie est grecque, indique une dureté (σκληρωσις) des artères et, en effet, l'artère qui a subi la dégénérescence scléreuse a la consistance d'un « tuyau de pipe » ou d'une « plume d'oie », expressions qui sont entrées dans le vocabulaire médical pour désigner cet état scléreux des vaisseaux.

Mais ce mot d'artério-sclérose est défectueux en ce sens qu'il laisse supposer que la maladie ne peut attaquer que les artères : telle était alors l'opinion des médecins. Mais depuis qu'on a démontré que ce processus était susceptible de s'attaquer au cœur et aux veines aussi bien qu'aux artères, depuis qu'on a créé les termes de cardio-sclérose et de phlobo-sclérose analogues à celui d'artério-sclé-rose, il nous semble plus logique de restituer à ce mot son sens spécial, qui indique une sclérose des artères et de donner à la ma-ladie générale, à ce processus inflammatoire et nécrobiotique por-tant sur les tuniques vasculaires le nom général d'angio-sclérose ou sclérose des vaisseaux.

Ce premier point élucidé, nous désirons exposer nettement ce qu'on doit entendre par athérome, expression que l'on a la tendance malheureuse de faire synonyme d'artério-sclérose.

L'athérome, dans son sens propre et strict, signifierait la bouillie (χθεροψχ), résultat de la dégénérescence des vaisseaux frappés d'ar-tério-sclérose. L'athérome serait une lésion, l'artério-sclérose la maladie qui causerait cette lésion ; l'athérome reste localisé aux artères et principalement aux gros troncs artériels, l'artério-sclérose, elle, intéresse les petites artères, et, comme nous le verrons plus tard, les artères des principaux viscères : foie, rate, reins, etc.

Quelle division devons-nous adopter et suivre pour étudier d'une façon logique et claire cette grande question de la sclérose vascu-laire?

Il nous a semblé que la manière qu'il convient le mieux d'adopter est celle que suit la nature elle-même dans la production de ces lésions. Les auteurs, qui ont découvert et étudié la phlobo-sclérose ou sclérose des veines, ont reconnu que cette altération ne se produisait jamais d'emblée, primitivement ; elle était la résultante d'une stase sanguine due au mauvais fonctionnement du cœur et du système artériel, déjà frappés par le processus morbide. Or, le cœur lui-même ne s'altère que parce que la circulation artérielle est influencée par le mauvais état de ces vaisseaux ; la lésion scléreuse chez le vivant suit les étapes successives : athérome artériel, myocardite, phlobo-sclérose; c'est donc dans cet ordre que nous allons étudier l'histoire des lésions scléreuses du système circulatoire.

Aux lésions de l'artéro-sclérose portant sur les artères, nous rat-tacherons l'athérome, les aortites et les anévrismes, puis nous exposerons brièvement les scléroses viscérales qui dépendent de ces altérations du système artériel.

Aux lésions de l'artério-sclérose du cœur nous joindrons l'étude clinique de l'angine de poitrine due à la sclérose des artères coronaires et l'étude anatomo-pathologique des myocardites.

Enfin, avec la phlobo-sclérose nous parlerons de la phlegmatia alba dolens.

Tel est l'ordre rationnel dans lequel nous croyons devoir exposer la question si embrouillée et si mal établie encore de l'angio-sclérose.

Historique. — La connaissance des lésions histologiques et anatomo-pathologiques qui constituent l'atério-sclérose ne date pas de longtemps ; autrefois, on ne se doutait même pas du rôle physiologique des artères, aussi ce n'est qu'au siècle dernier que l'on vit les altérations spéciales des vaisseaux, altérations qui furent attribuées à toutes sortes de causes, mais qui étaient bien celles que nous allons étudier et qui sont aujourd'hui si bien connues.

La dégénérescence athéromateuse, la crétification des vaisseaux artériels furent reconnues et décrites au xviiie siècle par Crell et Haller (1717), par Monro (1737), par Morgagni (1764) ; on ne voyait là qu'une simple transformation que l'on attribuait à la vieillesse.

Ces doctrines furent acceptées par Schmuck, Franck, Hogdson, Roche, Dupuytren, et Bichat qui croyait que sept fois sur dix l'artério-sclérose était une altération due au grand âge. Plus tard, on reconnut les rapports qui existaient entre l'inflammation des artères et le processus de sclérose, puis on se mit à étudier la marche des lésions et les modifications qu'elles apportaient dans la structure des parois vasculaires, enfin, peu à peu, chacun apportant sa pierre à l'édifice, on est arrivé à établir nettement l'histoire de cette maladie si fréquente, si grave par ses conséquences, mais si intéressante par l'importance même du rôle qu'elle joue dans la production et l'explication de nombreux symptômes et lésions morbides, jusqu'alors crus isolés, mais qui, maintenant, nous apparaissent comme produits par ce processus artério-scléreux. Ces lésions sont : les scléroses viscérales, du foie, des reins, etc., les myocardites ; ces symptômes sont ceux de l'angine de poitrine, des cardiopathies, de la tachycardie, de l'arythmie, etc., qui, ainsi que nous le verrons, peuvent être sous la dépendance d'une altération des tuniques des vaisseaux.

Les noms de ceux qui ont contribué, par leurs travaux et leurs recherches, à la connaissance de ces faits, sont très nombreux, nous citerons principalement Laënnec, Broussais, Bouillaud, Lobstein,

Bizot, Langhaus, Guéneau de Mussy, Lancereaux, Peter, H. Martin. Baumé, Rokitansky, J. Renaut, Huchard et Weber.

Étiologie. — Les causes, qui produisent la sclérose des vaisseaux, ont été fort bien énumérées par Huchard, elles sont de trois ordres : diathésiques, infectieuses et toxiques.

1° Depuis longtemps, on avait fait la remarque que les personnes qui ont pendant leur existence subi des atteintes de rhumatisme, de goutte, ont présenté à l'autopsie des lésions d'artério-sclérose. Cette constatation concorde avec l'idée que l'on se fait du rhumatisme, maladie infectieuse se localisant sur les séreuses, le cœur et les vaisseaux. Guéneau de Mussy a trouvé, 68 fois sur 140, l'athérome artériel visible chez des gens atteints de rhumatisme ; les recherches histologiques ont montré que cette lésion était bien plus fréquente, surtout quand les individus sont issus de parents rhumatisants.

La goutte est cet état ancestral commun aux deux maladies, état que l'on désigne sous le nom d'arthritisme, produisant l'artério-sclérose des vaisseaux et du cœur. Le diabète se complique également de sclérose vasculaire, mais d'une façon moins fréquente que la goutte.

Comment envisager cette concomitance? Y a-t-il relation de cause à effet entre ces maladies diathésiques, goutte, rhumatisme, diabète, arthritisme et l'artério-sclérose? Les enfants nés de parents ayant présenté pendant leur vie de la sclérose artérielle ont-ils une prédisposition à en avoir à leur tour? La question est aujourd'hui admise et résolue par l'affirmative. Les affections rhumatismales, maladies dystrophiques de dénutrition, troublent profondément l'économie et à la faveur de ces troubles trophiques on voit s'installer diverses lésions dont la principale et la plus commune est l'artério-sclérose ; quant à l'hérédité, Huchard s'exprime ainsi : « Les cardiopathies valvulaires ne sont pas directement héréditaires, seules les cardiopathies vasculaires se transmettent par hérédité... Ce qui est héréditaire, ce n'est pas toujours la maladie d'un organe, c'est la maladie étendue à tout le système vasculaire, c'est l'artério-sclérose qui peut se traduire dans plusieurs générations par des hémorragies cérébrales, des anévrismes, des affections de l'aorte, des cardiopathies artérielles, des néphrites interstitielles, etc. J'ai donné à ce fait étiologique le nom d'aortisme héréditaire. »

2° Les maladies infectieuses telles que la fièvre typhoïde, la variole, la scarlatine, la grippe, la diphtérie, la syphilis, l'infection paludéenne, la tuberculose, sont souvent la cause du développement de l'artério-sclérose chez les malades atteints d'une de ces affections.

Quand le processus infectieux est aigu, le début de la sclérose artérielle est également très rapide, puis quand la thérapeutique a eu raison du microbe, la lésion vasculaire perd son caractère aigu pour continuer petit à petit sa marche commencée pendant la maladie infectieuse.

De nombreux auteurs ont observé des faits à l'appui de cette opinion.

Trousseau, dans ses cliniques, trace le tableau des artérites consécutives à l'infection ; plus tard, Bourgeois, en 1857, Gigon (1861), Patry (1863) attribuent à ces inflammations et dégénérescences artérielles les lésions emboliques qui produisent la gangrène des membres que l'on peut observer dans ces affections.

Huchard et Desnos (1870-71), Sénac et Rokitansky, Labadie-Lagrave, Sevestre, Vallin, Landouzy et Siredey, Bernheim (de Nancy), publièrent des observations de sclérose cardiaque survenus dans le cours ou à la suite de maladies infectieuses telles que la fièvre typhoïde, l'érysipèle, la variole, le croup, l'infection puerpérale, etc.

Ces affections agissent en produisant l'inflammation des petites artères, le rétrécissement de leur calibre, de la dystrophie de leurs parois et des dégénérescences de leurs éléments cellulaires et de leurs fibres, dégénérescence accompagnée d'une hyperplasie conjonctive qui modifie totalement la structure de ces vaisseaux.

H. Martin, Roux et Yersin ont, en 1881 et 1889, attiré l'attention sur ces scléroses de nature infectieuse portant sur les petits vaisseaux du rein ou des centres nerveux et produisant consécutivement des néphrites ou des désordres dont on ne soupçonnait pas jusqu'alors la véritable cause.

Pour la syphilis, dont on ne connaît pas encore le germe pathogène, les choses se passent assurément de la même façon ; la maladie affecte les parois artérielles, soit sous forme d'endartérite Heubner), soit sous forme de périartérite (Lancereaux et Baumgarten), les modifie de façon à provoquer chez elles des dégénérescences artério-scléreuses, de l'athérome ; ces points ont été bien étudiés par Fournier, Welch et Lancisi, Balzer et Davidson.

Kelsch, Kiener, Laveran, Vallin, ont signalé la fréquence de l'artério-sclérose chez des militaires qui ont été atteints de fièvres paludéennes aux colonies.

C'est alors que l'on rencontre des scléroses hépatiques et spléniques, qui ne sont en somme que des altérations athéromateuses dues à la maladie infectieuse et ayant frappé de préférence des organes tels que le foie, la rate, etc., mais qui n'en existent pas moins sur les autres parties de l'arbre circulatoire, sur l'aorte, par exemple.

Huchard a montré la relation causale qui peut exister entre la sclérose artérielle et la tuberculose; enfin les travaux de pathologie expérimentale faits en 1890-91 par Rattone, Gilbert et Lion ont clairement décelé le rôle morbide joué par le bacille dans la production de l'artério-sclérose. Ces auteurs ont pu arriver à reproduire des artérites infectieuses avec dégénérescence calcaire au moyen d'un bacille inoculé chez un animal; ce microbe oblitérait les vaisseaux nourriciers de l'artère, se retrouvait dans les cellules endothéliales qui tapissent la tunique interne de ces vaisseaux artériels et, gênant ainsi la nutrition et la circulation, formait les noyaux autour desquels se développait le processus de dégénérescence et d'inflammation caractéristique de l'artério-sclérose.

3° Il nous reste enfin à envisager une troisième espèce de causes productrices de la sclérose vasculaire, c'est la catégorie des substances toxiques, telles que l'alcool, le tabac, le plomb, à laquelle nous ajouterons les causes tenant au régime alimentaire, au surmenage, à la vieillesse.

Claude Bernard a démontré que la nicotine, principe toxique de la plante du tabac, contracte les vaisseaux et provoque par suite une augmentation de la pression sanguine à leur intérieur. Le plomb agit de même (Beau, Duroziez et Andral) produisant de l'inflammation de l'endartère, de la rigidité des tuniques musculaires (Huchard), des plaques d'athérome (Kusmaul et Maier), des scléroses rénales (Leudet).

Lancereaux pense que l'alcool donne de l'artério-sclérose, transformation graisseuse des tissus des parois artérielles et non de l'artério-sclérose; dans tous les cas il est bien évident que les alcooliques ont des dégérescences artérielles, de l'artérite chronique, localisée surtout aux vaisseaux du foie et que ces altérations dépendent de leurs habitudes funestes.

Quand un individu absorbe une nourriture avariée et s'intoxique par le moyen des ptomaïnes contenues dans ces aliments, ces produits toxiques ainsi absorbés ont une action vaso-constrictive analogue à celle des poisons tels que la nicotine, le plomb ou l'alcool. Dujardin-Beaumetz, dans ses cliniques, a soutenu la même théorie; les intoxications d'origine alimentaire sont susceptibles de déterminer de l'artério-sclérose; les reins ne peuvent plus suffire à l'élimination des ptomaïnes et des leucomaïnes absorbées avec les aliments ou fabriquées de toutes pièces dans l'intérieur de l'organisme et ces substances toxiques charriées par le courant sanguin irritent les parois des vaisseaux et les rendent scléreuses. Huchard, partant de ce principe que l'alimentation carnée trop abondante peut donner de l'artério-sclérose, a présenté au Congrès de Marseille, en 1891, des remarques fort intéressantes sur la fréquence de la sclérose artérielle chez les individus ayant une alimentation trop azotée et il a conclu à ce qu'on absorbe moins de viande et plus de végétaux, rappelant que les hommes les plus forts ne sont pas ceux qui mangent le plus de chair.

Les expériences de Ranke (1864), de Révillod de Genève (1880), de Challan, Arloing, Roger, Bouchard, ont établi que la fatigue musculaire dilate les vaisseaux, altère le sang, le charge de principes excrémentitiels, toxiques, produits du travail de l'organisme, l'urine a son coefficient urotoxique augmenté, de même pour le sang, qui circule ainsi dans les vaisseaux et les irrite.

Les émotions, les fatigues morales agissent par l'intermédiaire du système nerveux en produisant de fréquents spasmes vasculaires, augmentant ainsi la tension sanguine.

Peter a exprimé cette idée d'une façon originale en disant : « L'hypertrophie du ventricule gauche est la maladie des organismes usés par la fatigue, les passions et les excès : fatigues de la vie maritime, de la vie guerrière, de la vie politique. Elle est la maladie des viveurs chez lesquels le système artériel est constamment tendu, et s'use prématurément par excès de tension habituelle. »

Quant à la vieillesse, tout le monde connaît son importance comme cause de l'artério-sclérose ; il y a un siècle, on croyait que cette dureté des vaisseaux ne dépendait que de l'âge des individus. Chez le vieillard, le sang est altéré parce que les fonctions respiratoires ne s'accomplissent plus avec facilité ; les observations de Schnepf (1854), de Hutchinson montrent que le poumon des personnes âgées ne se dilate plus commodément, l'air n'y pénètre qu'avec une certaine difficulté, aussi, chez de telles gens, le sang insuffisamment riche en oxygène, est pour ainsi dire veineux (Canstatt), le moindre effort physique produit un surmenage et une intoxication de ce liquide nourricier.

Enfin, Bouchard, Quinquaud ont trouvé que le sang des vieillards était plus riche en urée, et comme l'urine n'en élimine pas davantage que pendant la jeunesse, le vieillard est donc en puissance d'urémie, son sang est toxique et comme tel agit sur les vaisseaux qui le contiennent pour déterminer les lésions de l'artério-sclérose.

Ces lésions ont donc pour cause une irritation de l'endartère due à une altération du sang par un produit toxique, alcool, plomb, tabac, produits azotés de désassimilation, ptomaïnes, etc. On doit encore faire entrer en ligne de compte les exagérations de pression que supporte le système artériel sous l'influence des vaso-constrictions d'origine nerveuse, morale ou toxique. Lobstein et Rokitansky ont établi comme loi que la présence de l'artério-sclérose dans une artère était en raison directe du calibre de ce vaisseau, ce fait est en corrélation avec cet autre, que c'est dans les plus grosses artères que les variations de pression se feront le plus sentir et que, par suite, la tunique artérielle sera le plus fréquemment et le plus fortement irritée.

Séméiologie générale. — Il n'est pas possible de décrire les symptômes de cette maladie de la même façon que l'on pourrait le faire pour une affection du poumon ou de tout autre organe. Ici, la lésion est généralisée, elle intéresse tout le système vasculaire, artères, cœur, veines, et doit par conséquent retentir sur l'état général. L'artério-sclérose est, en effet, susceptible de produire des signes physiques bien différents, selon qu'elle prédomine sur le cœur, sur les artères ou même sur une partie du réseau artériel, les reins par exemple.

On ne doit donc pas s'attendre à voir, pour l'artério-sclérose, un cortège de symptômes toujours les mêmes, revenant chez tous les malades ; rien n'est au contraire plus divers que le signe qui traduit cette maladie et le clinicien est parfois très embarrassé en constatant un symptôme qui n'est pas en rapport avec la lésion qu'il semble indiquer ; dans ces cas, il devra toujours constater l'état des vaisseaux, ausculter le cœur et chercher si son malade ne présente pas de la sclérose des artères.

Dans ce premier chapitre où nous parlons de l'artério-sclérose en général, nous ne voulons pas et nous ne pourrons pas décrire entièrement et complètement tous les symptômes que peut donner l'artério-sclérose ; nous y reviendrons dans les chapitres suivants en traitant de la sclérose des artères, du cœur et des veines. Nous désirons seulement ici montrer en un court paragraphe toute la diversité et l'incohérence apparente des signes cliniques de la maladie. Il semble que cette affection, une au point de vue de l'état pathologique, soit multiple si on la considère seulement au point de vue clinique. L'artério-sclérose peut prédominer sur le rein et occasionner de la néphrite interstitielle ; le malade aura de la pollakurie, rendra d'abord des urines pâles, très abondantes, sans albumine, puis bientôt, si on ne porte pas remède au processus, l'urine se colore, se trouble, on y reconnaît l'albumine, des sels ; le cœur révèle un bruit de galop ; la dyspnée, l'oppression compliquent la scène et le malade succombe à un accès d'urémie ; à l'autopsie on trouve un rein scléreux et de l'artério-sclérose des capillaires de cet organe.

Une autre fois, c'est le cœur qui est touché le plus gravement : en l'auscultant, on le sent battre d'une façon tumultueuse et irrégulière, on constate des bruits de souffle qui, le lendemain ou quelques jours après, ont disparu ; on observe aussi quelquefois de violentes palpitations, de la dyspnée, de l'œdème autour des malléoles, de la douleur sur la région hépatique à la pression, de la congestion des poumons. L'examen *post mortem* montre que les artères sont très athéromateuses et que le cœur envahi par de la myocardite scléreuse fonctionne mal, mais qu'il n'a aucune lésion valvulaire.

L'artério-sclérose affecte-t-elle les artères du cerveau ? les symptômes vont être tout différents, le malade va être surpris un jour de constater chez lui une sorte d'engourdissement, d'inaptitude fonctionnelle d'un membre, sans avoir eu aucune attaque d'apoplexie franche. Cette parésie a disparu au bout de quatre à six semaines de traitement, puis elle a reparu et s'est de nouveau dissipée en ne laissant persister que quelques sensations de vertige.

Les artères de cet individu sont athéromateuses, et c'est l'artériosclérose qui provoque l'ischémie passagère d'un territoire cérébral.

De même, si cette sclérose des parois vasculaires se produit dans le foie ou dans les tuniques de l'estomac, on va assister à des symptômes de congestion hépatique ou de gastrite, les fonctions de ces organes ne s'accomplissant plus régulièrement quand leur nutrition est troublée par la dégénérescence de leurs vaisseaux.

Parmi les organes des sens, l'œil est surtout exposé, en raison de la délicatesse des parties qui le composent, aux lésions graves du fait de l'artério-sclérose de ses vaisseaux ; les hémorragies de la rétine, les opacités du cristallin, les amblyopies se rencontrent au cours d'une athéromasie généralisée et en sont évidemment une des funestes conséquences.

« En résumé, déclare Huchard, un fait important domine l'histoire clinique de l'artério-sclérose, c'est la généralisation et l'ubiquité des lésions dans les départements les plus divers et les plus éloignés de l'organisme.

« Ces considérations ne sont pas d'ordre purement spéculatif, elles ont une portée plus étendue, un intérêt plus pratique et plus direct. Au nom de la thérapeutique, je les revendique pour établir que la médication doit viser non pas tel ou tel organe malade, mais tout un système anatomique, le système artériel. »

Anatomie pathologique. — L'artério-sclérose est une maladie caractérisée par des lésions inflammatoires et des lésions de dégénérescence qui affectent principalement les tuniques moyenne et interne des vaisseaux et leur font éprouver diverses modifications.

A l'état normal, la tunique moyenne d'une artère est composée de fibres élastiques qui s'anastomosent et forment une véritable charpente aux fibres musculaires ; cette tunique est donc musculo-élastique, et, suivant le calibre du vaisseau, la fibre élastique prédomine sur la fibre musculaire, ainsi que cela a lieu dans les grosses artères ou inversement. Du tissu conjonctif complète l'ensemble et remplit les interstices entre les cellules du muscle et les fibres du tissu élastique.

Quant à la tunique interne ou endartère, elle est formée de deux couches concentriques également : la plus externe est fibrino-élastique (Bichat), la seconde est dite endothéliale et composée de cellules minces et allongées, pavimenteuses, dont le noyau est plus ou moins allongé et fusiforme, et qui ne forment qu'une seule couche.

Examinons maintenant quelles sont les lésions produites par l'artério-sclérose dans ces tuniques des artères.

La sclérose, ainsi que son nom l'indique, rend durs les vaisseaux qu'elle atteint, mais cette dureté est très variable et va du simple épaississement conjonctif qui produit la sensation d'induration jusqu'à la dégénérescence calcaire dans laquelle les vaisseaux sont analogues au « tuyau de pipe » et en ont la dureté. L'artère artério-scléreuse est dilatée, contournée en flexuosités nombreuses ; elle a l'aspect variqueux ; il semble qu'elle ait été étirée, présentant des alternatives de dilatations et de rétrécissements.

Si on coupe ce vaisseau dans le sens de sa longueur, et qu'on l'étale à plat, on remarque que sa surface interne, sa tunique endothéliale n'est pas régulière, elle a l'aspect mamelonné ; ce sont des plaques plus ou moins dures qui la pavent pour ainsi dire : cette configuration toute spéciale à l'artério-sclérose est surtout bien visible dans les gros troncs artériels, comme l'aorte ; de là la dénomination d'aorte pavée, qui a été créée pour désigner cet état athéromateux, si apparent chez les individus morts avec de l'artério-sclérose.

Lorsque la sclérose n'a pas subi la dégénérescence calcaire, que l'athérome a progressé, dans le sens propre du mot, on observe, au lieu de ces plaques écailleuses tapissant la tunique interne, une sorte de magna, de bouillie (ἀθέρωμα), qui contient des cellules endothéliales desquamées et dégénérées, et qui oblitère en partie la lumière du vaisseau. Cette bouillie athéromateuse est, en outre, composée de graisses sous forme de granulations ou de gouttelettes huileuses, de cristaux de cholestérine, ce qui lui donne un aspect brillant.

Quand, au contraire, le dépôt de calcification s'est opéré dans les tuniques du vaisseau, c'est surtout la tunique moyenne qui est atteinte ; les dépôts se font entre les faisceaux fibro-musculaires et les fibres élastiques.

L'artério-sclérose proprement dite est constituée, outre cette dégénérescence, par une hyperplasie conjonctive, parfois considérable ; les cellules conjonctives embryonnaires, jeunes, infiltrent les travées élastiques, disjoignent les faisceaux de fibres musculaires lisses qui constituent la tunique moyenne, et, peu à peu, étouffent ces éléments normaux, les englobent complètement. Auparavant que ce travail de désorganisation s'accomplisse, les petites artérioles nourricières qui sillonnent la tunique externe et les couches les plus externes de la couche moyenne se sont dilatées, puis, atteintes par l'irritation, oblitérées à leur tour. H. Martin a montré que ce sont ces altérations des vaisseaux chargés de nourrir l'artère qui, ne pouvant plus accomplir leur tâche, ouvrent la porte aux troubles trophiques, qui constituent la lésion athéromateuse.

Donc, dans l'artério-sclérose, la maladie débute par une irritation et une oblitération des vasa vasorum, nourriciers de la paroi vasculaire ; puis, à la suite de ce trouble de nutrition, la tunique subit un commencement de dégénérescence qui débute dans la tunique moyenne et les couches profondes de la tunique interne. A mesure que le tissu sain se désorganise, le tissu conjonctif prolifère, et c'est ainsi que la sclérose prend peu à peu possession de l'artère.

L'allongement et la flexuosité que subissent les artères scléreuses tient au mode même de début de l'affection. Nous avons dit que celle-ci commence dans la tunique moyenne et les couches profondes de la tunique interne ; en réalité, c'est dans la partie intermédiaire à ces deux tuniques qu'a lieu la première atteinte de la maladie ; cette région est composée d'éléments élastiques en assez grande quantité, et la destruction de ces fibres, puis de celles de la tunique moyenne, font que les artères n'étant plus soutenues par ce réseau souple, sont tiraillées et allongées sous l'effort du courant sanguin et pendant les mouvements articulaires ou autres auxquels est exposée la région.

Une objection, qui semble venir naturellement à l'esprit, est la suivante : « Comment se fait-il que la sclérose, qui est une lésion dystrophique, puisqu'elle a pour origine une endartérite des vasa vasorum, puisse aboutir à une hyperplasie, à une prolifération intense du tissu conjonctif? » H. Martin voit la possibilité de ce fait dans la stase sanguine et lymphatique qui accompagne l'oblitération des vaisseaux ; en outre, les éléments musculaires et élastiques qui dégénèrent jouent le rôle de corps irritants, qui excitent les tissus ambiants : ceux-ci réagissent en faisant des conjonctives embryonnaires, cellules qui se forment sans nécessiter beaucoup de fluide nourricier, ainsi que le dit très ingénieusement Martin : « On peut comparer ces phénomènes à ceux des terrains mal cultivés, où l'engrais est insuffisant, dans lesquels l'ivraie pullule et finit par envahir et faire disparaître les éléments importants de nos organes. »

L'artério-sclérose est donc soumise à cette loi anatomo-pathologique générale énoncée par Huchard : « Partout où l'endartérite apparaît, elle détermine une diminution d'apport des sucs nutritifs dans les organes, d'où un ralentissement dans la nutrition interstitielle, qui aboutit à deux conséquences : 1° à la mortification, à la nécrobiose des éléments nobles de ces organes (cellules musculaires, cellules striées du rein, cellules du foie, tissu élastique et musculaire des artères, etc. ; 2° à l'excitation de nutrition du tissu conjonctif. »

Ce processus scléreux est, en outre, généralisé, et alors que pendant la vie il n'est souvent pas possible au praticien de le reconnaître, sauf en un ou deux points de l'organisme (aorte, reins, etc.) à l'autopsie, et surtout à l'examen histologique, on est tout surpris de le constater dans presque toutes les parties du système circulatoire, bien qu'à un degré différent de développement.

Ces notions générales d'anatomie pathologique une fois posées, nous allons maintenant aborder l'étude de l'artério-sclérose dans les différentes parties des vaisseaux, en commençant par l'artério-sclérose des artères, avec ses conséquences : l'athérome, les aortites, les anévrismes, les scléroses viscérales.

II

ARTÉRIO-SCLÉROSE VRAIE

ATHÉROME. AORTITES. ANÉVRISMES

Après avoir parlé d'une façon générale de la lésion qui constitue la sclérose des vaisseaux, nous allons maintenant examiner cette

affection quand elle porte ses ravages sur le réseau artériel proprement dit, c'est ce que nous appellerons l'artério-sclérose vraie, le
terme général devant être angio-sclérose.

Toutes les fois que notre appareil circulatoire est envahi par
l'artério-sclérose, ce sont les artères qui sont atteintes les premières et qui pendant quelque temps sont même les seules
atteintes. Ce sont ces altérations que nous allons décrire successivement : nous parlerons des artérites, en tant qu'inflammations
pouvant provoquer la sclérose, spécialement des aortites, inflammations de l'aorte, la plus volumineuse de ces artères. Nous verrons l'athérome se développer dans le cours de l'artérite chronique, et comme conséquence possible de cet état pathologique des
tuniques artérielles nous traiterons des anévrismes qui en peuvent
résulter.

Enfin pour terminer ce chapitre des scléroses artérielles, nous verrons les lésions viscérales que produisent les dégénérescenses artério-scléreuses des artères qui irriguent ces organes. Ce dernier point
n'est que depuis peu bien connu, et a jeté un jour nouveau sur la
genèse et la pathogénie de plusieurs affections importantes.

Historique. — Nous ne reviendrons pas sur ce que nous en avons dit
lors de l'étude générale de l'artério-sclérose; c'est une affection qui
n'était que soupçonnée il y a un siècle et qui maintenant est assez
bien et chaque jour mieux étudiée. Depuis les dernières recherches
de Gull, Martin, Debove, Letulle, etc..., on tend à considérer l'artério-sclérose comme une affection générale, une sorte de diathèse
fibreuse qui frapperait les vaisseaux. L'anatomie pathologique de ces
lésions est clairement établie, on connaît le mode de début et la
marche qu'elles suivent pour envahir peu à peu les tuniques artérielles; les travaux de Duplaix, Rigel, Juhel-Renoy, Huchard et
Weber ont fait connaître les symptômes cliniques et les éléments de
diagnostic; Dujardin-Beaumetz, Gautier ont recherché les moyens
rationnels de traitement qu'on peut opposer à l'envahissement,
sinon à la guérison de ce mal.

Étiologie. — L'artérite, cette inflammation des artères qui aboutit
à l'artério-sclérose, dépend de plusieurs causes; suivant même que
c'est l'une ou l'autre de celles-ci qui agit, on remarque que l'affection se localise de préférence sur telle ou telle partie du système
artériel.

Nous savons que les diathèses arthritique et goutteuse, le diabète sont des maladies qui s'accompagnent très fréquemment d'artério-sclérose ; le rhumatisme frappe surtout sur les petites artères, rarement sur le cœur, la goutte au contraire provoque des localisations scléreuses sur l'aorte, le cœur et les artères du rein.

Si maintenant nous observons ce qui se passe dans le cours des maladies infectieuses, nous constatons que l'impaludisme est cause d'artério-sclérose hépatique aortique et rénale, tandis que la rougeole, la variole, la diphtérie, la grippe, par exemple, ont plutôt des tendances à léser les parois du cœur. La syphilis sclérose les petites artères du cerveau, de là de nombreuses oblitérations et hémorragies dont la production est en rapport avec la présence des gommes cérébrales. La tuberculose, comme la syphilis, ne tend pas à disséminer la sclérose vasculaire, elle atteint principalement les artères du poumon ou du cerveau.

Lobstein et Rokitansky, qui ont fort bien étudié ces questions de détail, ont constaté que parmi les artères atteintes d'artério-sclérose c'était l'aorte qui le plus fréquemment était le siège de l'affection. C'est ce qui nous engage à parler spécialement de l'artério-sclérose aortique, en étudiant les altérations du système artériel en général.

Parmi les causes qui sont susceptibles de produire les manifestations artério-scléreuses de l'aorte, nous citerons spécialement l'alcoolisme et la sénilité ; mais dans ces deux cas le mode de pathogénie de l'affection n'est pas le même. L'alcool est un poison qui, pris à petites doses d'une façon régulière, arrive à imprégner l'organisme, à altérer la composition chimique de ses liquides nutritifs, du sang plus particulièrement : on voit alors peu à peu les organes baignés et irrigués par ce sang, subir des dégénérescences et aboutir à l'artério-sclérose. Dans le cas spécial des alcooliques, c'est le foie qui est le premier atteint, du moins d'une façon apparente, car peut-être arrivera-t-on à démontrer que le système porte, par lequel passe le sang chargé des produits de digestion absorbés par les capillaires de l'intestin, est antérieurement le siège du processus artério-scléreux.

Chez les vieillards l'artério-sclérose tend à frapper les gros troncs artériels plutôt que les petites artères des organes viscéraux. De nombreux auteurs ont considéré la vieillesse comme une intoxication lente, le sang chez le vieillard n'est plus aussi nutritif que dans l'âge mûr, la capacité respiratoire n'est plus la même et l'hématose se fait d'une façon défectueuse. Schnepf et Hutchinson ont établi que a capacité vitale du poumon suivait une double oscillation, augmentant jusque vers l'âge de trente-cinq ans pour diminuer ensuite jusqu'à la vieillesse la plus reculée.

De ce travail lent mais continu de diminution du champ respiratoire il résulte une augmentation de la quantité d'acide carbonique contenu dans le sang artériel des vieillards, un amoindrissement de la valeur globulaire, de la richesse en fibrine et en oxygène fixé par les globules. Ce sang impur, qui est dès lors chargé d'entretenir les fonctions vitales de nutrition, ne peut suffire à sa tâche, il se fait une dystrophie générale et les tuniques artérielles, plus sensibles, sont les premières à accuser la transformation morbide qui s'opère en ce sens, elles réagissent en faisant de l'artério-sclérose.

D'ailleurs, en examinant bien le mécanisme de production de cette maladie, on peut se convaincre que dans la presque universalité des cas c'est une lésion de nutrition, une viciation du sang qui est la cause efficiente de la maladie. Dans les causes dites diasthésiques (goutte, arthritisme), le sang est altéré parce qu'il contient un excès d'acide urique et d'urates; dans les causes toxiques (alcoolisme, saturnisme, etc.), le sang contient des quantités plus ou moins considérables de plomb ou d'alcool qui irritent les parois vasculaires. Enfin, si l'on passe aux causes dites infectieuses (variole, scarlatine, fièvre typhoïde, etc.), on songe tout de suite aux produits solubles des microbes pathogènes qui circulent dans le sang et viennent modifier sa puissance nutritive et en font au contraire un véritable poison. Si maintenant on examine ce qui se produit chez le vieillard, chez les gens surmenés physiquement et moralement, on constate également que le sang est vicié par une trop grande production d'acide carbonique ou un défaut d'élimination rapide de ce gaz. On peut donc dire qu'à l'origine de tout processus d'artério-sclérose il existe un vice de nutrition, une adultération sanguine. Cette affirmation est peut-être encore un peu prématurée, attendu qu'il existe des endartérites pour ainsi dire spontanées, décrites par de nombreux auteurs et surtout par H. Martin et Giovanni et qui seraient sous la dépendance directe du système nerveux par l'intermédiaire des nerfs vaso-moteurs. L'expérience faite par Giovanni pour démontrer ce fait consistait dans la section simultanée des cordons du grand sympathique chez le chien. Quelque temps après, à l'autopsie, on trouvait des pointes d'athérome sur l'aorte descendante.

Des observations de Huchard, de Botkin, corroborent ce résultat expérimental; ces cliniciens ont vu de l'artério-sclérose dans un membre atteint de névralgies rebelles ou dans tout un côté du corps frappé de troubles vaso-moteurs résultant d'une lésion cérébrale siégeant d'un seul côté.

Quoi qu'il en soit, c'est donc un défaut de nutrition par viciation du liquide nourricier ou par ralentissement de son cours (vaso-constriction), qui est la cause efficiente de l'artério-sclérose, les autres que nous avons énumérées (diathèses, causes toxiques et infectieuses) ne sont que des causes prédisposantes ou occasionnelles.

Nous allons maintenant étudier les symptômes cliniques que présente la sclérose artérielle et plus spécialement l'aorte.

Symptomatologie. — Cette affection a été longtemps mal décrite et plusieurs auteurs l'ont presque passée sous silence, la considérant comme une maladie hypothétique.

Les symptômes cliniques qu'elle présente ont été le sujet de nombreuses discussions, les uns les confondant avec d'autres qui lui sont tout à fait étrangers, les autres omettant de citer des signes d'une grande importance.

Toutes ces erreurs représentées par autant de doctrines tenaient à une mauvaise conception de la lésion, à une observation défectueuse des modifications que la sclérose provoque dans la texture des parois artérielles; car il est reconnu que le symptôme clinique correspond à l'altération que constate l'anatomo-pathologiste et qu'il y a un parfait accord entre ces deux branches de la médecine. Aussi nous dirons donc que la symptomatologie de la sclérose artérielle est très considérable et très différente selon la partie de ce système vasculaire qui est le plus grièvement atteinte.

Afin de faire avec clarté l'étude de cette question, nous allons successivement examiner la sclérose aortique (l'aortite aiguë et chronique et sa conséquence l'anévrisme), puis nous parlerons des scléroses viscérales dues aux lésions des petites artères.

I. AORTITES AIGUES ET CHRONIQUES. — L'aortite aiguë se rattache moins à l'artério-sclérose que l'aortite chronique, mais comme cette seconde forme peut succéder à la première, nous croyons devoir en parler également, quoique brièvement.

L'inflammation aiguë de l'aorte est due le plus souvent à une lésion du voisinage. Jaccoud l'a constatée dans le cours d'une endocardite ou d'une péricardite, avec une lésion du conduit œsophagien ou de la trachée, dans la tuberculose du poumon droit, ou, enfin, coïncidant avec une tumeur ou un abcès du médiastin. Un traumatisme sur la région sternale, le froid, des efforts prolongés aboutissant au surmenage, ont également été incriminés comme des causes de l'aortite aiguë. Bucquoy et Huchard signalent la ménopause, qui produit un état d'hypertension artérielle préjudiciable aux tuniques de l'aorte. Enfin, là, comme dans toutes les artério-scléroses, nous retrouvons les trois catégories de causes : diathèses, intoxications, maladies infectieuses (goutte, arthritisme, endocardite rhumatismale, alcoolisme, saturnisme, tabagisme, variole, fièvre typhoïde, scarlatine, rougeole et syphilis).

Quelquefois, l'aortite aiguë peut passer inaperçue, comme beaucoup d'endocardites aiguës (Dieulafoy), mais, en général, il n'en est pas ainsi et les symptômes sont les suivants.

Un jour, sans cause apparente, un individu est tout à coup pris de dyspnée accompagnée d'une sensation de gêne ou de pesanteur à l'épigastre ou à la région précordiale. Quelquefois, le mal débute à la suite d'une fatigue excessive, d'une marche, par exemple, et le malade attribue à cet effort la sensation qu'il perçoit; mais bientôt il s'ajoute à cette dyspnée et à cette angoisse une douleur rétro-sternale, des sentiments de chaleur et de brisement, revenant par accès. Ces symptômns d'angine de poitrine tiennent à l'inflammation aortique qui se fait par poussées, chacun de ces accès étant suivi d'une légère rémission. Mais cette inflammation a un caractère spécial, elle peut évoluer sans occasionner de fièvre (Corrigan); si celle-ci apparaît, c'est que l'aortite a influencé les organes voisins, et notamment le cœur et les plèvres, et le praticien devra veiller et suivre attentivement son malade.

En auscultant la poitrine d'une personne atteinte d'aortite aiguë, il n'est pas rare de constater un peu de péricardite, l'inflammation de cette séreuse se faisant par continuité et occupant surtout la base et l'origine du tronc aortique.

Comme conséquence de cette inflammation, il se produit une dilation du vaisseau, ectasie qui a pour effet de rendre insuffisantes les valvules sigmoïdes ; cette altération pathologique se traduit par un retentissement du second bruit, les valvules font un bruit sourd et vibrant ; il n'est pas rare de constater un souffle au premier temps, souffle dû aux rugosités et au dépoli de la surface interne du vaisseau enflammé. Huchard insiste tout particulièrement sur le bruit diastolique de l'insuffisance aortique, qui succède à l'aortite aiguë ; il lui reconnaît « un timbre métallique, tympanique ou clangoreux d'autrefois ; il ne s'agit que d'un retentissement diastolique en coup de marteau ».

Quand la lésion, s'accentuant, gagne le cœur gauche, on observe alors les signes de l'insuffisance mitrale, le cœur s'hypertrophiant et entraînant avec lui les valvules auriculo-ventriculaires gauches.

Les lésions de l'aortite aiguë sont de quatre sortes : 1° il se produit une dilatation du vaisseau ; 2° de l'oblitération du vaisseau, ou, tout au moins, du rétrécissement dans son diamètre ; 2° de l'endo-aortite ; 4° de la péricardite, avec extension aux organes voisins (péricarde).

Chacune de ces lésions provoque des phénomènes qui la font connaître au praticien et lui tracent le diagnostic. C'est ainsi que l'ectasie de l'aorte se dévoile à la percussion ; celle-ci, pratiquée au niveau du deuxième espace intercostal, à droite du sternum, donne de la matité, alors qu'à l'état normal, cette artère ne doit pas dépasser d'une façon appréciable le bord droit du sternum. Huchard recommande de faire asseoir et même pencher en avant le malade afin de pratiquer la percussion et de frapper directement sur le sternum, qui joue alors le rôle d'un véritable plessimètre.

La dilatation de l'aorte entraîne également l'élévation des artères sous-clavières, élévation plus appréciable à droite, et on perçoit des battements anormaux dans les artères du cou, battements se produisant dans le sens horizontal, puisqu'ils se passent dans la sous-clavière, qui est soulevée et a cette direction.

Le rétrécissement du vaisseau aortique n'est pas très appréciable, car ce ne sont pas les végétations de l'endartère qui peuvent oblitérer son calibre, mais cette tunique interne est le point de départ de réflexes vaso-moteurs qui agissent sur les vaisseaux artériels de la périphérie et les contractent. En conséquence, le malade est pâle par accès ; il a une teinte plus ou moins cireuse, qui rappelle celle des anémiques ; coïncidant avec cette pâleur, on trouve du refroidissement des extrémités ; le pouls est faible ; il n'est pas rare d'observer de l'ischémie cérébrale qui se dénote par des vertiges, des tendances syncopales et des phénomènes d'étourdissement. Le rétrécissement des artères coronaires peut donner naissance aux accès d'angine de poitrine, de même la contraction des artères du rein, des bronches, des gouttières intercostales peut être la cause d'une albuminurie, de dyspnée, d'insuffisance respiratoire, les côtes ne se soulevant plus assez pour permettre l'ampliation du poumon.

L'endo-aortite se propageant jusqu'à la naissance des coronaires cardiaques, détermine des accès parfois mortels d'angine de poitrine ; la perte de l'élasticité des parois de ce vaisseau nécessite un plus grand travail de la part du muscle cardiaque, de là l'hypertrophie qui se rencontre si fréquemment dans le cours des aortites aiguës.

Huchard, dans son *Traité clinique des maladies du cœur et des vaisseaux*, résume l'observation suivante, d'une femme atteinte d'aortite aiguë; nous croyons devoir citer l'auteur textuellement. afin de tracer dans l'esprit du praticien les signes cliniques de cette affection, si bien décrite dans cet ouvrage :

Une femme de quarante-quatre ans, qui a souffert autrefois de douleurs rhumatismales ou rhumatoïdes vagues dans les muscles et les articulations, éprouve un jour, au mois d'octobre 1881, une impression de froid en avant du sternum. Immédiatement après elle ressent une douleur rétro-sternale légère avec un peu d'angoisse. Cette douleur s'étant reproduite à plusieurs reprises dans l'espace de trois mois, elle vient consulter le 28 juin 1884. Je constate d'abord qu'il s'agit de véritables accès d'angine de poitrine survenant, non pas sous l'influence de refroidissements comme elle le croyait d'abord, mais sous l'influence d'une marche précipitée, d'un effort, d'un simple mouvement. Dès cette époque, je formule le diagnostic suivant : aortique subaiguë avec faible ectasie du vaisseau, souffle léger au premier et au deuxième temps à l'orifice aortique.

La situation s'aggrave de jour en jour, la dyspnée s'accuse, les crises angineuses augmentent d'intensité et de fréquence, elles sont presque subintrantes et après trois mois, on voit survenir de l'œdème des membres inférieurs avec tous les signes d'une hyposystolie commençante. Bientôt on constate un épanchement pleural du côté gauche, puis pendant la nuit une crise violente de pseudo-asthme avec bronchorrée abondante et production de râles crépitants très fins dans la poitrine (œdème aigu du poumon).

A plusieurs reprises on assiste à de véritables accès d'ataxie cardiaque, caractérisés par 3 ou 4 battements réguliers suivis ensuite de palpitations folles précipitées et irrégulières. L'arythmie se fait à peine sentir au pouls radial qui reste fort et vibrant. Les vaisseaux du cou battent avec violence et l'on constate des pulsations exagérées dans les petites artères, dans celles des doigts et des orteils, on dirait que tout le corps est animé de vibrations.

Pendant un mois les mêmes accidents se reproduisent, accès de dyspnée et d'angor survenant sous l'influence de la moindre émotion, douleurs épigastriques et abdominales très vives reproduisant la sensation de poids, d'étau et de compression violente ; accès de pâleur de la face avec rougeur consécutive, sensation presque continue de barre rétro-sternale et de déchirure dans la poitrine, accès de palpitations et d'arythmie, signes de dilatation et d'hypertrophie du cœur, lipothymies et syncopes qui se produisent spontanément ou qui sont provoquées par le mouvement.

Le 7 mars 1885, à 9 heures et demie, elle se plaint d'une vive douleur à la partie médiane et supérieure de l'abdomen, au niveau du creux épigastrique douleur qui devient bientôt intolérable et lui arrache des cris. A 11 heures elle est froide, sans pouls, presque sans respiration, elle ne répond plus aux questions et meurt rapidement dans cet état syncopal.

Le pronostic de l'aortite aiguë est donc grave, car elle se dénoue assez habituellement par la mort ; le mal. procédant par poussées et accès successifs, ne tue pas ainsi du premier coup le malade, on voit celui-ci guérir en apparence, puis la lésion devient chronique et suit sa marche jusqu'au dénouement fatal.

Huchard et Bucquoy ont, cependant, noté quelques cas où la guérison a été complète ; mais ce sont là, malheureusement, des éventualités rares.

Une syncope ou un accès d'angine de poitrine, une embolie des artères cérébrales, tels sont les dénouements de l'aortite aiguë entraînant rapidement la mort. On a également observé des malades atteints de cette affection et s'éteignant dans l'asystolie, avec un état cachectique et des symptômes de coma.

L'aortite chronique se rencontre plus fréquemment que la précédente, soit qu'elle succède à celle-ci, soit, au contraire, qu'elle soit primitive, chronique d'emblée.

Connue depuis les médecins du xviiie siècle, Boerhaave et Morgagny, Vieussens, l'aortite chronique a été décrite d'une façon plus complète par Hoydson (1815), puis Bouillaud et Bertin (1824). Divers auteurs, fort nombreux d'ailleurs, se sont occupés de la question. notamment Lancereaux et Péter, qui ont cherché l'explication des crises d'angine de poitrine survenant dans le cours de l'aortite chronique, Stokel qui a remarqué la coïncidence de l'athérome, de la tuberculose et des anévrismes de l'aorte.

De même que l'artério-sclérose en général, dont elle n'est d'ailleurs qu'une forme, et que l'aortite aiguë, on reconnaît à l'aortite chronique les mêmes causes diathésiques, toxiques et infectieuses sur lesquelles nous ne reviendrons pas ; nous ferons seulement remarquer la fréquence relative de la syphilis ou de la tuberculose chez les artério-scléreux ; il semble que cet état de dystrophie générale dans laquelle se trouve l'organisme à la suite des lésions scléreuses des tuniques vasculaires. soit un état favorable pour que le bacille de Koch puisse se développer. Pour la syphilis, au contraire. c'est l'artério-sclérose qui se développe, en quelque sorte favorisée par l'existence de cette maladie.

Si maintenant l'on considère les symptômes cliniques présentés par l'aortite chronique, on reconnaît d'abord qu'elle a une marche lente, qu'elle débute le plus souvent par l'aorte ascendante ou la crosse de l'aorte. Sa fréquence est plus grande à mesure que l'on considère les individus plus avancés en âge ; de même que dans l'aortite aiguë, les lésions sont de quatre ordres : 1° de l'ectasie ; 2° de l'endo-aortite ; 3° du rétrécissement des vaisseaux ; 4° de la propagation de cette aortite aux organes voisins (Huchard).

Un des principaux symptômes de la forme chronique de l'artériosclérose aortique, c'est le degré de distension de ce vaisseau, quand ses parois ont perdu peu à peu leur élasticité et leur résistance première, le tissu conjonctif ayant remplacé les fibres élastiques et musculaires. Cet état de dilatation aortique est constant et assez facile à apprécier à la percussion, ainsi que nous l'avons déjà indiqué pour l'aortite aiguë ; la matité est nette dans le deuxième espace intercostal droit, quand on a soin de faire pencher le malade en avant, afin d'amener l'aorte en contact avec la partie postérieure de la paroi thoracique située en avant.

Huchard apprécie à 7 à 9 centimètres chez l'homme, 6 à 8 centimètres chez la femme, le diamètre de la zone de matité que l'on perçoit chez les individus atteints d'aortite chronique. Nous savons également que l'ectasie de l'aorte s'accompagne de l'élévation des sous-clavières et de battements dans ces vaisseaux.

Les souffles aux deux temps, à l'orifice aortique et sur l'aorte ascendante, sont également assez constants, quand la lésion est un peu avancée et a suffisamment dilaté l'aorte pour que les valvules sygmoïdes, entraînées et écartées par cette dilatation, ne puissent plus obturer l'orifice aortique et empêcher le sang de refluer dans le ventricule lors de la diastole artérielle ; quant au souffle du premier temps, il serait produit par le frottement du liquide sanguin sur la paroi interne altérée et rugueuse du vaisseau.

Le pouls est dur, brusque ; il est rare que l'artério-sclérose soit limitée à l'aorte et ne s'étende pas à la radiale. En examinant le pouls, le médecin s'apercevra alors distinctement de l'état de cette artère qui est flexueuse et résistante, souvent incrustée de sels calcaires, semblable, par sa dureté, à un tuyau de pipe ou à une plume d'oie.

Il est rare que le malade n'accuse pas une certaine dyspnée. Sinon tout à fait au début, tout au moins dans la suite ; cette angoisse et cette difficulté de respiration surviennent surtout pendant la nuit, sous forme d'accès tellement violents parfois que le patient ne peut rester au lit et doit se lever ou dormir dans un fauteuil.

Cette dyspnée est caractérisée par la violence des efforts inspiratoires que fait lo malade, qui croit avoir un poids sur le sternum ; le visage reflète cette anxiété.

A quoi tient cette gêne de la respiration chez les artério-scléreux ? Chez ces individus, non seulement l'aorte, mais toutes les artères sont atteintes par le processus pathologique ; en outre, les artères de la périphérie sont en état de vaso-constriction, par suite de l'excitation des centres sympathiques, excitation réflexe causée par l'endo-aortite. Il résulte de ces phénomènes nerveux et morbides une résistance assez grande à la circulation, et par suite un état d'hypertension artérielle. C'est cet obstacle mécanique au cours du sang qui provoque l'ischémie pulmonaire et la dyspnée, mais cette dypnée aurait une autre origine : Huchard, recherchant le coefficient urotoxique des malades atteints de dyspnée aortique, a trouvé qu'il était faible, les produits de la désassimilation ne passant qu'imparfaitement à travers le filtre rénal dont les vaisseaux altérés fonctionnent mal. Il se produit alors une rétention de matériaux nuisibles dans le sang, d'où production de dyspnée ; d'ailleurs, il n'est pas rare de voir l'urémie se produire dans l'artério-sclérose chronique, à la suite de lésions de néphrite interstitielle dépendant toujours de la vascularisation du rein. En somme, voici l'aspect que présente un malade atteint d'aortite chronique. C'est un individu qui a des antécédents alcooliques, rhumatismants ou goutteux, ou bien il a eu des maladies infectieuses telles que la variole ou la fièvre typhoïde. L'affection a débuté insidieusement par quelques symptômes de bronchite, toux légère, un peu d'essoufflement, puis, en quelques jours, la dyspnée devient très intense et domine la scène, et si l'on ausculte le poumon on ne trouve pas de signes stéthoscopiques en rapport avec cette gêne respiratoire.

L'aorte est dilatée, la sous-clavière notablement élevée et au niveau de la dilatation aortique, c'est-à-dire sur le deuxième espace intercostal droit, l'oreille perçoit un retentissement diastolique dont le timbre est métallique ou clangoreux, et qui est dû à l'insuffisance des valvules sigmoïdes.

Les artères, principalement à la région du cou, où il est facile de les examiner, sont dures, saillantes, et sont soulevées violemment par l'ondée sanguine pour retomber de suite après. A la radiale, le pouls est dur et vibrant, le tracé qu'il donne au sphygmographe rappelle celui du pouls sénile et est caractérisé par une ligne d'ascension verticale, un plateau, suivi d'une ligne descendant obliquement, à peine marquée par une ondulation dicrote.

Stokes appelle l'attention sur ce qu'il nomme le caractère de reptation des artères artério-scléreuses, et qui consiste en un mouvement léger de latéralité se produisant à la diastole, mouvement qui est produit par l'allongement des artères artério-scléreuses.

Afin de fixer les idées, nous transcrivons ici l'observation d'un homme atteint d'aortite chronique, avec artério-sclérose ; cette observation, publiée dans la thèse du Dr Bureau, nous semble assez typique au point de vue étiologique et clinique.

Le nommé Eugène B..., garde municipal, âgé de cinquante-trois ans, entre à l'hôpital le 3 juin 1892. Il ne présente rien à signaler dans ses antécédents héréditaires, lui-même s'est toujours bien porté jusqu'à l'âge de vingt-huit ans. A cette époque il eut une première attaque de rhumatisme articulaire aigu qui dura plus de cinq mois ; il reste ensuite dix ans sans avoir de nouvelle attaque, mais assez souvent il éprouvait des douleurs vagues et passagères dans les articulations. A trente-huit ans, seconde attaque, qui porta, comme la première, sur toutes les grandes articulations et dura deux mois. Depuis cette époque il est resté sujet à l'oppression et aux palpitations et surtout à des battements artériels dont il se plaint beaucoup,

Le moindre travail, une course un peu plus longue le met dans un état d'essoufflement pénible. Mais même au repos il ressent souvent des battements artériels, surtout vers l'oreille droite. Il ressent assez souvent de l'engourdissement dans l'épaule gauche, mais il n'a jamais éprouvé de véritables phénomènes angineux. Les pieds sont enflés le soir lorsqu'il a beaucoup marché dans la journée, mais cet œdème disparaît par le repos. De plus, il tousse depuis déjà longtemps et depuis deux ans il aurait un peu maigri et ses forces auraient diminué.

Il y a un an il a eu une hémoptysie.

Etat actuel. — Homme grand, pâle, très maigre ; les artères du cou sont animées de battements très visibles. Le cœur est très hypertrophié et cette hypertrophie porte surtout sur le ventricule gauche comme l'indique l'abaissement très notable de la pointe. Au niveau du foyer d'auscultation de l'orifice aortique on entend un double souffle indiquant le rétrécissement et l'insuffisance de cet orifice. L'aorte est très notablement dilatée et donne lieu à une matité qui dépasse le bord droit du sternum de 3 centimètres. La sous-clavière droite est surélevée, animée de battements très énergiques. On ne trouve pas de signes de tuberculose dans les sommets.

Traitement. — Chaque soir une cuillerée à bouche d'une solution d'iodure de potassium à 2 p. 100. Suspendre le traitement la dernière semaine de chaque mois.

1er juillet. — Le malade se trouve beaucoup mieux, il dort beaucoup mieux qu'il ne le faisait auparavant ; les crises d'oppression sont moins nombreuses et moins fortes ; les battements artériels ont beaucoup diminué ; il y a une quinzaine de jours en toussant il a eu une petite hémoptysie.

1er octobre. — La matité aortique ne s'est pas modifiée, on entend toujours le souffle systolique de la base, mais on n'entend presque plus le souffle diastolique ; le cœur est volumineux, mais le malade se trouve cependant bien. Le pouls radial gauche est plus petit que celui du côté droit, la tension artérielle est de 22, il continue toujours le traitement ioduré.

31 octobre — Il se trouvait beaucoup mieux lorsque, il y a cinq jours, il fut pris d'un accès d'étouffement tel qu'il n'en avait jamais eu. Il

était couché depuis une heure environ lorsqu'il fut pris d'un accès d'oppression extrême qui l'obligea à quitter son lit. Il ne pouvait plus respirer et dut aller à la porte pour appeler et demander du secours. Aucune douleur dans la région précordiale ni dans les bras. En même temps il eut un impérieux besoin d'uriner et sans aucune douleur il urina un mélange de sang et d'urines. Jamais il n'avait ainsi uriné de sang. A la miction suivante ses urines étaient redevenues claires. Cet accès d'oppression dura environ trois quarts d'heure. On lui appliqua un sinapisme au devant de la poitrine et ensuite il dormit.

Son aorte s'est augmentée de volume, elle dépasse maintenant le sternum de 3 centimètres et demi. La sous-clavière est plus élevée aussi qu'antérieurement, le choc artériel est des plus intenses, localement il est donc moins bien.

Depuis quinze jours seulement il se lève toutes les nuits pour uriner, ses urines contiennent un léger nuage d'albumine, sa tension artérielle est de 22. Continuation du traitement ioduré.

21 novembre — Inégalité pupillaire, myosis à gauche, les étouffements sont redevenus aussi fréquents qu'avant le début du traitement.

Ce malade est mort dans le courant de décembre à l'hôpital du Val-de-Grâce.

D'autres fois la maladie est à peine appréciable, au point de vue symptomatique. Le praticien constate la lésion aortique et ne trouve presque rien qui en résulte; cet état dure parfois longtemps. puis, quand la sclérose a gagné le cœur, on voit apparaître les manifestations morbides graves qui emportent le malade.

Nous signalerons aussi la possibilité et la fréquence même des embolies pulmonaires, cérébrales, etc., dans l'évolution de l'aortite chronique. On en comprend vite toute la gravité sans qu'il soit nécessaire d'insister davantage.

II. Anévrisme. — Enfin, l'artério-sclérose de l'aorte, surtout quand elle présente la forme athéromateuse, est la cause d'anévrismes de cette artère qui se produisent lorsque les dépôts athéromateux, qui siègent dans la tunique moyenne, se terminent par l'ulcération.

Les anévrismes de l'aorte, connus depuis la fin du XVIe siècle par la description qu'en ont fait Ternel et Vésale (1537), puis, au XVIIe, Morgagni, Valsalva, et Lancisi ont été décrits et étudiés par Corvisart, Scarpa, Bouillaud, Hogdson, Laënnec, Hope, Cruveilhier, Rokitansky, Thurnam, etc.

Il est rare de rencontrer cette complication avant l'âge de trente-cinq ou quarante ans, et elle se produit surtout à l'aorte ascendante, puis à la crosse de l'aorte, et enfin à la partie thoracique de cette artère.

Cornil et Ranvier ont bien décrit le mode de formation de l'anévrisme de l'aorte dans l'artério-sclérose chronique ; nous savons, en effet, que la tunique moyenne disparaît par suite de la dégénérescence des fibres élastiques et du tissu musculaire remplacé par du tissu conjonctif embryonnaire. Cette paroi aortique ainsi modifiée se laisse distendre par le sang et se dilate en forme de poche dont la paroi se trouve alors constituée par l'accolement des tuniques interne et externe, modifiées par le processus inflammatoire.

Voici ce que disent ces auteurs sur la structure histologique de la paroi anévrismale : « Le tissu de nouvelle formation, qui constitue en partie ou en totalité la poche des anévrismes, est composé de lits de cellules plates séparées par une substance vaguement fibrillaire ; il subit la transformation graisseuse, l'athérome, la pétrification ; on peut même observer des poches anciennes formées par une carapace calcaire inextensible. »

Ces lésions anévrismales de l'aorte artério-scléreuse peuvent aboutir à la perforation des parois artérielles et à une hémorragie foudroyante, ou bien l'anévrisme, comprimant les organes voisins, peut arriver à s'identifier à eux, les irriter et les enflammer, d'où il résulte des atrophies et des perforations de ces organes. On a noté des anévrismes s'ouvrant de l'aorte dans la veine-cave supérieure, l'artère pulmonaire, la péricarde, le cœur, la trachée, les bronches, etc., englobant dans leur tissu enflammé les nerfs pneumogastrique et récurrent, le plexus brachial. Il n'est pas rare, ainsi que l'ont remarqué Hanot, Fuller, Aubry, Huchard, de voir coexister la tuberculose avec l'anévrisme de l'aorte. Laquelle des deux maladies est la cause de l'autre ? C'est un point qui a été le sujet de nombreuses discussions. Stokes a, un des premiers, signalé les rapports entre la « diathèse athéromateuse et la diathèse tuberculeuse », et il a prouvé que c'est l'athérome et l'anévrisme qui sont la cause du développement de la phtisie. Aujourd'hui, que nous connaissons la nature bacillaire de la tuberculose, nous ne pouvons plus dire que l'anévrisme engendre la phtisie, mais il est cependant admissible de penser que l'artério-sclérose, maladie de dénutrition, que l'anévrisme de l'aorte, qui trouble la circulation et peut, dans quelques cas, comprimer l'artère pulmonaire, sont des causes prédisposantes à l'envahissement du poumon et consécutivement de tout l'organisme par la tuberculose. C'est ce qui rend compte des faits indubitables de coexistence des deux affections et de la fréquence de leur relation chez le même sujet.

Les symptômes de l'anévrisme de l'aorte sont, en grande partie, ceux de l'aortite aiguë ou chronique, et, tout à l'heure, en faisant le diagnostic de ces affections, nous verrons les différences qui les distinguent.

La douleur est parfois le premier signe de l'anévrisme aortique: cette douleur est produite par la compression d'un tronc nerveux, et elle diffère suivant le nerf, qui est aussi atteint. Tantôt les phénomènes douloureux siègent dans les gouttières intercostales, tantôt au contraire, ce sont des douleurs s'irradiant dans le bras et jusqu'au petit doigt de la main (nerf cubital), d'autres fois elles affectent le diaphragme et les terminaisons du nerf phrénique. Ces douleurs sont vives, continues ou revenant par accès, et elles rappellent des névralgies ou des crises d'angine de poitrine.

En même temps que la douleur, l'anévrisme de l'aorte produit de la dyspnée, et par plusieurs mécanismes. La tumeur anévrismale située, par exemple, à la crosse de l'aorte, peut comprimer directement la trachée ou une grosse bronche, et l'on entend à l'inspiration des bruits de sifflement, du cornage. Ou bien, c'est un gros tronc nerveux qui a subi la compression, le pneumogastrique ou une de ses branches récurrentes, et il en résulte de la dyspnée, par spasmes de la glotte (Krishaber), dyspnée intermittente, ainsi que l'a bien reconnu Lebert, et qui se produit ainsi dans les deux tiers des cas.

Stokes, Jaccoud ont également noté une altération spéciale de la voix pouvant aller jusqu'à l'aphonie (Bourdon et Cruveilhier); la voix est rauque, et cette modification du timbre est due à de la paralysie laryngée; les cordes vocales innervées par le récurrent ne vibrent plus au passage de l'air (Traube, Potain, Tungel), et Law a même observé de l'atrophie de ces muscles du larynx à la suite d'un cas d'anévrisme ayant persisté longtemps.

La compression des récurrents et des branches du pneumogastrique produit aussi de la dysphagie par paralysie des muscles constricteurs du pharynx et de l'œsophage ; ce dernier conduit peut, en outre, être directement serré par la tumeur anévrismale. L'anévrisme aortique peut porter ses influences beaucoup plus loin et agir par l'intermédiaire du pneumogastrique sur le poumon (engouement, toux, hémoptysies), sur la plèvre (épanchement), sur l'estomac (vomissements), sur l'intestin (coliques, diarrhée et constipation, congestionner le foie, actionner le système nerveux central, ainsi que l'ont démontré Law et Greene.

A l'examen local, l'anévrisme de l'aorte se révélera par la matité de la voussure, et, parfois, des battements appréciables à la vue, et que Stokes exprimait en disant qu'il semble y avoir deux cœurs dans la poitrine.

La pulsation de cette tumeur suit immédiatement celle de la pointe du cœur, et on perçoit, en appuyant la main sur cette région, un mouvement d'expansion accompagné de thrill ou de frémissement cataire.

Cette expression de frémissement cataire, due à Laënnec, indique un phénomène à la fois tactile et acoustique, qui se perçoit à la main et s'entend à l'oreille. A la main, on éprouve une sensation analogue à celle que l'on a en caressant un chat; à l'oreille, c'est un bruissement de tonalité variable (Barth et Roger). Quant au mot « thrill », c'est l'expression adoptée par les Anglais pour exprimer le même symptôme.

Dans le cas spécial des anévrismes aortiques, le frémissement cataire est bien plus fort que dans les cas ordinaires où il se produit, c'est-à-dire quand il existe une lésion organique des orifices du cœur, des indurations des valvules ou des rétrécissements très serrés.

Quant au mécanisme de production, il est double. La paume de la main qui recouvre la région anévrismale perçoit une ondulation, qui est due au choc du sang arrivant à la systole dans la poche de l'anévrisme et ébranlant les parois de cette tumeur. En second lieu, le bruissement que perçoit l'oreille est dû au rétrécissement de l'orifice de communication entre l'aorte et l'anévrisme. Le sang lancé dans l'artère vient se briser contre les parois de cet orifice et fait entendre ce bruit particulier dont l'intensité varie depuis les souffles doux jusqu'aux souffles rudes, aux bruits de râpe et de scie auxquels on les a quelquefois comparés.

Ce phénomène du frémissement cataire est très limité et circonscrit à la région où se trouve placé l'anévrisme aortique, c'est donc un signe de tumeur anévrismale quand on peut le percevoir avec netteté. Sa durée varie : tantôt il n'a lieu qu'au moment de la systole, la main qui palpe la région sent une sorte de frôlement; tantôt, au contraire, il se prolonge et ne subit qu'une légère interruption. Ces différences tiennent au siège de la tumeur et à la disposition de l'orifice d'entrée.

Voici une observation d'anévrisme de la crosse aortique survenu chez un malade atteint d'aortite chronique d'origine alcoolique, observation communiquée à la Société anatomique en 1881, par M. Petit.

Ce cas est intéressant parce qu'il survient chez un artério-scléreux

et qu'il montre bien la possibilité de la production d'une poche anévrismale chez de tels individus; en outre les symptômes cliniques sont
nets et l'autopsie a confirmé le diagnostic.

Le nommé B..., âgé de cinquante-huit ans, entrepreneur, entre le
4 mai 1881, à l'hôpital Beaujon. On ne relève dans les antécédents héréditaires de cet homme qu'une affection cardiaque, à laquelle sa mère aurait
succombé; son père, âgé de quatre-vingt-quinze ans, est encore vivant et
possède encore une bonne santé.

Le malade, d'origine anglaise, n'a jamais eu d'affection grave, pas de scarlatine dans l'enfance, jamais de rhumatisme, il n'est pas syphilitique. Il
avoue des habitudes alcooliques anciennes, auxquelles il aurait renoncé
depuis plusieurs années. Il jouissait d'une excellente santé habituelle lorsqu'il fut pris, il y a trois ans environ, d'une bronchite qui persista longtemps et à la suite de laquelle il conserva un peu d'essoufflement. Vers la
même époque, un jour qu'il courait pour rejoindre une voiture, il ressentit
tout à coup une violente douleur à la région précordiale avec palpitation et
imminence de suffocation qui l'obligeait à s'asseoir à terre. A partir de ce
moment, la toux et l'essoufflement augmentent et deviennent permanents
sans pourtant l'obliger à renoncer à ses occupations, l'expectoration était
presque nulle.

Pendant les froids rigoureux de l'hiver 1890-1891, le malade constata une
sensible aggravation de son état, de malaise habituel ; l'ascension des escaliers lui devint pénible ainsi que toute marche rapide ou un peu prolongée.
Il éprouvait fréquemment des douleurs assez vives dans la poitrine. L'état
général se maintenait néanmoins satisfaisant, l'appétit était bon, les digestions faciles. Pas d'œdème des membres inférieurs. Tous les symptômes
continuèrent à s'aggraver et le 4 mai le malade sollicitait son admission à
l'hôpital Beaujon.

4 mai. *Etat actuel.* — Le malade a le visage pâle, les yeux saillants, il est
fortement musclé et ne paraît pas amaigri. Il ne peut rester dans le
décubitus horizontal sans être pris d'accès d'étouffements et de palpitations, aussi garde-t-il la position assise. Il se plaint d'une douleur sourde
rétro-sternale qui par moments s'exaspère et devient pénible. Les jambes,
les cuisses et le sternum sont le siège d'un œdème d'intensité moyenne
dont le début remonte à un mois environ; pas d'ascite appréciable.

L'apyrexie est totale, l'appétit a presque entièrement disparu; il n'y a pas
de vomissements, on ne constate aucun symptôme de dysphagie, le foie
n'est pas volumineux, pas d'ictère, la rate semble normale et les urines
sont peu abondantes, mais claires et limpides, elles ne contiennent pas
d'albumine. La dyspnée se montre rapidement dès que le malade parle ou
fait quelque effort, l'expiration est alors bruyante et semble se produire
comme une sorte de détente, la toux est rare, l'expectoration muqueuse
peu abondante, la voix est voilée, mais non rauque et bitonale.

La percussion permet de constater un peu d'exagération de la sonorité
pulmonaire qui masque en grande partie la matité précordiale en avant. La
matité semble au contraire augmentée au niveau du médiastin postérieur.
A l'auscultation du poumon, on entend une inspiration légèrement souf-

flante en plusieurs points et quelques râles sous-crépitants disséminés aux deux bases.

A l'examen de la région précordiale, on distingue un léger mouvement d'expansion isochrone de la systole cardiaque, au niveau du deuxième espace synchondro-sternal droit, on perçoit en appliquant la main en ce point un frémissement catoire systolique peu intense. L'auscultation révèle à la base au niveau du foyer aortique un souffle rude avec bruit de piaulement qui couvre le premier bruit du cœur et se propage dans les vaisseaux du cou et un deuxième souffle doux, aspiratif, se propageant le long du bord droit du sternum et se produisant au deuxième temps. Au niveau de la pointe on ne constate qu'un retentissement affaibli des bruits de la base.

Le pouls est fort, bondissant, sensiblement égal des deux côtés. Dans la crurale, on ne constate que de façon très douteuse le double souffle crural de Duroziez. En présence de ces symptômes, on porte le diagnostic de rétrécissement et insuffisance aortique avec légère dilatation de l'aorte, il n'y avait ni douleurs névralgiques irradiées, ni troubles oculo-pupillaires; l'absence de disphagie et de raucité de la voix avait été notée.

En dépit du traitement institué, les symptômes s'aggravèrent successivement, la dyspnée, les palpitations augmentèrent, l'affaiblissement fit des progrès rapides et le malade mourut le 10 mai après avoir expectoré pendant deux jours des crachats hémoptoïques.

A l'*autopsie* on trouva une dilatation anévrismale de l'aorte au niveau de la quatrième vertèbre dorsale.

A l'auscultation, l'oreille entend nettement un souffle anévrismal double constaté en 1883 par Stokes et qui se perçoit surtout quand la lésion siège à l'aorte thoracique ; on le constate également en appliquant l'oreille en arrière, dans la région interscapulaire ; Gendrin dit qu'il est même plus marqué à cet endroit qu'à la partie antérieure du thorax parce que ce souffle est transmis par les parties osseuses de la colonne vertébrale.

On entend parfois deux souffles et deux claquements (Jaccoud). Le premier souffle est produit par l'arrivée de l'ondée sanguine dans l'aorte athéromateuse et comprimée par la tumeur anévrismale, ce souffle est systolique ; quant au deuxième, il est dû au reflux du sang à travers l'orifice des valvules sigmoïdes devenues insuffisantes par suite de l'ectasie artérielle.

Les claquements sont occasionnés : le premier par l'ondée sanguine qui, lancée par le cœur, vient remplir la poche anévrismale ; le second est la propagation du claquement des valvules sigmoïdes.

Marey, étudiant les caractères sphygmographiques du pouls de l'anévrisme aortique, a remarqué que les lignes d'ascension et de descente avaient sensiblement la même longueur, la poche anévrismale faisant l'office de réservoir à air interposé dans le trajet du sang, pour régulariser son cours ; quand l'anévrisme est situé entre le tronc brachio-céphalique et la sous-clavière gauche, on observe un retard entre la pulsation radiale gauche et celle du côté droit.

Enfin il peut y avoir des œdèmes, de la cyanose, si l'anévrisme comprime les veines caves, et de la dilatation ou du rétrécissement de la pupille si c'est au contraire le nerf sympathique qui est inté-ressé.

III

SCLÉROSES VISCÉRALES

Ainsi que nous l'avons déjà indiqué, il est rare de rencontrer l'ar-tério-sclérose uniquement localisée aux gros vaisseaux, on sait maintenant que ce processus de dégénérescence scléreuse envahit également les petites artères, celles qui servent à la nutrition des divers organes tels que le cœur, le foie, les reins, la rate, l'estomac, le cerveau et les centres nerveux, etc.

Si l'on s'en tient aux symptômes purement cliniques, il est pos-sible en effet de ne pas rencontrer des signes qui dénotent une pareille altération ; mais à l'autopsie histologique on retrouve les traces de cette artério-sclérose généralisée, de cette diathèse fibreuse dont parlent Debove et Letulle.

L'étude de ces scléroses viscérales va compléter cette étude d'en-semble de l'artério-sclérose des artères ; la sclérose cardiaque devrait rentrer également dans ce paragraphe, mais son importance est trop considérable et elle sera décrite séparément avant l'artério-sclérose des veines et dans un paragraphe spécial.

A. — SCLÉROSE RÉNALE

Étiologie et pathogénie. — Cet état particulier du rein que l'on désigne sous le nom de rein sénile, est caractérisé par une atrophie lente de cet organe, atrophie survenant du fait de la vieillesse.

D'abord négligée et méconnue, la sclérose rénale fut étudiée par l'école anglaise dont les principaux représentants furent Sum-Wilks, Todd, Hautfield, Jones, Grainger Stewart, qui en firent une affection spéciale absolument distincte des autres lésions rénales.

Enfin, depuis les travaux de Salder, Demange, Debove, Martin, etc., on tend à reconnaître sa véritable cause qui est une lésion vascu-laire de l'endopériartérite, suite d'athéromasie généralisée.

Cette opinion, d'abord combattue par Charcot et Gombault, Baillet, est maintenant admise généralement : on croit que le rein sénile est un rein atteint d'une néphrite interstitielle diffuse, les glomérules sclérosés et atrophiés disparaissant au milieu d'une gangue dense et épaisse de tissu conjonctif ; au milieu de celle-ci, on retrouve des artères athéromateuses, à parois épaisses, oblitérés ou ayant leur calibre considérablement diminué par des végétations provenant des couches sous-endothéliales. Peter exprime ainsi son opinion sur ces lésions. « C'est parce qu'il y a endartérite généralisée qu'il y a une endartérite rénale, et c'est parce qu'il y a endartérite rénale qu'il y a néphrite interstitielle. »

Duplaix et Huchard ont également émis cette opinion d'une façon nettement affirmative.

Les symptômes cliniques répondent à cela. Mais si l'on n'est pas prévenu de la véritable cause de la maladie, il est facile de croire à une simple néphrite interstitielle d'origine primitive ; le malade a l'aspect d'un rénal, et le praticien devra toujours dans des cas semblables ne pas négliger d'examiner l'état des artères, il trouvera en nombre de circonstances des lésions athéromateuses de ces vaisseaux.

Symptômes. — L'individu atteint d'artério-sclérose rénale présente des accès de dyspnée se produisant de préférence le soir ou dans la nuit, dyspnée pouvant aller jusqu'à l'orthopnée. Cette attaque dyspnéique survient brusquement alors que le malade est calme ; au début, la respiration est courte, puis peu à peu l'amplitude des mouvements respiratoires augmente jusqu'à une certaine limite, à partir de laquelle le phénomène inverse se produit. L'expansion thoracique diminue et la crise se termine par une légère pause respiratoire qui dure quinze à vingt secondes : c'est ce qu'on appelle le type respiratoire de Cheyne-Stokes.

Si l'on interroge le cœur, on reconnaît que son volume est augmenté, que ses battements sont forts et présentent le rythme à trois temps du galop.

Du côté du rein, on note des envies fréquentes d'uriner. Le malade est souvent obligé de se lever la nuit pour satisfaire ce besoin, et il rend des urines très pâles, assez abondantes, de faible densité, sans albumine ou présentant un très léger nuage quand on les traite par la chaleur ou l'acide nitrique.

Dans un cas semblable, le médecin doit songer à interroger les artères ; il trouvera la radiale indurée, un peu flexueuse, le pouls

est dur, tendu et concentré : il s'agira d'une néphrite interstitielle
due à l'athérome des artères nourricières du rein et souvent à des
plaques athéromateuses situées à l'origine des artères rénales de
l'aorte.

B. — SCLÉROSE HÉPATIQUE

Étiologie et pathogénie. — De même que le rein, le foie est fréquemment touché par le processus artério-scléreux. La cirrhose,
qui débute autour des vaisseaux sanguins, tient à cette cause, et
cela se présente dans plusieurs cas.

Les alcooliques ont, à la suite de leurs excès de boissons, des altérations du parenchyme hépatique, bien étudiées par Laennec, sous le
nom de cirrhose atrophique. Cette maladie débute par les espaces
portes, et malgré le nom de veine qui est donné à ce réseau vasculaire de la circulation abdominale, il n'est pas douteux que les
tuniques de la veine porte se comportent absolument comme celles
des artères ; d'ailleurs, nous en reparlerons au chapitre de l'*Artério-
sclérose des veines*. Des travaux très intéressants ont été faits ou
entrepris sur cette question d'anatomie pathologique et de pathologie
générale, qui contribueront encore à éclaircir la marche et l'évolution de ce grand cycle morbide de l'artério-sclérose.

Sabourin a observé l'endophlébite des veines sous-hépatiques dans
l'altération du tissu hépatique, connue sous le nom de cirrhose cardiaque. Dieulafoy a remarqué également ce fait, et Talamon a constaté que la lésion hépatique interlobulaire qui se produit dans ce
cas est due à de la périartérite des vaisseaux hépatiques, ainsi qu'il
l'a vu dans le foie cardiaque, dans la sclérose de W. Legg et Hand-
Jones. Voici comment il exprime son idée à ce sujet : « Dans les
modifications subies par le foie dans les affections du cœur, tout
n'est pas sous la dépendance directe de la lésion cardiaque. Il existe
constamment une lésion qu'on doit regarder comme une lésion concomitante et qui, vraisemblablement, est de même date que l'endocardite, cause de l'affection valvulaire, c'est l'artérite des artérioles
hépatiques ; et il est naturel de rapporter à cette endoartérite les cas
où on ne constate que de l'épaississement fibroïde, et de la sclérose
des espaces portes. »

C'est cet ensemble d'altérations de dégénérescence parenchymateuse avec hyperplasie conjonctive et atrophie des éléments nobles
de l'organe, que l'on appelle foie muscade, et qui produit chez les

asystoliques de l'ictère léger, une teinte jaune clair et de l'ascite.

Boy Tessier a vu les mêmes faits se produire sous l'influence de la vieillesse, et il nomme foie sénile, par analogie avec le rein sénile, cette artérite généralisée aux vaisseaux portes et aux espaces de ce nom entraînant la prolifération conjonctive et l'atrophie des cellules hépatiques.

Symptômes. — De tels malades présentent des symptômes multiples en rapport avec les lésions cardiaques et hépatiques ou même d'autres organes. Huchard cite l'observation d'un forgeron mort en 1885, avec des altérations de six organes différents : l'aorte, le cœur, le foie, la rate, les reins et l'estomac. Comment expliquer cela, sinon par une maladie unique, par l'artério-sclérose, qui avait évolué chez un homme rhumatisant, alcoolique et ayant eu la syphilis.

Landouzy a observé un cas à peu près analogue de sclérose multiple à l'hôpital Cochin, et H. Martin dit à ce propos : « Des altérations, en apparence bien diverses à un examen superficiel, sont ramenées de la sorte à un même type ; de prétendues relations de causes à effet cessent d'être admises, le cœur hypertrophié, dit cœur rénal, n'est plus considéré, dès lors, comme étant sous la dépendance de la néphrite interstitielle. »

C. — Sclérose pulmonaire

Déjà des anatomo-pathologistes tels que Renaut et Bard (de Lyon), des cliniciens comme Joffroy, Hanot, Balzer, Debove, Ducastel, etc., avaient observé que le poumon peut présenter de la sclérose, indépendamment des maladies inflammatoires telles que la tuberculose et la pneumonie chronique, etc., et Bucquoy disait : « Cette sclérose présente une allure, des tendances, des complications qui constituent un ensemble distinct et caractéristique, qui mériterait une place à part dans nos descriptions des maladies du poumon, au même titre que nous en accordons une à la cirrhose atrophique dans les affections du foie, à la néphrite interstitielle dans les maladies des reins. »

Boy Tessier a également étudié cette forme de sclérose pulmonaire, sclérose sans bacille, évoluant chez les malades athéromateux, et qui sont également affectés d'athéromasie hépatique et rénale. Il a reconnu que, dans de tels cas, les vaisseaux pulmonaires et bronchiques principalement sont atteints d'inflammation de leur tunique interne, d'endartérite qui les oblitère peu à peu et amène consécutivement de la sclérose dystrophique. C'est ce que Renaut appelle l'induration œdémateuse, et l'œdème lymphatique, ce que Kelsch décrit sous le nom d'indurations cyanotiques, et ce à quoi Waters et Guéneau de Mussy rapportaient l'emphysème constitutionnel.

D. — Sclérose des centres nerveux

Historique et pathogénie. — Depuis une dizaine d'années, on a entrepris l'étude anatomopathologique des centres nerveux des individus atteints de maladies médullaires ou cérébrales, et au point de vue qui nous occupe, voici les résultats qu'ont donné les recherches entreprises.

En 1879, Berger et Rosenbach avaient déjà remarqué qu'il semblait exister un rapport entre l'insuffisance aortique et l'ataxie locomotrice; il n'était pas rare de voir une lésion des valvules aortiques chez les malades tabétiques, et cette observation faite sept fois par ces auteurs, fut également répétée quinze fois par le Dr Grasset de Montpellier en 1880. La même année, Letulle constatait deux cas d'ataxie coïncidant avec de l'artério-sclérose généralisée; ses malades avaient, à l'autopsie, un foie muscade et un rein sénile, la substance corticale de cet organe étant sensiblement atrophiée, en outre, le cœur offrait de l'hypertrophie, des lésions aortiques et initiales, et le malade avait eu des accès angineux. Letulle concluait ainsi de ces observations : « C'est l'athérome, l'artérite chronique, l'artériosclérose généralisée que l'on devrait mettre en cause dans un certain nombre de faits, pour expliquer le développement de phénomènes tabétiques. »

H. Martin, reprenant ces travaux et ces examens histologiques, constata chez les ataxiques, que plusieurs artères des méninges, au niveau de la zone postérieure, étaient frappées d'endartérite, alors que les artères des autres parties de la moelle ne présentaient pas cette altération et, parlant de cette lésion, il écrivait : « Débutant le plus souvent, il est vrai, par l'aorte, elle peut atteindre primitivement tantôt le cœur, tantôt les reins, tantôt, croyons-nous, la moelle surtout dans ses zones postérieures, et la sclérose dystrophique qui lui est consécutive est toujours systématisée dans le domaine des vaisseaux malades. Elle déterminera soit de l'athérome, soit de l'hypertrophie cardiaque, soit de la néphrite atrophique, soit de la sclérose médullaire avec ataxie, toutes lésions dues à une cause identique comme nature et comme pathogénie, mais bien différentes au point de vue clinique, les symptômes étant en rapport avec les fonctions des organes lésés. »

En 1884, Déjerine constatait aussi des scléroses médullaires d'origine vasculaire, scléroses donnant la symptomatologie de la sclérose en plaques, et à l'autopsie on trouvait de la périartérite des petites ramifications des vaisseaux au niveau des plaques de sclérose.

Demange, à peu près à la même époque, trouvait une semblable lésion artérielle chez un individu ayant présenté les signes de la sclérose latérale amyotrophique, et il concluait à la possibilité de la production des scléroses médullaires, de scléroses en plaques disséminées et de scléroses interstitielles diffuses à la suite d'athérome généralisé. Voici ses propres expressions : « Les vaisseaux de la moelle peuvent être atteints de périartérite scléreuse liée à de l'athérome généralisé, cette lésion peut déterminer des taches de sclérose diffuse d'origine vasculaire dans la moelle ; elle peut être l'origine de foyers miliaires hémorragiques dans la moelle, par un processus analogue à celui des hémorragies cérébrales ; ces lésions disséminées peuvent produire un tableau clinique rappelant celui de la sclérose fasciculée des cordons latéraux. »

Symptômes. — Quels sont, en effet, les symptômes que peut présenter un tel malade ? Demange en a observé un qui se plaignait de douleurs en ceinture, d'envies fréquentes d'uriner avec de la douleur et du ténesme vésical au moment de la miction ; en outre, il éprouvait dans les membres des douleurs vives, des crampes, des fourmillements, des tiraillements ; ensuite il lui devint tout à fait impossible de remuer les jambes qui étaient contracturées, fléchies et en adduction forcée. Les réflexes étaient totalement abolis, la peau comme squameuse et sèche, la sensibilité était intacte ainsi que l'intelligence, mais le malade urinait sous lui, non par incontinence, mais plutôt par spasme intermittent de la vessie.

A l'autopsie de cet individu, Demange trouva une dégénérescence granulo-graisseuse du myocarde, de l'athérome aortique, un foie granuleux, des reins séniles, de l'athérome des artères de la base du crâne, et dans la moelle des lésions scléreuses de la substance blanche, lésions qui particulièrement affectaient les cordons de Goll et ceux de Burdach. Ces amas scléreux étaient disposés en forme d'étoiles rayonnant autour des vaisseaux oblitérés par le processus artério-scléreux.

Cet exemple juge la question et montre avec évidence que l'arté-

rio-sclérose des vaisseaux nourriciers des divers organes est susceptible de produire des lésions cliniques fort diverses et qu'on aurait
grand tort de les négliger.

Est-ce là tout ce qui a rapport aux scléroses viscérales? Assurément non, d'autres organes, la rate, l'estomac, le pancréas, la vessie, la prostate, les ulcères, sont frappés par la sclérose, mais il y a
encore beaucoup à faire, pour élucider complètement ces questions
si intéressantes de pratique et d'étiologie.

IV

ANATOMIE PATHOLOGIQUE DE L'ARTÉRIO-SCLÉROSE

Quelles sont les modifications que subissent les vaisseaux artériels
et l'aorte, principalement dans le cours de l'artério-sclérose et de
l'aortite? Nous savons qu'elles sont des deux ordres : des lésions de
nutrition caractérisées par de la dégénérescence des éléments normaux
qui composent les tuniques artérielles et des lésions d'inflammation
qui provoquent de la prolifération du tissu conjonctif et des éléments de l'endartère.

La sclérose n'atteint pas avec la même intensité et simultanément
les artères de tout l'organisme ; pour ne parler que de l'athérome
sénile, celui qui se développe avec les progrès de l'âge, voici d'après
Huchard, Lobstein et Robitansky, l'ordre approximatif dans lequel
on voit apparaître les lésions de l'artério-sclérose sur les artères.

En première ligne vient l'aorte avec ses diverses parties; aorte
ascendante, crosse aortique, aorte descendante, aorte thoracique et
abdominale, puis les artères rénales, temporales, carotides, sous-
clavières et iliaques ; les artères des membres, brachiale, crurale,
poplitées, les artères spléniques, bronchiques et pulmonaires, etc.

Cet ordre est d'ailleurs assez variable et n'est plus du tout le même
quand l'artério-sclérose tient à une autre cause, toxique ou infectieuse, par exemple.

Examinons rapidement la marche du processus et les diverses
étapes qu'il franchit dans le développement de l'artérite aiguë et
chronique, des aortites, des anévrismes.

1. — ARTÉRITE AIGUE

Cette forme inflammatoire des maladies artérielles se caractérise
par du gonflement souvent considérable de la tunique interne ou

endartère sur laquelle on distingue des plaques plus ou moins saillantes, très diverses comme étendue, d'autant plus irrégulières qu'elles sont plus développées, ayant un aspect rosé et opalescent. La consistance de ces plaques d'artérite aiguë est molle et comme gélatineuse, d'où le nom de plaques gélatiniformes qui leur a été attribué (Bertin et Bouillaud, Bizot).

Autour de ces plaques de l'endartère, on peut distinguer de l'inflammation des éléments voisins, qui provoquent un peu d'induration. Si on les examine avec un grossissement microscopique peu élevé, on voit dans ces plaques d'artérite des cellules sphériques avec un ou deux noyaux d'un volume de 1/100 de millimètre qui sont englobés par quelques cellules connectives.

Ces lésions de l'artérite aiguë se retrouvent dans l'aortite aiguë qui n'est en somme qu'une inflammation de l'artère aorte.

Cette prolifération cellulaire de l'endartère est recouverte du côté du courant sanguin par une couche mince de fibrine, il est rare de trouver de véritables caillots fibrineux.

Cette disposition en plaques de la paroi interne de l'artère, plaques séparées par une dépression, lui donne un aspect régulier de pavage qui est surtout appréciable à la vue sur les gros troncs vasculaires, sur l'aorte.

La couleur que présente ce vaisseau dont la tunique interne est ainsi atteinte par le processus inflammatoire varie beaucoup, cette couleur qui va du rose au rouge vif et que l'on considérait autrefois comme le résultat de l'inflammation est maintenant reconnue comme la conséquence de l'imprégnation de cette endartère par les éléments colorants du sang.

La tunique moyenne n'est que peu altérée, car la principale lésion se trouve dans la tunique interne et encore plus spécialement dans les couches les plus internes de cette tunique. C'est ce qu'ont bien vu les histologistes Cornil et Ranvier qui s'expriment ainsi sur ce point : « Ce fait de la multiplication des éléments à la surface de la membrane interne est spécial à l'endartérite aiguë et la sépare de l'endartérite consécutive à l'athérome où la prolifération se passe dans la couche la plus profonde de la membrane interne. »

La tunique externe prend plutôt part à l'inflammation que la tunique moyenne, étant de consistance moins résistante, cela s'explique, et on y rencontre de la périartérite caractérisée par une prolifération cellulaire assez abondante et une néoformation vasculaire qui donne à son tissu un aspect rosé.

B. — Artérite chronique

Cette lésion est compliquée de la transformation graisseuse ou calcaire des tuniques artérielles (artério-sclérose et athérome). L'artérite chronique est caractérisée par une des deux : disparition de la tunique moyenne de l'artère et transformations des autres tuniques interne et externe de ce vaisseau ; il y a dans toutes ces altérations un mélange d'inflammation et de nécrobiose (Huchard).

Diverses théories ont été imaginées pour expliquer la pathogénie de cette affection, les uns comme Monro, Broussaix, Roger, Bouillaud, Wirchow, Lancereaux pensent que l'athéromasie comporte d'abord dans son développement un stade actif d'inflammation, puis un second stade de régression. C'est la théorie dite inflammatoire, à laquelle est opposée la théorie dégénérative de Laennec, Andral, Cornil et Ranvier, qui croient que le début de l'artério-sclérose est constitué par une dégénérescence granulo-graisseuse de l'endartère irritant les tissus voisins et produisant la prolifération conjonctive.

Huchard et H. Martin adoptent une troisième théorie qu'ils nomment théorie dystrophique et qu'ils expliquent ainsi.

L'action première de la maladie se fait sentir sur l'endartère des vaisseaux nourriciers des tuniques artérielles ; c'est donc l'endartère des vaso vasorum qui est la première influencée par les modifications toxiques ou cliniques du sang qui la baigne. Le résultat de cette irritation se traduit par une endartérite oblitérante qui produit bientôt un ralentissement dans la nutrition des tuniques artérielles. Or l'anatomie pathologique confirme la justesse de cette théorie ; en effet, c'est par la face profonde de la tunique interne qui est la moins irriguée normalement que débute la lésion scléreuse, ce qui montre bien que celle-ci est due à l'insuffisance de nutrition plutôt qu'à une inflammation qui porterait, en un autre point, à la périphérie ou au contraire sur la tunique interne dans ses couches le plus en rapport avec le courant sanguin.

De cette constatation anatomique, Huchard et Martin concluent « que la sclérose est une altération distrophique des tuniques vasculaires, consécutive à l'endartériolite oblitérante de leurs vaisseaux nourriciers ». « Il n'y a pas, dit M. H. Martin, d'athérome artériel sur une artère douée de vasa vasorum sans endartérite antérieure de ces vasa vasorum nourriciers. Dans l'évolution de l'artério-sclérose généralisée on peut distinguer deux périodes anatomiques : 1° développement de l'endo-vascularite ou endartérite primitive des vasa vasorum; 2° troubles nutritifs qui en sont la conséquence et conduisent à la sclérose artérielle d'une part, à la sclérose viscérale d'autre part; au point de vue clinique la première période est souvent latente, la période des troubles de nutrition au contraire donne lieu à des symptômes plus ou moins accusés. »

A la suite de cette nutrition défectueuse on commence à voir un travail de désintégration s'opérer dans l'épaisseur de la tunique moyenne; les fibres élastiques et les éléments musculaires qui la composent se désagrègent et sont remplacés par une abondante prolifération de cellules conjonctives qui pénètrent entre les lames élastiques les réduisant à l'état de granulations petites, réfringentes, sans ordre dans l'arrangement de ces lambeaux, vestiges d'une ancienne organisation régulière.

Le tissu cellulaire traverse alors la tunique moyenne comme un pont jeté entre les tuniques interne et externe, il n'est pas rare de trouver des vaisseaux dans ce tissu hyperplasique. La périartère et l'endartère arrivent ainsi à se fusionner au détriment de la tunique moyenne et du vaisseau lui-même qui a perdu son élasticité et sa puissance résistante. Aussi, si l'on voit à ce moment l'artère scléreuse, on la trouve dilatée irrégulièrement, allongée et flexueuse.

La tunique interne participe à la lésion en ce sens qu'elle s'épaissit et devient le siège de foyers athéromateux. Ceux-ci larges, peu profonds, ont l'aspect de petites ulcérations à bords anfractueux, séparées du courant sanguin par une mince pellicule tendue et déprimée légèrement à sa partie centrale, tandis qu'à la périphérie, il existe une sorte de bourrelet œdémateux qui le circonscrit.

Dans ce foyer athéromateux, on trouve une bouillie blanchâtre, assez épaisse, qui s'écoule à l'intérieur du vaisseau quand il se produit une perforation de la pellicule qui recouvre ce foyer. Ce contenu est composé de graisse, granulations graisseuses libres de cholestérine, d'acides gras en cristaux; il n'est pas rare de voir, pendant la vie, ces produits de désorganisation être lancés dans le torrent circulatoire et produire des embolies plus ou moins importantes. La pellicule qui recouvre le foyer athéromateux présente alors une déchirure en forme de fente ou d'étoile. L'aorte est souvent le siège d'artério-stéatose ou d'artério-sclérose calcaire dans le cours de l'artérite chronique à développement lent et progressif. La stéatose de l'aorte se rencontre de préférence à son origine, au-dessus des valvules sigmoïdes, sous la forme de plaques blanchâtres qui pénètrent jusqu'à la couche la plus interne de la tunique moyenne inclusivement. Celle-ci, infiltrée de granulations graisseuses qui sont interposées entre les lames et les fibres élastiques, entre les cellules musculaires, subit la nécrobiose graisseuse (Cornil, Ranvier).

L'artério-stéatose affecte une disposition en taches blanchâtres ou grisâtres ayant des contours irréguliers et mal limités.

L'infiltration calcaire se fait sous forme de plaques imbriquées, friables, à demi transparentes au début, plaques calcaires n'étant pas en contact direct avec le courant sanguin mais en étant séparées par une mince couche de tunique interne qu'elles perforent souvent. Ces plaques calcaires acquièrent peu à peu une plus grande dureté, elles sont dépourvues de vaisseaux et n'ont pas du tout la structure du tissu osseux, ce sont plutôt des masses lamellaires assez irrégulières dans leurs dispositions.

L'usure de la tunique moyenne dans l'artério-sclérose produit, nous l'avons vu, la disparition de la résistance des parois artérielles; de là la source d'une nouvelle lésion, l'anévrisme.

L'anévrisme peut avoir les formes les plus diverses, on le désigne alors sous les noms d'anévrisme cylindrique, fusiforme, sacciforme, cratériforme, cupuliforme, etc...; il est, dans le cas qui nous occupe, composé par les tuniques interne et externe modifiées par l'inflammation et dilatées sous la pression du sang, la tunique moyenne ayant disparu en partie ou en totalité (Cornil et Ranvier).

La tunique moyenne, en effet, est la seule qui puisse opposer une résistance sérieuse aux efforts de pression du sang qui circule dans les vaisseaux; lorsque cette tunique disparaît, le vaisseau se laisse distendre.

Les parois de la poche anévrismale sont ainsi composées : à l'intérieur du sang fluide, des caillots mous d'origine récente, caillots icoriques, puis des lames superposées de fibrine, de teinte grisâtre d'apparence translucide et sillonnées de stries plus opaques. Ces lames fibrineuses sont d'autant plus résistantes qu'elles sont situées plus en dehors, malgré la minceur de la substance qui les constitue.

Si l'on observe le milieu de la paroi anévrismale, il est parfois possible de retrouver quelques débris de la tunique musculo-élastique, mais cela ne se voit plus sur les bords.

Voilà les lésions diverses que l'on rencontre dans le cours des artérites et de l'artério-sclérose.

V

TRAITEMENT DE L'ARTÉRIO-SCLÉROSE

Quelle thérapeutique doit-on suivre quand on se trouve en présence d'un malade atteint d'artério-sclérose artérielle?

D'après les explications et les exemples que nous avons donnés, il est aisé de comprendre toute la gravité de l'affection, surtout quand elle a envahi la presque totalité du système artériel. A une maladie aussi vaste par son allure et ses généralisations, le praticien devra opposer un traitement général ; il ne devra pas s'attarder à lutter contre un symptôme de sclérose viscérale et ne pas songer à l'artério-sclérose qui a pris possession des artères de tout l'organisme et qui, si elle n'a pas encore manifesté sa présence en d'autres points ne tardera pas à le faire et à annihiler les effets de la médication toute locale qu'il aura voulu instituer.

Nous n'avons pas la prétention de conseiller au praticien de ne pas intervenir localement quand son malade aura des manifestations rénales, hépatiques ou cardiaques de la sclérose artérielle, mais il ne doit pas oublier la véritable cause de la maladie et il doit essayer d'y porter remède.

Développant cette idée, nous allons successivement exposer les idées thérapeutiques qui découlent de la conception nouvelle que la science se fait de l'artério-sclérose ; nous exposerons d'abord le traitement général, puis le traitement des localisations spéciales de cette affection sur les diverses parties du système circulatoire artériel, c'est ainsi que nous serons amenés à passer en revue successivement la médication des aortites aiguës et chroniques, le traitement des anévrismes, les indications spéciales qui se posent en présence de la sclérose artérielle des reins, du foie, des poumons, etc. Ce n'est qu'à cette condition que l'on peut penser avoir fait une œuvre complète et sérieuse.

A. — TRAITEMENT GÉNÉRAL DE L'ARTÉRIO-SCLÉROSE

Il ne s'agit pas ici de guérir la lésion artério-scléreuse une fois qu'elle est produite, ce serait une chimère ; la sclérose des tuniques artérielles est une affection qui peut s'enrayer, mais qui ne rétrograde jamais. Il faudra donc que le praticien veille à faire son diagnostic dans le plus bref délai possible afin d'arrêter cette altération fatale des tuniques vasculaires ou tout au moins de l'empêcher de se produire en annihilant la cause qui l'excite à se développer.

Nous savons que les artério-scléreux ont de l'hypertension artérielle; c'est donc sur ce premier point que nous allons baser le traitement. Pour combattre cette hypertension deux moyens principaux s'offrent au médecin : 1° dilater les vaisseaux de la périphérie afin de faciliter la circulation, ce qui diminue la tension sanguine; 2° éviter toutes les causes qui sont susceptibles de gêner cette circulation ou de l'activer d'une façon défavorable.

Parmi les médicaments qui dilatent les vaisseaux nous citerons les iodures, les nitrates, la nitro-glycérine.

Les préparations iodurées sont les médicaments les plus communément employés dans le traitement de l'artério-sclérose et des aortites aiguës et chroniques.

Le praticien ne devra jamais négliger leur action, basée sur des améliorations et des guérisons assez nombreuses provoquées par leur emploi régulier.

Il est préférable, quand on prescrit la médication iodurée, de formuler l'iodure de sodium, sel qui possède les propriétés bienfaisantes des iodures mais qui n'a pas l'inconvénient toxique des sels de potassium.

Les auteurs sont à peu près d'accord sur la dose optima. Huchard recommande dès le début de donner au malade 1 à 2 grammes d'iodure de potassium et d'augmenter jusqu'à 3 et 4 grammes, surtout lorsque l'individu atteint d'artério-sclérose et d'aortite est un syphilitique.

Le Dr Bureau, dans sa thèse faite d'après les idées du professeur Potain, conseille de s'en tenir à l'iodure de sodium pris en petites quantités au début; voici selon lui la manière de procéder avec ce médicament.

« On devra l'employer à doses très modérées, au début du moins. On fera prendre, par exemple, chaque jour 3 cuillerées à café d'une solution d'iodure de sodium à 2 p. 100, une avant chaque repas, dans une tasse d'infusion de feuilles d'oranger, ce qui fait 30 centigrammes par jour.

« Lorsque la tolérance sera très grande, on pourra augmenter progressivement la dose, mais il n'est jamais nécessaire de dépasser 1 gramme, sauf dans le cas où le malade est syphilitique; il est alors utile de donner des doses plus élevées, 2, 3 et 4 grammes. Cette thérapeutique toute simple qu'elle paraisse est très efficace, mais ce qu'il faut bien savoir, c'est que pour obtenir un résultat sérieux, ce n'est pas pendant quelques semaines qu'il conviendra d'employer ce traitement, mais bien pendant des mois. M. Potain estime que dans les cas où il a vu se produire une guérison complète et définitive, la durée du traitement a dû être en moyenne de dix-huit mois. »

On donnera l'iodure pendant vingt jours chaque mois et on le remplacera pendant les dix derniers jours par l'arsenic, à faible dose également.

Il est bon de savoir que l'on peut utiliser d'autres iodures que ceux de potassium et de sodium. Malbec a, dans une étude intéressante sur les propriétés thérapeutiques des sels de strontium, confirmé les idées de Labadie sur l'efficacité de ce traitement. G. Sée conseille l'iodure de calcium pris à la dose de 1 à 2 grammes, principalement quand les fonctions de la digestion ne sont pas en parfait état.

Les nitrites, et surtout l'un d'entre eux, le nitrite d'amyle, sont très utile dans le traitement de l'aortite aiguë et de l'artério-sclérose quand il survient un accès d'angine de poitrine. On l'emploie en inhalations ; il suffit d'en verser 5 à 10 gouttes sur un mouchoir et de les faire respirer au malade qui, de suite, voit disparaître ses douleurs et ressent un soulagement considérable.

La nitro-glycérine ou trinitrine, dont l'action vasculaire a été mise en lumière par Huchard, Potain et Hérard, est également applicable à la cure de l'angine de poitrine, mais elle a une action moins rapide que celle du nitrite d'amyle et, à ce point de vue, doit être prise dans l'intervalle des accès et même quand l'artério-sclérose ne s'accompagne pas d'angine de poitrine ; cette trinitrine n'en est pas moins un bon médicament par son action dilatatrice générale, abaissant la tension artérielle si augmentée dans l'artério-sclérose, et dégageant le rein qui est atteint de néphrite interstitielle et congestionné.

La trinitrine ou nitro-glycérine s'obtient en mélangeant avec précaution de la glycérine avec de l'acide azotique fumant, puis en projetant le mélange ainsi effectué dans l'eau : on voit se rassembler au fond du vase des gouttelettes huileuses qui sont de la trinitrine.

Pour employer ce médicament on prend une solution alcoolique de trinitrine au centième et on en donne au malade, matin et soir, pendant dix à quinze jours de chaque mois, une dose variant de 2 à 10 gouttes, ce qui fait 4 à 20 gouttes par jour.

On obtient alors une dilatation des petits vaisseaux, ce qui, favorisant la circulation périphérique, abaisse la tension et diminue d'autant la résistance que doit vaincre le cœur quand il se contracte.

A ces médications il faut joindre un régime alimentaire et hygiénique, qui, dans l'espèce, a une grande importance.

Le médecin devra d'abord proscrire absolument les exercices violents, les longues marches faites rapidement, les exercices de cheval, de gymnastique, tout ce qui peut forcer le cœur à battre plus vite; c'est ainsi qu'une promenade faite à pas lents, même si on la prolonge, pourra être autorisée, tandis que la course, le saut, etc., sont prohibés.

En second lieu, le malade atteint d'artério-sclérose devra éviter de boire beaucoup : ce précepte ne s'en tient pas seulement à l'abus des liqueurs et des alcools, qui aggravent l'état du malade, mais aussi à la simple ingestion des liquides dans l'estomac, liquides qui augmentent la tension artérielle en passant très rapidement dans le sang. Ortel, Huchard et bien d'autres sont unanimes à reconnaître que les grands buveurs ont de l'hypertension, de la « pléthore vasculaire », et que « les athéromateux, les individus atteints de néphrite interstitielle, d'affection aortique ou d'angine vasculaire, ceux qui sont prédisposés aux hémorragies diverses, aux congestions, aux hémorragies cérébrales, aux épistaxis » doivent être mis à la diète sèche et s'en trouvent bien.

On devra aussi défendre au malade de faire des repas trop copieux et on lui conseillera de manger moins à la fois et plus souvent, de ne pas employer pour son alimentation des viandes faisandées, peu cuites, du gibier, du poisson, des fromages faits, de la charcuterie.

Au lieu de ces choses il se nourrira de potages, de viandes rôties et bien cuites, de légumes frais, de fruits mûrs, il boira de préférence du lait et surtout peu de vin pur, de thé, de café, de liqueurs fortes. il devra s'abstenir de fumer.

En suivant ces règles hygiéniques et alimentaires le malade aura des chances de ne pas voir son affection s'aggraver ; au contraire, ce régime venant en aide au traitement, il pourra constater l'amélioration de son état.

B. — TRAITEMENT DE L'AORTITE

Dans l'aortite aiguë, on devra comme traitement local employer la révulsion sur la région préaortique ; celle-ci s'effectuera à l'aide de ventouses sèches ou scarifiées, de badigeonnages à la teinture d'iode ou d'application de coton iodé ; on a également utilisé comme révulsifs les vésicatoires, les cautères, les pointes de feu, les sachets de glace.

Autrefois on employait la saignée locale ou générale ; mais ces tendances ont en grande partie disparu et aujourd'hui l'on est très circonspect dans l'usage des émissions sanguines, on ne les pratique que dans les cas urgents et non comme moyen préventif. Volkmann, Winay, Arloing, Thierry ont noté les effets déprimants de la saignée sur la tension artérielle et l'on ne peut nier qu'il y ait des cas où l'on doive y avoir recours, mais ces éventualités sont moins fréquentes qu'on était jadis disposé à le croire.

Lorsque l'aortite s'accompagne de phénomènes douloureux, le praticien devra tenter de calmer les souffrances du malade et pour ce faire il se servira des préparations opiacées, du chloral, de la jusquiame, etc. Employer avec prudence le chloral dont on connaît l'action toxique sur le cœur.

Huchard conseille contre les insomnies et les phénomènes nerveux, l'agitation, l'anxiété, de donner 2 à 4 grammes par jour de bromure. Constantin Paul et Huchard préconisent également le sulfonal dans les cas d'insomnie nerveuse simple, non provoquée par la douleur résultant d'une lésion organique. C. Paul le fait prendre à la dose de 1 à 2 grammes en cachets ou dans du lait ou du bouillon chaud.

Huchard a expérimenté l'uréthane ou éther carbonique, médicament hypnotique très soluble dans l'eau, qu'il donne à la dose de 2 à 4 grammes par jour. Ce dernier médicament a sur le sulfonal l'avantage de ne pas fatiguer au réveil ; le premier de ces corps laisse à la suite de l'assoupissement qu'il détermine des lourdeurs de tête, de la paresse intellectuelle et de l'apathie très manifeste.

Si la diurèse fait défaut ou est peu abondante, il est indiqué de donner des purgatifs et des diurétiques, de faire fonctionner la peau au moyen de sudorifiques ; enfin si le cœur était en asystolie et la circulation artérielle tout à fait défectueuse, c'est à la digitale qu'il faudrait avoir recours, mais en tous cas n'en ordonner que des doses minimes de 10 à 15 centigrammes, en infusion de poudres de feuilles de digitale, par jour, pendant deux à quatre jours. Ne pas persévérer si l'on voyait que le médicament n'agit pas ; l'état morbide du rein, qui se rencontre dans l'artério-sclérose, est un obstacle à l'élimination de ce médicament et l'on risquerait d'avoir des phénomènes toxiques d'accumulation.

Huchard emploie aussi fréquemment la digitaline cristallisée en solution au 1/1000, préparée de la façon suivante :

On fait dissoudre 1 gramme de digitaline cristallisée dans 450 centimètres cubes d'alcool, puis on ajoute 147 centimètres cubes d'eau distillée et 333 centimètres cubes de glycérine, on complète ensuite un litre avec une quantité suffisante d'alcool.

Cette préparation se conserve longtemps, ne s'évapore pas ou très peu, est très soluble et est facilement absorbable par le tube digestif. Huchard administre en une fois, et en un seul jour, 30 à 50 gouttes de cette solution, soit pour 50 gouttes un milligramme de digitaline. Ce médicament est donné au malade qui est déjà au repos et à la diète lactée depuis plusieurs jours et qui a été purgé la veille de l'administration de la digitaline.

Avec cette manière de faire, Huchard n'a jamais eu d'accidents, mais au contraire d'excellents effets thérapeutiques.

C. — TRAITEMENT DES ANÉVRISMES DE L'AORTE

Avant de terminer cet exposé thérapeutique des médicaments qui conviennent aux artério-scléreux et aux gens atteints d'aortite aiguë ou chronique, nous devons exposer le traitement d'une complication de la sclérose aortique, des anévrismes de l'aorte.

Divers corps ayant des propriétés coagulantes ont été successivement préconisés dans le but de faire rétrocéder le mal et d'oblitérer la poche anévrismale ; c'est ainsi qu'on se servit des sels de plomb, de l'alun, de l'iodure de potassium, de l'eau de Rabel.

Bertin, Laennec et Dupuytren ordonnaient au malade atteint d'anévrisme de prendre chaque jour des pilules d'acétate de plomb, mélangé avec un peu d'opium. Sabatier donnait 1 à 2 grammes d'alun, Pelletan un mélange d'eau de Rabel et de sirop de coings.

Chuckerbutty (de Calcutta), Balfour, Constantin Paul, Bucquoy, Byron, Brannwell, Welch, Lancereaux, Fournier, Blachez, expérimentèrent l'iodure de potassium et dans quelques cas, peut-être dus à la syphilis, observèrent une diminution des symptômes anévrismaux. Dujardin-Beaumetz suivant ces idées, donne trois fois par jour 25 centigrammes d'iodure mélangé à du lait et du sirop pour masquer le goût désagréable. Voici la formule dont il se sert :

Iodure de potassium.	15 grammes
Eau.	250 —
Sirop d'écorces d'oranges amères	35 —

Mais le procédé de choix, celui qui a donné les meilleurs résultats, c'est l'électropuncture pratiquée pour la première fois par Velpeau.

en 1831, puis par Moore, Lewis, Bryant, Bocelli, Montenovéci, Ciniselli, Pravaz, Pétrequin, Rednagel, Duncan, Anderson, Bastien, Charlton, Brown, Boivditch, Frantz, Fisher, etc., etc.

Utilisant la propriété remarquable que possède le courant électrique de coaguler les liquides albumineux, ces expérimentateurs et ces cliniciens imaginèrent d'introduire dans l'intérieur même de la poche anévrismale deux aiguilles métalliques assez fines pour ne pas provoquer d'hémorragie à l'entrée ou à la sortie, puis de faire passer le courant électrique entre les pointes de ces aiguilles, à travers le liquide sanguin qui remplit la cavité de l'anévrisme.

Peu à peu les procédés furent perfectionnés et aujourd'hui l'on est arrivé à manier, sans aucun danger pour le malade, les courants qui doivent produire la coagulation. On utilise des piles à courants continus, par exemple, dont la force doit être suffisante pour produire 25 millimètres cubes de gaz en cinq minutes, en décomposant de l'eau acidulée avec 1/30 de son poids d'acide sulfurique du commerce.

La tumeur anévrismale est auparavant bien examinée au point de vue de son siège, de son étendue, de sa disposition et de sa communication avec l'aorte; on sait en effet que pour obtenir les meilleurs résultats du traitement, les conditions les plus favorables sont : d'avoir un anévrisme à goulot étroit, survenu récemment, n'étant pas très volumineux et ne se trouvant pas à la bifurcation de troncs artériels; il faut en outre que le cœur et le reste du système artériel soient en bon état, que l'état général du malade soit également bon.

On enfonce alors dans la tumeur un nombre variable d'aiguilles en fer doux, recouvertes d'un enduit protecteur; au début on agira sagement en n'introduisant que 2 ou 3 aiguilles ; le pôle positif est constitué par une plaque métallique recouverte de peau de chamois et placée sur le côté droit du thorax ou sur la cuisse. Après avoir relié les aiguilles et la plaque à la pile génératrice, on lance le courant, le faisant passer cinq minutes à chaque aiguille, soit dix à quinze minutes en tout, et, l'opération terminée, on retire les aiguilles et on applique sur la tumeur de la glace dans un sachet, afin de favoriser la coagulation due au courant et éviter toute inflammation.

Le malade éprouve une sensation assez pénible de tension au moment où le courant traverse la tumeur sanguine, mais le lendemain et les jours suivants il éprouve au contraire une notable amélioration dans son état.

L'électricité agit probablement en enflammant la poche, en produisant une endartérite, point de départ de coagulums qui peu à peu envahissent toute la cavité de l'anévrisme et la transforment en tumeur (Ball, Bucquoy, Proust).

Malheureusement, ces bons résultats ne sont pas constants et l'anévrisme qui a d'abord paru rétrocéder finit par emporter le malade.

Langenbeck avait essayé de pratiquer sous la peau des injections d'ergotine afin de provoquer une vaso-constriction et par suite un rétrécissement de la poche anévrismale ; Goupil proposait la glace, mais ces moyens ne sont pas satisfaisants, la glace notamment peut congestionner le poumon et troubler la vitalité du tissu cutané.

VI

SCLÉROSE CARDIAQUE

(MYOCARDITE CHRONIQUE)

Après l'artério-sclérose qui affecte les parois artérielles, nous allons étudier celle qui atteint le cœur lui-même et qui lui fait subir ces altérations de dégénérescence qui constituent la myocardite.

Étiologie et histogénie. — La myocardite, qui est la lésion de la sclérose cardiaque, dépend des mêmes causes que la sclérose artérielle généralisée, attendu que le processus artério-scléreux qui a touché le muscle du cœur en tant que paroi vasculaire est le même que celui qui a modifié la texture des parois artérielles. Les diathèses arthritique, goutteuse, les intoxications par le plomb, l'alcool ou les poisons microbiens (infections), sont donc également des causes productrices de sclérose cardiaque ou myocardite. Cependant il est juste de dire que parmi ces causes générales, il en est qui ont des tendances à se porter sur la fibre musculaire cardiaque de préférence à la fibre musculaire de la tunique moyenne des artères : tel est le cas de la diathèse goutteuse, de l'intoxication par le tabac, du surmenage physique, des fièvres éruptives (scarlatine, variole, rougeole, diphtérie, grippe).

Quel est le mécanisme suivant lequel se produit la sclérose cardiaque et la myocardite qui en est l'expression ?

Diverses théories ont été émises pour en expliquer la pathogénie. Nous allons successivement les analyser.

Les uns la font débuter par une altération musculaire du myocarde : d'où le nom de myocardite. Cette opinion émise par Sobernheim fut adoptée par Simonet, Kreysig, Andral, Cruveilhier, Bouillaud, Rokitansky, puis par l'école allemande représentée par Köster, Riegel et Rühle et en France par Renaut, de Lyon.

Ce serait le tissu musculaire qui, soumis à un processus inflammatoire primitif, présenterait les premières lésions de dégénérescence fibreuse, auxquelles succéderaient bientôt l'hyperplasie conjonctive et des phénomènes d'oblitération vasculaire. C'est la théorie de la myocardite parenchymateuse.

A côté et en opposition avec celle-ci, existe la théorie de la myocardite interstitielle due à Meckel, puis défendue successivement par Corvisart, Dietrich, Bristowe, Friedreich, Bard et Philippe Lancereaux.

La lésion primitive serait une inflammation du tissu conjonctif qui à l'état normal pénètre et sépare les fibres élastiques et les cellules du muscle cardiaque.

Ce tissu réagissant se mettrait à proliférer surtout à l'entour des rameaux vasculaires où il est en plus grande abondance et cette hyperplasie conjonctive arriverait peu à peu à remplacer les éléments nobles par un mécanisme analogue à celui qui se passe dans la cirrhose hépatique. Aussi Bristowe a-t-il nommé cet état : cirrhose cardiaque.

Enfin, il y a une troisième théorie que l'on tend maintenant à adopter universellement, parce qu'elle répond à tous les desiderata de la clinique, de l'anatomie pathologique et de l'étiologie : c'est la théorie artérielle qui place dans le travail artério-scléreux s'accomplissant dans les artères, l'origine des dégénérescences du muscle cardiaque. Cette opinion a été établie et défendue par Huchard et H. Martin, puis par Letulle et Debove, Duplaix, Juhel Rénoy, Régal, Haushalter, Demange, Weber, Nicolle, etc. Mais là encore, bien qu'étant d'accord sur le point capital, c'est-à-dire sur l'origine artérielle de la myocardite, on se combat sur le point spécial de savoir si la sclérose tient à l'inflammation consécutive à la périartérite ou à la dystrophie consécutive à de l'endartérite.

H. Martin, qui a si bien étudié tout ce qui touche à l'artério-sclérose, est d'avis que celle-ci est due dans le cœur à de l'ischémie produite par de l'endartérite oblitérante progressive. Hoffmann, un médecin russe, a nettement observé que les foyers de sclérose cardiaque répondent aux zones de distribution des branches de l'artère coronaire atteintes d'endartérite et dont le calibre est par suite notablement rétréci.

Pour cet auteur, la dégénérescence des fibres et du tissu musculaire est la réelle conséquence de la dystrophie, c'est-à-dire de l'insuffisance dans l'apport sanguin. Ce n'est qu'ensuite que se forme le tissu conjonctif.

Symptomatologie et étude clinique. — Il est difficile, pour ne pas dire impossible, de séparer entièrement dans l'étude clinique de la sclérose cardiaque, les symptômes des lésions du cœur et des lésions du système artériel. Il y a entre le cœur et les artères une telle connexité que presque toujours la maladie qui atteint l'un se propage aux autres ou inversement; c'est là un fait qui a été bien reconnu par ceux qui ont écrit récemment l'histoire des scléroses et surtout par Huchard.

Comme ce dernier, nous procéderons pour l'étude de la sclérose cardiaque, au point de vue clinique, en décrivant d'abord les symptômes extra-cardiaques, dépendant bien de l'altération du myocarde mais s'observant en dehors du siège de la lésion ; ce seront des phénomènes d'hypertension artérielle, de méiopragie ou de diminution de l'aptitude fonctionnelle, des symptômes toxiques.

Puis nous passerons ensuite aux symptômes cardiaques proprement dits, et après avoir ainsi décrit la symptomatologie de l'artériosclérose du cœur, nous aborderons l'exposé des complications ou des modalités qui s'y rattachent et lui sont subordonnées.

Symptômes extra-cardiaques. — Un des premiers effets de la transformation scléreuse des parois du cœur et des vaisseaux est l'augmentation de la pression sanguine dans les artères, ou hypertension artérielle ; celle-ci se traduit au cœur par un symptôme important à connaître que l'on nomme le bruit de galop. Ce phénomène a été observé mais expliqué de diverses manières par de nombreux auteurs, parmi lesquels, nous citerons Potain, d'Espine, Bouveret, Johnson, Exchagnet, Sibson.

Quand on ausculte le cœur d'un individu présentant de l'hypertension artérielle et de la sclérose généralisée, de la néphrite interstitielle qui n'est qu'une expression de la sclérose des artères rénales, on entend au lieu du rythme normal à deux temps un rythme à trois temps plus ou moins nets.

A l'état ordinaire, le bruit du cœur est double, un premier bruit long et bien frappé à la pointe, un second bruit plus court et plus sourd. Quand on passe à la base du cœur, c'est l'inverse que l'on perçoit, le premier bruit est bref et sourd, le second long et bien frappé. Quand le cœur est le siège d'un bruit de galop, on a un troisième bruit surajouté qui fait que l'oreille entend deux bruits brefs puis un bruit plus long, ce qui imite assez bien le galop du cheval.

Quel est le mécanisme de ce galop et comment se produit-il ?

Sibson, en 1874, croyait que le galop était un dédoublement du premier bruit systolique et qu'il était produit par un asynchronisme dans la chute des valvules auriculo-ventriculaires. Normalement, à la systole, les valvules mitrale et tricuspide claquent en même temps et ces bruits se confondent, mais quand la tension est exagérée dans les artères, la valvule mitrale éprouve un léger retard dans sa fermeture, ce qui, pour Sibson, occasionnerait le rythme du galop.

Potain a fait justice de cette opinion en montrant que, s'il en était ainsi, le galop devrait prédominer à la région du ventricule droit, ce qui n'est pas. En outre, il peut s'accompagner de dédoublement du premier bruit, ce qui ruine entièrement l'hypothèse, le dédoublement du premier bruit étant justement causé par cet asynchronisme des valvules tricuspide et mitrale.

Exchagnet et Johnson (1875-1876) pensaient à une exagération de la systole auriculaire commençant avant la fin de la diastole et produisant de ce fait un bruit présystolique, bref, donnant le rythme du galop.

D'Espine (1879-1882) et Chabalier de Lyon (1889) admettent que le galop de l'hypertension artérielle est un galop systolique, le premier bruit se divisant, parce que la systole ventriculaire se ferait également en plusieurs contractions successives. Ces idées concordent avec les observations de physiologie comparée faites chez le cheval par Chauveau, qui a vu le cœur se contracter normalement en plusieurs fois.

Le professeur Potain en 1875, puis en 1886 a étudié d'une façon vraiment magistrale le galop du cœur gauche et reconnu que ce n'était pas un bruit, mais une sensation de tension se percevant à la main aussi bien qu'à l'oreille et qui est occasionnée par la distension du ventricule gauche par le sang venant de l'oreillette pendant la diastole. A l'état normal, l'oreille qui ausculte ne perçoit que la fin de cette diastole quand le ventricule gauche entièrement rempli se contracte pour expulser le sang dans l'aorte. A ce moment, la valvule mitrale claque, c'est le bruit systolique. Mais quand, sous l'influence de la sclérose, les parois musculaires du cœur ont perdu leur souplesse et leur extensibilité, elles entrent en tension dès que le sang commence à refluer de l'oreillette dans le ventricule gauche, c'est-à-dire pendant la diastole. Cette tension de la paroi ventriculaire se transmet à la main et à l'oreille de celui qui ausculte sous la forme d'un choc et d'un bruit surajouté aux bruits normaux du cœur.

Le galop de la sclérose cardiaque est donc diastolique. Mais il se produit plus ou moins tôt pendant cette diastole, suivant que le cœur se contracte avec plus ou moins de rapidité. Si la contraction est brusque, le bruit surajouté sera bien séparé du bruit systolique et plus la contraction cardiaque se fera avec lenteur, plus ce bruit de galop se rapprochera du bruit systolique normal et deviendra présystolique.

Huchard admet les deux dernières théories et pense qu'il y a plusieurs espèces de galop. Le galop diastolique et présystolique de Potain, qui indique la sclérose cardiaque, tend à persister et peut s'accompagner d'insuffisance mitrale par hypertrophie ventriculaire. En second lieu, le galop systolique ou mésosystolique de Bouveret et de d'Espine, qui est dû à un très léger degré d'hypertrophie du cœur et d'hypertension artérielle, ce galop peut disparaître et ne coïncide pas avec l'insuffisance mitrale ; son pronostic est moins sérieux, il indique un état de faiblesse cardiaque et le début de l'artério-sclérose.

L'artério-sclérose cardiaque se traduit en second lieu par des symptômes dits méiopragiques ou d'insuffisance fonctionnelle, tenant à ce que les organes atteints de cette maladie sont en en état d'ischémie permanente, ne reçoivent plus la quantité nécessaire de sang à leur nutrition. L'athérome des coronaires cardiaques produit l'angine de poitrine et l'asystolie, de même que l'athérome des artères cérébrales occasionne les vertiges, l'amnésie ; de même que l'athérome des artères du bulbe fait naître la maladie dite de Stokes-Adams, caractérisée par la lenteur constante du pouls avec syncopes et attaques épileptiformes ; enfin que l'athérome des artères de la moelle donne naissance au phénomène clinique nommé par Charcot. l'effondrement, le malade tombant, parce que subitement ses jambes refusent de le porter.

Angine de poitrine et asystolie, tels sont les deux symptômes d'insuffisance fonctionnelle du cœur scléreux ; il sera traité dans un chapitre à part de l'angine de poitrine ; nous allons donc ici dire quelques mots de l'état d'asystolie du cœur.

Cet état, analogue à la claudication dans la marche, est un véritable faux pas du cœur qui se reproduit à intervalles plus ou moins courts ; suivant l'expression imagée de Charcot, l'artério-scléreux « boiterie du cœur », comme on boite des jambes. La dégénérescence du myocarde, l'hypertrophie du cœur, qui en résulte, nuisent au bon fonctionnement du muscle cardiaque ; il se produit des interruptions dans les contractions de cet organe ou bien les contractions sont défectueuses, incomplètes, irrégulières, produisant un trouble plus ou moins apparent et grave dans l'appareil circulatoire, trouble qui constitue l'arythmie et l'asystolie.

Les malades qui sont atteints de ce symptôme ont l'aspect suivant, si bien décrit par Parrot : « La face est turgide et violacée, les paupières bouffies et le cou tuméfié, les veines superficielles et notamment celles du cou et de la partie supérieure du thorax font une saillie qui ne s'efface pas au moment de l'inspiration et l'on peut y voir de véritables battements. Le pouls radial, toujours petit, est souvent irrégulier et même intermittent. La région précordiale est mate dans une grande étendue, surtout vers la droite, et le cœur est abaissé. Ses battements, qu'il n'est pas rare de percevoir à l'épigastre, et ses bruits sont affaiblis et désordonnés.

« Les patients ressentent peu de palpitations, mais l'épigastre, la région du cœur, celle du sternum et souvent le côté gauche du thorax tout entier sont le siège d'une sensation constrictive très pénible. D'autres fois, c'est une douleur lancinante qui se propage dans le dos et jusque dans le membre supérieur correspondant. Il y a des vertiges, des étourdissements, des troubles de la vue, de l'ouïe ; l'exploration de la poitrine révèle l'existence d'un œdème congestif du poumon et souvent aussi les signes d'une bronchite avec emphysème. Habituellement les parties déclives du tronc et les membres abdominaux sont infiltrés, plus rarement on remarque de l'anasarque et des collections séreuses dans les plèvres et le péritoine. Les urines rares, denses, d'un rouge foncé, deviennent troubles en se refroidissant. Quelquefois elles contiennent une certaine quantité d'albumine. »

Quand l'artério-sclérose a fait de grands progrès, lorsque la dégénérescence du muscle cardiaque est très avancée, l'asystolie est alors incurable et c'est au milieu de ces symptômes que le malade termine sa vie. Ce véritable supplice de la mort en asystolie est fidèlement tracé par le même auteur auquel nous avons emprunté le tableau de la phase ordinaire. Voici ses expressions que nous croyons devoir citer textuellement, tellement elles sont de nature à frapper et à rester inoubliables ; quand on aura vu une fois un de ces malades agonisants on ne pourra plus s'y tromper : « Assis dans son lit ou dans un fauteuil, le moribond cherche à immobiliser ses membres supérieurs. Ses yeux noyés par les larmes sortent de leurs orbites, la face est bouffie et violette, les lèvres pendantes et comme inertes sont agitées à chaque expiration. Les pieds, les jambes, les cuisses, le scrotum ou les grandes lèvres démesurément distendues par la sérosité qui les infiltre, semblent devoir éclater à chaque instant. Souvent la peau est couverte d'une sueur froide et visqueuse, le pouls est insensible, des mucosités gargouillent dans les voies supérieures de la respiration et ne permettent pas d'ausculter le cœur, la voix est brisée, le malade peut à peine se plaindre et dans cette cruelle angoisse il souhaite la mort comme un suprême secours. »

En troisième lieu, nous trouvons comme symptômes extra-cardiaques de la sclérose du cœur, des phénomènes toxiques dont le principal est la dyspnée. Celle-ci ne coïncide pas avec un état pulmonaire suffisamment mauvais pour l'expliquer. Le malade ne présente à l'auscultation que quelques râles sous-crépitants disséminés ; dans la plus grande partie du poumon on perçoit le murmure vésiculaire normal ou à peu près et cependant on voit un individu angoissé, pris d'accès dyspnéiques intenses et, cela, dès qu'il fait un effort même minime, dès qu'il marche pendant quelques minutes.

A l'examen du cœur on ne trouve aucun signe de maladie mitrale qui pourrait expliquer cette gêne respiratoire par la stase sanguine qu'elle produirait dans les capillaires du poumon.

L'urine examinée ne contient pas une quantité appréciable d'albumine et cependant c'est le rein qui est la cause essentielle de cette dyspnée ; c'est cet organe, qui ayant perdu en partie sa perméabilité, retient dans le sang les produits toxiques de la désassimilation vitale, produits qui enlèvent au sang une partie de sa capacité respiratoire. Cette dyspnée se constate expérimentalement, d'après le procédé de Bouchard, en recherchant le coefficient urotoxique de l'urine du malade. On nomme coefficient urotoxique la somme de toxines urinaires qu'un kilogramme d'homme peut fabriquer en vingt-quatre heures (Bouchard) ; normalement ce chiffre est 0,464 pour un homme de 60 kilogrammes ; il est nécessaire d'injecter 45 à 50 centimètres cubes d'urine normale par kilogramme de son poids pour déterminer la mort d'un lapin.

Si maintenant l'on prend l'urine d'un scléreux dont le rein fonctionne d'une façon défectueuse, on rencontre toujours un coefficient urotoxique inférieur et, pour tuer un lapin en lui injectant de cette urine dans les veines, il est nécessaire d'en injecter une plus grande quantité ; cette diminution de la toxicité urinaire prouve bien que les produits toxiques, qui sont ainsi habituellement éliminés de l'organisme, y séjournent par suite de l'imperméabilité du filtre rénal. Huchard et Tournier ont trouvé chez de tels malades des coefficients urotoxiques équivalents à 0,289, 0,294, 0,277, 0,387, 0,370, 0,273, etc., etc.

Si à cette insuffisance rénale s'ajoute une insuffisance du foie, on peut assister pendant quelque temps à un phénomène inverse, c'est-à-dire à une hypertoxicité urinaire. Le foie, on le sait, est un grand destructeur de ptomaïnes, ses cellules remplissent dans notre organisme un rôle d'épuration salutaire. Si cette fonction hépatique vient à disparaître, par suite d'une altération des éléments cellulaires de l'organe, il se produit alors une telle accumulation de toxines dans le sang que l'urine en contient beaucoup plus qu'à l'état normal. Bientôt sous l'influence irritante de ces produits, les épithéliums des conduits urinifères et les glomérules du rein ferment le passage et on observe alors chez le malade une urémie intense dont la gravité est exceptionnelle. Mais, en général, quand la dyspnée est modérée et coïncide avec un coefficient urotoxique faible, on voit cette gêne de la respiration cesser rapidement sous l'influence d'une alimentation appropriée et du régime lacté plus ou moins exclusif, ce qui est une preuve de plus que ces phénomènes dyspnéiques étaient bien de nature toxique et relevaient d'une insuffisance rénale.

A la dyspnée se joignent quelquefois des vertiges et du délire véritable, toujours pour la même cause et par le même mécanisme : le sang chargé de matériaux toxiques excite les cellules nerveuses qui réagissent en produisant des symptômes vertigineux et mécaniques plus ou moins accusés.

Huchard résume en trois lois cliniques les symptômes extra-cardiaques des scléroses du cœur, qu'il appelle « cardiopathies artérielles » ; voici ces lois générales.

« 1° L'artério-sclérose du cœur, comme l'artério-sclérose généralisée, étant l'effet et non la cause de l'hypertension artérielle, est caractérisée pendant la plus grande partie de son évolution clinique par les symptômes de cette hypertension ;

« 2° Dans l'artério-sclérose, sous l'influence des sténoses artérielles, organiques par endartérite, ou fonctionnelles par spasme vasculaire, tous les viscères et appareils sont en imminence continuelle de fatigue ou de méiopragie ;

« 3° L'insuffisance rénale (à laquelle peut se joindre l'insuffisance hépatique) est un symptôme précoce et presque constant des cardiopathies artérielles, même en l'absence de l'albuminurie. »

Symptômes cardiaques. — En auscultant le cœur des personnes affectées de sclérose de cet organe, on peut constater plusieurs modifications dont les principales sont : de la voussure et de la matité, des changements dans le choc du cœur et le pouls, des souffles cardiaques, des palpitations, de l'accélération du rythme, des dou- leurs précordiales.

Le cœur étant augmenté de volume par suite du développement du tissu conjonctif qui anéantit la résistance de ses parois et les laisse se dilater sous l'effort de la tension sanguine, on observe assez souvent de la voussure de la région et une matité plus consi- dérable. La pointe est abaissée et déviée en dehors, elle bat quel- quefois dans le sixième espace intercostal à un ou deux doigts en dehors de la ligne mamelonnaire, tandis qu'à la base la matité est sensible sur le bord droit du sternum. C'est le ventricule gauche. dont les parois musculaires sont les plus épaisses, qui se dilate davantage, c'est lui d'ailleurs qui supporte le travail le plus pénible et le fait n'a rien de surprenant.

D'après Huchard, le choc précordial subirait trois modifications successives dans le cours de l'artério-sclérose du cœur. Il serait d'abord fort, impulsif, la pointe venant soulever la région avec vigueur, puis s'en écartant rapidement, en même temps il est abaissé et déjeté en dehors. Puis il est étalé, le choc se fait sentir sur une surface assez large, parfois jusqu'à l'épigastre. Enfin au lieu du choc précordial la main ne perçoit plus qu'une ondulation plus ou moins vague. Ces modifications successives sont dues à la transformation successive des parois sous l'influence du processus scléreux.

Corvisart a signalé le premier un défaut d'accordance entre les signes physiques du pouls et du cœur. Tantôt la pulsation radiale est petite, irrégulière, faible, avec des intermittences, tandis qu'en auscultant le cœur on le sent battre avec force et régularité, il semble, dit Gendrin dans ses leçons (1841), que toute la vigueur et l'é- nergie, que possède cet organe soit employée à soulever la région par le choc, au lieu d'être utilisée pour lancer le sang dans le système artériel.

Le pouls est au début serré, concentré, plein et vibrant, et cela se conçoit ; jusqu'à ce moment c'est l'hypertension artérielle qui est le symptôme prédominant de l'affection : on a noté l'inégalité des pouls droit et gauche, ce dernier étant plus faible probablement parce que la sous-clavière de ce côté est plus fréquemment lésée que celle du côté opposé par la sclérose.

Plus tard le pouls est irrégulier, inégal, faible et intermittent. Il varie avec les changements de position du malade, et de même que nous allons bientôt trouver des altérations organiques valvulaires associées à de la sclérose du cœur et produisant des souffles ; de même on peut constater au pouls des modifications en rapport avec ces lésions et le sphygmographe donne des tracés se rapprochant tantôt du pouls mitral, tantôt du pouls aortique.

Dans le premier cas, on voit une ligne d'ascension verticale, puis un léger crochet et une ligne de descente allongée, dans laquelle il n'est pas rare de voir plusieurs petits soulèvements analogues à ceux que produiraient des pulsations avortées. Dans le second cas, la ligne d'ascension est haute et brusque, très verticale avec le crochet caractéristique de l'insuffisance aortique, et la descente est assez rapide ; en outre il offre quelques irrégularités.

A l'auscultation du cœur, on remarque des signes de lésions valvulaires, d'insuffisance, qui tiennent à la dilatation du cœur, dont la paroi dégénérée est trop faible pour supporter l'effort de la pression du sang.

C'est ainsi qu'on a un souffle diastolique de l'aorte consécutif à l'ectasie de ce vaisseau et à l'insuffisance des valvules sigmoïdes, puis plus tard un souffle systolique en jet de vapeur qui caractérise une insuffisance mitrale survenue toujours par le même mécanisme.

Ce sont ces altérations qui, jointes à celles de l'artério-sclérose généralisée, ont fait donner aux malades qui les présentent le nom de mitraux-aortiques. Huchard a publié des observations très intéressantes, qui jettent une grande clarté sur cette question en somme fort délicate.

Voici par exemple l'une de ces observations : « La malade a des épistaxis très fréquentes, des crises de dyspnée se manifestant surtout pendant la nuit. L'urine contient une certaine quantité d'albumine. L'auscultation révèle chez elle : 1° un souffle systolique très fort à la pointe, s'entendant avec une intensité presque égale jusqu'à la base et se propageant dans l'aisselle et jusque dans la région dorsale, mais à un faible degré ; 2° un retentissement diastolique siégeant à droite, très près du sternum ; 3° régularité complète du rythme cardiaque ; il n'y a pas trace d'œdème des membres inférieurs. Les artères sont en outre dures et flexueuses, et le pouls radial est régulier, fort et vibrant. La malade, âgée de quarante-sept ans, non rhumatisante, est arrivée depuis quelques mois aux troubles de la menstruation. Je conclus à l'existence d'une cardiopathie artérielle (sclérose cardiaque) à type valvulaire avec souffle mitral organique dû à la dégénérescence athéromateuse de la valvule. »

Les malades atteints d'artério-sclérose du cœur se plaignent encore assez souvent de ressentir des palpitations, c'est-à-dire des spasmes douloureux suivant la définition de Peter. Ces palpitations reviennent par accès à l'occasion d'une émotion, d'un mouvement trop vif ou d'un trop bon repas, ou bien elles surviennent sans cause apparente pendant la nuit; le malade les ressent, et cependant il arrive que le médecin ne peut parvenir à constater une altération une modification dans la force des pulsations du cœur.

Il est difficile d'admettre l'existence de ce symptôme de précardialgie comme caractéristique de la myocardite, attendu que le même fait peut se rencontrer avec une lésion valvulaire banale sans dégénérescence artério-scléreuse du myocarde.

Il nous reste à étudier un symptôme important de cette maladie: c'est le changement que l'on observe dans le rythme des contractions cardiaques. Il n'est pas rare de rencontrer chez les cardio-scléreux de l'arythmie plus ou moins accusée allant depuis la simple irrégularité dans la fréquence et la force des battements jusqu'à l'état que l'on nomme la folie du cœur (Bouillaud).

L'arythmie revêt plusieurs modalités et l'on trouve soit un cœur se contractant toujours avec la même énergie, mais précipitant de temps en temps ses battements, soit un cœur dont chaque contraction est égale en durée aux autres, mais dont les unes surpassent comme force celles qui les ont précédées. Enfin, dans ce que l'on nomme le pouls mitro-aortique, on observe des changements subits transitoires dans la forme du tracé sphygmographique, rappelant tantôt le tracé d'une maladie mitrale, tantôt celui d'une affection aortique.

Gaillard a observé dans la sclérose cardiaque consécutive à la fièvre typhoïde, des pulsations redoublées, c'est-à-dire deux pulsations qui se succèdent avec rapidité pendant un temps égal à celui d'une systole normale.

A côté de cela, divers auteurs ont noté des allorythmies cadencées, qui donnent naissance au phénomène du rythme couplé du cœur. Dans cet état, une systole sur deux est perceptible au pouls radial, l'autre manque ou est excessivement faible (pouls bigéminé). En auscultant successivement le cœur et en comptant les pulsations de la radiale, on trouve dans ce dernier cas environ moitié moins de systoles. Ce rythme couplé est composé d'une contraction perçue au pouls, d'un silence, d'une contraction imperceptible et d'un autre silence qui est un peu plus grand que le premier; d'autres fois le rythme est tricouplé, la première systole étant la plus grande et les deux autres moins appréciables. Enfin il peut y avoir une association de rythme couplé et de rythme tricouplé, l'un alternant avec l'autre:

le plus grand intervalle de silence est celui qui suit la troisième pulsation du rythme tricouplé.

Voici ce que dit Huchard de ce phénomène : « Au point de vue de son intensité le rythme couplé comprend quatre degrés :

« 1° Dans le premier degré qui n'a pas été suffisamment signalé et que j'ai observé assez fréquemment dans le cours des cardiopathies artérielles, la seconde systole est égale ou à peu près égale à la première. C'est la forme la plus atténuée du rythme couplé (pouls égal et bigéminé) ;

« 2° Au deuxième degré, la seconde systole toujours plus faible que la première se fait sentir au pouls radial. C'est le pouls inégal et bigéminé que Traube a observé dès 1850, à la suite de l'administration prolongée de la digitale ;

« 3° Dans le troisième degré (indiqué par Lorain en 1870 et l'année suivante par Hyde Salter) la seconde systole n'est plus assez forte pour se faire sentir à la radiale et ainsi le nombre des pulsations de celle-ci est moitié moindre de celui des battements cardiaques. C'est le rythme couplé du cœur ;

« 4° Enfin dans le quatrième degré indiqué par R. Tripier, l'absence de pulsations radiales et la faiblesse de la seconde systole sont telles qu'elles font croire à un ralentissement considérable du pouls. Il en résulte que la plupart des faits de ralentissement permanent du pouls ne sont que des cas de rythmes couplés méconnus. Il s'agit alors d'un pouls lent arythmique.

« Ces différentes formes de couple rythmé correspondent à des degrés divers et progressifs de gravité. »

Le rythme des battements du cœur peut encore être troublé d'une façon différente et, au lieu de produire le rythme couplé, on a ce qu'on nomme le pouls alternant, composé d'une pulsation forte et d'une pulsation faible, mais à l'inverse du premier phénomène que nous avons étudié, il semble que la pulsation faible soit plus rapprochée de la suivante forte que de celle qui l'a précédée.

Ce pouls alternant peut présenter plusieurs variétés : tantôt, ainsi que nous l'avons dit, la succession est régulière et alternante, une systole forte et une systole faible ; tantôt, au contraire, il y a deux systoles fortes suivies de deux faibles, enfin on peut observer des séries de systoles plus fortes, accompagnées de séries de systoles faibles (4, 5 et même davantage de chaque intensité).

Pour expliquer toutes ces altérations du rythme cardiaque, on a mis en cause successivement le système nerveux central, les ganglions et nerfs propres du cœur, enfin le myocarde lui-même.

Aujourd'hui, on tend à admettre, ainsi que cela semble résulter des expériences et des travaux spéciaux de Brown-Séquard, Schiff, Eckhard, Ranvier, Dastre et Morat, Boinditch, Merunowiez et Luciani, puis Foster, Ludwig et Lischsinger, Gaskell, que le rythme du cœur est sous la dépendance du muscle même qui constitue l'organe. Les ganglions du cœur ne serviraient qu'à régulariser cette fonction (Frank). Ranvier juge la question en ces termes : « Les cellules ganglionnaires produiraient seulement la force qui met en jeu la contraction cardiaque et, par suite, le rythme ; elles subiraient, de plus, les impressions des centres destinés à maintenir le cœur en harmonie avec le reste de l'organisme ; elles auraient encore un autre rôle consistant à ménager la force dégagée par elles et à la répandre au fur et à mesure des besoins fonctionnels. »

La sclérose du cœur, en détruisant le muscle, détruit également ses propriétés contractiles, et produit l'arythmie ; mais celle-ci peut également tenir à une lésion nerveuse centrale, et l'on ne peut penser à la dégénérescence de la fibre musculaire toutes les fois que l'on constate ce symptôme de la perturbation du rythme fonctionnel du cœur. Ce qui, dans ces cas, fait le diagnostic, c'est la non-réussite du traitement ; elle indique alors une altération profonde et irréparable du myocarde et élimine l'hypothèse d'une arythmie d'origine ganglionnnaire ou bulbaire.

Variétés cliniques. — Maintenant que nous avons étudié les principaux symptômes de la sclérose cardiaque, nous allons examiner et reproduire les formes cliniques de cette affection, en citant des observations pour chaque variété possible de ces cardiopathies.

C'est ainsi que nous décrirons successivement, en nous inspirant de quelques-unes des considérations émises par Huchard : 1° une forme arythmique (tachycardie) ; 2° une forme asystolique ; 3° une forme myo-valvulaire (type mitral-aortique) ; 4° une forme douloureuse (angine de poitrine) ; 5° une forme cardio-bulbaire (bradycardie ou maladie de Stokes Adams) ; 6° des formes cardio-pulmonaires, hépatiques et rénales.

1° TACHYCARDIE. — On appelle ainsi un état pathologique du cœur qui est caractérisé par une grande accélération dans le rythme des contractions de cet organe, accélération qui n'est parfois pas perçue du malade, parce qu'elle ne s'accompagne pas de douleur.

Décrite par Huchard et ses élèves Weber, Vincent, Giocanti, Janicot, par Debove et Boulay, la tachycardie est un des symptômes que l'on rencontre fréquemment dans l'artério-sclérose du cœur. Mais elle est loin de lui être spéciale, et les auteurs citent beaucoup de causes susceptibles de la produire. Parmi celles-ci, nous citerons les affections nerveuses centrales ou périphériques, les maladies des organes viscéraux, foie, intestin, estomac, utérus, qui causent la tachycardie par voie réflexe, les substances toxiques, telles que : l'alcool, le thé, le café, le tabac, l'atropine, la digitale, etc., les fièvres infectieuses; enfin, les affections scléreuses des artères et du cœur, les aortites, la cardio-sclérose, la myocardite, ce qui est le cas spécial que nous étudions aujourd'hui.

La tachycardie se manifeste ordinairement par accès, revenant plus ou moins périodiquement, et dont la durée varie de quelques heures à plusieurs jours. Dans ce dernier cas, ainsi que l'ont prouvé Bouveret, Debove et Boulay, il y a embarras de la circulation pulmonaire et asystolie. Si l'on ausculte le cœur d'un malade atteint d'une crise de tachycardie, on est étonné du nombre de pulsations que l'on constate, 100 à 300 par minute, quelquefois on ne peut les compter au pouls, qui ne présente plus qu'un frémissement imperceptible. En plaçant la main sur la région précordiale, on ressent, au lieu d'un choc, une sorte d'ébranlement de la paroi, et le cœur, au lieu du rythme normal, offre le rythme observé par Stokes dans le cœur fœtal, ce que Huchard nomme l'embryocardie. Les deux temps de la révolution cardiaque sont nettement frappés, mais ils ont la même intensité, la même durée, et le grand silence diastolique a disparu, il est devenu égal au petit silence.

Promptement la gêne circulatoire, qui résulte de ce rythme, retentit sur les divers organes et l'on remarque un embarras de la circulation pulmonaire, qui se traduit par de la dyspnée, ou plutôt, au début, par une sorte de continuelle angoisse accompagnée d'une toux sèche presque sans expectoration. La circulation veineuse étant à son tour embarrassée, on observe de la cyanose des lèvres, de la tuméfaction, qui peut aller jusqu'à l'œdème et à l'anasarque, de la pulsation dans les veines jugulaires externes. Enfin, apparaît l'asystolie avec ses symptômes habituels : orthopnée, œdème et congestion pulmonaire, infarctus hémoptoïque, sueurs, albuminurie, délire, etc.

Voici une observation de tachycardie finissant par asystolie et entraînant la mort du malade ; elle est tirée de la thèse du Dr Longbois et rapportée dans la thèse du Dr Larcena :

« Il s'agit d'un homme de quarante ans, cocher, qui entre à la

Pitié, dans le service du professeur Peter (mars 1881), pour une dyspnée extrême à laquelle il était en proie depuis deux jours. Un premier examen permet de constater que tous les organes sont intacts. sauf l'appareil circulatoire dont les désordres se révèlent par une fréquence extrême du pouls et l'absence de toute élévation de température, par des battements du cœur larges et vigoureux, contrastant avec la petitesse du pouls radial, qui bat à 160. Pas d'accélération des bruits du cœur.

« Le lendemain, toujours dyspnée très intense, extrémités froides et cyanosées, pouls petit et filiforme (156 pulsations), alors que la température axillaire ne dépasse pas 36°,5. Les battements du cœur, outre leur fréquence, sont irréguliers, mais on constate un souffle à la pointe, qui n'existait pas la veille au soir. Comme autre signe nouveau : douleur atroce dans la jambe droite, expectoration sanguinolente et abondante.

« Deux jours après : pouls 132, souffle avec râles sous-crépitants à la base droite, crachats sanguinolents, noyau d'apoplexie pulmonaire, le foie est augmenté de volume et douloureux, les urines albumineuses et hémaphéiques. Le soir, le pouls ne pouvait plus être compté, la mort est survenue trois jours après.

« A l'autopsie on a trouvé un cœur augmenté de volume dans tous ses diamètres, de l'endocardite scléreuse et végétante, de la myocardite scléreuse, des embolies multiples, des lésions de néphrite interstitielle. »

2° ARYTHMIE. — L'arythmie est également causée par l'altération scléreuse des parois du cœur ; elle est très fréquemment associée à la tachycardie. Constatée pour la première fois par Hoffmann, en 1702. l'arythmie a ensuite été décrite par Solans et Borden, Fouquet (XVIII° siècle), Sénac, Laënnec (1819), Corvisart et Bouillaud, puis. plus récemment, par Spring et Richardson (1868-1871), Lorain (1870), Lasègue (1872), Peter (1873), Lereboullet (1875), G. Sée (1879. Huchard (1889-1893), Giocanti (1892).

L'arythmie existe toutes les fois que les bruits du cœur sont irréguliers dans leurs intervalles et qu'il y a un trouble dans la succession normale des battements du cœur (Huchard et Giocanti).

Il peut donc y en avoir de différentes espèces, selon que le trouble existe dans le nombre, la force, ou la forme des pulsations. Aucune ne fait défaut dans la cardio-sclérose, et il n'est pas possible d'établir le diagnostic sur la présence de telle ou telle de ces formes ; d'ailleurs, la sclérose du cœur et la dégénérescence du myocarde ne sont

pas les seules causes d'arythmie, les lésions des valvules et des
troubles du système nerveux peuvent la produire ; on aurait donc
tort de faire de cette lésion une entité morbide ; ce n'est qu'un
symptôme, mais qui, cependant, le plus souvent indique de l'artério-
sclérose du myocarde (Peter et Huchard).

Lorsque l'arythmie tient au trouble dans la vitesse des pulsations,
on a la bradycardie et la tachycardie (ralentissement et accélération),
cette dernière pouvant aller jusqu'à ce qu'on appelle le delirium cor-
dis ou folie du cœur.

Si, au contraire, il y a arythmie dans la force et les formes des
battements, on observe des irrégularités rythmées, que nous avons
déjà décrites et sur lesquelles nous ne reviendrons pas, le rythme
couplé ou tricouplé, le pouls bigéminé, alternant, le pouls paradoxal de Kussmaul, dont l'amplitude augmente dans l'expiration et
diminue à l'inspiration, les intermittences dans les pulsations.

Tout cela constitue ce que G. Sée appelle d'une façon originale :
« la perversion chronologique des temps du cœur », et quand l'arythmie arrive à son maximum, on a le tableau suivant, que trace Bouillaud : « Rien n'est véritablement comparable au désordre tumultueux, à l'étrange confusion qui règne alors dans les battements du
cœur. Cet organe offre l'image d'une machine complètement déran-
gée et tout à fait démontée, toutes les lois qui régissent ses mouvements si bien réglés à l'état normal, sont bouleversées, à l'ordre
établi par les lois de la nature elle-même a succédé le plus complet
état d'anarchie. »

Au début, l'arythmie se présente sous la forme d'une gêne dans
les contractions du cœur, les systoles ne se suivent plus régulièrement dès que l'individu atteint de cette affection fait une marche ou
un effort un peu prolongé, ou ressent une vive émotion. Un silence
remplace un battement et on perçoit ce changement rythmique au
pouls et au cœur (arythmie vraie) ou seulement au pouls (arythmie
dite fausse).

D'autres fois ce sont des battements rapides survenant par salves au
milieu de pulsations normales ou ralenties ; bref, l'aspect de la perturbation cardiaque est éminemment variable.

OBSERVATION due à M. Huchard. — Un homme de quarante-sept ans
vient me consulter en octobre 1887, pour une arythmie persistante dont il
n'avait nullement conscience et qui avait été quelques mois auparavant
reconnue pour la première fois aux eaux de Saint-Gervais où il était allé
soigner un eczéma. Cet homme avait, onze ans auparavant, subi l'amputation du bras gauche, à la suite d'un accident de chasse ; puis, en août 1887,

montant une côte, il avait éprouvé pour la première fois des palpitations très violentes qui lui donnèrent alors l'idée de se faire ausculter ; on reconnut une arythmie très prononcée.

Je le vis deux mois après et je constatai avec cette arythmie tous les signes de l'hypertension artérielle : pouls fort, vibrant, presque bondissant, impulsion cardiaque énergique, second bruit diastolique à droite du sternum très retentissant. Le malade souffrait peu, il sentait à peine et de temps en temps des irrégularités cardiaques, il n'avait jamais eu d'œdème des membres inférieurs, l'auscultation des poumons ne permettait de constater aucun bruit morbide, le foie avait son volume normal. Bref, cette affection était latente pour le malade. Cinq mois se passèrent ainsi, quand brusquement, brutalement, et cela peut-être sous l'influence des fatigues de la chasse, éclatèrent des accidents asystoliques. Les cavités cardiaques se dilatèrent, on finit par constater l'existence d'un souffle systolique de la pointe très bref et localisé, des accès d'oppression survinrent, un œdème envahit promptement les membres inférieurs jusqu'aux cuisses, le foie devint turgescent et douloureux à la pression.

L'asystolie emporta le patient après quatre mois de maladie.

3° SCLÉROSE CARDIO-BULBAIRE. — Cette forme décrite sous le nom de maladie de Stokes Adams, à cause des médecins anglais qui l'ont étudiée et signalée les premiers, est caractérisée par un ralentissement extrême du pouls, des attaques syncopales et épileptiformes.

Le malade est sujet à des attaques de fausse apoplexie revenant parfois avec fréquence (20 fois en sept ans d'après Adams et 50 fois en trois ans d'après Stokes). Dans ces attaques de lipothymies, le patient ressent d'abord quelques prodromes qui consistent en de la lourdeur, de l'hébétude, une sensation de poids, puis brusquement survient la syncope, dont la durée varie de quelques secondes à quelques minutes et ne lui laisse pas de paralysie ni même de parésie consécutive.

Pendant la syncope, on ne retrouve pas les convulsions, ni l'écume buccale qui s'observe chez les gens atteints du haut mal. Les pulsations de la radiale sont très ralenties (20 à 40 à la minute), mais restent régulières et fortes ; d'après divers auteurs ce serait l'indice d'une altération cardiaque se traduisant par un rythme couplé, quelques pulsations faibles alternant avec des pulsations fortes qui, seules, seraient senties.

Le cœur bat lourdement et le choc de la pointe est mal perçu à la palpation ; la circulation est entravée dans les veines et produit de forts battements dans les jugulaires (Stokes) ; d'ailleurs il n'est pas rare de rencontrer des lésions d'orifice qui coïncident avec la sclérose du cœur. Cette forme assez rare de la maladie peut se terminer par une syncope mortelle ou une attaque de fausse apoplexie avec coma. Quand la mort ne survient pas ainsi, le malade s'éteint avec les symptômes de l'asystolie.

La maladie de Stokes Adams est propre aux vieillards et reconnaît pour cause une artério-sclérose des artères bulbaires liée à la sclérose cardiaque, ainsi que l'ont observé Gurlt, Rosenthal (1856-66), Halberton et Hutchinson; et si l'une des deux affections séparées, l'athérome des vaisseaux bulbaires, par exemple, peut suffire pour provoquer des syncopes avec attaques de fausse apoplexie, il est naturel qu'avec un cœur scléreux, dont la fonction est compromise, qui lance dans le cerveau une ondée sanguine faible si les artères qui irriguent ces territoires sont elles aussi altérées, l'anémie cérébrale aura de grandes facilités pour se produire et amener la syncope.

En présence de la forme que nous venons d'esquisser, le médecin devra essayer de porter remède à son malade en suivant une double règle thérapeutique, il devra essayer de rendre des forces au cœur et combattre l'anémie du bulbe.

Pour arriver à ces résultats, il pourra avec avantage utiliser la caféine, ce tonique du cœur et, mieux, d'après Huchard, l'infusion de café qui, outre l'alcaloïde, contient une substance : la caféone, qui excite le cerveau et vient en aide à la caféine.

Pour dilater les vaisseaux bulbaires, on aura recours au nitrite d'amyle et à la trinitrine, dont nous avons déjà parlé, et sur lesquels nous ne reviendrons pas.

Comme alimentation, il sera bon de soumettre le malade quelque temps au régime lacté, surtout si l'on reconnaissait une insuffisance rénale.

Anatomie pathologique. — La sclérose des artères se propageant au cœur, produit dans le tissu musculaire qui compose cet organe des altérations spéciales, des dégénérescences auxquelles l'on donne le nom de myocardites chroniques. Ce sont ces lésions que nous allons rapidement esquisser au point de vue anatomo-pathologique.

Nous dirons d'abord que la question a été le sujet de nombreuses discussions scientifiques, et a donné lieu à des théories bien diverses sur la nature et le mode de production de la lésion scléreuse.

Le professeur Peter, dans ses leçons sur les maladies du cœur, voit dans la sclérose cardiaque une dégénérescence graisseuse de la fibre et des cellules musculaires, tandis que Nicolle et Juhel-Renoy considèrent la disparition du muscle comme le résultat d'un simple processus d'atrophie. Cornil et Brault signalent un état de fragmentation de la fibre musculaire, état que Renaut et Landouzy qualifient de segmentation et décrivent comme une lésion constante.

Le cœur atteint de myocardite chronique présente, à l'examen microscopique, un aspect aplati et comme étalé, ce qui montre bien comme ses parois ont perdu de leur résistance et de leur souplesse. Sa couleur est communément désignée sous l'expression de « feuille morte », jaunâtre comme les feuilles qui tombent à l'automne; on reconnaît ainsi à première vue l'altération et l'épuisement de cet organe.

Landouzy et Siredey insistent sur la fréquence de petites taches ecchymotiques que l'on aperçoit principalement à la face antérieure et à la pointe. Ces plaques plus ou moins étendues, ou étalées à la surface du cœur, ont l'aspect d'un piqueté ou d'un pointillé très serré qui affectent la disposition des vaisseaux nourriciers de la fibre cardiaque ; ces lésions trahissent la mauvaise nutrition et font opposition vive avec des zones exsangues qui les avoisinent, et sont de couleur pâle, alternant avec les zones congestionnées de couleur violet lie de vin.

Cet état de ramollissement du myocarde permet au cœur de se dilater sous l'effort de la pression sanguine et, de fait, il n'est pas rare d'observer un léger accroissement de la capacité des cavités ventriculaires ; comme conséquence de cette dilatation, on trouve également une légère insuffisance des valvules auriculo-ventriculaires et sigmoïdes, celles-ci ne cessant pas cependant d'êtres saines.

Si, maintenant, on passe à l'examen des artères coronaires chargées de subvenir à la nutrition de la fibre musculaire cardiaque, on reconnaît que ces vaisseaux ont leurs tuniques atteintes par la sclérose, présentent de l'endartérite oblitérante à un degré plus ou moins accusé et de la dégénérescence dans leurs parois.

Au point de vue histologique, on rencontre là des modifications importantes dans l'état physiologique de l'organe. On ne doit pas croire que les lésions de la myocardite se rencontrent en tous les points avec la même intensité, c'est surtout aux environs de la pointe qu'elles sont le plus accusées, c'est donc là qu'on devra les chercher plus tôt que partout ailleurs. En second lieu, l'attention de l'observateur devra se fixer sur les piliers qui soutiennent les valves de la mitrale et les cordages qui s'insèrent sur cette valvule.

Nous savons que l'artério-sclérose est caractérisée par une atrophie musculaire, une hyperplasie conjonctive, consécutives à des lésions artérielles, nous trouverons donc ces trois stades dans l'étude de la sclérose cardiaque. Les altérations de la paroi des artères coronaires ont été, comme celles de toutes les artères en général, attribuées à de la périartérite, à de l'endartérite, à de l'endo-périartérite. C'est cette dernière opinion mixte, soutenue par Debove et Letulle, Rigal et Juhel Rénoy, Duplaix et Odriozola, Landouzy et Siredey qui semble la plus probable; la sclérose n'est pas seulement une dystrophie succédant à de l'endartérite, c'est aussi une inflammation produisant de la prolifération conjonctive, et procédant de la périartérite. Comme lésion histologique des artères coronaires, on remarque d'abord, en allant de l'intérieur à l'extérieur, une endartérite oblitérant ou rétrécissant d'une manière notable le calibre du vaisseau. La tunique interne est boursouflée, bourgeonnante, les cellules épithéliales qui tapissent son intérieur et forment un endothélium protecteur sont desquamées et réunies en amas, autour desquels le sang se coagule et produit de petits caillots fibrineux qui rétrécissent d'autant la lumière de l'artère.

Il est difficile de séparer nettement cette tunique interne de la tunique moyenne qui lui est sous-jacente, les fibres musculaires sont dissociées et ont subi une sorte de dégénérescence granulo-graisseuse; les cellules conjonctives ont proliféré et peu à peu ont remplacé l'élément musculaire.

La tunique externe de l'artère est épaissie et a subi une inflammation, elle présente de la périartérite. Les vasa vasorum, qui abondent dans cette couche, sont gonflés et remplis de sang; au tour d'eux on remarque des petites cellules embryonnaires attestant le travail de réaction qui s'effectue autour d'eux.

Quant au muscle cardiaque lui-même, nourri imparfaitement par suite de l'oblitération des coronaires, il a subi la dégénérescence granulo-graisseuse étudiée par Hoffmann, Zenker, Leyden en Allemagne, Hayem, Weber, Chauffard, Rabot et Philippe, Netter, Wysokowitsch, Cornil et Babès, etc., en France.

On constate que les fibrilles musculaires se résorbent peu à peu, se segmentent, sont infiltrées de granulations graisseuses apparentes par l'action de l'acide osmique, et laissent à leur place des étuis de sarcolemme vides, bientôt remplis par des blocs fibroïdes conjonctifs (Nicolle). Il y a donc une atrophie de l'élément contractile et une prolifération intense du tissu interstitiel.

Celui ci a pris un grand développement, le muscle est parcouru par de larges travées fibreuses néoformées, qui gagnent et envahissent continuellement les portions encore saines du myocarde, et produisent cet état de flaccidité si remarquable et si caractéristique.

Weber, qui a bien étudié ces lésions, décrit ainsi l'aspect que présentent les préparations du myocarde atteint de sclérose : « La plus grande partie du champ visuel du microscope est occupée par par des nappes colorées en rose par le picro-carmin, ce sont des amas de sclérose. Au milieu de ces espaces, et tout à fait disséminés, sans ordre, on observe de véritables îlots rouges qui sont formés par des fibrilles musculaires segmentées et déchirées transversalement. Le centre de ces groupes de fibres musculaires est parfois occupé par un petit vaisseau artériel qui est atteint d'endartérite oblitérante et dont le calibre est rétréci, sinon a disparu par suite du bourgeonnement de l'endothélium. »

A l'état normal, les valvules qui obturent les orifices du cœur et des vaisseaux ne contiennent que très peu de vaisseaux et seulement dans leurs parties périphériques ; mais il n'en est pas toujours de même lorsque le cœur est le siège d'un processus pathologique tel que l'artério-sclérose. Il n'est pas rare dans ce cas de voir les vasa vasorum augmenter de nombre, de diamètre, et s'oblitérer à la surface et dans l'épaisseur des valvules mitrales ou sigmoïdes (Sappey, Henle, Langer, Rindfleisch, H. Martin).

Ordinairement la sclérose du cœur débute par une branche d'une artère coronaire oblitérée formant un îlot dystrophique autour de ce vaisseau ; puis, peu à peu, ces ilots formés en divers endroits à l'entour des artérioles nourricières viennent à se rejoindre, à se confondre, ce fait prouve bien l'origine vasculaire de la myocardite chronique.

Quelquefois, dans le cas de myocardite aiguë, il y a une inflammation véritable commençant à la tunique externe du vaisseau et gagnant, de proche en proche, le tissu cardiaque qui l'avoisine.

Traitement. — La sclérose cardiaque comprend une multiplicité assez considérable d'indications thérapeutiques, suivant l'état et le degré de la lésion qu'elle présente.

Au début, quand le cœur est encore très peu atteint, que c'est surtout le système artériel qui est malade, on devra essayer de combattre l'excès de tension et la tendance scléreuse par un régime et les iodures.

Puis le processus a avancé d'un pas, la dégénérescence de la fibre cardiaque est apparente et commence à se faire sentir, on doit tonifier le cœur et combattre pour lui en dilatant les petits vaisseaux et en diminuant ainsi la résistance que lui opposent ces derniers.

Enfin, l'asystolie a compliqué la sclérose, le cœur hypertrophié et dilaté a ses orifices mal fermés par des valvules insuffisantes, le médecin doit alors surtout insister sur le traitement de cet état de déchéance cardiaque et essayer de prolonger quelque peu la vie du malade qui est irrémédiablement condamné.

Le traitement de la première phase de l'artério-sclérose du cœur a déjà été fait, cependant nous y reviendrons encore une fois pour en marquer toute l'importance; c'est, qu'en effet, à ce début de la maladie, le praticien et le malade ont l'espoir, justifié du reste, d'enrayer le mal et d'atténuer dans une large mesure l'altération vasculaire déjà existante. L'alimentation sera surveillée avec soin, et on évitera tout ce qui peut fatiguer l'estomac et augmenter le nombre des toxines que recèle déjà l'organisme.

Les repas seront peu abondants, mais nombreux, on sait que souvent les accès angineux débutent ou reviennent après un copieux repas. Comme viandes, ordonner des viandes blanches, bien cuites et rôties, tandis qu'on proscrira les viandes faisandées, le gibier, la charcuterie, les poissons salés ou même frais, les aliments de conserve; les légumes seront toujours très frais et composeront avec les œufs la plus grande partie de la nourriture.

La boisson sera surveillée avec un soin tout méticuleux; l'individu menacé de sclérose cardiaque se trouvera bien de boire chaque jour du lait et de s'abstenir le plus possible d'autre boissons; boire beaucoup augmente la tension artérielle, ce qu'il faut éviter. Proscrire les alcools, les boissons trop fermentées, les vins trop généreux.

Après ce que nous avons dit dans l'étiologie de la sclérose du cœur sur l'influence nocive du tabagisme, on ne sera pas étonné que nous recommandions à ces malades de ne pas fumer et même de ne pas se trouver dans la compagnie de gens qui fument.

Les scléreux devront avoir les reins en bon état ainsi que la peau; ces émonctoires naturels des déchets organiques seront entretenus soigneusement par des exercices et des pratiques d'hydrothérapie. La gymnastique modérée, sans exercices trop violents, ce qu'on nomme en termes techniques la gymnastique suédoise favorisant la multiplicité des mouvements sans en chercher la fatigue. On augmente ainsi les combustions des tissus, on fait circuler plus activement le sang dans les petits vaisseaux, ce qui abaisse la tension artérielle et soulage du même coup le travail du cœur.

A côté de la gymnastique il y a place pour le massage, les bains assez fréquents, des ablutions froides par tout le corps, pratiques destinées à faire excréter la surface cutanée.

Les eaux minérales peuvent avoir une action bienfaisante à ce moment du traitement, non seulement au point de vue des bains et des pratiques d'hydrothérapie auxquelles on se soumet dans les stations balnéaires et thermales, mais aussi eu égard aux propriétés iodurées et chlorurées de certaines d'entre elles que l'on doit recommander aux artério-scléreux du cœur.

En règle générale, on évitera d'envoyer de tels malades dans les stations élevées à plus de 500 ou de 700 mètres d'altitude, car l'élévation avec la raréfaction de l'air qui y existe est un facteur de l'hypertension artérielle ; la pression atmosphérique étant moindre, la circulation est plus active.

Les eaux minérales qui contiennent des iodures, des bromures, des chlorures, sont les meilleures dans ce cas. Parmi elles, nous citerons Balaruc dans l'Héraut, Bondonneau dans la Drôme, Bourbon-Lancy dans le département de Saône-et-Loire ; Vichy peut exercer une action salutaire chez les individus atteints de sclérose hépatique, mais on devra être prudent dans l'emploi de ces eaux bicarbonatées sodiques.

Plus tard quand la sclérose du cœur a manifestement produit ses effets, que le patient souffre d'angine de poitrine, de congestions viscérales, de difficultés pour respirer et uriner, que le rein, le poumon, le foie ont des lésions d'artério-sclérose, on ordonnera à de telles personnes, avec succès, le traitement par l'iodure de sodium moins toxique que les sels de potassium. Ce traitement, qui devra être continué pendant de longs mois et quelquefois deux à trois années, a donné de bons résultats.

Les doses de ce médicament doivent être minimes, surtout quand l'affection est encore au début, 10 à 25 centigrammes par jour. Contre les crises angineusees nous avons déjà vu tout le bénéfice que l'on peut retirer des inhalations de nitrite d'amyle ou de l'injection de quelques gouttes (4 à 10) de solution au centième de trinitrine dans l'alcool.

A mesure que la maladie est plus ancienne, les indications thérapeutiques deviennent plus nombreuses, plus sérieuses à remplir. C'est ainsi que les toniques du cœur doivent être donnés lorsque la myocardite a altéré l'intégrité des fonctions de l'organe et provoqué l'asystolie.

Parmi ces toniques cardiaques nous recommanderons en premier lieu la caféine, soit sous forme d'injection hypodermique, soit par la voie stomacale.

Cet alcaloïde, qui se rencontre dans le café, le thé, la noix de kola, a été employé un des premiers par Huchard ; il stimule les contractions cardiaques et ranime le cœur quand il est affaibli et surmené.

La solution pour injections hypodermiques sera ainsi établie :

Benzoate de soude. . . . .   3 gr. 40 cent.
Caféine . . . .   2 gr. 50 cent.
Eau distillée. . . . .   Q. S. p. 10 cent. cubes

Chaque centimètre cube contient 25 centigrammes de caféine (Tauret), le benzoate de soude a pour but de permettre la dissolution de la caféine dans l'eau distillée.

Si on introduit la caféine par l'estomac, on pourra formuler la potion suivante :

Caféine . . . .)
Benzoate de soude. . . . . } ââ   3 grammes
Eau distillée.   120   —
En prendre une cuillerée à bouche matin et soir.

Le sulfate de spartéine expérimenté par Laborde puis par G. Sée est un sel tiré de la spartéine, alcaloïde du genêt. Ce médicament également tonique du cœur et du pouls se donne à la dose de 10 centigrammes en solution aqueuse.

Huchard se trouve bien d'associer dans une même formule l'iodure et la spartéine de la façon ci-dessous :

Eau distillée. . . . .   100 grammes
Iodure de sodium   5   —
Sulfate de spartéine . . . .   50 centigrammes
En prendre une cuillerée à café, deux à trois fois par jour.

Constantin Paul, lui, préfère l'extrait de convallaria maialis ou muguet qui lui a donné de fort bons résultats comme excitant du cœur et de la diurèse.

On l'administre en potion de 2 à 3 cuillerées à bouche par jour :

Extrait de convallaria maialis. . . . .   10 grammes
Sirop diacode.   30   —
Sirop simple   200   —

Quand la sclérose a produit des phénomènes d'asystolie et que l'on se trouve en présence d'un malade dont le cœur bat irrégulièrement et sans force, qui a de la dyspnée et des phénomènes urémiques, quelle est la conduite que doit tenir le praticien ?

Il devra d'abord combattre ces accidents toxiques en rétablissant la perméabilité du rein, puis soutenir le cœur et le régulariser.

Pour remplir la première indication il n'est pas de meilleur remède que le régime lacté exclusif. On évite ainsi une nouvelle introduction de toxines par des aliments et on agit favorablement sur l'appareil rénal. Mais pour que le régime lacté absolu puisse porter ses fruits, il faut que le malade absorbe au moins 2 à 3 litres de lait dans la journée par tasses de 250 à 300 grammes, toutes les deux à trois heures, et qu'il boive ce lait par petites gorgées successives, afin que les acides de l'estomac ne forment pas avec lui de gros coagulums qui sont ensuite difficiles à digérer et provoquent même quelquefois la diarrhée.

Si les malades supportent mal ce régime, on se trouvera bien de couper le lait avec un peu d'eau de Vichy ou de Vals, ou encore avec un peu de bicarbonate de soude, environ une ou deux cuillerées à soupe d'eau de Vichy par tasse de lait. Si malgré cela le malade avait de la diarrhée, on ajouterait au lait quelques cachets antiseptiques de naphtol ou de benzonaphtol ou de salicylate de bismuth. Il est rare que la diarrhée résiste longtemps à une telle médication.

Certains malades éprouvant pour le lait une répulsion qui semble insurmontable, on insistera néanmoins, en faisant comprendre au malade tout le profit qu'il doit tirer de cette alimentation et au contraire le danger qui le menace s'il refuse de s'y soumettre; on peut masquer le goût du lait en l'aromatisant avec un peu de rhum, de kirsch, de cognac, d'infusion de café, ou suivant le précepte de Huchard, en ajoutant une cuillerée à café de la mixture suivante à une tasse de lait :

> Extrait fluide de coca . . . . 110 grammes
> Extrait fluide de kola 90   —

En agissant ainsi on voit rapidement les phénomènes dyspnéiques s'amender, et au bout d'une à deux semaines de ce régime, le médecin peut adjoindre quelques aliments au lait et permettre au malade des œufs, quelques purées, des potages maigres, puis enfin après un mois environ, des viandes rôties fraîches et bien cuites.

Doit-on donner de la digitale contre l'état de faiblesse du cœur? Ce médicament excite les contractions cardiaques mais élève en même temps la tension artérielle, ce qui est contraire à l'effet cherché, les scléreux ayant déjà de l'hypertension vasculaire.

On a vu, en effet, des malades atteints de sclérose généralisée mourir en quelques jours à la suite d'administration intempestive de digitale. Le médecin devra, pour agir, s'en tenir à l'état du cœur; et quand les valvules à cause de la dilatation des cavités sont devenues insuffisantes, que le cœur ainsi atteint de lésion mitrale surtout ne peut plus lancer le sang dans les artères, mais au contraire

le laisse s'accumuler dans le poumon et les veines, lorsque le malade
a des phénomènes d'œdème et d'anasarque, il est indiqué de lui
administrer la digitale, car alors la tension artérielle a bien faibli et
l'état qui prédomine chez le patient n'est pas la sclérose mais la maladie mitrale, qui en est la conséquence, et qui, si l'on n'y porte un
prompt remède, emportera le malade; il faut avant tout tonifier et
régulariser le cœur.

En outre, ce médicament va augmenter la quantité d'urines et
devenir un adjuvant au régime lacté; il ne fatiguera pas le rein
parce qu'il n'agit pas d'une manière directe sur l'épithélium des glomérules et des tubes urinifères de cet organe, mais plutôt en augmentant légèrement la tension du sang dans les artères et en faisant
ainsi excréter davantage le rein.

Tout praticien n'aura que l'embarras du choix pour donner ce médicament classique, dont les nombreuses et diverses préparations sont
assurément bien connues. Les infusions de poudre de digitale, les
teintures alcooliques ou éthérées, les extraits aqueux et alcooliques,
les macérations sont encore en usage et ont produit de bons effets
thérapeutiques, mais ces préparations sont en général inconstantes
parce qu'elles proviennent directement de la plante qui n'a pas toujours la même puissance médicamenteuse.

Il est préférable d'utiliser l'alcaloïde extrait de la digitale et qu'on
appelle la digitaline, dont le pouvoir thérapeutique est le même à
doses égales.

Mais là encore le nombre des digitalines est assez grand et chaque
fabricant a un produit spécial dont on ne doit user qu'à bon escient.
La digitaline cristallisée est la plus facile à obtenir conforme à elle-
même et à faire tolérer par les malades; on la prépare sous la forme
de granules de 1 milligramme (Homolle et Quevenne) ou de 1 dixième
de milligramme (Champigny).

Dujardin-Beaumetz utilise avec succès une solution de digitaline
cristallisée qui se reconnaît à la propriété d'être facilement soluble
dans le chloroforme; il ordonne ainsi :

> Digitaline cristallisée française, soluble dans
>   le chloroforme. . . . .   1 centigramme
> Alcool à 90° . . . .   9 grammes
> Glycérine   6   —

Le malade en prend LX gouttes par jour, soit XX gouttes chaque fois, le matin
à midi et le soir.

Ne pas oublier que la digitale est un médicament, qui s'élimine
lentement et en s'accumulant peut, s'il est continué, produire brus-

quement des phénomènes toxiques. La digitale sera donnée à doses
décroissantes pendant quelques jours, trois à quatre au plus, puis
on en cessera l'usage, même si l'effet thérapeutique attendu ne s'était
pas manifesté.

VII

ARTÉRIO-SCLÉROSE DES VEINES OU PHLÉBO-SCLÉROSE

Historique. — Jusqu'à ce jour, les auteurs qui se sont occupés de
l'artério-sclérose et en ont décrit si magistralement les symptômes
et les lésions, s'étaient contentés de les rechercher et de les étudier
dans les parois artérielles et dans les fibres musculaires du cœur:
aujourd'hui, ces notions ne sont plus suffisantes, les investigations
faites dans le domaine histologique ont montré que l'artério-sclérose.
cette rouille de la vie, comme l'a si poétiquement appelée Peter.
s'étend également aux parois des veines, et sinon d'une façon tout
aussi apparente, tout au moins aussi réelle.

L'étude de la sclérose des veines doit, dès maintenant, s'ajouter à
celle des artères et du cœur, et c'est ce qui nous a guidé dès le début
de ce travail et nous a porté à adopter l'expression d'angio-sclérose,
terme générique créé par Huchard et qui sert à désigner l'ensemble
des lésions scléreuses des vaisseaux. L'angio-sclérose est un tout
dont les diverses parties sont : l'artério-sclérose, la sclérose du cœur
ou cardio-sclérose, et la phlébo-sclérose ou sclérose des veines.

L'historique de la question est court. Borel, le premier, en 1859,
dans sa thèse, signale l'athérome des veines, mais sans y insister
beaucoup. Ce n'est que trente ans plus tard, en 1889, que Huchard
crée le nom de phlébo-sclérose et commence à énoncer quelques
idées précises et claires sur la question. De 1887 à 1890, plusieurs
élèves du professeur Thoma, de Dorat, s'attachent à résoudre le
problème, et les thèses de Sack, Menhert, Bergmann contiennent
des documents intéressants sur cette question.

Tous les autres auteurs se sont plutôt occupés des lésions variqueuses, et c'est ainsi que nous voyons Montargis, Parisot, Villed.
Duponchel, Lobstein, etc., chercher si les varices ne se relient pas
en quelque sorte à la sclérose généralisée ou angio-sclérose.

Anatomie pathologique. — Les cas cités par les différents auteurs
que nous avons énumérés montrent que, chez les individus atteints
d'artério-sclérose, les vaisseaux veineux sont plus ou moins altérés

dans leurs parois. Ces lésions se rencontrent également sur la valvule tricuspide et sur les valvules pulmonaires, bref, dans tout l'ensemble du réseau de la circulation de retour. Elles consistent en épaississements scléreux d'une couleur blanc jaunâtre, faisant des saillies irrégulières à la surface interne du vaisseau.

C'est plutôt à la partie inférieure du corps, dans les veines cave inférieure, iliaques, rénales, poplitées et fémorales, que la phlébo-sclérose se rencontre de préférence ; elle est beaucoup plus rare à la tête et aux membres supérieurs. D'ailleurs, l'aspect des lésions diffère un peu, quand l'on considère de grosses veines superficielles.

Examen macroscopique. — La phlébo-sclérose se présente à l'œi nu, à plusieurs stades de son développement, aussi la lésion par laquelle elle s'affirme a-t-elle reçu diverses dénominations. Thiébaut en distingue trois : les plaques gaufrées simples, les plaques blanches, et enfin l'incrustation calcaire.

La plaque gaufrée simple est constituée par un épaisissement de la paroi du vaisseau, siégeant de préférence du côté où la veine est accolée à l'artère ; la paroi n'est plus aussi polie et lisse, elle a un aspect réticulé, mais sans aucune variation dans la coloration. Pas de surélévation de la lésion ; le seul moyen de la reconnaître est justement cette disposition réticulée, parsemée de petites dépressions, et qui la fait ressembler plus ou moins à une gaufre, d'où son nom.

A un second degré, on note un changement de coloration, la plaque devient blanche par places d'abord, puis ensuite à peu près uniformément. Cette blancheur commence sous la forme de petits points qui se réunissent peu à peu. En même temps, la paroi est plus dure, plus épaisse, un peu surélevée ; la grandeur de la plaque varie de quelques millimètres à 1 centimètre et plus de longueur, sur une largeur de 5 à 6 millimètres.

Enfin, lorsque la phlébo-sclérose continue à progresser, on arrive à l'incrustation calcaire. La plaque augmente encore de consistance, et en la palpant entre deux doigts, on a tout à fait la sensation d'un corps étranger intercalé dans la paroi veineuse ; la couleur se modifie : de blanche qu'elle était, elle devient jaunâtre, quelquefois à la surface on constate une exulcération légère, mais jamais Thiébaut n'a constaté de bouillie athéromateuse semblable à celle que l'on rencontre communément dans les artères.

Les lésions, que nous venons de décrire, se rencontrent le plus souvent au point de bifurcation des veines, ou sur les valvules du cœur, au point où elles s'insèrent et où viennent s'attacher les piliers.

Si, maintenant, on considère les veines de la superficie, on remarque que, à l'inverse de ce qui se passe dans les gros troncs veineux où la lésion est circonscrite, dans celles-là la lésion scléreuse est diffuse et coïncide avec un état variqueux assez prononcé.

Examen microscopique. — Celui-ci est le plus important, parce que, en plusieurs points, la lésion scléreuse des veines, qui ne se décèle pas à la vue, se montre presque toujours à la coupe, sous le microscope. Etudions les lésions ci-dessus dans l'ordre où nous les avons vues apparaître, en commençant par les plaques gaufrées simples.

La paroi interne de la veine est irrégulière, dépolie, comme mamelonnée; la tunique musculo-élastique située au-dessous de l'endothélium est épaissie et confondue avec les parties sous-jacentes, noyées dans une prolifération conjonctive nucléaire et cellulaire. Les fibres élastiques, qui se rencontrent dans cet amas homogène, sont rares, les fibres musculaires sont dissociées, volumineuses, contenant dans leur intérieur des granulations colorées en brun acajou par le carmin aluné. Dans ces fibres musculaires, la dégénérescence est totale et s'étend au noyau comme au protoplasma.

Au-dessous de cette couche musculo-élastique, la couche musculaire externe est saine, ou à peu près; à ce premier stade, le mal est encore nettement délimité; cependant les vasa vasorum sont affectés d'endopériartérite, et, tout autour d'eux, on peut observer une abondante prolifération nucléaire. Lorsque la plaque gaufrée simple a cédé la place à la plaque blanche, qui peut se produire au milieu de la première, on constate que la paroi vasculaire a subi un notable accroissement et que maintenant elle fait saillie à la surface interne du vaisseau, ce qui n'avait pas lieu au premier stade. La dégénérescence a continué sa marche et a envahi la partie interne de la couche musculaire sous-jacente à la couche élastico-musculaire dont nous avons parlé plus haut.

Le tout est devenu homogène, les fibres élastiques, les fibres musculaires granuleuses, les éléments conjonctifs hyperplasiés se confondent en un amas amorphe parsemé de vaisseaux capillaires néoformés, tandis que les vasa vasorum atteints d'endopériartérite présentent en plusieurs points des oblitérations.

La dégénérescence a lieu de la circonférence de la plaque au centre; là, la substance est homogène, tandis qu'à la périphérie il est encore possible de distinguer les éléments nucléaires des cellules musculaires en voie de désorganisation.

La troisième étape, par où passe la phlébo-sclérose, est l'incrustation calcaire du foyer scléreux. La couleur est devenue jaunâtre, l'épaisseur a encore augmenté et la dureté de la lésion est tout à fait caractéristique ; on sent qu'on se trouve en présence d'un dépôt crétacé et non pas d'un simple épaississement conjonctif.

La masse homogène, qui occupe le centre de la plaie, a fait place au dépôt calcaire, et tout à l'entour de ce dépôt elle est constituée par des granulations rassemblées en amas faciles à colorer.

Thiébaut n'a pas rencontré de dégénérescence graisseuse des parois veineuses, et quant à la forme diffuse qu'il a rencontrée uniquement dans les veines de la superficie ; il pense qu'il s'agit là d'un état variqueux au premier degré, qui se relierait aux manifestations de la phlébo-sclérose que l'on rencontre sur les gros troncs veineux. Le même auteur pense que la sclérose des veines est très fréquente chez les individus atteints d'artério-sclérose, elle serait même la règle, puisque sur 13 cas qu'il a examinés, il n'a pas manqué une seule fois de rencontrer des altérations du côté du système veineux.

Seulement ces faits sont ordinairement très difficiles à reconnaître ; il est nécessaire de pratiquer l'examen microscopique, et c'est pour cela qu'on les néglige et qu'on omet d'en parler. Thiébaut affirme « qu'on trouve presque constamment de la phlébo-sclérose en foyers quand l'athérome artériel est très prononcé, » et, dans ces cas, c'est ordinairement à l'origine et aux points de bifurcation des veines iliaques qu'il faut chercher l'altération.

Quant à la forme diffuse variqueuse, elle est également très commune, une statistique de Morro prouve que sur 100 vieillards athéromateux, 4 seulement n'avaient pas de varices. Thiébaut admet que la phlébo-sclérose est une forme tardive de l'angio-sclérose, elle apparaît postérieurement à la sclérose des artères et du cœur, et n'arrive jamais à être aussi prononcée et aussi évidente que les manifestations artérielles et cardiaques. Mais quant à la nature intime de ces altérations, elle est identique ; dans les deux cas, qu'il s'agisse de sclérose artérielle ou veineuse, on constate une dégénérescence des éléments nobles des tissus qui se confondent en une masse homogène, se transformant peu à peu et s'infiltrant de sels calcaires ; dans les deux cas la lésion débute par une altération des vasa vasorum et par la partie profonde de la couche interne. Cependant l'artério-sclérose est une affection plus compliquée que la phlébo-sclérose, en ce sens qu'on y rencontre la bouillie athéromateuse et la dégénérescence graisseuse, deux phénomènes qui manquent dans les veines.

Pathogénie. — Comment expliquer la production de la sclérose veineuse ? Elle a la même origine que l'artério-sclérose. Dans un cas comme dans l'autre, elle est la conséquence de l'affaiblissement dans la force de résistance qu'oppose la tunique moyenne musculaire à la pression sanguine. Il s'ensuit une dilatation momentanée du vaisseau et postérieurement un épaississement fibreux de la tunique interne (Sack). Huchard et H. Martin pensent que la sclérose veineuse est sous la dépendance de l'endartérite oblitérante des vasa vasorum des parois veineuses, endartérite qui serait causée par une altération du sang (goutteux, intoxiqués par le plomb, alcooliques) ou par un spasme continuel et nerveux des vaisseaux nourriciers.

Si les lésions de la sclérose veineuse se montrent moins rapidement et sont moins accusées que celles de la sclérose, cela tient au fait suivant : les veines se nourrissent dans bien des cas plutôt par imbibitions que par le moyen de vaisseaux propres, l'oblitération ou l'inflammation de ceux-ci a donc de moins sérieuses conséquences et l'altération qui en résulte sera de moindre importance.

Comme exemple pratique de cette affection, nous citons une des observations histologiques recueillies et publiées dans la thèse de Thiébault ; cet ouvrage est récent et contient les renseignements les plus précis qui aient été donnés jusqu'à ce jour sur cette intéressante question.

Il reste encore beaucoup à faire ; mais telle qu'elle est actuellement, il est permis de faire rentrer cette forme de la sclérose des veines, côte à côte avec la sclérose artérielle et la sclérose cardiaque, dans cette grande maladie de l'angio-sclérose, dont le nombre de cas va sans cesse grandissant depuis que l'observation et l'examen des malades se font d'une manière plus rigoureuse, étant appuyés sur des données scientifiques chaque jour plus précises.

OBSERVATION (Dr Thiébaut, thèse, Nancy, 1890). — Il s'agit d'une femme de soixante-six ans, atteinte de pneumonie chronique et d'endocardite, ayant succombé à la suite d'une embolie cérébrale.

A l'autopsie, le cœur présente de la myocardite scléreuse, les valvules aortiques sont très athéromateuses, calcaires à leurs insertions. Les valvules mitrales épaissies portent les taches jaunes ordinaires de l'artério-sclérose. sur la valvule tricuspide, il y a absolument les mêmes lésions et elles sont aussi accentuées que celles des valvules mitrales.

Les artères coronaires paraissent saines à l'œil nu, l'aorte est très malade dans toute son étendue. Athérome artériel général très prononcé.

La veine cave inférieure présente à sa partie inférieure une plaque gaufrée de couleur blanche avec épaississement de sa paroi, toute la veine paraît attirée vers ce point.

Au niveau de sa bifurcation, il y a des plaques jaunâtres dures, sur quelques-unes on constate une exulcération superficielle de l'épithélium.

Sur la veine fémorale, on trouve également quelques-unes de ces plaques. Rien de spécial dans les autres veines.

Examen microscopique. — Sur des coupes de veine fémorale, on trouve plusieurs foyers de dégénérescence homogène, les noyaux des fibres musculaires, leur protoplasma, les éléments élastiques, tout a dégénéré et se colore de la même façon. Les vasa vasorum sont atteints d'endopériartérite, en bien des points, et tout autour des foyers de dégénérescence on voit des capillaires qui sont le centre de noyaux nombreux.

Les veines iliaques, les veines du bassin présentent des foyers de dégénérescence analogues.

Dans les veines rénales, beaucoup de fibres musculaires sont granuleuses, pas d'hyperplasie conjonctive, la paroi est très régulière.

Une préparation de veine humérale montre des inégalités dans l'épaisseur de la tunique interne des vaisseaux, par places celle-ci atteint deux à trois fois ses dimensions normales, les fibres lisses sont devenues granuleuses, car il y a une infiltration conjonctive diffuse dans toute la paroi interne.

L'endopériartérite des vasa vasorum est très nette à ce niveau.

Beaucoup de veines entassées sont saines, mais on en trouve un certain nombre qui, en certains points de leur étendue, présentent des foyers de dégénérescence homogène ou légèrement granuleuse parfois. Dans la couche de fibres lisses circulaires sous-jacentes, et dans la partie la plus superficielle de la couche interne, il y a de nombreux noyaux dus sans doute à l'irritation causée par le tissu dégénéré.

Sur une préparation même, on voit, au milieu d'un de ces foyers de dégénérescence, un point beaucoup plus coloré où sans doute du calcaire commençait déjà à venir se déposer.

Dans le cœur on reconnaît nettement de la myocardite interstitielle, autour des artères il y a du tissu scléreux, quant aux veines, elles ne paraissent pas malades.

Le rein est atteint de néphrite interstitielle, on voit partir des veines comme des artères des traces de tissu scléreux, mais le processus est bien plus intense autour de ces dernières.

Le foie présente les lésions ordinaires de la cirrhose cardiaque.

S. BERNHEIM, *de Paris.*

CHAPITRE XVI

ANGINE DE POITRINE

Étiologie et pathogénie. — L'angine de poitrine n'est pas une maladie autonome, mais plutôt un complexus symptomatique se manifestant sous forme d'accès de douleurs paroxystiques qui débutent dans la région cardiaque, et s'irradient dans les nerfs voisins en provoquant une sensation d'angoisse extrême, presque mortelle.

Les causes de ces douleurs, qui du plexus cardiaque s'irradient dans les plexus voisins anatomiquement reliés au précédent, sont très variables. Dans la grande majorité des cas il s'agit d'une sclérose des artères coronaires avec myocardite plus ou moins avancée; dans d'autres cas, plus rares, on trouve une affection cardiaque, indépendante de la sclérose coronaire (dégénérescence graisseuse, hypertrophie et dilatation du ventricule gauche consécutivement au surmenage ou à une maladie générale, rétrécissement et insuffisance de l'orifice aortique); tous ces cas, caractérisés par une lésion anatomique précise, méritent le nom d'angine de poitrine vraie, par opposition à l'angine de poitrine fausse ou pseudo-angine où la lésion anatomique fait défaut. L'angine de poitrine par abus de tabac, de thé, de café, reste une fausse angine tant qu'il n'existe pas de lésions matérielles du côté du cœur ou de ses vaisseaux. Il en est de même de l'angine de poitrine réflexe qu'on observe dans la tuméfaction aiguë ou chronique du vomer ou des cornets inférieurs moyens, dans les polypes du nez, dans l'hyphertrophie de la tonsille pharyngienne, etc.; dans les diverses dyspepsies, dans les affections du pneumo-gastrique (compression du nerf par une tumeur du médiastin, etc.). L'angine de poitrine, qu'on trouve chez les hystériques, les épileptiques et les neurasthéniques, est également une fausse angine. Enfin l'angine de poitrine dite vaso-motrice, de Nothnagel et Landais, forme un troisième groupe dont la cause étiologique est précise et qui rentre dans la catégorie des névroses pures.

Historique. — La première description de l'angine de poitrine a été
faite par Heberden, médecin anglais, et par Rougnon, médecin français. Tous les deux ont donné en 1768 une description des symptômes
de l'angine de poitrine qu'ils attribuaient à une affection cardiaque.
Mais c'est à Jenner et plus encore à Parry que nous devons les premières notions sur la nature de cette affection. Dans son livre (*An
inquiry into the symptoms and causes of the syncope anginosac* —
London, 1799), Parry nous parle le premier d' « une tâche brusquement accrue qu'a à remplir le cœur déjà affaibli » et de « l'oblitération
des artères, des artères coronaires en particulier ». Les idées de Parry
ont survécu jusqu'à nos jours. Bien entendu l'anatomie pathologique, devenue une science bien longtemps après la mort de Parry,
de même que les expériences et l'observation clinique exacte ont modifié la théorie primitive de l'auteur anglais sur l'oblitération des
artères ; mais il n'en est pas moins vrai que ces modifications ont
principalement consisté à approfondir les idées de Parry et à leur
donner une base scientifique. Anglais, Français et Allemands ont
pris une part pour ainsi dire égale au développement des idées de
l'auteur anglais d'après lequel, comme c'est définitivement admis
aujourd'hui, l'angine de poitrine vraie ou fausse est due, dans la
grande majorité des cas, à une sclérose des artères coronaires, avec
ou sans lésion du cœur proprement dite. Parmi les auteurs qui ont
par leurs recherches expérimentales contribué à la victoire des idées
de Parry, il faut citer en premier lieu Conheim et von Schultess,
Rechberg d'un côté, et Germain Sée de l'autre. Ils ont été, Conheim
et Schulthess, les premiers à faire des expériences sur le chien chez
lequel le trajet et la disposition des artères coronaires présentent
de grandes analogies avec celles de l'homme, et à montrer que
l'occlusion artificielle des coronaires provoque l'arrêt du cœur en
diastole. Si les auteurs français et les auteurs allemands sont d'accord pour admettre que la cause première de l'angine de poitrine
est une sclérose des coronaires, ils diffèrent entre eux dans l'interprétation des phénomènes expérimentaux. Tandis que les premiers
attribuent la mort à une oxygénation insuffisante, à une paralysie
ischémique du cœur, les seconds la mettent sur le compte de l'accumulation d'un poison cardiaque formé par le fait du mauvais état de
nutrition du cœur.

Anatomie et physiologie pathologiques. — L'anatomie pathologique confirme le rôle de la sclérose des artères coronaires. A
l'autopsie des individus succombés à l'angine de poitrine, on trouve

fréquemment, tout comme dans les expériences sur les animaux, un rétrécissement ou une occlusion complète par thrombose ou embolie des ramifications des coronaires. Dans d'autres cas, la lumière des artérioles est tellement rétrécie que l'existence d'un trouble de nutrition du cœur ne fait pas de doute. Et on comprend alors que la mort ait pu survenir, quand le cœur s'est trouvé brusquement en face d'un travail trop grand pour ses forces. A côté de cette lésion principale, on trouve encore des foyers de dégénérescence fibreuse du cœur, avec ou sans ramollissement aigu des régions thrombosées ou des infarctus hémorragiques. Si, à côté d'une sclérose typique des coronaires, on trouve un cœur anatomiquement intact, la mort et les accès d'angine de poitrine qui l'ont précédée, doivent être mis sur le compte d'un trouble aigu de nutrition du myocarde. Malgré le rétrécissement de ses vaisseaux nourriciers, le cœur a pu se maintenir longtemps dans un état de nutrition satisfaisant et il n'a fléchi que lorsqu'il s'est brusquement trouvé en face d'un travail trop grand pour ses forces. Et cela se comprend quand on songe que le surcroît de travail qui lui était imposé ne pouvait être facilité par un apport accru des matériaux nutritifs, c'est-à-dire du sang artériel. Nos connaissances actuelles ne nous permettent pas de préciser le rôle du nœud ou point vital dans les angines de poitrine, fausses ou vraies. En produisant chez les animaux une lésion dans la région située au voisinage du bord inférieur du tiers supérieur de la cloison interventriculaire, Kronecker et Schmey ont obtenu l'arrêt du cœur en diastole, comme après la ligature des coronaires. On peut donc supposer que dans cette région se trouve un centre cardiaque très important exerçant peut-être une influence sur la coordination des mouvements du cœur.

Symptomatologie. — Comme nous l'avons déjà dit, l'angine de poitrine est caractérisée par des accès de douleurs paroxystiques de la région cardiaque, au niveau de l'extrémité inférieure du sternum, douleurs qui se propagent dans le dos, l'épaule gauche et le bras gauche. Les accès surviennent ordinairement à la suite d'une fatigue physique qui met en jeu le cœur, mais ils peuvent aussi éclater au milieu du repos absolu, au milieu de la nuit quand le malade est en train de dormir tranquillement. La mise en jeu du cœur a lieu à chaque fatigue physique un peu forte, quand on monte les escaliers, quand on fait l'ascension d'une montagne, quand on marche vite ou longtemps, surtout contre le vent, etc.

Les excès alcooliques ou vénériens, les dîners trop copieux, les excitations psychiques, le refroidissement agissent de la même façon. Le plus souvent, le malade se trouve surpris au milieu de ses occupations par une douleur de la région précordiale, douleur intense, térébrante, déchirante, cuisante ou convulsive. A la suite de cette douleur, qui souvent est presque derrière le sternum, le malade se met debout et cherche un point d'appui auquel il se cramponne convulsivement avec ses mains ; ou bien il s'étend, à demi assis, et attend tranquillement la fin de la crise. La douleur, d'abord localisée à la région précordiale, envahit bientôt les plexus nerveux voisins. Au commencement, elle se porte en profondeur, vers la colonne vertébrale ; mais, brusquement, elle saute sur le plexus brachial gauche et, s'attaquant à l'épaule gauche, passe dans le bras du même côté, en commençant par l'insertion du deltoïde ; une fois dans le bras, elle descend le long de sa face interne, envahit l'avant-bras en suivant le trajet du cubital, et se termine dans l'auriculaire ou le petit doigt. Dans le bras, la douleur est tantôt insignifiante, tantôt très intense, tandis que dans les doigts elle se manifeste ordinairement sous forme de paresthésies douloureuses telles que sensations de froid, de fourmillement, d'engourdissement. La sensibilité du bras est pourtant conservée et ses mouvements libres. Dans certains cas — rares, du reste — la douleur peut sauter dans le bras droit ou envahir le plexus cervical et provoquer des crises auriculaires ou occipitales. Plus rarement encore on la voit s'irradier dans la peau de la paroi antérieure du thorax, envahir les nerfs thoraciques antérieurs et passer même dans les organes abdominaux, où elle provoque de véritables crises cardialgiques.

Suivant l'intensité de l'accès, les douleurs sont encore accompagnées d'angoisse extrême, de tremblement général, d'abattement, d'une crainte de mourir à chaque instant. La figure qui, comme un miroir, reflète les tortures qu'éprouve le malade, est pâle, froide et moite.

Dans l'angine de poitrine pure, la dyspnée proprement dite fait défaut ; seulement, quand la douleur est à son summum, le malade respire superficiellement, craignant de provoquer une exacerbation de la douleur par toute inspiration profonde. Il s'agit donc là d'une modification réflexe du rythme respiratoire. Dans quelques cas, le malade fait même des inspirations profondes, mais rares, espacées, ces inspirations « semblant atténuer l'intensité de la douleur ». Il faut donc établir une distinction rigoureuse entre l'angine de poitrine et la dyspnée vraie ou l'asthme cardiaque, et ceci malgré la possibilité des crises douloureuses dans les accès de suffocation et malgré la coexistence des deux phénomènes qu'on observe quelquefois chez le même malade. Ainsi, la dyspnée vraie peut se déclarer pendant les accès d'angine de poitrine, quand, par exemple, la mort tardant à venir, il survient de l'œdème pulmonaire.

Dans quelques cas, — véritables exceptions, — le pouls ne présente rien de particulier et n'est pas modifié pendant l'accès. Mais. dans la majorité des cas, et surtout quand les crises se répètent souvent, le pouls présente certaines particularités pendant la crise : il est accéléré, dépressible et faible. Le ralentissement du pouls. une bradycardie sans autres modifications des caractères du pouls est plus rare que l'accélération.

La fréquence des accès est très variable. Tantôt ils reviennent plusieurs fois dans les vingt-quatre heures, tantôt ils disparaissent pour des semaines et des mois. Tout dépend de la marche, rapide ou lente, de l'affection primitive, des conditions qui permettent ou non au malade de s'astreindre aux mesures hygiéniques que nécessite son état.

La durée des accès varie de quelques minutes à des heures entières. Quand l'accès se prolonge, il est interrompu par de courts intervalles de bien-être relatif.

Au point de vue de l'intensité des accès, il existe des alternatives de crises légères et de crises graves. Seulement, quand l'angine de poitrine existe depuis longtemps, les accès graves prédominent et deviennent de plus en plus fréquents. Quelquefois, l'accès est tellement léger que la sensation d'angoisse précordiale est à peine marquée et que tout se réduit presque exclusivement à des douleurs irradiées que nous avons déjà décrites. Ces formes abortives sont plus fréquentes dans l'angine de poitrine fausse et vaso-motrice que dans la vraie.

Quand l'accès est terminé, les phénomènes douloureux disparaissent suivant l'ordre de leur apparition : l'angoisse précordiale d'abord, la douleur de l'épaule ensuite, etc. L'attaque laisse le malade dans un état de prostration et de tristesse ; souvent, elle se termine par des renvois, des efforts de vomissements, des vomissements, et quelquefois même par l'émission de gaz intestinaux.

L'accès peut se terminer par la mort qui, dans certains cas, est brusque, foudroyante, le malade tombant comme frappé par la foudre au moment même où il commençait à sentir les approches de la crise. Dans d'autres cas, la terminaison fatale se fait attendre : la crise traîne en longueur, la malade perd visiblement les forces, sa figure, ses mains, ses pieds se refroidissent et se couvrent d'une sueur froide, des râles apparaissent dans la poitrine, et il survient de la dyspnée et une expectoration muqueuse, fluide, teintée de sang ; le pouls, à peine perceptible, se ralentit, et le malade succombe avec les signes de l'affaiblissement cardiaque. La connaissance est ordinairement un peu obnubilée dans ces cas.

L'angine de poitrine est bien plus fréquente chez les hommes que chez les femmes, ces dernières ne figurant dans les statistiques que pour un pourcentage insignifiant. Ce fait s'explique facilement quand on songe que les causes de la sclérose des vaisseaux (surtout de l'aorte et des artères coronaires) sont : l'alcoolisme, l'abus du tabac, la syphilis, la goutte, le rhumatisme, le diabète, la néphrite chronique, le surmenage physique et intellectuel, les occupations sédentaires, etc. D'un autre côté, on sait que l'angine de poitrine ne frappe les individus que vers l'âge de cinquante ans, c'est-à-dire à un âge où les causes que nous venons d'énumérer ont eu le temps d'exercer leurs ravages.

Il ne faudrait pourtant pas oublier que l'angine de poitrine peut se manifester déjà à l'âge de vingt ans et que l'hérédité joue un certain rôle dans son étiologie. Disons enfin que l'angine de poitrine, tout en étant une maladie des classes aisées se rencontre aussi dans les classes pauvres où l'alcoolisme, le surmenage physique, etc., ne sont pas rares.

Il nous reste maintenant à donner une description des accès d'angine vaso-motrice qui, au point de vue symptomatologique, diffèrent en plusieurs points du tableau tracé plus haut. L'angine vaso-motrice s'observe principalement chez des individus qui ont souvent les bras dans l'eau froide et sont soumis à des variations brusques de température, par exemple les blanchisseuses, les repasseuses. Les accès affectent la forme typique d'un spasme artériel très étendu ; les pieds et les mains, puis les jambes et les avant-bras deviennent subitement pâles, légèrement cyanosés, froids, et finissent par s'engourdir jusqu'à devenir raides ; toutes ces parties sont en même temps douloureuses et donnent au malade la sensation d'être mortes.

La sensibilité de la peau est diminuée et la température du corps abaissée. A tous ces phénomènes s'ajoutent encore l'angoisse et la douleur précordiale, seulement l'angoisse est loin d'avoir la même intensité que dans l'angine de poitrine vraie. Comme les phénomènes du côté du cœur n'apparaissent qu'après le développement de l'angio-spasme périphérique, il est clair que le cœur ne participe que secondairement à la névrose primitive des vaisseaux périphériques.

Le pouls reste régulier, mais ordinairement il est ralenti, petit et dur ; les autres artères accessibles à la palpation paraissent aussi très rétrécies. L'accès dure de quelques minutes à une demi-heure au plus ; les phénomènes morbides disparaissent peu à peu et les malades reviennent à leur état normal. Dans quelques cas, les malades gardent encore pendant quelque temps après l'accès de légères paresthésies dans les orteils et les doigts dont la mobilité normale ne se rétablit que quelque temps après l'accès.

Diagnostic. — Le diagnostic est facile à faire quand les symptômes qui viennent d'être décrits sont bien accusés, et il est vraiment difficile de méconnaître l'affection quand on a eu l'occasion d'assister à une crise. Mais, pour instituer un traitement approprié, il est de toute nécessité d'élucider les causes primitives de l'affection. Il faudra donc se rendre bien compte de l'état du cœur et des vaisseaux périphériques, voir si les voies respiratoires supérieures sont libres ou s'il n'existe pas de tumeur du médiastin, rechercher si le malade n'est pas atteint de néphrite ou d'une affection gastro-intestinale, s'il n'est pas diabétique, épileptique, hystérique ou neurasthénique. Il faudra enfin connaître les habitudes du malade pour voir s'il n'est pas gros mangeur ou gros buveur, s'il ne fume pas beaucoup, s'il mène une vie tranquille, calme, ou au contraire une vie agitée, déréglée, etc.

Pronostic. — Le pronostic doit être très réservé dans l'angine de poitrine vraie, car, malgré une thérapeutique des plus rationnelles, la maladie primitive est destinée à s'aggraver et à amener tôt ou tard la mort. D'un autre côté, il est certain qu'avec un traitement énergique et rationnel la terminaison fatale peut être retardée pour un temps assez long. Peut-être est-il même possible d'arrêter pour un certain temps les progrès de la maladie primitive, de la sclérose, par exemple ; mais le fait n'est pas encore démontré d'une façon définitive. C'est principalement dans la syphilis qu'on pourrait espérer obtenir cet arrêt ; pourtant, dans la sclérose vasculaire d'origine syphilitique, l'iodure de potassium et l'onguent gris ne donnent pas de résultats bien brillants, tout comme dans le tabes d'origine syphilitique.

Le pronostic est plus favorable chez les individus atteints de fausse angine de poitrine ou d'angine vaso-motrice. Si les accès paraissent tenir à une affection des voies respiratoires supérieures, il faut faire disparaître l'obstacle à la respiration, ce qui, avec les progrès de la technique opératoire, ne présente aujourd'hui aucune difficulté. Dans l'angine vaso-motrice, la guérison ou du moins le retour de plus en plus rare des accès peut être obtenu par un changement de profession et en évitant les changements trop brusques de température.

Traitement. — Le traitement rationnel, efficace de l'angine de poitrine, doit viser deux indications : 1° élucider la nature de l'affection primitive pour pouvoir la traiter convenablement ; 2° procurer au malade un soulagement pendant les accès, voire même essayer de les abréger ou de les couper.

Pour ce qui est de la première indication, le médecin aura à régler la vie et l'alimentation du malade.

Nous sommes presque impuissants quand il existe une lésion organique du cœur ou des artères coronaires ; toutefois, même dans ces cas, nous pouvons encore soutenir le fonctionnement de l'organe malade. Le malade devra éviter toutes les influences nocives d'ordre extérieur ; si, par exemple, il souffre facilement des changements de température, s'il ne supporte pas le froid, on pourra lui conseiller de vivre dans un pays à climat doux et uniforme. Il aura des vêtements appropriés au climat et s'habituera à porter sous sa chemise des étoffes de laine ou de demi-laine, de façon à se mettre autant que possible à l'abri des refroidissements trop brusques.

La diète alimentaire doit comprendre une nourriture non excitante, facilement digestible, peu copieuse, afin de ne pas provoquer une surcharge de l'estomac ou de l'intestin. On recommandera au malade de manger souvent, mais peu à la fois.

On veillera à ce qu'il ait les selles faciles ; toute tendance à la constipation, nécessitant pour la défécation le concours de la presse abdominale et par conséquent un surcroît du travail du cœur, sera soigneusement combattue. Cette indication est particulièrement importante chez les pléthoriques qui, même à l'état normal, ont leurs vaisseaux trop tendus, trop remplis de sang.

Les exercices physiques légers peuvent être utiles, mais sous ce rapport tous les malades ne se comportent pas de la même façon. Dans certains cas il peut être rationnel de combiner les exercices avec des déperditions méthodiques de liquide, ce qui est particulièrement indiqué chez les obèses chez lesquels en provoquant de cette façon une diminution de l'adiposité, on facilite en même temps, par contre-coup, le travail du cœur. Le traitement diététique des malades qui, à côté de l'angine de poitrine, présentent une autre affection constitutionnelle, rentre dans la thérapeutique de celle-ci. Nous n'avons donc pas à nous en occuper ici. Notons pourtant que, chez les obèses, les dyspeptiques, les diabétiques ou les goutteux atteints d'angine de poitrine, on peut obtenir de bons résultats, surtout au début de la sclérose, par une cure d'eau minérale (en premier lieu à Carlsbad). L'eau minérale sera prise à la température du corps et on veillera à ce que le malade laisse auparavant se dégager l'acide carbonique contenu dans l'eau. Cette précaution est particulièrement importante pour les eaux de Marienbad qui sont à la vérité froides, mais très riches en acide carbonique. Parmi les autres sources minérales qu'on peut recommander à ces malades, nous citerons Tarasp, Neuenahr, Manheim, Oeynhausen, etc.

Il va de soi que les buveurs s'abstiendront autant que possible d'alcool, et les fumeurs de tabac ; au besoin on supprimera l'un et l'autre.

Chez les syphilitiques, on essaiera d'obtenir une amélioration par des frictions mercurielles ou par l'iodure de potassium, seulement le traitement devra être conduit d'une façon très prudente.

Si la maladie est tellement avancée que, même dans l'intervalle des accès, il existe de l'irrégularité du pouls, des palpitations, des œdèmes, l'indication est de donner de la digitale, le tonique par excellence du cœur. Pour obtenir un effet sûr et certain, la digitale doit être administrée en infusion, infusion de feuilles de digitale à la dose de 1 gramme pour 150 ou 200 d'eau dont on fait prendre une cuillerée à soupe toutes les deux ou trois heures. On cesse la digitale quand le pouls devient plus lent, régulier, ce qui arrive ordinairement après l'administration de 1 à 3 grammes de feuilles de digitale.

Pour juger des effets de la digitale, il faut encore examiner les urines. Si l'urine est sécrétée en grande quantité ou en quantité normale, si elle devient rouge et sédimenteuse, il faut cesser la digitale ou du moins la continuer à doses moins fortes, quand même l'état du pouls ne paraîtrait pas encore tout à fait satisfaisant.

Si la digitale ne donne plus rien, on peut recourir à la teinture de strophantus qu'on pourra continuer longtemps. On commence par 3 gouttes, deux fois par jour, et on augmente la dose tous les cinq jours de façon à faire prendre 30 gouttes, en dix fois. Il existe pour ce médicament une certaine accoutumance ; aussi, quand on veut le cesser, faut-il que le malade diminue progressivement le nombre de gouttes de la même manière qu'il l'avait augmenté.

Quand le strophantus n'agit plus, on s'adresse à la caféine pure ou à ses sels, le salicylate de caféine, le benzoate. La caféine pure se donne en paquets de 5 à 10 centigrammes avec 50 centigrammes de sucre de lait, à la dose de 2 ou 3 paquets par jour; les sels doubles de caféine se donnent également en paquets de 10 à 20 centigrammes (6 paquets par jour) ou en solution, 0,6 à 1 gr. 50 pour 120 d'eau distillée, par cuillerées à bouche toutes les deux ou trois heures.

Parmi les autres médicaments que le médecin aura à employer, nous citerons : l'adonis vernalis (en infusion de 3 à 6 grammes pour 150 d'eau additionnée de 10 grammes sirop d'écorces d'oranges amères, par cuillerées à soupe toutes les deux heures) et la scille dont l'action diurétique est très puissante. (Infusion de bulbes de scille 2 à 8 grammes pour 150 grammes d'eau, par cuillerées à soupe toutes les deux ou trois heures.)

Les quatre derniers médicaments diffèrent de la digitale en ce sens qu'ils régularisent infiniment moins bien l'activité du cœur. Ils agissent plus ou moins bien tant qu'ils sont pris, mais leur action cesse dès qu'on ne les emploie plus.

Il arrive enfin un moment, où un soulagement passager ne peut plus être procuré que par l'emploi des excitants énergiques, parmi lesquels il faut citer en première ligne le vin, le camphre (à l'intérieur ou en injections sous-cutanées), l'éther, la valériane, le musc. Ce sont aussi les médicaments employés contre l'accès même d'angine de poitrine.

Quand l'accès est déclaré, il est tout à fait superflu de recommander au malade d'éviter autant que possible tous les mouvements inutiles : nous avons vu qu'il le fait déjà instinctivement.

Pour le soulager, on peut appliquer des ventouses ou des sinapismes sur les mollets, la nuque ou la région précordiale, donner du vin, de l'éther, etc. Une vessie de glace appliquée sur la région précordiale agit de la même façon. La glace, qu'on doit appliquer dès le début de l'accès, calme rapidement le malade, tandis que les compresses chaudes l'excitent.

Si l'accès est très intense, il faut donner des narcotiques, parmi lesquels la morphine, à la dose de 10 à 15 milligrammes en injections sous-cutanées, vient en première ligne. Les préparation de chloral doivent être employées avec la plus grande prudence à cause de leur action nocive sur le cœur.

Avec les auteurs anglais, on peut encore donner du nitrite d'amyle qui, aspiré en petites quantités, dilate fortement non seulement les vaisseaux de la peau, mais encore ceux des organes internes. On suppose que les vaisseaux périphériques dilatés reçoivent plus de sang et déchargent ainsi les artères coronaires. La question de savoir jusqu'à quel point cette explication est vraie, n'est pas encore résolue par les cliniciens et les pharmacologues ; ce qu'on sait seulement, c'est que le nitrite d'amyle n'agit pas toujours. Ce médicament demande à être manié avec une très grande prudence. Le mieux c'est de verser sur un mouchoir 5 à 15 gouttes d'un mélange de nitrite d'amyle et d'esprit de vin (ââ 2 gr. 50), et de les faire respirer au malade.

Les mêmes précautions sont de rigueur avec la nitro-glycérine tant vantée et dont les effets peu sûrs se font quelquefois longtemps attendre. On commence par 3 gouttes d'une solution de 20 centigrammes de nitro-glycérine dans 20 grammes d'alcool, et on augmente progressivement la dose pour arriver à 30 gouttes (dose maxima) qu'on prend en dix fois, dans un peu d'eau.

Si on est appelé à temps auprès d'un malade qu'on sait atteint d'hypertrophie des cornets, on arrive quelquefois à couper ou à abréger l'accès en badigeonnant la muqueuse nasale avec une solution de chlorhydrate de cocaïne à 5 ou 10 p. 100. Le même effet peut être obtenu par des pulvérisations de cocaïne.

On sait depuis longtemps que, chez les hystériques, on peut obtenir une diminution considérable, voire même la cessation complète de l'accès, par la compression manuelle continue des ovaires (compression d'un des ovaires ou des deux à la fois). Disons enfin que chez les neurasthéniques l'hydrothérapie rend souvent de grands services.

Les accès aigus d'angine vaso-motrice seront combattus par les applications chaudes, les frictions vigoureuses des membres, l'administration de boissons excitantes et sudorifiques. D'un autre côté, ces malades doivent éviter les changements de température et, au besoin, changer de profession.

R. HAGEN, de Leipzig.

Professeur à l'Université.
Traduit de l'allemand par Emile LAURENT
et Sigismond CSAPÓ.

DEUXIÈME PARTIE

MALADIES DU SANG ET DE LA NUTRITION

CHAPITRE PREMIER

EXAMEN DU SANG

Avant d'exposer l'histoire clinique et thérapeutique des maladies, telles que l'anémie, la chlorose, etc..., qui sont spécialement des affections du sang, il nous a paru nécessaire de résumer en un court chapitre les nouveaux moyens de diagnostic tirés de l'examen physique, chimique, histologique et bactériologique du sang. Le sujet est important, car, aujourd'hui, l'on sait que plusieurs maladies s'accompagnent de modifications quantitatives et qualitatives des éléments constitutifs du sang; d'autre part, dans certaines affections de nature parasitaire et microbienne, les germes morbides qui les engendrent circulent dans les vaisseaux et peuvent être découverts dans le sang. Le praticien doit donc savoir lui-même pratiquer ces examens d'où pourront dépendre la clarté et la sûreté de son diagnostic ainsi que l'efficacité du traitement.

Ainsi que l'a fort justement exposé M. Gilbert dans le remarquable travail qu'il a consacré à ce sujet, l'examen du sang devra être fait à quatre points de vue principaux, ayant pour but de rechercher : 1° son état physique; 2° son état histologique; 3° son état chimique; 4° son état bactériologique. C'est également cet ordre rationnel que nous suivrons ici.

1° ÉTAT PHYSIQUE DU SANG. — La recherche des qualités physiques du sang, coloration, réaction, etc..., se fait facilement; la densité se trouve d'après le procédé de M. Schmaltz, qui consiste à peser un tube capillaire, de capacité déterminée, successivement vide et plein de sang : on a ainsi le poids du sang qui, divisé par la capacité du tube donne la densité : celle-ci est normalement voisine de 1,059, elle diminue dans certaines affections, notamment dans la leucémie, où elle tombe à 1,040 et même au-dessous.

2° ÉTAT HISTOLOGIQUE DU SANG. — Le sang contient des éléments solides, des globules de diverses espèces, hématies, hématoblastes, leucocytes, ainsi que des granulations graisseuses, pigmentaires, etc., dont il importe de connaître la forme normale et d'apprécier les altérations qui peuvent se produire sous l'influence des maladies. Pour cela, deux méthodes doivent être employées successivement afin de bien juger des diverses propriétés des éléments figurés du sang.

On commence par faire une préparation de sang frais afin de se rendre compte de l'abondance de la fibrine, des mouvements amiboïdes des leucocytes, de la quantité approximative de ceux-ci, du degré d'adhérence des hématies entre elles, de la présence et de l'importance des granulations pigmentaires et des gros parasites qui peuvent exister dans le sang.

On se sert d'un dispositif préconisé par MM. Hayem et Nachet et qui est constitué par une lame de verre assez épaisse, plane, sur laquelle existe une petite dépression circulaire profonde de 0,003 environ circonscrivant une sorte de disque au milieu duquel on dépose la petite goutte de sang à examiner.

On recouvre ensuite celle-ci d'une lamelle bien propre qui étale le sang en nappe d'égale épaisseur. Le bord externe de la rigole circulaire a été tout d'abord légèrement graissé avec un peu de vaseline, ce qui intercepte l'air et isole la préparation.

L'examen permet de distinguer les globules rouges du sang entassés, en îlots ou en piles de monnaie ; entre ces groupes d'hématies sont des espaces clairs qui contiennent les globules blancs, quelques hématoblastes et des filaments de fibrine à peine visibles.

Le sang doit également être examiné à l'état sec afin de rechercher si les éléments divers de ce liquide ont conservé leurs propriétés et leur aspect normal, leurs réactions ordinaires. Pour cela, on étale une gouttelette de sang sur une lamelle, au moyen d'une baguette de verre, on la dessèche en l'animant d'un rapide mouvement de va-et-vient, puis on fait agir sur elle les diverses méthodes de coloration qui imprégneront les éléments solides, hématies et leucocytes, dont ils faciliteront l'examen.

La coloration doit être faite avec précaution, car souvent les réactifs altèrent les globules; on devra au paravant chauffer ceux-ci, ce qui les rend inaltérables (Ehrlich), par exemple, en les laissant un certain temps à l'étuve sèche à 120°. Parmi les substances qui constituent les éléments globulaires du sang, les unes, celles des hématies, sont colorées par des réactifs acides, d'autres, de même que les bactéries et les microorganismes, les noyaux des leucocytes, sont sensibles aux colorants basiques, tandis que les granulations protoplasmiques de ceux-ci le sont aux colorants neutres; on doit donc se servir d'un bain colorant mixte, neutre.

Gilbert recommande la formule suivante qui colore en rouge les hématies et en violet les granulations leucocytiques : à 5 volumes de solution aqueuse saturée de fuchsine acide ajouter en agitant 1 volume de solution concentrée de bleu de méthyle dissous dans 5 volumes d'eau distillée.

Cette solution colorante devra être filtrée et préparée quelques jours d'avance.

Lorsque les éléments cellulaires du sang sont altérés, leur protoplasma ne se comporte plus de même vis-à-vis des matières colorantes et l'on voit des globules normalement sensibles aux réactifs colorants acides le devenir aux réactifs basiques et vice versa. En employant un colorant double tel que l'éosine hématoxylique, par exemple, on verra, dans les cas d'altération du protoplasma globulaire des hématies, les portions altérées se teindre en bleu, tandis que les portions saines prendront la coloration rouge brique ordinaire (Gilbert).

Les préparations microscopiques du sang ne suffisent pas pour apprécier l'état histologique de ce liquide, il est nécessaire de compter le nombre des globules rouges, nombre qui varie essentiellement selon les diverses maladies du sang, et de se rendre compte également du nombre des globules blancs et de leur rapport avec le chiffre des hématies.

Pour numérer les éléments sanguins, il est indispensable de diluer le sang; en utilisant le sérum iodé, on obtient tout à la fois la dilution nécessaire et une coloration acajou plus ou moins foncée des hématies qui permet de les distinguer facilement. MM. Hayem et Nachet ont imaginé un dispositif commode pour cette numération : c'est une petite cellule analogue à celle dont nous avons parlé plus haut pour la préparation du sang frais ; cette cellule a une hauteur de 1/5 de millimètre. Un plan quadrillé situé, soit dans l'oculaire, soit sur le fond de la cellule, soit sous la platine du microscope, permet de compter les globules situés dans un carré de 1/5 de millimètre. Etant donné la hauteur du liquide à examiner qui est également de 1/5 de millimètre, on voit que l'on a ainsi le chiffre des globules contenus dans 1/5 de millimètre cube et par un calcul simple, en tenant compte du degré de dilution, on arrive à connaître le nombre des globules dans 1 millimètre cube de sang, qui est le chiffre auquel on rapporte toutes les opérations de cette nature.

3° ÉTAT CHIMIQUE DU SANG. — Pour cet examen, il est nécessaire d'avoir une certaine quantité de sang. Il a pour but de doser l'hémoglobine, ce qui, au moyen de la numération des globules, permet d'obtenir la valeur globulaire ou quantité d'hémoglobine contenue dans chaque globule.

Le dosage de l'hémoglobine se fait par la chromométrie. L'appareil de M. Hayem se compose de deux petits réservoirs en verre et d'une série de rondelles en papier dont la couleur est de plus en plus foncée, correspondant chacune à une solution sanguine de plus en plus riche en hémoglobine et de titre connu.

On remplit les deux réservoirs, le premier avec une solution de sang à essayer diluée d'une façon déterminée, le second avec de l'eau pure. Puis, derrière celui-ci, on fait successivement passer les rondelles jusqu'à ce que l'une d'entre elles possède une coloration égale à celle de la solution de sang de l'autre réservoir. Il suffit alors, en tenant compte de la dilution de ce sang, de voir à quelle valeur en hémoglobine elle correspond pour connaître la richesse de ce sang en hémoglobine.

L'examen chimique du sang se complète par l'examen spectroscopique qui est d'un intérêt capital pour le diagnostic des intoxications. L'oxyde de carbone, on le sait, réduit l'oxyhémoglobine et fait apparaître, entre les raies D et E du spectre, une bande large et unique (Stokes) à la place des deux bandes de l'oxyhémoglobine.

La méthémoglobine, composé chimique différant de l'oxyhémoglobine, qui se produit dans les intoxications, par exemple, par le chlorate de potasse, et lors de l'administration à doses médicamenteuses de substances telles que le nitrite d'amyle, le bleu de méthylène, l'acétanilide, etc., se révèle à l'examen spectroscopique par la production de trois ou quatre bandes, selon la réaction alcaline acide ou neutre de sa solution, bandes qui se trouvent l'une entre C et D, les trois autres dans les régions jaunes, vertes et bleues du spectre (Gilbert).

L'examen spectroscopique du sérum est utile également. Pour obtenir une quantité suffisante de sang, il sera nécessaire de piquer le doigt avec une lancette après avoir quelques instants tenu la main baissée et en exprimant le doigt depuis la racine jusqu'à la piqûre. On obtient de la sorte 3 à 4 centimètres cubes de sang que l'on recueille dans une petite éprouvette et que l'on place un à deux jours dans un local frais (Hayem).

Le spectre du sérum montrera normalement la présence de l'oxy-hémoglobine, lorsqu'il en présentera beaucoup (hémoglobinurie, infections) : cela indiquera l'hémoglobinémie. D'autres fois, lorsque par exemple le foie ne fonctionne pas d'une façon suffisante pour transformer en bilirubine l'hémoglobine, il se forme un corps inter-médiaire, l'urobiline, qui se retrouve dans le sérum, à l'examen spec-troscopique.

Enfin, cet examen permettra de déceler dans le sérum la présence des colorants biliaires, en ce sens que le spectre observé manque de violet et quelquefois d'une plus ou moins grande partie du bleu (Gilbert).

4° ÉTAT BACTÉRIOLOGIQUE DU SANG. — Pour apprécier l'état bacté-riologique du sang, il est de toute nécessité, outre l'examen microsco-pique, de recourir aux méthodes d'ensemencement et à l'inocula-tion aux animaux.

Afin d'obtenir du sang absolument identique à celui qui existe dans les vaisseaux, il faut, après avoir fait choix de l'endroit où doit se faire la piqûre, nettoyer soigneusement cette place avec le savon et la désinfecter par un lavage avec une solution antiseptique forte, dont on fera disparaître l'excès par un deuxième lavage à l'eau dis-tillée stérilisée; après quoi on séchera l'endroit avec du papier buvard également stérilisé. Ces préparatifs accomplis, la piqûre sera faite, avec un instrument aseptique, on ne recueillera pas les premières gouttes, mais les suivantes et on le fera avec l'anse d'une aiguille de platine ou avec la pointe d'une pipette Pasteur.

Avec ce sang il sera facile d'ensemencer les tubes de matières nutritives nécessaires pour l'expérience; quant à l'examen histo-logique, on placera une gouttelette de ce sang sur une lame très propre et désinfectée soigneusement auparavant.

Le sang sera examiné à l'état frais, si l'on a pour but de rechercher les parasites ou les grosses espèces bactériennes; pour les autres, il est de beaucoup préférable de faire des préparations sèches qui en permettront la coloration.

Cette coloration se fera avec des couleurs basiques, pour lesquelles les microbes ont une affinité spéciale; il importera seulement de distinguer les bactéries des granulations incluses dans certains éléments du sang qui, comme elles, se colorent par les réactifs alcalins.

En général on reconnaîtra les divers cocci qui ont des contours nets, réguliers, se colorent vite et sont plus difficiles à décolorer une fois qu'ils se sont chargés de matières colorantes.

Paul BARLERIN, *de Paris*.

CHAPITRE II

MALADIES DU SANG

A l'état normal, le sang est un tissu liquide constitué :

1° Par des éléments figurés, qui sont les *globules rouges* ou *héma-ties* en quantité immense, les *granulations élémentaires* ou *héma-toblastes*, très petites et à peine perceptibles, et les *globules blancs* ou *leucocytes*, arrondis et plus volumineux, en nombre extrême-ment faible ;

2° Par un liquide intercellulaire, éminemment altérable, le plasma, qui, quand il ne circule pas, se divise en sérum et fibrine, et se coagule.

Parmi les modifications des éléments figurés, celles qui sont les plus importantes pour le médecin, se présentent sur les hématies, les hématoblastes et sur les leucocytes ; elles sont constatées par le microscope, l'organe si utile à la recherche clinique de ces lésions ; de même que pour apprécier les moindres lésions du poumon, on ne se borne pas à la seule recherche par l'auscultation, il faut avoir recours à l'examen histologique et bactériologique des expectora-tions du malade, qui nous donne alors des renseignements très précieux pour le diagnostic de ces lésions.

Les modifications essentielles des hématies consistent à peu près exclusivement dans l'abaissement du chiffre des globules rouges avec diminution de l'hémoglobine (quantitative), soit dans l'altération de leurs dimensions et de leurs formes avec une quantité anormale d'hémoglobine (qualitative). Les premiers se rencontrent dans l'*oli-gémie* ou *oligocythémie*, les autres dans la *chlorose* ou *nainocy-thémie* et dans l'*anémie pernicieuse progressive* ou *géantocythémie*.

Au contraire, les modifications que subissent les leucocytes con-sistent dans la multiplication de leur nombre, quand ils dépassent 10,000, dans l'augmentation de leurs diamètres, quand ils varient de 6 à 10 μ, dans l'altération chimique de leurs noyaux et de leurs granulations protoplasmiques, quand ils se colorent par des réactifs acides (éosinophiles) ou basiques (basophiles); les modifications des leucocytes se présentent dans la *leucocythémie* ou *leucémie* et dans la *pseudo-leucémie* ou *adénie*.

I

OLIGÉMIE OU OLIGOCYTHÉMIE

Définition. — La plus commune de toutes les altérations du sang, l'anémie ou oligémie, ou oligocythémie [1], signifie la diminution du nombre des globules rouges, ainsi que de la quantité de l'hémoglobine, due à leur destruction constante et à l'épuisement de la formation des hématoblastes. Cette oligocythémie est quelquefois primitive : elle vient à la suite d'inanition ou d'épuisement (*oligocythémie par inaction* et *oligocythémie par épuisement*). D'autres fois elle est secondaire ou symptomatique : elle est la conséquence d'une autre maladie, et elle suit tantôt les hémorragies répétées, qui déterminent la diminution totale du sang, tantôt les maladies dues à des causes physiques, ou toxiques ou parasitaires, qui provoquent l'épuisement des hématoblastes ou la destruction des globules rouges (*oligocythémie post-hémorragique* et *oligocythémie cachectique*. Dans tous les cas elle se caractérise par la couleur pâle de la peau et des muqueuses, et par une telle faiblesse que les malades ne sont pas capables de faire des mouvements ou des efforts prolongés.

L'oligocythémie ou anémie des anciens auteurs, quand elle est primitive, loin d'être rare, se présente dans certaines conditions individuelles et constitue une entité morbide; quand elle est secondaire, elle est beaucoup plus fréquente et se rencontre à chaque pas dans la pratique. Quoi qu'il en soit, l'oligocythémie n'est pas seulement une maladie, qui doit attirer l'attention du médecin ; c'est aussi la cause prédisposante la plus fréquente, qui entrave la nutrition du corps du malade et facilite le développement des maladies microbiennes. Le médecin doit combattre cette prédisposition maladive. Ainsi nous avons observé que les Bavarois, qui avaient émigré autrefois dans notre pays, à Tirynthe, furent pris de fièvres intermittentes. et pour la plupart ils sont morts des formes les plus malignes de ces

[1] Le nom d'olygocythémie est la plus correcte de ces dénominations ; elle signifie la diminution des globules rouges du sang. L'anémie signifie la privation du sang, ce qui n'est pas exact. L'oligémie a une signification plus large ; elle ndique l'appauvrissement du sang par diminution des éléments figurés.

fièvres (fièvres intermittentes pernicieuses), parce qu'ils avaient l'oligocythémie cachectique, qui les avait prédisposés au miasme de cette forme beaucoup plus que les indigènes.

Historique. — Dans les écrits d'Hippocrate nous ne trouvons pas une description réglée de la maladie, parce que l'école de Cos se contente d'énoncer le résultat de ses observations et non les détails des faits. Cependant, dans les chapitres des *Aphorismes*, des *Affections*, des *Épidémies*, etc., nous lisons que « l'altération du sang est susceptible de se produire pendant le cours d'une hémorragie abondante », et ailleurs « la pâleur de la peau vient par la vacuité des vaisseaux (ἀναιμα) », d'où nous concluons que cette maladie était connue dans l'antiquité. Après cette époque, nous rencontrons les grands observateurs du xviie siècle, comme Sydenham, Morton, Sylvius, et parmi eux Alberti, Lieutaud, qui ont donné pour la première fois le nom « anœmia ou anémie » à la maladie ; mais leur description était si insuffisante et la séméiologie si minime, qu'on avertissait les lecteurs que cette maladie était seulement reconnue dans les autopsies après la mort du malade. Les premières notions qui nous sont données sur les modifications des proportions de quelques principes du sang proviennent des travaux d'hématologie du xviiie siècle. C'est Andral et Gavarret, Becquerel et Rodier, qui, d'une façon définitive, établissent les rapports qui existent entre la diminution des globules et les états divers de l'anémie. C'est à peine si, depuis quelques années seulement, la question a été élucidée par les recherches des médecins modernes, qui se sont occupés, grâce au perfectionnement des méthodes d'investigation, des modifications des éléments figurés du sang.

Etiologie. — Les causes de la maladie se divisent en prédisposantes et en déterminantes.

A. Causes prédisposantes : 1° Le *sexe*. — L'oligocythémie est incontestablement plus fréquente chez les femmes que chez les hommes, car elles résistent moins aux influences morbides capables de la produire, et d'autre part leur sang est sans doute moins riche en globules rouges. Elles possèdent l'aptitude de tomber malades d'oligocythémie par suite des moindres causes, et d'en supporter les formes graves plus aisément ; au contraire, chez les hommes, l'oligocythémie se développe, s'ils sont exposés aux causes déterminantes, plus difficilement, et, quand ils en tombent malades, les formes graves exercent une influence funeste.

Cette prédisposition prédomine dans le sexe féminin pendant la période moyenne de l'existence, et elle continue à un degré moindre aux deux extrêmes de sa vie, l'enfance et la vieillesse. Potain écrit que « l'impressionnabilité excessive du système nerveux de la femme pendant cette période de la vie, son genre de vie habituel, les pertes de sang auxquelles elle est sujette, les fatigues de la parturition et de l'allaitement, doivent être comptées parmi les causes qui exagèrent cette prédisposition malheureuse ».

2° L'*âge*. — Aucune période de la vie ne peut être épargnée par cette maladie. Même, à l'âge des nouveau-nés, l'oligocythémie se présente bien souvent, parce que l'échange nutritif se fait avec une vitesse, qui n'existe à aucune autre période de la vie, et provoque l'inégalité entre la destruction et l'apport des éléments nutritifs. Dans la seconde enfance, la fréquence de l'oligocythémie est plus grande encore, de manière que M. Nonat a pu assurer que, sur dix enfants, huit au moins sont atteins d'oligocythémie ; quoique cette analogie soit un peu exagérée, elle montre, en tout cas, que l'oligocythémie a sa plus grande fréquence à cette période de la vie. Il est évident, en effet, qu'en ce moment le ralentissement de la fonction du système lymphatique empêche l'échange physiologique des éléments nutritifs du sang et prédispose à l'oligocythémie.

A l'âge de la puberté, cette maladie est moins fréquente : pendant cette période l'échange nutritif est ralenti, la nutrition générale joue un rôle inférieur et l'apport des éléments nutritifs couvre les dépenses organiques. Pendant la vieillesse, dans laquelle la dénutrition générale survient, l'oligocythémie apparaît en accompagnant la détérioration générale de l'organisme.

3° La *constitution*. — La faiblesse, la délicatesse, l'état chétif de la constitution sont un terrain propre au développement de l'oligocythémie ; ces états ne peuvent résister même aux moindres causes qui exposent à l'éclosion de la maladie. Mais il ne faut pas croire qu'une constitution robuste mette à l'abri de cette affection, car des causes en apparence très légères jettent dans une oligocythémie profonde des hommes vigoureux.

B. CAUSES DÉTERMINANTES DE L'OLIGOCYTHÉMIE PRIMITIVE : 1° L'*alimentation*. — Pour la conservation de l'organisme, il faut qu'il existe un rapport entre l'apport des éléments nutritifs et la destruction des tissus. Si l'alimentation est insuffisante et ne remplace plus la destruction, survient l'appauvrissement du sang par inanition, faute d'aliments.

Cette loi physiologique montre la nécessité, pour le médecin, de connaître la quantité et la qualité de nourriture nécessaire à la conservation de la santé de l'homme, et les physiologistes nous ont montré que, pour un homme adulte, qui se livre à un travail modéré, les pertes de l'organisme sont représentées en moyenne par 21 grammes d'azote, et 300 grammes de carbone par vingt-quatre heures; par conséquent la consommation régulière correspondrait, selon Vierordt, à une ration alimentaire quotidienne d'environ 118 grammes d'albumine, 56 grammes de graisse, 500 grammes d'hydrates de carbone (féculents et sucre, 2,500 à 3,000 grammes d'eau et 14 à 32 grammes de sels [1]). Mais l'âge, le sexe, le lieu d'habitation, le genre de travail et la quantité de travail doivent apporter des modifications dans ces données. Il est certain que pour le nouveau-né le lait, et plus spécialement le lait maternel, est l'aliment par excellence, et pour lui cet équilibre se change quand on veut lui donner prématurément d'autres aliments; pour les habitants des campagnes, pour les travailleurs des champs, l'alimentation par les légumes est saine et réparatrice: pour les ouvriers des villes une alimentation plus animale maintient l'équilibre nutritif; pour les sujets qui se livrent à des travaux intellectuels l'alimentation azotée est plus convenable. Il est certain aussi, d'après les expériences de Chossat, Magendie et Voit, qu'une nourriture exclusivement hydro-carbonée produit bientôt les effets de l'inanition en raison de l'insuffisance de restitution de l'azote éliminé, et une alimentation exclusivement animale ne peut maintenir l'équilibre nutritif, parce que les pertes en urée dépassent les recettes.

Alors, dans des circonstances exceptionnelles, chez les naufragés, chez les prisonniers, chez les habitants d'une ville assiégée, chez certains aliénés et chez les hystériques, les éléments en quantité ou en qualité font défaut et l'inanition commence à se manifester par l'amaigrissement de leur corps. Ainsi, chez les pauvres, chez les

---

[1] Selon l'âge, une quantité variable d'albumine, de graisse et d'hydrocarbonés :

	ALBUMINE	GRAISSE	HYDROCARBONÉS
	gr.	gr.	gr.
Enfants à la mamelle . . .	20-36	30-45	60-90
— de 6-15 ans. . . .	70-80	38-50	250-400
Homme à travail modéré .	118	56	500
Femme.	92	44	400
Vieux.	100	68	350
Vieilles.	80	50	260

ouvriers des grandes villes, chez les jeunes femmes, qui portent des corsets très serrés, qui compriment leur estomac, chez les vieillards, qui ont de mauvaises dents et ne peuvent pas mastiquer les aliments, l'alimentation est insuffisante et l'oligocythémie par inanition se produit. De même, chez les jeunes filles qui mangent de la craie ou de la terre et boivent du vinaigre, chez les buveurs chez qui les boissons alcooliques entravent la digestion des aliments, l'alimentation est insuffisante et ne remplace pas la destruction; l'oligocythémie par inanition survient.

Dans tous ces exemples, l'homme devient autophage et cet autophagisme commence par le tissu graisseux; il atteint après la rate, le foie, le tissu musculaire, les reins et enfin le cœur et le système nerveux, qui, d'après les recherches de Manassein, subit la dégénérescence graisseuse et une diminution de son poids; et quand l'autophagisme est arrivé à ce degré, que le poids initial du corps de l'homme est diminué de 40 centièmes, la mort survient, comme Bouchardat l'a montré. Dans ces circonstances, le chiffre des hématies tombe au-dessous de la normale, suivant le tableau que M. Lépine a publié dans le *Nouveau Dictionnaire de Médecine*, etc.[1], et cette diminution des hématies provoque des troubles de la respiration, de la circulation, de la calorification et de la digestion.

2° L'*air*. — La respiration de l'air contribue incontestablement à la modification du sang, par suite de la diminution de l'oxygène ou de la rétention de l'acide carbonique, et dans d'autres cas de l'existence de gaz étrangers, qui attaquent les globules rouges et provoquent l'oligocythémie par privation d'air.

Nous savons que l'homme, par la respiration, prend à l'air 4,87 d'oxygène et lui rend 4,36 d'acide carbonique, de sorte qu'après chaque respiration l'oxygène diminue dans cet air et l'acide carbonique s'accroît. La diminution de l'oxygène modifie la nutrition gazeuse des hématies, l'accumulation de l'acide carbonique dans l'air respirable lui donne une tension supérieure à celle de l'acide carbonique dans le sang, qui, ne pouvant plus s'échapper au dehors, circule dans le sang et provoque ainsi les altérations chimiques des

	POIDS DE L'ANIMAL	NOMBRE DES GLOBULES ROUGES
	gr.	
Premier jour d'inanition .	543	4,156,000
Deuxième	514	4,704,000
Troisième	487	4,760,000
Quatrième	460	3,500,000
Cinquième	416	3,444,000

hématies. Ainsi, si l'homme adulte a besoin de 4 mètres cubes d'air par heure, et s'il est obligé de séjourner dans une chambre qui ne contient que 42 mètres cubes d'air (3 mètres de haut, 3 mètres et demi de long et 4 mètres de large), il est facile de comprendre que cet homme ne peut vivre aisément dans cette chambre que dix heures seulement, si on n'en fait pas la ventilation par les fenêtres et les portes.

Dans la pratique, nous voyons chaque jour un grand nombre d'habitants des grandes villes obligés souvent de vivre entassés dans des appartements très petits et mal aérés, comme les membres de familles nombreuses et pauvres dans une seule pièce, les ouvriers dans les ateliers, les étudiants dans les écoles, les prisonniers dans les prisons ; ils respirent l'air vicié de ces lieux qui doit ses effets nuisibles non seulement à la diminution de l'oxygène et à l'accroissement de l'acide carbonique, mais plutôt à certains produits miasmatiques provenant de l'inhalation pulmonaire de ces individus, et ils deviennent malades d'oligocythémie par encombrement. Il est vrai qu'on a cherché la nature de ce produit, les uns dans l'oxyde de carbone et les hydrogènes carbonés, quoique leur quantité dans l'air soit à peine perceptible, les autres dans les microbes aérobies, bien que la bactériologie nous apprenne que l'expiration de l'homme est exempte de microbes, et enfin d'autres dans un poison encore inconnu que l'homme expire.

D'autres fois, dans les cuisines et dans les mines, outre la diminution de l'oxygène, l'augmentation de l'acide carbonique, l'excès de chaleur, le manque de lumière, nous trouvons la présence de l'oxyde de carbone ou des vapeurs d'aniline et de nitro-benzine, qui déterminent l'oligocythémie chez les gens qui travaillent dans ces endroits confinés et mal aérés, parce que l'oxyde est un poison des hématies et les rend inaptes à absorber l'oxygène, et que les vapeurs détruisent les hématies, qui perdent leur matière colorante.

On sait, d'après P. Bert, que l'absorption de l'oxygène est en rapport avec la pression de l'atmosphère ; par conséquent si la pression s'abaisse, l'absorption diminue et inversement. Ainsi, quand l'altitude d'un pays dépasse 1,200 mètres au-dessus du niveau des mers, l'absorption de l'oxygène est très difficile, parce que l'oxygène se raréfie ; mais quand elle s'abaisse au-dessous de 400 mètres, l'absorption de l'oxygène devient insuffisante, parce que la pression barométrique est trop forte et empêche l'exhalation de l'acide carbonique. Au contraire l'absorption de l'oxygène varie en raison inverse de la température, elle est moindre dans les pays chauds et plus

grande dans les pays à température basse. Dans toutes ces circonstances la diminution de l'absorption de l'oxygène provoque l'oligocythémie, qu'on appelle anoxyhémie.

3° *L'exercice musculaire.* — Le manque d'exercice musculaire
ou l'excès poussé jusqu'à la fatigue provoquent aussi l'oligocythémie, comme chez les cordonniers, les tailleurs, les femmes occupées
aux travaux d'aiguille, comme aussi chez les hommes de lettres, les
employés, car chez les uns l'absorption se fait mal, chez les autres
la destruction des éléments nutritifs est demesurée.

4° *Epuisement nerveux.* — Chaque fois que le système nerveux se
trouve soumis à des excitations répétées et permanentes, par émotions tristes et dépressives, par découragement, par abattement
moral, comme par les veilles laborieuses, par l'oisiveté des jeunes personnes, par les excès de coït et de masturbation, il peut amener
l'inactivité des fonctions digestives, l'insuffisance de la nutrition et
l'oligocythémie par épuisement. Si le système nerveux se trouve
épuisé, il transmet son excitation par les ganglions sympathiques,
comme foyers nutritifs, au nerf sympathique, d'où anomalie dans le
rythme de la respiration et des battements du cœur, et en même
temps modification des fonctions de l'organe intestinal.

5° *Sécrétions exagérées.* — La quantité de lait que doit fournir
une femme nourrice à son enfant à partir du quatrième jour, s'élève
progressivement de 550 à 1200 grammes par vingt-quatre heures;
une pareille sécrétion provoquerait bientôt l'oligocythémie si elle
n'était pas compensée par une alimentation convenable; cependant
l'allaitement prolongé ou répété peut amener cette maladie chez les
jeunes nourrices. Chez l'homme aussi les pertes séminales, quelle
que soit leur origine (abus du coït, masturbation, spermatorrhée)
provoquent la faiblesse, la pâleur, comme signes de l'oligocythémie,
soit par excrétion anormale, soit par épuisement nerveux. Plus
souvent encore, c'est le flux leucorrhéique ou la menstruation abondante, qu'on rencontre chez les jeunes filles, qui déterminent l'oligocythémie, quand ils durent longtemps.

C. Causes déterminantes de l'oligocythémie secondaire. 1° *Hémorragies.* — Parmi elles nous citerons l'épistaxis, l'hémoptysie, l'hématé-
mèse, l'hématurie, les hémorragies hémorroïdales et les métrorrhagies
consécutives à l'avortement où à l'accouchement; quand elles se
répètent à des intervalles peu éloignés, elles déterminent d'abord, si

elles sont abondantes, une hydrémie, grâce à la résorption des liquides qui viennent de tous les tissus et tendent à remplir le vide effectué dans tout le système vasculaire, et une oligocythémie aiguë et transitoire ; ensuite, si elles sont insignifiantes et à respecter comme salutaires, une oligocythémie chronique et profonde, car la réparation de la perte du sang s'épuise à mesure qu'elle est plus souvent mise à contribution.

2° *Maladies dues à des causes physiques*. — Parmi celles-ci, nous citerons :

a. Les maladies du tube digestif, qui, quand la lésion se rapproche de l'estomac, empêchent l'absorption des aliments et provoquent l'inanition, l'amaigrissement progressif et l'oligocythémie cachectique, si la lésion persiste ; dans cette catégorie on a compris les compressions de l'œsophage par des tumeurs, le rétrécissement de cet organe par des ulcérations ; les gastrites chroniques, les dyspepsies, l'ulcère simple de l'estomac et le cancer du pylore ainsi que la diarrhée persistante des enfants et des vieillards.

b. Les maladies organiques du cœur et des gros vaisseaux, telles que l'insuffisance aortique, la dégénérescence adipeuse du muscle cardiaque, la sclérose et l'anévrisme de l'aorte, qui gênent la circulation pulmonaire et amènent l'insuffisance de l'absorption de l'oxygène et par là l'oligocythémie spéciale, qui, à l'extrême, constitue la cachexie cardiaque.

c. Les maladies de la moelle épinière, comme la myélite chronique, la sclérose des cornes antérieures, etc., qui sont accompagnées d'une paraplégie et déterminent la parésie pour ainsi dire de la digestion des aliments et l'oligocythémie.

d. Les maladies du foie et des reins, la cirrhose par exemple et la néphrite parenchymateuse ou interstitielle, dans le cas d'hydropisie des cavités séreuses ou du tissu cellulaire, à la suite de la diapédèse du sérum du sang très riche en principes albuminoïdes ; la ponction de l'ascite et l'albuminurie persistante amènent l'oligocythémie d'origine spoliative en raison de la quantité de l'humeur perdue.

3° *Maladies parasitaires ou microbiennes*. — Les microbes, qui provoquent ces maladies, entrent dans l'organisme soit par la voie respiratoire (miasmes et maladies miasmatiques), soit par la voie du tube digestif (infections et maladies infectieuses), soit par la voie du tégument et des muqueuses (contagium et maladies contagieuses), soit enfin par ces trois voies (maladies mixtes). Les microbes qui

entrent par la voie respiratoire peuvent arriver dans les vaisseaux sanguins et circuler avec le sang; dans ces cas, quelques-uns,
comme le microcoque paludéen, arrivés dans les vaisseaux sanguins,
entrent d'abord dans les leucocytes par la phagocytose et transforment ceux-ci en corps cystiques de Laveran, et ensuite dans les
hématies qu'ils détruisent en laissant des granulations pigmentaires:
d'autres, entraînés par le courant sanguin, tantôt sortent par les
reins, tantôt émigrent dans les organes. Les microbes qui entrent
par la voie du tube digestif et du tégument peuvent atteindre par
absorption les vaisseaux et les ganglions lymphatiques et de là la
circulation et déterminer l'oligocythémie par l'épuisement des hématoblastes. Enfin les microbes, qui entrent par toutes ces voies, restent
dans les organes qu'ils ont occupés, ensuite ils peuvent arriver dans
la circulation comme les autres.

Par ce mécanisme, le microcoque paludéen et le microbe de rhumatisme amènent l'oligocythémie par la destruction des hématies,
surtout dans les formes graves de ces maladies, et les leucocytes
par rapport aux hématies se trouvent augmentés en nombre. Les
bactéries de la fièvre typhoïde et de la syphilis provoquent l'oligocythémie par épuisement des hématoblastes. Mais les bactéries de la
tuberculose des poumons, au commencement de la maladie,
amènent l'olygocythémie par l'insuffisance de l'absorption des aliments; dans la dernière période, quand la fièvre est continue, elles la
déterminent par l'inanition. Les effets du cancer seraient les mêmes,
quoique jusqu'à nos jours on n'ait pas encore isolé les microbes de
cette maladie.

4° Maladies toxiques. — L'influence des poisons est de même
nature; ceux qui entrent dans la circulation détruisent les hématies,
comme l'acide carbonique; les autres qui arrivent par la bouche ou
par la peau, comme le mercure, l'iode, entrent dans les vaisseaux
lymphatiques et provoquent l'oligocythémie par épuisement des
hématoblastes.

Anatomie pathologique. — Les travaux des anciens auteurs
n'avaient fixé définitivement ni la question de la diminution du
nombre des globules rouges et de la quantité de l'hémoglobine, ni
la question de changement du diamètre de ces globules dans l'oligocythémie. C'est Malassez et après lui Hayem, qui ont élucidé ces
questions par leurs belles recherches.

Le sang, dans l'oligocythémie, a une couleur d'un rouge plus clair

qu'à l'état normal ; quand il se coagule, son caillot très petit et peu
coloré nage dans la sérosité plus abondante ; sa densité est constamment abaissée. Le nombre des hématies est moindre qu'à l'état normal, de manière que si chez l'homme adulte on trouve le matin à
jeun en moyenne 5,500,000 globules par millimètre cube et chez
la femme 4,500,000, chez les personnes malades le nombre de ces
éléments tombe à 2,500,000 par millimètre cube chez les hommes
et 1,500,000 chez les femmes [1]. La quantité de l'hémoglobine dimi-

[1] La numération des globules rouges et des leucocytes du sang se fait par les
opérations suivantes :

a. *Pour la dilution du sang.* — On emploie la dilution de Malassez, le liquide de
Hayem ou la solution colorante d'Ehrlich. Pour préparer la première on fait une
solution de gomme (8 p. 100), une autre de chlorure de sodium (3 p. 100) et une
troisième de sulfate de soude (5 p. 10), on mélange les deux dernières et on ajoute
à 265 grammes de ce mélange 65 grammes de la solution de gomme ; mais comme
elle déforme les éléments figurés du sang, on emploie plus souvent le liquide A'
de Hayem ; il est composé de 1 gramme de chlorure de sodium, de 5 grammes de
sulfate de soude, de 50 centigrammes de bichlorure de mercure et de 200 grammes
d'eau distillée ; ce liquide fixe les éléments du sang dans leur forme, mais il
précipite la fibrine et ne peut être employé pour compter les hématoblastes ni
les hématies, quand il y a hypérinose ; alors on emploie la solution colorante
d'Ehrlich. On fait une solution aqueuse saturée de fuchsine acide (5 parties), une
autre solution aqueuse saturée de bleu de méthylène (1 partie), on mélange avec
de l'eau distillée (5 parties), on laisse reposer huit jours, on filtre, on fait ensuite
une autre solution de chlorure de sodium (75 p. 100) et dans 10 grammes d'eau
salée on verse X gouttes de la solution colorante, on obtient un liquide foncé,
utile pour colorer les hématoblastes, les noyaux et le protoplasma éosinophile
des leucocytes.

b. *Pour mélanger le sang avec une de ces solutions.* — On emploie le mélan-
geur de Potain. C'est une pipette graduée, renflée sur la partie supérieure de son
trajet en une ampoule ovale, renfermant une petite boule de verre mobile et
ayant une capacité 100 fois plus grande que la capacité du tube ; sur ce trajet il
y a des divisions 1, 2, 3, 4, 5 ; on remplit de sang par aspiration le tube gradué
jusqu'à une de ces divisions et ensuite de la solution préparée jusqu'à la fin de
l'ampoule, on obtient un mélange de 1/100, 1/200, 1/300, 1/400, 1/500 du sang.
Hayem emploie deux pipettes, l'une qui a une capacité de 500 millimètres cubes
sert à prendre le sérum, l'autre qui est divisée en 1 à 5 millimètres cubes à
prendre le sang ; il fait ainsi le mélange avec une grande rapidité et il tient
1/500, 2/500, 3/500, 4/500, 5/500 de sang.

c. *Pour enfermer le mélange titré dans un espace de volume connu.* — On
emploie la cellule graduée de Malassez, qui a au milieu d'une plaque métallique
une ouverture circulaire, dans laquelle est serti un disque de glace et autour de
ce disque se trouvent trois vis, dont la pointe fait une saillie de 1/5 à 1/10 de
millimètre cube ; sur ces trois vis s'applique une lamelle de verre, en sorte que
l'espace qui sépare cette lamelle de la face supérieure de la glace est égale à
1/5 à 1/10 de millimètre cube ; le disque de la glace est marqué d'un quadrillage
mesurant 1/5 sur 1/4 de millimètre, c'est-à-dire que chaque rectangle mesure
1/20 de millimètre cube, dont avec une saillie de 1/5 à 1/10 de millimètre
on détermine 1/100 à 1/260 de millimètre cube ; si la dilution du sang est un
mélange de 1/200 ou de 1/300, on a le nombre de 20,000 à 60,000, qui sera multi-
plié par le nombre des globules qui se trouvent dans le quadrillage pour donner
le nombre des globules rouges par millimètre cube.

nue aussi, de sorte que si chez l'homme adulte à l'état normal on en trouve 10 grammes, dans l'oligocythémie elle tombe jusqu'à 0,125, c'est-à-dire devient huit fois moindre.

Hayem admet quatre degrés d'oligocythémie en raison du nombre des hématies et de la quantité de leur hémoglobine. Dans le premier degré, ou oligocythémie légère, le nombre des globules oscille entre 4 et 3 millions et comprend deux groupes de faits : dans le premier groupe la quantité de leur hémoglobine est normale, seulement le nombre des globules diminue ; dans le second, l'hémoglobine s'abaisse, parce que chaque globule possède une quantité moindre d'hémoglobine qu'à l'état normal, c'est-à-dire que la valeur globulaire est diminuée. Dans le deuxième degré, ou oligocythémie moyenne, le nombre des globules varie de 3 à 2 millions et ils sont appauvris en hémoglobine ; mais cette diminution de l'hémoglobine n'existe pas pour tous les globules parce que la plupart d'entre eux restent à l'état normal. Dans le troisième degré ou oligocythémie intense, le nombre descend de 2,000,000 à 800,000 et la valeur globulaire est très faible. Dans le quatrième degré ou oligocythémie extrème, qui peut entraîner la mort, le nombre des globules rouges ne dépasse pas 800,000, leur valeur globulaire est diminuée et leur diamètre mesure 9 à 12 μ ; ils deviennent géants, comme dans l'anémie pernicieuse.

Les globules rouges, dans les conditions physiologiques, ont de 6 à 9 μ de diamètre et se distinguent en petits de 6 μ, 5, en moyens de 7 μ, 5, et en grands de 8 μ, 5. Dans l'oligocythémie, quand la valeur globulaire est diminuée, les globules présentent des modifications dans leurs formes, auxquelles Quinke a donné le nom de poikilocytose. Ces poikilocytes ont les formes les plus variées, une couleur moins rose, due à la diminution de leur hémoglobine et la pression centrale. Souvent il y a parmi eux des globules ronds, comme dans le sang normal, et quelquefois on voit des globules nains.

Dans l'oligocythémie légère, les hématoblastes sont en nombre normal ; dans l'oligocythémie moyenne et intense, si une amélioration de l'état général permet leur transformation en hématies, le nombre des hématoblastes subit une grande fluctuation. Parfois ils

---

d. *Pour déterminer avec une exactitude suffisante la valeur globulaire et hémoglobine.* — On emploie le chromomètre de Hayem ou l'hématimètre de Fleischl; l'hémochromomètre de Malassez ou le chromocythomètre de Bizzozero sont construits sur le même principe que l'appareil de Malassez. Une autre méthode qu'on peut employer dans le même but, c'est l'analyse de la couleur rouge du sang par le spectroscope à vision directe ou par l'hématoscope d'Hénocque.

sont en nombre plus considérable qu'à l'état normal, lorsque leur production se fait par poussées successives et leur transformation ne suit pas la rapidité de leur production. D'autres fois, leur nombre est au-dessous de la normale, quand leur production est moins active et leur transformation en hématies plus rapide ; dans cette circonstance nous avons la poikilocytose. Dans l'oligocythémie extrême, enfin, le nombre des hématoblastes est restreint et le sang pauvre en éléments figurés, quand la production des hématoblastes est ralentie, leur transformation moindre, et quand les globules rouges du sang se détruisent par l'usure normale sans être renouvelés : dans ce cas, ce n'est plus la poikilocytose mais la géantocytose que nous trouvons avec l'appauvrissement du sang, signe très fâcheux.

Le nombre des leucocytes dans l'oligocythémie reste en rapport normal avec celui des hématies, un leucocyte pour 400 à 550 hématies ; dans certains cas cependant on observe des variations dans le nombre des leucocytes ; ainsi, l'alimentation végétale et surtout l'alimentation insuffisante augmentent le nombre des leucocytes et l'on trouve pour 120 hématies 1 leucocyte : dans les cachexies paludéennes nous avons noté également que le nombre des leucocytes reste normal par rapport à celui des globules rouges, ou bien est augmenté à cause de la destruction des hématies par le microcoque paludéen; au contraire, dans l'abstinence complète, Donters et Moleschott l'ont trouvé diminué.

L'albumine reste au chiffre physiologique de 70 p. 100, mais elle diminue, après l'inanition, les hémorragies, l'albuminurie et les diarrhées chroniques; sa diminution est alors accompagnée d'une augmentation proportionnelle dans la quantité des sels solubles, de sorte que l'hypoalbuminose prédispose à l'hydrémie et aux infiltrations hydropiques.

Symptômes. — Le premier phénomène qu'on note dans l'oligocythémie primitive, surtout chez les femmes, c'est la *pâleur de la peau* due à la diminution des hématies et de l'hémoglobine ; les malades ont le visage blême, les lèvres pâles, les joues décolorées, et, quand la maladie dure depuis longtemps, la teinte de la peau ressemble à de la cire vieillie ; cette décoloration s'observe également sur les muqueuses et la conjonctive, les gencives, la muqueuse vaginale. En même temps on constate une *grande faiblesse*, une aversion pour le mouvement, de sorte que les malades sont incapables de soutenir un effort un peu prolongé, s'épuisent tout de suite et palpitent.

Mais ce qui caractérise cette oligocythémie, c'est le trouble des fonctions du système nerveux, et plus particulièrement, comme le dit M. Potain, « le défaut d'activité régulière de ces fonctions, de sorte que ces malades se trouvent constamment dans un état d'équilibre instable, caractérisé par une excitabilité exagérée, jointe à une habituelle dépression, ce que les pathologistes anglais désignent sous le nom de *faiblesse irritable* ». Les femmes malades ont une sensibilité exagérée au point qu'elles ne peuvent supporter aucune impression ; le moindre bruit les irrite, la plus douce lumière les offense, tout mouvement leur est insupportable ; elles ont aussitôt une *céphalalgie*, qui est tantôt limitée aux arcades sourcilières ou dans la profondeur des orbites, au front, aux tempes ou à l'occiput, accompagnée de battements pénibles et d'une vive hyperesthésie du cuir chevelu, tantôt localisée à la moitié de la tête, comme une *migraine*, en suivant les branches de la cinquième paire.

Mais, outre la céphalalgie, on a observé un trouble plus accentué de la fonction de l'encéphale ; quelques malades ont des *vertiges* après un travail intellectuel ou un effort musculaire, lorsque l'oligocythémie est le résultat d'une hémorragie abondante après l'accouchement ; d'autres ont la *folie des nouvelles accouchées et des nourrices*, quand l'épuisement de l'économie par l'accouchement et l'allaitement a provoqué l'appauvrissement du sang et l'ischémie de l'encéphale. Chez d'autres, se produisent des *hallucinations*, si l'excitation morbide porte plus spécialement son action sur l'un ou l'autre des centres de la couche optique ; d'autres, enfin, ont de l'*insomnie* ou de l'agitation pendant le sommeil, qui est interrompu par des rêves pénibles et des cauchemars effrayants, quand l'appauvrissement détermine la contraction complète des muscles des petites artères du cerveau, soit à cause de la diminution de la tonicité de ces muscles, soit par suite de l'affaiblissement de l'innervation vasomotrice (Potain).

Nous avons observé un cas de folie des nouvelles accouchées survenu à la suite d'une abondante hémorragie au cours de la première semaine de l'accouchement ; après un traitement reconstituant, tous les symptômes de l'excitation nerveuse s'amendèrent et la personne recouvra une santé parfaite.

L'oligocythémie primitive amène aussi des troubles dans la circulation et la respiration. Par conséquent, la plupart des malades, après des pertes séminales ou le flux leucorrhéique, éprouvent souvent des *palpitations de cœur*, qui augmentent après la marche et les efforts, parce que la force du choc précordial est exagérée par suite de l'innervation anormale du cœur par l'excitation du grand sympathique ; ces palpitations ont chez les uns une intensité moyenne, chez d'autres, elles acquièrent une violence excessive et se font sentir comme des coups de marteau qui ébranlent la poitrine.

La percussion donne toujours une matité précordiale normale, ce qui prouve que le cœur conserve son volume normal, et si Beau, Hamernjk et ensuite Starck ont admis une augmentation de la matité, parce qu'ils auraient constaté une augmentation du volume du cœur, surtout dans la pléthore séreuse, cette augmentation proviendrait, selon toute probabilité, de la dilatation du ventricule droit, consécutive à la dégénérescence adipeuse du cœur, qui n'arrive que très rarement.

A l'auscultation, on entend le second bruit du cœur plus éclatant (touc), qui retentit au loin de la poitrine, le premier bruit très accentué (tic). Mais, vers la base du cœur, à l'orifice aortique, existe un bruit très doux et peu prolongé, qui l'accompagne ou le suit et s'appelle *souffle inorganique* ou *anémique* ; ce bruit de souffle systolique n'est pas constant dans tous les cas de la maladie, il semble exister de préférence chez les hydrémiques et les nerveux, il est très rare chez les jeunes enfants et s'étend dans le deuxième espace intercostal gauche, il est le résultat soit d'un défaut de tension des muscles papillaires amenant la fermeture incomplète de la valvule mitrale, soit d'une dilatation du ventricule qui détermine l'insuffisance incomplète des valvules de l'aorte. Sur le trajet des veines jugulaires externes et droites, surtout dans la position droite du malade, l'auscultation par le stéthoscope appliqué au cou fait entendre un bruit de souffle veineux à double courant, plus marqué pendant l'inspiration que pendant l'expiration, qui était appelé *bruit de diable,* par comparaison avec le bruit du jeu de ce nom. Ce bruit est dû, d'après Potain, à la rapidité du passage du sang veineux dans la veine jugulaire droite, qui s'observe dans les cas où la densité du sang tombe au-dessous de 6° de l'aréomètre de Baumé, où le chiffre des globules s'abaisse et la circulation du sang dans cette veine a une vitesse plus grande en raison de l'action de la pesanteur, qui s'ajoute à l'aspiration et à la propulsion du sang veineux. Les renforcements de ce bruit pendant l'inspiration sont dus à la pulsation de l'artère carotide voisine, qui diminue le calibre de la veine en haussant le ton à chaque pulsation. Pour ces raisons, ce bruit est suspendu momentanément lorsque le malade tousse, est horizontalement placé ou quand sa tête est dans une position déclive, ou lorsque le médecin pendant l'auscultation presse avec le stéthoscope la veine et empêche la rapidité de la circulation dans cette veine, quoique ce bruit persiste lorsque la compression a lieu au-dessous du stéthoscope (Aran).

Par la palpation, nous observons quelquefois une fréquence du pouls, qui augmente par la station debout, l'exercice musculaire, la marche, les émotions morales et la digestion ; il en est de même de la respiration. D'autres fois, et surtout dans l'oligocythémie par inanition, le cœur est affaibli, le pouls a un ralentissement considérable, il devient lent, petit, irrégulier et quelquefois intermittent.

Dans l'oligocythémie primitive on rencontre enfin des modifications des fonctions de l'appareil digestif et de l'appareil de la reproduction. Chez la plupart des malades l'*appétit est diminué ;* ils éprouvent même quelquefois pour les aliments un dégoût qui entrave la guérison. Quelques-uns ont de la *dyspepsie flatulente* par suite de la lenteur de la digestion, consécutive aux troubles de l'innervation ou à la modification de la sécrétion du suc gastrique en quantité ou en qualité. Chez d'autres existe une *constipation habituelle* par suite de la parésie plus ou moins complète des muscles intestinaux, constipation qui peut se changer en une diarrhée due à l'inflammation de la muqueuse par le séjour trop prolongé des matières fécales dans les intestins.

Chez les femmes atteintes d'oligocythémie, les règles sont quelquefois irrégulières, douloureuses et en moindre quantité (*dysménorrhée*), de sorte que le sang de la menstruation est peu coloré, souvent délayé dans le flux leucorrhéique ; d'autres fois elles sont abondantes et reviennent plus fréquemment, tantôt par suite du catarrhe utéro-vaginal, tantôt par suite de l'état du sang. Chez ces femmes les fonctions de reproduction sont subordonnées à la nutrition du corps, et la *stérilité* est déterminée par le flux leucorrhéique, qui a une réaction trop alcaline ou trop acide, détruisant les spermatozoïdes, et une consistance qui ferme la cavité du col de l'utérus.

Les symptômes de l'oligocythémie secondaire présentent plusieurs différences cliniques par la diversité des causes, par la complication des symptômes des maladies primitives et par l'intensité de la maladie.

Après une abondante hémorragie, le malade a un sentiment indéfinissable de faiblesse, qui s'accompagne de vertiges, d'étourdissements, en même temps une grande pâleur est répandue sur son visage ; la respiration est lente, superficielle ; le pouls est lent, petit, faible, dépressible et dicrote ; la température s'abaisse de quelques dixièmes du degré ; la peau froide et sèche se couvre de sueur au moindre effort; le malade a une soif vive et quelquefois des nausées; les émotions ou la station déterminent l'évanouissement; il n'a aucune activité intellectuelle; ses pensées sont lentes et pénibles, sa sensibilité est émoussée à cause de l'ischémie du système nerveux. Quand le sang s'arrête et que l'hémorragie ne se renouvelle plus, la respiration s'améliore, le pouls se relève, la température augmente, la peau s'échauffe et le malade se rétablit en quelques jours, selon son sexe, son âge et sa constitution.

Dans l'autre forme, qui est la suite des maladies infectieuses ou succède le plus souvent chez nous à la cachexie paludéenne, le malade devient pâle; la peau a une teinte terreuse, due à l'infiltration des granulations pigmentaires ou une teinte grisâtre dans le cas de cancer; il présente une émaciation progressive des tissus du corps par inanition, de sorte que les arcades orbitaires et les apophyses zygomatiques deviennent proéminentes, la peau du front se plisse, les yeux s'enfoncent et les joues s'appliquent sur les arcades, puis ensuite les muscles s'atrophient progressivement et deviennent mous et flasques; en même temps survient la diarrhée même avec la plus petite quantité d'aliments; les battements du cœur deviennent faibles, irréguliers, et avec ce ralentissement de la circulation apparaît l'hyperhémie passive des membres inférieurs et l'œdème si fréquent chez les cachectiques.

Diagnostic et pronostic. — Pour établir l'existence de la maladie primitive on soumet à l'examen microscopique une gouttelette de sang sec et coloré, et si on trouve la poikilocytose avec la diminution du nombre des hématies et avec leur oligochroémie, on est sûr qu'il s'agit de l'oligocythémie; si au contraire l'on observe que cette poikilocytose se compose en majeure partie d'hématies naines avec diminution de la valeur globulaire en hémoglobine, c'est qu'on a affaire à la chlorose. Pour distinguer l'oligocythémie secondaire, on recherche les maladies primitives, qui l'occasionnent, par un examen du malade très attentif; cette condition est indispensable pour le pronostic et le traitement.

Le pronostic de l'oligocythémie primitive est en rapport avec l'intensité de la maladie, la cause qui l'a déterminée, la constitution et le sexe du malade. Pour la maladie secondaire le pronostic est subordonné presque entièrement à celui de la maladie primitive.

Traitement. — Dans l'oligocythémie primitive, on doit combattre les causes occasionnelles de la maladie :

1° *Par une alimentation tonique et digestible.* — Cette indication est remplie par des aliments de préférence azotés, comme les viandes rôties et par les boissons alcooliques, de vieux vins ou du cognac; mais cette alimentation doit en même temps s'approprier à la force digestive de l'estomac et respecter le goût du malade. Quant à la quantité, on doit la donner par petites portions et à des espaces suffisants pour faciliter la digestion.

2° *Par le séjour à la campagne ou sur les bords de la mer* pour la respiration de l'air pur ; mais si cette indication ne peut pas être remplie, on choisit une habitation dans des chambres spacieuses, bien aérées, exposées au soleil, et dont l'air sera constamment renouvelé.

3° *Par l'exercice musculaire modéré*, qui ne doit pas arriver à l'excès. On conseille au malade de se promener, de sortir en voiture, de faire de la gymnastique en plein air et dans sa chambre, en évitant toujours l'excès.

4° *Par des occupations gaies et agréables.* — Pour obtenir un résultat utile de cette indication, on doit conseiller d'éviter les émotions pénibles et tristes, les veilles laborieuses, les excès de coït et de masturbation, et toute excitation qui épuise le système nerveux.

5° *Par la cessation des sécrétions exagérées.* — Dans ce cas on conseille le sevrage des nourrissons, la cessation de la masturbation, l'abstinence de toutes les excitations génitales.

En même temps nous conseillons un traitement spécial, qui doit se diriger :

1° *Contre la diminution des hématies et de leur hémoglobine.* — Le fer se place au premier rang parmi les médicaments toniques; il agit, suivant les uns, directement sur le sang en remplaçant la quantité de ce métal qui manque aux hématies ; selon les autres, son rôle est indirect, tantôt il se combine avec l'acide sulfhydrique, se précipite et laisse absorber le fer qui est contenu dans les aliments, tantôt il excite la muqueuse de l'estomac et provoque la sécrétion du suc gastrique propre à la digestion et à l'absorption, tantôt enfin il tonifie le système vasculaire et l'organisme entier. Ce médicament est contre-indiqué chez les dyspeptiques, quand ils ont la langue saburrale, des renvois acides ou des mauvaises odeurs, une plénitude de l'estomac, chez les gens sujets aux hémorragies et surtout aux hémorragies de l'encéphale ou des poumons, enfin chez les fiévreux.

Les préparations de fer les plus digestives sont : le citrate, le tartrate, le malate, le lactate, le sous-carbonate qu'on prescrit à petites doses et avec d'autres préparations qui complètent la médication. Mais, pour les jeunes filles, nous donnons la préférence au sulfate avec le carbonate de soude ou de potasse en pilules ou dragées, d'autres fois au perchlorure, sous forme de sirop, et au valérianate. Chez les garçons, nous prescrivons le citrate ou le phosphate et pyrophosphate en pilules ou en sirop. Chez les adultes, le tartrate, le lactate ou le protoxolate. Chez les vieillards et chez les convalescents, les teintures de fer avec le quinquina ou avec le colombo. En été nous préférons le fer en poudre gazeuse et plus souvent les eaux ferrugineuses de Pyrmont, d'Orezza, de Spa.

2° *Contre l'inanition.* — Le quinquina, le houblon, les bois de quassia, la peptone, la pancréatine, la pepsine, la diastase, la viande ont été employés pour faciliter la digestion des aliments et en provoquer une absorption suffisante chez les personnes épuisées par les excès ou par des travaux intellectuels trop prolongés et chez les dyspeptiques, lorsqu'ils ne présentent pas les phénomènes du catarrhe gastrique. On prescrit le quinquina en décoction, en pilules, en sirop ou en vin. La peptone est employée en sirop ou en vin. La pancréatine, la pepsine, la diastase et la viande sont prescrites, chez les gens très faibles, en vin ou en élixir. Mais quand l'inanition est produite par l'air impur, ou a conseillé les inhalations d'oxygène.

3° *Contre l'épuisement*, qui arrive soit par troubles nerveux, soit par excrétions exagérées. Dans la première circonstance, on conseille le chloral ou la morphine, le bromure de potassium ou de camphre, pour calmer l'irritation du système nerveux; dans l'autre, on prescrit la lupuline avec le fer et le quinquina en pilules contre les pertes séminales ou l'ergotine contre les règles abondantes. D'incontestables services sont rendus, chez les individus faibles, par l'hydrothérapie en douches, en lotions froides, en frictions avec le drap mouillé ou sec, enfin en bains de mer, parce qu'elle amène une activité de la circulation et une reconstitution du corps.

Dans l'oligocythémie secondaire, si la maladie primitive persiste, on doit combattre celle-ci avec tous les moyens qui sont à notre disposition. Ainsi il faut arrêter tout d'abord l'hémorragie par les médicaments hémostatiques, le perchlorure de fer, l'ergotine, l'extrait de seigle ergoté aqueux, la glace et le repos; et si la quantité de sang perdue est si grande que la vie en soit menacée, on peut arriver à pratiquer la transfusion de sang avec toutes les précautions connues, comme une ressource ultime pratiquée à un moment où tout effort est devenu impossible. De même, il faut diriger un traitement contre les maladies dues à des causes physiques; et, si les lésions du tube digestif sont irréparables, on est obligé de recourir aux moyens symptomatiques pour calmer les maux du malade. Pour les maladies infectieuses, il n'en est pas ainsi, on doit conseiller le traitement spécial contre les microbes, connus dans la plupart des cas.

II

CHLOROSE

Définition. — L'altération du sang qui consiste en une hypoplasie hématique, c'est-à-dire en une modification de la dimension et de la forme des globules rouges et une diminution de la richesse de leur hémoglobine, sans diminution de leur nombre, a pris le nom de *chlorose* ou *maladie des jeunes filles* ou *pâles couleurs des filles.* C'est une altération des organes hématopoiétiques, d'après laquelle les hématoblastes se transforment en hématies anormales ; celles-ci se présentent sous la forme naine (*nainocythémie*), elles contiennent une quantité faible d'hémoglobine (*oligochroiémie*) et elles montrent une certaine nécrobiose de leur protoplasma par la perte plus ou moins totale de la faculté de fixer les couleurs acides d'aniline et le pouvoir de fixer des couleurs basiques (basophiles). Cette altération se présente le plus souvent chez les jeunes filles, à l'âge de la puberté, par la couleur pâle jaune de la peau et des muqueuses, et s'accompagne d'un défaut de développement des organes génitaux.

Historique. — On lit dans Hippocrate que, chez les jeunes filles, la décoloration de la peau (ἄχροια ou χλωρόν — χρῶμα) avec l'adymanie annoncent la corruption du sang; après le père de la médecine, c'est J. Varandal, en 1615, qui, le premier, donna le nom de chlorose à cette corruption du sang, en créant, dit-il, d'après Hippocrate, ce terme qui, cependant, ne se trouve pas dans l'œuvre de l'illustre médecin de l'antiquité. Après les travaux d'hématologie d'Andral et Gavarret, de Becquerel et Rodier, qui ont paru vers le milieu de notre siècle, on a accepté que l'altération du sang dans la chlorose consiste dans l'abaissement du chiffre des globules rouges, porteurs de la matière colorante ; mais cet abaissement existe aussi dans l'oligocythémie, et par conséquent, pour un certain nombre de cas, on pourrait confondre la chlorose avec l'oligocythémie. Bouillaud a proposé le nom de chloro-anémie pour toutes les formes, qui présentent les phénomènes de l'oligocythémie et de la chlorose. Cette confusion dura assez longtemps : les uns n'admettaient aucune différence entre l'oligocythémie et la chlorose, et la considéraient comme une seule maladie ; les autres, suivant l'opinion du professeur de la Charité, distinguaient plusieurs espèces d'anémies avec diminution des hématies en proportion variable. A cette époque, Virchow a observé que, dans les cas opiniâtres de la chlorose, il existait une hypoplasie de l'aorte et un développement incomplet du cœur et des organes génitaux, et il a cru que l'imperfection de ces organes exerçait une influence sur le développement de la chlorose, en amenant un manque de sang. Ainsi, les médecins n'ont pas jusqu'ici une idée claire de la chlorose : la confusion et les hypothèses remplissent les lacunes qui existent sur la connaissance de cette maladie. C'est à Hayem, que nous devons les premières notions des altérations microscopiques du sang dans la chlorose. Nous espérons que la résolution des questions encore inconnues appartient à un avenir prochain.

Étiologie. — *A.* Causes prédisposantes : 1° *Le sexe féminin*, et surtout les jeunes filles arrivées à l'établissement de leurs règles. On a cru trouver l'explication de cette prédominance sexuelle, les uns, en prenant la cause de l'oligocythémie pour celle de la chlorose, dans la vie sédentaire des filles, qui ne prennent pas une nourriture suffisante et ne se donnent pas d'exercices musculaires convenables ; les autres, avec plus de raison, dans l'imperfection du développement des organes génitaux et de leurs fonctions, à laquelle sont prédisposées les jeunes filles à l'époque la puberté.

On a rapporté qu'on a vu parfois la chlorose évoluer chez des garçons, au lycée, vers le même âge. Dans la pratique, de pareils cas sont excessivement rares et la plupart des médecins admettent comme règle que la chlorose est une maladie des jeunes filles ; en vérité, le cas cité par le professeur Immermann, dans la pathologie de Ziemssen, comme chlorose, n'est très probablement qu'une oligocythémie à la suite de pertes séminales, que le savant professeur a pris pour de la chlorose.

2° *L'âge* est considéré comme cause importante ; en général, la chlorose se présente vers l'âge de dix-sept ans ; dans les pays chauds, vers quatorze ans, et, très rarement, vers vingt-deux ans, car c'est pendant cette période de la vie que commence l'évolution et la menstruation des jeunes filles, qui peut aboutir à l'hypoplasie hématique de la maladie. Quelques auteurs prétendent qu'ils ont rencontré la chlorose à toutes les périodes de la vie, chez des enfants de deux à quatorze ans, ou chez des femmes après vingt-deux ans (G. Sée). Nous admettons, avec Trousseau, que la chlorose ne se développe pas en dehors de la puberté, et, si on l'observe plus tard, ce sont de véritables recrudescences de la maladie, sauf les cas qu'on doit rapporter à l'oligocythémie.

3° *La situation sociale des filles et leur éducation.* — De nos jours l'éducation des jeunes filles, dans les grandes villes, n'est pas, pour la plupart des cas, celle qui leur convient; leur instruction se fait de manière à provoquer une indigestion de l'esprit, un développement précoce de l'imagination, des sentiments érotiques et des affections plus ou moins grandes, qui s'éveillent par la lecture des romans, par la fréquentation des théâtres, etc. Cette éducation perverse des jeunes filles prédispose à la chlorose plus souvent que l'éducation négligée et l'instruction bornée des paysans, parce qu'elles amènent un développement précoce des organes génitaux.

4° *Le défaut de développement du système vasculaire et des organes génitaux.* — Virchow a trouvé, chez les chlorotiques, dont on a fait l'autopsie, une hypoplasie de l'aorte et des vaisseaux. accompagnée quelquefois d'une petitesse du cœur, et, d'autres fois. d'une augmentation du volume de cet organe, soit par dilatation de ses cavités, soit par hypertrophie des parois, par suite du rétrécissement de l'aorte. Ce développement incomplet du cœur a une relation étroite avec le développement des organes génitaux, et si le cœur était mal développé, il s'ensuivait une hypoplasie de ces organes: au contraire, s'il s'était agrandi, il en résultait une augmentation. Virchow observa alors que ces deux états correspondent à deux circonstances cliniques toutes différentes, à l'aménorrhée pour le premier et à la métrorrhagie pour le second, et, de ces données, il a conclu que, dans la chlorose, hors des altérations du sang, il existe quelquefois des altérations anatomiques du système circulatoire et des organes génitaux, et que ces altérations, quand elles existent, ont une importance pour expliquer la cause et la gravité de cette maladie.

Cependant, nous ne pouvons regarder ce défaut de développement du système circulatoire et des organes génitaux comme cause déterminante de la chlorose, car il se présente très rarement, et la chlorose, observée le plus souvent chez des jeunes filles, guérit; seulement, dans les cas où il existe, il peut prédisposer à cette altération des organes hématopoiétiques, qui amène la nainocythémie.

B. CAUSES DÉTERMINANTES : 1° *Les troubles de la menstruation et de l'évolution de la puberté.* — Le plus souvent, la chlorose se présente chez les jeunes filles délicates, au moment où leurs règles, vers l'âge de douze à treize ans, s'établissent d'une manière précoce, parce que, à cette époque pendant laquelle le corps d'une jeune fille n'est pas encore formé, la menstruation provoque un défaut de l'hématopoïèse et la chlorose. Elle est très légère chez les jeunes filles chez qui les règles viennent à temps ; au contraire, quand celles-ci arrivent tardivement, à l'âge de seize à dix-huit ans, la chlorose est peu intense, parce que la torpeur des organes génitaux, dans ces cas, réagit contre ce défaut de l'hématopoïèse ; il en est autrement si, pendant les règles, à la suite d'une cause légère, la nouvelle menstruation vient abondante en même temps qu'apparaît la pâleur de la peau ; dans ce cas, si la malade était atteinte auparavant de chlorose, on considère cette pâleur comme une chlorose récidivée ; et, si elle se trouvait en pleine santé, on la regarde comme une oligocythémie post-hémorragique.

2° *Les troubles du système nerveux.* — On a regardé aussi, avec Trousseau, comme causes déterminantes de la chlorose, les chagrins prolongés, les émotions morales dépressives, les fatigues intellectuelles, etc. ; et on a cité des observations d'après lesquelles la maladie s'est présentée à la suite de ces causes.

Anatomie pathologique. — Dans la chlorose, le sang est plus fluide et moins coloré ; le caillot, qu'on trouve, après congulation, est beaucoup plus petit et le sérum plus pâle.

Le *nombre* des globules rouges est extrêmement variable ; quelquefois il est au-dessus de la normale ; le plus souvent, il n'est pas très diminué. On ne doit donc pas regarder la chlorose comme synonyme de déglobulisation, parce que, dans les cas produits par la diminution du nombre de ces globules, la décoloration des téguments et du sang ne correspond pas au nombre des hématies, mais à leur forme naine et à leur richesse moindre en hémoglobine. La *forme* de ces globules est très irrégulière ; ils ne gardent plus la forme discoïde, ils sont ovales, fusiformes ou piriformes, munis de prolongements. Le *diamètre* d'un grand nombre de ces hématies se trouve diminué, il oscille entre 6 μ,5 et 3 μ,5 ; de sorte que, d'après Hayem, les globules nains prédominent dans le sang des chlorotiques. La *couleur* est plus pâle et l'hémoglobine est diminuée. Ainsi, la valeur globulaire à l'état normal descend de 14 p. 100 d'hémoglobine à 8 p. 100 et 3 p. 100, de manière que les 3 millions de globules rouges, dans la chlorose, équivalent à 1,500,000 en hémoglobine. La puissance de réduction de l'hémoglobine en oxy-hémoglobine est, d'après Henocque, moindre aussi. *Leur contrac-tilité* est anormale, suivant la diversité de leurs formes. Enfin, leur aptitude colorante, d'après Maragliano et Castelino, montre que le pro-toplasma a la propriété de se colorer par les couleurs basiques d'aniline.

Symptômes. — La chlorose débute très rarement d'une manière brusque, sous l'influence d'un trouble du système nerveux, comme dans les cas cités par Trousseau et Botkine. Mais, plus souvent, dans la forme vulgaire, les phénomènes apparaissent lentement. Alors les jeunes filles, après la menstruation précoce, se plaignent d'une fatigue et d'un abattement à la moindre occasion, et aussitôt elles présentent une décoloration et la peau du visage devient *blanche*, comme l'albâtre, ou *jaune verdâtre* (χλωρόν), comme de la cire vieille; cette décoloration est beaucoup plus intense sur les muqueuses, si bien que la muqueuse des lèvres se confond avec la teinte de la peau adjacente. La pâleur de visage a quelque chose de spécial et donne aux chlorotiques, selon la description de Hayem, « une expression de langueur et de tristesse toute particulière; les yeux, qui brillaient autrefois, sont cernés et sans éclat, les paupières devien-nent un peu gonflées, les traits amollis et mal dessinés ». Cette pâleur provient non seulement de l'altération du sang et de la dimi-nution de la quantité de l'hémoglobine, comme dans l'oligocithémie, mais probablement aussi de la contraction permanente des vaisseaux capillaires périphériques.

Wendt a rencontré dans quelques cas la pâleur anormale cir-conscrite aux plis naso-labiaux, aux parties latérales du nez, au mi-lieu du front et aux muqueuses, les joues pouvant conserver encore leurs couleurs rouges; ce qui l'a conduit à admettre une variété de chlorose sous le nom de *chlorosis fortiorum seu florida.* Nous n'avons jamais eu l'occasion d'observer cette forme floride de la chlorose, au contraire nous avons rencontré maintes fois ce phénomène chez des jeunes filles souffrantes de tuberculose des poumons.

Par suite de cette contraction des vaisseaux capillaires, dans un tiers des cas il arrive des *œdèmes*, une infiltration du tissu cellulaire, localisée à la face et surtout aux paupières inférieures, à l'angle de la mâchoire, autour des malléoles et plus rarement aux mains. Ces œdèmes sont des tuméfactions molles, qui ne conservent pas l'em-preinte à la pression du doigt, ils sont fugaces, augmentent par la marche et diminuent en quelques heures par le repos.

Les *palpitations* se présentent sous forme d'accès, après une course, l'ascension d'un escalier, un effort et une émotion morale plus ou moins forte. Dans ces cas, l'excitabilité du cœur se réveille, le malade a la sensation de battements de cœur violents et un sentiment d'oppression sur le thorax. Ces palpitations sont l'effet soit d'impressions centrales ou périphériques se réfléchissant sur le grand sympathique, soit d'un épuisement des fonctions du pneumogastrique comme nerf modérateur du cœur. A ce moment, on sent que la pointe du cœur bat avec force contre la paroi thoracique. Par la percussion on trouve la matité précordiale normale et quelquefois augmentée dans le sens vertical et dans le sens horizontal, par suite de la dilatation du ventricule droit et plus rarement du ventricule gauche. A l'auscultation, on entend presque toujours, sauf dans les cas légers, un ou *quelquefois deux bruits de souffle*, qui sont toujours systoliques; l'un présente son maximum à la base du cœur, tantôt au niveau de la partie interne du deuxième espace intercostal gauche, c'est-à-dire au foyer de l'artère pulmonaire, tantôt à la partie interne du deuxième espace intercostal droit, c'est-à-dire au foyer de l'aorte; l'autre présente habituellement son maximum à la pointe entre la quatrième et la cinquième côte, sur la ligne mamelonnaire gauche. A ces bruits s'ajoutent des fois un dédoublement du deuxième bruit et un claquement exagéré des sigmoïdes pulmonaires. Par la palpation du cou, on sent, sur le trajet de la jugulaire interne, un *frémissement cataire*, quand on tourne la tête de la malade à gauche, en tendant assez fortement le sterno-mastoïdien droit et en appliquant la pulpe du pouce de la main gauche au-dessus de l'extrémité interne de la clavicule, la paume de la main autour de la nuque. A l'auscultation avec le stéthoscope appliqué à droite du cou, on entend le *bruit de diable* au niveau du bulbe de la veine jugulaire interne et plus rarement le *bruit de mouche* dans la veine jugulaire externe. Ces bruits sont plus intenses à droite qu'à gauche, si la malade se tient debout, si elle respire plus profondément et tourne la tête à gauche, car le sang de la veine jugulaire interne droite, qui va verticalement au cœur, coule avec une grande vitesse et provoque vers le bulbe de la veine ce bruit.

La *dyspnée* souvent intermittente survient aussi après la marche, les efforts et les émotions, comme les palpitations, déterminée par une excitation des centres bulbaires par l'insuffisance de l'oxygène, due à la diminution de l'hémoglobine et notamment à la diminution de l'activité de réduction de l'oxyhémoglobine. La respiration devient plus fréquente et plus superficielle, et les sommets des poumons, surtout du côté droit, n'étant pas pénétrés par l'air, donnent à la percussion une diminution de la sonorité, à l'auscultation un murmure vésiculaire moins fort. Le pouls est petit, mou, dépressible, quelquefois plus fréquent et plus ample; il participe en cela à l'excitabilité du système nerveux. La température est le plus souvent normale; dans quelques cas, cités par Mollière, elle était supérieure à la normale avec exacerbations vespérales. Dans cette forme fébrile de la chlorose on observe l'accélération du pouls, mais non les modifications urinaires qu'on trouve dans les fièvres.

L'appétit chez les chlorotiques est quelquefois normal, plus souvent diminué : les malades donnent la préférence à des aliments acides ou épicés pour exciter leur digestion; dans d'autres cas on constate une perversion de l'appétit, qui les pousse à s'ingérer des substances nullement nutritives, telles que la craie, les crayons, la coque d'œuf, la ouate, etc. (pica). Après les repas les malades accusent une sensation de tension au creux épigastrique ou une douleur gastralgique, accompagnée parfois de renvois inodores ou aciduleux, parfois de nausées ou de vomissements alimentaires et plus rarement d'hématémèses. Dans ces derniers cas on peut admettre soit l'ulcère simple de l'estomac, la chlorose étant une cause prédisposante, soit l'hystérie concomitante. Enfin, par suite de l'affaiblissement des mouvements péristaltiques des intestins, elles ont presque toujours une constipation opiniâtre, qui peut être accrue par le traitement ferrique; au contraire la diarrhée est rare.

Les troubles dyspeptiques chez les chlorotiques proviennent soit de la dilatation de l'estomac si fréquente, que sur 16 malades on en trouve 9 avec une dilatation plus ou moins notable, soit de modifications chimiques du suc gastrique qui, d'après Hayem et Winter, consistent en une hypopepsie, plus souvent dans une hyperpepsie et rarement dans une hyperchlorhydrie.

La menstruation des jeunes filles dans la chlorose est en rapport avec l'intensité de la maladie; lorsque celle-ci est légère, les règles persistent, mais reviennent à des intervalles espacés et en diminuant; lorsqu'elle est très prononcée, elles se suppriment. Sur 64 cas cités par Schulze, 4 n'étaient pas encore réglées, 5 avaient des règles normales, chez 10, les règles étaient supprimées, chez 7, elles étaient diminuées, et 3 seulement avaient des règles abondantes. Dans le cas où le flux menstruel devient abondant, la chlorose fait beaucoup de progrès, et Trousseau l'appelait *chlorose ménorrhagique*. Hayem explique cette forme de chlorose par l'existence avec la chlorose de maladies de l'utérus. Au contraire, dans le cas où la menstruation ne revient pas, il y a un arrêt du développement des organes génitaux et une atrophie de ces organes ; les jeunes filles ne sont pas aptes à être fécondées.

Les chlorotiques, comme les femmes qui souffrent de l'oligocythémie, se plaignent aussi de troubles nerveux : de céphalalgies, de vertiges, d'éblouissements, de troubles de la vue et de l'ouïe, de défaillances et de syncopes. Ces phénomènes sont dus à la diminution des diamètres des hématies et de la quantité de leur hémoglobine, ainsi qu'à la pesanteur du sang qui ne peut pas faire l'irrigation cérébrale ; ils disparaissent si les malades gardent la position couchée ou étendue. D'autres phénomènes plus rares sont l'hémianesthésie, l'anesthésie en plaques, l'hyperesthésie, les névralgies et l'hystérie.

La chlorose modifie les échanges à la suite des altérations du sang et les malades maigrissent. Cependant l'amaigrissement du corps n'est pas bien prononcé et elles reprennent très rapidement leur embonpoint, lorsque le tissu adipeux sous-cutané augmente pendant le traitement ferrique. L'urine est peu abondante, pâle ; la réaction est acide et sa densité faible. Elle est pauvre en urée, en sorte que la présence d'urée est proportionnelle à la quantité de l'hémoglobine ; la fixation de l'urée par des analyses est donc très utile au médecin, car elle lui fait connaître la situation des malades. La quantité de l'uro-hématine est en rapport avec la destruction des globules rouges et au contraire en proportion inverse de la quantité d'urobiline.

Diagnostic. Pronostic. — La peau pâle, jaune verdâtre, d'une jeune fille à la puberté, les muqueuses décolorées, la conservation de l'embonpoint, les œdèmes élastiques d'un côté, les palpitations, les bruits de souffle, un dyspnée intense à la moindre occasion, accompagnée d'abattement et de fatigue au moindre effort, des troubles de la menstruation d'un autre, donnent le diagnostic de la chlorose ; mais ce qui est plus sûr, c'est l'examen du sang par le microscope, qui montre l'existence de la nainocythémie et de l'oligocythémie. Cependant cette maladie peut être confondue :

1° Avec *l'oligocythémie primitive*, dont les signes différentiels sont exposés au chapitre précédent ;

2° Avec *l'oligocythémie secondaire* et surtout avec la tuberculose, la syphilis, le cancer, l'impaludisme et le saturnisme. Mais les deux premières et le cancer se distinguent par l'absence des souffles cardio-vasculaires et par l'augmentation du nombre des leucocytes.

Dans l'impaludisme, on trouve la diminution du nombre des hématies, la poikilocytose et l'augmentation du nombre des leucocytes.
Enfin, l'observation clinique nous fournira le diagnostic du saturnisme.

3° *Avec l'anémie pernicieuse progressive*, qui se présente chez des
gens âgés avec la fièvre et des hémorragies de la rétine ; par l'examen microscopique on trouve une diminution persistante des hématoblastes, une diminution considérable du nombre des globules
rouges et l'augmentation de leur diamètre et de leur valeur globulaire, la géantocythémie.

Dans la plupart des cas, le pronostic est favorable. Mais si, malgré
un traitement convenable, la guérison ne se fait pas et si des rechutes
surviennent, le pronostic doit être réservé. Quelquefois, enfin, la
marche de la maladie fait des progrès et s'accentue, la mort peut
arriver soit par accentuation des phénomènes de la chlorose, soit
par thrombose ; on a cité en effet des exemples, dans lesquels la
mort est arrivée par une thrombose de la branche gauche de
l'artère pulmonaire (Rendu) ou des sinus (Bollinger). Il est évident
aussi que, quand la chlorose s'accompagne de métrorrhagies ou de
dyspepsies, l'action thérapeutique est insuffisante, des rechutes se
manifestent et la guérison est retardée.

Traitement. — Quand le diagnostic est confirmé, on doit conseiller
dès le début les moyens qui peuvent faire disparaître les causes
occasionnelles, sous forme de traitement hygiénique, ensuite tous
ceux qui sont propres à combattre l'hypoplasie des globules rouges,
et enfin le traitement symptomatique.

A. Pour remplir les conditions nécessaires du traitement hygiénique, on conseille :

1° *Pour faciliter l'évolution de la puberté*, de s'abstenir de lire des
romans, d'aller continuellement aux soirées , de fréquenter les
théâtres et tout ce qui excite l'imagination ; de ne pas s'exposer
aussi aux fatigues, aux privations, au surmenage. Par contre, on doit
s'occuper des soins du ménage, faire des exercices du corps, se promener, aller à la campagne, s'adonner à des jeux convenables.

2° *Pour calmer les troubles nerveux*, d'éviter toutes les émotions
morales dépressives, toutes les fatigues intellectuelles ; on conseille
de même le rapatriement des nostalgiques, le mariage des fiancées,
le repos du corps et la cessation de tout travail.

B. Contre la maladie, on prescrit le fer, bien réputé depuis le temps d'Hippocrate jusqu'à nos jours pour guérir les pâles couleurs par l'augmentation de la valeur globulaire en hémoglobine et la viabilité des hématies. Preyer nous a montré que le sang d'un homme de 65 kilogrammes contient 3 grammes de fer; cette quantité s'abaisse au moins jusqu'à la moitié pendant le cours d'une chlorose d'intensité moyenne ; par le traitement ferrique, les hématies se chargent de la quantité de fer perdue et deviennent aptes à fixer l'oxygène. On a proposé d'introduire dans le tube digestif de l'hémoglobine en nature; mais cette substance se transforme très rapidement en méthémoglobine et se décompose sous l'influence du suc gastrique en hématine, qui s'élimine avec les excréments.

Le fer introduit dans le tube digestif, après avoir subi diverses transformations, ne s'absorbe ni ne se transforme en entier en hémoglobine par les modes que nous avons décrits au chapitre précédent. Mais la plus grande partie se précipite par l'action de l'hydrogène sulfuré sous la forme de sulfure et colore les matières fécales. Si on veut avoir un succès prompt, le fer doit être donné à doses relativement considérables, de 10 à 25 centigrammes à chaque repas, suivant la tolérance des organes digestifs du malade, et en préparations solubles ou faciles à absorber. Pour cette raison, dans la chlorose, nous donnons la préférence au protocarbonate ou au sulfate avec le carbonate de potasse, au citrate ou au lactate en pilules et pastilles, qui sont agréables chez les sujets très jeunes, au protochlorure, qui est utile comme hémostatique, au protoxalate proposé par Hayem, qui est soluble en présence du suc gastrique et bien toléré même dans les dyspepsies, au tartrate ferrico-potassique préconisé par Niemeyer ou à la teinture de Mars tartarisée. D'autres fois, selon Trousseau et Pidoux, les préparations peu solubles, comme la limaille de fer, le fer réduit par l'hydrogène, doivent être employées au début du traitement. Si ces préparations, après un usage continuel d'un ou de deux mois, deviennent peu actives ou fatiguent l'estomac et provoquent quelques troubles intestinaux, il faut en interrompre l'usage pendant une dizaine de jours et après les prescrire de nouveau alternativement.

Quelques auteurs ont proposé pour le traitement de la chlorose d'autres médicaments que le fer. Mais de ceux-ci les uns, tels que l'huile de foie de morue, l'arsenic et le manganèse, n'ont pas une action sensible sur l'amélioration des hématies; d'autres, tels que le quinquina et surtout le vin de quinquina pris avant les repas, irritent la muqueuse de l'estomac et retardent la digestion; d'autres, enfin, tels que le pyrophosphate de fer, n'ont pas prouvé leur efficacité. Les eaux minérales ferrugineuses, celles de Pyrmont, de Spa, d'Orezza, sont peu riches en fer et moins utiles contre la chlorose.

Comme régime alimentaire, selon la formule de Hayem, on évitera de prescrire les viandes rôties, pour lesquelles les chlorotiques manifestent un dégoût insurmontable, le vin, la bière, le café et le thé, qui irritent l'estomac et provoquent la dyspepsie. Au contraire, on conseille le lait, les viandes légères, la volaille, le poisson à chair maigre, les légumes verts cuits et les farineux en petite quantité. Les repas seront peu copieux et les malades devront renoncer aux promenades fatigantes.

C. Pour combattre les complications, on prescrit : contre la dyspepsie, à la suite d'hypopepsie, une cuillerée à soupe de la solution d'acide chlorhydrique (1 p. 40) dans un demi-verre d'eau sucrée : à prendre une demi-heure avant le repas, et après, le fer en moindre quantité. Dans les cas de constipation, on y associe de petites doses d'aloès, de jalap, de rhubarbe. Pour calmer les palpitations, Andral prescrit la digitale avec la limaille de fer, pendant quelques jours seulement. Pour faire cesser la métrorrhagie, Trousseau administre avant et pendant les règles l'ergot de seigle, et, dans les intervalles, le fer; pour faire disparaître les névralgies, les narcotiques.

III

ANÉMIE PERNICIEUSE PROGRESSIVE

Définition. — L'anémie pernicieuse progressive est une altération grave du processus hématopoïétique, qui, par une marche progressive, peut amener la mort dans la plupart des cas. Elle est constituée par l'arrêt des fonctions hématopoïétiques, d'où la diminution persistante des hématoblastes et les modifications des hématies, de sorte que les hématies ne se remplacent plus, leur nombre diminue, leur volume et leur valeur globulaire augmentent et les globules géants se présentent (*la géantocythémie*). Au contraire, dans la chlorose, qui est un trouble des fonctions des organes hématopoïétiques, les hématoblastes ne font point défaut, mais leur transformation en hématies se fait mal et les globules qui en dérivent sont nains, ayant une viabilité insuffisante.

Historique. — Biermer est le premier qui, en 1871, a attiré l'attention des médecins sur cette maladie, qu'il a appelée anémie per nicieuse progressive. Mais, avant lui, dans la littérature médicale, on trouve des cas analogues observés par Andral, Trousseau, etc. Pourtant cette maladie n'est entrée dans le cadre nosologique qu'après la description que Biermer a donnée de quinze cas observés à Zurich, qui se sont manifestés par des hémorragies fréquentes et multiples. Gusserow a observé dans la même ville quelques cas sans hémorragies, qu'il faut probablement rattacher à la même maladie moins intense. Après lui, Immermann, dans la confusion qui existait entre la leucémie myélogène, la fièvre puerpérale, l'intoxication aiguë par le phosphore, la dégénérescence graisseuse du cœur chez les femmes pendant la grossesse et après l'accouchement, sépara ces maladies de l'anémie pernicieuse et décrivit les signes distinctifs de ce processus morbide. Mais personne n'a décrit les altérations caractéristiques du sang. C'est aux recherches de Lépine, de Hayem, etc., que nous devons la véritable notion de cette maladie ; c'est par la connaissance microscopique des altérations du sang, que cette entité morbide a été fixée.

Étiologie. — *A.* CAUSES PRÉDISPOSANTES : 1° L'*âge*. — Cette maladie se rencontre à tout âge, mais, en général, elle se développe plus souvent chez les adultes de trente à soixante ans que chez les enfants de deux à quinze ans ou chez les vieillards de plus de soixante ans. Ce fait la distingue de la chlorose, qui se présente chez les jeunes filles, pendant la puberté. Mais l'âge ne paraît pas jouer un rôle prédisposant pour l'éclosion de la maladie, puisque tous les âges peuvent être exposés à l'influence des causes déterminantes.

2° Le *sexe*. — Les deux sexes peuvent en être atteints, mais elle frappe plus souvent les femmes après la grossesse et la lactation plusieurs fois répétées ; chez elles, on a incriminé les vomissements incoercibles, qui surviennent pendant les gestations et provoquent après l'accouchement et l'allaitement l'inanition des individus.

3° L'*alimentation insuffisante*. — L'anémie pernicieuse se présente plus souvent dans les pays pauvres, comme dans certaines localités misérables de la Suisse, de la Suède, de la Norvège, de la Prusse, où les habitants se nourrissent mal et sont soumis à des conditions hygiéniques défectueuses. Mais les habitants de l'Italie, de la Grèce, de la Turquie et de la Russie en sont parfaitement indemnes. Parmi ces causes on a admis l'oligocythémie cachectique et surtout les maladies paludéennes, croyant qu'elles amènent la maladie. Cette supposition n'est pas confirmée par l'observation clinique.

B. Causes déterminantes. — Autrefois ces causes étaient ignorées et paraissaient insignifiantes, mais l'investigation clinique en a découvert d'inconnues jusqu'alors, parmi lesquelles il faut citer :

1° Les *parasites animaux*. — Parmi eux, on a signalé plus souvent le bothriocephalus latus, parce que Reyher et Dorpat ont publié treize observations d'anémie pernicieuse dues peut-être à la présence de ce parasite dans l'intestin des malades. Les œufs du bothriocéphale se trouvent dans certaines eaux, et de là passent dans l'organisme tantôt directement, tantôt par l'intermédiaire des poissons consommés dans ces pays : brochet, lotte, saumon. On a soupçonné aussi, comme cause déterminante, l'anchylostome duodénal, qu'on a observé surtout dans les pays chauds. Pourraient aussi engendrer la maladie, le tænia mediocanellata, et plus rarement les oxyures. Ces parasites, qui s'attachent aux parois intestinales, déterminent des extravasations sanguines, et on a même supposé que l'anchylostome se nourrissait du plasma sanguin et le tænia des liquides intestinaux qui le baignent. Mais Gerhardt et Westphal ont cité des cas qui montrent que, même après l'élimination du parasite, la maladie persiste et continue sans être arrêtée dans sa marche progressive. Nous ne croyons donc pas que ce parasitisme joue un grand rôle dans la production de la maladie, d'autant plus que jamais il n'a été observé chez nous, quoique souvent nous ayons eu l'occasion de soigner des malades qui portent le tænia.

2° Les *microbes*. — Les causes que nous avons citées plus haut, en parlant des oligocythémies secondaires, nous les retrouvons aussi dans l'anémie pernicieuse. Alors faut-il admettre que c'est ailleurs qu'on doit chercher les véritables causes de l'anémie pernicieuse? C'est à la bactériologie, à ce nouveau champ de recherches, qu'il faut s'adresser pour la découverte du microorganisme porteur de la maladie.

Les observations modernes ont attribué l'éclosion de l'anémie pernicieuse à des microorganismes. M. Bernheim, en 1879, a trouvé dans le sang d'une malade morte d'anémie pernicieuse, des bâtonnets articulés, immobiles, plus longs et plus larges que ceux de la bactéridie charbonneuse. M. Frankenhæusen a observé, chez des femmes enceintes, de petits corps arrondis, mesurant 1/10 de diamètre d'un globule rouge, munis d'une queue. Ces corpuscules avaient un mouvement vif; mais, parmi eux, il y en avait quelques-uns qui étaient moins mobiles et dépourvus de queue. Ce parasite se trouvait dans le sang de la mère et du nouveau-né. Après la mort, il a constaté dans le foie un grand nombre de ces microcoques. Petrone reprit les recherches de Frankenhæusen et inocula ce micrococque à des lapins; il trouva dans le foie de ces animaux une quantité énorme de microcoques. D'autres aussi ont décrit des vibrions, des spirilles, des granulations très petites chez des malades atteints de l'anémie pernicieuse. Mais, même après cela, c'est encore de l'avenir qu'il faut attendre des recherches plus complètes, pour que la question de la nature précise de cette maladie soit élucidée.

Anatomie pathologique. — Si nous examinons le sang d'un malade atteint d'anémie pernicieuse, nous voyons qu'il est plus fluide qu'à l'état normal; sa couleur, au lieu d'être rouge, est d'un jaune ambré, sa coagulation est lente. Le *nombre* des globules rouges est abaissé; il tombe rapidement à 1,000,000 et il oscille à la période d'état entre 700,000 à 400,000, et peut tomber jusqu'à 143,000 par millimètre cube. Les globules rouges sont augmentés de *volume*, et leur diamètre peut arriver jusqu'à 15 μ au lieu de 8 μ 5 (géantocythémie). Quelques-uns se déforment et deviennent ovalaires, piriformes, avec des prolongements, se ratatinent, et des globules à noyaux se présentent. La *valeur* globulaire est supérieure à la normale, c'est-à-dire que 100 globules rouges de l'anémie pernicieuse représentent une richesse globulaire égale à celle de 134 globules rouges à l'état sain; cette différence est due à l'augmentation du volume des globules, mais la quantité totale de l'hémoglobine dans l'organisme malade est abaissée au 1/10, à cause de la diminution importante du nombre des globules rouges. Le *nombre des hématoblastes* est considérablement diminué, ce qui indique, selon Hayem, une altération grave du processus hématopoïétique normal, ne reconstituant plus les pertes que le sang subit par la transformation des hématoblastes en globules rouges. Les *leucocytes* sont rares, ce qui indique encore une altération dans leur production; ces leucocytes se présentent tantôt avec un seul noyau, tantôt avec des noyaux multiples.

Hayem a remarqué dans le sang de plusieurs malades atteints d'anémie pernicieuse de petites boules hyalines, incolores, de diamètre variable, et comme ces mêmes boules hyalines se rencontrent dans le sang, la rate, la moelle des os des malades atteints de leucocythémie, il admet une parenté entre ces divers états nosologiques.

A l'autopsie d'une malade morte d'anémie pernicieuse, on constate la pâleur excessive de la peau, des tissus et des organes. Les *hémor-*

ragies sont fréquentes à la peau, sur les muqueuses de l'estomac, de l'intestin, des voies urinaires et des organes génitaux, ainsi que dans les séreuses, le tissu conjonctif interstitiel, les muscles et plus particulièrement dans la moelle des os, les ganglions lymphatiques et la rate, dans le cerveau et dans la rétine, où l'on trouve de petites ectasies vasculaires autour de la papille.

Le cœur est petit, flasque, ses cavités agrandies et vides de sang, les fibres musculaires en dégénérescence graisseuse. Les *lésions de l'estomac* consistent en un amincissement de la muqueuse gastrique, dû soit à l'atrophie glandulaire, soit à la cirrhose interstitielle de la paroi avec ou sans atrophie des glandes. Les mêmes lésions ont été décrites sur les intestins, et, parce que ces lésions sont constatées assez fréquemment, on a voulu rattacher la maladie à elles ; mais ce qui est en opposition avec cette théorie, c'est que ces lésions n'existent pas dans tous les cas, et qu'elles sont insuffisantes pour en expliquer tous les phénomènes.

Sazaki et, après lui, Brigidi, ont décrit l'atrophie des plexus nerveux dans l'intestin et des cellules ganglionnaires du grand sympathique, et l'ont regardée comme la cause anatomique de l'anémie pernicieuse. Mais ces lésions peu fréquentes sont secondaires.

Le foie est pâle, graisseux ; les cellules en sont atrophiées ou dégénérées, et renferment des granulations ferrugineuses, qui passent dans la circulation, provoquent la dégénérescence graisseuse de l'épithélium des reins. Hunter a proposé cette théorie, que la destruction du sang dans cette maladie est due à un poison (des ptomaïnes) produit dans le tube digestif, et qui, absorbé par la veine porte, produirait les effets hémolytiques sur le sang de cette veine et la formation des granulations.

La moelle des os est rouge, embryonnaire, riche en hématoblastes nucléés (globules rouges à noyau) ; la rate hypertrophiée et les ganglions, rosés et tuméfiés, renferment aussi des hématoblastes nucléés. En s'appuyant sur ces lésions, on a pensé que l'anémie pernicieuse était une maladie des organes du système hématopoïétique ; mais on a établi que ces lésions ne sont pas constantes dans tous les cas d'anémie pernicieuse.

Symptômes. — Dans la première période, la maladie débute insidieusement. Les malades deviennent pâles, le tégument prend une teinte d'un blanc mat, comme de la cire, ou l'aspect subictérique ; on a même signalé une coloration qui se rapproche de celle de la maladie d'Addison ; ils éprouvent de l'abattement et, au moindre

effort, se fatiguent, s'essoufflent et accusent des palpitations, des bourdonnements d'oreilles, des vertiges. Les fonctions digestives se
troublent dès le début, pourtant l'embonpoint reste dans la majorité
des cas satisfaisant. Au bout de quelque temps, ces phénomènes
obligent les malades à interrompre toute occupation, à garder la
chambre et à s'aliter.

A la seconde période, ou période d'état, les malades prennent l'aspect cadavérique, la peau et les muqueuses paraissent complètement
exsangues, les ongles sont friables et se fendillent, les cheveux
tombent. Alors, peut arriver parfois un amaigrissement bien marqué,
mais, dans la majorité des cas, l'embonpoint se conserve; le visage
est œdémateux, devient bouffi et le doigt imprime un godet au
niveau des malléoles. L'ascite et l'hydrothorax sont exceptionnels.

Les hémorragies sont presque constantes au cours de cette maladie
et apparaissent plus souvent sous la forme de pétéchies ou d'ecchymoses, sur la muqueuse buccale et conjonctivale. L'épistaxis, l'hé-
matémèse, l'hématurie, le méléna sont moins fréquents. Les
hémorragies de la rétine s'observent souvent, et, en général, elles ne
troublent pas la vue; mais quand elles se font près de la tache jaune,
elles peuvent produire la cécité subite; elles sont quelquefois extrêmement nombreuses et tout le pourtour de la papille peut être
atteint. Elles ont une forme allongée et rayonnent vers la papille; à
l'examen, par l'ophtalmoscope, elles se présentent comme des taches
rouges ou brunes, dont le centre est clair. Il est rare qu'on observe
dans l'anémie une rétinite qui ressemble à celle de la maladie de
Bright.

L'anémie pernicieuse donne lieu à des troubles cardio-vasculaires,
qui se caractérisent par des palpitations, des battements de la carotide, le pouls veineux et le bruit de mousse dans la jugulaire
externe, le frémissement cataire et le bruit de diable dans la jugulaire interne. A l'auscultation, on entend aussi un bruit de souffle
systolique, parfois un souffle d'insuffisance tricuspidienne ou plusieurs bruits de souffle à la pointe et à la base du cœur. Mais ces
phénomènes sont moins marqués que dans la chlorose, puisque
dans l'anémie pernicieuse, comme dit Hayem, la masse totale du
sang est diminuée. La matité cardiaque est quelquefois accrue. Le
pouls est mou et rapide.

L'anémie pernicieuse est presque toujours accompagnée de
troubles digestifs. Quelquefois, ils précèdent l'anémie, et les malades
accusent tantôt un dégoût insurmontable, surtout pour la viande, et
une anémie incomplète, tantôt de la polyphagie et de la polydipsie.

La langue est pâteuse, l'haleine fétide; après le repas, les malades souffrent de douleurs et de ballonnement du ventre, de renvois, de brûlures, de nausées et de vomissements. La diarrhée est fréquente, par son abondance et sa ténacité elle épuise les malades, les jette dans le marasme et hâte leur fin. L'estomac est dilaté; Cahn et Mering ont constaté chez un malade atteint d'anémie pernicieuse la disparition complète de l'acide chlorhydrique du suc gastrique.

L'intelligence reste intacte jusqu'au dernier moment; cependant, vers la fin de la vie, les malades tombent dans une somnolence continuelle, de sorte qu'elles répondent lentement aux questions posées: leur faiblesse est extrême et si elles abandonnent la position horizontale, il survient des bourdonnements d'oreilles, des éblouissements, des vertiges et des défaillances, dus à l'ischémie de l'encéphale. Le délire et la folie des persécutions sont plus rares.

Les malades n'ont pas de fièvre pendant un temps assez long, mais vers la fin, lorsque la maladie est devenue extrême, la fièvre se présente, subcontinue, de 37° le matin, s'élevant à 39° et même à 40° le soir; quelquefois, cependant, on a constaté l'hypothermie et, dans un cas publié par H. Müller, la température s'est abaissée à 24°.8. L'urine est abondante, colorée, de densité et de réaction normales. L'urée et les chlorures sont diminués, l'acide urique a augmenté. L'urine renferme quelquefois du sang, de l'albumine, de la peptone, de l'acide lactique, de la leucine et de la tyrosine. A mesure que la maladie progresse, l'indican se trouve en excès et l'urine contient de l'urobiline, parce que le foie n'est plus capable de transformer les pigments sanguins à cause de la destruction exagérée des hématies.

Diagnostic. Pronostic. — Dans l'anémie pernicieuse, l'examen du sang montre la diminution persistante des hématoblastes et l'augmentation du volume et de la valeur globulaire des hématies (la géantocythémie). Ces caractères peuvent quelquefois se retrouver dans d'autres anémies intenses, mais elle se distingue :

1° *De l'oligocythémie extrême*, suite d'hémorragies répétées, de tuberculose, de cancer de l'estomac et du foie, parce que dans le sang de l'oligocythémie on trouve un certain nombre d'hématoblastes, un nombre plus considérable de leucocytes et la poikilocytose qui se compose en majeure partie d'hématies moyennes et grandes et rarement de quelques hématies géantes.

2° *De la chlorose*, qui est une maladie des jeunes filles à l'âge de la puberté, sans fièvre, avec nainocythémie et oligochroiémie.

3° *De la leucocythémie*, parce que dans le sang des leucocythémiques on trouve une augmentation du nombre des leucocytes, la coloration de leurs granulations par les couleurs basiques et rarement par les couleurs acides d'aniline, et la modification du nombre de leurs noyaux.

Le pronostic est toujours grave, mais il est fatal dès que le nombre des hématies tombe à 500,000 et quand les hématoblastes disparaissent; la mort arrive en moins d'une année par la marche toujours progressive de la maladie, qui s'interrompt quelquefois par des rémissions plus ou moins longues. Eichhorst affirme que ces rémissions de longue durée ressemblent à une guérison s'il ne survient pas de rechutes qui amènent la mort.

Traitement. — Comme traitement hygiénique, on conseille de quitter la ville et de vivre à la campagne, ou, plutòt, sur les montagnes pour éviter la mauvaise influence des microbes inconnus jusqu'à ce jour ou de s'abstenir de boire des eaux qui peuvent contenir ces microbes.

Contre la maladie, le fer n'a aucune efficacité, puisqu'il ne s'agit plus, comme dans la chlorose, de fournir aux hématoblastes le principe qui facilite leur transformation en hématies par la charge hémoglobique; au lieu du fer, on prescrira l'arsenic, qui peut stimuler le processus hématopoiétique, réveiller la formation des hématoblastes qui font défaut, et renouveler les hématies pour remplacer les globules géants; l'observation clinique affirme que l'arsenic donne des résultats plus satisfaisants que tous les moyens médicamenteux, au moins quand on en fait usage pendant la première période de la maladie.

On donne alors la préférence à la liqueur de Fowler, administrée par la bouche à la dose quotidienne de 10 à 20 gouttes dans un peu d'eau aromatisée; si elle est mal supportée, on a recours à l'injection hypodermique quotidienne de 6 gouttes en substituant l'eau de laurier-cerise à l'eau de mélisse. En même temps, on conseille, selon Gibson, l'antisepsie intestinale par le naphtol β pour détruire les microbes qui y existent.

Dans la dernière période, lorsque la mort est menaçante, on a imaginé de faire la transfusion de sang humain, mais les résultats de cette opération sont décourageants et on doit la regarder comme une ressource ultime, à pratiquer seulement au moment où tout effort est devenu impossible.

IV

LEUCOCYTHÉMIE ET LEUCOCYTOSE

Définition. — Sous cette dénomination, on désigne une altération du sang caractérisée par l'augmentation permanente ou temporaire du nombre des globules blancs et par l'aptitude de ceux-ci de fixer les couleurs basiques et acides d'aniline; elle est accompagnée par l'augmentation du volume des organes hématopoiétiques, tels que la rate, les ganglions lymphatiques et la moelle des os longs [1].

L'augmentation du nombre des leucocytes est tantôt permanente, ce qui caractérise la leucocythémie, tantôt temporaire, ce que Virchow a appelé leucocythose; Isambert a donné, avec raison, à cette dernière forme le nom de leucocythémie symptomatique. Ces deux états morbides, en effet, qui sont divisés par la plupart des médecins, ne font qu'une maladie qui, provoquée par l'irritation des organes hématopoïétiques, amène d'abord une augmentation plus ou moins sensible du volume de ces organes et, après un certain temps, une production abondante d'éléments (semblables aux leucocytes) pénétrant dans les vaisseaux sanguins et augmentant le nombre des leucocytes. La seule différence, qui existe entre ces deux variétés, c'est que, dans la leucocythémie — dans laquelle l'augmentation du nombre des globules blancs est permanente, — l'irritation des organes hématopoiétiques est l'effet d'un microbe spécifique, qui entre dans ces organes, s'y multiplie et provoque l'augmentation du nombre de ces éléments en permanence, tandis que, dans la leucocytose ou leucocythémie symptomatique, l'irritation des organes hématopoiétiques est le résultat d'autres maladies infectieuses ou microbiennes dont les microbes, entrés par des voies diverses dans les organes hématopoiétiques, irritent ces organes, provoquent de nouveaux éléments qui se déversent dans les vaisseaux sanguins et sortent par les reins. Ainsi, dans la fièvre typhoïde, le choléra, la pneumonie, etc., les microbes de ces maladies passent par les organes hématopoiétiques, les irritent, pro-

---

[1] Après la discussion entre Bennett et Virchow sur la dénomination de cette maladie, nous croyons que ni le mot leucocythémie, proposé par Bennett, ni celui de Virchow, qui l'a appelé leucémie, ne définissent clairement cette entité morbide. Le mot hyperleucocythémie serait peut-être mieux approprié.

voquent la multiplication des éléments et, après, en se déversant avec ces nouveaux éléments dans les vaisseaux sanguins, déterminent l'augmentation temporaire du nombre des leucocytes et sortent avec les urines dans lesquelles nous pouvons les trouver comme signe pathognomonique pour le diagnostic de ces maladies. Par ces raisons, nous considérons, avec Isambert, la leucocythémie comme une leucocythémie idiopathique et la leucocythose de Virchow comme une leucocythémie symptomatique.

Historique. — Bennett, en 1845, et, quelques semaines plus tard, Virchow, firent connaître cette maladie; le premier avait relaté deux cas de la maladie, avec hypertrophie de la rate, où la mort était survenue par suite de la matière purulente qui s'était accumulée dans le sang; mais Virchow, dans son travail, montra que ces corpuscules étaient des leucocytes, et qu'il existait un rapport entre la présence des leucocytes dans le sang et l'hypertrophie de la rate. Barth et Donné aussi, avant eux, en 1839, avaient observé un cas de leucocythémie, avec augmentation du nombre des leucocytes. sans avoir indiqué, à cette époque, la connexion entre ces altérations et l'hypertrophie de la rate. Vogel, en 1849, publia le premier cas où la maladie avait été reconnue pendant la vie, après examen microscopique du sang. A la suite, Virchow montra l'augmentation du nombre de ces éléments dans d'autres maladies et à l'état normal et lui donna le nom de leucocytose. Un grand nombre d'observations publiées ensuite contribuèrent pour beaucoup à élucider les altérations pathologiques et l'histoire clinique de cette maladie, parmi lesquelles, nous citerons celles de Leudet, Isambert, Jaccoud et Labadie-Lagrave, Gilbert et Friedreich, Mosler, Neumann, Müller et Rieder.

Étiologie. — *A.* CAUSES PRÉDISPOSANTES : 1° *Le sexe.* — Les hommes sont plus souvent atteints que les femmes, car ils s'exposent plus aux causes déterminantes ; sur 25 cas de Bennett, on compte 16 hommes et 9 femmes; sur 71 cas d'Isambert, il y a eu 46 hommes et 19 femmes.

2° *L'âge.* — La maladie se montre à tout âge, mais elle frappe surtout les hommes adultes, entre trente et quarante ans, et les femmes à l'époque de le ménopause, après quarante ou cinquante ans. On l'a cependant observée chez un enfant de quinze mois et chez un vieillard de soixante-treize ans. Le tableau de Jaccoud et Labadie-

Lagrave, extrait du Dictionnaire de médecine et de chirurgie pratique, prouve ce fait :

AGE	HOMMES	FEMMES	TOTAL
Jusqu'à 11 mois	2	1	3
De 1 an à 9 ans.	3	3	6
— 10 — à 19 —	8	4	12
— 20 — à 29 —	9	5	14
— 30 — à 39 —	17	6	23
— 40 — à 49 —	12	7	19
— 50 — à 59 —	5	8	13
— 60 — à 69 —	2	2	4
— 70 — à 80 —	2	1	3
	60	37	97

3° *Les professions*. — La plupart des observations citées par Isambert montrent que les professions, qui exposent le plus à l'humidité, à la vie sédentaire et confinée, aux fatigues exagérées, et dont la condition est voisine de la misère, sont celles qui prédisposent à la maladie. Mosler, sur 76 cas, n'a observé qu'un seul rentier.

4° *La constitution*. — Chez les sujets chétifs, de faible constitution, débilités par les privations, les fatigues ou par des maladies antérieures, la leucocythémie est plus fréquente.

B. Causes déterminantes de la maladie idiopathique ou leucocythémie. — La science n'a pas encore découvert le microbe qui provoque ce processus morbide ; ni l'observation microbiologique, ni la recherche expérimentale ne nous renseignent à cet égard. Les premiers auteurs ont supposé une sorte d'infection purulente ; Virchow a incriminé la rate, les ganglions lymphatiques, auxquels Neumann ajouta la moelle des os, et Béhier les ganglions intestinaux, sans indiquer la véritable cause de l'irritation de ces organes. Bard a émis l'opinion originale qu'elle est le cancer du sang, en comparant la multiplication des leucocytes avec la multiplication des cellules épithéliales ou épithéliomes, sans nous en décrire la cause. C'est dans ces dernières années seulement que Bonardi (1889) a trouvé, chez deux malades atteints de leucocythémie splénique, les staphylococcus pyogenes aureus et albus. Kelsch et Vaillard (1890) ont rencontré, chez un individu affecté de leucocythémie ganglionnaire et myélogène, dans le sang, pendant la vie, et dans le sang et dans les tumeurs ganglionnaires après la mort, un bacille immobile. pathogène pour les souris. Hinterberger (1891) a assuré que, dans un cas de leucocythémie ganglionnaire, il avait trouvé dans les ganglions, après la mort, des staphylocoques et des streptocoques.

C. Causes déterminantes de la leucocythémie symptomatique ou leucocytose de Virchow : 1° *Les microcoques des maladies paludéennes* accompagnées d'hypertrophie de la rate. — Nous avons plusieurs fois observé que, de ces microbes, un grand nombre circule avec le sérum dans les vaisseaux sanguins, les autres entrent par la phagocytose dans les leucocytes et les transforment en hématozoaires de Laveran et dans les hématies qu'ils détruisent en granulations pigmentaires ; ils provoquent ainsi une oligocythémie par la destruction des hématies, et après un temps, en s'accumulant par la circulation de la rate, ils l'irritent et amènent la multiplication des leucocytes et la leucocythémie symptomatique. L'opinion de Mosler, que ce microcoque provoque la leucocythémie idiopathique, n'est pas confirmée par l'observation ; ainsi, en Grèce, où un grand nombre d'habitants souffrent, chaque année, des fièvres paludéennes avec augmentation du volume de la rate, il ne s'est présenté, pendant six ans d'observations cliniques, qu'un seul cas de leucocythémie idiopathique.

2° *Les microbes des maladies aiguës.* — La pneumonie, la fièvre typhoïde, le choléra, la diphtérie, l'érysipèle et certaines fièvres exanthématiques, produisent des lésions des tissus, et quand ils passent par les organes hématopoiétiques, les irritent et provoquent l'augmentation temporaire du nombre des leucocytes. M. Hayem, en examinant le sang d'individus affectés de diverses maladies aiguës, a conclu que l'augmentation du nombre des leucocytes, dans ces maladies, n'est pas proportionnelle à l'étendue de la lésion, mais varie avec la nature et la marche de la maladie ; elle baisse à mesure que la maladie décroît, et cesse au moment de la convalescence.

3° *Le streptocoque dans la pyoémie et dans l'infection puerpérale* provoque une leucocytose très intense et produit tantôt les phénomènes de la septicémie véritable quand il circule et se multiplie dans le sang; tantôt les phénomènes de la pyoémie, quand il se localise par embolie dans les organes.

4° *Les microbes inconnus des tumeurs cancéreuses, sarcomateuses,* etc., produisent aussi la leucocytose dans la cachexie qui suit ces maladies. Voici les conclusions d'une étude de Hayem et Alexandre : 1° les tumeurs cancéreuses s'accompagnent à leur période d'état d'une légère leucocytose et d'une diminution des hématies ; 2° les tumeurs sarcomateuses donnent lieu à une leucocytose plus prononcée ; 3° la leucocytose, dans ces cas, peut fournir un élément précieux pour le diagnostic de ces tumeurs.

Anatomie pathologique. — Pendant le cours de *la leucocythé-mie idiopathique*, le sang présente une coloration violacée, ressemblant à la couleur de la lie du vin ou à celle de la boue splénique, et quand le nombre des leucocytes arrive à être égal à celui des hématies, le sang prend l'aspect puriforme. Le sang coagulé forme deux couches : l'une, supérieure, blanchâtre, et l'autre, inférieure, rouge ; mais si le sang est défibriné, il forme trois couches, une, inférieure, rouge par la présence des hématies ; une autre, moyenne, qui se compose de leucocytes ; et une autre, supérieure, qui est constituée par le sérum. La densité est diminuée, elle est 1,020-1,050 au lieu de 1,057 à l'état normal. La réaction est acide à cause de la présence de l'acide phosphoglycérique qui s'y trouve en abondance ; mais à l'état frais, le sang est alcalin (Mosler). La fibrine subit des altérations de qualité ; elle ne se coagule plus en longs filaments, elle fournit des grumeaux fins. Le plasma renferme de la leucine et de la tyrosine, des acides urique, lactique, succinique et ferrique, des substances anormales telles que la xanthine et la glutine et une quantité notable de peptones.

L'examen microscopique du sang montre que le nombre des globules blancs (qui varie, à l'état normal, suivant le sexe et l'âge des sujets et se trouve en rapport moyen de 1 p. 400 hématies chez les adultes et de 1 p. 250-300 hématies chez les femmes, et de 1 p. 200 hématies chez les enfants) augmente essentiellement et peut être porté à 500,000 et même au-dessus. Les globules rouges diminuent et le rapport qui existe entre les leucocytes et les hématies oscille de 1 p. 20 ou 1 p. 30 hématies ; dans des cas plus avancés, le rapport moyen est de 1 p. 5 ou de 1 p. 3 et de 1 p. 1, et, dans certains cas rares, de 3 p. 1 hématie. Hayem considère comme significative l'augmentation totale des leucocytes dans 1 milimètre cube, et croit que si le nombre des leucocytes dépasse 70,000 on est autorisé à poser le diagnostic de leucocythémie.

Cette maladie est divisée en trois formes, auxquelles Béhier en ajouta dernièrement une quatrième, correspondant aux lésions concomitantes des organes hématopoiétiques. La première forme ou *leucocythémie splénique* est caractérisée par l'hypertrophie de la rate, du foie et des reins et se rencontre 64 fois sur 74 observations : les leucocytes sont volumineux, pourvus de plusieurs noyaux arrondis ou d'un noyau en voie de segmentation, semblables aux parties constituantes de la pulpe de la rate. La seconde forme ou *leucocy-thémie lymphatique* accompagne l'hypertrophie des ganglions lymphatiques de l'aine, de l'aisselle, du cou et se rencontre rarement seule, mais plus souvent avec la première ; les leucocytes sont plus petits, de même grandeur que les hématies, possèdent un seul noyau rond, granuleux, et sont munis d'un nucléole basophile, comme les éléments du parenchyme des glandes lymphatiques. La troisième forme ou *leucocythémie myélogène* se manifeste par la sensibilité du sternum à la pression, et, parfois, par des douleurs dans la diaphyse des os longs ; c'est la plus fréquente de toutes ces formes, selon Neumann ; les leucocytes sont gros, éosinophiles, ont un seul noyau rond ; il existe aussi des globules rouges en noyau, représentant des degrés intermédiaires entre les leucocytes et les hématies, qu'on doit regarder, d'après Hayem, comme signe de la leucocythémie. Enfin, la quatrième forme ou *leucocythémie intestinale* se distingue par l'absence de l'hypertrophie de la rate et des ganglions et par l'augmentation du volume des glandes intestinales.

La rate est augmentée de volume et de poids ; elle s'étend quelquefois depuis la sixième côte jusqu'à la crête iliaque et peut atteindre 3 ou 4 kilogrammes au lieu de 200 grammes à l'état normal. La surface de l'organe a quelquefois des adhérences, présente des taches laiteuses ou des plaques fibreuses, et a une couleur rouge violacée. La coupe en est sèche, d'une couleur rosâtre ou violacée, ou gris ardoisé, et montre des trabécules blanchâtres hypertrophiés, les corpuscules de Malpighi sous forme de points blancs, les capillaires dilatés renfermant un grand nombre de leucocytes ; c'est ce qui caractérise l'hyperhémie dans le début, l'hyperplasie de la pulpe ensuite et la sclérose des trabécules plus tard.

Les ganglions lymphatiques axillaires, inguinaux, mésentériques, etc., sont aussi augmentés de volume ; leur surface est grisâtre ; la coupe en laisse échapper un liquide rosé blanchâtre. La moelle des os montre, selon Neumann, les altérations pyoïdes ou lymphadénoïdes, et les cellules embryonnaires semblent pénétrer dans le sang, pour amener la leucocythémie. Les follicules des intestins et de la langue présentent une infiltration blanchâtre.

Dans la *leucocythémie symptomatique*, on trouve une augmentation du nombre des leucocytes relativement moindre, de 15,000 jusqu'à 70,000, et il n'arrive jamais d'observer une proportion aussi considérable de leucocytes que dans le sang des malades atteints de leucocythémie idiopathique ; aussi, si on examine le sang des leucocythémiques au début, on est fort embarrassé pour se prononcer sur la nature de la maladie par le nombre des leucocytes ; alors il faut prendre en considération les symptômes concomitants de la maladie antérieure et parfois les microbes qui la déterminent. Müller et Rieder

avancent que dans la leucocytose les globules blancs sont analogues
aux leucocytes à grains neutrophiles, qui existent dans le sang
normal, au contraire dans la leucocythémie les globules blancs sont
à grains basophiles. Hayem croit que dans la leucocythémie les globules rouges à noyaux coexistent et Luzet regarde comme signe
diagnostique de la leucocythémie idiopatique les cellules rouges
avec division karyokinétique des noyaux, ce qui n'existe pas dans la
leucocytose.

Symptômes. — Les malades, *au début*, sentent diminuer leurs
forces de jour en jour progressivement, deviennent incapables de
soutenir sans fatigue un travail physique ou intellectuel de quelque
durée et prennent peu à peu l'aspect pâle des oligocythémiques.
Cet affaiblissement continue à progresser et bientôt est suivi d'un
amaigrissement sensible des membres supérieurs, de sorte que les
sujets sont obligés de supprimer tout travail. Dans le deuxième ou
troisième mois de la maladie, ils ont de temps à autre des sensations
douloureuses vers l'hypocondre gauche, dans les aisselles, dans l'aine
et dans les régions du cou, où siègent les ganglions lymphatiques; ils
éprouvent aussi de la céphalalgie ou des douleurs névralgiques sus-
orbitaires, des bourdonnements d'oreille, des éblouissements à cause
de l'altération du sang, et enfin une dyspnée, une gêne respiratoire
augmentant pendant la marche, après un repas copieux ou pendant
l'ascension d'un escalier, et qui est due, comme la dyspnée des
oligocythémiques, à l'insuffisance de l'absorption de l'oxygène et
aussi à la non expiration de l'acide carbonique. A cette époque, à
l'examen du sang, on constate l'augmentation du nombre des leucocytes; mais souvent cette altération du sang ne pourra pas encore
préciser le diagnostic de la leucocythémie idiopathique, il faut
chercher les symptômes d'autres maladies antérieures qui occasionnent la leucocythémie symptomatique.

Dans la *période d'état*, ces malades commencent à avoir une
gêne de la respiration et un sentiment de pesanteur de plus en plus
marqué dans l'hypocondre gauche. Ces phénomènes sont dus à
l'augmentation du volume de la rate, et constituent un des premiers
signes qui, constaté par les procédés de recherche usités en médecine, dévoilent la nature de la maladie; à l'inspection, la région de
l'hypocondre paraît soulevée quelquefois jusqu'à l'ombilic; par la palpation on constate la présence d'une tumeur peu mobile, d'un volume
énorme qui, partant de cet hypocondre, descend obliquement vers
l'ombilic pour dépasser la ligne blanche et atteindre la fosse iliaque;

par la percussion on trouve une matité absolue, qui permet d'apprécier les dimensions de la rate ; par l'auscultation, on entend quelquefois un bruit vasculaire semblable au souffle utérin de la grossesse. Dans des cas plus rares, selon Isambert, la gêne de la respiration et le sentiment de pesanteur abdominale dans les hypocondres droit et gauche sont plus grands encore et quelquefois les malades ont des vomissements ; ces phénomènes sont dus à *l'augmentation du volume de la rate et du foie*. Dans ce cas, les régions des hypocondres droit et gauche se soulèvent et la partie supérieure du ventre s'évase et prend un aspect tout particulier ; par la palpation, on constate l'augmentation du volume des deux organes ; par la percussion, on trouve que la matité du foie accroît en haut vers le mamelon, à gauche vers la rate, avec la matité de laquelle elle va se confondre, en bas, au-dessous de la ligne des fausses côtes (*leucocythémie splénique*).

Quelquefois, après un certain temps, les malades ressentent une difficulté dans les mouvements de la tête ou des bras, par suite d'une hypertrophie des ganglions du cou et des aisselles. Cette tuméfaction est d'abord limitée à un seul ganglion, ensuite se propage à d'autres, de manière à former des chapelets plus ou moins volumineux dans la région cervicale ou axillaire, et plus tard elle les envahit tous. Cette tuméfaction ganglionnaire tantôt accompagne l'hypertrophie de la rate et du foie, c'est le cas le plus fréquent, qui forme la *leucocythémie mixte*, tantôt elle la précède ou reste isolée, c'est la *leucocythémie lymphatique* de Virchow. Cependant, Neumann a cité les observations de quelques malades, qui avaient la sensation douloureuse sur le manubrium sterni, ou sur les diaphyses des os longs, ou sur la colonne vertébrale, sensation due à l'altération de la moelle des os ; c'est la *leucocythémie myélogène*. Mais cette forme reste plus souvent inaperçue et, dans la période tardive, se présente avec les phénomènes de la leucocythémie splénique ou lymphatique.

Dans la *période tardive* de la leucocythémie, on peut constater une fièvre, le plus souvent intermittente ou rémittente avec des exacerbations vespérales et des sueurs nocturnes parfois très abondantes. Le pouls devient petit, dépressible et fréquent.

Parmi les troubles des fonctions des appareils respiratoire et circulatoire, il faut mentionner la dyspnée qui augmente considérablement avec les progrès de la maladie et peut arriver jusqu'à l'orthopnée ; elle est même accompagnée quelquefois d'aphonie. Cette forme de dyspnée provient de la diminution dans la force des contractions cardiaques, de la gêne des mouvements du diaphragme,

causée par la tuméfaction des organes hypocondriaques et de la
compression des bronches, de la trachée, du nerf pneumogastrique
et récurrent par les tumeurs ganglionnaires, ce qui arrive dans la
lymphadénie ganglionnaire généralisée. La toux se joint souvent
aussi à la dyspnée; elle est sèche ou accompagnée d'une expectoration muqueuse et quelquefois purulente, produit d'un catarrhe des
bronches, d'une broncho-pneumonie, d'un œdème des poumons
révélés par l'auscultation. La diminution dans la force des contractions du cœur se manifeste par des palpitations, par l'irrégularité
des battements et quelquefois par des bruits de souffle cardiaque et
vasculaire.

Les troubles des fontions digestives sont peu accentués. L'appétit
est diminué, la soif augmente et la digestion est difficile. Il y a
parfois des nausées, des vomissements alimentaires ou bilieux, plus
souvent de la diarrhée. Des stomatites et pharyngites leucocythémiques provoquent des douleurs dans la mastication des aliments
et des ulcérations de la muqueuse qui ne doivent pas être confondues
avec les lésions syphilitiques.

L'excrétion de l'urine, un peu forte au début, diminue plus tard; sa
couleur est plus foncée, sa réaction fortement acide, sa densité va
jusqu'à 1,027. La quantité de l'urée y est diminuée ou normale, en
proportion inverse de la cachexie; l'acide urique augmente presque
toujours, l'acide sulfurique et l'acide phosphorique de même; comme
substances anormales, on a signalé l'hypoxanthine, l'acide formique
et quelquefois l'albumine. Dans le sédiment, on trouve parfois des
cylindres amyloïdes et quelques cellules rondes. Les désirs vénériens
et les règles sont suspendus.

Les troubles du système nerveux s'annoncent par un changement
dans le caractère des sujets, qui deviennent tristes, impressionnables,
se plaignent de céphalalgie et de douleurs par la compression des
nerfs; le sommeil fait défaut, et vers la fin apparaissent le délire et
le coma. Comme troubles de la vue, l'examen ophtalmoscopique du
fond de l'œil montre une rétinite spéciale; la rétine présente une
teinte jaune pâle, due à l'accumulation des leucocytes dans les
capillaires; les veines sont tortueuses, dilatées, les artères rétrécies, la
pupille est pâle et ses contours peu accusés; dans la périphérie de la
rétine on rencontre des taches hémorragiques et dans le trajet des
veines des dépôts blancs formés par les leucocytes accumulés dans les
gaines périvasculaires. Comme trouble plus rare encore, on a cité la
surdité progressive ou brusque, qui survient par suite du développement du tissu lymphoïde ou d'une hémorragie de l'oreille interne.

Les hémorragies sont plus fréquentes à la surface des muqueuses, comme épistaxis, hémorragie gingivale, entérorragie, à la peau, comme purpura, et elles sont rares dans la plupart des organes (cérébrale); la moindre cause, l'extraction d'une dent, l'application de sangsues, est suivie d'une hémorragie si abondante qu'elle entraîne la mort.

La terminaison de cette maladie est presque toujours fatale et la mort survient tantôt par la perte des forces et le marasme, tantôt par des hémorragies répétées et abondantes, tantôt par le développement des tumeurs lymphoïdes dans les organes précieux.

La *leucocythémie symptomatique* ou *leucocytose* présente divers phénomènes qui dépendent de la maladie antérieure, fièvres intermittentes ou maladies infectieuses aiguës ou chroniques.

Diagnostic. — On pourra affirmer la leucocythémie idiopathique toutes les fois que le nombre des leucocytes dépasse 70,000 par millimètre cube, quand les granulations de ces cellules sont basophiles, quand l'augmentation de la rate et des ganglions sont très sensibles, quand l'acide urique augmente et qu'enfin la rétinite spéciale et les hémorragies existent. Daus la leucocythémie symptomatique ou leucocytose, l'augmentation du nombre des leucocytes ne peut pas s'élever progressivement jusqu'à 70,000 et ne dure pas longtemps; les symptômes des maladies antérieures accompagnent cette augmentation des leucocytes.

Traitement. — La véritable cause de la leucocythémie idiopathique nous est restée inconnue et il est impossible de prendre des précautions contre elle par un traitement hygiénique. Quoi qu'il en soit, on peut conseiller le séjour dans les montagnes ou plutôt l'abstinence de l'eau infectieuse qui peut contenir le microbe inconnu.

Par la même raison, le traitement de la maladie est impossible, parce que les indications thérapeutiques qui correspondent à l'étiologie manquent jusqu'à ce jour. On doit essayer par comparaison avec d'autres maladies infectieuses les méthodes thérapeutiques suivantes. Mosler recommande le sulfate de quinine ou ses succédanés, l'essence d'eucalyptus et le quinquina pour détruire le microbe; l'observation a montré que ces médicaments seuls ne peuvent donner des résultats satisfaisants. Oppolzer emploie depuis longtemps l'arsenic et surtout la solution de Fowler à doses croissantes, jusqu'à l'apparition des symptômes d'intoxication, six gouttes deux fois par jour en augmentant la dose jusqu'à sept, huit, neuf, dix gouttes, au fur et à mesure de la résistance du corps du malade ; ce médicament n'a pas donné des résultats meilleurs. Broadbent et W. Fox, en Angleterre, ont essayé le phosphore et, d'après ces auteurs, son usage aurait été suivi de la guérison.

On a tenté l'emploi de l'huile de foie de morue, du fer et des ferrugineux, mais, avec toutes ces médications, la maladie continue sa marche vers la terminaison fatale. Kœberlé a pratiqué l'extirpation de la rate ou des ganglions, mais elle a été suivie de mort et elle est repoussée par les chirurgiens.

Le rôle thérapeutique du médecin dans cette maladie se borne à remplir les indications symptomatiques. Contre l'augmentation de la rate et des ganglions, l'iodure de fer, l'iodure de potassium et l'iode, de même les mercuriaux, n'ont pas donné de succès. Mosler a recommandé de nouveau l'usage de grandes doses de quinine chlorhydrique (2 grammes) avec l'eucalyptol (10 grammes) et la pipérine (5 grammes) en 100 pilules, pour prendre 10 à 15 par jour ; ces doses et en même temps les douches d'eau froide, l'application de l'électricité et la galvanopuncture, selon l'auteur, ont pu faire contracter la rate. Les Anglais emploient les injections sous-cutanées d'ergotine, qui empêchent aussitôt les hémorragies. Contre la dyspepsie on a eu recours aux inhalations d'oxygène, contre la diarrhée aux opiacés.

Pour la leucocythémie symptomatique ou leucocytose, on conseille l'abstinence des essences à odeur intense (comme les essences de fenouil, de menthe poivrée, d'anis), ainsi que les amers et les corps volatils de la série grasse (comme l'absinthine, l'extrait de gentiane, l'éther acétique, la pipérine), qui provoquent l'augmentation médicamenteuse du nombre des leucocytes ; on prescrit, en outre, un traitement convenable contre les maladies antérieures.

V

LYMPHADÉNIE OU PSEUDO-LEUCÉMIE

Définition. — Nous désignerons sous ce nom l'augmentation du volume des ganglions lymphatiques ; cette augmentation s'étend à tous les groupes ganglionnaires importants (*lymphadénie ganglionnaire généralisée*) ou se présente avec des localisations primitives non ganglionnaires (*lymphadénie partielle*), et n'est pas accompagnée par l'augmentation du nombre des leucocytes, probablement à cause de l'altération des vaisseaux lymphatiques dans le voisinage des ganglions tuméfiés.

Historique. — Hodgkin, en 1832, et, après lui, Bonfils, en 1856, ont décrit une maladie, qui se manifestait par l'hypertrophie des ganglions lymphatiques sous-maxillaires, et à laquelle on donna le nom de *maladie de Hodgkin*. Quelques années plus tard, des médecins allemands, Griesenger et Wunderlich, constatèrent que cette hypertrophie des ganglions peut exister sans être accompagnée des lésions du sang de la leucémie, et pour ces raisons l'appelèrent *pseudo-leucémie*. Ces observations permirent à Trousseau de donner à la description clinique de cette maladie le nom d'*adénie*, et à Wilks le nom d'*anémie lymphatique*. Cependant, Virchow, en examinant dans son ouvrage sur les tumeurs l'hypertrophie des ganglions, a prouvé qu'elle consistait en néoformations lymphatiques, auxquelles il a donné le nom de lymphadénomes et à la maladie le nom de *lymphadénie*. Ces dernières années, on a observé que ces néoplasies lymphatiques, ces lymphadénomes de Virchow se présentaient non seulement dans tous les groupes ganglionnaires par hyperplasie de ces ganglions (lymphadénie ganglionnaire), mais aussi en localisations non ganglionnaires par hétéroplasie du tissu conjonctif de la rate, des intestins, de la moelle des os, de la peau, des amygdales et des testicules, etc. (lymphadénie partielle). Dans cette dernière catégorie des lympadénies partielles, nous pouvons ranger le *Tzanaki d'Hydra ou mal de Spetzia*, maladie spécifique et endémique chez les petits enfants des îles d'Hydra, Spetzia, Ithaque et Paxos.

Étiologie. — *A.* Causes prédisposantes : 1° Le *sexe* et l'*âge*. — La maladie est plus commune chez les hommes que chez les femmes ; elle se montre à tout âge, mais s'observe surtout entre trente et cinquante ans, à soixante-quinze ans et même chez les nourrissons.

2° Les *professions et la constitution*. — Les classes pauvres y sont plus prédisposées ; les sujets débilités par des maladies, comme les maladies paludéennes, la syphilis, la tuberculose, le coryza chronique, l'otorrhée, la diarrhée chronique, etc., qui irritent les lymphatiques, sont prédisposés à la lymphadénie.

3° L'*eau potable impure et surtout celle des citernes*, qui contient à la fin de l'hiver et au printemps des microbes.

B. Causes déterminantes. — *Microbes*. — Quoique les tentatives d'inoculation aux animaux, faites par Mossler et Bollinger, soient

demeurées infructueuses jusqu'ici, la multiplicité des éléments embryonnaires dans la composition des lymphomes et leur accroissement progressif et rapide nous obligent à supposer que la maladie
est spécifique et occasionnée par un microbe. Rindfleisch et Auspitz
ont signalé le streptocoque dans la lymphadénie cutanée. Condarelli
a décrit un bacille peu différent de celui d'Eberth dans la lymphadénie splénique. Roux et Lannois ont trouvé le staphylococcus
pyogenes aureus dans le sang d'un malade atteint de lymphadénie
ganglionnaire.

Je n'ai pas eu l'occasion de rechercher à Spétzia les altérations du
sang et le microbe dans la maladie endémique de Tzanaki; mais
j'accepterais volontiers l'opinion de MM. Parissi et Tetzi, médecins
grecs, que ce microbe n'est point le microcoque paludéen, car à Her-
mione et à Kranidion, pays situés en face de cette île, dans le Pélopo-
nèse, où il y a beaucoup de personnes paludiques avec l'hypertrophie de la rate, on ne voit pas la lymphadénie splénique des petits
enfants.

Anatomie pathologique. — Dans la lymphadénie ganglionnaire
généralisée, les ganglions sous-maxillaires, ceux du cou et de l'aisselle, augmentent de volume, forment des chapelets plus ou moins
volumineux, pouvant atteindre le volume d'un œuf de dinde, comme
dans la leucocythémie lymphatique. Ces ganglions apparaissent sous
des aspects différents; au commencement, ils sont rouges et les réseaux
vasculaires sont dilatés, plus tard ils ont une teinte jaunâtre; à la coupe
il sort un liquide louche; le tissu conjonctif des ganglions est épaissi
et les cellules sont multipliées et à noyaux volumineux. La tuméfaction de ces ganglions suit celle des ganglions profonds, tels que les
ganglions du médiastin, du mésentère, de l'aine, des bronches, etc..
qui présentent les mêmes altérations; dans le sang on ne trouve pas
l'augmentation des leucocytes, ce qui constitue la différence avec la
leucocythémie.

Dans la lymphadénie partielle, les altérations se présentent sur
divers organes : 1° la rate se montre parsemée de lymphadénomes et
augmente de volume; elle dépasse les côtes et arrive jusqu'à la fosse
iliaque, comme dans la leucocythémie splénique; mais la lymphadénie splénique est accompagnée de lésions du sang toutes différentes de celles que nous avons décrites dans la leucocythémie : les
globules rouges sont diminués en nombre, et on a constaté des
chiffres oscillant de 2,700,000 à 800,000; la valeur globulaire et
hémoglobine est diminuée; il existe une poikilocytose, c'est-à-dire

une oligocythémie ; les leucocytes subissent quelques fluctuations peu importantes en comparaison de celles de la leucocythémie ; 2° les follicules des intestins, des amygdales, les testicules ainsi que les os présentent des lymphadénomes et leur volume devient plus grand ; ces lymphadénomes envahissent de proche en proche les ganglions voisins et éloignés, la rate et d'autres organes ; la peau présente aussi des lymphadénomes sous forme de tumeurs plus ou moins nombreuses qui s'ulcèrent.

Symptômes. — La lymphadénie ganglionnaire généralisée (*maladie de Hodgkin, Adénie de Trousseau, Pseudoleucémie de Wunderlich*) commence par la tuméfaction symétrique des ganglions sous-maxillaires ; ces tumeurs ne s'accompagnent pas de changements de couleur de la peau ; elles n'adhèrent ni à la peau ni aux parties voisines et sont indolentes aux manipulations ; quand elles prennent un volume considérable, elles entravent les mouvements de la tête et déterminent la dilatation des veines et l'œdème par compression. Au bout de quelques mois, apparaît la tuméfaction des ganglions du cou, de l'aisselle, de l'aine, et ensuite des ganglions profonds qu'on ne peut pas distinguer par la palpation. Dans ces cas, en raison de la compression des organes et des nerfs voisins par l'augmentation de leur volume, les malades souffrent de dyspnée, de toux, d'altérations de la voix, de dysphagie, de congestion pulmonaire, de palpitations. Dans la seconde période, les malades commencent à maigrir et à présenter les signes de la cachexie ; l'appétit s'affaiblit sensiblement, la digestion devient lente et pénible, il y a même de la diarrhée ; on voit apparaître des ecchymoses sur la peau des jambes ou du tronc et des hémorragies, ainsi que des accès fébriles intermittents ou rémittents avec des sueurs profuses ; la quantité d'acide urique dans l'urine n'est pas augmentée, selon Eichhorst ; les globules rouges du sang diminuent, tandis que les leucocytes sont à peine augmentés en nombre. Parfois les malades présentent des signes et des complications avec maladies intercurrentes qui amènent la mort.

La lymphadénie splénique commune (*anémie splénique de Strümpell et Banti, splénomégalie primitive de Debove*) peut débuter de deux façons. Tantôt les malades deviennent pâles, perdent peu à peu leurs forces, maigrissent, ont des palpitations, de la dyspnée après les moindres efforts et se confinent au lit ; tantôt ils éprouvent des douleurs dans l'hypochondre gauche, comparables à celles des coliques viscérales, exaspérées par la pression exercée sur la région splénique par suite d'une péritonite périsplénique ; la rate est augmentée de volume et le foie l'est quelquefois aussi ; la température s'élève ; des vomissements, de la diarrhée, des hémorragies s'ensuivent ; les ganglions lymphatiques ne sont pas hypertrophiés ; l'asthénie est extrème et la mort survient par complications. La lymphadénie splénique des nourrissons (*Anémie infantile pseudoleucémique de Jaksch et Luzet, Tzanaki d'Hydra ou mal de Spétzia*) a des signes plus nets. Les enfants, vers la fin de la première ou deuxième année de la vie, deviennent moroses, nonchalants, perdent la couleur normale du visage et prennent une teinte jaune paille ; la langue se couvre d'un enduit blanchâtre ou jaunâtre ; l'appétit diminue, la digestion se fait difficilement ; il y a des vomissements ou de la diarrhée ; le ventre commence à gonfler dans la région des hypochondres, de manière qu'il ressemble à une cuvette (Tzanaki) ; la fièvre survient sous la forme intermittente, puis rémittente ou continue, et la rate augmente de volume. A cette époque le nombre des hématies est toujours abaissé et la valeur globulaire en hémoglobine diminue. M. Luzet a constaté des cellules rouges avec des noyaux karyokinétiques et les considère comme un signe diagnostique ; les leucocytes sont variables. Müller et Rieder ont trouvé des leucocytes à grains éosinophiles et des petites cellules représentant des ébauches de follicules de Malpighi. Dans la seconde période, des pétéchies apparaissent sur la peau du visage, du ventre et des membres ; il se produit des épistaxis, des hémorragies des gencives, et des entérorhagies qui épuisent l'enfant. Les gencives se gonflent, se ramollissent, s'ulcèrent, le noma apparaît et détruit la joue et la lèvre inférieure ; des abcès se forment aux fesses et l'enfant ainsi épuisé prend l'aspect cadavérique.

La lymphadénie cutanée (*mycosis fungoïde de Bazin, de Vidal et Brocq*) débute par l'apparition sur la face et notamment au front, sur le tronc et au niveau des plis articulaires, des taches rouges et mobiles ; la peau se desquame, avec un prurit intense, ensuite s'épaissit et forme des tumeurs molles de volumes divers, de couleur rouge, qui s'ulcèrent et ressemblent à la coupe d'une tomate. Les malades prennent alors une teinte pâle, l'embonpoint diminue, les forces baissent, la température s'élève, l'appétit disparaît, la diarrhée se montre, les membres inférieurs se gonflent, et ils succombent dans le marasme.

Diagnostic. — La lymphadénie ganglionnaire généralisée est facile à reconnaître, même au début, par le grand développement des ganglions sous-maxillaires.

Cependant elle se distingue : 1° de l'*adénite scrofuleuse maligne* parce que celle-ci occupe le plus souvent les ganglions du cou : les tumeurs n'atteignent pas un volume considérable, elles ne se généralisent pas et s'exulcèrent ; 2° de l'*adénite syphilitique*, parce que les tumeurs n'acquièrent pas un grand volume et sont accompagnées de phénomènes secondaires ; 3° de l'*adénite cancéreuse*, qui est rarement primitive. Mais, lorsqu'elle commence par la tuméfaction des ganglions profonds, qui ne peut pas être constatée par la palpation, l'aspect clinique est variable suivant l'organe affecté; et le diagnostic devient difficile.

La lymphadénie splénique commune se manifeste par l'augmentation de volume de la rate. Elle se distingue : 1° de la *leucocythémie* par l'absence de leucocytose; 2° de la *lymphadénie ganglionnaire* par l'absence d'adénopathies ; 3° de la *mégalosplénie palustre* par l'absence des fièvres paludéennes et par l'altération du sang ; 4° des *tumeurs de la rate* par l'absence de modification de la forme de l'organe.

La lymphadénie des nourissons est caractérisée par la mégalosplénie et se distingue : 1° de la *syphilis héréditaire* par l'anamnèse ; 2° du *rachitisme* par sa gravité.

La lymphadénie intestinale ressemble à la tuberculose intestinale et ne s'en distingue pas facilement. La lymphadénie testiculaire ne doit pas être confondue avec d'autres tumeurs du testicule grâce à la bilatéralité des lésions. La lymphadénie de la peau se distingue de l'*eczéma* par sa marche progressive et de l'*épithéliome* par l'examen microscopique.

Traitement. — Contre toutes les lymphadénies le médecin doit conseiller comme règle hygiénique le changement de climat, pour éviter, avant tout, les conditions qui font que les microbes inconnus péuvent déterminer la maladie ; on croit que l'air pur des campagnes ou des bords de la mer ainsi qu'une alimentation très nourrissante sont utiles pour faire disparaître les symptômes de la maladie; le changement de climat n'a pas seulement en vue ce but; il donne l'occasion aux sujets malades d'éviter l'eau impure, qui peut apporter par les organes digestifs le microbe inconnu.

Comme moyens thérapeutiques, on a prescrit l'arsenic, sous la forme de liqueur de Fowler, à doses croissantes, jusqu'à 20 gouttes par jour. Billroth a conseillé cette préparation en injections intra-parenchymateuses dans la lymphandénie ganglionnaire et splénique, dans le mycosis fongoïde, et il a obtenu ainsi des résultats encourageants. Le traitement par le chlorure de sodium et par le phosphore a été souvent employé avec utilité pour ralentir l'évolution de la maladie.

Quant aux indications symptomatiques, on peut employer contre l'hypertrophie des ganglions, ainsi que Kern l'a conseillé, l'application de cataplasmes de farine de moutarde et de savon noir ou les douches dirigées contre les tumeurs. Mayer a conseillé l'application de l'électricité faradique sur les tumeurs. L'extirpation qui a été proposée, a souvent donné des résultats négatifs parce que la généralisation a eu lieu.

C.-P. DÉLYANNIS, *d'Athènes*,
Professeur à la Faculté.

CHAPITRE III

OBÉSITÉ

OBÉSITÉ, POLYSARCIA, EMBONPOINT, CORPULENCE, POLYSARCIA ADYPOSA (Cantani).
REDENTIO ADYPOSA (J.-P. Franck). ADELIPARIA (Alibert).

Historique. — Connue, dès la plus haute antiquité, l'obésité a eu, jusque dans ces derniers années, la malencontreuse destinée de n'inspirer que dédain et mépris aux médecins, et ne provoquer que le ridicule et les railleries du public. De la part de celui-ci, habitué à ne juger que par ses yeux, la chose s'explique ; mais de la part des médecins qui, par profession, doivent raisonner et réfléchir, c'était faire preuve à la fois d'ignorance et d'inhumanité. Hippocrate seul, dans la médecine ancienne, échappe à ce reproche, comme en témoignent les prescriptions diététiques qu'il conseille aux obèses. (*Œuvres complètes d'Hippocrate*, traduction française de Littré, p. 77.) Il appartenait à la physiologie expérimentale moderne de soustraire à l'indifférence l'obésité, en portant la lumière sur sa pathogénie. Si la polysarcie n'est pas dans l'acception rigoureuse du mot une maladie, elle constitue, en tout cas, une infirmité gênante, qui y conduit fatalement et plus particulièrement au diabète gras, en raison de ses similitudes pathogéniques avec la gravelle, l'asthme, l'eczéma, le diabète, le rhumatisme, la grande famille des névralgies, en un mot avec le groupe arthritique.

Symptômes. — Pour tout le monde, l'obésité est anatomiquement constituée par une surcharge de graisse qui envahit l'organisme. Toutefois, il importe de préciser la différence qui sépare l'obésité de la dégénérescence graisseuse avec laquelle on est généralement porté à la confondre. Dans la polysarcie, les tissus conservent leur intégrité histologique ; dans la dégénérescence, au contraire, la fibre disparaît dans la nécrobiose graisseuse. Certains organes, tels que le cœur, le foie, les reins sont plus particulièrement prédisposés à être frappés de dégénérescence. Je distinguerai également l'obésité du lipome, tumeur, on le sait, formée par le développement anormal et localisé du tissu cellulaire et dont elle a la structure anatomique. Je me souviens avoir opéré, il y a bien des années, une femme de cinquante ans, relativement maigre, porteuse d'un énorme lipome fibreux, situé à la région mammaire. Cette tumeur mesurait 57 centimètre de pourtour. Détachée, elle pesait 4 kilogrammes et demi. Le lipome pourrait tout au plus être considéré comme une obésité locale. Il en est de même des hypertrophies lipomateuses des muscles et des adiposes sous-cutanées paralytiques.

L'obésité n'étant par le fait qu'une exagération de l'embonpoint, une question préjudicielle se pose : Où commence l'obésité, c'est-à-dire l'état morbide ? Où finit l'embonpoint, c'est-à-dire l'état physiologique ? La ligne de démarcation est bien difficile à tracer; car elle varie avec les dispositions somatiques de l'individu. Ainsi, tel sujet normalement corpulent, comparé à un autre physiologiquement maigre, sera naturellement rangé dans la catégorie des obèses, alors qu'il n'a qu'un embonpoint proportionné à sa stature. On a cru fixer la limite séparative, en se basant sur le poids de la couche graisseuse répartie dans l'organisme à l'état sain, suivant l'âge et le sexe. Ainsi la quantité de graisse chez le nouveau-né flotterait entre 9 et 18 p. 100. Pour l'adulte, l'estimation serait, d'après Béclard et Quesnay, de 5 p. 100 pour l'homme, et de 6 p. 100 pour la femme. Moleschotte (de Rome) fixerait au quarantième du poids du corps la quantité de graisse. De son côté, Vierordt la jugerait supérieure. Enfin, Bouchard évaluerait à 3 ou 4 kilogrammes la graisse répandue dans le corps humain à l'état normal. Cette divergence dans les pesées obtenues par ces observateurs dépend en grande partie des difficultés que présentent les procédés d'investigation. Aussi, à mon avis, est-ce moins dans le poids de la graisse que dans les troubles fonctionnels déterminés par l'obésité qu'il faut chercher s'il y a polysarcie ou embonpoint normal.

Quand la polysarcie est généralisée, le poids du corps peut monter à des proportions invraisemblables et s'élever de 150 à 400 kilogrammes (Grisolle, Raigé-Delorme). L'été dernier, 1892, j'avais en traitement à Bondonneau, un baigneur pesant 265 kilogrammes. Mais si l'on compare toutes ces pesées avec le poids normal du corps de l'adulte qui en est le vingtième, on pressent les troubles fonctionnels et organiques que cette surcharge graisseuse peut déterminer dans les rouages de la machine humaine. Le Dr Thévenot cite le cas d'un homme si obèse qu'il se promenait dans le golfe de Naples sans pouvoir, malgré tous ces efforts, senfoncer plus haut que le nombril. Denys, tyran d'Héraclée, était, au dire d'Elien, si gras que huit esclaves ne suffisaient pas pour le mouvoir. Ce monstrueux personnage aurait pu servir de patron au club des hommes gras aux États-Unis. Les Yankees n'ont pas partagé le mépris professé généralement pour l'obésité. Les concours annuels en Amérique (*Corpulen's people's schow*) en témoignent.

Voyez un obèse ; ses mouvements sont lourds et pénibles ; sa démarche est raide ; il s'avance le jarret tendu, en raison du peu de flexibilité des articulations, les épaules rejetées en arrière, les reins cambrés, pour que le corps conserve son équilibre. Les membres, volumineux, sont déformés et sans relief : la face est bouffie, le cou court, le menton a plusieurs étages, et la nuque disparaît dans un relief graisseux qui déborde au-dessus du col de la chemise. Il ne peut se mouvoir sans être essoufflé, pris de palpitations et baigné de sueur. Parfois, il éprouve des vertiges. Son appétit est des plus capricieux ; il a de la boulimie quand il n'est pas atteint d'anorexie ; après les repas son visage s'empourpre et sa tête s'alourdit. L'obèse est porté à dormir. L'anaphrodisie s'observe dans l'obésité chez l'homme, et la stérilité chez la femme. Nous verrons plus loin, en parlant des causes de la polysarcie, que les actes de la vie génitale dominent l'étiologie de l'obésité chez la femme.

Quelques auteurs, en tête desquels figure Cantani, ont refusé aux obèses une grande portée intellectuelle. C'est là une grave erreur. Les sciences, les lettres, les arts comptent au contraire bon nombre d'hommes éminents : Épaminondas, dans l'antiquité, dont l'abdomen était si proéminent que trois hommes pouvaient à peine en embrasser la circonférence, Platon, Marius, et, plus près de nous, saint Thomas d'Aquin, Guillaume le Conquérant, Jean Sobieski, le duc de Luynes, Rossini, Balzac, Jules Janin, le Dr Royer, Renan, Gambetta, etc.

La graisse ne se répartit pas dans l'organisme d'une manière uniforme. A l'état normal, elle a ses préférences pour certaines régions, telles que le tissu sous-cutané, l'abdomen, les lombes, les fesses, les pommettes, l'épiploon, le médiastin. Aussi est-ce plus spécialement dans ces régions que l'obésité établit ses cantonnements. Les paupières, le fourreau, le scrotum font exception.

Pathogénie. — J'arrive au cœur de mon sujet : à la pathogénie de l'obésité. Et d'abord un mot sur la graisse qui en est la substratum histologique. Son rôle, dans l'économie animale, est considérable. M. le professeur Bouchard l'a parfaitement défini quand il nous dit dans son ouvrage [1] : « La graisse forme le corps, elle entretient l'activité du corps, elle naît de la destruction du corps. » Partout où la graisse existe, il y a formation des éléments anatomiques. Si elle concourt à la formation des cellules nouvelles, elle concourt également à celle des cellules persistantes. Par leur combustion, les graisses favorisent les mutations nutritives qui s'élaborent dans les profondeurs de l'organisme et, en se brûlant, elles activent les oxydations en fournissant aux transmutations de la vie cellulaire l'appoint de chaleur et de vitalité qui leur est nécessaire. Tant que l'homme jouit d'un équilibre fonctionnel, la couche de graisse lui constitue un fond de réserve proportionnel aux besoins des échanges nutritifs et lui permet ainsi d'économiser des organes et des substances ternaires et quaternaires qui, aux jours de disette, amenés par des maladies adventices, sont appelés à suppléer à la graisse. Mais, dès que par suite d'un régime vicieux ou toute autre cause offensive que nous aurons à énumérer plus bas, l'entrepôt de graisse augmente et que les recettes dépassent les dépenses, les fonctions de nutrition entravées dans leur évolution physiologique, sont frappées de ralentissement, et l'obésité commence. Au point de vue biologique, tel est le rôle de la graisse.

Au point de vue purement chimique, la graisse existe dans le corps humain à l'état de graisses neutres, c'est-à-dire à l'état de savon, d'acides gras volatils et de cholestérine. Les graisses neutres sont constituées par la stéarine, la palmitine et l'oléine, et associées au savon qui en opère la dissolution dans l'économie. En outre, la graisse joue, dans l'organisation du corps humain, l'office d'une sorte de capiton et de remplissage. Comme le tissu adipeux s'étale à la périphérie du corps, il conserve à celui-ci la chaleur dont il est mauvais conducteur et lui sert de protection contre les refroidissements. Dans l'admirable construction de l'organisme humain, tout a été prévu ; pas un élément, pour secondaire qu'il paraisse, qui n'ait un rôle à remplir [2].

Diagnostic. — Le diagnostic de l'obésité est facile à établir. La polysarcie ne peut guère être confondue qu'avec l'œdème ou le myxœ-

---

[1] *Leçons sur les maladies par ralentissement de la nutrition.* Paris, 1891.
[2] Dans la polysarcie, on constate une diminution dans l'exhalation de l'acide carbonique, aussi la température du corps d'un obèse est-elle sensiblement plus basse et présente-t-elle des oscillations diurnes très accusées. L'insuffisance des oxydations produites par l'excès de graisse explique l'un et l'autre.

dème, mais dans ces deux cas les tissus conservent l'impression du doigt compresseur ; dans l'obésité, les chairs résistent et restent fermes.

Pronostic. — Quant au pronostic, Hippocrate l'a formulé : « Les obèses ne vivent pas vieux. » Ils sont généralement emportés par une maladie aiguë le plus souvent infectieuse. Ce défaut de résistance aux influences morbigènes ambiantes trouve en grande partie son explication dans l'anémie spoliatrice, la débilitation profonde dans laquelle le ralentissement de la nutrition plonge l'organisme.

Étiologie. — Les quelques développements dans lesquels nous venons d'entrer concernant la pathogénie de l'obésité nous en font aisément pressentir les causes. Celles-ci sont déterminantes, prédisposantes ou subsidiairement occasionnelles. En tête des premières s'inscrivent le régime alimentaire et la désassimilation. Il est certain que l'abus des aliments gras, féculents et sucrés, amène généralement l'obésité. Toutefois, il ne faudrait pas en faire une règle sans exception. Bon nombre d'individus peuvent faire impunément usage de la graisse sans devenir obèses et même rester relativement maigres. Il faut en chercher l'explication dans le défaut d'activité des combustions de la graisse. L'alimentation graisseuse favorise d'autant plus la polysarcie que la graisse est absorbée en nature et d'emblée sans subir de transmutations nutritives, après avoir été simplement émulsionnée par le suc pancréatique et la bile.

L'obésité peut être également déterminée par l'abus des boissons alcooliques gazeuses ou simplement aqueuses. L'amaigrissement produit par la diète en est la contre-épreuve. L'alcool, au point de vue physiologique, agit un peu comme l'arsenic. C'est un élément d'épargne qui ralentit les oxydations, donc contre-indiqué. Les gros mangeurs sont généralement obèses. L'obésité se rencontre également chez de petits mangeurs dont l'estomac fonctionne mal ; chez les dyspeptiques, dans la dyspepsie acide plus particulièrement, alors que les aliments imparfaitement émulsionnés par le suc pancréatique et non décomposés se retrouvent tels quels dans les déjections. La vie sexuelle des femmes est une des causes les plus actives de l'obésité. Sur 282 femmes, Krieger en a compté 121 qui à la cessation de la menstruation étaient devenues obèses. La graisse envahit également la femme non menstruée. D'après Blanchard, la première grossesse serait la cause dominante de l'obésité. Ainsi, sur trois femmes obèses, il en est une qui le deviendrait à l'occasion de sa première grossesse.

Quelques auteurs ont rangé l'anémie au nombre des causes de l'obésité. Mais est-ce bien de l'obésité dont il s'agit? Ne serait-ce pas plutôt de la dégénérescence graisseuse avec laquelle, comme nous le disions plus haut, on est généralement porté à la confondre. Si l'anémie était réellement une des causes de la polysarcie, on en trouverait la preuve dans la constitution crasique du sang. Or, l'analyse ne constate pas d'aglobulie ni de diminution dans l'hémoglobine. Le nombre des globules rouges, pour 1 millimètre cube, se maintient généralement au-dessous de 5,500,000.

Un foie paresseux peut également être une cause d'obésité. La glande hépatique en ne sécrétant plus une quantité suffisante de bile pour opérer, avec le concours du suc pancréatique, la transformation en glycérine et en acide gras, la quantité de graisse voulue, il en résulte une élimination de graisse moindre et, partant, un résidu de ces éléments non oxydés.

L'hérédité joue dans l'étiologie de l'obésité un rôle non moins important. La polysarcie offre ainsi une nouvelle similitude pathogénique avec la gravelle, le diabète, la lithiase biliaire, la goutte, la phosphaturie, le rhumatisme, l'asthme et l'eczéma.

Cette prédisposition héréditaire à l'embonpoint est un fait d'observation journalière et qui s'appuie sur les chiffres relevés par Bouchard. Il a pu constater l'hérédité 31 fois sur 86. La même loi d'hérédité se vérifie chez les animaux.

Enfin, il est deux autres causes prédisposantes de l'obésité : 1° le brusque changement dans le genre de vie : le passage d'une vie active et mouvementée à une existence calme, contemplative et exempte de préoccupations; 2° le genre de climat : les milieux atmosphériques bas et humides prédisposent bien davantage à l'embonpoint que les régions élevées et dont l'air est sec et vif.

Traitement. — L'obésité étant une maladie de la nutrition à oxydations défectueuses et retardantes, ce ne sont pas les agents pharmaceutiques à portée relativement restreinte qui pourraient prétendre ramener l'équilibre physiologique dans les fonctions nutritives, mais les moyens indiqués par l'hygiène dont les cures diététiques sont les applications pratiques, soit en modifiant le régime alimentaire, soit en changeant le *modus vivendi* et les habitudes en général.

La cure diététique portera en premier lieu sur la quantité des aliments ingérés : l'obèse mangera moins. En second lieu sur la nature de ses aliments : il évitera les aliments gras, et tout particulièrement les hydrates de carbone, le sucre, les plats doux, les carottes et,

par-dessus tout, les pommes de terre, même cuites au four ;
80 à 100 grammes de pain par jour ; légumes verts, asperges, épinards, crucifères et surtout les légumineuses en raison de l'albumine
qu'elles renferment (Voit). Enfin, l'obèse pourra manger de la
viande, même avec de la graisse, du jambon, des rôtis de mouton
et de porc. Il fera trois repas : 1° déjeuner composé de thé noir sans
sucre ni lait avec pain très grillé chargé de beurre ; 2° dîner, un plat
de viande accommodé avec sauce grasse et légumes. Comme boisson
deux ou trois verres d'eau et vin blanc léger. Après le repas grand
bol de thé noir sans lait ni sucre ; 3° souper, nouvelle tasse de thé
noir sans lait ni sucre, un œuf ou un rôti, ou jambon ou cervelas,
ou enfin poisson fumé. Tel est le régime institué par le Dr W. Ebstein. Nous nous bornerons à mentionner pour mémoire la méthode
de Banting que peu de malades peuvent suivre dans toute sa rigueur,
sans tomber après quelques jours dans une profonde débilité et sans
être pris d'un dégoût insurmontable pour le régime exclusivement
carné que comporte cette cure de dégraissement. Du reste l'exclusion
dont la graisse et l'hydrate de carbone sont frappés par la généralité des auteurs dans l'obésité est-elle bien justifiée?

Le régime alimentaire à lui seul ne suffirait pas à activer les mutatons nutritives et à précipiter les oxydations. Il faut le concours
des exercices corporels plus ou moins violents : la marche, la gymnastique pratiquée d'une façon méthodique, l'exercice à la rame, à
l'aviron, le *lawn-tennis*. Mon ancien maître, Velpeau, nous disait à
ce propos dans une de ses cliniques à la Charité avoir conseillé à
une célèbre cantatrice frappée d'obésité « de scier du bois et de monter de l'eau au quatrième étage plusieurs fois par jour ». Ajoutons que
dans l'obésité, le système nerveux joue également un grand rôle ;
aussi faut-il avoir recours aux stimulants et éviter soigneusement
tous les agents dépressifs de ce système. On remplira l'indication
par des travaux intellectuels et manuels. La réfrigération de la peau,
l'hydrothérapie, les bains froids prolongés, les bains chauds salés
et les bains de mer concourront puissamment à relever l'énergie
de l'innervation.

Enfin, comme agents cholagogues les purgatifs salins, les eaux de
Kissingen, Hambourg, Carlsbad, Mariembad, et plus particulièrement
les eaux bromo-iodurées de Bondonneau, auront également leur
influence médicatrice en raison de leur action sur le foie qui, avec
le système nerveux, a une part considérable dans le développement
de l'obésité.

Tous ces modificateurs généraux, s'ils ne suffisent pas à détruire la graisse, sont du moins aptes à détruire la tendance graisseuse diathésique et à enrayer l'obésité dans son évolution. Pour faire disparaître la graisse emmagasinée dans l'organisme, et pour en favoriser l'élimination, il faut en obtenir préalablement la dissolution : ce sera le rôle des préparations iodurées, des carbonates alcalins, de la liqueur de potasse et des savons. Un de mes condisciples très obèse est mort tué par la liqueur de potasse.

Nous terminerons cet exposé sur le traitement de l'obésité en faisant bien remarquer que ce ne sont pas de simples agents pharmaceutiques dont la portée est toujours relativement faible qui suffisent à rétablir dans l'économie l'équilibre entre les dépenses et les recettes. Les puissants modificateurs, que nous offre l'hygiène prise dans sa plus large acception, pourront seuls accélérer les échanges nutritifs et les combustions dans une maladie dont le ralentissement des fonctions nutritives est la cause primordiale.

M.-P. Cazenave de la Roche,

Médecin-Directeur de Bondonneau et consultant à Menton.

CHAPITRE IV

DIABÈTES

On désigne sous le nom de diabète (διαβαίνω, passer à travers) une série d'affections caractérisées par une augmentation persistante de la diurèse généralement accompagnée d'une altération de la composition de l'urine.

La première classification des diabètes fut faite en 1674 par Thomas Willis qui constata qu'il y avait des polyuriques dont l'urine était sucrée et d'autres dont l'urine n'avait pas de saveur spéciale : il sépara donc le diabète sucré du diabète insipide. L'étude du diabète insipide se poursuivit ainsi jusqu'au moment où Robert Willis (1838) divisa cette affection en trois catégories : 1° polyurie avec augmentation de l'urée ou azoturie; 2° polyurie avec diminution de l'urée ou anazoturie et 3° polyurie avec une quantité normale d'urée ou hydrurie. Falck (1853) réduisit ces trois formes à deux : polyurie avec augmentation de l'urée et polyurie avec diminution de cette dernière.

La question se compliqua ensuite, lorsqu'on s'aperçut qu'il y avait des polyuries permanentes dans lesquelles l'analyse de l'urine permettait de déceler la présence en plus ou moins grande quantité d'autres substances, telles que les phosphates et les oxalates.

On peut décrire aujourd'hui cinq formes principales de diabète; le sucré, l'insipide, l'azoturique, le phosphaturique et l'oxalurique.

I

DIABÈTE SUCRÉ

Historique. — Nous avons dit que le premier qui ait fait la distinction entre le diabète sucré et le diabète insipide est Thomas Willis (1674) :

les anciens paraissent avoir confondu les différentes espèces de diabète. Il fallut cependant encore un siècle avant qu'on obtînt pour la
première fois du sucre par l'évaporation de l'urine diabétique (Pool
et Dobson, 1775); vers cette même époque, on soumit l'urine diabétique à la fermentation et on en retira de l'alcool (Cawley, 1778;
Franck, 1791); John Rollo (1797) signala l'existence du sucre dans le
sang et recommanda le régime animal pour la guérison du diabète.
On ne tarda pas à s'apercevoir que le sucre contenu dans l'urine
diabétique n'était pas du sucre ordinaire (Nicolas et Gueudeville,
1803), mais ce fut Chevreul qui en établit la véritable nature (1803).
Les études sur la formation du sucre dans l'organisme animal
avancèrent rapidement avec Fiedemann et Gmelin (1827), Bouchardat (1839), Mialhe, Magendie (1847), pour atteindre leur apogée
avec Cl. Bernard (1848), qui fit une étude magistrale de la glycogénie hépatique et de l'influence du système nerveux sur la glycogénie et la glycosurie expérimentale.

Plus récemment encore, la question entra dans une phase nouvelle
avec l'étude du diabète pancréatique (Mehring et Minkowski, Lépine,
Hédon). Les résultats obtenus par ces expérimentateurs furent con-
firmés par quelques-uns, mais d'autres élevèrent des objections
(De Dominicis, Rémond, etc.), et la question est encore actuellement
à l'étude.

Pathogénie. — Il n'est pas dans l'esprit de ce traité, qui a pour but
d'être un livre essentiellement pratique, d'entrer dans la discussion
des nombreuses théories émises sur la pathogénie du diabète : déjà
en 1880 M. Bouchard disait qu'il en connaissait au moins 27, et elles
n'ont pas diminué depuis. Contentons-nous de les grouper, à l'exemple
de ce savant, sous les rubriques suivantes : 1° troubles des organes
digestifs (y compris le pancréas); 2° défaut de fixation du sucre alimentaire par le foie ; 3° exagération de la glycogénie hépatique;
4° glycogénie musculaire; 5° vice de la désassimilation des tissus.

Avant de parler du diabète sucré — glycosurie permanente — il
est utile de dire quelques mots de la glycosurie passagère. En effet,
on sait très bien aujourd'hui qu'il ne suffit pas d'avoir du sucre dans
l'urine pour être diabétique.

Ainsi que l'a établi Cl. Bernard, le sucre existe normalement dans
le sang, dans la proportion de 1 à 2 p. 1000 environ. Sa formation a
lieu dans le foie, ainsi que l'a prouvé le même savant, en constatant
que le sang des veines sus-hépatiques renfermait plus de sucre que
celui de la veine porte. Il revient encore à Cl. Bernard d'avoir établi

que si la proportion du sucre dans le sang dépasse 2,5 p. 1000, le sucre passe dans l'urine. Or cette augmentation du sucre dans le sang peut se produire sous l'influence de deux causes différentes : 1° destruction insuffisante du sucre; 2° formation trop considérable de sucre.

La formation du sucre provenant du foie augmente beaucoup pendant la digestion; si avec l'alimentation on introduit une grande quantité de substances sucrées ou rapidement transformables en glycose (dextrine), la proportion du sucre dans le sang augmente à un moment donné à tel point qu'il passe dans l'urine : c'est la glycosurie alimentaire. Worm-Müller, après l'absorption de 250 grammes de sucre de canne, en retrouva dans son urine dans la proportion de 7 à 8 p. 100 : mais il s'agit ici d'une quantité énorme de sucre absorbé, telle qu'il est bien difficile de rencontrer dans la pratique. Mais si l'ingestion de sucre en nature peut provoquer la glycosurie même chez des personnes saines, il n'en est plus de même pour les féculents, dont l'absorption n'est jamais suivie de glycosurie chez l'homme sain, mais seulement chez le diabétique ; chez ce dernier, il peut se former du sucre même aux dépens des substances albuminoïdes, surtout prises en excès.

La glycosurie s'observe dans les affections du foie (pyléphlébite, cirrhoses), où la circulation dans la veine porte est gênée, et elle serait même un indice que la cellule hépatique est gravement atteinte (Lépine, Roger, etc.).

Certaines substances toxiques ont le pouvoir de faire apparaître la glycosurie; parmi le grand nombre de ces substances, nous citerons le curare, l'oxyde de carbone, le gaz d'éclairage, la strychnine, le phlorydzine, le chloroforme, la térébenthine, l'alcool, etc.

L'asphyxie est aussi une cause de glycosurie : d'après Dastre, l'asphyxie rapide produit l'hyperglycémie, tandis que l'asphyxie lente donne l'hypoglycémie. On peut rapprocher de cette catégorie la glycosurie qui se produit chez les animaux en hibernation, le manque d'oxygène ne permettant pas la combustion même de la quantité minime de sucre fabriquée par le foie pendant le jeûne hibernal.

Une glycosurie physiologique s'observe chez les nourrices (Blot, de Sinéty), au moment de la montée du lait ou pendant une suspension brusque de la lactation, par passage du sucre de lait dans l'urine.

On a observé la glycosurie au cours de différentes maladies infectieuses (choléra, diphtérie, fièvre typhoïde, impaludisme) et surtout au cours des affections des centres nerveux, traumatiques ou non (commotion cérébrale ou spinale, méningite cérébro-spinale, etc.).

Enfin tous les traumatismes peuvent être suivis de glycosurie, mais ce n'est que la glycosurie permanente qui constitue le diabète, à l'étude duquel nous passerons à présent.

Étiologie. — L'*hérédité* occupe une place importante dans l'étiologie du diabète. Parfois elle est directe, en ce sens que plusieurs générations d'une famille sont atteintes de diabète : cela s'observe dans 10 p. 100 des cas d'après Frerichs, 13 p. 100 d'après Seegen, 29 p. 100 d'après Cantani. L'affection en question présente d'autres fois une alternance avec des maladies nerveuses et des psychopathies, ou avec l'obésité, ou la goutte, et en général les maladies où il y a ralentissement de la nutrition (Bouchard, Charcot, Landouzy).

Quant à l'influence du *sexe*, les auteurs s'accordent à constater que le diabète est plus fréquent chez l'homme que chez la femme.

L'*âge* auquel se développe de préférence le diabète est compris entre vingt et soixante ans ; mais on en a vu des cas aussi chez de tout jeunes enfants : de sept mois (Rossbach), de quatorze jours (Kitselle), de dix-huit mois (Duflocq et Dauchez).

On admet généralement que le diabète est une maladie des classes aisées, ce qui cependant n'est pas confirmé par tous les auteurs (Eichhorst) et nous-même ne pouvons pas souscrire à cette opinion.

On ne connaît que peu de chose sur la *diffusion géographique* du diabète. Il paraît être fréquent en Thuringe, ce que certains auteurs attribuent à l'abus de la bière et des féculents (Gerhardt) ; en France, c'est en Normandie qu'il se rencontre le plus souvent, en Angleterre surtout dans le nord; en Italie, c'est la partie méridionale qui paraît la plus atteinte, fait attribué par Cantani à l'abus des féculents et des sucreries. D'après Hirsch il serait très fréquent dans l'Inde, à Ceylan, etc.

Un fait universellement admis, c'est la grande fréquence du diabète parmi les juifs (Bouchardat, Seegen, Frerichs, Bouchard). D'après une statistique toute récente (*Asiatic Journal*, janvier 1892) recueillie en Amérique, la proportion des individus atteints par le diabète est parmi les chrétiens de 2,74 p. 1000 pour les hommes et 1,21 p. 1000 pour les femmes, tandis que chez les juifs elle atteint 18,85 p. 1000 pour les hommes et 19,59 p. 1000 pour les femmes. Cette prédisposition des juifs pour le diabète est expliquée par certains auteurs par leur vie plus aisée et leurs occupations, commerce, bourse, entraînant de fortes émotions et des soucis (Bouchard, Legendre), car il paraît avéré que les fortes excitations psychiques

s chagrins, les soucis, peuvent provoquer l'apparition du diabète
'rerichs).

Parfois le diabète est directement lié à une *affection du système
rveux* : traumatismes, hémorragies, ramollissement, tumeurs du
ancher du quatrième ventricule ; un cas très curieux de diabète
été observé par Michael, où on trouva un cysticerque libre dans
cavité du quatrième ventricule ; or on connaît les célèbres expé-
ences de Cl. Bernard sur la provocation de la glycosurie expéri-
entale par piqûre du plancher du quatrième ventricule.

Nous avons vu, à propos de la répartition géographique du dia-
te qu'on a souvent accusé le *régime* de produire le diabète. Mais
peut objecter à cela, avec Legendre, que dans tous les pays les
ysans font usage d'une nourriture plus féculente que les habi-
nts des villes, et cependant ce sont ces derniers qui sont préférable-
ent atteints de diabète.

Les *maladies infectieuses* sont parfois suivies de diabète : l'impa-
disme (Verneuil), la fièvre typhoïde, la grippe (Saundby, Holsti).
a syphilis, avec ou sans lésions du système nerveux central, peut
accompagner de diabète.

On a observé le diabète à la suite d'affections du foie, de l'estomac,
s intestins, et surtout du pancréas.

On a cité certains cas parlant en faveur de *contagion* du diabète :
ebove, Rendu, Smith, Bouchard, Frémont ont cité des cas de dia-
ète dit conjugal, chez le mari et la femme ; mais on peut aussi y
oir, et avec raison, une influence du même milieu (Rendu).

Symptômes. — Les symptômes du diabète sont nombreux et variés ;
ais il y en a surtout trois qui sont constants : la *polyurie*, la *poly-
ipsie*, la *polyphagie*, auxquels vient se joindre vers la fin un qua-
ième symptôme, l'*autophagie*. Cependant le diabète peut exister
en avant que ces symptômes cardinaux se manifestent, et on est
plus souvent mis sur la voie du diagnostic par un des symptômes
e nous allons décrire et dont l'ordre d'apparition est très variable.
Parmi les *prodromes* du diabète on note souvent des troubles di-
stifs accompagnés ordinairement de dépression psychique, d'hu-
eur noire. Un symptôme très précoce est souvent l'anaphrodisie
soluo chez les deux sexes ; chez l'homme l'impuissance appa-
issant brusquement, sans cause appréciable, peut révéler le début
diabète.

Souvent ce sont les divers spécialistes qui sont consultés les
remiers pour les symptômes précoces du diabète : les affections de

la peau sous forme de furoncles, d'eczéma, le prurit vulvaire, la balano-posthite rebelle et récidivante, la gingivite expulsive, la carie dentaire, la cataracte sont de ces symptômes.

La *faim* et la *soif* insatiables, accompagnées d'amaigrissement et de perte inexplicable des forces physiques et intellectuelles, sont parfois les premiers à attirer l'attention. La sécheresse de la bouche et de l'œsophage qui fait que le malade se passe souvent la langue sur les lèvres est caractéristique, à ce point, qu'on a même proposé ce fait comme moyen de diagnostic rapide du diabète (Charnaut, de Vichy). Souvent même avant tout amaigrissement, au contraire, chez des gens doués d'un embonpoint et d'un teint répondant à une parfaite santé, on constate une lassitude inexplicable, plus prononcée le matin au réveil, malgré une bonne nuit ; l'intelligence est également ment plus lente, plus paresseuse, la somnolence devient constante, surtout après les repas, l'œil devient voilé et atone (Frémont) : dans ces cas, le médecin doit savoir dépister le diabète par de fréquentes analyses d'urines. Parfois se montre de bonne heure une odeur acide de l'haleine, rappelant l'odeur des pommes reinettes.

Mais tous ces symptômes se montrent, en général, quand la glycosurie existe depuis longtemps déjà et les auteurs insistent sur la fréquence avec laquelle on trouve du sucre dans l'urine, même sans l'existence de symptômes spécifiques, quand on a l'habitude d'analyser l'urine de tous ses malades (Eichhorst).

Parfois l'existence de la glycosurie est révélée accidentellement : par des taches d'urine sur les habits laissant un dépôt pulvérulent qui s'en va avec l'eau, mais non avec la brosse, par des dépôts cristallins qui se forment au fond du vase, par des mouches bourdonnant autour de ce dernier.

Une fois la constance de la glycosurie confirmée, ne tardent pas à apparaître les symptômes cardinaux du diabète, quand toutefois ce n'est pas eux qui ont ouvert la scène.

Occupons-nous d'abord de l'urine. La quantité en est presque toujours augmentée : au lieu du chiffre normal de 1 litre 1/2 à 2 litres par jour, elle atteint 3, 4, 5 litres dans les cas chroniques et elle peut dépasser 10 et 12 litres dans le cas à évolution aiguë. La polyurie se manifeste en général au début par des mictions fréquentes surtout la nuit. C'est même cette polyurie nocturne, non correspondante aux époques de la digestion, qui est caractéristique pour le diabète au début : cependant si le malade est soumis à une alimentation surtout féculente, le maximum d'excrétion de l'urine continue à correspondre aux époques de la digestion.

Les autres caractères de l'urine diabétique sont les suivants : l'odeur, faible en général, rappelle parfois l'odeur des pommes reinettes et dans ce cas l'urine donne un précipité rouge avec le perchlorure de fer, ce qui est dû au fait qu'elle contient de l'*acide diacétique*, ainsi que le verrons plus loin. La réaction de l'urine est ordinairement acide et cette réaction se conserve même très longtemps dans l'urine exposée à l'air, ce qui est dû au fait que le sucre en se décomposant lui fournit de l'acide lactique.

Le poids spécifique de l'urine est presque toujours augmenté ; au au lieu de 1,015 à 1,020 on trouve des chiffres de 1,030, 1,040, 1,050 et même davantage, jusqu'à 1,074 (Eichhorst). Mais, même avec un poids spécifique normal et une quantité d'urine augmentée, il faut songer au diabète. Enfin, la propriété la plus importante de l'urine diabétique, c'est la *glycosurie*.

On sait, depuis Chevreul, que le sucre contenu dans l'urine diabétique a la formule de la glycose, tout en étant dextrogyre et non lévogyre, comme cette dernière. La quantité de sucre excrétée par jour peut aller jusqu'à 1 et 2 kilos, et même davantage, mais elle est en général de 200 à 300 grammes. La quantité de sucre peut beaucoup varier dans les portions d'urine excrétées séparément, de sorte qu'on fait bien de la déterminer toujours sur toute la quantité journalière d'urine. La glycosurie est surtout prononcée pendant la période digestive, quelques heures après les repas. A une période plus avancée de la maladie elle est le plus accusée le matin, le sucre ne provenant plus seulement de l'alimentation, mais des tissus mêmes du malade (Legendre). La quantité du sucre augmente en proportion directe de la quantité de féculents contenue dans la nourriture. Avec une nourriture exclusivement azotée il peut se présenter deux alternatives : le sucre peut disparaître de l'urine, cas de diabète léger, ou il n'en disparaît pas, diabète grave. En général, la première période du diabète présente la forme légère et la dernière la forme grave ; il peut y avoir des formes mixtes où le sucre tantôt disparaît, tantôt ne disparaît pas (Kültz).

Cependant, il faut encore prendre en considération la quantité d'aliments albuminoïdes qu'absorbe un malade, car avec une grande quantité d'albumine il peut se former de la glycose même aux dépens de cette dernière : il faut donc rationner aussi la quantité des albuminoïdes pour pouvoir porter un jugement sûr (Naunyn).

Pendant l'abstinence complète d'aliments, le sucre disparaît en général, mais pas toujours. L'exercice musculaire fait en général diminuer la quantité de sucre, mais parfois il l'augmente. Des maladies fébriles intercurrentes font parfois diminuer la quantité du sucre, d'autres fois elles la laissent sans changement ; les excitations psychiques souvent l'augmentent notablement.

Dans la première période du diabète, il peut arriver que certaines portions d'urine soient complètement dépourvues de sucre et on a parlé dans ces cas d'un diabète intermittent qui cependant devient en général continu avec le temps. Mais il reste quand même parfois de grandes variations entre l'urine du jour et celle de la nuit : dans cette dernière, le sucre peut parfois faire entièrement défaut.

Parfois les urines diabétiques présentent une odeur de pommes reinettes ou de chloroforme, ce qui a été attribué tour à tour à l'acétone ou à l'acide diacétique ; ces urines donnent en général, si on y ajoute du perchlorure de fer, une coloration rouge. Mais on a pu obtenir aussi la réaction rouge avec des urines ne présentant pas l'odeur d'acétone (Fleischer), et également avec des urines dans lesquelles on ne pouvait pas démontrer la présence de l'acide diacétique. On a même démontré la présence de l'acide formique dans des urines diabétiques présentant la réaction du chlorure de fer (Nobel). Il paraît donc que la réaction du chlorure de fer n'est pas toujours due à l'acétone, ni à l'acide diacétique, de la décomposition duquel on a fait provenir l'acétone. D'autres admettent un ferment spécial de l'acétone qui commencerait son action déjà dans l'estomac sur le sucre des aliments (Kaulich), mais qui peut-être ne produit qu'une décomposition anormale du sucre de l'urine.

On a aussi fait provenir l'acétone de la décomposition de substances albuminoïdes (Jaksch, Rosenfeld). D'après Honigmann, l'acétone n'apparaît dans l'urine, que quand l'excrétion de l'azote est plus considérable que l'absorption, elle serait donc d'un pronostic très sérieux : nous verrons plus tard le rôle qu'on lui a fait jouer dans le coma diabétique.

Outre l'acide formique, on a encore trouvé dans l'urine diabétique de l'acide butyrique (Nobel) et encore d'autres acides organiques. Naunyn et son école attribuent même une part importante à l'intoxication acide dans le diabète et surtout dans le coma diabétique. L'acide butyrique est probablement aussi un produit de décomposition des substances albuminoïdes, puisqu'on l'a vu apparaître pendant la diète exclusivement albuminoïde. Il ne se montre ordinairement que dans les cas graves de diabète.

Parfois on voit apparaître dans l'urine diabétique de l'albumine. L'albuminurie faible, souvent transitoire, n'est même pas rare : elle se rencontre dans 10 p. 100 des cas suivant Garrod, 31 p. 100 d'après

Unschuld, 43 p. 100 d'après Bouchard ; enfin Schmitz l'a observée 824 fois sur 1,200 diabétiques ; Frémont seulement 8 fois sur 130. Cette albuminurie peut s'expliquer par une altération rénale dans la minorité des cas ; le plus souvent, d'après Bouchard, elle est très légère, transitoire, ne s'accompagne d'aucun signe des affections rénales, mais constitue un indice d'une altération secondaire de la nutrition, car elle se rencontre surtout dans les cas qui finissent par aboutir à la phtisie. Parfois l'albuminurie alterne avec la glycosurie. La vraie néphrite est rare ; Frerichs, sur 316 diabétiques, n'en a vu que 16 cas. On voit plutôt, après la guérison du diabète, se développer parfois une néphrite interstitielle (Eichhorst).

L'urée est augmentée dans l'urine diabétique dans la moitié environ des cas, d'après Bouchard, et cela non seulement en rapport avec le régime azoté, mais aussi à conditions égales avec une personne saine.

On a parfois trouvé des quantités extrêmement grandes d'urée dans l'urine des vingt-quatre heures : 140 grammes (Sahli), 150 grammes (Leube), 163 grammes (Fürbringer) ; Senator a trouvé 70 grammes chez un enfant ; mais indépendamment de ces chiffres exceptionnels, 50, 60, 100 grammes ne sont pas rares. L'azoturie peut apparaître au début du diabète, mais atteint son apogée à la période d'état, diminue ensuite et cesse presque complètement à la période de cachexie. Elle est très importante pour le pronostic et le traitement. L'acide urique est plutôt diminué qu'augmenté ; cependant Coignard a signalé comme signe précurseur du diabète une augmentation de l'acide urique. D'après Budot, les diabétiques atteints en même temps de lithiase voient cette dernière s'améliorer à mesure que progresse le diabète. La créatinine est à peu près normale. L'acide hippurique serait augmenté (Wicke). Les phosphates sont augmentés environ dans un quart des cas, d'après Bouchard ; la phosphaturie se montre en général en même temps que l'azoturie chez les diabétiques avec exagération de la désassimilation ; parfois la glycosurie alterne avec la phosphaturie. L'excrétion des sels calcaires est augmentée. Ordinairement, l'urine diabétique ne laisse point de sédiments ; parfois, cependant, on trouve des urates et de l'oxalate de chaux.

Outre l'altération de la diurèse et en rapport direct avec elle, on observe comme symptôme cardinal du diabète, la *polydipsie* : 5 à 8 litres de boisson par jour présentent une moyenne, mais on a vu des diabétiques boire jusqu'à 25 et 30 litres par jour. La soif augmente en général immédiatement après les repas, surtout après l'absorption de sucre et de féculents. Plus est considérable l'introduction de boissons et d'aliments, plus la glycosurie augmente; cependant il faut laisser boire les diabétiques à leur soif, car autrement l'eau nécessaire pour l'élimination du sucre est empruntée aux tissus dont on voit survenir la déshydratation. D'après Vogel, la même quantité d'eau absorbée par un diabétique et un homme sain est plus vite éliminée par le dernier.

En rapport avec les pertes énormes que subit l'organisme se trouve la *polyphagie*. L'appétit est, en général, bien développé chez les diabétiques, et devient parfois énorme. Dupuytren a vu absorber par un diabétique en un jour une quantité de viande égalant le tiers du poids du corps. Souvent on observe un besoin impérieux de manger à l'heure habituelle des repas, de sorte que les diabétiques deviennent d'une exigence farouche pour l'exactitude de leurs repas, et au moindre retard se livrent à des accès de mauvaise humeur qui ne se calment qu'en mangeant (Frémont).

Malgré l'hypernutrition consécutive à cette augmentation de l'appétit, la période avancée du diabète est caractérisée par une *autophagie* se traduisant par un amaigrissement d'autant plus remarquable, que les malades jouissaient souvent auparavant d'un embonpoint allant jusqu'à l'obésité. Le panicule adipeux disparaît et les muscles eux-mêmes deviennent flasques et inaptes à l'action, de sorte que les malades se fatiguent au moindre mouvement.

La peau des diabétiques est en général sèche et rugueuse, la transpiration étant en général très diminuée; elle est souvent couverte de desquamations épithéliales grises ou blanchâtres.

Parfois on observe une décoloration locale et une diminution de la sensibilité, ou des paresthésies.

Ainsi que nous l'avons dit, souvent même à une période très précoce du diabète on observe une grande tendance aux inflammations cutanées : les furoncles, les anthrax, l'eczéma, le psoriasis, différents érythèmes, l'herpès et le zona, l'altération et la chute des cheveux et des ongles sont parfois les premiers à donner l'éveil. Souvent se montre un prurit très désagréable, jusqu'à provoquer l'insomnie et qui parfois le premier attire l'attention. La moindre lésion de la peau en entraîne facilement la gangrène : il faut donc être très prudent chez les diabétiques dans l'administration des vésicatoires, des ventouses, des sangsues, etc. Souvent la gangrène est consécutive à une des lésions inflammatoires de la peau citées plus haut, mais on a observé aussi la gangrène spontanée, le mal perforant, etc. (Kirmisson). Souvent la terminaison par la gangrène a révélé l'existence du diabète après les opérations chirurgicales les plus simples, il y a donc lieu de tenir compte de ce facteur, avant de se décider à une opération ; cependant actuellement on ne recule plus absolument devant les opérations chirurgicales chez les diabétiques, quand elles sont imposées par les circonstances et nous verrons plus loin, à propos de la cataracte, que les résultats obtenus par une antisepsie et une asepsie minutieuse, sont encourageants.

Comme affections cutanées plus rares, on a décrit le lichen, le xanthome ; d'autres ont décrit une coloration brune de la peau avec dépôts pigmentaires dans la peau ainsi que dans tous les viscères. On a insisté dernièrement sur des accidents cutanés symétriques, douloureux avec érythèmes et œdèmes, accidents dus à des névrites affectant surtout le premier stade des gangrènes (Pryce, Leyden, Buzzard, Auché).

La température du corps est parfois extraordinairement abaissée chez les diabétiques, souvent à 36°, parfois même à 34°, de sorte qu'ils sont très sensibles au froid.

Les maladies fébriles intercurrentes élèvent bien moins la température des diabétiques que celle des individus sains. Le pouls est le plus souvent fréquent et suivant le stade de la maladie, plus ou moins fort.

Leyden a décrit sous le nom d'asthme cardiaque des accès de dyspnée en relation avec des affections du myocarde. A la période de cachexie apparaissent des œdèmes.

Le caractère des diabétiques devient en général taciturne, hypocondriaque, parfois apathique, indifférent à tout ; mais on a vu aussi du délire et des accès de manie.

Les douleurs musculaires ne sont pas rares ; de même que les douleurs articulaires, les névralgies s'observent surtout dans le domaine du nerf sciatique. Worms a insisté sur le caractère en général symétrique de ces névralgies et s'est demandé si elles n'étaient pas sous la dépendance de lésions spinales.

Il paraît cependant plus naturel de les attribuer à des névrites diabétiques, dont l'existence paraît bien établie actuellement ; on a vu les douleurs croître et diminuer avec le sucre de l'urine. Comme troubles particuliers du système nerveux on a observé parfois des attaques de sommeil survenant subitement en plein jour et durant parfois plusieurs heures (Ballet, Gélineau, Landouzy). Lasègue a observé des attaques apoplectiformes très courtes, dont les malades se rétablissaient rapidement ; d'autres fois il y a des syncopes ou des vertiges. On a observé des paralysies présentant des associations bizarres, et ayant pour caractère particulier d'être en général fugaces et transitoires (Bernard et Féré). Le réflexe du genou manque souvent chez les diabétiques, dans 40 p. 100 des cas, d'après Bouchard, qui attribue à ce fait une fâcheuse signification pour le pronostic. Frémont l'a vu manquer 45 fois sur 130 diabétiques ; on a vu reparaître le réflexe, en limitant l'excrétion du sucre par l'urine, et disparaître à nouveau, quand le sucre augmentait (Guinon et Marie) ; Frémont l'a vu revenir dans trois cas après la cure de Vichy.

L'œil est très souvent atteint dans le diabète. L'altération la plus commune et la plus connue est la cataracte qui est ordinairement bilatérale, souvent plus avancée sur un œil que sur l'autre. Considérée comme presque inopérable jusqu'à ces derniers temps, elle a été opérée à maintes reprises avec succès par Panas entre autres, après avoir fait baisser la glycosurie par un traitement approprié. On a aussi décrit des paralysies des muscles isolés de l'œil, l'amblyopie, la diminution de la force d'accommodation, des troubles de la réfraction (souvent de l'hypermétropie progressive par raccourcissement de l'axe de l'œil) l'atrophie du nerf optique, la rétinite, les opacités du corps vitré, la kératite suppurée, l'iritis. Le réflexe pupillaire est en général extrêmement lent ; parfois on observe de la mydriase. Il peut se produire des hémorragies du corps vitré, de la rétine. Les paupières, comme le reste du tégument, sont souvent atteintes d'eczéma ou de furoncles. On a pu parfois démontrer dans les larmes la présence du sucre.

Les autres organes des sens sont beaucoup moins fréquemment atteints. On a observé de la dureté d'oreille, des sifflements d'oreille, de l'otite moyenne. La présence du sucre a été démontrée parfois aussi dans le cérumen. On a décrit de la diminution de l'olfaction et du goût dans certains cas.

Très souvent, s'observent chez les diabétiques des altérations pulmonaires, entre autres la pneumonie lobaire fibrineuse qui est très grave et évolue parfois avec une rapidité foudroyante. Dans beaucoup de cas, se développent des affections tuberculeuses, surtout chez les diabétiques jeunes et chez ceux qui vivent dans de mauvaises conditions hygiéniques ; elles débutent d'une façon insidieuse et affectent une marche très rapide, tout en donnant peu de signes fonctionnels. On sait d'ailleurs que la culture du bacille de la tuberculose est facilitée par l'adjonction de sucre au milieu nourricier. Plus rarement, il se développe des abcès, parfois de la gangrène pulmonaire dans laquelle les crachats n'ont pas l'odeur fétide caractéristique.

On a retrouvé du sucre dans les crachats ; rappelons que Cl. Bernard considère la présence du sucre comme constante dans le mucus bronchique chez les diabétiques, et attribue même au mélange avec ce mucus le fait qu'on a trouvé du sucre dans la salive, les vomissements, etc., où lui-même n'en a point trouvé. Panormoff a cherché inutilement le sucre dans le suc gastrique, la sueur, la salive, les vomissements, dans toute une série d'expériences sur des diabétiques. Le coryza est fréquent chez les diabétiques et se complique souvent de bronchite et de bronchopneumonie. L'haleine répand souvent une odeur de chloroforme ou de pommes reinettes très prononcée dépendant de l'acétone, qui y a été directement démontrée (Kaulich).

Les organes de la circulation peuvent longtemps rester indemnes. Parfois on observe une hypertrophie ou une dilatation du cœur (Mayer l'a observé 80 fois sur 380 diabétiques) ; en général l'hypertrophie se rencontre chez les diabétiques gras et vigoureux, la dilatation chez ceux qui sont pâles et anémiés. Lecorché a décrit une endocardite diabétique localisée ordinairement au niveau de l'orifice mitral. Kenant a décrit des altérations du myocarde (myocardite segmentaire) ; plus tard se produit la dégénérescence graisseuse. Les artères sont assez souvent atteintes de sclérose chez les diabétiques.

La salive est rare et épaisse ; la réaction en est souvent acide, ce qui a été expliqué par la fermentation lactique du sucre qu'elle contient habituellement ; ce fait explique la fréquence de la carie dentaire chez les diabétiques. Cependant on n'a pas toujours pu démontrer la présence du sucre dans la salive obtenue par cathétérisation du conduit de Sténon : nous avons vu que Cl. Bernard attribue au mélange avec le mucus bronchique la présence du sucre dans la salive. Les gencives sont souvent relâchées et saignantes, les dents déchaussées. Dans les stades plus avancés du diabète, il se développe souvent de la stomatite aphteuse. Très souvent on est frappé par la rougeur très vive de la muqueuse buccale et œsophagienne. L'estomac montre assez rarement des troubles surtout si l'on songe à l'énorme travail qui lui est imposé. Il y a assez souvent un peu de dilatation, mais ordinairement accompagnée d'hypertrophie de la couche musculaire. Mais à un moment donné la dyspepsie finit par s'établir, avec ballonnement, pyrosis, renvois, gastralgie, parfois vomissements ; cet état de choses est très grave pour le diabétique qui ne peut plus compenser les énormes pertes qu'il subit. Les uns affirment la présence du sucre dans le suc gastrique, d'autres la nient ; nous avons déjà cité les récentes recherches de Panormoff qui n'a pas trouvé de sucre dans les sécrétions de plusieurs diabétiques.

Le foie paraît souvent agrandi et sensible à la pression ; Frémont l'a vu altéré 57 fois sur 130 diabétiques, Glénard l'a trouvé hypertrophié dans 60 p. 100 des cas, sur 324 diabétiques. La défécation est, en général, paresseuse et ralentie, les matières étant sèches et dures : on a pu y démontrer la présence du sucre. Cependant de temps en temps surviennent des crises de diarrhée qui, d'après Legendre, peuvent même révéler un diabète méconnu.

Du côté des reins, on observe parfois des douleurs dans la région rénale ; souvent il y a de l'ischurie, de la strangurie ; nous avons déjà parlé de l'albuminurie. Les enfants présentent souvent de l'incontinence nocturne d'urine.

L'appareil sexuel présente très souvent des troubles. On connaît la fréquence et la précocité d'apparition de la frigidité génitale, tant chez l'homme que chez la femme. Cependant, Eichhorst a observé souvent une augmentation de l'appétit sexuel au début, augmentation qui ne tardait pas à faire place à une diminution et à l'impuissance complète. Les testicules deviennent flasques et peuvent même s'atrophier. Le voisinage de l'urèthre est souvent excorié, enflammé, couvert d'excroissances papillaires ; le phimosis inflammatoire n'est pas rare ; des amas de leptothrix peuvent s'accumuler dans le sac préputial. On a observé la gangrène de la verge. Chez la femme, on observe souvent du prurit vulvaire, de l'intertrigo, surtout aux commissures des grandes lèvres, de la rougeur et de la tuméfaction des grandes lèvres avec formation de plaques blanches qui à l'examen microscopique se montrent composées de leptothrix. Souvent on observe à la vulve des furoncles, mais ce qui est particulièrement dangereux, ce sont les phlegmons qui ont la tendance à s'étendre en profondeur et à la périphérie, de sorte qu'ils peuvent aller du pubis au sacrum et aux fesses. Israël a décrit un cas de nécrose spontanée de l'ovaire. D'après Hofmeier, l'atrophie des ovaires chez les femmes diabétiques y est souvent une cause de stérilité.

Nous avons vu que le diabète se combine fréquemment avec l'obésité, la goutte, la lithiase, il est d'autres maladies avec lesquelles on le voit rarement : le cancer, le rhumatisme, et selon quelques-uns les vices valvulaires. On a insisté dernièrement sur les rapports étroits qui réunissent le diabète sucré et le goître exophtalmique (Budde).

La *durée* de la maladie est très variable, en moyenne de trois ans. Mais il y a des cas, où la mort est survenue en peu de semaines et même de jours (vingt et un jours, Watkins ; douze jours, Clutton, Vaughan ; onze jours, Harley) ; de sorte qu'on a parlé d'un *diabète aigu*, et d'un autre côté il y a des cas qui se prolongent pendant vingt ans.

Lancereaux, en se basant sur le fait que la marche du diabète n'est pas la même dans tous les cas, a essayé d'en établir deux groupes : des cas dans lesquels l'évolution de la maladie est lente, les malades gardent leur embonpoint presque jusqu'à la fin et présentent souvent à la fois des symptômes goutteux (*diabète gras*), d'autres, dans lesquels la maladie débute en général assez brusquement, en prenant des allures rapides, avec amaigrissement très prononcé et souvent la phtisie comme terminaison (*diabète maigre*), dans lequel le pancréas serait toujours atteint.

En général, le diabète, dans l'enfance, est rapidement fatal. Pendant une maladie fébrile intercurrente, le sucre disparaît, en général, de l'urine, ainsi que cela a été observé pour la fièvre récurrente, le choléra, quitte à reparaître après la guérison de la maladie aiguë.

La mort survient dans un marasme toujours croissant. Parfois, vers la fin, le sucre diminue de plus en plus jusqu'à complète disparition, ce qui, est sous la dépendance de la phtisie pulmonaire concomitante; parfois, la mort survient par hémorragie cérébrale qui n'est pas rare chez les diabétiques. D'autres fois, des gangrènes spontanées ou consécutives aux plus légers traumatismes accélèrent la terminaison fatale. Dans quelques cas, c'est une néphrite qui termine la vie, au milieu de phénomènes urémiques.

Mais une terminaison propre au diabète est celle par *coma diabétique*, dont nous n'avons pas parlé parmi les symptômes justement pour cette raison, parce qu'il est ordinairement fatal et termine la scène. Frerichs a observé cette terminaison 153 fois sur 250 diabétiques. Assez souvent, on l'a vu se développer chez des enfants et des personnes jeunes, mais il se montre surtout entre vingt et quarante ans; en général, il apparaît à la période de cachexie, mais on l'a vu au début du diabète et même comme premier symptôme. Dans certains cas, survient rapidement la perte de connaissance, avec ralentissement du pouls et collapsus aboutissant à la mort.

Dans d'autres cas, les phénomènes se développent plus lentement : on peut distinguer une période d'invasion dans laquelle il survient de la faiblesse, de la céphalalgie, du délire, de la dyspnée toujours croissante avec angoisse et cyanose; d'autres fois encore, ce sont des troubles gastro-intestinaux qui dominent la scène : nausées, vomissements, douleurs pouvant aller jusqu'à revêtir le type péritonique de Jaccoud; la température s'abaisse et la mort survient dans le coma complet avec perte de connaissance, de mouvement et de sensibilité. C'est dans l'haleine et dans l'urine de ces malades qu'on sent souvent l'odeur particulière souvent mentionnée de pommes reinettes, qu'on envisage par conséquent comme précurseur du coma diabétique et qui peut se montrer un à cinq jours avant la mort. Enfin il y a des cas beaucoup plus rares où le coma débute par de la céphalalgie, de la somnolence croissante avec parole embarrassée, marche titubante et finalement coma et mort : c'est la forme appelée vertigineuse par Jaccoud, alcoolique par Dreschfeld qui dit avoir trouvé dans ces cas, outre le sucre, de l'alcool en grande quantité. On a vu parfois apparaître le coma après l'institution d'une diète rigoureusement albuminoïde (Joenicke, Rosenfeld), à ce point que Pavy a pu dire que tout diabète traité aboutit au coma, tandis que non traité il aboutit à la phtisie. D'autres fois, le coma apparait après des excitations physiques ou psychiques, des fatigues, de longs voyages, etc.

On attribuait jusqu'à ces derniers temps le coma diabétique à l'acétonémie (Kussmaul, Lecorché, Penzoldt, Bourneville) ; mais on peut objecter à cela que l'ingestion de doses considérables d'acétone est supportée impunément par l'homme ; du reste l'acétonurie n'est pas constante dans le coma diabétique, et d'un autre côté on l'a observée chez des diabétiques non comateux et même dans d'autres états pathologiques, pyrexies, etc. Une autre théorie est celle qui incrimine l'acide acéto-acétique au diacétique (Gerhardt, Jaksch, Ceresole) qui se dédouble facilement en acétone, alcool et acide carbonique. Mais on peut faire les mêmes objections à cette théorie qu'à la précédente. Ebstein concilie les deux théories en admettant la présence simultanée de l'acétone et de l'acide diacétique dans le sang : la première serait éliminée par l'haleine, le second par l'urine ainsi qu'il l'a constaté dans un cas. Récemment, on a accusé l'acide oxybutyrique (Külz, Minkowski) qui a été trouvé dans le sang de diabétiques, ou d'autres acides gras volatils (Stadelmann, Hugounenq). Naunyn et son école ont surtout soutenu qu'il s'agissait d'une intoxication acide. D'autre part, on a pensé à la lipémie et à l'embolie graisseuse des poumons et des vaisseaux cérébraux ; d'après Frerichs, une partie des cas se rapporte à la faiblesse du myocarde.

Diagnostic. — Le diagnostic du diabète sucré repose tout entier sur l'analyse de l'urine et la constatation de la constance de la glycosurie. Il faut donc chercher le sucre toutes les fois qu'on est amené à soupçonner le diabète, par un des signes qui se montrent comme prodromes, sans trop compter sur les symptômes classiques, polyurie, polydipsie, polyphagie, autophagie, qui appartiennent au diabète confirmé et mettent parfois longtemps à se montrer. Il faut penser au diabète quand on voit de la faiblesse et de la lassitude inexplicables, avec bon appétit et bon état de la nutrition, de la sécheresse de la bouche au point de gêner la parole, des dents cariées, déchaussées, affectées de périostite, de l'impuissance génitale sans explication plausible, des furoncles, des anthrax, des eczémas rebelles, des névralgies, surtout symétriques, des paralysies bizarres, fugaces, la perte du réflexe rotulien, la cataracte, des accès de sommeil, etc.

La constatation du sucre dans l'urine peut être faite de plusieurs manières. Un des plus anciens procédés est celui de la fermentation : l'urine abandonnée à elle-même subit la fermentation alcoolique qui se traduit par une odeur de moût de vin, le dégagement de bulles d'acide carbonique à la surface du liquide et la constatation de levures au microscope. On a imaginé des appareils pour doser en même temps la quantité du sucre, mais ce procédé est trop lent et l'on a en général recours à l'un des différents réactifs proposés pour déceler le sucre dans l'urine. Le plus employé parmi ceux-ci, c'est la liqueur de Fehling, dont l'emploi est le plus facile, le plus rapide et permet de déceler même des traces de sucre. Voici le mode de préparation de la liqueur de Fehling (on peut la trouver toute faite dans les pharmacies, mais il faut s'assurer de la fraîcheur de la préparation). Dissoudre 34 gr. 65 de sulfate de cuivre pur et cristallisé dans 200 grammes d'eau ; dissoudre 173 grammes de sel de Seignette (tartrate double de potasse et de soude) dans 300 grammes de lessive de soude pure (densité 1,33) ; ajouter la seconde solution à la première, agiter pour dissoudre le précipité, puis ajouter de l'eau distillée jusqu'à faire un litre de liquide bleu, qu'on conserve à l'abri de la lumière. Un centimètre cube de cette liqueur est réduit par 5 milligrammes de glycose.

Pour analyser une urine, on verse 3 à 4 centimètres cubes de liqueur de Fehling dans une éprouvette et on la fait bouillir ; elle doit rester bleue et limpide, si elle est fraîche et bien préparée ; on ajoute alors l'urine, en la versant le long de la paroi du tube, de façon à ce qu'elle ne se mélange pas avec le réactif, mais reste à la surface ; si l'urine contient beaucoup de sucre, il se produit, sans chauffer, à la surface de séparation une couche verdâtre, puis jaune, puis rouge ; si l'urine est moins riche en sucre, il faut chauffer de nouveau, jusqu'à ébullition : la couche verdâtre devient très rapidement jaune, orange, enfin rouge.

Comme cause d'erreur, il faut signaler la présence de l'albumine qui empêche la réaction : il faut donc l'éliminer préalablement par la coction, ou en le précipitant par le sous-acétate de plomb. L'acide urique et les urates réduisent aussi la liqueur de Fehling, quoique plus faiblement que ne le fait la glycose; et comme, grâce au régime spécial des diabétiques, il peut y avoir souvent un excès d'acide urique et d'urates dans leur urine, il peut y avoir indécision à savoir si la réaction provient d'une trace de sucre ou d'un excès d'urates. Mais une urine riche en acide urique et en urates contient toujours un dépôt qu'il faudra éliminer par la filtration avant de faire la réaction, et pour plus de sûreté, en ayant affaire à une urine chargée, on peut la déféquer par le sous-acétate de plomb qui la débarrasse des urates, et en même temps de l'albumine, si elle en contenait; l'excès de sous-acétate de plomb est enlevé par le carbonate de soude. Enfin, la netteté de la réaction est empêchée par la présence des sels ammoniacaux; par conséquent, si l'urine dans laquelle on recherche le sucre a subi la fermentation ammoniacale, il faut la faire bouillir avec un peu de soude, tant qu'il se dégagera de l'ammoniaque. Une dernière cause d'erreur peut être fournie par l'absorption de chloroforme ou de chloral par le malade, dont l'urine réduit dans ce cas la liqueur de Fehling : il faut donc s'assurer, par un interrogatoire du malade, si ces substances n'ont pas été employées. Toutes ces causes d'erreur sur lesquelles nous insistons peuvent sembler fastidieuses, mais sont bien nécessaires à connaître, surtout pour les débutants et ceux qui ne sont pas rompus à l'analyse des urines.

Mais il ne suffit pas d'avoir constaté l'existence, même constante de la glycosurie; il faut encore s'enquérir de l'état des autres parties constituantes de l'urine, pour savoir quel est l'état de la nutrition du diabétique. Il faut connaître le chiffre de l'urée et de l'acide urique, des phosphates, des chlorures, pour s'assurer de l'état des échanges, rechercher l'albumine pour connaître l'état des reins. Il faut ensuite s'enquérir des antécédents héréditaires et personnels du malade, pour savoir si son diabète tient à une cause héréditaire avec ralentissement de la nutrition se retrouvant chez plusieurs membres de la famille, ou à des causes exclusivement personnelles. Tous ces renseignements fourniront des éléments très importants pour le pronostic et pour le traitement qui n'est pas le même, ainsi que nous le verrons, dans les différentes périodes du diabète.

Pronostic. — Le pronostic du diabète est toujours sérieux : d'après beaucoup d'auteurs il n'y aurait pas même de guérison durable. En outre, les dangers continuels, qui menacent de toutes parts le diabétique peuvent mettre une fin prématurée à son existence.

Cependant Bouchardat a pu dire qu'un diabétique, qui se soigne, a autant de chances de vivre longtemps qu'un homme en bonne santé.

Chez les enfants, le pronostic est encore plus mauvais que chez l'adulte, car le diabète a en général une terminaison rapidement fatale à un âge peu avancé de la vie,

Il faut faire la distinction dans le pronostic entre la forme grave et la forme légère du diabète. Un grand amaigrissement, des altérations tuberculeuses aggravent le pronostic. La position sociale n'est pas sans influence, car le traitement surtout hygiénique et diététique est coûteux. Enfin, les cas où le diabète est héréditaire, sont plus graves que ceux où il est plutôt accidentel.

Anatomie pathologique. — L'anatomie pathologique du diabète est pour ainsi dire, encore à faire, malgré ou plutôt parce que, il n'y a peut-être pas de maladie dans laquelle on ait décrit autant de lésions différentes.

Les cadavres des diabétiques ont ordinairement une forte tendance à la décomposition rapide. A la peau se voient souvent des furoncles, des ulcères ou des points gangreneux. Les muscles sont pâles et flasques, d'autres fois brunâtres, toujours émaciés.

Le cœur ne présente parfois rien de particulier ; on a cependant constaté assez souvent de l'hypertrophie ou de la dilatation, ou même de l'endocardite. Les vaisseaux sont souvent atteints d'artériosclérose ; Cantani et son élève Ferraro y ont décrit de l'endartérite avec desquamation parfois complète de l'endothélium vasculaire qui se trouve mêlé au courant sanguin, d'où la possibilité d'embolies, par lesquelles ces auteurs expliquent toutes les autres altérations des organes qu'on rencontre dans le diabète. Dans les poumons on trouve souvent des processus tuberculeux ou gangreneux. L'estomac est souvent dilaté, ses parois épaissies, sa muqueuse hyperémiée ; Cantani y a décrit une atrophie des glandes à pepsine. Les ganglions mésentériques sont souvent tuméfiés. Les altérations du pancréas ne sont pas rares, et d'après quelques auteurs elles seraient constantes (Ferraro) ; on y a décrit l'atrophie, la dégénérescence graisseuse, l'inflammation interstitielle, des concrétions avec dilatation kystique du conduit excréteur. Le foie a été souvent trouvé altéré : hypertrophie, hyperémie, cirrhose, hémorragies interstitielles, plus rarement abcès, dégénérescence amyloïde, thrombose de la veine porte. Les reins sont souvent hypertrophiés; on y a aussi trouvé des kystes, de la dégénérescence amyloïde, des tubercules, des abcès. La muqueuse des voies urinaires est souvent enflammée. Dans le système nerveux central on a décrit beaucoup d'altérations : épaississements, concrétions, hémorragies des méninges et de l'épendyme des ventricules ; dilatation des vaisseaux sanguins, atrophie ou excès de pigmentation des cellules ganglionnaires, etc. On a aussi décrit beaucoup d'altérations du sympathique, surtout du plexus solaire : prolifération du tissu conjonctif interstitiel, dégénérescence pigmentaire des cellules ganglionnaires, etc. On a également trouvé des épaississements et des concrétions sur le nerf pneumogastrique.

Traitement. — Le traitement du diabète peut être divisé en traitement hygiénique ou diététique et traitement pharmaceutique : disons tout de suite que la plus grande importance revient au premier.

Parmi les nombreux traitements diététiques, la première place revient au régime préconisé par Bouchardat, qui excluait de l'alimentation toutes les substances sucrées et féculentes. Sont donc interdits : le pain, les pâtisséries, les pommes de terre, le riz, les pâtes, haricots, pois, lentilles, châtaignes, radis; les fruits sucrés : raisins, prunes, abricots, poires, pommes, melons, figues, etc., fraises, cerises, groseilles, framboises; les légumes sucrés : carottes, betteraves, oignons, navets, oseille, tomate, asperges. Sont permis : toute espèce de viande, de coquillages et les œufs; les corps gras pour favoriser la calorification défectueuse chez les diabétiques : lard, beurre, huile, graisses; la glycérine, bien que n'étant pas un corps gras, peut être utilisée comme calorifique et substance sucrante. Tous les légumes herbacés : épinards, chicorée, salades, les choux, le radis noir; les fromages; les olives, les noix, les pistaches, le cacao. Comme boissons défendues : limonades, champagne, bière, cidre, eaux gazeuses, lait; permises : eau, thé, café, vin de Bordeaux ou de Bourgogne, jusqu'à un litre et demi par jour. Disons tout de suite qu'on a actuellement la tendance à attribuer à cette trop grande libéralité dans l'usage de l'alcool les complications hépatiques si fréquentes chez les diabétiques. Le pain est remplacé par du pain de gluten: cependant on a reproché au pain de gluten de contenir 28 à 30 p. 100 d'amidon, de sorte que les pommes de terre seraient préférables, à condition de n'en autoriser qu'une, de moyenne grosseur, aux repas. C'est surtout à remplacer le pain par un succédané contenant le moins possible d'amidon, que se sont ingéniés les auteurs ; Dujardin-Beaumetz préconise le pain de Soya ; Pavy, le pain de son ou le pain d'amandes pulvérisées et débarrassées de leur sucre ; Ebstein a recommandé dernièrement le pain d'aleurone, contenant 50 p. 100 de substances azotées.

On a proposé d'innombrables modifications au régime de Bouchardat ; Pavy permet le lait et défend les choux ; Seegen, Gubler, admettent quelques farineux pour tempérer la rigueur du régime de Bouchardat. D'autres ont, au contraire, préconisé des diètes encore plus exclusives ; ainsi, Cantani, dans sa diète sarco-adipeuse, n'admet, outre la viande, ni condiments, ni légumes, ni beurre (remplacé par l'huile d'olives et les graisses), ni boissons autres que l'eau pure ou légèrement alcoolisée ou l'eau de Seltz.

Tous ces différents régimes doivent être rigoureusement observés jusqu'à complète disparition du sucre de l'urine, et l'usage modéré des féculents ne peut être repris qu'avec la plus grande prudence, en surveillant toujours l'urine ; nous verrons plus loin quels sont les dangers qu'on a reprochés aux diètes albuminoïdes trop exclusives. Des expériences multiples ont montré qu'une privation complète d'hydrocarbures est nuisible même aux diabétiques, en ce sens qu'elle favoriserait l'apparition du coma ; il est prouvé qu'une certaine quantité d'hydrocarbures introduite dans l'alimentation favorise l'assimilation de l'azote et en diminue l'excrétion (Kültz Leo), tout en augmentant, il est vrai, la glycosurie et la polyurie ; mais nous avons vu que le déclin du diabétique commence surtout, quand l'excrétion de l'azote en dépasse l'absorption, il ne faut donc négliger aucun moyen de s'opposer à la dénutrition du diabétique.

Outre le régime albuminoïde, on a encore préconisé le régime lacté contre le diabète (Donkin, 1869), mais les résultats n'ont pas répondu à l'attente.

Dans le traitement hygiénique, rentre aussi la recommandation des exercices physiques aux diabétiques qui, d'après Bouchardat, devraient gagner leur pain (s'il est permis d'en parler dans l'espèce, où sa privation est si durement ressentie) à la sueur de leur front ; ils doivent s'exercer à scier et fendre du bois, à jardiner, etc., sans parler de tous les sports qui leur sont recommandés : gymnastique, escrime, patinage, la chasse, le billard, la rame, etc. Cependant, nous avons vu qu'il ne faut pas dépasser la mesure, et qu'une fatigue trop grande peut être funeste au diabétique en provoquant l'apparition du coma.

Les soins de la peau sont recommandés hautement au diabétique ;

il doit prendre des bains fréquents, en faisant des frictions et du massage ensuite ; rappelons les bons résultats obtenus à Aix-les-Bains par Forestier, par l'application raisonnée de la douche-massage. La flanelle portée sur le corps est utile pour éviter les refroidissements. La vie du diabétique doit être calme, exempte de soucis et d'émotions vives. Les abus sexuels sont en général peu à craindre, par le fait de l'impuissance habituelle des diabétiques.

Quant au traitement pharmaceutique du diabète, on a préconisé, contre cette maladie, de nombreux médicaments, dont nous allons énumérer les principaux.

L'opium et les opiacés jouissent depuis longtemps d'une réputation méritée pour calmer la soif et l'appétit trop vorace des diabétiques, pour diminuer la glycosurie et amener une diaphorèse utile. Les diabétiques supportent de grandes doses d'opium continuées pendant longtemps, sans présenter de phénomènes d'intoxication : on a pu en donner jusqu'à 2 grammes par jour. La morphine agit dans le même sens. Pavy et Bouchard ont recommandé la codéine, de 20 à 60 centigrammes par jour, associée à la strychnine. Cette dernière, ainsi que la noix vomique, constitue aussi un médicament très utile aux diabétiques, quand ils sont affaiblis, avec atonie du système digestif et troubles visuels ; on la donne en solution ou en pilules, de 5 milligrammes à 25 centigrammes, ou l'extrait de noix vomique, à la dose de 25 à 50 centigrammes. Les alcalins jouent un grand rôle dans la thérapeutique du diabète, en se basant sur l'idée que cette maladie constitue une dyscrasie acide ; ils ont été introduits par Mialhe, à cause de leur propriété de faciliter les oxydations des substances organiques. Ils sont indiqués surtout chez les diabétiques gras, pléthoriques, goutteux. On emploie l'eau de chaux (1 litre en vingt-quatre heures), la magnésie, l'ammoniaque (Bouchardat en prescrivait 6 gouttes trois fois par jour), le carbonate d'ammoniaque (1 à 5 grammes), le bicarbonate de soude (6 à 12 grammes, d'après Mialhe) et de potasse ; les citrate, tartrate, malate de soude, de potasse et de lithine. Les alcalins sont contre-indiqués quand les oxydations sont abaissées, dans la période consomptive du diabète.

Les stations thermales utiles aux diabétiques sont surtout Vichy, Karlsbad, Neuenahr, Aix-les-Bains. La cure à Vichy diminue en général la densité et l'acidité de l'urine ; le sucre diminue jusqu'à disparaître parfois complètement ; l'urée augmente, tandis que l'acide urique diminue (Frémont).

L'arsenic a été vanté par Devergie et Foville, ainsi que par Jaccoud, Martineau, etc.; ce dernier en aurait obtenu d'excellents résultats en l'associant à la lithine (20 centigr. de lithine et 5 milligr. d'arséniate de soude dans 1 litre d'eau de Seltz).

La valériane est également un médicament antidéperditeur très utile dans la période consomptive du diabète; elle diminue la polyurie et la polydipsie, ainsi que la quantité d'urée dans l'urine.

On pourrait faire une liste encore longue des médicaments qui ont été proposés contre le diabète : l'acide phénique (Müller), l'acide salicylique (Ebstein), l'iode (Bérenger-Féraud), la créosote, le thymol, l'acide benzoïque, l'iodoforme, la glycérine, la pilocarpine, l'ergotine; les diurétiques, les drastiques, les astringents, etc., etc. Dans ces derniers temps, on a vanté les effets de l'antipyrine, à la dose de 2 à 3 grammes par jour (Panas, Germ. Sée, Robin). Le sulfate de quinine, ou plutôt le chlorhydrate et le valérianate de quinine (Legendre) est très utile à la dose de 20 à 60 centigrammes par jour. Le bromure de potassium a été préconisé par Félizet. On a beaucoup vanté les effets du syzygium jambulanum à la dose de 3 à 15 grammes par jour (Vordermann, Feniviek, Levacheff); mais quelquefois les résultats obtenus étaient nuls (Fichtner, Javein, Knaster).

Brown-Séquard a communiqué tout dernièrement les bons résultats obtenus par sa méthode d'injection de liquide testiculaire dans le diabète et la glycosurie. Dans douze cas de diabète, des injections de liquide orchitique ou pancréatique ont donné de bons résultats, bien plus grands cependant quand c'était le liquide orchitique qui était employé. Brown-Séquard finit par conseiller l'emploi du liquide orchitique dans le diabète en général, et l'emploi des deux liquides, orchitique et pancréatique, dans le diabète pancréatique.

Quelques médecins anglais ont publié des résultats favorables obtenus par des injections de liquide pancréatique dans le diabète (Mansell Jones, Mackensie), ou même par l'absorption de pancréas crus ou peu cuits par voie stomacale; mais dans d'autres cas, les résultats obtenus n'étaient pas bien concluants : l'état général s'améliorait, mais la glycosurie et la polyurie augmentaient plutôt (Marshall).

II

DIABÈTE INSIPIDE

Longtemps confondu avec le diabète sucré, le diabète insipide est, en effet, une maladie qui présente une grande analogie de symptômes avec ce dernier.

Étiologie. — Le diabète insipide ou hydrurique (Demange), polyurie primitive et essentielle (Lecorché) polydiluturie (Falck), hydrurie (Willis), est une affection plus rare que le diabète sucré. Les hommes sont atteints beaucoup plus souvent que les femmes. Le plus souvent, le diabète insipide se développe dans l'âge adulte, mais cependant on l'a mentionné aussi chez l'enfant (Külz, Brunton). L'influence de l'hérédité se fait sentir comme pour le diabète sucré; la maladie se rencontre parfois chez plusieurs membres d'une même famille, contemporainement ou pendant plusieurs générations, parfois en alternance avec le diabète sucré. Parfois, il se montre dans des familles à hérédité nerveuse et psychopathique. Comme le diabète sucré, le diabète insipide est souvent provoqué par des affections du système nerveux : commotions, plaies pénétrantes du crâne, inflammations des méninges, hémorragies, ramollissement, tumeurs des centres nerveux, hydrocéphalie ; il se rencontre surtout dans les cas où le plancher du quatrième ventricule est pris. Les maladies chroniques de la moelle épinière, les névroses (hystérie, épilepsie, goitre exophtalmique, chorée), s'accompagnent parfois de diabète insipide. On a encore admis l'influence des efforts intellectuels, de l'insolation, etc. Parfois, le diabète insipide se développe après des maladies infectieuses : diphtérie, impaludisme, pneumonie, scarlatine. La syphilis paraît jouer un rôle par la formation de lésions du système nerveux central (Bouchard, Fournier). Il y a aussi des intoxications qui s'accompagnent de diabète insipide, notamment celle par l'alcool et le plomb.

Symptômes. — Les symptômes du diabète insipide apparaissent parfois très rapidement après une lésion donnée, d'autres fois ils se développent graduellement et insidieusement. Le principal symptôme, c'est la polyurie : au lieu de 1,200 à 1,500 grammes la quantité de l'urine atteint le double, le triple, le quintuple, parfois des chiffres fantastiques. La polyurie nocturne, en forçant le malade à chaque instant à se lever, amène l'insomnie.

L'urine est claire, aqueuse, d'odeur presque nulle, de réaction acide, mais devenant neutre ou alcaline à l'air, d'un poids spécifique très minime : 1005 à 1008 et parfois même 1001 et 1000,5. La quantité de résidus solides est diminuée d'une manière relative, dans une quantité donnée d'urine, mais augmentée absolument.

La quantité d'urée est souvent augmentée ; Senator a trouvé jusqu'à 75 grammes par jour ; d'autres fois elle est diminuée (anazoturie), ce qui s'observe surtout chez les hystériques (Vogel). On

aurait trouvé de l'acide hippurique dans l'urine (Hoffmann, Bouchardat). Il peut s'y rencontrer de l'inosite, grâce à la boisson abondante qui amène une espèce de lavage de l'organisme ; parfois
apparaît une glycosurie transitoire.

Le second symptôme cardinal est la polydipsie avec sécheresse
insupportable de la bouche et de l'œsophage. Les malades peuvent
absorber des quantités énormes de boissons, et la soif est si impérieuse qu'en cas de privation de liquide ils sont capables de boire
tout ce qui leur tombe sous la main : les enfants surtout ont été
souvent surpris buvant leur propre urine.

La peau est sèche et rugueuse, comme dans le diabète sucré ; la
furonculose cependant est exceptionnelle.

La température du corps est souvent très abaissée, les malades se
plaignent du froid. La nutrition générale est souvent peu atteinte,
même pendant une longue durée de la maladie. L'appétit est plutôt
diminué, parfois perverti ; rarement, il est augmenté jusqu'à la boulimie, comme dans le diabète sucré ou azoturique. La digestion est
en général lente et pénible, la constipation est la règle ; parfois il y a
de la cardialgie, de la flatulence, des désordres intestinaux. Parfois
apparaissent des phénomènes nerveux : vertiges, lourdeur de tête,
altération de l'humeur, etc. On a observé des paralysies des nerfs cérébraux, surtout du pathétique ; d'autres fois des paresthésies, du prurit ; on a noté aussi de l'hyperidrose, de la salivation. Il survient parfois des affections de l'œil : hémorragies de la rétine, névro-rétinite,
atrophie du nerf optique, hémianopsie, amblyopie ; pas de cataracte.

La maladie peut se prolonger pendant de longues années, sans
porter atteinte à la santé générale, ainsi que nous l'avons dit : Willis
l'a vue durer cinquante ans. Les rémissions et les exacerbations ne
sont pas rares, ces dernières surviennent de préférence après des
excitations psychiques. Parfois le diabète insipide représente le
début ou la terminaison du diabète sucré. La mort ne survient que
rarement par le marasme, par la maladie même, plus souvent par
des maladies intercurrentes ou par les altérations du système nerveux dont le diabète insipide n'était qu'un symptôme.

Anatomie pathologique. — L'anatomie pathologique de l'affection,
qui nous occupe, est incertaine ; on a décrit des dégénérescences du
plexus solaire (Dickinson, Schapiro), de l'agrandissement et de l'hyperhémie des reins, avec dilatation des canalicules et dégénérescence
graisseuse de l'épithélium ; on a attribué un grand rôle à des troubles
vaso-moteurs du rein (Eichhorst).

Diagnostic. — Le diagnostic différentiel du diabète insipide se fait : avec le diabète sucré, par l'absence de sucre, ne fût-ce que par le poids de l'urine ; avec la néphrite interstitielle, par l'absence d'albumine et d'hypertrophie du ventricule gauche du cœur, etc.

Pronostic. — Le pronostic du diabète insipide n'est pas mauvais, puisqu'il est compatible avec une longue existence ; mais la guérison en est plutôt exceptionnelle. Ce n'est que dans les cas accompagnés d'amaigrissement que le pronostic doit être réservé.

Traitement. — Le traitement doit prendre en considération surtout les causes fondamentales du diabète. Ainsi, les cas dépendant de la syphilis guériront sous l'influence d'un traitement spécifique (Demme, Höslin, Sourouktchi) ; s'il y a anémie, il faut administrer du fer. Pour le traitement du diabète insipide semblant idiopathique, on a utilisé l'opium, qui est bien supporté ; le reste du traitement est purement symptomatique.

III

DIABÈTE AZOTURIQUE

Le diabète azoturique se rapproche beaucoup, par ses symptômes, du diabète sucré. Il a été beaucoup étudié par Bouchardat, qui en fit une espèce nouvelle de consomption, ainsi que par Miquel, Hayem, Bouchard, Demange, etc. Il ne faut pas confondre cette affection avec l'azoturie sans polyurie symptomatique de la tuberculose, de la dilatation d'estomac, de la gastrite, etc., et survenant quelquefois dans l'adolescence, surtout chez des jeunes filles, où elle est confondue avec la chlorose (Bouchard).

Étiologie. — Les hommes sont atteints de diabète azoturique plus souvent que les femmes, et surtout à l'âge adulte, entre vingt et quarante ans ; mais on connaît aussi des cas chez l'enfant et le vieillard. Le plus souvent, cette variété de diabète se développe sous une influence nerveuse, forte émotion, chagrin, frayeur, grande douleur ; parmi les autres causes, on a cité la commotion cérébrale (Bouchard, Tood), les tumeurs cérébrales syphilitiques, la myélite (Lecorché, les excès alcooliques (Kien), les vers intestinaux, la masturbation (Fernet), les grossesses répétées.

Symptômes. — Les symptômes sont tout à fait ceux du diabète sucré, de sorte que le diagnostic différentiel ne repose que sur l'analyse des urines. L'apparition des symptômes a lieu graduellement et insidieusement dans la moitié environ des cas, mais dans l'autre, elle se fait brusquement, par des sueurs profuses (Rendu), par une faim dévorante, deux heures après le repas (Bouchard), par une soif inextinguible.

La quantité de l'urine est de 4 à 15 et même 20 litres (Kien) et est toujours inférieure à celle des boissons absorbées. La couleur en est jaune clair, la réaction acide, mais elle devient rapidement alcaline et trouble, grâce au mucus et aux cellules épithéliales desquamées des voies urinaires, irritées par cette urine trop riche en urée. La quantité de cette dernière est de 33 à 133 grammes, en moyenne de 50 à 90 grammes. Le dépôt est formé surtout d'acide urique et d'urates, parfois d'oxalate de chaux. Les chlorures et les phosphates de l'urine sont augmentés. La densité de l'urine est de 1,010 à 1,020 en moyenne, en raison inverse de la quantité.

Ces grandes quantités d'urée vont de pair avec la polyphagie, qui est parfois extraordinaire (Lasègue a vu absorber 5 kilogrammes de pain par jour) et se maintient, comme dans le diabète sucré, jusqu'au moment où l'appareil digestif ne peut plus fournir le travail demandé. Malgré la polyphagie, l'azoturie est toujours faible ; le malade est fatigué et maigrit de plus en plus, jusqu'au jour où la cachexie finit par amener la mort, qui peut aussi survenir par accidents convulsifs ou comateux, ou, parfois, par phtisie. Cependant, la maladie peut rester stationnaire pendant des années (dix ans, Kiener) ; mais, d'un autre côté, il existe une forme aiguë pouvant ne durer que deux à trois semaines (Lecorché). Dans certains cas, on a vu survenir la guérison, sous l'influence d'une maladie fébrile intercurrente, soit sous l'influence du traitement par l'opium (Hayem), par la valériane (Bouchard).

Diagnostic. — Le diagnostic différentiel du diabète azoturique avec le diabète sucré, le diabète insipide et les diverses polyuries symptomatiques de néphrite interstitielle ou d'affections nerveuses repose tout entier sur l'analyse de l'urine qui révèle la grande quantité d'urée qui est la caractéristique de l'affection en question.

Traitement. — Il doit surtout lutter contre la consomption excessive, par un régime très abondant et le repos complet au lit. Comme médicaments, on a employé la quinine, l'arsenic, l'opium (Hayem et

Lecorché), auquel Legendre préfère la strychnine, comme tonique du système nerveux ; la valériane est préconisée par Bouchard, à la dose de 8 à 30 grammes d'extrait par 24 heures ; l'iodure de potassium est indiqué dans les cas dépendant de la syphilis, mais il faut surveiller son action dénutritive qui vient s'ajouter à celle de la maladie.

IV

DIABÈTE PHOSPHATURIQUE

Tel est le nom que J. Teissier a proposé pour la phosphaturie, qui est, en général, symptomatique de la tuberculose pulmonaire ou ganglionnaire, ou d'une maladie nerveuse. Elle se rencontre encore, d'après Laveran et Teissier, chez d'anciens ou de futurs glycosuriques. Chez ceux-ci, J. Teissier explique la phosphaturie comme pouvant être la conséquence d'un dédoublement, dans le sang, de la glycose en acide lactique, ce qui favoriserait la dissolution, et, par conséquent, l'élimination des phosphates. Enfin, ces auteurs décrivent une forme de phosphaturie survenant pendant l'adolescence, comme l'oxalurie, avec laquelle elle coïncide souvent, s'accompagnant également, souvent, d'un excès d'élimination de l'acide urique ou d'un peu d'albumine, et constituant une maladie symptomatique de la diathèse urique et prémonitoire, parfois, de la goutte.

Le traitement de cette affection dépend de la cause à laquelle elle est liée ; pour combattre l'élimination exagérée des phosphates, on donnera des aliments riches en phosphates et des phosphates solubles comme médicaments.

V

DIABÈTE OXALURIQUE

Étiologie. — Le diabète oxalique — nom également proposé par Teissier pour faciliter la classification de l'oxalurie — consiste dans une élimination exagérée d'oxalates dans l'urine. L'acide oxalique apparaît normalement dans l'urine après l'ingestion de certains légumes (oseille, tomates, salade, etc.) ou de certains médicaments (rhubarbe, valériane, cocaïne, etc.) ; mais la quantité d'acide oxalique ne dépasse guère 20 centigrammes par litre, chez l'homme sain, tandis

qu'on en a trouvé jusqu'à 5 grammes chez un oxalurique, fils de diabétique, urinant de 8 à 20 litres par jour (Neidert). L'oxalurie est presque
constante chez les goutteux, et en général chez les individus à nutrition ralentie ou à système nerveux débilité : scrofuleux, phtisiques,
obèses, gros mangeurs, etc. Cantani attribue une grande importance
dans la production de la phosphaturie à l'abus des boissons gazeuses,
surtout de l'eau de Seltz. L'hérédité joue un grand rôle. L'oxalurie
peut coïncider avec le diabète sucré, où alterner avec lui.

Symptômes. — Les symptômes dominants sont : l'amaigrissement,
la faiblesse musculaire et l'irritabilité nerveuse. Les traits sont tirés ;
le moindre effort entraîne une transpiration acide et fétide. Il y a un
besoin irrésistible de sommeil pendant la journée, car le sommeil de
la nuit ne répare pas suffisamment les forces ; le malade est souvent
réveillé la nuit par une anxiété sans cause, ou par des palpitations
douloureuses. L'haleine est souvent fétide et les selles parfois acides.
On a observé souvent une nutrition défectueuse de la peau ; parfois,
le tremblement des extrémités (Neidert).

Traitement. — Le traitement palliatif de l'oxalurie consiste surtout
dans l'emploi des alcalins (sauf ceux à base de chaux, pour éviter la
formation de calculs urinaires) : bicarbonate de soude ou de potasse
(3 à 5 gr. par jour). Pendant dix jours par mois, on peut donner des
antiseptiques ou des acides minéraux, pour combattre les fermentations intestinales. Comme moyens curatifs il faut employer une alimentation modérée, de l'exercice à l'air libre, la gymnastique, surtout
des membres supérieurs, pour augmenter l'amplitude des mouvements
respiratoires ; la stimulation de la peau et du système nerveux par
les frictions sèches ; l'hydrothérapie, les bains de mer, les voyages
pour distraire l'esprit ; en un mot, tous les moyens pour contraindre
l'organisme à brûler ses acides.

H. CRISTIANI, *de Genève,*

Privat-docent à l'Université.

CHAPITRE V

ARTHRITISME

Historique. — Le mot arthritisme vient de αρθρον, articulation: suivant les auteurs il change de sens. C'est ainsi que tout d'abord il sert à désigner les maladies dans lesquelles on observe l'inflammation des articulations; Baillou en a fait le synonyme de goutte.

De nos jours, on fait entrer le rhumatisme et la goutte dans le même cadre nosologique; Chomel, Grisolle et surtout Bazin ont insisté sur ce point, que l'arthritisme est une grande famille médicale. Pour Bazin, l'arthritisme est une maladie constitutionnelle. non contagieuse, caractérisée par la tendance à la formation d'un produit morbide (tophus) au voisinage des articulations et par des affections variées de la peau, de l'appareil locomoteur et des viscères, affections se terminant le plus souvent par résolution, essentiellement guérissables.

Cette vue très large de Bazin a été acceptée et développée par ses élèves qui ont montré l'enchaînement de certains faits pathologiques (asthme, coliques hépatiques, néphrétiques, migraines, hémorroïdes). Dans l'étude de cette conception générale, ils ont cherché beaucoup plus l'enchaînement, la nature de ces diverses affections que leur point de départ, leur cause.

Avec les tendances actuelles, on a recherché les causes de l'arthritisme et on les trouve dans les troubles de la nutrition. Pour Bouchard, la cause fondamentale de l'arthritisme se trouve dans ce qu'il appelle la nutrition retardante (bradytrophie de Landouzy. C'est ainsi que dans l'obésité il y a accumulation de graisse; dans les coliques hépatiques excès de cholestérine, dans le diabète sucré le sucre n'est pas suffisamment brûlé, il y a insuffisance de combustion. Mais on s'est demandé aussi s'il n'y a pas de plus excès dans la production des principes nutritifs; ce qui, pour Bouchard, est un défaut d'usure, est un excès de formation pour les adversaires de sa théorie.

Dans le diabète, par exemple, il y a excès d'urée et, par conséquent, excès et non défaut de combustion. La doctrine de Bouchard est une manière satisfaisante, mais non complète, on le voit d'après cet exemple, d'expliquer les choses. On doit se tenir à une formule plus générale et dire : Nous ne savons pas s'il y a ralentissement de la nutrition ou s'il y a trop grande abondance de matériaux, les produits, quelle que soit leur quantité, ne subissent pas une combustion suffisante. S'il nous était permis de faire une comparaison un peu triviale nous dirions [1] « qu'un arthritique est une cheminée qui tire mal, dans laquelle la combustion des matériaux organiques est défectueuse, que la suie et les cendres s'y accumulent ». Comme chez les arthritiques, les matières résiduelles en excès sont pour la plupart d'origine minérale, elles n'entraînent aucun caractère infectieux, de sorte que les manifestations arthritiques ont une allure bénigne, elles ont, comme le disait Bazin, une tendance à la résolution.

Formes. — Bazin, qui considérait l'arthritisme comme une maladie constitutionnelle, admettait deux formes : 1° l'arthritisme héréditaire; 2° l'arthritisme acquis. Il faut y ajouter 3° l'arthritisme accidentel.

1° ARTHRITISME HÉRÉDITAIRE. — Les faits de transmission héréditaire sont trop connus pour qu'il soit utile d'insister (fils d'obèses, migraineux, etc.). « On hérite de goutte comme de pairie. »

2° ARTHRITISME ACQUIS. — L'arthritisme, dans des conditions défectueuses, peut aussi s'acquérir. Si, dans une machine construite pour avoir un tirage suffisant avec une longueur de tuyau donnée, on raccourcit ce tuyau, le tirage faiblira et on aura de la suie et des cendres en plus grande abondance. C'est ainsi que se développe, dans certaines conditions, la diathèse arthritique chez les sujets nés avec un faible tirage. Dans ces cas, une thérapeutique particulière instituée de bonne heure pourra éviter les dangers de l'arthritisme.

3° ARTHRITISME ACCIDENTEL. — Si sur le tuyau d'une cheminée qui tire bien on met un opercule, la cheminée tirera mal, le long de ses parois se déposeront des produits anormaux. Si notre nourriture est

[1] Dreyfus Brissac. *Leçon de l'hôpital Lariboisière.*

entièrement animale, la quantité des produits azotés augmente dans l'économie. L'accumulation des produits azotés donne un excès d'urée par défaut de combustion, surtout avec une vie sédentaire. Cet excès passager d'urée peut se produire à la suite d'un surmenage intellectuel ou physique; une quantité excessive d'urée aura été fabriquée, les émonctoires seront insuffisants pour l'éliminer, l'urée restera dans l'organisme et nous aurons des manifestations arthritiques passagères.

Cette manière d'être de l'arthritisme sous forme accidentelle mérite d'être connue pour ne pas tomber dans l'erreur, par exagération, et trouver la diathèse arthritique chez presque tous les malades qu'on interroge, parce que, à un moment quelconque de leur existence, ils ont eu de l'acné ou de l'eczéma. Ces malades ont pu avoir une période de surmenage, les accidents ont disparu avec la cause qui les a produits. De ce qu'une femme, à l'occasion soit d'un accouchement, soit de sa ménopause, à la suite des troubles passagers de nutrition qui accompagnent ces états particuliers, aura présenté des accidents arthritiques ne dépassant guère en durée trois, quatre ou cinq mois, on ne pourra pas dire que cette femme est une arthritique constitutionnelle.

L'arthritisme si commun est donc beaucoup plus rare si on élimine les cas d'arthritisme accidentel.

Etiologie. — Le rôle de l'hérédité est considérable; les races sont les unes plus que les autres sujettes à l'arthritisme. L'immense majorité des Juifs est arthritique; les Juifs, en effet, sont sédentaires, ils se livrent plus volontiers à des travaux intellectuels, ce sont des cérébraux. D'ailleurs, leur manière de vivre est ordinairement confortable; dès leur enfance, ils ont été soignés, nourris même à l'excès, à tort et à travers; nulle part les enfants sont mieux soignés que chez les Juifs. Pour toutes ces raisons, il se produit des perturbations du système nerveux, la nutrition est troublée, déviée.

On sait, d'autre part, les persécutions auxquelles la race juive a été en butte; cette vie agitée, énervante, sorte de surmenage imposé de longue date, devait faire sentir son influence. A la suite du grand krach de la Bourse, il y a quelques années, on a pu constater une poussée épidémique de diabète dans le monde financier.

La grossesse, les accouchements, la ménopause interviennent pour une bonne part dans l'étiologie de l'arthritisme.

Physiologie pathologique. — Elle peut se résumer en quelques mots : accumulation dans l'économie de matériaux insuffisamment élaborés, donnant lieu à une irritation, jouant le rôle de matière peccante des vieux auteurs.

Symptomatologie. — Dans la symptomatologie, il faut distinguer : 1° les accidents communs à tous les organes; 2° les manifestations spéciales.

1° *Manifestations communes à tous les organes.* — Poussées congestives, dont le degré le plus léger est la congestion nasale (épistaxis, fréquente surtout chez l'enfant), coryza chronique, poussées de congestion bronchitique, souvent localisées à la région moyenne du poumon gauche.

Les perturbations plus ou moins rapides de la circulation cérébrale produisent des éblouissements, des tintements d'oreilles et des vertiges. On observera souvent de la migraine, des crises d'asthme, qui sont également d'ordre congestif.

Les hémorroïdes sont aussi des manifestations très communes, elles résultent d'une tendance congestive avec circulation veineuse gênée. Le processus peut aller jusqu'à la rupture des vaisseaux et produire des hémorragies.

Toutes les manifestations congestives, épistaxis, hémoptysies (sans danger chez les tuberculeux arthritiques), purpura, hémorragies cérébrales se produisent par un mécanisme secondaire d'artério-sclérose peuvent se rencontrer chez les arthritiques, toutes sont fugaces, toutes ont une tendance à la résolution et disparaissent dès que l'organisme parvient à se débarrasser de la matière peccante.

2° *Manifestations spéciales.* — Du côté de la peau, l'arthritisme se manifeste par de l'eczéma, du pityriasis, du psoriaris, du lichen et surtout par de l'urticaire qui se produit encore par un mécanisme semblable après l'ingestion d'aliments toxiques.

Bazin a donné le nom d'arthritides aux manifestations cutanées de l'arthritisme, il a décrit leur siège, leur forme, leur disposition, leur coloration, leur marche et leur terminaison.

Les arthritides siègent de préférence sur les régions découvertes, face, mains ; on les voit également sur les régions pileuses.

Elles ont une forme toute spéciale dite nummulaire et sont disposées de telle façon que les groupes qui les composent sont toujours séparés par des intervalles de peau saine ; de plus, elles sont remarquables par le défaut de symétrie.

La coloration des arthritides est d'un rouge vineux souvent accompagnée de dilatations variqueuses des vaisseaux capillaires; elles suintent peu.

La multiplicité des lésions primitives est un fait des plus importants dans l'histoire des arthritides; c'est ainsi que dans l'acné rosée par exemple, les pustules sont accompagnées d'érythème et de dilatations capillaires; dans l'urticaire, il y a des plaques ortiées en même temps que les taches hémorragiques.

Chez les jeunes arthritiques, les lésions cutanées sont de longue durée mais finissent par guérir, mais leur récidive est fréquente dans les mêmes régions. Elles n'occasionnent pas de vrai prurit, mais seulement une sensation de picotement.

Signalons encore chez les arthritiques la fréquence de l'obésité, de la chute des cheveux et des sueurs.

Symptômes de l'arthritisme chez l'enfant. — Il convient de dépister le plus tôt possible l'arthritisme chez l'enfant pour parer aux accidents qu'il peut produire. L'enfant est obèse, lourd, paresseux physiquement et intellectuellement; sa peau est blanche. Avec ces allures on diagnostique un lymphatique et on lui donne de l'huile de foie de morue, des viandes saignantes.

Il faut encore signaler chez ces enfants la fréquence des épistaxis, des rhinites chroniques, des coryzas aigus; souvent ces enfants parlent du nez, ce qu'on ne manque pas d'ailleurs d'attribuer au lymphatisme.

S'ils se plaignent de maux de tête, on dit que ce sont des céphalalgies de croissance. Quelquefois chez les jeunes filles de dix à douze ans, on observe des gastralgies légères.

Les enfants ont tout naturellement une tendance aux mouvements, et cela est fort heureux, car ils réagissent ainsi, sans le savoir, contre l'arthritisme.

Symptômes de l'arthritisme chez l'adulte. — L'adulte arthritique est en général gros, il a les cheveux rares, on observe chez lui soit de la lithiase biliaire ou rénale, soit du diabète, soit de la goutte.

Symptômes de l'arthritisme chez le vieillard. — Chez le vieillard les manifestations arthritiques sont atténuées ou mêmes couvertes par la sénilité qui se trouve au premier plan. Les arthritiques sont des vieillards anticipés parce qu'ils sont surtout artério-scléreux. Chez eux, l'artério-sclérose est due à l'irritation produite sur les parois artérielles par le dépôt de matériaux anormaux charriés par le sang.

Bazin a signalé la fréquence du cancer chez les vieux arthritiques ; les organes envahis par le cancer sont ceux qui sont soumis à une activité intermittente, à des poussées congestives intermittentes : estomac, utérus, sein, etc.

Rapports de l'arthritisme avec le nervosisme et la tuberculose. — L'arthritisme et le nervosisme sont les deux rameaux d'une même branche ; on peut chez les mêmes individus, et plus particulièrement chez les juifs, rencontrer les deux états. Un fait intéressant, c'est que si l'on fait disparaître les accidents d'une nature, c'est au bénéfice de l'autre ; l'arthritisme se manifeste plus intense à mesure que le nervosisme disparaît et réciproquement.

Quant à la tuberculose, on peut dire que très rarement elle accompagne l'arthritisme, et la tuberculose, chez l'arthritique, a en tout cas une évolution beaucoup plus lente que chez le tuberculeux non arthritique.

Traitement. — Il faut, avant tout, activer le tirage ; dans ce but on prescrira les exercices physiques modérés, le massage, les frictions, l'hydrothérapie. La vie au grand air, à la lumière, sera d'une grande utilité. Éviter les dépressions morales, les fatigues intellectuelles.

En dehors du traitement particulier à chaque sorte de manifestation arthritique on devra instituer un traitement général, les eaux de Vichy et de Carlsbad rendent de grands services. L'eau très chaude prise par verre matin et soir, quelle que soit la forme d'arthritisme, agira comme dissolvant des principes nocifs accumulés dans l'organisme. Si cette eau (*aqua simplex*) déplaît, on lui donnera le masque de tisane, soit de pensées sauvages, soit de camomille.

RECHT, *de Paris.*

CHAPITRE VI

GOUTTE

Définition. — La goutte est une maladie constitutionnelle, très souvent héréditaire; c'est une fluxion périodique et douloureuse des articulations qui deviennent à la fin le siège de nodosités et de concrétions tophacées.

Lorsqu'elle est héréditaire, elle peut se montrer dès la jeunesse; le sujet, qui sera goutteux un jour, éprouve habituellement, dès la puberté, quelques-unes des manifestations qui font partie du cortège goutteux. Vers quatorze ou quinze ans, il est sujet aux migraines, aux épistaxis; un peu plus tard, surviennent des hémorroïdes, des éruptions eczémateuses; puis vers l'âge de vingt-cinq ans, et pendant une série d'années, le futur goutteux se plaint de troubles dyspeptiques, avec flatulence, pesanteur stomacale, ballonnement du ventre, renvois aigres ou acides, constipation, prurit anal (Dieulafoy).

La goutte est aiguë ou chronique, régulière ou anormale; elle s'annonce quelquefois par des troubles dans la digestion (vomissements, crampes dans la partie menacée). D'autres fois, elle débute subitement sans prodromes, l'invasion a ordinairement lieu vers le milieu de la nuit par une douleur au gros orteil, douleur plus ou moins déchirante, accompagnée de frissons et de l'impossibilité de mouvoir ou de toucher le doigt du pied; cette douleur qui dure six, douze ou vingt-quatre heures, se termine par des sueurs et un peu de gonflement de la partie douloureuse.

Ces attaques se renouvellent après six mois, huit mois, un an, et perdent de leur violence en devenant plus fréquentes. On peut n'avoir qu'une seule attaque de goutte dans sa vie, mais le fait est rare (Dieulafoy).

Lorsque la goutte revient, sans fièvre, à des époques indéterminées, avec des noyaux ou concrétions pierreuses dans les articulations qui en sont le siège, c'est qu'elle passe à l'état chronique.

La goutte chronique ressemble à la goutte aiguë à paroxysmes successifs avec cette différence capitale que ses accès sont plus longs et que dans les intervalles ils ne laissent jamais les malades complètement libres (Trousseau).

Le rhumatisme, la gravelle, la migraine, l'asthme et les lésions du cœur, sont quelquefois produits par la diathèse goutteuse.

La goutte est sujette à des déplacements et à des mutations de forme qui portent le nom de métastases; la goutte anormale, aussi appelée goutte rentrée ou remontée, appartient également à la goutte aiguë et à la chronique; mais elle est bien plus fréquente dans cette dernière; elle est caractérisée par des troubles réflexes, par des fluxions cutanées ou viscérales; elle abandonne brusquement les articulations où elle siège primitivement et se porte sur des organes intérieurs tels que le cerveau, les poumons, le cœur, l'estomac; elle peut faire place également à une péricardite, à des vertiges, du délire ou du coma; c'est la goutte métastatique dans le sens rigoureux du mot.

Etiologie. Pathogénie. — La goutte, ou pour mieux dire la diathèse goutteuse, est héréditaire dans la moitié des cas, dans 90 p. 100, d'après Gourdner; elle est plus fréquente chez l'homme que chez la femme; elle cherche de préférence les classes riches, et il est probable que la bonne chère et les excès de vin, et surtout de port wine et de porter favorisent son développement, rarement produit par le gin ou wisky.

La goutte se montre fréquemment comme une conséquence du traumatisme ou bien elle revêt des formes anormales, ou bien elle modifie plus ou moins profondément les caractères de certaines manifestations diathésiques; les traumatismes provoquent souvent l'apparition des accès; ils ont aussi pour conséquence chez les sujets goutteux des douleurs paroxystiques, longtemps persistantes, et des raideurs.

Symptomatologie. — La goutte se manifeste, non seulement par des attaques caractéristiques, mais par une série de signes qui, pris isolément, n'ont pas une valeur absolue, mais qui en ont une considérable, lorsqu'ils se trouvent réunis chez un même malade ou chez des personnes de sa famille; ces accidents sont très multiples et peuvent s'observer sur divers organes.

Le plus important, c'est un gonflement ovoïde, avec tension de la peau qui est lisse, brillante, en général dépourvue de poils, au niveau des articulations des phalanges. La main peut être aussi le siège de dépôts uratiques autour des gaines tendineuses, de bourses séreuses anormales, aux épaississements de la peau, au niveau des jointures des doigts; enfin, de kystes qui occupent à peu près le même siège; l'aponévrose palmaire, plus rarement l'aponévrose plantaire, peuvent être le siège d'une rétraction notable, le petit doigt et l'annulaire sont fléchis d'une manière permanente; cette disposition, lorsqu'elle ne s'explique pas par une cause professionnelle ou par l'action d'une cicatrice, appartient presque exclusivement à la goutte.

Les sujets goutteux ont fréquemment de vives douleurs au talon, des douleurs sur le trajet du tendon d'Achille, des sensations de brûlure à la plante des pieds ou à la paume des mains, des fourmillements ou de l'engourdissement des orteils, ou des doigts au point de faire redouter au malade un début de paralysie.

Les névralgies sont fréquentes, elles sont brusques et capricieuses, affectant souvent le palais, la langue, la mamelle, elles donnent lieu à des douleurs cuisantes ou brûlantes, sans chaleur ni rougeur notable de la peau. En dehors de l'excrétion exagérée d'urates, les troubles des fonctions urinaires sont rares; il existe cependant une cystite goutteuse très aiguë, très douloureuse, brusque dans son début.

L'orchite et l'uréthrite goutteuse sont beaucoup plus rares.

On peut observer, chez des sujets goutteux un peu âgés, des indurations fibroïdes du corps caverneux, qui donnent de grandes inquiétudes aux malades, sans avoir de gravité notable.

Les affections cutanées de nature goutteuse n'ont rien qui les distingue dans leurs caractères extérieurs; les ulcères eczémateux s'accompagnent de varicosités, bien plutôt que de grosses dilatations variqueuses des troncs veineux. Le psoriasis lingual fréquent chez les goutteux, qui ont souvent la luette grosse et pendante, la muqueuse pharyngienne gonflée et comme œdémateuse.

La phlébite est la seule affection du système musculaire qui se rattache à la goutte irrégulière. Chez les scrofuleux, l'accès de goutte est moins franc; les parties restent longtemps œdémateuses; il peut même, chez des sujets avancés en âge, devenir le point de départ d'affections strumeuses articulaires, la blennorrhagie et la syphilis des goutteux ont des caractères particuliers, c'est chez les goutteux que l'arthrite et la conjonctivite blennorrhagique s'observent surtout, les périostites très douloureuses à retour paroxystiques, les érup-

tions psoriasiformes de la langue appartiennent presque exclusivement à la syphilis des goutteux, tandis que la perforation de la
cloison des fosses nasales appartient presque exclusivement aux
scrofuleux ou aux turbeculeux syphilitiques. D'importantes indications de traitement sont fournies par la connaissance de ces
faits.

Anatomie pathologique. — Il est certain que le dépôt d'urates dans
les tissus est le caractère anatomique de la goutte ; le goutteux est
imprégné d'acide urique et d'urates, l'acide urique est en grande
proportion dans la circulation sanguine et il prend des proportions
encore plus considérables aux approches des accès, et il disparaît
momentanément après l'attaque.

La substance corticale est atrophiée, et, dans les pyramides, on
voit souvent des stries blanches et des dépôts d'urate de soude (rein
goutteux).

En ce qui concerne la formation des calculs et de la gravelle, Scu-
damore a trouvé, sur 500 goutteux, seulement 5 cas de calculs et gravelle, ce qui montre que l'acide urique peut être déposé dans
d'autres organes.

Le siège des dépôts goutteux, sur 198 cas rapportés par Scuda-
more, 120 fois dans un gros orteil, 10 fois dans les deux, et le reste
sur le quatrième et cinquième doigt du pied.

L'urate de soude se trouve à l'état de cristaux dans les cartilages
des articulations malades, dans les ligaments, tendons, bourses
synoviales, sous le périoste, et enfin dans le tissu cellulaire, dans la
peau, dans le lait ; l'excès d'acide urique dans la circulation sanguine est facile à déceler. On peut le démontrer par le procédé du
fil imaginé par Garrod : 3 à 6 grammes de sérum du sang ou de la
sérosité d'un vésicatoire sont recueillis dans un verre de montre,
mélangés à de l'acide acétique concentré, dans la proportion de
6 gouttes pour 4 grammes, puis un fil de lin est étendu dans le fond
du liquide ; le petit appareil est laissé dans un endroit chaud, pendant vingt-quatre à trente-six heures, jusqu'à dessiccation à peu près
complète du liquide ; le microscope montre alors, sur le fil, des
cristaux dont l'abondance est en raison de la richesse de sérum en
acide urique ; le sang normal ne contient que des traces de cette
substance et ne fournit aucun cristal par le procédé de Garrod.

Graves a signalé le ramollissement de la moelle chez un goutteux,
sans dépôt uratique spécial.

Alliers (de Bonn) a trouvé chez un goutteux de l'arthrite déformante de la colonne vertébrale, avec dépôts probablement calcaires et phosphatiques, entre la dure-mère et les parois du canal rachidien.

Garrod a signalé dans un accès de goutte des phénomènes qui se passaient sans doute dans l'axe nerveux rachidien.

Charcot dit que l'action de la goutte sur la moelle n'est pas encore déterminée.

Cependant, M. Ollivier a constaté *post mortem* l'existence de la goutte spinale et dit qu'à l'autopsie on trouve entre les parois du canal rachidien et la dure-mère, au niveau de la douzième vertèbre dorsale, un épanchement sanguin cylindrique, d'une hauteur de 3 ou 4 centimètres; la dure-mère est, de plus, parsemée de concrétions d'urate de soude.

Diagnostic. — La goutte est une maladie chronique avec des attaques plus ou moins aiguës.

L'attaque de goutte articulaire paraît souvent la première manifestation de la maladie. Au début, la goutte est, en général, régulière; plus tard, elle devient anormale, seulement chez les individus mal nourris; surtout chez les femmes, elle débute sous une forme anormale. L'attaque commence très souvent avec des avant-coureurs : les malades sont déprimés, bien qu'ils aient conservé cependant leur appétit. Du côté de l'appareil digestif, on voit souvent l'œsophagisme, la disphagie, des accès de cardialgie, des palpitations du cœur, avec des urines troubles et sédimenteuses; parfois, les manifestations stomacales revêtent la forme inflammatoire, la fièvre s'allume, et il survient une gastrite hémorragique ou phlegmoneuse, des coliques intestinales, avec ou sans entérite (Dieulafoy).

Le diagnostic de la goutte aiguë et du rhumatisme aigu ne présente aucune difficulté, mais on ne peut pas en dire toujours autant des formes chroniques de ces deux maladies; toutefois, il y a quelques cas, pour ainsi dire mixtes ou intermédiaires, où la goutte et le rhumatisme semblent s'être donné rendez-vous.

Le diagnostic de la goutte larvée est souvent difficile, et il faut s'enquérir avec beaucoup de soins des antécédents du malade; l'hérédité joue là un rôle principal; toutefois, une hygiène vicieuse peut également en être la cause. L'absence d'exercice physique, la vie confinée qui limite l'activité de l'hématose, l'abus de l'alcool, du thé chez les Anglais, du café chez les Arabes, etc., développent la diathèse goutteuse.

Ce qui fait la gravité de la goutte, ce sont ses complications: les plus importantes sont la lithiase rénale et ses conséquences, la néphrite avec infarctus uriques, la congestion chronique du foie et la sclérose, la dégénérescence graisseuse du cœur, des altérations viscérales qui accompagnent la goutte chronique et qui contribuent pour une large part à la cachexie goutteuse.

La goutte métastatique et la goutte alternante sont extrèmement graves, et si la rétrocession ou la substitution porte sur le cœur ou le cerveau, la mort est imminente.

Traitement. — La diète seulement est souvent le facteur essentiel du traitement de la goutte.

Tous les aliments qui ont une tendance à produire l'acide urique doivent être défendus ; on ordonne de préférence tout ce qui peut activer la nutrition, l'exercice au grand air est absolument nécessaire, il faut activer les fonctions cutanées par des lotions froides, frictions, massages. Il faut éviter les repas copieux, les aliments gras. Le régime doit être mixte, mais plus végétal qu'animal, et, parmi les substances animales, il faut laisser de côté le gibier, les poissons de mer ; le café, le thé, les liqueurs ne peuvent être autorisés que par exception.

Les préparations alcalines données contre les troubles dyspeptiques et les eaux de Vichy seront recommandées avec mesure.

La goutte une fois établie, quelles précautions et quelle conduite faut-il tenir ? Doit-on couper l'accès ou laisser agir la nature ? Certes, nous possédons tous les moyens voulus pour atténuer l'accès de goutte, et même pour le faire complètement avorter.

Le traitement de l'attaque aiguë se réduit à peu de chose : le repos, l'enveloppement de la partie malade avec de la ouate recouverte d'un taffetas gommé, ou bien des applications d'huiles narcotiques ; cependant, il faut respecter les attaques de la goutte aiguë, éviter les moyens locaux (sangsues, injections morphinées, vésicatoires) qui peuvent supprimer la fluxion articulaire, éviter les purgatifs au début de l'attaque et se contenter d'une médication anodine (Dieulafoy).

Dans les paroxysmes très douloureux, on peut utiliser l'action analgétique spéciale du salicylate de soude ; le colchique trouve également son indication ; on emploie l'extrait de semences à la dose de 20 à 30 centigrammes par vingt-quatre heures, la teinture à la dose de 10 à 18 gouttes ; l'antipyrine, seule ou associée à la caféine, peut avoir de l'efficacité.

Il y a cependant des cas où il est nécessaire d'intervenir plus énergiquement; c'est lorsque la goutte tente à revêtir la forme à chaîne de paroxysmes qui, par la durée, affaiblit le malade outre mesure ; c'est encore lorsque la goutte se jette sur les organes qu'il faut agir énergiquement.

L'hygiène des goutteux ressemble en tous points aux moyens prophylactiques ; éviter les excès de toute nature, faire un exercice modéré.

Les eaux de Wiesbaden, Vichy, Teplitz, Carlsbad et Hombourg ont une efficacité incontestable.

Michel KOHOS, de Paris,
D^r en Médecine des Facultés de Paris et de Vurzbourg.

CHAPITRE VII

MALADIE BRONZÉE D'ADDISON

Définition. — La maladie bronzée, dite maladie d'Addison, du nom de l'auteur qui l'a décrite pour la première fois en 1855, est caractérisée par une pigmentation obscure de la peau et par des taches pigmentaires sur les muqueuses, avec altération des capsules surrénales.

Étiologie. — Cette maladie attaque les hommes dans la proportion de 65 p. 100 et les femmes dans la proportion de 35 p. 100, et présente son maximum de fréquence de seize à quarante ans ; mais on l'a rencontrée chez les enfants, et dans un cas exceptionnel même à l'âge de trois ans. C'est parmi les pauvres que s'élève le maximum du contingent ; car on la rencontre très rarement chez les riches. Jamais elle n'est héréditaire.

La maladie est tantôt primitive, tantôt consécutive. Dans le premier cas les capsules surrénales sont les seuls organes attaqués, soit après une contusion sur la région rénale, ou par suite de causes morales, ou par suite d'autres causes qui ordinairement échappent à l'observation. Dans la forme consécutive, l'altération des capsules surrénales et par conséquent la pigmentation de la peau et des muqueuses se manifestent dans le cours de la tuberculose pulmonaire, de la tuberculose intestinale, de la tuberculose vertébrale, de la cachexie consécutive aux dégénérations, ou après l'inflammation de l'estomac et de l'intestin.

Symptomatologie. — Les symptômes essentiels ne se montrent pas rapidement ; il y a des prodromes qui durent quelquefois des mois, caractérisés par des troubles gastriques, une faiblesse progressive, un accablement extraordinaire, et des douleurs à l'épigastre, aux lombes, quelquefois dans les membres ou dans l'hypocondre droit, douleurs qui souvent prennent le caractère de névralgies. Les malades ont des vomissements, un dégoût profond pour certains aliments, ils ont de la constipation ou de la diarrhée avec un amaigrissement relatif, qui les oblige à garder le lit pendant des jours ou des semaines entières. On remarque déjà une dépression de l'esprit et un accablement moral qui ordinairement produit une asthénie profonde.

Après cette période, la peau commence à se colorer d'une pigmentation disséminée ; on y observe des taches brunâtres, à contours irréguliers, qui s'élargissent graduellement, en même temps qu'une pigmentation générale se manifeste sur le reste de la peau. La pigmentation devient toujours plus foncée, elle est plus marquée seulement dans les parties qui, à l'état sain, sont riches en pigment. comme dans les aréoles des mamelons, dans la peau des parties génitales, du visage, du cou et des mains. Dans la période avancée, la coloration devient bronzée, comme la peau des mulâtres, et les malades ressemblent aux Indiens ; ils semblent comme artificiellement colorés avec du noir sépia. Avec cette pigmentation foncée de la peau, contraste la blancheur nacrée des sclérotiques, des dents, des ongles des mains et des pieds.

La pigmentation qu'on observe sur la peau se produit également sur les muqueuses : des taches brunâtres apparaissent sur la muqueuse des lèvres, à la surface intérieure des joues ; quelquefois les muqueuses gingivale et linguale, celles des petites lèvres et du gland peuvent aussi être le siège de dépôts pigmentaires.

Dans cet état les symptômes qu'on observe au début de la maladie s'accroissent ; les mouvements sont alanguis, pénibles ; l'esprit est paresseux ; les malades, profondément asthéniques, maigrissent, deviennent cachectiques et anémiques, la débilité est extrême, il y a des vomissements, de la diarrhée fréquente, des vertiges et des syncopes. Ordinairement il existe une anorexie complète, exceptionnellement une soif intense. Le pouls est petit, misérable ; à l'examen du cœur on peut entendre des bruits qui sont en relation avec l'état anémique, mais qui peuvent être en relation avec une altération préexistante.

La température ne subit pas d'oscillations dans le cours de la maladie, seulement les extrémités se refroidissent. La mort a lieu brusquement, par collapsus, par syncope, à la suite de convulsions violentes, d'une attaque d'angina pectoris ; d'autres fois les malades s'éteignent après une longue agonie déterminée par l'état adynamique général, ou par les graves symptômes cérébraux.

Outre cette forme, on connaît une forme rapide de la maladie. Les symptômes sont les mêmes que dans la forme lente, seulement leur acuité est beaucoup plus grande, les accidents gastro-intestinaux peuvent simuler des accidents cholériformes ou des empoisonnements, et la mort peut arriver avant que la pigmentation de la peau ou des muqueuses ait eu le temps de se produire. Dans cette forme rapide aiguë, on observe parfois un mouvement fébrile, des frissons violents.

La maladie bronzée d'Addison est toujours mortelle ; les cas de guérisons doivent se classer parmi les erreurs de diagnostic. La forme à marche lente a une durée de six mois à trois ans, pas plus ; la forme rapide peut se terminer en quelques semaines ; sa durée moyenne est de trois mois.

La maladie bronzée peut se compliquer d'œdèmes produits par une affection cardiaque, avec ascite, albuminurie, mais plus spécialement de tuberculose, qui se rencontre dans plus du tiers des cas.

La quantité des urines peut être au-dessous de la normale ou augmentée jusqu'à la polyurie. On y a constaté une production excessive d'indican et la présence de l'uro-mélanine, de l'acide taurocholique, des acides gras et de l'albumine.

Le sang montre des altérations dans la crase (sa coagulation se fait lentement), et une diminution numérique des globules rouges, qui se montrent décolorés et sont capables de mouvements amiboïdes en présence d'une solution de chlorure de sodium à 0,50 p. 100.

Anatomie pathologique. — Les altérations anatomiques intéressent spécialement la peau, les capsules surrénales et le système nerveux organique.

La peau conserve sa coloration noirâtre chez le cadavre. A l'examen microscopique, les cellules de la couche de Malpighi se montrent colorées d'un pigment brun noirâtre diffus, en même temps qu'on y observe des granulations du même pigment déposées dans le contenu du protoplasma et parmi les cellules. Quelquefois les cellules plus profondes de cette couche sont seules colorées, celles des couches supérieures le sont moins, celles de l'épiderme jamais.

Les capsules surrénales sont le siège d'une inflammation dégénérative, augmentées de volume, leur poids normal de 5 à 8 grammes peut monter jusqu'à 300 grammes ; elles sont dures, avec une surface irrégulière, bosselée ; elles adhèrent aux reins, à la face inférieure du foie. Ordinairement les deux capsules sont attaquées par le mal, rarement une seule ; mais il y a des cas dans lesquels à la pigmentation spéciale de la peau ne correspond aucune altération des capsules surrénales. A la section, la capsule fibreuse externe se montre épaissie, et les deux substances, qui à l'état normal composent les capsules, sont méconnaissables; elles sont remplacées par un tissu d'un blanc grisâtre, dur, lardacé; au centre on trouve soit de petits abcès, soit des foyers de matière caséeuse ou crétacée.

L'examen histologique révèle des altérations différentes, suivant que la marche de la maladie a été rapide ou lente; dans le premier cas, domine une infiltration du tissu par des éléments embryonnaires qui, çà et là, sont rassemblés sous forme de petits abcès; dans le second cas, l'altération prend les caractères de l'inflammation chronique; une trame fibreuse très épaisse s'organise, les éléments normaux des capsules sont détruits et il se forme des foyers caséeux qui peuvent s'imprégner de sels calcaires. Lorsque la maladie s'accompagne de tuberculose, les lésions des capsules sont du même ordre que celles des autres organes, et on y trouve de véritables granulations tuberculeuses avec des masses caséeuses, dans lesquelles on rencontre de nombreuses cellules géantes, de la cholestérine et des bacilles de Koch.

Dans quelques autopsies, on a noté l'hypertrophie de la rate, des ganglions mésentériques et des follicules isolés ou agminés de l'intestin, la dégénérescence carcinomateuse des capsules surrénales, altérations qui toutes doivent être considérées comme accidentelles. S'il y a une lésion spécifique, c'est la dégénérescence caséeuse des capsules surrénales.

A côté de cette altération spécifique des capsules surrénales et avec la pigmentation de la peau, il y a des cas où on a signalé des altérations des ganglions semi-lunaires, du plexus solaire, des filets nerveux qui du grand sympathique vont aux capsules surrénales: une prolifération connective, une dégénérescence graisseuse ou pigmentaire des cellules nerveuses. Quelquefois ces lésions jouent le principal rôle dans la pathogénie de la maladie d'Addison, et les ulcérations des capsules surrénales sont secondaires ou n'existent pas.

On a signalé aussi un ramollissement de la moelle des os, avec une production de moelle rouge (Güll); l'hyperhémie de la substance blanche de la moelle épinière avec atrophie et dégénération pigmentaire des cellules ganglionnaires des cornes antérieures, ainsi que Joquet et Bursin l'ont exceptionnellement rencontré.

Sur la nature de cette maladie spéciale, nous ne possédons que des opinions. Addison et d'autres admettent que la lésion des capsules surrénales est la cause des altérations de la peau, des organes intérieurs et du retentissement sur l'organisme entier. Rosenthal classe la maladie parmi les névroses vaso-motrices et trophiques. Holmgreen croit à une production excessive de l'acide tauro-caulique due à la lésion des capsules surrénales et capable de produire la destruction des globules rouges du sang, et par conséquent la mise en liberté du pigment hématique, qui serait la cause de la pigmentation de la peau.

D'autres, comme Brown-Séquard, croient à une production excessive de pigment, comme conséquence de l'altération des capsules surrénales.

Voulant mettre en relation la symptomatologie clinique avec les faits anatomiques, nous pensons que la maladie bronzée d'Addison est une maladie trophique, déterminée par une altération profonde du système nerveux organique qui, partant des capsules surrénales, attaque graduellement le reste de l'organisme, au point de produire la cachexie et les altérations dégénératives et pigmentaires, et les troubles caractéristiques de cette maladie spéciale.

Diagnostic. — Dans les cas à marche rapide qui ne donnent pas à la pigmentation de la peau et des muqueuses le temps de se produire, on peut confondre la maladie d'Addison avec l'anémie, avec la tuberculose ou avec la leucémie. L'absence des symptômes caractéristiques de cette maladie, l'asthénie, les symptômes gastro-intestinaux, les douleurs épigastriques et lombaires, permettront certainement de diagnostiquer la forme rapide de la maladie.

L'erreur n'est pas possible dans la forme à marche lente. La pigmentation de la peau et des muqueuses et le complexus de symptômes qui l'accompagnent, rendent le diagnostic facile. Néanmoins il y a des teintes de la peau qui peuvent se confondre avec la mélanodermie de la maladie d'Addison, comme la pigmentation ictérique, la teinte terreuse des phtisiques, celle de l'entérite chronique, de la cachexie palustre, etc. L'absence complète des autres symptômes et les caractères propres à la maladie mettent le médecin à l'abri des erreurs

Pronostic. — La maladie bronzée d'Addison est toujours mortelle, et la mort arrive au bout d'un temps qui varie entre quelques semaines et des années. Quelquefois, elle présente des rémissions qui en ralentissent la marche progressive; il n'est pas rare d'observer des paroxysmes caractérisés par l'augmentation des douleurs et des symptômes gastro-intestinaux. Au bout de quelques jours ou de quelques semaines, l'état des malades s'améliore, les vomissements cessent, les forces reviennent; on peut croire à une guérison, mais ce ne sont que des améliorations passagères de l'évolution progressive du mal.

Traitement. — On ne connaît pas une thérapie directe, le traitement doit donc être symptomatique. Un régime hygiénique, le repos, la tranquillité de l'esprit, les toniques et les reconstituants, une bonne nourriture, sont indiqués pour combattre la tendance si marquée à l'affaiblissement.

Dans les cas où les symptômes gastro-intestinaux prennent une grande intensité et dans ceux qui sont accompagnés d'une grande asthénie et d'une anémie profonde, le régime lacté rigoureux et les injections hypodermiques de préparations ferrugineuses, donnent de bons résultats. Contre les douleurs, les vésicatoires, l'exalgine en solution, les injections hypodermiques de chlorhydrate de morphine; contre les vomissements, l'application de la glace en vessie sur l'estomac, les boissons effervescentes, le régime lacté. Les complications, telle que la néphrite, la tuberculose, etc., seront traitées à part; on doit toujours donner la préférence aux injections hypodermiques ou rectales, pour ne pas augmenter les troubles gastro-intestinaux de la maladie.

Antonio FIENGA, *de Naples*,

Professeur de Physiologie à l'Université.

CHAPITRE VIII

RACHITISME

Historique. — On peut voir apparaître chez les enfants, dans la période où l'évolution de leur système osseux est en pleine activité, certaines déformations du squelette, les unes passagères, les autres durables, qui, probablement déjà observées par les anciens, n'ont été pour la première fois réunies dans une description commune que vers le milieu du XVIIe siècle.

Ces déformations étaient alors fréquentes en Angleterre où le peuple les appelait rickets, mot vraisemblablement dérivé de celui des riquets par lesquels on désignait les individus bossus et mal conformés. Une commission de médecins du collège de Londres ayant été instituée pour étudier cette maladie, Glisson publia, en 1650, un ouvrage intitulé : *De rachitide.* Voulut-il par cette dénomination rappeler l'expression populaire de rickets ou caractériser la maladie par l'un de ses symptômes les plus apparents, quand il existe, la déformation de la colonne vertébrale ? En tout cas, le mot était commode et il est resté.

Tous les médecins s'accordent aujourd'hui à admettre que les déformations du squelette ne sont pas la maladie elle-même ; elles n'en sont que les symptômes ou, pour parler plus exactement encore, les conséquences. Elles traduisent à nos yeux une anomalie de la nutrition générale de l'enfant, par suite de laquelle l'ostéogénie se trouve déviée de son type normal ; on discute encore sur l'essence de cette anomalie de la nutrition et sur les causes qui l'engendrent, mais on voit nettement qu'elle produit l'accroissement excessif des tissus d'ossification avec une calcification insuffisante de ces tissus.

Par suite de cette double tendance, les os se ramollissent et se déforment ; mais, parmi les déformations, il importe d'établir une distinction fort importante. Les unes sont inhérentes au processus lui-même et, par conséquent, peu évitables, la maladie une fois confirmée. Il en est d'autres, au contraire, qui résultent de l'action des causes extérieures sur les os ramollis ; ce sont les plus nombreuses, les plus graves par leur conséquence et qui peuvent, jusqu'à un certain point, être évitées par des soins bien compris où l'hygiène joue un rôle considérable.

Étiologie. — Les causes prédisposantes au rachitisme sont assez bien connues ; il n'en est plus de même de la cause déterminante, ignorée jusqu'ici (Tripier).

La scrofule, la tuberculose des parents, prédisposerait les enfants au rachitisme, de là l'influence de l'hérédité admise par presque tous les auteurs. Le rachitisme pourrait se développer pendant la vie intra-utérine (rachitisme intra-utérin) (Depaul), il est dit alors congénital ; le plus souvent cependant c'est vers un, deux et trois ans qu'on le voit apparaître. Enfin, on l'a observé soit plus tôt (six à huit mois), soit plus tard, vers seize, dix-huit ans et plus (Glisson. Portal, Ollier, Tripier).

L'influence du traitement est assez peu connue, cependant on a fait intervenir la scrofule ou la tuberculose pour expliquer l'apparition du rachitisme ; les deux sexes semblent également atteints, toutefois R. Mayolin et Dufour pensent que les filles y sont plus exposées que les garçons.

La mauvaise hygiène, le froid, l'humidité ont été mis en cause par la plupart des médecins qui se sont occupés de cette maladie : aussi la dit-on plus répandue dans les pays froids et humides comme l'Angleterre et la Hollande.

Enfin, on a beaucoup insisté sur l'allaitement artificiel, le sevrage prématuré, sur la mauvaise nourriture, sur la nourriture insuffisante ; des expériences ont été faites à cet égard (Magendie, Trousseau), mais leurs résultats positifs ont été contestés par Bouvier, et plus récemment, par Tripier. Avec ce dernier auteur, on peut dire qu'une nourriture trop animalisée ou privée de sels calcaires (expériences de Chossat, Letellier, Friedleben) ne détermine pas le rachitisme chez les animaux soumis à ces divers régimes.

Les affections aiguës (fièvres continues, fièvres éruptives, etc.) peuvent jouer le rôle de cause prédisposante dans l'apparition du rachitisme.

Symptomatologie. — Très rarement le rachitisme débute au milieu des apparences de la santé par la déformation des os ; cependant MM. Guérin, Guersant et Barrier en ont chacun observé quelques cas. Presque toujours le rachitisme a une période d'incubation plus ou moins longue; il succède alors à diverses affections chroniques abdominales, ou bien il est précédé pendant un temps plus ou moins long par un état de langueur. Ainsi les enfants sont tristes; ils sont faibles, ils maigrissent, et se plaignent de douleurs dans les articulations et dans la continuité des membres; ils suent au moindre exercice et pendant le sommeil; beaucoup ont de la diarrhée et perdent l'appétit; enfin, on dit que les urines, plus copieuses que de coutume, laissent déposer par refroidissement un sédiment calcaire très abondant. L'enfant reste dans cet état languissant pendant un ou deux mois, quelquefois pendant cinq ou six; puis la seconde période, caractérisée par la déformation du squelette, arrive.

On voit alors les épiphyses des os longs, surtout aux jambes et aux avant-bras, se tuméfier et présenter des espèces de nodosités : c'est ce qui fait dire au vulgaire que les enfants se nouent. C'est à cet effet que se borne le rachitisme dans 1/45 des cas à peu près, quand il est naturellement peu intense, ou lorsque les moyens de traitement employés dès le début ont quelque efficacité (Guérin). Cependant, chez la plupart, les os se courbent, se contournent et se dévient. Ainsi les fémurs et les os des jambes s'arquent fortement et présentent leur convexité en dedans. D'autres fois, la courbure des fémurs se fait en avant, et celle des tibias en dehors; la direction des membres inférieurs est telle que, rapprochés l'un de l'autre, ils circonscrivent une sorte d'ellipse. D'autres fois, les genoux, dirigés en dedans, se touchent, tandis que les jambes sont écartées à angle ouvert. Aussi la démarche est difficile, incertaine, peu assurée, d'autant plus que la plupart de ces malheureux ne peuvent marcher que sur le bord interne du pied. Les membres supérieurs sont toujours moins déformés que les membres pelviens, obligés de supporter le poids du corps. Les os du bras et de l'avant-bras peuvent être courbés en dedans; les petits os du carpe et du métacarpe peuvent être gonflés; mais ce sont les clavicules auxquelles aboutissent les membres thoraciques qu'on trouve le plus déformées. Ces os représentent des arcs de cercle à convexité antérieure, et parfois tellement proéminente qu'on les dirait affectés de fractures mal consolidées. Le rachis est souvent dévié, soit latéralement, et il a alors la forme d'un S, soit d'avant en arrière; quelquefois ces différentes déformations existent simultanément.

Les déviations, que le rachis produit sur le squelette du thorax, sont non moins remarquables; elles ont été parfaitement étudiées, par MM. Rilliet Barthez. En général, le sternum est bombé en avant et presque anguleux du haut en bas. Immédiatement après lui, les cartilages se portent en arrière comme s'ils allaient toucher la colonne vertébrale ; de là, résulte un aplatissement extraordinaire des régions axillaires, qui sont rentrées et concaves. L'extrémité sternale des côtes est gonflée et se dessine sous la peau ; ces os sont courbés en sens inverse de leur état normal, c'est-à-dire qu'ils forment une convexité en dedans et une concavité en dehors, ce qui fait ressembler le thorax des rachitiques à celui des oiseaux.

Le rachitisme déforme très souvent aussi les os plats, surtout ceux du bassin et du crâne. Les premiers s'inclinent et se contournent de diverses manières : tantôt le sacrum et le pubis se rapprochent, il en résulte alors une diminution telle du diamètre antéro-postérieur, que celui-ci peut n'avoir que 4, 5, 6 centimètres, au lieu de 11, ce qui est la dimension normale ; d'autres fois, le rapprochement des os se fait d'un côté à l'autre, de sorte que le diamètre transverse peut être diminué de plus de moitié. Si le rachitis atteint les enfants très jeunes dont les fontanelles sont encore membraneuses, l'ossification de celles-ci est arrêtée ; le cerveau, cessant alors d'être maintenu, et obéissant à sa seule force d'expansion, développe le crâne outre mesure : la tête ressemble, dans ce cas, à celles de beaucoup d'hydrocéphales ; cependant, chez les rachitiques, le développement du crâne ne tient nullement à un épanchement séreux, mais seulement à un état d'exubérance du cerveau. Si le rachitisme survient après l'ossification des fontanelles, le volume de la tête augmente peu ; mais les os s'épaississent et offrent, çà et là, de nombreuses bosselures, correspondant surtout aux points où le tissu spongieux est le plus développé. Des déformations semblables se remarquent aussi à la face, qui s'élargit en travers et semble se déprimer de haut en bas ; les os des pommettes sont saillants ; la racine du nez est plus large ; la mâchoire est épaissie, ses branches se réunissent avec le corps presque perpendiculairement ; enfin l'omoplate, plus rarement déformée que les autres os, peut l'être quelquefois assez pour gêner beaucoup les mouvements de l'épaule.

Les dents sont les seules parties du squelette qui ne se ramollissent jamais ; souvent même le travail de la dentition n'éprouve aucun retard, et les dents qui sortent sont de belle apparence ; mais fréquemment elles se carient, et si les enfants sont très faibles, la dentition se fait d'une manière irrégulière.

D'après l'aspect des os rachitiques, d'après la direction des courbures, il est évident qu'on ne saurait attribuer celles-ci à la seule contraction musculaire. Ces déformations du squelette entraînent nécessairement beaucoup de troubles dans les principales fonctions. Ainsi, par suite de la vicieuse conformation du thorax, en raison de l'aplatissement qu'il subit latéralement, le diamètre transverse de la poitrine est diminué ; de plus, à cause du changement de diamètre des côtes, ces arcs osseux se portent en dedans à chaque inspiration, et rétrécissent d'autant la capacité thoracique : aussi la respiration est-elle surtout diaphragmatique. Le diamètre lui-même ne trouvant pas un point d'appui suffisant sur les côtes ramollies, et étant refoulé fortement en haut par le volume du foie et par la distension gazeuse des intestins qui existe chez la plupart des rachitiques, il s'ensuit que la poitrine se développe encore très incomplètement dans son diamètre vertical. Ajoutons que la capacité du thorax est souvent diminuée en outre par la déviation du rachis, qui forme une ou plusieurs saillies ; enfin les poumons, déjà peu développés en raison du peu d'étendue de la cage thoracique, sont plus ou moins comprimés par les gibbosités ; ils le sont parfois à un point tel, que l'organe peut, comme nous l'avons vu, être réduit dans l'étendue d'un lobe entier en une lame mince ; d'autres fois, même, le tissu, devenu entièrement fibreux et dense, est tout à fait imperméable à l'air. Toutes ces lésions expliquent pourquoi tous les bossus ont la respiration courte, gênée, et pourquoi toutes les maladies de l'appareil respiratoire présentent chez eux un caractère si grave. La rapidité, avec laquelle ils respirent, fait que l'air pénètre à peine dans les vésicules, et s'arrête en partie dans les gros troncs ; de là, comme l'ont noté MM. Rilliet et Barthez, une légère respiration bronchique naturelle à ces sujets.

La plupart des rachitiques sont remarquables par le développement précoce de leur intelligence, c'est ce qui explique d'ailleurs le volume relativement plus considérable du cerveau.

Marche. Durée. Terminaisons. — La déformation des os se ferait toujours de bas en haut, d'après Guérin. Cette proportion, généralement vraie, est pourtant un peu trop exclusive. Commençant par les os des jambes, la déformation gagne ensuite les fémurs, elle affecte ensuite les poignets, puis les os du bassin, les côtes et le rachis.

La période de déformation marche plus ou moins vite. Dans les cas les plus aigus, il suffit de deux ou trois mois pour que tout le squelette se dévie et se déforme ; mais quand la marche est lente, il s'écoule souvent une ou plusieurs années entre les déformations des extrémités et celles du rachis. Pendant cette période, les enfants sont tristes, languissants, étiolés, sujets à la diarrhée ; ils ont souvent de la fièvre ; ils se plaignent des membres et suent au moindre mouvement ; enfin, après un temps plus ou moins long, la maladie passe à la troisième période et se termine par la mort ou la guérison. Dans le premier cas, la déformation continue à faire des progrès ; les enfants maigrissent, s'affaiblissent, s'étiolent de plus en plus ; ils s'infiltrent et succombent, emportés le plus souvent par quelques complications thoracique (pneumonie, bronchite capillaire, phtisie) ou abdominale (entérite, colite ou ramollissement de la muqueuse digestive).

Lorsque, au contraire, la maladie tend vers la guérison, les forces se raniment, le système musculaire acquiert de l'activité, et l'accroissement du corps, momentanément suspendu, reprend son cours. Si les déformations ne sont pas considérables, on les voit diminuer ou s'effacer : c'est ainsi que les saillies des os disparaissent et que beaucoup de courbures se redressent par la seule activité des muscles, quelquefois l'emploi des machines devient nécessaire. Cependant, lorsque les déformations ont été trop considérables, et surtout lorsqu'elles occupent le sternum et les côtes, et même le rachis, elles persistent presque toujours, et les individus, quoi qu'on fasse, restent alors soumis pendant toute leur vie à tous les inconvénients qu'entraîne la déformation des diverses parties du squelette. Ainsi ceux dont les membres pelviens sont difformes ont une démarche pénible et mal assurée. Lorsque l'altération porte sur la clavicule et l'omoplate, les membres supérieurs ont moins de force, et leurs mouvements ont moins d'étendue : le rétrécissement du bassin chez la femme peut rendre les accouchements difficiles ou impossibles ; enfin les déformations du thorax, surtout lorsqu'elles s'accompagnent de gibbosité, font que ces individus sont essoufflés, presque tous deviennent emphysémateux, et beaucoup sont consécutivement atteints de maladies organiques du cœur, surtout de dilatation avec ou sans hypertrophie des parois ; ils s'enrhument facilement et, chez eux, la moindre affection aiguë des poumons et des bronches s'accompagne d'une dyspnée et d'une anxiété extrêmes. Beaucoup de ces individus, en raison des causes nombreuses qui gênent la circulation de l'hématose, ont les lèvres, les pommettes et la pulpe des doigts violacées, cyanosées ; ils ont les yeux saillants et larmoyants ; leur parole est brève, difficile ; ils sont pris de temps en temps d'orthopnée, et meurent suffoqués ; d'autres périssent avec les symptômes d'une asphyxie lente ; ainsi que M. Forget l'a démontré.

en 1866, la plupart succombent à des maladies inflammatoires de la plèvre, des bronches et des poumons, affections qui souvent seraient insuffisantes pour produire la mort chez des sujets bien constitués; enfin beaucoup d'autres sont emportés par des maladies du cœur. Il est, au contraire, assez rare de voir ces sujets devenir tuberculeux; il résulte, en effet, des recherches de MM. Rufz et Guersant que l'affection tuberculeuse est moins commune chez les enfants rachitiques que parmi tous les autres.

Diagnostic. — Le diagnostic n'est incertain que dans la première période et lorsqu'on n'observe encore qu'un ensemble de symptômes généraux. Dès que la déformation du squelette commence, la maladie est bien caractérisée, et ne pourrait être confondue qu'avec l'ostéomalacie : mais nous dirons bientôt en quoi celle-ci diffère du rachitis. Faut-il rapporter à cette dernière affection toutes les déviations des os qu'on observe dans le jeune âge? Faut-il notamment regarder comme un effet du rachitis les déviations qui affectent si souvent la colonne épinière des jeunes personnes, sans que les autres parties du squelette présentent une altération analogue? Cette question est difficile à résoudre; néanmoins nous croyons que beaucoup de gibbosités ne reconnaissent point pour cause le rachitisme, car elles surviennent à un âge où cette affection n'est pas ordinaire; elles se déclarent le plus souvent au milieu d'un état de santé parfaite; de plus, on ne trouve pas dans les vertèbres les altérations que nous avons vues précédemment dans tous les os rachitiques. Toutes ces raisons portent à penser que ces gibbosités tiennent à quelque autre cause : c'est ainsi que la contraction musculaire, des positions vicieuses, l'usage de certains corsets, et peut-être le relâchement des ligaments vertébraux peuvent, dans beaucoup de cas, rendre compte de leur développement.

Pronostic. — Peu grave, si le rachitisme n'est pas très étendu, le pronostic devient très sérieux lorsque les déviations sont considérables et que la réparation des os tarde à se faire. On a dit que chez les sujets relativement âgés la guérison était plus fréquente que chez les très jeunes enfants; toutefois, le pronostic est toujours sérieux en raison des déformations qui persistent dans beaucoup de cas. Nous avons déjà signalé l'importance des déformations du bossu chez les femmes rachitiques.

Anatomie pathologique. — D'abord très peu connues, les lésions

des os rachitiques furent mieux étudiées par Rulfz, Bouvier et J. Guérin ; mais c'est le professeur Broca qui, le premier, regarda les modifications subies par le tissu osseux comme intimement liées à une
déviation du processus de l'ossification normale. Généralement
acceptée depuis lors, cette interprétation des phénomènes morbides
a été quelquefois modifiée, selon les opinions que s'étaient faites les
auteurs sur l'ossification normale des os et sur leur mode d'accroissement (Kölliker, Virchow, H. Müller, Ranvier, Ollier, Tripier, etc..

Les altérations des os rachitiques peuvent être divisées en trois
périodes (J. Guérin, Follin).

Dans la première période, dite de raréfaction ou d'épanchement,
l'os et le périoste sont vascularisés ; infiltrés de sang, cette dernière
membrane épaissie se détache avec facilité du tissu osseux sous-
jacent. La coloration de l'os ne tient pas seulement à son injection,
mais aussi à l'épanchement d'une matière noirâtre qui plus tard
prend l'aspect et la consistance de la gelée de groseille (J. Guérin.

La deuxième période d'organisation ou de formation (Follin)
(état fibroïde ou cartilaginiforme de Bouvier) se caractérise par le
gonflement des extrémités osseuses et la courbure des os longs.

Le gonflement des extrémités épiphysaires ne résulte pas exclusivement de la formation d'un tissu nouveau (spongoïde de J. Guérin,
mais, ainsi comme l'avait pensé Bouvier, de modifications dans le
développement de l'os, modifications que nous étudierons plus loin
et qui ont été décrites par Broca, Virchow, etc.

Quant aux courbures, elles tiennent au ramollissement du tissu
osseux et se produisent sous l'influence de l'action musculaire, du
poids du corps, etc. Parfois, et surtout dans le jeune âge, on observe
des fractures complètes ou incomplètes.

Les os des membres inférieurs se déforment plus que ceux des
membres supérieurs ; les tibias, les péronés sont courbés en arc à
concavité tournée en arrière et en dedans (Nélaton) ; parfois cependant les courbures des deux jambes se font en sens opposé, et ces
dernières circonscrivent un espace elliptique (Follin). Au fémur il y
a souvent exagération de la courbure normale, toutefois cette courbure n'est pas soumise à des règles générales (Follin). L'humérus
est d'ordinaire concave en dedans et en avant ; les os de l'avant-bras
sont convexes du côté de l'extension. Les clavicules ont leurs courbures exagérées, les omoplates sont boursouflées.

L'aplatissement des côtes, courbées sur leur plat en sens inverse
de l'état normal et concaves en dehors, donne au thorax un aspect
caractéristique. Cette cage osseuse présente deux gouttières latérales

et une projection en avant qui la font ressembler au thorax des oiseaux (Follin). Parfois le thorax est concave d'un côté, convexe de l'autre, ou bien les côtes s'imbriquent les unes sous les autres, et la côte inférieure se place en avant de celle qui la surmonte. Un angle saillant existe au niveau des extrémités chondro-costales (chapelet rachitique). Le sternum peut être déformé, infléchi.

Avant l'ossification des fontanelles, le rachitisme détermine l'élargissement du crâne, le front fait saillie en avant, l'occiput bombe en arrière, les fontanelles restent ouvertes. La face paraît d'autant plus petite que le crâne est plus volumineux.

Les courbures rachidiennes s'exagèrent, le sacrum est très concave en avant. Enfin les os des îles, épaissis, se recourbent en dedans d'où la profondeur des fosses iliaques (Follin) et des rétrécissements très importants pour les accoucheurs.

La troisième période pourrait être subdivisée en deux, selon que les os se consolident (état éburné de Bouvier) ou bien qu'ils se désorganisent de plus en plus.

Dans ce dernier cas (consomption rachitique de J. Guérin), la couche extérieure devient très mince et le tissu osseux est formé de lamelles raréfiées, renfermant un suc huileux, blanchâtre ou rougeâtre.

Lorsque l'affection guérit, la matière rouge infiltrée dans l'os se résorbe, il se produit du tissu compact, même éburné; le canal médullaire peut être oblitéré. Les os très courbés peuvent se redresser complètement et en tout cas la consolidation osseuse commençant par leur concavité, il en résulte l'impossibilité d'une déformation plus considérable.

Nous allons examiner maintenant les modifications histologiques et chimiques que subissent les os rachitiques.

Les lésions histologiques doivent être étudiées au niveau du cartilage d'ossification, dans la moelle et dans le périoste.

Le professeur Broca, décrivant les phénomènes normaux qui se passent au moment où le cartilage épiphysaire se transforme en os, a admis entre l'os proprement dit et le cartilage véritable une couche spongoïde qui n'est pas encore du tissu osseux spongieux et une couche chondroïde qui ne serait plus du cartilage.

Dans le rachitisme, le cartilage passe bien à l'état chondroïde, puis à l'état spongoïde, mais l'ossification ne se fait pas, et le dernier état persiste plus ou moins longtemps.

Pour Cornil et Ranvier, la couche chondroïde de Broca, résultat de la prolifération des cellules du cartilage, est augmentée d'épaisseur, irrégulière et sillonnée par des canaux vasculaires. Au-dessous d'elle, il n'y a pas seulement un épaississement de la couche spongoïde normale, mais formation d'un tissu nouveau. Tandis qu'à l'état physiologique, la couche dite spongoïde par Broca est formée de travées de substance fondamentale du cartilage, travées infiltrées de sels calcaires et d'alvéoles remplis de moelle embryonnaire (H. Muller) ; dans le rachitisme il se fait un tissu rouge spongoïde de J. Guérin formé d'alvéoles irréguliers, offrant l'aspect d'une fine éponge et se prolongeant dans la diaphyse qu'il envahit. Ce tissu résulte de l'infiltration calcaire de la substance fondamentale du cartilage qui sépare les grandes cellules cartilagineuses ; cette infiltration s'étend aussi aux capsules secondaires, et celles-ci ne se dissolvent pas comme dans l'ossification normale. Plus tard les capsules cartilagineuses deviennent anguleuses et ressemblent aux corpuscules osseux disposés dans la substance fondamentale. Enfin dans ce tissu spongoïde se rencontrent un grand nombre de vaisseaux résultant du développement de ceux du cartilage et qui forment là un véritable système caverneux.

Lorsque l'affection continue à progresser, les espaces limités par les travées du tissu spongoïde s'agrandissent et la moelle, qu'ils contiennent, est rouge, plus ou moins fluide, composée de cellules rondes et anguleuses, étoilées même, qui ultérieurement sont séparées les unes des autres par une substance fondamentale vaguement fibrillaire. Il se fait, en outre, une ébauche d'organisation fibreuse de la moelle, et cela non seulement dans les cavités médullaires du tissu spongoïde, mais aussi dans la moelle ancienne du tissu spongieux, des canaux de Havers, dans la moelle centrale et le tissu médullaire sous-périostique (Cornil et Ranvier).

C'est à ce tissu, formé d'une substance fondamentale fibroïde, parsemée de granulations calcaires et présentant des corpuscules anguleux que R. Virchow a donné le nom de tissu ostéoïde. Ce serait pour l'auteur allemand la première phase de l'ossification normale, opinion démontrée fausse depuis les travaux de H. Muller et Ranvier. La moelle située au centre du canal médullaire est rouge, fluide, composée d'éléments embryonnaires ; celle qui est située à la périphérie s'organise en une sorte de tissu conjonctif jeune qui lui donne l'apparence d'une membrane, lorsque le rachitisme est très prononcé (Cornil et Ranvier).

Enfin, la couche médullaire sous-périostique se transforme en un tissu conjonctif vasculaire mou, très adhérent à l'os ainsi qu'à la lame fibreuse du périoste, et ayant parfois une épaisseur considérable. Cette couche subit ultérieurement des modifications encore mal connues ; des travées onduleuses anastomosées les unes aux autres s'y développent, ainsi que des cellules étoilées. On y trouve en un mot le tissu ostéoïde de Virchow.

Quand le rachitisme est avancé, on rencontre sous cette couche ostéoïde des lames osseuses minces, concentriques, et séparées les unes des autres par du tissu conjonctif mou et vasculaire. Ces lames formées de tissu osseux véritable sont spongieuses et leurs cavités sont remplies de tissu conjonctif jeune.

Un fait important à signaler, c'est que, lorsqu'il se produit une fracture par suite de la fragilité des os rachitiques, le cal est entièrement composé d'un tissu ostéoïde comme celui qui se fait sous le périoste.

Les modifications histologiques subies par les os rachitiques, alors que la maladie se guérit, sont très mal connues (Cornil et Ranvier). Le professeur Broca pense qu'il y a reprise de l'ossification ; toutefois, il fait remarquer que le tissu spongoïde (ostéoïde, pour Wirchow) devenu osseux, ne présente pas la disposition normale de celui-ci ; quant aux modifications intimes que subit le tissu spongoïde, il n'est question que de l'apport de sels calcaires.

Tripier, adoptant les idées de H. Müller et Ranvier, pense que le tissu fibroïde, qui résulte de la transformation de la moelle, retourne à l'état embryonnaire et que seulement alors se fait l'ossification ; mais c'est là une hypothèse encore à vérifier.

Traitement. — Les deux principales causes du rachitisme sont l'allaitement artificiel et le sevrage prématuré (avant un an). Quand on ne peut éviter ces dangers et qu'il faut recourir à une alimentation supplémentaire, il faut au moins proscrire absolument les viandes, les légumes indigestes, les boissons irritantes, et se contenter de lait, stérilisé si possible, d'œufs, de laitages, de panades.

Si le rachitisme est constitué, il faut modifier l'hygiène du petit malade et prescrire une médication interne.

Traitement hygiénique. — On conseillera un séjour prolongé à la campagne, ou, mieux, au bord de la mer, les promenades au soleil, les bains de mer, chauds d'abord, puis froids ; à leur défaut, des bains salés (2 à 3 kilogrammes de sel marin par bain) ; une saison à Salies-de-Béarn ou à d'autres stations fortement chlorurées ; des frictions sur tout le corps, sèches, ou avec du baume de Fioravanti, de l'eau de Cologne, etc. On fera coucher l'enfant sur un lit dur (crin ou varech).

Traitement interne. — Il se résume en trois agents : l'huile de foie de morue, le phosphore, le phosphate de chaux.

1° Depuis Bretonneau et Trousseau, l'huile de foie de morue est considérée comme le médicament quasi spécifique du rachitisme. On prescrira l'huile brune à la dose d'une cuillerée à café d'abord, puis on arrivera graduellement aux doses de deux et même trois cuillerées à soupe. On pourra associer l'huile au sirop antiscorbutique, au sirop de protoiodure fer, au sirop d'écorce d'oranges amères.

2° Comme succédané de l'huile de foie de morue pour les enfants qui en sont dégoûtés, Trousseau conseillait le mélange suivant :

℞ Beurre très frais. . . . . 300 grammes
   Iodure de potassium. . . . . 15 centigrammes
   Bromure de potassium. 50   —
   Chlorure de sodium . . . . 5 grammes
   Phosphore. . . . . 1 centigramme
A prendre en trois jours, étalé sur des tartines de pain.

Le beurre était pour Trousseau le médicament actif, les autres ne figurant que pour augmenter la « confiance des parents ». — Cependant le phosphore est prescrit dans cette formule à une dose telle qu'on ne saurait le négliger. C'est là une médication phosphorée du rachitisme, au même titre que la suivante, plus célèbre, celle de Kassowitz :

   Phosphore. . . . . 1 centigramme

faites dissoudre dans :

   Huile d'amandes douces. . . . . 10 grammes

Ajoutez :

   Poudre de gomme arabique . . . . ⎰ àà 5 grammes
   Sirop simple. . . . . ⎱
   Eau distillée. . . . . 80 grammes
On donnera par jour 1 à 4 cuillerées de cette mixture soit un demi à 2 milligrammes de phosphore suivant l'âge des enfants.

Le Dr Guinon a publié un travail relatif à l'emploi du phosphore dans le rachitisme : ses expériences ont porté sur 41 enfants du service de M. le professeur Grancher. Sans être décisifs, peut-être parce que les observations n'ont pas été prolongées, les résultats paraissent cependant favorables à l'emploi de ce médicament, qui est particulièrement préconisé en Allemagne, surtout par Kassowitz de

Vienne). M. Guinon fait remarquer que l'amélioration du côté des os a été, au contraire, très rapide, ce qui a une très grande importance. Au bout de quinze jours, en général, la mère rapporte que l'enfant est plus gai, qu'il tousse moins, qu'il digère bien, quelquefois qu'il dort mieux. Au bout de trois ou quatre semaines, elle remarque qu'au lieu de rester étendu et flasque, si c'est un nourrisson, il s'assied bien tout seul, ou essaie de le faire ; si c'est un enfant plus âgé, qu'au lieu de rester assis, il se met debout ou essaie de le faire. Enfin, à un âge plus avancé, qu'il veut marcher ou qu'il recommence à marcher s'il en avait perdu l'habitude (comme cela se voit souvent dans le rachitisme de la deuxième année) ; enfin au bout de deux mois ou plus, on note que les dents poussent, bien qu'avec retard. La formule la plus simple et la moins chère, celle que l'on doit employer à l'hôpital, est l'huile de foie de morue phosphorée au dix millième.

R Phosphore . . . . 1 centigramme
Huile de foie de morue . . . . 100 grammes
Une cuillerée à café par jour

Comme le pharmacien ne saurait peser une aussi petite quantité de phosphore, Kassowitz recommande d'avoir une solution mère concentrée de phosphore (20 centigrammes dans de l'huile d'amandes douces, 100 grammes), 5 grammes de cette solution contiennent 1 centigramme de phosphore et donnent, avec 95 grammes d'huile de foie de morue, la solution au 1/10000. Quand un enfant ne peut pas ou ne veut pas la prendre, on doit essayer la formule suivante :

R Phosphore . . . . 1 centigramme
Huile de foie de morue . . . . 100 grammes
Saccharine. . . . . 5 —
Essence de citron. . . . . II gouttes
Une cuillerée à café par jour.

Si cette forme n'est pas acceptée par l'enfant, Kassowitz prescrit :

R Phosphore. . . . . 1 centigramme
Lipanine . . . . 30 grammes
Sucre blanc . . . .
Gomme arabique . . . . } àà 15 —
Eau distillée . . . . 40 —
Une cuillerée à café par jour.

ou encore :

> ℞ Phosphore. . . . . 1 centigramme
> Lipanine . . . . } ââ 5 grammes
> Huile d'olive. . . . .
> X gouttes par jour.

Toutes ces préparations peuvent être continuées pendant plusieurs mois. Il est certain que les bains salés, les frictions générales et répétées, le grand air (dont la privation joue un si grand rôle dans la genèse du rachitisme), le régime alimentaire soigné (la viande crue dans la diarrhée) influencent très heureusement et rapidement le rachitisme. Il est donc indiqué de joindre tous ces moyens à l'usage de l'huile phosphorée, et c'est en effet la pratique que L. Guinon a adoptée quand il ne peut recommander le séjour à la mer.

3° Bien que le phosphore en nature pris à si faible dose soit inoffensif, on pourra se borner à associer à l'huile de foie de morue une des nombreuses préparations de phosphate de chaux : sirop de phosphate de chaux gélatineux, de lacto-phosphate de chaux, de chlorhydro-phosphate de chaux (1 à 3 cuillerées à café par vingt-quatre heures).

On a conseillé en Italie les courants continus le long de la colonne vertébrale, les bains électriques.

SIROP DE CHLORHYDRO-PHOSPHATE DE CHAUX

> Phosphate bicalcique . . . . 13 gr. 50 cent.
> Acide chlorhydrique officinale . . . . Q. s.
> Eau distillée. . . . . 340 grammes
> Sucre blanc. . . . . 630 —
> Alcoolature de citron . . . . 10 —
> F. s. a.

20 grammes de ce sirop contiennent 25 centigrammes de phosphate bicalcique.

On prépare de même le sirop de lacto-phosphate de chaux en remplaçant l'acide chlorhydrique par une solution concentrée d'acide lactique à D = 1, 21, on prépare le sirop de phosphate acide de chaux en remplaçant l'acide chlorhydrique par l'acide phosphorique officinal.

On conseille encore tous les jours de nouveaux médicaments contre le rachitisme; actuellement la meilleure manière de faire du nouveau, c'est de prescrire les médications anciennes, dont nous connaissons à peine l'action physiologique et les applications thérapeutiques.

Traitement chirurgical. — Parfois, pour remédier aux déformations rachitiques, en dehors des appareils orthopédiques, ou des appareils inamovibles plâtrés et silicatés, on est obligé de recourir à des opérations chirurgicales, ostéotomie ou ostéoclasie.

On ne doit intervenir chirurgicalement contre les déviations rachitiques que quand elles sont très prononcées, de façon à gêner le fonctionnement du membre ; cela n'a guère lieu qu'au membre inférieur.

On n'interviendra que lorsque la période de réparation sera commencée depuis plusieurs années. La croissance suffit à redresser les petites innervations, mais il n'en est pas de même des courbures accentuées.

Le redressement peut s'obtenir par l'ostéoclasie manuelle qui n'est guère applicable que chez les très jeunes enfants. Plus tard, on peut choisir entre l'ostéoclasie avec l'appareil de Robin et l'ostéotomie.

Celle-ci, moins aveugle et moins dangereuse quand on est sûr de son antisepsie, consiste à faire au ciseau et à la scie une section linéaire, ou bien une résection cunéiforme ou trapézoïdale. Parfois, même on est obligé de faire plusieurs sections sur un même os fortement courbé (Chaput).

Eugène COUDRAY, de Paris.

CHAPITRE IX

OSTÉOMALACIE

L'ostéomalacie est une dystrophie du système osseux qui est caractérisée au point de vue anatomique par la décalcification des diverses pièces du squelette, et qui se traduit, en clinique, par des déformations plus ou moins importantes, accompagnées de troubles généraux.

Longtemps confondue avec le rachitisme, l'ostéomalacie n'a commencé à en être nettement séparée que dans les premières années du XVIIIe siècle. Son histoire s'est constituée peu à peu grâce aux travaux de Morand, Scouttetten, Conradi, Levacher de la Feutrie, Lobstein, Virchow, etc.

Étiologie. — Fréquente surtout dans la période moyenne de la vie, cette affection frappe de préférence les sujets de vingt-cinq à quarante-cinq ans. Bien qu'elle se montre fort rarement chez les enfants et les vieillards, il ne nous semble pas que la réalité de son existence puisse être sérieusement contestée chez ces deux catégories d'individus. Il existe des observations probantes de lésions ostéomalaciques constatées chez des enfants du premier âge, et dans quelques-uns de ces faits, l'hérédité dystrophique apparaît manifestement. Il ne nous paraît pas douteux qu'il est une forme d'ostéomalacie qui frappe volontiers les vieillards, et qui se rapproche du ramollissement osseux de l'adulte et par ses lésions anatomiques et par ses symptômes locaux et généraux. Ainsi envisagée, l'ostéomalacie est une entité morbide bien définie, dont les formes diverses doivent être réunies dans une même description nosographique.

Le sexe féminin est particulièrement éprouvé. S'il faut s'en rapporter aux diverses statistiques publiées sur ce point, on compte environ 4 femmes sur 5 ostéomalaciques. La vie génitale est un facteur pathogénique d'une importance capitale.

La maladie éclate souvent dans le cours d'une grossesse, après un accouchement, ou pendant que la femme allaite son enfant. Chaque conception nouvelle est le point de départ d'une crise dystrophique dont les effets viennent aggraver la situation antérieure. Le fœtus soustrait à son profit une partie des sels calcaires éliminés par la femme gravide ; mais à côté de ce phénomène physiologique, il se produit une décalcification exagérée, et cette spoliation est due, sans doute, à ce que, sous l'influence de la grossesse, il y a accumulation excessive ou destruction insuffisante des acides organiques.

Quelle importance faut-il attacher à l'habitat, aux conditions hygiéniques banales, à la nature de l'alimentation, aux qualités chimiques des boissons ? Nous sommes peu disposé, pour notre part, à admettre que la pauvreté des ingesta en matières calcaires, que l'humidité du sol ou du logement puissent être sérieusement incriminées ; ces conditions hygiéniques vicieuses sont réunies dans bien des contrées où l'ostéomalacie est tout à fait inconnue. En revanche, elles font défaut dans des pays où la dystrophie malacique s'observe assez souvent ; nous voulons parler de la Flandre, des provinces rhénanes et de l'Italie septentrionale.

Pathogénie. — La lésion fondamentale de l'ostéomalacie est, nous l'avons dit, une décalcification des diverses pièces du squelette. Quelle est l'origine de cette élimination saline qui va aboutir à la désorganisation du système osseux ?

Pour Gaspari, Stansky, Drouineau, etc., il faudrait en chercher le point de départ dans une inflammation diffuse, ou mieux dans une ostéomyélite généralisée. D'après Rindfleisch, les veines du tissu enflammé contiendraient un excès d'acide carbonique qui agirait en dissolvant les sels calcaires et en provoquant leur désintégration.

Hofmeier, Fehling ont formulé récemment une théorie dans laquelle ils accordent au système nerveux un rôle prépondérant. Partant de ce principe que nombre de femmes ostéomalaciques ont vu la guérison survenir après avoir subi l'opération de Porro ou même simplement la castration, ces auteurs ont admis qu'il s'agit d'une trophonévrose réflexe, dont le point de départ est dans les organes génitaux internes. Cette hypothèse est intéressante, parce qu'elle permet de systématiser le traitement chirurgical de l'ostéomalacie ; mais elle est passible toutefois d'objections fort sérieuses.

Il nous reste à signaler une troisième explication pathogénique, qui jouit actuellement d'un certain crédit. La dissolution des sels de chaux résulte de ce fait que le squelette contient un excès d'acide.

Pour Renard, c'est de l'acide phosphorique; pour Schmitt, Marchand, Weber, Bouchard, etc., l'acide lactique doit être seul mis en cause. Heitzmann et Stilling semblent avoir réussi à produire l'ostéomalacie chez les animaux en leur faisant ingérer de l'acide lactique. Chez l'homme, l'accumulation de cet acide serait la conséquence de digestions vicieuses ou d'un trouble de nutrition; ce serait là un des effets de cette dyscrasie acide dont le professeur Bouchard a mis en relief l'importance dans bon nombre d'affections constitutionnelles. Dans ces conditions, l'ostéomalacie puerpérale ne différerait en rien des autres variétés au point de vue pathogénique, et la grossesse serait purement une cause occasionnelle d'hyperacidité.

Anatomie pathologique. — Ce qui frappe au premier abord dans l'examen du squelette, c'est l'importance et la variété extrême des déformations que présentent les os longs. Ils sont tordus et incurvés en sens divers; le poids du corps, les contractions musculaires, les chocs accidentels sont les causes efficientes de ces difformités, dont l'irrégularité défie toute description didactique. Les côtes s'affaissent, le thorax s'aplatit ou s'excave, le sternum forme tantôt un angle rentrant, tantôt un angle saillant; le rachis se courbe et l'on constate soit une cyphose accentuée, soit une scoliose fort nette. Les concavités normales des clavicules deviennent plus marquées, et ces os se raccourcissent. Du côté du bassin, surviennent des lésions fort graves au point de vue obstétrical. Tandis que les cavités cotyloïdes se rapprochent l'une de l'autre sous l'influence de la pression des fémurs, le pubis est projeté en avant, et le bassin ramolli prend la forme d'un cœur de carte à jouer; quand la déformation est extrême, son aspect répond exactement à ce que Depaul appelait : le bassin en chiffon.

Au début, les os sont un peu augmentés de volume, et cependant leur poids diminue. La surface du tissu osseux est perforée de nombreux orifices très étroits, d'où s'écoule un liquide huileux. Son parenchyme se ramollit progressivement, à mesure que le canal médullaire s'agrandit et que les couches corticales s'atrophient. Bientôt, l'os n'est plus constitué que par une mince lamelle de tissu compact, qui enveloppe un tissu spongieux et décalcifié; autour de cette coque fragile, le périoste est rouge et épaissi. A mesure que les trabécules osseuses se décalcifient et disparaissent, des cavités kystiques se forment au milieu du parenchyme médullisé, cavités limitées par une sorte de membrane et qui renferment soit des détritus globulaires, soit de la substance colloïde. La moelle osseuse est dégénérée, hyperhémiée, riche en hématoïdine. Grâce à ces troubles profonds dans la structure du tissu osseux, l'évolution des fractures qui surviennent chez les ostéomalaciques présente une marche spéciale. La consolidation ne se fait pas, et, quand le travail formateur du col s'ébauche, il reste insuffisant et aboutit simplement à la production d'une mince virole osseuse ou d'une lamelle de tissu fibreux. L'analyse chimique du squelette révèle une notable diminution des carbonates et phosphates calcaires ; leur proportion est réduite au quart ou au cinquième du taux normal. Schmidt, Weber, etc., ont trouvé de l'acide lactique en excès, fait contesté d'ailleurs par Virchow et Wolkmann. Le tissu musculaire subit, lui aussi, une dégénérescence très marquée ; il devient gras et granuleux.

Symptômes. — L'évolution clinique de l'ostéomalacie a le plus souvent un début insidieux. Avant que les déformations soient devenues manifestes, les malades éprouvent tout d'abord des douleurs lancinantes, irradiées et paroxystiques dans les os et les masses musculaires. La pression éveille une sensibilité très vive sur la peau, les muscles et les os des régions atteintes. Ces douleurs sont exaspérées par la chaleur du lit et les mouvements. L'hyperesthésie cutanée provoque une exagération très nette des réflexes.

Peu à peu, les souffrances se localisent au niveau des divers pièces du squelette, et l'on voit se produire des déformations qui s'accentuent rapidement. Chez la femme enceinte ou qui vient d'accoucher, l'ostéomalacie frappe d'abord les os des îles. Le bassin prend les formes les plus singulières, et le toucher vaginal montre que le promontoire repoussé en avant tend à s'enclaver dans la concavité de la symphyse pubienne. Parfois le bassin s'aplatit de haut en bas, et ce raccourcissement du canal pelvien n'imprime aux diamètres que des modifications médiocres. On ne saurait exagérer l'importance de ces lésions quand elles se développent chez la femme gravide, car elles ont les conséquences les plus graves au moment de l'accouchement.

En dehors de la grossesse, l'ostéomalacie débute plutôt par le rachis, et le thorax ; elle envahit ensuite le crâne et les extrémités. Nous n'avons pas à revenir sur la nature et l'aspect très varié des déformations qui s'ensuivent ; nous en avons assez dit sur ce point à propos de l'anatomie pathologique. La marche est pénible, douloureuse ; les patients se traînent en cherchant partout un point d'appui solide. Les mouvements les plus modérés provoquent des fractures qui ne se consolident pas et sont l'origine de souffrances nouvelles. La taille s'abaisse, le dos se voûte ou s'incurve latéralement. Les membres tordus, brisés sont réduits à l'impuissance. La voûte crânienne s'aplatit, ou au contraire devient plus convexe. Les omoplates s'épaississent ; les phalanges des doigts et des orteils devenues plus volumineuses contribuent encore à augmenter la gêne fonctionnelle. Les dents conservent leur dureté physiologique, mais, enchâssées dans un maxillaire ramolli, elles deviennent impropres à la mastication et s'ébranlent aisément.

En dépit d'une faiblesse générale très marquée et d'une sensation de lassitude et de prostration que les malades ne manquent pas d'accuser, les diverses fonctions restent normales. Ce n'est que peu à peu, assez tardivement, et lorsque les déformations osseuses sont devenues très accentuées, que l'on voit apparaître des troubles du côté des principaux appareils. Les déviations osseuses finissent par mettre obstacle au fonctionnement régulier des systèmes circulatoire et respiratoire. Dyspnée, bronchite, congestion pulmonaire, vomissements, anorexie, diarrhée, accidents nerveux, telles sont les complications qui surviennent dans cette période terminale. Les malades maigrissent, perdent leurs forces, des eschares se montrent au sacrum, et la mort arrive au milieu de la cachexie la plus profonde. La guérison est rare ; on l'observe cependant quelquefois, et les os reprennent alors leur solidité primitive ; les déformations elles-mêmes se corrigent en partie spontanément dans des cas tout à fait exceptionnels.

La pathogénie de l'ostéomalacie donne un intérêt spécial à l'examen des urines, qui sont d'ordinaire abondantes, louches et blanchâtres. Leur densité ne dépasse guère 1,025 ; le taux de l'urée est légèrement abaissé. La proportion des phosphates calciques y est considérable, surtout dans les premières phases de la maladie. Plusieurs auteurs ont signalé dans la sécrétion urinaire la présence de l'acide lactique, mais nous n'avons pas de chiffres assez précis pour démontrer que cet acide s'y rencontre en quantité plus grande que dans des urines normales. On y trouve encore une substance azotée, chimiquement voisine de l'albumine, et qui se coagule lorsque l'urine refroidit après avoir été chauffée en présence de l'acide nitrique ; elle a reçu le nom de propeptone ou hemi-albuminose.

La marche de l'ostéomalacie est en général lente et progressive. Toutefois la grossesse est le point de départ de poussées nouvelles qui hâtent le dénouement fatal. Sa durée varie entre trois et douze ans. Le processus morbide subit de temps à autre des interruptions dans son évolution, et l'on peut croire à une guérison définitive, jusqu'au jour où les symptômes reparaissent avec une acuité nouvelle.

aussi le praticien doit-il toujours être fort réservé dans ses apprécia-
tions au point de vue du pronostic.

Diagnostic. — Le diagnostic de l'ostéomalacie présente rarement
de réelles difficultés, et cette affection se distingue aisément surtout
du rachitisme, avec lequel elle a été si longtemps confondue. Les rachitiques sont toujours des enfants, et les lésions osseuses, chez eux, revêtent un aspect bien différent de celui que l'on trouve chez les ostéomalaciques. Le chapelet chondrocostal, les tuméfactions épiphysaires,
les courbures régulières des os longs, sont autant de caractères qui
appartiennent en propre au rachitisme, et grâce auxquels toute confusion sera évitée.

Au début de la maladie, pendant la période où les douleurs osseuses
constituent toute l'affection, on pourrait penser à la syphilis ou au
rhumatisme chronique. Les antécédents, l'étude des stigmates et des
accidents concomitants dans le premier cas, ne tarderont pas à
éclairer un observateur attentif. Quant au rhumatisme chronique, il
frappe surtout les jointures, les parties molles ou fibreuses périarticulaires, les gaines musculo-tendineuses et les épiphyses osseuses ;
les douleurs sont plus superficielles et plus tenaces que celles de
l'ostéomalacie. L'apparition des déformations lèvera les doutes dans
tous les cas.

Bien que l'ostéite déformante de Paget comporte dans son évolution une période de ramollissement du tissu osseux, le diagnostic
avec l'ostéomalacie proprement dite ne présentera aucune difficulté.
La maladie de Paget frappe très volontiers le sexe masculin ; les
déformations des extrémités et de tous les os longs sont plus régulières, plus simples que dans l'affection qui nous occupe ; les fractures y sont rares, et enfin l'hypertrophie des os, la dilatation du
système veineux sont autant de signes distinctifs qui permettent de
la séparer de l'ostéomalacie.

Traitement. — Le traitement médical est à la fois hygiénique et
symptomatique. Les malades seront placés dans les meilleures conditions possibles au point de vue de l'habitation et de l'alimentation.
On leur recommandera avec soin d'éviter tout effort, tout mouvement
violent capables de produire des fractures ; le décubitus devra être
varié, la pression constante sur un même point osseux pouvant avoir
de très graves conséquences. On administrera des toniques, des
reconstituants, et parmi ces médicaments le phosphure de zinc, les
phosphates et l'huile de foie de morue. L'hydrothérapie, les bains
salés sont des adjuvants dont on ne doit pas négliger l'emploi.

Depuis quelques années on a cherché à poser les règles d'un traitement chirurgical de l'ostéomalacie. Plusieurs observateurs avaient remarqué, entre autres, Fehling, de Bâle, que des femmes ostéomalaciques avaient guéri après avoir subi l'amputation utéro-ovarique de Porro. Plus rarement, l'opération césarienne classique a donné les mêmes résultats. Fehling montra que l'ablation des ovaires constituait le point capital de cette intervention. La castration a l'avantage de prévenir l'éventualité d'une nouvelle grossesse et de modifier en même temps la marche de l'affection. On aura le droit de tenter l'application de ces données thérapeutiques lorsque la maladie résistera au traitement médical. Chez la femme enceinte, les indications varieront suivant l'âge de la grossesse; au début, les déformations menaçantes du bassin autoriseront à provoquer l'avortement. Dans les derniers mois de la gestation, on devra recourir à l'opération de Porro.

H. CHRÉTIEN, *de Poitiers*,
Professeur à l'École de médecine.

CHAPITRE X

RHUMATISME

L'idée générale qu'évoque le terme de rhumatisme est celle de douleur articulaire; dans le public cette expression a même encore un sens beaucoup plus vague, celui de douleur. Aussi les praticiens entendent-ils souvent les malades qualifier de rhumatismes des affections douloureuses, dont le siège, l'intensité, l'évolution sont très différentes.

L'explication de ce fait résulte de ce que jusqu'à aujourd'hui, les auteurs n'ont pas été toujours d'accord sur la véritable nature de l'affection rhumatismale; dans leurs descriptions, de même que dans leurs idées, régnait l'indécision touchant les symptômes et les causes de cette affection; quand le médecin était embarrassé pour désigner des manifestations douloureuses plus ou moins localisées, il parlait de rhumatisme, et c'est cette ancienne incertitude du médecin qui se retrouve encore aujourd'hui dans le langage d'un grand nombre de personnes.

En effet, si l'on examine l'historique de la question, il est facile de constater, depuis les anciens jusqu'à nous, la diversité des opinions qui ont été émises sur la nature, la cause, les signes cliniques et le traitement du rhumatisme. Le nom même de l'affection signifie étymologiquement catarrhe, écoulement; il a été, ainsi, chez les médecins de l'antiquité, pris dans le sens d'une maladie s'accompagnant de déplacement de liquides, tandis que le nom d'arthrite était plutôt réservé aux phénomènes morbides rhumatismaux et goutteux.

Les documents précis font défaut jusqu'au xviie siècle, époque à laquelle nous voyons le médecin français Guillaume de Baillon s'occuper de cette question et séparer distinctement le rhumatisme et la goutte, maladies jusqu'alors confondues. Cependant on continua à mêler indistinctement les diverses formes chroniques rhumatis-males et goutteuses jusqu'à la fin du xviie siècle, c'est-à-dire aux travaux de Sydenham.

Cent ans plus tard, Landré Beauvais, puis Heberden, Haygarth, plus tard encore Chomel, Bouillaud (1840) commencent à jeter un certain jour dans la question, en caractérisant le rhumatisme aigu, les complications viscérales qui l'accompagnent, la marche clinique de l'affection et en créant le chapitre si important du traitement et de l'hygiène thérapeutique de cette maladie.

A la même époque, Lobstein, Colles, Admas, puis Romberg, Red-fern, Bounet, Smith décrivent les formes chroniques et déformantes du rhumatisme.

On arriva alors à une conception générale de cette affection qui fit considérer comme une entité nosologique, l'arthritisme ou dia-*thèse rhumatismale* caractérisée par des symptômes articulaires ou viscéraux aigus, des troubles chroniques des articulations, du système osseux, de la peau, etc...

Ces idées un peu théoriques ont subi depuis de nombreuses modi-fications à la suite des travaux remarquables de Charcot, Vidal, Cornil et Ranvier, Jaccoud, des découvertes faites sur les maladies infectieuses et des belles recherches de Bouchard, Hayem, etc... sur les fonctions de nutrition de l'organisme.

La clinique fit reconnaitre l'analogie frappante qui existait entre la forme rhumatismale aiguë et le type général des maladies infec-tieuses et l'on commença à considérer celle-là comme pouvant être rangée dans la catégorie de celles-ci. Puis, confirmant cette manière de voir, on constata que le rhumatisme aigu est associé ou plutôt succède souvent à des infections nettement infectieuses telles que la variole, la fièvre typhoïde, la blennorrhagie, etc..., ce qui prouvait leur affinité. D'un autre côté, on faisait remarquer que des mala-dies infectieuses, dont on connaissait l'agent pathogène, par exemple la pneumonie, pouvaient déterminer des inflammations articulaires; on devait donc faire un choix parmi tout cela et ne pas confondre le rhumatisme aigu vrai avec le pseudo-rhumatisme, aigu également, mais survenant comme la complication d'une affection de nature infectieuse dont il dépendait. Il n'en restait pas moins probable que la forme aiguë du rhumatisme était de nature infectieuse et par con-séquent devait être nettement différenciée des formes chroniques qui, d'après les récents travaux de Bouchard auxquels nous avons fait allusion, semblent se rattacher à un défaut de la nutrition.

Ces considérations ont engagé des auteurs à séparer les formes aiguës et chroniques du rhumatisme et à les décrire dans des chapitres et des volumes distincts : cette manière de faire semble, en effet, fort rationnelle et scientifique, cependant nous ne la suivrons pas ici pour la commodité du lecteur; ces formes morbides, bien que ne semblant pas dépendre toujours des mêmes causes, ont le même nom et se localisent de préférence aux mêmes points du corps, qui sont les articulations ; elles forment donc un ensemble que nous respecterons, tout en notant bien les signes qui les distinguent.

La description que nous allons en faire comprendra donc deux paragraphes principaux.

Dans le premier, nous nous occuperons de la forme rhumatismale aiguë, infectieuse, dégagée des pseudo-rhumatismes qui ne sont que des symptômes secondaires dépendant des maladies au cours desquelles ils se déclarent.

Le second paragraphe sera consacré au rhumatisme dit chronique et aux diverses modalités qu'il revêt, formes noueuses, fibreuses, etc.

Quant aux pseudo-rhumatismes, consécutifs à la variole, à la scarlatine, à la blennorrhagie, ils ne sont que de simples épisodes, et leur description est faite dans les divers articles qui ont traité de ces affections, il est inutile d'y revenir ici.

I

RHUMATISME ARTICULAIRE AIGU

Le *rhumatisme articulaire aigu*, ou *polyarthrite aiguë fébrile*, ou *fièvre rhumatismale*, n'est pas simplement, comme son nom semble l'indiquer, une maladie des articulations ; nous verrons au cours de notre description qu'il envahit très fréquemment d'autres organes tels que le cœur, la plèvre, le poumon, le cerveau, etc. Toutefois, comme dans la plupart des cas, il débute par les jointures on lui conserve la dénomination d'articulaire sous laquelle il est connu.

Étiologie. — Le rhumatisme articulaire aigu est une maladie des climats tempérés; c'est, en effet, dans les pays compris dans ces zones qu'on l'observe de préférence, sauf quelques exceptions (îles de Wight et de Guernesey ; Cornouailles, etc...), sa fréquence diminue également à mesure que l'on s'élève en altitude (Thoresen) et les saisons d'été semblent plus favorables à son développement (Besnier); d'ailleurs tous les auteurs ne sont pas d'accord sur ce dernier point. Il en est de même au sujet de la relation à établir entre le froid, l'humidité, les perturbations atmosphériques et l'apparition de la polyarthrite aiguë fébrile.

Les chiffres observés sont essentiellement variables d'une époque à l'autre, car on a remarqué que le rhumatisme aigu sévissait parfois avec une grande fréquence et avec toutes les allures d'une véritable épidémie (observations de Lebert à Zurich, 1857 ; — de Warrentrap à Francfort, 1865).

Des statistiques spéciales dressées par Besnier, Stoll, Lebert, Lange, etc., il semble résulter que sur 100 malades hospitalisés, 4 à 12 sont atteints de rhumatisme aigu. Colin a évalué à 3 p. 100 la fréquence de l'arthrite rhumatismale aiguë dans le tableau des maladies observées pendant un an dans l'armée.

Au point de vue des dispositions individuelles à contracter cette maladie, il semble que les gens de tempérament lymphatique y soient plus sujets quoique, à vrai dire, la maladie s'attaque à des personnes de complexion fort différente. Cependant on est d'avis que toute cause débilitante, excès, fatigues, de même que les traumatismes articulaires, prédisposent à l'attaque rhumatismale.

Rare avant cinq ans (2 cas cités par Rauchfus sur 15,000 nourrissons), le rhumatisme articulaire aigu atteint sa plus grande fréquence entre quinze et vingt-cinq ans (Lebert, Schott, Stoll), et principalement chez les personnes du sexe masculin : sur 100 rhumatisants, on compte 67 hommes et seulement 33 femmes.

Le refroidissement brusque du corps quand il est en sueur ou un long séjour dans des locaux humides apparaissent dans une bonne moitié des cas comme la cause déterminante d'une attaque rhumatismale (Bouillaud), et les professions qui exposent ceux qui les exercent à de pareils inconvénients constituent un facteur étiologique important à considérer ; telles sont, par exemple, les professions de cocher, employé de chemins de fer, forgeron, boulanger, cuisinier, garçon épicier ou marchand de vin, etc., etc.

Quant au rôle joué par l'hérédité, les observations de Fuller, Garrod, Coke, semblent l'établir ; de 21 à 28 fois p. 100, le rhumatisant est fils de parents qui ont eu cette maladie.

La récidive est une chose encore mieux constatée que l'hérédité : une première atteinte prédispose à une seconde comme s'il subsistait après elle une certaine aptitude de l'organisme à recevoir l'infection. Peut-être doit-on considérer dans l'hérédité une transmission de cette prédisposition ; toutefois, c'est là un point qui est incertain et qui ne nous semble pas encore démontré.

Symptomatologie. — Le début de l'affection est rarement soudain et violent. Dans la plupart des cas, le malade ressent, d'abord, dans quelques jointures, des douleurs vagues, une sensation de fatigue spéciale; ces douleurs commencent souvent dans les articulations des cous-de-pied, puis passent aux genoux, aux coudes, aux épaules, aux poignets.

Un des caractères frappants de cette maladie, c'est qu'elle procède par bonds, passant d'une jointure à l'autre, très rapidement, puis revenant parfois à celle qu'elle a quittée.

La douleur, qui siège à l'articulation malade, est vive, le mouvement ou la pression à ce niveau la réveille et l'exaspère. Le patient est alors condamné à l'immobilité par l'acuité de sa souffrance, et, quand le rhumatisme a envahi plusieurs articulations, principalement celles des mains, des pieds, du rachis, le repos absolu au lit est obligatoire, le moindre mouvement arrachant des cris au malade; le poids des couvertures étant même parfois intolérable.

Conjointement à ces symptômes douloureux, une fièvre vive se déclare, atteignant en moyenne 38°,5 à 39°, et souvent davantage. La température matinale offre peu de rémission sur celle du soir; d'ailleurs, elle varie beaucoup, suivant l'intensité de la maladie et suivant le nombre des articulations envahies. Au début, le thermomètre accuse 39°, puis pendant quelques jours, il peut atteindre 40,. sans toutefois s'y maintenir longtemps; le cas contraire semblerait indiquer l'imminence de complications. Dans les cas légers, la température oscille entre 38 et 39°, mais, en règle générale, la courbe thermique ne présente pas de régularité et varie un peu suivant chaque cas.

Le pouls est plein, large, parfois dicrote, battant de 90 à 110 fois par minute dans les cas ordinaires, en rapport, d'ailleurs, avec la température.

Le rhumatisant transpire beaucoup, son corps est couvert de gouttes de sueur qui perlent à la surface de la peau et ont une odeur aigrelette caractéristique. L'analyse de cette excrétion a montré qu'elle était modérément acide, ou même neutre (Besnier), quand on a soin de recueillir de la sueur fraîchement émise, et après avoir lavé la peau : au contact d'une peau non nettoyée, la sueur se charge, en effet, d'acides acétique, formique, butyrique, dus aux fermentations épidermiques.

Pendant toute la période aiguë de la maladie, les urines sont rares, fortement colorées, très acides, riches en urée, en urates, en matières extractives, d'une densité supérieure à la moyenne, 1,020 à

1,028. Au moment de la convalescence, une détente rénale semble se faire, les urines deviennent plus abondantes, moins acides, plus claires, et ces signes font présager la terminaison du mal.

L'albuminurie, la peptonurie, l'urobilinurie, l'hémoglobinurie ont été signalées dans quelques cas (Hayem, Teissier, Jaksck, Chéron, Robin), mais ce sont des accidents qui sont relativement rares, sauf l'albuminurie légère qui se rencontre parfois au début même de la maladie et qui semblerait l'indice d'une légère congestion rénale; l'albuminurie abondante dénote au contraire une néphrite, qui est toujours une sérieuse complication de la maladie rhumatismale.

A part cela, l'état général est peu altéré : l'appétit, diminué, est cependant en partie conservé ; la langue est humide, étalée, saburrale dans beaucoup de cas ; l'intelligence reste entière, pas de troubles céphaliques, de maux de tête, de vertiges, de délire; la constipation n'est pas rare, elle est même la règle, quoiqu'on ait observé, dans certains cas de la diarrhée séreuse, véritable sueur intestinale (Peter).

A noter également de fréquentes épistaxis. Localement, les articulations atteintes par la fluxion rhumatismale sont enflées, rouges, douloureuses et plus chaudes que les autres parties du corps. Tout autour de l'articulation malade, la peau est plus rosée, principalement au niveau de l'interligne articulaire et des prolongements de la synoviale, dans les culs-de-sac et autour des tendons des muscles voisins. La peau et les parties molles sous-jacentes sont œdématiées, boursouflées, congestionnées, tandis que la cavité articulaire est le siège d'un épanchement de synovie qui contribue à donner à l'ensemble l'aspect d'une tumeur.

La douleur, nous l'avons dit, est vive, quelquefois même atroce et arrache des cris au malade. Lasègue, qui l'a bien décrite et observée, a constaté que son siège se trouvait non pas dans l'articulation elle-même, mais au point d'insertion des tendons sur les os. Aussi, le malade s'efforce-t-il de placer ses membres de telle sorte que les muscles et les ligaments tendineux ne soient pas tiraillés, mais au contraire dans un relâchement complet.

L'attitude, qu'il prend dans son lit, l'indique parfaitement : les membres supérieurs sont légèrement éloignés du tronc, les avant-bras modérément fléchis, les doigts écartés ; la cuisse fléchie et un peu tournée en dehors, la jambe fléchie sur la cuisse (OEttinger).

En appliquant le thermomètre à surface sur l'articulation envahie, on constate que la température y est supérieure de quelques dixièmes de degré à celle des articulations saines.

Au point de vue de la sensibilité de la région, on constate un trouble dans les sensibilités tactile, thermique, douloureuse. Habituellement, le froid est mal perçu par le malade, tandis que la chaleur l'incommode davantage. La sensibilité électrique faradique est fortement altérée; sur toute la surface du membre atteint de rhumatisme (Barbillon, d'après Brosdoff), cette modification dans la sensibilité électrique apparaîtrait même avant la fluxion articulaire et pourrait la faire pronostiquer.

Selon la jointure qui est le siège du mal, la symptomatologie diffère quelque peu d'aspect. C'est ainsi que les grandes articulations du genou, de l'épaule, contiennent beaucoup plus de liquide que les petites, et que leur gonflement est plus apparent. Au genou, principalement, l'épanchement de synovie ou hydarthrose peut atteindre, et même dépasser, 70 à 80 grammes; on le perçoit facilement en plaçant la jambe du malade sur un plan horizontal, puis en refoulant avec les mains placées au-dessus et au-dessous de la jointure le liquide qui est dans les culs-de-sac articulaires. La rotule est ainsi soulevée par la synovie, et, en appuyant sur elle vivement, on la déprime, elle vient frapper les cartilages sous-jacents, produisant un petit bruit sec caractéristique, que l'on appelle le choc rotulien et qui est symptomatique de la présence d'une quantité anormale de liquide dans la capsule articulaire. La quantité même de cet épanchement, qui distend la cavité séreuse, et par suite tiraille les tendons des muscles voisins, est une cause de douleurs vives ; on y remédie par la ponction aspiratrice qui, faite dans des conditions parfaites d'asepsie, provoque un grand soulagement pour le malade et n'occasionne aucun danger.

Le rhumatisme est, de sa nature, essentiellement voyageur, il passe d'une articulation à une autre avec une grande facilité, et cela rapidement. En moyenne, chacune de ces arthrites évolue dans un laps de temps variant de six à huit jours, laissant après elle, pendant quelques jours et jusqu'à deux à trois semaines, un certain degré de gonflement et d'empâtement peu douloureux, mais, néanmoins, assez sensible à la pression et aux mouvements. Puis, le mal peut revenir sur une articulation qu'il semblait avoir quittée, de même qu'il peut envahir simultanément plusieurs articulations, d'où son nom de polyarthrite aiguë.

L'ordre dans lequel se fait l'invasion de la maladie n'est pas toujours le même; cependant, on a noté que le rhumatisme avait une prédilection pour débuter par le membre inférieur, et parmi les jointures de ce membre par celles du cou-de-pied et du genou, tan-

dis qu'au membre supérieur, il envahit premièrement les articulations de l'épaule du coude et des poignets.

Les stastistiques de Holl, Lebert, Hirsch semblent indiquer que le
cou-de-pied est le plus souvent atteint : 28 fois p. 100 ; viennent
ensuite : le genou, 18 p. 100 ; les poignets, 10 p. 100 ; l'épaule.
6 p. 100 ; la hanche, 4 p. 100, etc.

Au point de vue du siège de la douleur, on a remarqué, pour certaines articulations des points spéciaux ; c'est ainsi qu'au genou, par
exemple, la pression au niveau de la tubérosité interne du tibia, à
l'endroit où s'unissent les trois tendons des muscles de la patte
d'oie, est particulièrement douloureuse. A ce niveau, existent deux
gaines tendineuses communiquant avec la synoviale articulaire,
l'une au-dessous des tendons, l'autre sous le muscle couturier. Au
genou, également, mais à la partie externe, au niveau de la tête du
péroné, près de l'insertion du tendon du biceps, on peut faire naître
de la douleur à la pression.

Pour l'articulation tibio-tarsienne, la douleur n'est pas localisée
à la jointure elle-même, elle existe dans les gaines des péroniers.
en arrière de la malléole externe et jusqu'à l'insertion de ces tendons,
à la base des premier et cinquième métatarsiens.

L'arthrite rhumatismale n'est donc pas localisée exclusivement
à l'articulation, mais à tout le voisinage, bourses séreuses, gaines
des tendons, points d'insertion des muscles, etc.

Le rhumatisme s'attaque également aux viscères et il est assez fréquent de constater au cours ou à la suite de la polyarthrite aiguë
des signes révélateurs de l'envahissement inflammatoire du cœur.
des poumons, de la plèvre, etc. ; quand ces fâcheuses complications
se produisent, elles sont par elles-mêmes plus graves que la maladie
originelles (Lasègue). Habituellement le rhumatisme débute par des
symptômes localisés, après quelques prodromes généraux, malaise,
courbature, léger embarras gastrique ou rhume d'apparence bénigne;
ce n'est que plus tard que le mal envahit les viscères. toutefois il est
des cas rares où les arthrites sont postérieures aux lésions viscérales.

Complications. — *Rhumatisme cardiaque.* — Cette complication est
la plus fréquente de toutes celles que l'on rencontre : « Le cœur est
l'organe de prédilection du rhumatisme. » (Dieulafoy.) De même.
Lasègue disait : « Le rhumatisme aigu lèche les jointures, la plèvre.
les méninges même, mais il mord le cœur. »

Bouillaud, le premier, a démontré d'une façon certaine que les rhumatisants étaient souvent atteints de lésions cardiaques au cours de leur maladie, constatation qui avait, il est vrai, été entrevue par Mathey, Kreysig, Wells et Odier (1803-1815).

Les idées de Bouillaud furent énoncées par lui dans son traité de clinique sous forme de lois (1835); il reconnaissait, peut-être avec exagération, que toute violente attaque d'arthrite s'accompagnait de phénomènes morbides du côté du cœur. Les observations statistiques récentes ont montré que la proportion du rhumatisme cardiaque varie entre 19 p. 100 (Stoll) et 51,7 p. 100 (Hirsch), en moyenne 30 à 40 p. 100 : d'ailleurs elle est relativement plus considérable chez les enfants que chez les adultes et l'on peut dire que le rhumatisme même léger, survenant entre dix et vingt ans, entraîne presque fatalement à sa suite des désordres du côté du cœur.

Ces désordres portent soit sur le péricarde, soit sur l'endocarde, soit sur les deux à la fois. La péricardite est la moins fréquente, environ 10 fois sur 100, l'endocardite au contraire s'observe dans 30 p. 100 des cas, quant à l'association des deux lésions on la rencontre environ 15 fois p. 100.

Les lésions cardiaques apparaissent ordinairement dans le courant de la deuxième semaine à dater du début de l'affection; parfois elles surviennent plus tard, dans quelques cas rares, au contraire, elle se produisent antérieurement à l'arthrite, c'est l'endo-péricardite préarthropathique (Graves, Trousseau, Jaccoud); sa durée varie également de quelques jours à quelques semaines, il est même des cas où la lésion subsiste la vie durant, avec des périodes de rémission et d'aggravation successives, et devient le point de départ d'une lésion organique du cœur (Œttinger).

Le rhumatisme cardiaque se révèle à l'auscultation dès le début par un changement d'intonation des bruits du cœur qui deviennent plus sourds, plus voilés. Le rythme cardiaque tend à devenir pendulaire, les bruits et les silences s'égalisant en partie.

On peut dès lors constater un léger retard d'un quart à un tiers de seconde entre la contraction systolique du ventricule et le pouls (Duclos). Bientôt après, on perçoit à la région de la pointe du cœur un léger souffle, assez doux, systolique, indiquant une lésion de la valvule mitrale, cas le plus fréquent; ou, au contraire, au niveau du deuxième espace intercostal, à droite du sternum, un souffle doux diastolique si les valvules sigmoïdes de l'aorte sont le siège de la lésion. Enfin, quand le rhumatisme a envahi la séreuse cardiaque, déterminant une péricardite, l'oreille appliquée contre la région précordiale entend un bruit de frottement rappelant celui du cuir neuf, bruit dont l'intensité augmente quand on fait asseoir le malade et quand on le fait se pencher en avant.

Au point de vue symptomatique, le rhumatisme cardiaque cause un léger essoufflement, de la gêne respiratoire, quelquefois un peu d'agitation, de cauchemars, de légers maux de tête. La péricardite est habituellement dite sèche, elle peut s'accompagner de palpitations, de sensation de pesanteur au creux épigastrique ; enfin il est des cas, heureusement rares, dans lesquels le rhumatisme atteint les vaisseaux (artérite et phlébite, aortite) et peut déterminer des accidents graves, entre antres de l'angine de poitrine.

Rhumatisme pleuro-pulmonaire. — Cette forme compliquée de l'arthrite rhumatismale vient, comme fréquence, immédiatement après les lésions cardiaques. Elle se produit vers le deuxième septénaire, débutant souvent insidieusement, précédant quelquefois les phénomènes articulaires.

La pleurésie est plus fréquente que le rhumatisme pulmonaire et dans la plupart des observations elle coïncidait avec une forme rhumatismale cardiaque, principalement avec la péricardite ; comme elle, elle peut être préarthropathique. Tantôt simple, tantôt double, elle prédomine à gauche 49 fois contre 19 sur 124 cas (Lange. cité par OEttinger).

La pleurésie rhumastimale s'accompagne d'épanchement peu abondant, mais augmentant et diminuant très rapidement ; Lasègue a remarqué qu'il avait de la tendance à se ramasser en arrière du poumon à cause des nombreuses fausses membranes qui se produisent à cet endroit dans la cavité pleurale.

Comme symptômes elle peut se révéler par du souffle doux et voilé, de l'égophonie, sa durée est relativement courte, à moins qu'elle ne soit bilatérale.

Le rhumatisme atteignant le poumon y détermine des phénomènes congestifs ; brusquement le rhumatisant éprouve de la dyspnée dont l'intensité peut aller jusqu'à la suffocation (Houdé, Ball. Bernheim). En outre, le malade tousse beaucoup, rend assez abondamment des crachats mousseux, parfois striés de sang. Quand cet état se prolonge, il peut se produire des phénomènes asphyxiques, sueurs profuses, cyanose des lèvres, pâleur de la face, se terminant par la mort.

L'auscultation permet d'entendre des signes de bronchite, râles muqueux et sous-crépitants, étendus à tout un côté de la poitrine.

Dans d'autres cas, le rhumatisme pulmonaire se rapproche de la véritable pneumonie déterminant du souffle tubaire, mais plus étendu que dans les formes classiques. En outre, ce symptôme varie très rapidement, caractère que nous retrouvons dans toutes les manifestations de l'arthrite aiguë. Quelquefois même, la maladie passe des articulations au poumon pour revenir ensuite aux jointures, après quelques jours pendant lesquels les symptômes pleuro-pulmonaires ont été inquiétants.

Rhumatisme cérébral. — Décrite par van Swieten, Stork, Stoll, Hervez de Chégoin, Trousseau, Valleix, Vigla, Griesinger, Fernet, Ball, etc..., cette complication de l'arthrite aiguë est rare, 3 à 4 fois p. 100 (Bernier), 7 p. 100 d'après Vigle ; elle se manifeste principalement chez les individus nerveux, qui ont éprouvé de grandes fatigues ou de grands ennuis, qui ont travaillé beaucoup ou ont ressenti de vives émotions ; il est donc plus fréquent chez les hommes d'un certain âge, et survient plutôt pendant une première attaque rhumatismale qu'au cours d'une récidive, 86 p. 100 (Ball).

Le rhumatisme envahit ordinairement le cerveau d'une façon brusque, le malade est en pleine fièvre ; il transpire abondamment, l'auscultation du cœur permet de reconnaître un commencement de lésion quand apparaissent « de la céphalalgie, de l'insomnie, des préoccupations morales excessives, de l'angoisse, une crainte exagérée de la mort ». (Œttinger.)

Pendant la nuit, on note un peu de délire calme, le malade urine plus souvent (Weber), tandis que les phénomènes douloureux des jointures semblent s'amender. Subitement (attaque d'apoplexie rhumatismale, Ball, Stoll), la vue se trouble, l'agitation devient grande ; malgré ses douleurs qui semblaient le forcer à demeurer au lit, le rhumatisant se dresse, se lève et meurt tout à coup, après quelques contractions. Le plus souvent, la complication cérébrale n'amène la mort qu'en dix-huit à vingt-quatre heures, pendant lesquelles on note une haute température (40 à 41°), de l'anxiété, du délire, de la cyanose de la face, des symptômes asphyxiques : convulsions, puis torpeur, refroidissements des extrémités et coma. Lorsque le malade guérit, ce qui est rare, et ne se fait qu'après une longue période de souffrances, il persiste des accidents nerveux, des troubles mentaux, etc., etc., accompagnés d'un état prononcé d'amaigrissement. L'individu traîne une vie malheureuse, sans cesse en proie à des idées sombres, à des dérangements qui font de lui un mélancolique et un désespéré.

L'arthrite rhumatismale peut également intéresser la moelle épinière, produisant dans quelques cas de la rachialgie, de la parésie dans les jambes, des symptômes d'engourdissement et de l'incontinence d'urine.

C'est également l'influence du rhumatisme sur le système nerveux qui provoque la fréquence des phénomènes choréiques observés dans la convalescence des arthrites, principalement chez les enfants.

Divers auteurs ont également rattaché à une action rhumatismale s'exerçant sur les nerfs, des cas de névralgies (Brieger, Gordinier), de paralysies (Kahane, Darchewitsch), de névrites optiques (Roi), d'ophtalmie (Terrier), des troubles simulant la sclérose en plaques (Foswel).

Manifestations rhumatismales cutanées. — Dans le cours du rhumatisme aigu, on observe fréquemment des poussées du côté de la peau, sudamina, éruptions miliaires, érythème polymorphe, purpura, nodosités, etc.

L'érythème varie essentiellement d'aspect, tantôt c'est une plaque aux contours arrondis ou sinueux (érythème papuleux), tantôt c'est une saillie ayant les apparences d'un noyau (érythème noueux), tantôt ce sont des formes intermédiaires; mais la coïncidence fréquente des arthropathies et de l'érythème polymorphe a même poussé certains auteurs, G. Sée, Roger et surtout de Molènes-Mahon (1884) à regarder cet érythème comme une maladie spéciale dont un des symptômes serait les manifestations articulaires, ce qui reviendrait à dire que toutes les fois qu'un rhumatisme s'accompagne d'érythème, il s'agit d'un pseudo-rhumatisme évoluant au cours d'une fièvre érythémateuse. Ces idées semblent un peu absolues, car il ne paraît pas impossible que le rhumatisme aigu, comme toute autre maladie infectieuse, puisse s'accompagner de manifestations cutanées.

Le purpura, ou péliose rhumatismale de Schœnlein, est caractérisé par de petites taches livides, occupant principalement les avant-bras, les jambes, la partie interne des cuisses; il varie de la simple tache à l'hémorragie étendue avec œdème et gonflement. Il s'accompagne aussi quelquefois de pertes sanguines se faisant par diverses voies : épistaxis, méléena.

Le rhumatisme peut également produire du côté de la peau des nodosités décrites par Jaccoud, Meyner, dont elles portent le nom. Ces nodosités ont l'aspect de petites tumeurs situées dans le tissu cellulaire, ordinairement rondes ou un peu ovales, bien limitées, mobiles, en moyenne de la grosseur d'un pois; à la pression, elles sont peu douloureuses. De préférence, on les rencontre près des jointures envahies par l'arthrite, à l'entour du coude, sur les côtés de la rotule, etc., elles ne subsistent pas longtemps. Leur nature semble être embolique (Nepveu) et, autour de ces foyers, points de départ de la nodosité, se ferait une prolifération conjonctive qui constituerait le corps de celle-ci.

Autres symptômes rares du rhumatisme. — Outre ces altérations qui portent sur le cœur, le poumon, le système nerveux et la peau, le rhumatisme est susceptible de produire, plus rarement, des lésions assez diverses : du côté du tube digestif, on a noté de l'angine, des vomissements, de l'ictère, de la diarrhée, des coliques, quelques cas de péritonites (Blachez); du côté de l'appareil génito-urinaire : de la cystite (Sénator), l'orchite et l'hydrocèle, la néphrite, le ténesme vésical, enfin de la dysurie.

Marche. Évolution de la maladie. — Ainsi constitué dans son ensemble symptomatique, avec ses complications possibles et fréquentes, le rhumatisme évolue souvent d'une façon différente : tantôt en quelques jours, forme abortive, tantôt pendant vingt à vingt-cinq jours, quand l'arthrite s'accompagne de lésions viscérales et procède par poussées successives. Chez les enfants, cette maladie est ordinairement localisée, soit aux doigts, soit dans les membres inférieurs, tandis que la fièvre, la transpiration sont peu marquées; le nombre des jointures envahies est peu considérable, toutefois le cœur est atteint dans presque tous les cas, et cette éventualité suffit pour faire envisager comme grave le rhumatisme infantile.

Ordinairement après quelque temps, huit à dix jours en moyenne, les douleurs articulaires diminuent d'intensité, la fièvre tombe; cependant on peut la constater encore le soir après le commencement de la convalescence. Celle-ci traîne plus ou moins, elle est longue, parce que le rhumatisme est une maladie débilitante au premier chef, qui laisse après elle de l'anémie et de la faiblesse musculaire. Les jointures, bien que n'étant plus le siège de vives douleurs, restent encore raides, inhabiles, quelquefois les muscles ont subi une légère atrophie (Gubler), ce qui augmente l'impotence fonctionnelle; enfin, rarement, les tendons péri-articulaires éprouvent des phénomènes de rétraction, ce qui gêne alors considérablement les mouvements.

Dans le cours de la convalescence, le malade est exposé, soit à une complication viscérale, soit à une rechute de la maladie, éventualités que le praticien doit toujours envisager avant de proclamer la guérison.

Anatomie pathologique. — Dans l'arthrite aiguë, les lésions, que l'on rencontre, sont constituées par des phénomènes de congestion, et lorsque la maladie se termine par la mort on ne peut parfois les retrouver; car elles n'ont pas eu le temps de produire dans la nature des organes des altérations durables.

Si l'on examine les articulations atteintes de rhumatisme aigu, on constate tout d'abord qu'elles renferment un liquide filant, de consistance visqueuse, assez abondant, contenant beaucoup de mucosine. Dans ce liquide, on peut apercevoir, à l'examen microscopique, des cellules rondes renfermant plusieurs noyaux et des corpuscules graisseux en nombre plus ou moins abondant. Tous ces éléments sont emprisonnés dans un réticulum fibrineux (OEttinger); la fibrine est, en effet, en grande quantité dans le liquide synovial des articulations malades, elle y apparaît sous forme de flocons, de trainées épaisses donnant à ce liquide la consistance de crachats muqueux. La synoviale est rouge, épaissie, à sa surface on constate un exsudat léger de fibrine, les franges de la synoviale sont injectées et leurs cellules, comme l'ont fait remarquer Cornil et Ranvier, sont en voie de prolifération; elles contiennent de nombreux noyaux, jusqu'à onze ou douze, sont très grosses, amorphes, remplies de granulations graisseuses ou de mucine.

Le cartilage articulaire participe également à l'irritation; en l'examinant on constate qu'il n'est plus aussi poli qu'à l'état normal et qu'il offre à sa surface de légères fissures, tandis qu'au contraire les parties intermédiaires sont boursouflées, villeuses.

Au microscope, on découvre une prolifération abondante des éléments cellulaires cartilagineux qui sont divisés, chacun d'eux étant entouré d'une capsule caractéristique et ayant une substance fondamentale épaissie.

Le sang des rhumatisants a subi d'importantes modifications histochimiques. C'est, tout d'abord, une augmentation de la quantité normale de la fibrine, 4, 7, 10 p. 100 (Andral et Gavarret). Ce phénomène a pour effet de rendre le sang des individus atteints d'arthrite aiguë très facilement coagulable. Bouillaud, qui vivait du temps où l'on saignait beaucoup, avait remarqué que, chez les rhumatisants soumis à cette petite opération, le sang se coagulait très rapidement et que le caillot subissait une forte rétraction.

D'autre part, le chiffre des matières solides du sang, normalement de 13 p. 100, diminue et peut atteindre 8 et même 6 p. 100 (Quinquaud).

La numération globulaire fait constater une énorme diminution des globules (1 million par millimètre cube, au lieu de 5 millions, chiffre normal, M. Duval). Parallèlement, le nombre des globules blancs croît d'une manière très forte (20,000 au lieu de 7,000 par millimètre cube). Comme on l'a fait remarquer, dans les maladies infectieuses cette leucocytose est normale, les globules blancs jouent un rôle phagocytaire (Metchnikoff) ; cette constatation semble être une preuve de la nature infectieuse du rhumatisme aigu (OEttinger, Hayem). Ce dernier auteur note la présence de la fibrine à l'examen microscopique du sang et insiste sur ce caractère histologique au point de vue du diagnostic de la maladie.

Rhumatisme viscéral. — Lorsque le rhumatisme attaque les différents viscères, il détermine sur eux des lésions plus ou moins graves, que l'on doit connaître.

C'est ainsi, qu'au cœur la maladie prédomine sur la valvule mitrale, dont le bord libre est légèrement tuméfié et présente du côté de sa face auriculaire des villosités régulières (Lancereaux).

Tel est le mode de début des nombreuses et graves affections mitrales que le rhumatisme peut laisser à sa suite, ces villosités s'organisant, devenant fibreuses, se soudant, déformant les valvules auriculo-ventriculaires et les rendant insuffisantes.

Quelquefois, plus rarement, ce sont les valvules aortiques ou plus exceptionnellement encore la valvule tricuspide (Lebert) qui sont le siège de ces lésions.

Le rhumatisme attaque aussi le péricarde, produisant des phénomènes irritatifs de cette séreuse, de l'exsudation séro-fibrineuse, des dépôts fibreux à sa surface qui devient dépolie. On a noté des coagulations survenues dans les cavités cardiaques et devenant le point de départ d'embolies graves ou mortelles.

La séreuse pulmonaire participe également dans bien des cas à l'arthrite aiguë et ses lésions sont analogues : congestion, exsudations fibrineuses, fausses membranes, dépoli de sa surface, collection liquide intra-pleurale.

Le poumon présente les altérations de l'œdème, des phénomènes de congestion, d'hyperhémie se rapprochant de l'hépatisation, sans toutefois se confondre avec elle.

Le cerveau atteint de rhumatisme offre les lésions suivantes : hyperhémie des méninges, dilatations veineuses des vaisseaux de l'arachnoïde et de la dure-mère, congestion des capillaires qui rampent à la surface de la pie-mère et des lobes cérébraux, augmentation de la quantité et modification dans la qualité des liquides intra-ventriculaires et arachnoïdiens. Ceux-ci deviennent troubles, car ils contiennent beaucoup d'éléments figurés, cellules, leucocytes, etc...; piqueté hémorragique de la substance cérébrale blanche, coloration rosée de la substance grise (Ranvier et Ollivier).

Pathogénie. — Nous avons dit, dès le début, combien les opinions ont varié touchant la nature de l'affection rhumatismale; cette incertitude a son reflet dans l'idée vague que se font encore du rhumatisme un grand nombre de personnes du grand public. Des diverses théories émises par les auteurs qui se sont occupés particulièrement de la question, quatre seulement doivent être analysées: d'ailleurs, les autres s'y ramènent et n'en diffèrent que par quelques points.

La plus ancienne est assurément la théorie dite *humorale* qui assigne comme cause à l'arthrite un excès d'acidité dans les liquides de l'organisme. L'apparence semblerait lui donner raison, car on a remarqué de bonne heure que les urines, les sueurs, la salive des rhumatisants étaient très acides. On a discuté sur la nature de cet acide, les uns pensant à la présence de l'acide urique (Haïg), les autres opinant pour l'acide lactique (Williams, Richardson, Foster, etc.). Des recherches plus méticuleuses ont réduit à néant cette théorie en prouvant que le sang ne contient pas d'excès d'acide; d'ailleurs, rien ne vient expliquer comment l'acide peut, par son excès, donner lieu à cet ensemble de phénomènes que l'on observe dans toute attaque aiguë de rhumatisme.

La théorie *embolique* de Pfenfer et Hueter se base sur une affirmation qui est loin d'être exacte; elle admet que la maladie débute par une endocardite infectieuse, puis que les caillots provenant de ce trouble de la circulation cardiaque vont se fixer dans les capillaires des articulations où ils donnent naissance à des arthrites. Or, il existe des rhumatismes sans lésions cardiaques, puisque dans 30 à 40 cas seulement sur 100 (Stoll et Hirsch) le cœur est lésé; en outre, il semble peu démontré que ces embolies aillent déterminer des phénomènes irritatifs uniquement dans les jointures sans évoluer, par exemple, du côté du cerveau où ces embolies occasionneraient des phénomènes beaucoup plus sérieux.

La troisième théorie est dite *névrotrophique;* ses auteurs sont: Heymann, Froriep, Mitchell, Caustatt. Le point de départ du rhumatisme serait une action réflexe produite par le froid sur le système nerveux trophique. Friedländer a même imaginé un centre nerveux spécial pour les jointures qu'il place dans le bulbe, au voisinage des noyaux d'origine des nerfs glosso-pharyngiens et pneumogastriques; à ce voisinage il attribue, par l'entremise de ce dernier nerf, la fréquence des lésions cardiaques dans le rhumatisme.

Ces auteurs font intervenir le système nerveux qui, lésé par les impressions de froid que le corps a ressenti, modifie la vitalité des cellules organiques, ralentit les sécrétions et par suite facilite la rétention des humeurs qui se modifient et irritent l'organisme.

La théorie la plus récente et qui répond le mieux aux idées nouvelles de la science est la théorie *infectieuse*, qui prévoit le jour où nous pourrons connaître le véritable germe pathogène de cette affection. D'ailleurs, l'allure symptomatique de l'arthrite aiguë ressemble par de nombreux points à celle des affections microbiennes connues; comme celles-ci, elle s'accompagne d'une fièvre intense, d'abattement, d'un début brusque, d'urines rares, parfois albuminuriques et présentant un dépôt (OEttinger). Les manifestations viscérales du rhumatisme, sa fréquence plus grande en certaines saisons, son caractère épidémique, dont nous avons parlé au chapitre de l'étiologie, viennent également confirmer la vraisemblance de cette théorie. Beock et Schæfer ont même cité des exemples de nouveau-nés atteints de rhumatisme aigu, cas très rares, alors que la mère pendant sa grossesse avait présenté des symptômes analogues.

Le point faible de la théorie infectieuse c'est l'ignorance où nous sommes encore du véritable germe morbide de l'affection. Non pas qu'aucune recherche n'ait été faite ni qu'aucun élément figuré n'ait été trouvé, mais, parce que, jusqu'à ce jour, on n'a pas rencontré un microorganisme constant, qui pût être isolé, cultivé et reproduire la maladie chez les animaux auxquels on l'inocule.

Klebs, dès 1874, découvrait dans le sang des rhumatisants des germes ou monadines; après lui, divers auteurs : Wilson, Leyden, Popoff, Achalme, Bordas trouvèrent d'autres microbes tous différents : les uns ont observé un bacille anaérobie (Achalme), les autres ont rencontré un coccus ou un streptocoque, ou encore des staphylocoques (Bouchard, Charrin); enfin, certains auteurs ont reconnu dans les végétations de l'endocardite rhumatismale ou dans celles des articulations des microbes déjà connus, staphylococcus albus Triboulet), staphylococcus citreus (Sahli).

Le jour est donc près d'être fait, en ce sens qu'on est sur la voie de la vérité, mais jusqu'à aujourd'hui les recherches n'ont pas abouti à un résultat nettement positif.

Diagnostic. — Quand le praticien se trouve en présence d'un individu souffrant de douleurs articulaires et présentant de la fièvre, des sueurs abondantes et aigrelettes, le doute n'est guère possible et le diagnostic du rhumatisme articulaire aigu s'impose de lui-même. Mais, nous avons vu que l'arthrite débute souvent par des symptômes généraux qui sont analogues à ceux de certaines maladies infectieuses telles que la fièvre typhoïde, les oreillons, et pendant douze ou vingt-quatre heures le médecin peut hésiter et éprouver de l'indécision en face de son malade. Il est vrai que Drosdoff prétend qu'en explorant la sensibilité faradique aux abords des articulations et sur les membres on la trouvera diminuée si l'arthrite doit bientôt envahir ce membre. Mais la détermination de ce caractère n'est pas pratique, et, en outre, l'erreur peut se produire facilement.

Ce que l'on devra chercher, c'est à différencier le rhumatisme vrai des pseudo-rhumatismes qui se présentent dans le cours de certaines affections telles que la blennorrrhagie, la dysenterie, la fièvre typhoïde, etc. Dans tous ces cas, les douleurs articulaires sont dues à des localisations infectieuses des maladies dont nous parlons. On constate alors que la température est moins élevée, que la transpiration à odeur aigrelette n'existe pas, que le malade n'a pas de lésions du côté du cœur, des poumons ou du système nerveux, ce qui détermine le diagnostic.

Zichl a signalé les douleurs de l'arthrite dans une syphilis méconnue, douleur ayant résisté au traitement salicylé et ayant cédé au contraire au traitement spécifique.

La tuberculose miliaire aiguë des enfants est susceptible de s'accompagner d'arthrites aiguës et on devra y penser.

Quant aux complications cérébrales du rhumatisme, elles peuvent embarrasser le praticien qui ne sait s'il doit attribuer à cette maladie des symptômes d'excitation et de délire survenant chez un rhumatisant. L'alcoolisme peut occasionner du délire mais sans température élevée. Talamon, en 1891, a signalé des cas d'acétonémie qui étaient survenus dans le cours de rougeole, de rhumatisme aigu, etc.; ces cas sont rares et ne s'accompagnent pas d'hyperthermie et se reconnaissent à la réaction des urines par le perchlorure de fer et à l'odeur caractéristique de l'haleine.

Pronostic. — Le rhumatisme articulaire aigu n'est pas en lui-même une maladie grave en ce sens qu'il n'entraine que rarement la mort, environ 3 fois pour 100 (Besnier). Mais le pronostic bénin qui semble résulter de cette constatation s'assombrit quand on envisage les conséquences possibles de l'arthrite aiguë. Dans nombre de cas, en effet, le rhumatisant guéri conserve des lésions cardiaques ou pulmonaires qui, plus tard, donneront naissance à de graves endocardites ou à de l'œdème du poumon. Le médecin doit donc toujours réserver son pronostic, observer l'allure du mal, n'être pas trop optimiste, envisager la possibilité de sérieuses complications et ne pas trop se hâter de rassurer l'entourage du malade, qui ne manquerait pas de vous en faire un reproche si plus tard une maladie de cœur ou une pleurésie venait assaillir le convalescent.

Traitement. — Comment instituer une thérapeutique rationnelle d'une maladie dont on ne connaît pas encore la véritable cause? Assurément il ne faut pas y songer ici, tant qu'on n'aura pas découvert le germe infectieux de l'arthrite rhumatismale; cependant, le praticien doit soulager son malade, prévenir autant que possible les complications et les rechutes, lui aider à réparer ses forces épuisées par la maladie. C'est là le devoir du médecin appelé à donner des soins à un rhumatisant et voici, à notre avis, comment il doit s'acquitter de cette mission.

On doit d'abord placer le malade dans les meilleures conditions hygiéniques possibles, le faire rester au lit, alors même qu'il pourrait se lever, établir son lit dans une chambre vaste, aérée, mais à l'abri des courants d'air et convenablement chauffée.

Le rhumatisant sera couvert assez chaudement, mais non lourdement, nous avons vu, en effet, que le poids des couvertures est quelquefois un supplice intolérable pour le patient. On lui évitera les dérangements et les mouvements, on lui donnera une alimentation légère et suffisamment nourrissante. D'ailleurs, l'appétit, quoique n'étant pas aboli, est tout au moins notablement diminué et il sera facile de le satisfaire avec des potages gras ou maigres, du lait, des œufs clairs.

En même temps, on entretiendra les fonctions d'excrétion par des laxatifs ou des diurétiques, conformément à ce principe que, dans toute maladie infectieuse, il faut aider l'organisme à se débarrasser des produits qui l'intoxiquent.

Ces précautions hygiéniques une fois instituées, on devra s'occuper tout d'abord de calmer la douleur, le plus pénible de tous les symptômes. Pour cela, on fera localement des badigeonnages autour des articulations avec de l'ouate imbibée d'un liniment calmant, soit :

> Laudanum de Sydenham . . . .)
> Chloroforme. . . . . } parties égales.
> Huile de jusquiame . . . .)

soit :

> Baume tranquille . . . .   60 grammes
> Chloroforme.   10   —
> Laudanum de Sydenham.   10   —

On pourra ensuite tenir l'articulation enveloppée dans de l'ouate.

Lasègue préconisait l'application de bandelettes de vésicatoire sur l'articulation douloureuse ; il semble que ce procédé. thérapeutique doive être réservé pour des douleurs persistantes, mais pas très fortes ; en tous cas, il exige une surveillance active pour parer aux accidents qui pourraient survenir du côté des reins ou de la vessie.

On a également essayé, contre les douleurs articulaires violentes, des injections sous-cutanées d'eau pure, des solutions de chlorhydrate de morphine ou des solutions d'antipyrine, à 25 centigrammes par seringue. Ces injections faites tout autour de l'articulation ont procuré dans quelques cas un soulagement momentané, qui malheureusement n'a pas subsisté longtemps.

A l'intérieur, on a administré de nombreux médicaments pour essayer d'atténuer la douleur ; un des plus anciens et qui a donné de bons résultats est le salicylate de soude (Buss et Steicker) qui doit être pris à doses assez fortes, 6 à 8 grammes par vingt-quatre heures dans les cas aigus. G. Sée le donnait en solution :

> Salicylate de soude . . . .   30 grammes
> Eau.   300   —
> A prendre, 5 cuillerées par jour, chacune dans un demi-verre d'eau fraiche.

Quand les douleurs commencent à diminuer, on diminue également la dose d'une cuillerée, puis, après dix jours, d'une seconde cuillerée. Ce médicament a le grave inconvénient de produire des vertiges, des bourdonnements d'oreilles, d'irriter l'estomac et son goût est détestable. On a essayé de l'incorporer à du vin, à du sirop, et les diverses préparations ainsi faites sont mieux tolérées par les malades.

Depuis, on a également tenté d'administrer le salicylate de lithine, dont l'indication se réserve plutôt pour les formes subaiguës de la maladie.

Pour faire disparaître les douleurs articulaires de l'arthrite, on a eu recours à divers médicaments, dont les propriétés analgésiques ont été récemment démontrées ; parmi eux, citons : l'antipyrine, l'exalgine, la phénacétine et plus nouvellement la salicylamide, la salipyrine, le salol, etc.

L'antipyrine a donné quelques résultats merveilleux ; comme le salicylate de soude, on doit la prendre à haute dose, 4 grammes au moins par jour en solution ou en cachets ; elle a le défaut de n'être pas bien supportée par tous les malades, de donner parfois des crampes violentes d'estomac ou même, chez certaines personnes, de l'urticaire assez intense.

Mais dans bien des cas, c'est un médicament que le praticien emploie avec succès, il pourra faire usage de la potion suivante :

        Eau. . . . .   120 grammes
        Sirop de menthe.   30   —
        Antipyrine   10   —
3 à 4 cuillerées par jour.

L'exalgine a l'avantage de ne pas produire d'irritation gastrique. Dujardin-Beaumetz la préconise à la dose de 1 gramme ou 1 gr. 50 par jour contre les douleurs, dans une potion alcoolisée.

La salicylamide, la salipyrine, le salol sont des dérivés ou des combinaisons de l'acide salicylique et de corps tels que l'antipyrine, le phénol ; leur action est donc analogue à celle des salicylates, mais plus active, ils sont plus agréables à prendre. La salicylamide se prend en cachets de 20 centigrammes toutes les trois heures, cinq par jour ; la salipyrine également en cachets de 1 gramme toutes les heures jusqu'à concurrence de six en vingt-quatre heures.

Quant au salol, son action se rapproche de celle du salicylate de soude ; on l'utilise en cachets de 1 gramme jusqu'à huit par jour.

Mentionnons encore, contre l'élément fébrile prédominant, l'emploi du lactate de quinine à doses de 40 à 50 centigrammes, associé au salicylate de soude (Dieulafoy).

Tous ces médicaments analgésiques possèdent encore un autre effet bienfaisant, également très utile dans la cure de l'arthrite rhumatismale ; ce sont tous des antithermiques à un degré plus ou moins fort et leur emploi a l'heureux résultat de calmer la douleur et d'abaisser notablement la température, au point que le malade, au bout de quelques jours de médication, se croit guéri.

Ces médicaments sont sans action sur les complications possibles du côté du cœur ou du poumon ; toutefois, en abaissant la température et en jugulant ainsi la fièvre, ils préviennent la congestion cérébrale et les accidents hyperhémiques du côté du système nerveux.

Lorsque, malheureusement, le malade présente des symptômes de rhumatisme cérébral, le médecin doit recourir à la balnéation froide ou plutôt tempérée et aux lotions et affusions froides générales. Dès 1871, Fox, en Angleterre, puis Raynaud, Féréol. Colrat. en France, ont systématiquement usé de cette méthode de traitement et en ont retiré de bons résultats. Le bain est donné soit à 22°. soit à 36° en refroidissant progressivement sa température. par le moyen de l'adjonction d'eau froide. Le séjour du malade dans le bain doit être de dix à vingt minutes, à moins de frissons violents, temps ordinairement suffisant pour faire baisser à 38°,5 la température qui était auparavant de 40° à 41°.

La tête sera couverte d'une vessie remplie de glace pendant le temps du bain, après celui-ci on réchauffera le patient avec des boissons chaudes et on le frictionnera afin de rétablir la circulation: au besoin, on pourrait recourir à des piqûres d'éther ou de caféine. Dès que la température semblera remonter, on devra renouveler le bain, sans se décourager. Le rhumatisme cérébral est, en effet. une complication excessivement grave et pour la guérison de laquelle on ne saurait prendre trop de soins.

Passons maintenant au traitement des autres complications du rhumatisme : du côté du cœur on aura recours aux ventouses simples ou scarifiées quand on soupçonnera le début d'une péricardite: il en sera de même pour une pleurésie.

Lorsque le cœur est atteint d'endocardite, on devra le surveiller et intervenir, pour ne pas le laisser faiblir, avec de petites doses de digitaline ou de caféine, ou de tout autre tonique cardiaque.

Lorsque la maladie a commencé à décroître, que les symptômes ont été les uns après les autres atténués ou ont disparu, que le malade est entré dans la période de convalescence, le médecin ne doit pas l'abandonner à la nature, car, ordinairement, le rhumatisme a profondément abattu l'organisme et considérablement prostré les forces du malade.

Celui-ci devra être soumis à une hygiène continuelle, éviter toute cause qui pourrait déterminer une nouvelle poussée morbide. une rechute que nous savons être si fréquente. Il restera à la chaleur, à l'abri de l'humidité, bien couvert; l'alimentation qu'on lui prescrira sera réparatrice, de manière à exciter l'appétit, à augmenter le nombre des globules du sang que la maladie a considérablement fait baisser. A ce propos, les préparations ferrugineuses trouveront leur indication, de même que les préparations de kola, de quinquina et de coca.

On combattra par quelques massages et des frictions douces, par un traitement balnéaire, la persistance de la raideur articulaire, et les eaux thermales rendront ici de réels services.

Grâce à cet ensemble de règles thérapeutiques et hygiéniques, le praticien pourra espérer soulager le rhumatisant et le mettre dans de bonnes conditions pour qu'il guérisse, en attendant le jour où la science aura découvert la cause même, le germe morbide microbien de la maladie ; pourquoi alors ne trouverait-on pas aussi le moyen de neutraliser les effets toxiques de ce germe comme on vient de le faire pour le bacille autrement redoutable de la diphtérie ?

N'est-ce pas à cela que doit tendre la thérapeutique future de toutes les maladies infectieuses ?

II

RHUMATISME CHRONIQUE

Le rhumatisme dit chronique est une affection qui progresse lentement, s'attaquant aux jointures, les déformant, d'où les noms qui lui ont été donnés de *rhumatisme noueux, polyarthrite déformante.*

Étiologie et pathogénie. — Nous avons déjà parlé de la distinction radicale, qui doit être faite entre l'arthrite aiguë et la polyarthrite chronique ; l'une et l'autre, en effet, ne sont pas de même nature bien qu'elles se localisent toutes les deux aux mêmes régions de l'organisme. D'ailleurs, il est très rare de voir le rhumatisme chronique succéder à des attaques aiguës ou réciproquement. Son existence est très ancienne, puisque le professeur Charcot a constaté la présence de déformations arthritiques sur les os découverts dans les fouilles de Pompéi.

Il semble que les climats tempérés y prédisposent, car l'influence longtemps prolongée du froid humide est manifeste à cet égard.

Les individus obligés par leur profession à travailler dans des endroits humides ou à habiter dans des locaux malsains, mal aérés, où l'eau suinte des murs, payent un large tribut aux douleurs rhumatismales. C'est ainsi que les blanchisseurs, les ouvriers des ports, les terrassiers, les égoutiers, les concierges des vieilles maisons, les chasseurs qui poursuivent le gibier d'eau dans les marais, les cochers qui sont souvent exposés à la pluie, les soldats faits prisonniers dans les guerres et obligés de bivouaquer sur la terre humide, sont fréquemment atteints de rhumatisme chronique.

Outre cette influence prépondérante du froid humide, il faut noter l'importance physiologique de la misère et des privations. Les pauvres gens y sont plus sujets, ce qui a fait dire à Landré Beauvais que le rhumatisme chronique était la goutte des pauvres. Peut-être cela tient-il à ce que les pauvres mal nourris sont aussi mal logés et par suite exposés plus fréquemment à l'humidité et au froid.

La polyarthrite déformante s'observe directement de père en fils, ce que nous n'avons pas constaté pour la forme aiguë. Cette forme rhumatismale héréditaire constitue ce qu'on a appellé la diathèse arthritique en relation étroite de parenté avec la goutte ; d'ailleurs elle est, comme elle, l'indice d'un trouble général de l'économie. Le rhumatisant ou arthritique engendre des enfants qui héritent de cette prédisposition morbide et il suffit d'une légère influence pour réveiller la maladie paternelle.

Ces individus arthritiques offrent, dès leur jeune âge, des indices révélateurs de cet état général ; dans l'enfance, ils sont sujets aux migraines, puis ils ont rarement un bon estomac, ce sont des dyspeptiques qui, au moindre écart de régime, souffrent de cet organe.

Le rhumatisme chronique s'observe à tous les âges de la vie, mais principalement de quarante à soixante ans et surtout chez la femme, qui par ses fonctions génitales, sujet de fatigues continuelles, y semble prédisposée. On voit aussi l'arthrite débuter au moment de la ménopause ou après plusieurs grossesses consécutives et rapprochées ; on remarque également que chez les femmes rhumatisantes il est fréquent de rencontrer des troubles de la menstruation, aménorrhée ou dysménorrhée.

Comme on le voit, les arthrites chroniques semblent s'allier avec tous les troubles de la nutrition ; les recherches récentes poursuivies dans cet ordre d'idées ont contribué encore davantage à faire prédominer cette opinion. Bouchard a montré, par des statistiques rigoureuses, que les personnes atteintes de rhumatisme chronique ont, dans presque tous les cas, parmi leurs parents, des goutteux, des gravelleux, des diabétiques, des obèses, des calculeux ou des nerveux, des personnes ayant été sujettes aux migraines, aux éruptions cutanées, à l'asthme, aux douleurs sciatiques, etc...

Outre l'arthritisme, la scrofule, cette autre maladie également caractérisée par un trouble de nutrition, semble prédisposer aux formes chroniques du rhumatisme. Charcot, G. de Mung, Bouchard, sont d'accord pour constater chez les rhumatisants des antécédents lymphatiques, des ganglions suppurés du cou, de la phtisie, etc...

Ces considérations tendent toutes à ranger l'arthrite chronique parmi les maladies de la nutrition.

Symptômes cliniques. — Le malade présente deux signes morbides principaux : il souffre dans les jointures et celles-ci perdent leur aspect normal, en un mot se déforment.

La douleur du rhumatisme chronique ne peut se comparer à celle de l'arthrite aiguë, le patient ne ressent pas ces souffrances intolérables qui arrachent des cris et condamnent à l'immobilité. Il éprouve dans les membres des sensations vagues, qui l'agacent plus qu'elles ne le font souffrir. Tantôt le membre est raide, les mouvements se font avec une certaine gêne, tantôt c'est de l'engourdissement, des fourmillements ou même quelques élancements se suivant à intervalles variables et entrecoupés de périodes d'apaisement complet pendant lesquelles le malade ne souffre pas.

Ordinairement, ces douleurs prémonitoires se font sentir dans la matinée, le rhumatisant souffre tant qu'il n'a pas un peu marché ou remué le membre où siège le mal, tant qu'il ne l'a pas dégourdi, selon son expression. D'autres fois, c'est la nuit que vient la souffrance, sous forme de crampes brusques, fugaces, qui réveillent le malade ou lui causent des insomnies fréquentes.

Ces symptômes durent ainsi de quelques semaines à quelques mois, sans que celui qui les supporte puisse assigner à la douleur un siège spécial. Une personne souffre à la plante des pieds ou à la paume des mains, une autre se plaint de douleurs dans les muscles des jambes (gaines tendineuses des péroniers ou des jambiers). Au bout de ce laps de temps, les douleurs semblent plus particulièrement se localiser aux jointures.

Au membre inférieur, ce sont les articulations du gros orteil et du genou qui sont touchées de préférence. Au membre supérieur où le mal existe le plus souvent, ce sont les jointures des phalanges, des métacarpiens, puis des poignets et des coudes où il s'installe.

Les tissus périarticulaires sont alors le siège de crampes brusques, passagères, se produisant surtout au niveau des muscles fléchisseurs de l'articulation. Ces phénomènes sont assez douloureux, Trousseau et la plupart des auteurs admettent qu'elles sont une des causes des déformations qui vont se produire ; dans tous les cas, ils donnent naissance à des rétractions des muscles qui fixent les articulations dans les positions vicieuses qu'elles ont prises.

On voit alors la jointure changer d'aspect (Lancereaux), la peau devient luisante, rouge ou pâle, elle s'épaissit, se durcit, se recouvre de callosités, de squames qui se dessèchent et tombent, de taches plus ou moins pigmentées, de petites éruptions de bulles ou de vésicules de nature érythémateuse, tous signes qui indiquent bien une lésion trophique de la surface cutanée.

En même temps, les articulations présentent une légère tuméfaction, une température un peu supérieure à celle des autres points du corps, mais contrairement à ce qui s'observe dans la forme aiguë rhumatismale, la douleur et les phénomènes articulaires ne persistent pas. Ils s'amendent très rapidement, puis reviennent bientôt pour redisparaître et ainsi de suite. En général, plusieurs jointures sont prises successivement, en commençant par l'extrémité des membres et en allant vers la racine (Romberg, Charcot, Budd).

Quand le rhumatisme attaque les doigts, on constate également des troubles de nutrition du côté des ongles ; ceux-ci poussent vite, mais perdent leur aspect normal, ils présentent des rainures, se courbent, se fendillent, tombent sans cause explicative suffisante.

Tandis que les jointures sont le siège des phénomènes, dont nous venons de parler, on observe en ces points des déformations spéciales qui peuvent se ramener à deux types principaux, bien décrits par Charcot, selon que les membres atteints ont été immobilisés dans la flexion ou dans l'extension.

Examinons-les successivement.

Dans le type dit de flexion, au membre supérieur, la phalangette est fléchie sur la phalangine qui est elle-même étendue sur la phalange ; les doigts ont ainsi l'aspect de lignes brisées, la jointure métacarpophalangienne proémine à la face dorsale de la main, tandis que l'articulation de la phalange avec la phalangine fait saillie à la face palmaire. En outre, la main tout entière peut être déviée, les phalanges étant inclinées vers le bord cubital et les phalangines en sens inverse.

Au poignet et au coude, ces déviations sont rares ; on observe pourtant des flexions du poignet, l'avant-bras étant en pronation, le coude fléchi, l'épaule rigide, le membre supérieur fixé au thorax (Dieulafoy) ; du côté du membre inférieur, les lésions existent également mais sont moins apparentes ; cependant on note une forte déviation en dehors du gros orteil qui peut chevaucher sur les autres doigts, ce qui fait proéminer en dedans son articulation avec le premier métatarsien (Charcot) : le pied peut présenter l'apparence du varus équin ou du valgus.

Au genou, la déformation est également considérable ; parfois elle a pour effet de placer l'extrémité inférieure du fémur, en avant du tibia. Le fémur est, en outre, incliné en dehors, ce qui fait surtout saillir son condyle interne, la rotule étant portée en dehors sur le condyle externe, la tête première apparaissant en avant, tandis que la jambe est en flexion sur la cuisse.

La jointure de la hanche est rarement atteinte lorsque le rhumatisme envahit plusieurs jointures ; elle l'est seule, au contraire, dans une forme partielle de cette affection, qui se rencontre de préférence chez les vieillards et qu'on a appelée *morbus coxæ senilis*.

Dans le type dit d'extension, les doigts de la main sont ainsi : la phalangine fléchie, et la phalange et la phalangette étendues. Les vertèbres sont rarement envahies ; dans ce cas, le rachis est immobilisé en tout ou en partie, et il en résulte une gêne considérable. Au cou, le rhumatisme atteignant les vertèbres cervicales fait fléchir la tête en avant, le menton rapproché du sternum ; s'il se localise à la colonne dorsale, le malade a le dos voûté ; si c'est à la colonne lombaire, il se produit au contraire de l'ensellure.

Ces déformations articulaires résultent de plusieurs causes : tandis que les surfaces des cartilages synoviaux, qui sont en contact, sont envahies par le processus, perdent leur dépoli, s'irritent par le frottement, que les extrémités osseuses prolifèrent et produisent des tumeurs dites ostéophytes, les crampes douloureuses des tendons et muscles péri-articulaires ont forcé ceux-ci à se rétracter ; les membres ainsi tiraillés prennent des positions vicieuses, qui font saillir encore davantage les têtes épiphysaires des os ; bientôt il se produit des subluxations qui ne font qu'empirer à mesure que se développe l'affection.

D'autre part, les déformations osseuses, les rétractions musculaires s'accompagnent d'atrophies des muscles qui font disparaître les saillies normales (Vidal) ; dès lors, le membre est devenu impotent ou tout au moins extrêmement gêné dans ses mouvements normaux.

Marche. Évolution de la maladie. — Nous avons vu que le rhumatisme chronique débutait insidieusement, évoluait progressivement, par poussées successives, envahissant d'ordinaire à la fois plusieurs articulations et arrivant peu à peu à condamner le malade à l'impotence presque complète.

L'évolution est donc lente ; mais selon l'âge du sujet qui en est atteint, le rhumatisme varie quelque peu ; c'est ainsi que, chez les jeunes personnes, on constate la prédominance des rétractions musculaires, tandis que chez les vieillards ce sont les productions ostéophytiques qui prédominent.

Chez l'enfant, la régression est pourtant possible sous l'influence d'une hygiène convenable, la durée de la maladie varie alors entre une et quinze années ; on a vu, paraît-il, un cas de guérison survenir après dix-neuf ans.

Anatomie pathologique. — Le rhumatisme chronique intéresse toutes les parties de la jointure, mais le degré de l'altération varie avec les divers aspects que présente la maladie. Le cartilage synovial est altéré, il se couvre de végétations qui ont l'aspect de villosités et produisent l'état appelé velvétique ; en outre, ses éléments cellulaires prolifèrent ; si l'on examine, au microscope, les cellules de ce cartilage, on les voit plus grandes, contenant des capsules secondaires, disposées de telle sorte que la substance fondamentale est dissociée en filaments parallèles constituant les villosités.

Le liquide synovial n'est que peu ou pas augmenté, l'arthrite chronique est ordinairement sèche, sauf quand a lieu une poussée aiguë. Les ligaments intra-articulaires sont en grande partie altérés à cause des frottements qui se produisent lors des mouvements. Cette usure se fait sentir également sur les cavités ou méninges articulaires, tandis que la transformation fibreuse envahit les tissus péri-articulaires et les villosités qui cloisonnent la cavité de l'articulation.

Donc, sur les têtes articulaires d'un côté, usure progressive des surfaces cartilagineuses au centre, de l'autre, transformation fibreuse des néoformations provenant de l'irritation de ce même cartilage à la périphérie en bourrelet.

Enfin, les têtes osseuses elles-mêmes, dénudées en quelques endroits par l'usure des couches du cartilage qui les recouvraient, subissent aussi un travail d'altération spécial qui se traduit par une prolifération de cellules embryonnaires donnant lieu à des ostéophytes ou couches osseuses irrégulières. Tout autour de ces têtes osseuses, les couches cartilagineuses accumulées en bourrelet, subissent une transformation calcaire et osseuse qui constitue l'éburnation caractérisée par des stries et des raies produites par les mouvements sur des surfaces en voie de réparation (Charcot). Lorsque la jointure subluxée, par exemple, ne peut plus fonctionner, elle devient le siège d'un processus d'ankylose qui se produit au moyen de brides fibreuses et cellulaires ; dans les articulations qui, au contraire, sont souvent en mouvement, ces brides fibreuses se transforment, comme nous l'avons dit, en brides calcaires et osseuses qui, venant à se rompre, restent libres dans la jointure et y deviennent des corps étrangers.

Ordinairement, plus le rhumatisme envahit d'articulations, moins il les déforme; lorsqu'il se localise uniquement à la hanche, dans le morbus coxæ senilis par exemple, il y produit le maximum de lésions. Charcot a également remarqué que les cas qui s'accompagnent de peu de douleurs, qui évoluent lentement, sont aussi ceux qui présentent le maximum de lésions.

Heberden a décrit les nodosités qui se forment dans les articulations des phalangettes dans certaines formes chroniques de rhumatisme; d'après cet auteur, ces nodosités ne sont que l'exagération des nodules osseux normaux qui se trouvent de chaque côté de ces os.

Diagnostic. — Les lésions déformantes de l'arthrite chronique seront reconnues à leur symétrie, à leur évolution lente, atteignant d'une façon régulière les muscles voisins de l'articulation et les atrophiant. Toutefois, comme les atrophies musculaires se rencontrent dans de nombreuses maladies du système nerveux, il est utile d'avoir présents à la mémoire les divers symptômes typiques de ces affections, pour les rechercher et constater leur absence dans le cas actuel, ce qui permet d'établir le diagnostic de l'arthrite. L'analogie, qui existe entre ces altérations trophiques des muscles, avait même frappé divers auteurs, Lancereaux, Bouchard, Spender, etc., qui ont recherché si on ne pourrait pas trouver dans une lésion nerveuse l'origine des altérations du rhumatisme chronique.

L'ataxie locomotrice, la paralysie agitante, l'hémiplégie, l'atrophie musculaire progressive sont des affections qui, comme le rhumatisme, peuvent provoquer de l'atrophie musculaire. Mais, en général, l'atrophie rhumatismale ne porte que sur des groupes musculaires en rapport avec l'articulation malade.

La goutte peut déterminer des déformations articulaires qui seront distinguées des arthrites rhumatismales déformantes par la constatation des *tophus* caractéristiques de la goutte. L'acromégalie se traduit par une hypertrophie énorme des extrémités osseuses; mais cette difformité est généralisée également aux os du crâne et de la face, principalement au maxillaire inférieur, et ce caractère servira à la distinguer du rhumatisme déformant.

L'ostéo-arthropathie déformante ressemble plus que l'acromégalie à l'arthritisme noueux; mais dans cette maladie, les os des membres sont allongés et le genou est respecté, ce sont surtout les jointures et les os des pieds et des mains qui sont intéressés.

D'ailleurs ces maladies sont rares.

Pronostic. — Si l'on ne tient compte que de la lenteur d'évolution de la forme rhumatismale chronique, on voit que cette maladie ne menace pas la vie à brève échéance, et, par conséquent, ne comporte pas un pronostic bien sombre.

Cependant, ce qui le rend mauvais, c'est que cette affection rétrocède rarement, sauf toutefois dans l'enfance, qu'elle frappe d'une façon irrémédiable les jointures qu'elle atteint, qu'elle les rend impropres à la vie de relation et rend l'existence pénible pour celui qu'elle frappe. L'individu, qui devient la proie de l'arthrite chronique, vers l'âge de quarante ans, voit peu à peu ses jointures se déformer, s'ankyloser et est astreint au repos complet, il est cloué au lit; souvent même il a de la peine à se nourrir. Bien plus, ne pouvant prendre aucun exercice, il dépérit progressivement, les fonctions se faisant mal; l'aération étant insuffisante, il devient cachectique et meurt dans le marasme.

Traitement. — Contre les douleurs du rhumatisme chronique, le salicylate de soude est bien moins efficace que contre les souffrances du rhumatisme aigu, ce qui semble encore venir à l'appui de l'opinion qui différencie ces maladies. Par contre, l'antipyrine en a plus facilement raison; l'opium réussit encore mieux (Charcot); d'ailleurs les douleurs n'ont pas un caractère franchement aigu et ne réclament pas une thérapeutique aussi active que celles de la fièvre rhumatismale.

J. Simon a employé, chez les enfants, des doses quotidiennes de 5 à 10 gouttes de teinture de colchique à prendre en deux fois, pendant deux semaines chaque mois. L'exalgine, la phénacétine, le chloral sont inefficaces (Legendre); le salol réussit mieux, ainsi que des doses de 30 à 40 grammes de carbonate de soude associé à du sulfate de quinine (Charcot).

Les médicaments qui ont joui et qui jouissent encore de la plus grande faveur pour le traitement du rhumatisme chronique sont : l'iode et l'arsenic.

L'iode est plutôt préconisé sous forme d'iodures alcalins : iodures de potassium, de sodium, de calcium, de lithium, en applications de teinture d'iode sur les articulations malades, ou à la dose de 6 à 20 gouttes dans un verre d'eau sucrée avant les repas. Lasègue, qui est un de ceux qui ont mis ce médicament en honneur, recommande de ne le donner que pendant les repas, afin d'éviter des troubles digestifs; pris au moment des repas, il stimulerait au contraire la digestion.

Quant aux iodures, on les donne habituellement à la dose de
25 centigrammes à 1 gramme par jour, cette dose devant être
longtemps continuée. Trastour, par exemple, formulait :

Iode. . . . .   1 gramme
Iodure de potassium.   10   —
Eau.   300   —

A prendre aux deux repas, 1 cuillerée à café dans le premier verre d'eau
rougie. Continuer deux à trois mois.

L'arsenic a un rôle inconstant dans le traitement des arthrites
chroniques (Charcot); quelquefois même il semble au début produire un effet contraire et réveiller les douleurs, mais après quelques
jours, il est bien supporté.

Nous n'indiquerons pas ici tous les moyens usités pour faire ingérer ce médicament : liqueur de Fowler, liqueur de Pearson, granules
d'acide arsénieux, etc. G. de Mussy le préconisait sous forme de bains
arsenicaux à 35°, d'une heure et demie, et dans lesquels il faisait
entrer, pour chaque bain, 2 à 10 grammes d'arséniate de soude et
100 à 150 grammes de sous-carbonate de soude. On obtient ainsi,
paraît-il, une action plus résolutive et plus excitante, qui fait merveille dans les cas de poussées rhumatismales successives. Ce bain
arsenical peut être modifié par l'adjonction de 250 grammes de
gélatine, de chlorure de sodium, de polysulfure de sodium chez les
rhumatisants affaiblis. Le bain doit être suivi d'un repos au lit de
une heure à deux heures ; il augmente la sudation et la diurèse.

Outre ces bains médicamenteux, on a constaté que les rhumatisants sont améliorés par des bains ordinaires pris très chauds, ou,
plutôt, à une température croissante, jusqu'à 45° (Lasègue). Les
bains de vapeur, térébenthinés, ou d'air chaud et sec, les fumigations de baies de genièvre (Legendre) sont quelquefois avantageux,
de même les bains dits de boues, tels qu'on les prend à Louêche,
par exemple.

A la balnéation on devra joindre des pratiques de massage répétées tous les jours, ce qui préviendra l'atrophie musculaire et l'ankylose. De même, on se trouvera bien de mouvements accomplis avec
prudence et douceur, de préférence pendant la durée du bain.

Le médecin, outre ces pratiques thérapeutiques, devra imposer à
son malade des règles hygiéniques sérieuses. Il lui interdira d'habiter dans des endroits humides, au bord de la mer, dans un pays à
climat froid et dans une maison humide. Chaudement vêtu, portant
de la flanelle, couchant dans un lit suffisamment chaud, sans être

surchargé de couvertures ; il lui ordonnera des mets réconfortants, du fer, du quinquina, de l'huile de foie de morue, selon son tempérament. Il n'oubliera pas d'activer les fonctions cutanées par des frictions sèches, alcooliques, térébenthinées (Legendre).

Citons aussi les bons effets que l'on a retirés de l'électrothérapie pour faire cesser les douleurs, les contractures musculaires et l'atrophie. Selon que la maladie a envahi les membres supérieurs ou inférieurs, on applique le pôle positif sous forme de plaque mouillée sur la colonne cervico-dorsale ou dorso-lombaire. Les membres malades plongent dans un vase de porcelaine rempli d'eau salée et tiède dans lequel sont également plongés les pôles négatifs. On fait varier l'intensité du courant en tenant compte de l'âge du malade, les séances durent de dix à quinze minutes, tous les jours pendant le premier mois, à intervalles plus grands les mois suivants (Boudet).

Legendre, qui a étudié la question du rhumatisme chronique, ne retient que deux médications qui lui aient donné des résultats satisfaisants. Ce sont : 1° la teinture d'iode à doses croissantes de 20 à 60 gouttes par jour ; 2° les bains chauds arsenicaux de G. de Mussy. Tous ces traitements ne sont vraiment efficaces qu'après une longue durée, qui va jusqu'à trois et quatre mois.

Paul BARLERIN, *de Paris.*

CHAPITRE XI

LUMBAGO

Le lumbago est une affection caractérisée par des douleurs violentes siégeant au niveau des muscles lombaires et survenant fréquemment sous l'influence d'un refroidissement ou de la diathèse rhumatismale.

Étiologie. — Le lumbago s'observe plus fréquemment chez l'homme que chez la femme et survient de préférence chez les personnes ayant atteint l'âge moyen (vingt à quarante ans). Il n'a pas de saison ni de climat, mais se déclare cependant plus souvent au printemps et en automne, c'est-à-dire aux époques de transition. C'est assez dire que l'humidité, plutôt que le froid sec, contribue à favoriser l'éclosion du lumbago.

Cette maladie peut également survenir par suite d'une fatigue exagérée. Rien de plus fréquent que d'observer le lumbago chez les facteurs ruraux, chez les cavaliers qui restent une journée ou plusieurs journées à cheval, ainsi que chez les bicyclistes, qui, de nos jours, font un véritable abus de la pédale. Cet entraînement, qui est salutaire lorsqu'il est modéré, provoque des douleurs lombaires atroces lorsqu'il est exagéré.

Mais, par-dessus tout, la cause qui prédomine dans cette affection, c'est la diathèse rhumatismale. Un rhumatisant trouve beaucoup plus de prétextes pour contracter ces douleurs lombaires qu'un autre sujet. Parfois même, le lumbago coïncide avec une attaque de rhumatisme ou alterne avec les attaques. Il en est de même de la goutte, qui est une cause prédisposante.

Description. — Une douleur siégeant au niveau des muscles lombaires est la caractéristique du lumbago. Cette douleur est très vive, survient subitement à la suite d'un faux mouvement, au milieu d'une marche fatigante, par suite d'un effort ou d'un refroidissement subit. Elle est bilatérale, peut s'irradier vers les muscles du dos ou descendre vers ceux de la fesse et de la région sacrée; mais son maximum siège au niveau des vertèbres lombaires. Elle est exacerbante et continue, ou bien sourde et profonde; mais elle se réveille toujours sous l'influence d'un toucher brutal ou d'un mouvement brusque, le décubitus horizontal et le repos la calment au contraire. Le redressement du tronc et la station debout sont particulièrement désagréables, et l'on voit souvent le malade être courbé, pour ainsi dire plié en deux.

La marche du lumbago est assez rapide. Les douleurs, très vives les deux premiers jours, finissent par s'atténuer et disparaissent généralement au bout de quatre à cinq jours. La maladie peut cependant se prolonger plusieurs semaines et même plusieurs mois; elle peut encore revêtir un caractère intermittent : cela se voit surtout chez les rhumatisants. On observe dans ces cas de lumbago chronique une atrophie des muscles lombaires.

Diagnostic. — Cette affection peut être confondue avec la rachialgie observée chez les femmes atteintes de métrite, avec les différentes formes de myélite, avec la névralgie iléo-lombaire, avec différentes maladies des reins. Certaines fièvres éruptives sont également précédées de rachialgie simulant un lumbago simple.

La rachialgie survenant au cours d'une affection utérine est beaucoup moins douloureuse que le lumbago. De plus, la douleur est plus sourde, plus tenace et ne se réveille pas particulièrement au moment de la marche ou du redressement du tronc.

Le rhumatisme des vertèbres lombaires ne sera pas confondu avec le lumbago, car la douleur est moins étendue, siège particulièrement au niveau de l'articulation; de plus, il est très rare de rencontrer une forme isolée de rhumatisme vertébral lombaire; dans la plupart des cas d'autres articulations sont envahies, et ce rhumatisme polyarticulaire aide à préciser le diagnostic.

Dans les cas de myélite ou de pachyméningite localisée au niveau des vertèbres lombaires, on observe également une douleur symétrique siégeant à ce niveau. Mais cette douleur lombaire survient avec d'autres phénomènes, avec des fourmillements, de l'exagération des réflexes, des troubles de la vessie et du rectum, de la parésie, etc., etc., caractères qui manquent au lumbago.

Dans la névralgie iléo-lombaire, les phénomènes douloureux s'irradient vers l'abdomen et les extrémités inférieures ; le début et la marche de ces douleurs sont tout différents de celles produites par le lumbago.

Les différentes maladies des reins provoquent aussi la lombalgie. Mais les douleurs s'accompagnent ici de troubles de la miction, d'altérations chimiques et bactériologiques des urines.

La rachialgie précédant certaines fièvres éruptives se présente avec des troubles généraux graves beaucoup plus sérieux (frissons, fièvre, céphalalgie, vomissements ou diarrhée) que ceux du lumbago, dont la marche est moins éclatante.

Traitement. — Il n'est pas identique dans le lumbago à frigore et dans celui d'origine rhumatismale.

Dans le lumbago simple, une seule indication se présente, c'est la suppression de la douleur. Plusieurs médications peuvent être instituées. Ou bien l'on combat les phénomènes douloureux par des calmants, par des anesthésiques ; ou bien on leur oppose une révulsion plus ou moins active.

Lorsqu'on a affaire à un lumbago de moyenne intensité, des frictions avec une huile laudanisée ou chloroformée suffisent.

> Huile de jusquiame . . . .   100 grammes
> Laudanum de Sydenham . . . . }
> Chloroforme. . . . . } āā 10 —
>
> Employer ce liniment en frictions sur la region lombaire, trois fois par jour.

Dans le cas de lumbago avec douleurs exacerbantes, on fera une injection hypodermique avec du chlorhydrate de morphine ou une injection plus profonde intra-musculaire avec une solution de cocaïne.

> Chlorhydrate de cocaïne . . . .   50 centigrammes
> Eau de laurier-cerise. . . . .   20 grammes
>
> Injecter profondément une seringue de Pravaz matin et soir.

Dans le même but anesthésique on pourra prescrire le soir un lavement de lait contenant 4 grammes d'hydrate de chloral ou bien encore une pilule avec 5 centigrammes d'extrait thébaïque.

Mais à ces moyens médicamenteux purs doit être préférée la méthode révulsive qui produit une action analgésique beaucoup plus prompte. Dans ce but, on appliquera des vésicatoires volants directement sur la région endolorie, des pulvérisations de chlorure de méthyle. J'ai soigné à l'aide de ces pulvérisations un grand nombre de cas de lumbago ; une ou deux pulvérisations de chlorure de méthyle suffisent généralement pour avoir raison des lumbagos les plus douloureux. Il faut seulement savoir manier ces pulvérisations. ne pas en abuser, et s'arrêter dès qu'on voit la peau blanchir, sans quoi on s'expose à produire la mortification cutanée.

Une autre méthode ancienne, mais qui n'est pas à dédaigner, c'est la révulsion produite par la scarification lombaire. On applique sur cette région 4 ou 5 ventouses scarifiées et on arrive ainsi à diminuer les douleurs.

Dans le lumbago d'origine rhumatismale, il est imprudent d'avoir recours à une méthode révulsive active. En effet, chez tout sujet arthritique il y a des troubles vasculaires et trophiques et la surface cutanée n'est guère tolérante. Il faut alors avoir recours aux frictions laudanisées et chloroformées et administrer au malade du salicylate de soude ou de l'antipyrine à la dose habituelle.

Dans les formes de lumbago chronique ou intermittent, on aura recours aux bains sulfureux ou aux bains de vapeur.

L'électrothérapie n'agit guère que comme révulsif. Aussi doit-on préférer les révulsions plus actives à cette méthode qui n'est plus guère employée pour combattre les douleurs lombaires.

S. Bernheim, de Paris.

TROISIÈME PARTIE

INTOXICATIONS

CHAPITRE PREMIER

ALCOOLISME

L'alcoolisme est une affection particulière dont la place est parmi les empoisonnements. Il est dû à l'introduction dans l'économie d'un poison, l'alcool de vin ou alcool éthylique, soit qu'on l'absorbe sous une forme concentrée, telle que l'eau-de-vie, le cognac, le rhum, le kirsch et autres liqueurs, soit qu'on le prenne plus ou moins dilué comme dans le vin, la bière, le cidre et autres boissons fermentées.

L'alcoolisme, sous la forme d'ivresse, remonte à l'origine des boissons fermentées. L'histoire de la plantation de la vigne par Noé et son ivresse par la boisson, qu'il avait fabriquée avec le raisin, est une preuve suffisante de ce que nous avançons.

Pour bien étudier l'alcoolisme, il faudrait diviser le sujet en quatre parties : 1° l'alcolisme aigu ou suraigu ; 2° l'alcoolisme subaigu des aliénistes ; 3° l'alcoolisme chronique ; 4° l'alcoolisme mitigé que nous appelons éthylisme. Mais, dans la pratique ordinaire, il suffit d'étudier séparément l'alcoolisme aigu et l'alcoolisme chronique.

L'alcoolisme est une plaie à la fois privée et sociale. Le mal et les ravages qu'il produit sont tels que certains législateurs religieux ont prescrit des règles spéciales à ce sujet. Aucun d'eux n'a été aussi loin que Mahomet qui a proscrit complètement les boissons fermentées. Il a démontré victorieusement que l'homme peut conserver une santé excellente et devenir très vigoureux sans absorber d'alcool et de boissons fermentées. Mais s'il a su préserver ses sectateurs

de l'un des plus horribles fléaux qui ruinent moralement et physiquement les nations civilisées, il n'a pas su leur interdire les autres
stupéfiants du système nerveux, le haschisch et surtout l'opium,
dont nous signalerons les ravages à propos de la morphinomanie.

C'est à Magnus Huss, médecin suédois, qu'on doit l'histoire médicale de l'alcoolisme. Depuis, cette maladie a été étudiée par un très
grand nombre de médecins, car on la rencontre fréquemment comme
sujet d'observation. Cette étude a même été poussée fort loin et on
a recherché séparément les effets variés que produit l'alcool, suivant
qu'il est pur ou mélangé à diverses substances ajoutées volontairement ou non, soit pour flatter le goût en modifiant ou en changeant
la saveur, soit pour y introduire des produits étrangers, qui en augmentent la valeur vénale. Si l'alcool éthylique, le second terme de
la série des alcools, est un poison, à plus forte raison est-il plus
toxique quand il est mélangé aux alcools supérieurs, tels que
l'alcool amylique, etc.

Rabuteau a observé, l'un des premiers, que plus l'alcool de vin
renferme d'alcools supérieurs, plus il est toxique. Il y a donc, à ce
point de vue, un intérêt économique général et supérieur à ce que
l'alcool de vin, l'alcool éthylique livré à la consommation soit pur et
exempt de tout produit étranger. C'est la plus forte raison qu'on
puisse invoquer en faveur d'un monopole gouvernemental, bien
qu'en principe le régime de la liberté soit l'ennemi des monopoles.
Celui de l'alcool se justifie par la nécessité de conserver la santé
publique sur laquelle cette boisson produit tant de ravages.

En effet, le mot alcool a pris une grande extension; au lieu de
désigner un produit unique, spécial, il représente toute une grande
classe de composés possédant un certain nombre de propriétés chimiques communes. Le premier dans la série, le plus simple, est l'alcool méthylique, plus connu sous le nom d'esprit de bois. Le second
est l'alcool proprement dit, l'alcool éthylique. Ces deux produits
diffèrent chimiquement parce que le deuxième contient CH^2 de plus
que le premier, de même que le troisième, l'alcool propylique, contient CH^2 de plus que le deuxième et ainsi de suite.

L'alcool se produit par la fermentation des matières sucrées ou
amylacées et on le retire par la distillation qui entraîne les autres
alcools qui se développent presque toujours en même temps que lui.
La séparation de ces divers alcools se fait par une nouvelle distillation qu'on appelle rectification. Malheureusement cette rectification
n'est pas toujours faite et des alcools impurs servent à la fabrication de diverses liqueurs dans lesquelles on fait entrer les essences

d'absinthe, de fenouil, d'anis, etc., etc., dont la toxicité vient renforcer celle de l'alcool.

C'est ce qui fait que depuis fort longtemps on a décrit à part les effets directs de ces essences. M. Magnan a ainsi distingué de l'alcoolisme, l'absinthisme qui détermine des crises convulsives analogues à celles qu'on observe dans l'épilepsie et l'hystérie. MM. Cadéac et Meunier attribuent ces mêmes propriétés convulsivantes aux essences d'hysope et de fenouil, et ils pensent que les essences d'anis, de badiane, d'angélique, de menthe et de mélisse jouissent de propriétés stupéfiantes qui se superposent à celles de l'alcool.

La résistance de l'organisme à l'empoisonnement par l'alcool varie beaucoup avec les individus et leur genre de vie. La plupart n'y résistent pas très longtemps, d'autres conservent leur santé plus ou moins intacte pendant de longues années, tout en absorbant des doses considérables d'alcool. Le public aime à citer ces rares exemples, ces faits exceptionnels, pour montrer que l'alcool n'a pas de funestes inconvénients, et il ne réfléchit pas que ces rares exceptions viennent plutôt confirmer la règle.

Pourquoi l'homme cherche-t-il partout un excitant spécial de son système nerveux : l'alcool, le tabac, l'opium, la morphine, le haschisch, etc.? C'est là un problème plus facile à énoncer qu'à résoudre.

Toutefois, si l'alcoolisme tend à se répandre de plus en plus, c'est qu'il y a des causes variées. La multiplicité des cabarets, des cafés, l'habitude de ne traiter les affaires que dans ces établissements, la contagion de l'exemple, l'entraînement, les mœurs publiques, etc., favorisent considérablement la consommation de l'alcool. Il y a d'autres causes plus intimes, parmi lesquelles, nous signalerons l'éducation insuffisante de la femme qui, une fois mariée, se néglige beaucoup trop, devient malpropre, paresseuse, tient mal son ménage et ne soigne plus la préparation des aliments. En outre, elle a désappris à confectionner son linge et ses vêtements depuis que les grands magasins fournissent les étoffes et le linge travaillés et mis en œuvre au même prix qu'à la pièce. Quand le mari rentre à la maison, qu'il trouve son ménage en désordre, qu'il n'a pour toute nourriture qu'un peu de charcuterie qu'on a été quérir au dernier moment, et qu'il trouve sa femme malpropre, il est pris de dégoût et de tristesse, il s'ennuie et il prend le chemin du cabaret où il trouve des camarades, des amis, des conversations animées, le jeu, etc. Il s'entraîne à boire, d'abord raisonnablement, puis, avec l'habitude, il boit davantage et devient insensiblement alcoolique.

L'homme avoue facilement qu'il boit, il s'en fait même gloire. Il est heureux d'affirmer qu'il supporte bien la boisson ; en outre, il est persuadé que l'alcool donne des forces. La femme de nos jours boit aussi très fréquemment, mais elle ne l'avoue jamais. Nous verrons plus loin comment on peut dépister l'alcoolisme chez elle.

On peut déjà comprendre que l'intoxication par l'alcool comporte des degrés nombreux et de grandes variations suivant la nature du liquide employé, son état de pureté ou de falsification, le tempérament de l'individu et la quantité absorbée. C'est donc un empoisonnement qui comporte des accidents divers. L'introduction la plus habituelle de l'alcool se fait par l'estomac, mais il ne faut pas oublier qu'il peut s'absorber par toutes les surfaces, la peau comme les muqueuses. La muqueuse pulmonaire est une voie facile d'absorption chez les ouvriers qui travaillent dans les distilleries, les entrepôts, partout, en un mot, où l'alcool présente une vaste surface d'évaporation à l'air libre.

Quand il est introduit par l'estomac, l'alcool est rapidement absorbé et arrive dans le foie par la veine porte, de là il se rend au cœur d'où avec le sang il pénètre dans toutes les parties de l'économie, les poumons, le cerveau, les reins, etc.

Son passage à travers le poumon est suffisamment attesté par l'odeur d'alcool ou d'aldéhyde qu'exhalent les ivrognes. Son passage à travers les reins est également attesté par sa présence dans les urines. Que devient la partie restée dans l'économie? Nous sommes ici en présence de deux opinions. Les uns, Ducheck, Liebig, Bœdlaunder, Beaumetz, etc., prétendent que l'alcool est brûlé dans l'économie, c'est-à-dire transformé en eau et en acide carbonique avec production de chaleur. C'est la théorie de ceux qui font de l'alcool un aliment hydrocarboné ou respiratoire qu'ils considèrent même comme un aliment d'épargne, en ce sens qu'il ralentirait les combustions organiques et diminuerait l'activité vitale, c'est-à-dire deux conséquences qui ne s'accordent guère entre elles, car comme aliment, il devrait augmenter la combustion et l'énergie. Comment, en outre, concilier cette théorie avec l'excitation que produit d'abord l'alcool? Nul, du reste, plus que Liebig, n'a soutenu cette opinion, que nous croyons funeste, quand, dans ses *Lettres sur la chimie*, il recommande aux ouvriers de boire de l'alcool pour suppléer à l'insuffisance de leur nourriture.

Les autres, Lallemand, Perrin, Duroy, etc., disent, avec raison, que l'alcool n'est pas un aliment, qu'il modifie désavantageusement et qu'il altère les tissus et les organes qu'il traverse et qu'on le retrouve en nature, dans la plupart de ceux-ci, ainsi qu'après beaucoup d'autres, M. Carlos Gioffredi l'a encore démontré.

Dans un travail[1] sur le pouvoir filtrant du foie et du cœur dans les empoisonnements alcooliques, l'auteur a expérimenté sur des grenouilles privées de foie et de cerveau et même des deux organes à la fois et à qui il faisait absorber divers alcools. Il a trouvé que chez les grenouilles privées de foie l'intoxication est plus intense, plus rapide et plus mortelle. La privation du cerveau rend également les grenouilles plus sensibles à l'action de l'alcool.

Enfin, l'auteur a montré par des preuves chimiques précises que l'alcool n'est pas transformé dans le foie, ni dans le cerveau, et que dans les reins et les poumons on retrouve les réactions de l'alcool à peu près intactes.

Ainsi un petit chat ayant été empoisonné avec 5 centimètres cubes d'alcool éthylique à 90°, on a retrouvé un centimètre cube et demi d'alcool, soit presque un tiers, dans le foie; un centimètre cube, soit le cinquième, dans le cerveau, un centimètre cube dans les poumons et les reins, organes d'élimination, et une quantité inappréciable dans le sang.

L'action accumulatrice du foie se fait toujours mieux sentir quand on administre de petites doses d'alcool de manière à produire un empoisonnement subaigu. Si, dans un empoisonnement chronique, on suspend pendant un certain temps l'alcool, peu à peu le foie et le cerveau parviennent à s'en débarrasser, soit tel quel comme les uns le soutiennent, soit oxydé, comme d'autres le croient.

Nous verrons plus loin que les organes qui servent à l'introduction et à l'élimination de l'alcool sont les plus atteints : foie, poumons, cerveau, reins, ainsi que le cœur et les artères qui charrient le poison.

Voilà qui bat en brèche la théorie physiologique qui regarde l'alcool comme un aliment et croit à sa combustion dans l'économie. Cette théorie peut être vraie pour des quantités minimes de poison; ce qui nous amène à conclure que l'alcool étant réellement toxique doit être employé à dose médicamenteuse ou thérapeutique comme on fait de tout autre poison. Enfin l'expérience s'est prononcée sur cette fausse théorie que l'alcool donne des forces. Nous avons les mahométans qui sont des hommes vigoureux, et ne sait-on pas que les soldats turcs, qui ne boivent ni vin, ni alcool, sont les premiers soldats du monde sous le rapport de l'endurance. On sait aussi les courses considérables et les fatigues extrêmes que peuvent suppor-

[1] Congrès de Rome, 1894.

ter les Arabes. D'autre part, on ne connaît que trop les méfaits de l'alcool chez les peuples civilisés et sauvages.

L'alcool agit différemment suivant qu'il est absorbé à haute dose par un sujet indemne jusque-là, ou suivant qu'il est absorbé plus ou moins longtemps à une dose plus faible. Dans le premier cas, l'alcool produit rapidement l'ivresse et le malade est ivre (*ebrius*), dans le second cas, il n'y a pas d'ivresse, mais le malade est un ivrogne (*ebriosus*), ou mieux un alcoolique.

Toutefois, les deux mots français « ivre et ivrogne » traduisent exactement les deux mots latins *ebrius* et *ebriosus* dont le premier indique un état accidentel et le second un état habituel.

Mais il peut arriver que, dans le cours de l'ivrognerie, à la suite de libations plus copieuses, nous ayons l'ivresse avec ses accidents habituels.

La délimitation entre l'alcoolisme aigu d'emblée ou dans le cours de l'alcoolisme chronique et ce dernier état est donc très net.

I

ALCOOLISME AIGU

Symptômes. — Avec les premiers verres de boisson l'organisme reçoit une excitation spéciale. La chaleur se répand de l'estomac aux différentes parties du corps avec une sensation de bien-être. Il y a en même temps de l'excitation cérébrale, les idées viennent plus rapidement, la parole est plus facile. On est plus fier, plus entreprenant. Une nouvelle dose de boissons rend l'individu plus jovial, plus hâbleur, moins sérieux. S'il continue de boire, la jovialité fait place à la colère, à la fureur, à l'envie d'injurier, de frapper, jusqu'à ce qu'une nouvelle dose de poison amène la difficulté de la parole, la perte de l'équilibre, la stupeur, l'assoupissement, le coma et quelquefois le délire et le tremblement avec toutes ses conséquences, parmi lesquelles la mort n'est pas rare.

Quelle est la quantité d'alcool nécessaire pour produire l'ivresse ? C'est une question que la prédisposition variable de chaque individu ne permet pas de préciser. Autant il en faut peu pour quelques-uns, autant il en faut beaucoup pour d'autres.

L'ivresse ordinaire comporte deux phases : l'une d'excitation, l'autre de dépression. Viennent ensuite les troubles gastro-hépatiques qui revêtent généralement la forme de l'embarras gastrique. Il y a souvent des vomissements qui, en rejetant l'alcool non absorbé, diminuent la gravité de l'empoisonnement. Le foie est souvent intéressé, les conjonctives et la peau prennent une teinte ictérique. Dans les pays chauds, les ivrognes ont souvent le foie fort éprouvé d'après Bérenger-Féraud.

Quand l'ivresse revêt une forme grave, c'est qu'elle devient une intoxication aiguë pouvant être rapidement mortelle. Ces cas se présentent surtout quand, à la suite de gageures stupides et de provocations ineptes, on voit des individus absorber de grandes quantités d'eau-de-vie ou d'autres liqueurs. Ces malheureux ne tardent pas à être pris de délire bruyant et tapageur, d'hallucinations de la vue et de l'ouïe, de tremblement général et plus tard de coma souvent accompagné de secousses convulsives avec respiration stertoreuse et écume sanguinolente aux lèvres. C'est le *delirium tremens* avec toutes ses conséquences.

Anatomie pathologique. — Quand on fait l'autopsie des individus qui succombent à un accès, on remarque que le cadavre exhale une forte odeur d'alcool et que son sang contient quelquefois des globules de graisse. Plusieurs organes sont le siège de lésions manifestes, surtout le tube digestif et l'encéphale. La muqueuse stomacale est irritée, injectée avec des sugillations et des ecchymoses. Les membranes de l'estomac contiennent quelquefois des infiltrations hémorragiques et plus rarement une infiltration purulente avec abcès sous-muqueux. Lesser prétend même que ces hémorragies sont plus fréquentes dans la partie supérieure de l'intestin grêle que dans l'estomac.

À l'ouverture du crâne, on voit les sinus de la dure-mère gorgés de sang noir et les méninges congestionnées ainsi que les circonvolutions cérébrales. Celles-ci présentent un pointillé hémorragique qui s'accompagne souvent de véritables hémorragies méningées, puisque Tardieu les a rencontrées six fois sur sept. Cette congestion cérébrale assez forte peut amener des ruptures vasculaires et explique très bien le délire, le coma et la mort. Mais celle-ci peut encore survenir par suite du refroidissement qui amène la congestion pulmonaire ou la pneumonie.

Ces symptômes et ces lésions démontrent clairement que l'alcool, excitant à petite dose, devient rapidement stupéfiant. Tardieu estimé à 60 centilitres environ la quantité d'eau-de-vie nécessaire pour produire de semblables désordres. Il rappelle un cas dans lequel la mort est arrivée seize heures après l'absorption de 60 à 70 centilitres de ce liquide.

Marche, pronostic et terminaison. — L'alcoolisme aigu, le *delirium tremens* principalement, a une marche rapide, c'est l'affaire de quelques heures, de quelques jours au plus, soit que le malade revienne à la santé, soit qu'il succombe. Toutefois le délire a un pronostic plus réservé, car, suivant Ball (*Diction. encycl. des Sc. médic.*), le délire alcoolique peut se terminer par la guérison, par la mort ou par l'aliénation mentale. Son pronostic général est essentiellement subordonné au terrain sur lequel il évolue, à l'ancienneté et au degré de l'imprégnation alcoolique des sujets qui en sont atteints et à la gravité des phénomènes généraux qui l'accompagnent.

D'après le Dr Terrien (Thèses de Paris, 1888-1889, n° 25), le délire alcoolique a un pronostic absolument bénin quand il survient chez des malades exempts de toute tare héréditaire et sa guérison complète arrive en un ou deux septénaires. Chez les personnes frappées du sceau de l'hérédité vésanique ou nerveuse, le pronostic doit être réservé, car à ce délire peut succéder une vésanie et plus rarement le délire de persécution, la mélancolie ou la manie. Il ajoute que le délire alcoolique contribue puissamment à l'affaiblissement précoce des facultés intellectuelles et morales. Enfin, le délire alcoolique survient souvent dans la période de début de la paralysie générale et accélère la marche de cette maladie.

Diagnostic. — Le *delirium tremens* ne se produit pas toujours à la suite de libations trop copieuses et trop fréquemment répétées, car on le voit encore survenir chez les alcooliques chroniques dans le cours des maladies aiguës à haute température, telles que la pneumonie, les fièvres éruptives, etc. Dupuytren l'a vu se développer chez les blessés, mais n'en connaissant pas l'étiologie, il l'appelait délire nerveux. On le constate aussi quelquefois chez les prisonniers. Ces diverses circonstances indiquent que l'alcool est devenu comme un besoin naturel de l'économie qui se rebiffe quand elle en est privée, de sorte que le délire observé dans ces différents cas serait dû à l'abstinence.

C'est encore une analogie de plus entre l'empoisonnement par l'alcool et celui produit par la morphine. Ce délire, dû à la privation de l'alcool, est donc un phénomène analogue à celui de l'abstinence chez les morphinisés ou à ce que Charcot a nommé l'amorphinisme (*Etude sur le morphinisme chronique*, par le Dr Jouet, thèses de Paris, 1884. Ce qui démontre bien la réalité de cette analogie, c'est que ce délire des malades, des blessés, des prisonniers, se calme en rendant à

l'individu de l'alcool, comme on fait cesser les symptômes de l'abstinence, en faisant une nouvelle injection de morphine.

Le *delirium tremens* des alcooliques s'accompagne d'illusions,
d'hallucinations de la vue et de l'ouïe. Le malade voit des animaux,
surtout des animaux bas et rampants (rats, souris, serpents), des
oiseaux noirs (corbeaux, etc.). Ce délire peut être aussi professionnel et les événements politiques et les crimes retentissants peuvent
y jouer un certain rôle. Ces hallucinations de la vue s'accroissent
dans l'obscurité. Le malade peut alors devenir dangereux pour lui-
même ou pour son entourage, en voulant se venger de crimes ima-
ginaires, etc. Les hallucinations de l'ouïe consistent en bruits, sons
de cloches, voix qui commandent ou injurient, etc. Du côté du sens
du toucher, on remarque des fourmillements, des sensations de brûlures, d'engourdissement, etc.

Dans le *delirium tremens*, ces hallucinations de la vue et de l'ouïe
sont toujours accompagnées de tremblement qui acquiert ici une importance diagnostique considérable. M. Magnan a fait observer avec
raison que ce tremblement persiste pendant le sommeil et qu'il y a
élévation de température. C'est ce qui permettra de distinguer le
délire alcoolique du délire simple. Il faut aussi se rappeler que le
premier est toujours accompagné de sueurs profuses et de fétidité
de l'haleine. Il faut y ajouter la constipation, la rareté et la concentration des urines. On trouvera au chapitre suivant le diagnostic
différentiel entre le délire alcoolique et le délire morphinique.

Traitement. — La thérapeutique est bien pauvre en fait d'indications utiles. Nous ne parlerons de la saignée et des révulsifs que
pour les proscrire : la première, parce qu'elle peut occasionner une
syncope mortelle ; les derniers, parce que l'irritation cutanée qu'ils
occasionnent exaspère les malades et redouble leur agitation.

Nous dirons, toutefois, que dans l'alcoolisme, comme dans tous
les empoisonnements, la première chose à faire est d'évacuer le
poison autant que possible, et nous croyons que les purgatifs, et
même les vomitifs, si l'état du cœur le permet, sont tout à fait indiqués. On peut prescrire, dans ce cas, les purgatifs salins, sulfate de
magnésie ou de soude, les eaux purgatives : Royale-Hongroise,
Montmirail, Birmenstorff, etc. ; faire prendre ensuite du bouillon de
veau ou d'herbes, qui rafraîchit le malade et calme sa soif ardente.

Pour calmer l'agitation incessante qui fatigue tant l'alcoolique,
on a eu recours à l'opium, qu'on a donné *larga manu*, 50 centigrammes à 2 gr. 50 par vingt-quatre heures, sans s'inquiéter de

surajouter un second empoisonnement au premier et sans penser
que l'opium, étant un congestif du cerveau, ne peut qu'augmenter
l'état de congestion déterminé par l'alcool. Sans le proscrire complètement, nous pensons que ces remarques le feront donner à doses
fractionnées dont on surveillera constamment l'effet, et on n'oubliera pas que certains cas de *delirium tremens* se sont terminés
par la mort, au milieu d'un coma apoplectique dont l'opium a été
rendu responsable (Ball).

Nous pensons, d'après les succès que nous avons obtenus dans le
traitement de l'alcoolisme chronique, que le laudanum est la forme
qui convient le mieux pour combattre les effets de l'alcool. On peut
le donner à la dose de 15 gouttes dans une tasse de tilleul sucré,
qu'on répétera autant de fois qu'il sera nécessaire pour obtenir le
calme et le sommeil.

On a aussi essayé de combattre l'agitation et d'obtenir le sommeil par l'emploi des anesthésiques : chloroforme, éther, etc. Mais
Richardson accuse le chloroforme de ne donner qu'un calme passager et d'exposer à une asphyxie subite et fatale par congestion des
centres nerveux, ou, comme le craint M. Fournier, par congestion
du poumon. On peut donc faire aux anesthésiques les mêmes objections qu'à l'opium et, en général, à tous les médicaments qui con-
gestionnent le cerveau.

Un médecin anglais, Jones, a obtenu des résultats remarquables
avec des doses énormes et tout à fait inusitées de digitale. C'est
tellement extraordinaire, qu'il faut citer : « On administre d'abord
au malade, dit Jones, 12 grammes de teinture de digitale dans un
peu d'eau ; cette dose ne suffit que dans un petit nombre de cas :
généralement, il faut en donner une seconde, de 12 grammes, quatre
heures après la première ; quelquefois, mais très rarement, une
troisième est nécessaire ; celle-ci ne doit jamais dépasser 6 grammes.
C'est le sommeil qui indique si l'on doit ou non répéter l'administration du remède... La plus grande quantité de teinture de digitale
que j'aie jamais prescrite a été de 26 grammes en dix heures. Donnée
à ces doses élevées, la digitale paraît agir sur le cerveau et non plus
sur le cœur. Elle produit le sommeil et la guérison à la suite ; loin
de déprimer le pouls, elle le rend plus plein, plus fort, plus régulier ;
elle ne détermine enfin aucun symptôme inquiétant... Il faut bien se
garder de diminuer les doses que j'ai indiquées, car une quantité
plus faible serait non seulement inefficace, mais encore pourrait être
nuisible. Des doses de 2 à 3 grammes ne servent à rien, je les ai
vues rendre le pouls intermittent, ce qui n'arrive jamais avec des

doses quatre fois plus considérables. J'ai même observé que celles-ci, lorsque le pouls est faible et intermittent, lui rendaient sa force et sa régularité, ce qui prouve que l'action curative de la digitale à haute dose porte principalement sur le système nerveux et non sur les organes de la circulation. »

Devant une pareille assertion, n'est-il pas permis de se demander quelle était l'activité thérapeutique de cette teinture de digitale et quelle était la quantité réellement délivrée par le pharmacien. C'est encore là un exemple de l'inconvénient de prescrire des médicaments, dont l'activité n'est pas bien déterminée, et combien nous serions mieux renseignés si, au lieu d'une teinture de digitale à effet très variable, on avait prescrit la digitaline cristallisée, qui produit tous les effets de la plante. Les médicaments hyposthénisants ont été également employés, savoir : le chloral, le bromure de potassium et le haschisch. MM. Ball et Chambard préconisent beaucoup ce dernier, qui permet d'obtenir d'emblée un sommeil profond.

D'après l'excellent travail du Dr Meurisse (thèse de Paris, 1891), « le haschisch, donné à petites doses, stimule les facultés psychiques et les pouvoirs sensitifs et moteurs ; c'est un excitant ; à doses élevées, au contraire, c'est un sédatif et un antispasmodique ; il atténue la sensibilité, détermine l'anesthésie et l'analgésie et favorise l'incoordination motrice ». Quelle est la meilleure préparation de haschisch? Le Dr Meurisse dit que « la résine est, certainement, le réel principe actif du haschisch ; l'essence présente une notable activité, mais elle est en trop faible quantité dans la plante arrivée dans notre pays, pour qu'on lui attribue un rôle prépondérant ».

Il ne faut point oublier non plus que la plupart des préparations de haschisch sont infidèles et que les cas d'empoisonnement ne sont pas rares.

D'après MM. Ball et Chambard, le haschisch doit être donné à doses élevées contre le *delirium tremens*, afin, disent-ils, « d'éviter la période d'excitation psychique et sensorielle qui suit l'administration des doses faibles. Dans un cas de guérison, M. Donaud prescrivit 20 gouttes de teinture de *cannabis indica* répétées toutes les quatre heures, M. Beddoe le donnait sous forme d'extrait à la dose d'un grain (5 centigrammes), on doublait cette dose au bout de quatre heures et même on la quadruplait quatre heures après, si l'effet soporifique n'était pas encore obtenu; chez son malade, qui guérit également, alors que l'opium et le chloral étaient restés impuissants, M. Villard employa deux fois de suite 50 centigrammes d'extrait de chanvre indien ».

Il nous reste à parler d'un médicament réellement efficace, et expérimenté, je crois, par le Dr Luton (de Reims), c'est la strychnine, ou mieux ses sels, surtout le sulfate, le chlorhydrate, l'azotate, qui sont très solubles, et qu'on peut administrer à la dose de 1 milligramme toutes les heures ou toutes les deux heures jusqu'à effet physiologique, c'est-à-dire jusqu'à ce que le malade accuse des fourmillements ou de petites secousses dans les masséters ou les doigts. C'est encore un médicament qu'il est facile de donner en injection hypodermique, à la dose de 1 milligramme chaque fois.

Il est un cas de *delirium tremens* qui exige un traitement spécial, c'est lorsqu'il se développe dans des affections aiguës ou dans les circonstances qui indiquent l'abstinence de l'alcool, comme le fait se produit chez les prisonniers. Il faut, dans ce cas, redonner au système nerveux l'excitant qui lui manque et prescrire des boissons alcooliques à doses modérées avec du laudanum. On n'oubliera pas non plus dans ce cas de recourir à la strychnine. C'est-à-dire que, dans cette circonstance, on agira exactement comme dans les phénomènes d'abstinence produits par l'absence de morphine ou dans les cas de délire morphinique.

C'est là, à mon avis, les deux seuls cas où il soit utile de donner à un intoxiqué la substance qui l'a empoisonné. Quant aux résultats, ils dépendent encore plus du malade que des médicaments et, sous ce rapport, on peut faire avec MM. Ball et Chambard trois catégories assez distinctes.

Dans la première, ils placent les « malades jeunes, robustes, non athéromateux et exempts de dégénérescence héréditaire ». Ce sont ceux qui guérissent le plus facilement.

La deuxième catégorie comprend « les malades qui présentent un type morbide opposé : ce sont des individus faibles, peu résistants, fils d'alcooliques ou atteints d'affections cardiaques et pulmonaires qui, par les troubles circulatoires qu'elles déterminent, retardent l'élimination du toxique qui les imprègne. » Une fois les accidents calmés, ces malades auront besoin d'un traitement spécial en rapport avec les symptômes précédents.

« A la troisième catégorie enfin, appartiennent les cas de *delirium tremens* fébrile accompagné d'un état général typhoïde. » C'est le délire le plus dangereux.

En résumé, le *delirium tremens* est tantôt le symptôme essentiel, et, dans ce cas, il guérit généralement; tantôt il se développe sur un terrain prédisposé, et il est alors l'occasion de phénomènes ultérieurs conduisant à des symptômes nerveux, anesthésies, hyperesthésies.

paralysies, hystérie, épilepsie ou à une vésanie quelconque, abstraction faite bien entendu des cas mortels.

II

ALCOOLISME CHRONIQUE

Description. — C'est avec juste raison qu'on a assimilé l'alcoolisme chronique à une diathèse, c'est-à-dire à une maladie *totius substantiæ*, tellement sont considérables et graves les désordres qu'il occasionne dans tous les appareils. C'est le tube digestif qui est le premier attaqué, puisque c'est le premier qui se trouve en contact avec l'alcool. La bouche est irritée et réclame constamment une nouvelle dose de boisson qui aggrave le mal. L'haleine exhale une odeur aigrelette. Les vaisseaux de la muqueuse sont dilatés et même quelquefois variqueux. Des varices énormes peuvent exister dans l'œsophage, ainsi que M. Letulle l'a constaté, et comme on en rencontre aux autopsies de quelques cirrhotiques.

Le pharynx est rouge et irrité. L'estomac est également irrité et enflammé, parfois ulcéré, mais rarement atteint de gastrite phlegmoneuse. On dit qu'il est dilaté chez le buveur de bière, et rétréci chez ceux qui abusent de l'eau-de-vie. Les membranes peuvent s'épaissir partiellement et former ces saillies en pilastres qu'on appelle improprement colonnes. Dans les premiers temps, l'alcool excite les glandes à pepsine qui donnent un suc gastrique plus acide. Plus tard, ces glandes s'atrophient tandis que celles à mucus augmentent considérablement leur sécrétion qui produit la pituite matinale. D'autres fois, les vaisseaux s'enflamment et déterminent la mort, ou nécrobiose de toute la partie qu'ils irriguaient. Il en résulte des ulcérations et même des hémorragies qui provoquent ensuite les hématémèses avec sang pur ou le mélœna. Les lésions intestinales sont moins connues, sans doute par la raison qu'elles ont été peu étudiées jusqu'ici. En même temps, les glandes annexes du tube digestif subissent des altérations plus ou moins profondes. On observe la stéatose des épithéliums des glandes salivaires, du pancréas, etc. Mais c'est le foie qui présente les altérations les plus considérables et dont l'ensemble est connu sous le nom de cirrhose alcoolique. Elle a été bien décrite la première fois par Laënnec. Elle consiste en une altération du tissu conjonctif qui entoure les ramifications de la veine porte, d'où son nom de cirrhose veineuse pour

la distinguer de la cirrhose biliaire qui s'attaque surtout aux canalicules biliaires. Cette dernière produit constamment l'hypertrophie
du foie et de la rate et elle s'accompagne toujours d'ictère chronique,
tandis que la cirrhose de Laënnec, qui peut amener d'abord l'hypertrophie du foie, finit par devenir atrophique par suite de la rétraction
du tissu conjonctif, qui comprime et altère les cellules hépatiques.
On a encore décrit chez les alcooliques une cirrhose graisseuse
ainsi qu'une hépatite parenchymateuse qui n'est autre que l'ictère
grave des alcooliques. Comme nous ne voulons pas donner ici
une description même sommaire de ces diverses altérations, nous
ajouterons que les cirrhoses ne se présentent pas toujours avec la
netteté indiquée ci-dessus et qu'elles se compliquent souvent l'une
l'autre.

La rétraction du tissu conjonctif du foie amène l'atrophie de l'organe, la compression des vaisseaux, la gêne dans la circulation de
la veine porte, d'où résultent d'une part la circulation complémen-
taire qui se fait par les veines abdominales et autres; et, d'autre
part, la production d'une hydropisie dans le péritoine (ascite).

A ce degré, la cirrhose veineuse peut encore s'améliorer, mais,
généralement, elle aboutit à la mort, ce qui nous permet de conclure
que l'abus de l'alcool conduit à une altération mortelle du foie, et
constitue un premier mode par lequel les alcooliques arrivent à une
fin prématurée, pénible et douloureuse.

L'appareil respiratoire n'est pas mieux partagé que le tube digestif. Le larynx ne tarde pas à s'irriter, à s'enflammer, d'où résulte
la toux matinale bien connue des buveurs, ainsi que la voix rauque,
justement appelée crapuleuse. Nous avons dit, plus haut, que l'alcool
s'élimine en nature par les poumons. Ce contact avec le poison met
ces organes dans un état d'infériorité pour la résistance organique,
ce qui aggrave toutes les affections pulmonaires intercurrentes et
facilite singulièrement la gangrène de ces organes.

Mais il est une autre conséquence sur laquelle nous appelons l'attention du monde médical, depuis le deuxième congrès pour l'étude
de la tuberculose chez l'homme et chez les animaux, c'est que l'alcoolisme chronique prédispose à l'infection tuberculeuse. C'est même
là, de nos jours, une des causes principales de l'extension de cette
maladie.

Cette idée se fait jour peu à peu. Après avoir montré que l'alcoolisme aggrave les affections pulmonaires, M. Richardière ajoute :
« La même remarque peut s'appliquer à la tuberculose. L'alcool ne
peut la produire à lui seul, mais il la favorise puissamment en ren-

dant le terrain apte à faire fructifier le germe tuberculeux. La tuberculose ainsi créée est généralement une tuberculose de l'âge avancé. Elle a une marche rapide. Les poussées granuleuses sont très étendues et accompagnées d'hémoptysies abondantes, facilitées par le mauvais état antérieur des vaisseaux pulmonaires. Très souvent la tuberculose des alcooliques s'accompagne de manifestations hépatiques graves sous forme de cirrhoses graisseuses ou cirrhoses tuberculeuses. »

D'autres arrivent aux mêmes conclusions, car il suffit d'observer attentivement les tuberculeux d'origine alcoolique pour reconnaître que leur affection diffère par plusieurs points de celle des tuberculeux héréditaires. La tuberculose d'origine alcoolique se déclare tard, de trente-cinq à quarante-cinq ans et même plus, chez des individus issus de parents sains, forts, robustes, vigoureux (les forts de la halle en sont atteints), qui peu à peu ont vu, sous l'influence des boissons alcooliques trop copieusement ingurgitées, leurs forces diminuer et l'infection se faire. Il est facile, sur certains malades qu'on peut observer pendant quelques années, de bien voir les phases diverses de la maladie. Ils viennent d'abord consulter pour la faiblesse, la gastrite, le manque d'appétit et les troubles du sommeil. Avec une grande attention, avec un interrogatoire adroitement mené, on ne tarde pas à être au courant de leurs habitudes et on constate facilement tous les symptômes de l'alcoolisme chronique.

Plus tard, s'ils n'ont pas cessé suffisamment leurs funestes habitudes, on les voit revenir plus affaiblis, toussant davantage, et bientôt l'auscultation révèle une petite altération qui siège généralement au sommet du poumon droit, en arrière. La maladie est établie et elle va évoluer plus ou moins rapidement. La tuberculose est ainsi devenue l'aboutissant de l'alcoolisme chronique et détermine la mort par le poumon, comme nous l'avons vu tout à l'heure se faire par le foie. Il arrive même des cas où les deux procédés marchent de pair, c'est-à-dire où la tuberculose s'installe chez un alcoolique déjà cirrhotique. J'en ai cité un cas dans ma communication au deuxième congrès pour l'étude de la tuberculose chez l'homme et chez les animaux.

L'appareil circulatoire, qui véhicule l'alcool, en ressent également les funestes effets. Il est évident que l'alcool altère la musculature du cœur et provoque des myocardites qui peuvent être aussi parfois la conséquence des altérations des artères nourricières de cet organe. On dit ordinairement que l'alcool détermine l'artério-sclérose des vaisseaux, surtout des artères ; mais d'après M. Lancereaux, à qui l'étude de l'alcoolisme est redevable de tant de bons travaux, cette artério-sclérose se distinguerait de l'athérome par des altérations différentes.

Celles-ci ressortiront mieux des conclusions de la thèse du D͏ʳ Dubois faite sous l'inspiration de M. Lancereaux : 1° l'alcool ne produit pas fatalement de lésions du système artériel ; car, dans la moitié des cas, on n'observe aucune altération des vaisseaux ; 2° les lésions artérielles observées dans l'alcoolisme chronique consistent en petites plaques jaunâtres, de forme angulaire ou arrondie, à peine saillantes, que l'on aperçoit à l'intérieur du vaisseau. Ces plaques, formées de gouttelettes graisseuses, occupent la tunique interne et particulièrement la partie la plus interne de cette tunique. Elles doivent être rattachées à la dégénérescence graisseuse primitive ou stéatose et non à l'athérome ; 3° ces lésions restent localisées le plus ordinairement à la crosse de l'aorte ; dans quelques cas cependant, elles s'étendent à l'aorte entière et aux artères cérébrales ; 4° enfin, il résulte de la nature de ces lésions stéatosiques et de leur peu d'étendue dans la plupart des cas, des troubles pathologiques insignifiants ; il en est tout autrement dans l'athérome où l'on observe des lésions considérables et par conséquent des désordres fonctionnels de la plus haute gravité.

Bénin dans le premier cas, le pronostic devient des plus sévères dans le second.

Il est bien étonnant qu'on discute tant sur la nature de cette altération vasculaire quand on admet si facilement celle des vaisseaux du cerveau, du foie, des poumons, etc.

Enfin, il est d'observation fréquente que les alcooliques ont souvent les artères radiales dures et sinueuses. Il en est souvent de même des temporales dont les sinuosités sont parfois si remarquables.

Les reins présentent une néphrite interstitielle par altérations artérielles que n'admet pas M. Lancereaux. Il n'est pas moins vrai que ces organes s'altèrent sous l'influence de l'alcool. Notons encore la forme spéciale en dos de porc décrite par quelques auteurs. Enfin, ces organes sont souvent atteints d'une congestion veineuse, chronique, cyanotique et œdémateuse. On sait que, dans certains cas, on retrouve l'alcool en nature dans l'urine, dans d'autres cas on n'en retrouve pas, suivant les diverses circonstances de l'analyse qui ne sont pas bien déterminées. Toutefois, on y constate une diminution de l'urée avec disparition complète ou non de l'acide urique, ce qui est l'indice d'une nutrition affaiblie.

L'alcoolisme peut amener l'albuminurie. Tous les médecins proscrivent l'alcool dans les néphrites. C'est le troisième mode de terminaison mortelle.

Tout le monde s'accorde à reconnaître la fâcheuse influence de l'alcoolisme sur l'appareil sexuel. Sans parler de l'atrophie des organes qui s'observe quelquefois, on trouve souvent l'anaphrodisie et l'impuissance. Chez la femme, il amène des troubles de la menstruation, sa diminution ou sa disparition précoce. Il est quelquefois une cause d'avortement. Il est bien reconnu et admis depuis longtemps que les enfants des alcooliques sont des déshérités. Souvent ils ne vivent pas ou alors ils sont mal conformés et présentent toutes sortes de déviations et de malformations. Le plus souvent, c'est l'intelligence qui est atteinte et c'est dans leur catégorie que se rencontrent en plus grand nombre les idiots, les épileptiques et les aliénés. Thomson avoue même que l'alcoolisme peut transmettre héréditairement les diverses psychoses qu'il engendre chez l'individu ainsi qu'on le verra par l'étude des altérations du système nerveux.

L'encéphale est toujours atteint, mais ses altérations sont variables et surtout très complexes. On a vu plus haut les altérations constatées dans le *delirium tremens* mortel où on observe surtout des formes congestives pouvant amener les suffusions sanguines ou l'œdème des méninges. Celles-ci sont souvent altérées et le siège de fausses membranes qui facilitent la production des hémorragies. N'oublions pas de noter les plaques blanches de l'arachnoïde.

Le cerveau est le siège d'irritations chroniques, diffuses, de stéatoses, de ramollissement athéromateux et de sclérose de la névroglie, qui amènent des symptômes analogues à ceux de la paralysie générale progressive. Toutes ces altérations, sur lesquelles nous ne voulons pas nous appesantir, expliquent pourquoi l'alcoolisme présente tant de symptômes analogues à ceux de diverses maladies nerveuses ou mentales, hystérie, épilepsie, paralysie, vésanie, etc., qui ont fait admettre la pseudo-paralysie générale, l'hystérie toxique, etc. On explique encore que ces affections nerveuses rencontrées chez les alcooliques ne se développent que chez les prédisposés et que l'alcool est simplement une occasion favorable à leur éclosion, et quelques-uns prétendent, non sans raison, que ces pseudo-maladies ne sont que des pseudo-diagnostics.

On n'a pas encore trouvé de lésions de la moelle spéciales à l'alcoolisme, quoiqu'on doive sans doute à une altération de cet organe le tremblement si curieux dont les alcooliques sont affectés.

Une question fort bien étudiée dans ces dernières années est celle des névrites périphériques dues à l'alcoolisme. On en admet deux formes : l'une curable, la névrite segmentaire périaxile, dans laquelle le cylindre-axe du tube nerveux se trouve conservé ; l'autre grave, appelée dégénérescence wallérienne dans laquelle le cylindre-axe disparaît ou est interrompu.

Les phénomènes nerveux de l'alcoolisme sont importants, car on y observe du délire, des troubles de la motilité, de la sensibilité (anesthésies et hyperesthésies), du délire, de la manie, de la démence.

Ces deux derniers sont plutôt les aboutissants de cet empoisonnement.

Les troubles du mouvement se manifestent par des paralysies qui atteignent primitivement les membres inférieurs et rarement les membres supérieurs et qui, d'après Boisvert (*Etude clinique des formes atténuées de la paralysie alcoolique*, thèse de Paris, 1888), seraient précédées de coliques. Les réflexes rotuliens sont abolis.

M. Déjerine admet même que cette paralysie peut gagner le nerf pneumogastrique, produire la tachycardie, amener une syncope mortelle. On dit que les muscles de la face sont généralement respectés dans les paralysies alcooliques. Cependant Thomson a observé six cas de paralysie de l'œil. Enfin, ces paralysies ne s'accompagnent pas de contractions ni de convulsions à moins que le malade n'ait été soumis à l'action de l'absinthe.

On voit ici un quatrième mode de terminaison mortelle de l'alcoolisme par altération des centres nerveux.

Parmi les troubles du mouvement, il faut encore signaler les tremblements dont les alcooliques sont atteints, tremblements qui se manifestent à la longue (tremblements fibrillaires) aux mains, quand on a soin de faire tenir les membres supérieurs horizontalement, les doigts écartés et en demi-flexion. En prenant la main d'un alcoolique ou le bras pour lui tâter le pouls, on sent, avec un peu d'habitude, un frémissement particulier qui est un excellent indice.

Les troubles de la sensibilité consistent en diverses altérations telles que anesthésies légères, hyperesthésies, fourmillements. Chez les hystériques — (on a décrit des hystéries alcooliques : Camuset, l'*Hystérie d'origine hérédo-alcoolique*, Thèse de Paris, 1891, n° 171; Salmeron, de l'*Hystérie alcoolique*, Thèse de Paris, 1890, n° 231, etc. — ils se présentent quelquefois sous la forme d'hémianesthésie et il y a là un phénomène tout à fait analogue à celui du traumatisme qui réveille ou détermine chez les prédisposés certaines maladies nerveuses qui sans cela n'auraient peut-être jamais paru ou reparu.

Quant à la sensibilité spéciale on observe des altérations du côté de la vue. Uhtof a décrit une décoloration spéciale de la papille. Enfin les alcooliques ont l'acuité visuelle fort diminuée et plusieurs couleurs sont supprimées chez eux comme chez les hystériques.

La peau présente chez les alcooliques des altérations particulières dont les plus connues sont la couperose du nez, la face rubiconde, l'acné, etc. Il est un fait certain, c'est que l'alcoolisme aggrave les maladies cutanées ; aussi les dermatologistes ont-ils soin de défendre l'alcool à leurs clients.

Après cette rapide revue des principales altérations que l'alcool exerce sur les divers appareils de l'économie, il suffira de donner ici une idée générale et sommaire de la façon dont se comporte l'individu atteint d'éthylisme, c'est-à-dire de cet alcoolisme mitigé qu'on rencontre chez les personnes qui n'ont jamais connu l'ivresse, mais qui chaque jour absorbent une quantité un peu trop considérable de boisson fermentée.

Ces personnes sont bien étonnées quand le médecin leur dit que l'alcool pris en trop grande quantité est cause des altérations ou des symptômes qu'ils présentent.

L'homme, qui boit plus d'une bouteille de vin par jour et qui prend facilement un petit verre d'eau-de-vie ou de liqueur après le repas, qui avant de se mettre à table croit s'exciter l'appétit par ces nombreux poisons appelés apéritifs, voit peu à peu son appétit diminuer. C'est alors que pour l'exciter davantage il a recours à un autre de ces nombreux liquides qui produisent, à coup sûr, un effet contraire. Mangeant moins, il boit d'autant plus et ses forces diminuent. Bientôt le sommeil n'est plus réparateur, il est agité et hanté par des rêves pénibles (visions de morts, d'enterrements, d'animaux rampants et noirs, serpents, rats, etc., etc., bêtes plus ou moins fantastiques, etc.), de cauchemars (chute dans les précipices, dans l'eau trouble, etc.).

Le matin au réveil, il tousse, il crache, il expectore un liquide filant albumineux (pituite matinale). Par moments il ressent des crampes dans les mollets, sa langue est tremblotante, ses mains tremblent également et sont moins assurées pour saisir les objets. En même temps, son caractère se modifie et s'irrite pour un rien, se déprime encore plus facilement.

Si, à cette période, un bon conseil ou un traitement énergique ne suppriment pas le poison, l'individu est perdu, il va s'affaiblissant de plus en plus jusqu'à ce que surviennent les lésions et les désordres indiqués plus haut et qui aboutissent à la mort par la cirrhose du foie, l'aliénation mentale, la néphrite, la tuberculose pulmonaire, en passant par tous les troubles digestifs, cardiaques, psychiques, nerveux ou sensoriels, dont il a déjà été question.

Dans la pratique médicale, il faut rarement demander de but en blanc à un malade s'il boit beaucoup, s'il fait des excès de boisson, mais amicalement et par insinuation; il faut s'assurer s'il présente les symptômes que nous venons d'esquisser sommairement et une fois qu'on se sera assuré qu'il a peu ou point d'appétit, qu'il a des pituites le matin, des crampes dans les mollets, un sommeil agité et troublé par des rêves professionnels, des animaux bas et rampants, des visions de morts, d'enterrement, des cauchemars, de la fantas-magorie, des têtes qui grossissent ou se rapetissent, qu'il présente du tremblement fibrillaire de la langue, du tremblement des doigts, du frémissement de la main, du poignet, qu'il paraît hébété, ahuri, peu intelligent, soyez sûr qu'il abuse de la boisson et alors vous pourrez en vous y prenant adroitement lui faire dire ce qu'il boit et en quelle quantité. Souvent même, l'homme se vante de la quantité qu'il peut absorber sans se faire mal. C'est une supériorité dont il est fier, car la force de supporter beaucoup de boisson sans s'enivrer constitue pour lui un tempérament supérieur à celui des autres. Alors la con-viction entrera dans l'esprit du médecin qui saura dépister l'éthy-lisme.

Aujourd'hui, les femmes boivent beaucoup. Elles s'adonnent en grand nombre à l'éthylisme dont il vient d'être question. Mais con-trairement à l'homme, la femme n'avoue jamais qu'elle boit. C'est surtout avec elle qu'il faudra faire l'interrogatoire de façon à ce qu'elle ne se doute pas de la conclusion à laquelle on va aboutir. Mais quand la conviction sera faite dans votre esprit, vous pourrez adroitement savoir la vérité en demandant si le matin pour se remettre le cœur, elle ne prend pas un peu de vulnéraire[1], si après le repas, pour digérer, elle n'absorbe pas un peu d'anisette, cura-çao, etc., si dans la journée, pour se réconforter, elle n'a pas recours à l'eau de mélisse, à l'esprit de menthe, au vin de Malaga, etc.

Toutefois, avec les femmes, il faudra se mettre en garde de confondre

---

[1] Le *vulnéraire*, appelé autrefois *eau d'arquebusade,* est une macération d'al-cool avec diverses plantes aromatiques... qu'on débite sur le comptoir des mar-chands de vin, sous le nom de *spiritueux suisse,* parce qu'en vendant ce liquide convulsivant sous son nom pharmaceutique, ces commerçants commet-traient le délit d'exercice illégal de la pharmacie. C'est encore là une des nom-breuses bizarreries de nos lois qui ne punissent pas comme falsificateur celui qui, sous le nom de gelée groseillée, vend un mélange d'agar-agar édulcoré avec du glucose, coloré avec de la cochenille et aromatisé avec une essence artifi-cielle et simulant la gelée de groseilles.

l'éthylisme avec les symptômes nerveux, surtout ceux tirés de la digestion et du sommeil qui sont presque communs aux deux affections.

C'est même là une remarque générale qu'il faudra toujours avoir présente à l'esprit. En agissant sur le système nerveux, l'alcool lui fait subir des modifications et des altérations qui donnent lieu à des symptômes signalés dans d'autres affections nerveuses. On voit combien la notion étiologique est importante pour distinguer ces divers états.

Nous ne nous étendrons pas sur l'alcoolisme subaigu, cette variété fort intéressante par le délire qu'elle produit et par les conséquences qu'elle entraîne. C'est une question qui intéresse trop spécialement les aliénistes.

Traitement. — La première condition dans cette intoxication est de supprimer le poison et même de le supprimer brusquement. On pensera ensuite à rétablir les fonctions digestives afin que le malade retrouve l'appétit, mange et digère. Enfin, on calmera les symptômes nerveux.

Voici le traitement que j'emploie dans ma pratique et qui réussit.

D'abord, je purge le malade une fois ou deux par semaine avec un purgatif salin (sulfate de magnésie, eau Royale-Hongroise, etc.), et je le soumets immédiatement à la strychnine. Avant le déjeuner et le dîner, il prend une cuillerée à soupe de la solution suivante :

℞ Sulfate de strychnine. . . . .   3 centigrammes
Eau distillée. . . . .   300 grammes

Pour boisson aux repas ou entre les repas je prescris le lait coupé avec une solution alcaline (eau de Vals, eau de Vichy, etc.) ou simplement 4 grammes de bicarbonate de soude dans un litre de lait.

On rend le sommeil avec un peu de laudanum. Il suffit de 15 gouttes dans une tasse de tilleul sucré, le soir en se couchant, pour procurer en peu de jours un sommeil calme, réparateur, exempt de rêves et de cauchemars.

Sous l'influence de ce traitement, l'appétit renaît, la nutrition se fait mieux, la figure perd son aspect ahuri, hébété. En un mot, la transformation est rapide et complète pourvu que le malade ne retourne pas à ses funestes habitudes.

Nous ne croyons pas devoir nous occuper du traitement des complications de l'alcoolisme chronique, ce qui nous entraînerait trop loin.

Nous dirons seulement qu'il ne faut permettre de l'alcool à ces malades que dans les cas de dépression, et encore faut-il leur donner ce stimulant à petite dose.

On leur recommandera également aussitôt que l'amélioration sera suffisante pour leur permettre de boire un peu de vin, de le couper avec de l'eau, de préférence une eau minérale alcaline qui combat la trop forte acidité gastrique.

TISON, *de Paris,*
Médecin de l'Hôpital Saint-Joseph.

CHAPITRE II

MORPHINISME ET MORPHINOMANIE

Dans une étude sur le morphinisme et la morphinomanie, il est difficile, sinon impossible de séparer l'opium de la morphine. Aussi pour nous conformer à l'usage et à la vérité, traiterons-nous d'abord de l'opium et ensuite de la morphine.

I

OPIUM

Chimie biologique. — L'opium est le suc (*latex*) concrété ou plutòt desséché du pavot somnifère (*Papaver somniferum*, var. *album* ou *nigrum*). Il contient un grand nombre d'alcaloïdes combinés avec l'acide méconique, etc.

Le plus important, comme quantité et comme emploi, est la morphine, découverte par Séguin (1804), mais bien étudiée au point de vue chimique, physiologique et thérapeutique par Sertüzner (1807) qui lui reconnut les mêmes propriétés qu'à l'opium.

Claude Bernard a fait l'étude physiologique des principaux alcaloïdes de l'opium qu'il classe en trois catégories dans l'ordre suivant :

Pouvoir hypnotique. — 1° Narcéine; 2° morphine ; 3° codéine.

Pouvoir tétanique. — 1° Thébaïne; 2° papavérine; 3° narcotine; 4° codéine; 5° morphine; 6° narcéine.

Pouvoir toxique. — 1° Thébaïne ; 2° codéine ; 3° papavéine ; 4° narcéine; 5° morphine; 6° narcotine.

Malgré ce tableau, on s'expliquera facilement que les propriétés de l'opium soient presque identiques à celles de la morphine, par la raison que dans un gramme d'opium il y a 10 à 12 centigrammes de morphine, 0,00005 de codéine, 0,00004 de narcéine, 1 centigramme à 1 centigramme et demi de thébaïne; 6 centigrammes de narcotine et moins encore de papavérine, etc.

Faire l'étude physiologique de l'opium serait faire celle de tous les alcaloïdes qu'il contient (ceux mentionnés ci-dessus et ceux beaucoup plus nombreux dont nous ne parlons pas) afin d'en déterminer la résultante. Mais, dans la pratique, cette étude se résume presque à celle de la morphine, à cause de sa proportion très prépondérante. En outre, cette étude physiologique et thérapeutique de tous les alcaloïdes de l'opium présente deux difficultés considérables.

La première serait d'avoir en quantité convenable et au degré de pureté voulue tous ces alcaloïdes qui résultent de travaux de laboratoire, mais qu'on ne prépare pas d'une façon courante dans l'industrie de la droguerie.

Cette raison est telle qu'elle exigera, à bref délai, la répétition et la vérification des belles expériences de Claude Bernard, car il n'est pas prouvé qu'en dehors de la morphine, l'illustre physiologiste ait eu en main des produits suffisamment purs.

La seconde, c'est que les effets des alcaloïdes de l'opium ne sont pas identiques chez l'homme et chez les différents animaux.

Il faut surtout faire des réserves en faveur des animaux herbivores (les lapins se nourrissent impunément de pavot et de belladone) et des pigeons (Weir-Mittchel), quand on admet d'une manière trop générale que l'opium exerce une action stupéfiante sur les animaux en raison du degré de développement de leur système nerveux ainsi que sur les plantes douées de mouvement. Chez l'homme même, les différences sont très grandes. Une goutte de laudanum suffit souvent à tuer un enfant à la mamelle. La race a aussi son importance. Les Caucasiques sont moins excités que les Nègres, les Malais et les Javanais. Le tempérament joue également son rôle. Les nerveux sont plus sensibles à l'action de l'opium et beaucoup de morphinomanes ne seraient que des dégénérés d'après certains auteurs. Le sexe n'a pas moins d'influence, les empoisonnements par le laudanum sont plus fréquents chez les femmes que chez les hommes, etc.

Cependant une bonne étude physiologique de tous ces alcaloïdes serait la condition première pour reconnaître leurs propriétés thérapeutiques et leurs applications médicales, en même temps qu'elle servirait à expliquer les divers empoisonnements aigus ou chroniques produits par l'opium (thébaïsme) ou la morphine (morphinisme), sans oublier les désordres occasionnés par l'habitude funeste de manger de l'opium (thériakis), de le fumer ou de se faire des injections hypodermiques de morphine.

Historique. — Le suc de pavot est connu depuis la plus haute antiquité. Les anciens habitants de l'Égypte en faisaient usage (Unger) au moins comme médicament. On le trouve cité dans les auteurs grecs et latins qui ont écrit sur la matière médicale et la thérapeutique. Théophraste l'appelle Μηκώνιον; Scribonius Largus (40 ans av. J.-C.) dit qu'on se le procurait par l'incision des capsules et non par les feuilles, tandis que Dioscoride distingue avec soin le suc des capsules, ὀπός, d'un extrait de la plante, Μηκώνειον, moins actif que le premier. Le même auteur nous apprend que l'opération d'inciser les capsules s'appelait ὀπίζειν et il n'oublie pas de mentionner que les droguistes de son époque falsifiaient ce produit avec les sucs de laitue, de *glaucium* et de la gomme. Pline l'appelle *Opion*, et Celse, médecin renommé du premier siècle, *Lacryma Papaveris*.

Jusque-là, l'opium a été employé comme médicament. A quelle époque et dans quel pays en a-t-on usé pour agir sur le système nerveux et se procurer les sensations que recherchent aujourd'hui les mangeurs et les fumeurs d'opium ainsi que les morphinomanes?

Les renseignements manquent sur ce point historique. Tout ce que l'on sait, c'est qu'on doit aux Arabes l'introduction de cette drogue, qu'ils appellent *Afyum*, d'abord dans la Perse et ensuite dans l'Inde, et que cette introduction a coïncidé dans ce dernier pays avec la propagation de l'Islamisme. La prohibition du vin et des liqueurs fermentées par Mahomet a certainement favorisé la consommation de l'opium, de sorte que si le prophète de l'Islam a su empêcher l'alcoolisme de pénétrer chez ses sectateurs il a favorisé leur abrutissement et leur décrépitude par l'opium, le haschisch et autres excitants du système nerveux.

En effet, si d'après le Dr Regnier, « les anciens Égyptiens devaient connaître la douce caresse que procure l'opium, on ne trouve des preuves certaines de cette habitude, ajoute-t-il, que chez les Arabes mahométans, qui introduisirent à la fois la religion du prophète et cette funeste passion dans l'Asie Mineure et dans l'Inde. Puis par l'intermédiaire des Persans et des Indous, l'habitude de l'opium passe en Chine et au Japon, s'y généralise avec une rapidité effrayante qu'active encore le génie mercantile des Anglais. Et bientôt, en dépit des efforts désespérés du gouvernement chinois, de ses lois sévères de prohibition, une guerre intense finissait d'affermir sur le sol du Céleste Empire cette abrutissante passion destinée à ruiner la santé physique et morale d'une population de quatre cents millions d'hommes. »

Il n'est pas sûr que les anciens Égyptiens recouraient plutôt à l'opium qu'au haschisch.

Contrairement à l'affirmation du Dr Régnier, l'opium n'a pas encore pénétré au Japon. Mais l'humanité ne pardonnera jamais à l'Angleterre les efforts inhumains qu'elle a employés pour l'introduire en Chine. C'est indigne d'une nation qui prétend marcher à la tête de la civilisation !

Mais, déjà le Chinois s'est mis à cultiver le pavot somnifère et à récolter l'opium et on sait que la culture de cette plante peut réussir dans toutes les régions chaudes et tempérées et être tentée avec succès partout où la main-d'œuvre est suffisamment bon marché. Il suffit de rappeler que l'opium indigène appelé affium par Aubergier, est très riche en morphine, 10 à 12 p. 100 en Auvergne et 22,8 p. 100 (Decharme) près d'Amiens, etc. De même, l'œillette (*Papaver somniferum nigrum*), cultivée dans les départements du nord pour en extraire l'huile que contiennent les semences, donne un opium excellent.

Ne serait-il point à craindre que l'opium chinois n'envahît à son tour l'Amérique et peut-être l'Europe, car les États-Unis et l'Angleterre possèdent déjà des fumeries de cette drogue.

Effets produits par l'opium. — A petite dose (1 à 2 centigrammes) d'extrait gommeux (extrait thébaïque), l'opium a la propriété d'activer la circulation et la respiration, d'animer le visage et de donner plus d'expression au regard. En même temps, on éprouve du bien-être, l'esprit devient plus gai, plus vif, et on possède la sensation d'une plus grande force musculaire qui incite à l'exercice. C'est le commencement de cette sensation de bien-être que Lewinstein appelle euphorie.

A une dose plus considérable (5 à 10 centigrammes), les phénomènes s'accentuent davantage, mais ils ne tardent pas à être suivis de dépression, de sécheresse de la gorge, de nausées et quelquefois de vomissements. L'inappétence se manifeste bientôt ainsi que la répugnance pour les mouvements, une impressionnabilité moindre et de la confusion dans les idées. Plus tard, survient une tendance invincible au sommeil avec rêves agréables et riants ou pénibles et terribles suivant la disposition de chacun. Cette production de sommeil est toujours accompagnée de congestion cérébrale. Le thérapeute ne doit jamais oublier que l'opium est un congestif des centres nerveux. La diaphorèse accompagne généralement l'administration thérapeutique de l'opium, en même temps que la sécheresse des muqueuses. Si la dose ingurgitée est encore plus considérable, on arrive vite au collapsus et parfois aux convulsions dues sans doute aux alcaloïdes tétanisants (thébaïne, papavérine, etc.). Ou bien, c'est de la torpeur avec rougeur de la face et des yeux, attitude abandonnée, relâchement musculaire, insensibilité générale et sommeil qui ressemble à un repos parfait. Si, à ce moment, on soulève les paupières, on voit que les pupilles sont contractées, plus ou moins punctiformes. On peut même dire qu'elles sont d'autant plus contractées que la dose de poison a été plus considérable. Le médecin n'oubliera jamais ce signe qui est très important, car il servira de criterium pour suivre les progrès de l'empoisonnement et pour constater l'amélioration.

Tant que les pupilles deviennent de plus en plus petites, l'opium continue son effet malfaisant. Quand elles commencent à s'agrandir, son action diminue et l'amélioration survient. Le malade est alors insensible au monde extérieur. On a beau parler, appeler, faire du bruit, le secouer, il ne répond pas ; il ne s'aperçoit de rien. Pour le tirer de cette torpeur, il faut flageller fortement la face, la poitrine, le ventre, les bras avec le coin d'une serviette mouillée. On parvient ainsi à le tirer de son sommeil, à en obtenir quelques paroles, mais à peine a-t-on cessé qu'il retombe et se met à dormir avec plus de force. La respiration et la circulation se ralentissent, les urines se suppriment et il y a de la constipation. Si la dose d'opium est toxique (1 gramme d'extrait thébaïque est suffisant), le sommeil se transforme en coma, la face devient cadavéreuse et la mort peut arriver rapidement avec plaques congestives sur le visage et sur d'autres parties du corps. Il n'est pas rare, dans différents cas, d'observer du délire, des hallucinations, des frémissements des paupières, etc.

Empoisonnement aigu. — On voit, par ces détails, que suivant la dose on peut avoir affaire à une action thérapeutique, à un empoisonnement aigu ou suraigu. C'est comme l'alcool avec lequel, du reste, l'opium présente de très grandes ressemblances.

Tardieu distingue même deux formes de l'empoisonnement aigu par l'opium, une forme foudroyante et une forme aiguë.

Dans la première, les phénomènes relatés plus haut atteignent vite leur summum, le sommeil survient presque d'emblée avec coma, ralentissement de la respiration, de la circulation, suppression des urines, constipation. La mort arrive rapidement en quelques heures, parfois même en une demi-heure. D'après Tardieu, les pupilles seraient dilatées dans cet empoisonnement foudroyant, ce qui s'explique par la résolution qui précède la mort. Dans l'empoisonnement aigu, on a distingué deux périodes : l'une d'excitation, l'autre de dépression. Pendant la première, ce sont des maux de tête très violents, des battements dans la tête dus à la congestion des centres nerveux, un éréthisme de tout l'appareil circulatoire.

Le pouls est précipité, la peau chaude. On y observe parfois des plaques d'érythème et même de purpura, en même temps qu'elle est le siège d'un prurit interne.

Avec la sécheresse de la bouche et de la gorge qui est rouge et douloureuse, on a quelquefois des nausées et même des vomissements. Si ceux-ci se produisent, il faut les examiner avec soin dans l'espoir d'y trouver le corps du délit, ce qui est facile avec le laudanum souvent employé dans les suicides et reconnaissable à sa couleur jaunâtre due au safran et à son odeur vireuse.

L'excitation du système nerveux détermine de l'agitation, du délire, des hallucinations souvent terrifiantes.

La sensibilité devient excessive au point que le moindre contact et le moindre bruit déterminent de vives douleurs.

Avec la période de dépression, surviennent tous les accidents dont nous avons parlé plus haut.

La mort peut arriver rapidement, en quelques heures. D'autres fois, on observe des rémissions, pendant lesquelles, le malade reprend plus ou moins l'usage de ses sens, mais ces rémissions durent peu et le coma s'accentue.

Quand la dose n'a pas été toxique ou qu'une médication appropriée a pu être instituée de bonne heure, ces rémissions deviennent plus fréquentes et plus longues jusqu'à la guérison complète.

Nous ne dirons rien de l'anatomie pathologique, sinon qu'on observe de la congestion des viscères, ce qui n'a rien de spécial à l'opium, mais est commun à toutes les affections, qui se terminent par l'asphyxie. Le contenu de l'estomac pourrait seul donner quelques renseignements dans le cas où on y trouverait du laudanum ou une autre préparation d'opium facilement reconnaissable.

Empoisonnement chronique. — L'empoisonnement chronique par l'opium est très rare en France et d'autant plus rare que l'usage de la morphine devient plus fréquent.

Il n'en est pas de même dans les pays d'Orient où, en dehors de l'emploi thérapeutique, l'opium est utilisé comme excitant du système nerveux ainsi qu'on fait chez nous du tabac et de l'alcool.

Dans l'Asie Mineure (Turquie et Perse), on prend l'opium par la bouche, sous forme de petites boulettes composées avec divers ingrédients. Ce sont les thériakis ou opiographes, c'est-à-dire mangeurs d'opium.

Dans l'extrême Orient (Chine, Annam, Cochinchine, etc.), on fume l'opium. Ce dernier mode d'administration se fait à l'aide d'une pipe spéciale, ayant la forme d'un tube gros comme le doigt, percé d'un canal longitudinal s'ouvrant latéralement près de son extrémité par un orifice très étroit. Le difficile, pour arriver à bien fumer l'opium avec élégance, est la préparation de la petite boule qui doit avoir la consistance voulue.

Peu arrivent à la bien préparer. Aussi existe-t-il dans les fumeries d'opium des Chinois très habiles dans leur confection.

Quand la boule est à point, on l'approche du petit trou de la pipe, on l'enflamme et on aspire lentement la fumée. Cet usage est aujourd'hui tellement répandu en Chine, qu'on a construit des établissements splendides, des palais appropriés à cet empoisonnement. Les salons de ces établissements sont garnis autour des murs de divans sur lesquels reposent les fumeurs et où ils s'abandonnent aux diverses sensations que procure le poison. Shanghaï possède de magnifiques établissements de cette nature. C'est une mode aujourd'hui très répandue, grâce à l'incessante importation anglaise, et malgré toutes les tentatives d'interdiction ordonnée par le gouvernement chinois pour réprimer ce vice qui s'accroît dans des proportions alarmantes.

C'est dans la seconde moitié du xviiie siècle que cette habitude vicieuse commença à dominer en Chine. Depuis, elle n'a fait que s'étendre dans des proportions alarmantes.

Chose malheureuse ! elle commence à être bien portée.

D'après M. Hughes (*Trade report*, 1870), commissaire des douanes à Amoy « l'habitude de fumer l'opium paraît, ici comme ailleurs, en Chine, devenir chaque année de plus en plus admise et constitue presque un besoin du peuple. Ceux qui fument l'opium, le fument ouvertement et l'opinion publique n'attache aucun blâme à cette habitude, tant qu'elle n'est pas poussée à l'excès. Dans la ville d'Amoy et dans les villages environnants, la proportion des fumeurs d'opium est estimée à 15,20 p. 100 de la population adulte... Dans le pays tout entier on l'évalue à 5,10 p. 100 ».

C'est avec de pareils rapports qu'on tranquillise la facile morale commerciale des Anglais.

Les Européens qui habitent ces pays, ou y voyagent, prennent également cette coutume et il est facile d'avoir des renseignements à ce sujet auprès des marins et des fonctionnaires aujourd'hui fort nombreux, qui se rendent dans les mers de Chine.

Le fumeur d'opium n'arrive pas aussi vite à l'abrutissement et à la mort que le thériaki. Mais ce n'est qu'une affaire de temps, car le résultat final est le même, surtout si on pense que certains fumeurs d'opium peuvent consommer plusieurs grammes d'extrait en vingt-quatre heures.

L'abus de l'opium détermine des altérations dans toutes les fonctions. Celles de la nutrition sont les premières atteintes.

L'appétit se perd, ce qui entraîne l'amaigrissement avec des nausées et des vomissements. La constipation devient bientôt opiniâtre et rarement interrompue par des débâcles diarrhéiques. Avec l'émaciation, arrivent l'impuissance, la paralysie musculaire avec tremblement, l'hébétude, la mort.

Chez la femme, aux mêmes phénomènes s'ajoutent l'aménorrhée et la stérilité.

On ne doit pas oublier qu'à petites doses l'opium est un excitant, ce qui explique que certaines fumeries d'opium ne soient que des maisons de débauche.

D'après Oppenheim, le mangeur d'opium se reconnaît à son corps amaigri, à son teint jaune, à sa démarche tortueuse et chancelante, à l'incurvation de son épine, à ses yeux brillants et excavés.

D'une manière générale, l'empoisonnement chronique par l'opium a beaucoup de rapports avec les symptômes du morphinisme, sauf que chez ce dernier, les altérations du tube digestif sont moins marquées et moins importantes.

L'habitude de fumer l'opium a envahi les États-Unis avec l'émigration chinoise. Il en existe quelques établissements en Angleterre. Paris est-il indemne? Je n'oserais l'affirmer.

Traitement. — Nous n'aurons en vue que l'empoisonnement aigu. Le suraigu ne permet guère d'arriver à temps et d'agir efficacement. Quant à l'empoisonnement chronique il n'a guère lieu chez nous. En cas de besoin, on se guidera sur ce que nous dirons plus loin du traitement de la morphinomanie.

Quant on se trouve en présence d'un empoisonnement aigu par l'opium ou ses composés, surtout par le laudanum, on le reconnaît aux symptômes décrits plus haut et plus facilement encore aux vomissements s'il y en a, ainsi qu'à l'interrogatoire du patient ou de son entourage, quand c'est le fait d'une erreur.

Il en est de même dans les cas de suicide, car souvent les personnes qui ont voulu attenter à leur vie, indiquent généralement la substance qui leur a servi de poison.

Si on trouve le malade endormi, ayant de l'insensibilité cutanée, on soulèvera les paupières pour voir si les pupilles sont contractées, on essayera de l'éveiller, mais pour peu que la dose ait été forte on n'y parviendra qu'à l'aide de la flagellation avec le coin d'une serviette mouillée. Il faut flageller jusqu'à ce que le réveil ait lieu. On administre alors un vomitif qu'on peut formuler ainsi :

Ipéca pulvérisé	1 gr. 50 cent.
Tartre stibié.	5 centigrammes

F. s. a. 5 paquets. Un toutes les cinq minutes dans un peu d'eau froide. Faire prendre ensuite 2 à 3 litres d'eau chaude.

Nous préférons recourir à l'apomorphine en injections hypodermiques :

Apomorphine.	1 centigramme
Eau distillée	1 gramme

Qu'on injectera en 1 ou 2 fois, à cinq minutes d'intervalle.

C'est un excellent moyen d'obtenir rapidement des vomissements et je n'ai jamais vu son efficacité en défaut, quand le pharmacien délivrait réellement de l'apomorphine.

Quand on a ainsi facilité les vomissements par l'eau chaude, on fait prendre plusieurs tasses de café très fort et on n'oublie pas de maintenir le patient en éveil soit par la conversation, soit par la flagellation ; mais à aucun prix, il ne faut le laisser se rendormir.

La flagellation nous a toujours suffi, nous n'avons jamais eu besoin de recourir au pincement, aux brûlures, à l'électrisation cutanée ou au marteau de Mayor, bien que tous ces moyens ne soient pas à dédaigner.

Cette recommandation de tenir le malade éveillé est surtout importante pour les enfants à la mamelle. J'en ai sauvé un que son père a eu le courage pendant toute une nuit de flageller de façon à le faire crier ou à le maintenir constamment en éveil.

Dans une autre circonstance, j'ai vu des parents dont j'avais fait vivre, pendant plusieurs heures, un enfant de quelques mois à qui sa grand'mère avait donné une petite quantité d'une infusion de la moitié d'une tête de pavot, s'adresser à un autre médecin dans l'espoir d'obtenir un traitement plus doux, ou en apparence moins barbare. Pendant que je me préoccupais de trouver des orties fraîches (nous étions en été) pour en flageller l'enfant, on vint me prévenir que

ce nouveau confrère avait conseillé un bain sinapisé et qu'on préfé-
rait suivre son avis. Quelques heures plus tard, cet enfant, qu'il eût
été facile de sauver par les moyens qui m'ont toujours réussi en pareille circonstance, s'endormait pour ne pas se réveiller. Le lendemain
matin, les parents venaient en pleurant me demander pardon de
n'avoir pas suivi mes conseils.

La flagellation à l'aide d'une serviette mouillée présente sur les
autres révulsifs l'immense avantage de laisser la peau intacte, de ne
pas faire d'ecchymose et de pouvoir être renouvelée autant de fois
qu'il est nécessaire.

L'électrisation faradique aurait certainement les mêmes résultats
en la pratiquant de façon à irriter suffisamment la peau pour tenir
le malade éveillé. On pourra aussi recourir aux lavements purgatifs
ou médicamenteux, de café principalement.

Toutes les substances contenant du tannin, comme le café, le thé,
l'infusion de bistorte, etc., pourraient être utilisées. Mais le café offre
l'immense avantage d'être un stimulant du cerveau et de combattre
directement la dépression cérébrale produite par l'opium. C'est, dans
la circonstance, un médicament à double action et en outre facile à
administrer immédiatement.

Sous ce rapport il est aussi commode que la flagellation, car ce
qu'il faut dans l'empoisonnement par l'opium, c'est agir rapidement.

Les garde-robes seront de bon augure, encore mieux l'émission
d'urine, car dans les empoisonnements par de fortes doses d'opium,
cette fonction se supprime complètement.

Dans la crainte d'une rechute après rémission on continuera de
maintenir l'empoisonné en éveil pendant une douzaine d'heures en
ayant recours à des moyens plus doux, tels que la marche, la promenade, la conversation, la lecture. On y aidera encore par l'administration de quelques tasses de café. On emploiera la purgation si
le vomitif n'a pas amené de garde-robe. L'huile de ricin (10 grammes).
l'eau royale hongroise, etc., sont utiles.

Les jours suivants les malades éprouvent de vives douleurs au
cœur, à l'estomac, dans les entrailles et un peu partout. On les calmera avec un peu de cocaïne, de l'eau chloroformée, du lait, etc.
On ne saurait trop insister sur les douleurs et sur cette dépression
consécutives à l'empoisonnement par l'opium et qui durent trois ou
quatre jours au moins. Il faut noter aussi une sorte d'angoisse précordiale très douloureuse et très pénible.

II

MORPHINE

Définition. — On pourrait définir le morphinisme, l'empoisonnement chronique par la morphine, surtout à la suite d'injections hypodermiques, et la morphinomanie, ce même empoisonnement produit par le même procédé chez certains nerveux ou prédisposés. Toutefois, la distinction entre ces deux groupes manque souvent de précision, malgré l'expression de Lasègue « n'est pas morphinomane qui veut ».

Ces deux empoisonnements sont d'origine médicale.

Historique et étiologie. — La découverte de la morphine ayant montré la facilité, avec laquelle il est toujours possible d'obtenir un résultat donné, avec une dose déterminée, surtout quand on opère par voie hypodermique, conduisit les médecins à recourir de plus en plus aux injections sous-cutanées de morphine, comme il en sera, du reste, avec la plupart des alcaloïdes, ce qui amènera le rejet hors de la matière médicale des extraits, alcoolatures, teintures, etc., dans lesquels la partie active du médicament varie avec le préparateur et avec la matière employée. La cessation rapide de la douleur, à la suite de l'injection hypodermique de 5 à 10 milligrammes de chlorhydrate de morphine, amène le patient à y recourir de nouveau. À son tour, le médecin, pour éviter des visites trop nombreuses et des frais trop considérables, laisse entre les mains du malade la seringue et la solution dont celui-ci use et trop souvent abuse ; car il arrive ceci : c'est que certains malades — je ne dis pas tous — ressentant, après ces injections, une sensation de bien-être tout particulier, un état de satisfaction, dont ils désirent la continuation ou le retour, prennent goût à ce médicament et en continuent l'administration, au delà de ce qu'on leur avait conseillé. Mais, comme pour obtenir le même résultat, il faut, par suite de l'accoutumance, augmenter la dose de morphine, on arrive vite à observer les symptômes d'empoisonnement. C'est ce qui explique pourquoi, parmi les morphinomanes, on compte surtout des médecins, des infirmiers, des gardes-malades, etc. D'après les statistiques réunies de Lewinstein, Burkart et Landowski, on trouve 55 médecins et 28 personnes touchant à la médecine, soit 83 sur 150. D'après Rochard, les médecins formeraient la moitié des clients masculins de la morphinomanie.

C'est en 1864, d'après le Dr Régnier, que Nusbaum publia la première observation relative aux accidents présentés par ceux qui faisaient un usage abusif et prolongé des injections de morphine.

« En Amérique, ajoute-t-il, la première allusion à la morphinomanie est une lettre de Clifford Alburst, publiée par le *Practitionner* de 1870. »

L'auteur se demande si la morphine, prise en injections sous-cutanées, présente plus d'inconvénients et de dangers que lorsqu'on l'emploie en potion. Il cite 9 malades, à lui, qui ont fait des injections sous-cutanées pendant des périodes variables de neuf mois à trois ans pour des névralgies abdominales, utérines, faciales, cervicobrachiales, sciatiques, ou pour des douleurs d'une autre origine. « Tous, dit-il, semblent plus loin de la guérison qu'ils n'en ont jamais été et ne trouvent de soulagement que dans un usage incessant des injections. Tous déclarent que sans la morphine, la vie ne leur serait pas supportable. »

Cliffort Alburst confesse ensuite qu'il ignorait le danger où il s'engageait en n'interdisant pas la répétition des injections. « Personne, dit-il, n'avait l'expérience de ces effets funestes, et, tous, nous avions celle du soulagement que donnent les piqûres. Mais, graduellement, j'acquis la conviction que la morphine crée, comme l'opium pris par la bouche, un besoin artificiel, et qu'elle produit par l'accoutumance un affaiblissement, une dépression dont elle est cause. »

Il avait constaté chez ces malades les phénomènes de l'abstinence. « Tous les patients dont j'ai parlé, ajoute-t-il, tombent, lorsque la morphine s'élimine de leur corps, dans un état indescriptible de dépression et d'irritabilité, dont le poison seul les sort, et contre lequel ils l'emploient encore et encore. Ils sont persuadés que, sans elle, leurs douleurs vont reparaître et les martyriser de nouveau. Les sujets qui s'adonnent à la morphine — l'expérience le prouve — deviennent déprimés, irritables et tributaires d'une habitude nouvelle : celle de l'intoxication par cette drogue. »

Lewinstein, qui a publié plusieurs bons travaux sur la morphinomanie, a indiqué à cette maladie une autre origine, qu'on aurait eu de la peine à soupçonner. En Allemagne, la morphinomanie s'est rapidement propagée dans l'armée, à la suite des guerres de 1866 et de 1870. Les officiers, surmenés par les fatigues de la campagne, se soutenaient par des injections de morphine. A la fin de la guerre, les uns ont cessé, les autres ont continué et, vantant autour d'eux les pseudo-bienfaits de cette pratique, firent des prosélytes. Pendant ces mêmes guerres, les femmes, restées à la maison et inquiètes du sort des êtres chéris exposés aux hasards des combats, se faisaient des injections de morphine pour calmer leurs appréhensions et leurs chagrins. Beaucoup sont, ainsi, devenues morphinomanes et n'ont pas peu contribué, à leur tour, à propager le mal dans leur milieu social. Car, il ne faut pas oublier que la morphinomanie se dissémine surtout en entendant vanter, par ceux qui la pratiquent, les sensations agréables qu'elle procure.

Il paraît qu'au Tonkin, les officiers des postes avancés charment les ennuis de la solitude par la fumée d'opium.

En effet, la morphine est, à proprement parler, le poison des classes supérieures, tandis que l'alcoolisme se rencontre plus fréquemment dans les classes inférieures. Beaucoup de littérateurs y ont fréquemment recours, et j'ajouterai aussi beaucoup de médecins, de pharmaciens, d'infirmiers, en général tous ceux qui soignent les malades et qui ont eu le malheur, pour supporter la fatigue ou se donner du stimulant, de recourir à une première injection de morphine.

Ceci était encore vrai il y a quelques années, mais, depuis, l'exemple et les récits des sensations éprouvées par les morphinomanes a introduit cette funeste passion dans les classes moyennes et inférieures. Les romanciers ne sont point innocents de cette extension de la morphinomanie, bien que quelques-uns, comme Maurice Talmeyr, dans les *Possédés de la morphine*, aient essayé de réagir, en montrant les conséquences épouvantables, que ce vice entraîne.

Aux causes de morphinisme et de morphinomanie déjà indiquées, on peut ajouter les malades atteints d'affections douloureuses qu'on ne parvient souvent à calmer que par les injections, sauf quelques-uns qui s'y montrent réfractaires, parce que les piqûres les font souffrir.

Un fort contingent est encore fourni par les nerveux : les hystériques, dont le système nerveux est si impressionnable (Lewinstein dit que les femmes forment le quart des morphinomanes), les neurasthéniques, les névropathes douloureux, les malades atteints de névralgies rebelles, les ataxiques, etc.

D'autres recourent à la morphine pour combattre l'impuissance et deviennent ensuite morphinomanes. Les injections de suc animal auront peut-être l'avantage de diminuer cette catégorie, et si elles ne sont pas plus efficaces, elles sont moins dangereuses.

Les calamités publiques sont aussi une cause fréquente de cette maladie. Il faut encore y joindre le désœuvrement, la curiosité, et, surtout, la contagion de l'exemple.

On cite même des animaux morphinomanes : chiens, chats, singes qui, en Chine et en Perse, aspirent, avec leur maître, les fumées de l'opium ou mangent les résidus de la pipe. Quelques morphinomanes s'amusent à injecter leurs animaux favoris : chiens, chats, etc.

Enfin, la vraie cause de la morphinomanie est d'abord la sensation de bien-être, l'euphorie qui suit l'injection, ensuite la sensation du besoin qui en réclame impérieusement une autre, et ainsi de suite.

Symptômes. — Ce qui est, en effet, terrible dans l'intoxication chronique par la morphine, ce sont les effets de l'abstinence. C'est là qu'est le grand péril des injections. Une fois que cet effet se fait sentir, le morphinisé, ou le morphinomane, n'aura qu'une pensée : se faire une injection. Pour arriver à ce but, il ne rencontrera aucun obstacle. C'est un besoin qui demande une satisfaction immédiate, comme si la morphine était devenue nécessaire aux fonctions de l'organisme. Le pauvre sacrifiera sa nourriture à l'achat de son poison quotidien. Sous l'influence des souffrances et de l'angoisse que provoque le retard de la piqûre, le malade éprouve souvent un état mental particulier, qui doit être bien connu du médecin légiste. « A ce moment, dit le Dr Régnier, le morphinomane n'a plus qu'une idée fixe : se faire une injection. »

Rien ne peut le contenir quand l'heure de la piqûre arrive : ni les exigences du monde, ni les règles de la plus stricte politesse. Mais l'intensité de cette impulsion est encore exagérée par les obstacles. Si le malade manque de morphine, s'il est dans l'impossibilité absolue de s'en procurer, il ne recule devant aucun moyen : les faux en écriture, les vols avec effraction, les abus de confiance, les supercheries de tout genre sont notés dans la plupart des observations relatives au traitement des morphinomanes. C'est, quand il ne parvient pas à se procurer son poison, que le malade songe souvent au suicide et, quelquefois, met son projet à exécution.

Il se produit donc sous cette influence des impulsions morbides qui peuvent se traduire en actes délictueux ou criminels, et pour l'appréciation desquels un médecin expert ne devra pas oublier de se renseigner si pendant leur accomplissement le morphinomane était à un moment d'abstinence, auquel cas il y a lieu d'admettre une responsabilité très atténuée.

J'ai soigné, à l'hôpital Saint-Joseph, un malade qui avait l'habitude de se faire, en cachette, des piqûres de morphine. Quand sa provision était épuisée, il demandait à sortir pour affaires de famille et pour tout autre cause plausible. La ruse ayant été découverte, je lui ai demandé de me remettre sa seringue et sa solution. Il me remit, après bien des tergiversations trois seringues et deux flacons de solution, m'affirmant qu'il n'en avait plus et qu'il voulait guérir. Quand sa provision de morphine fut épuisée et qu'il se trouva dans l'impossibilité de la renouveler, il préféra quitter l'hôpital et en partant il montra à la sœur qu'il avait encore deux seringues.

Qu'on juge par là de la surveillance qu'il faut exercer sur ces malades et de la confiance qu'il faut avoir dans leurs paroles et dans leurs actes, même quand ils semblent rendre les armes.

Un autre morphinomane que j'ai soigné également à l'hôpital Saint-Joseph, se faisait apporter de la morphine par une parente, à l'insu de tout le monde.

Un autre, dans une maison de santé où il était entré pour se guérir, se faisait apporter de la morphine dans un melon, qu'il avait obtenu l'autorisation d'introduire, car, disait-il, il l'aimait beaucoup et ça le rafraîchissait. Nous verrons plus loin les moyens dont le médecin dispose pour déjouer les supercheries des morphinomanes.

Quelle est la dose minima de morphine suffisante pour amener l'intoxication ? La réponse à cette question varie avec la susceptibilité de chaque malade, elle varie encore avec l'habitude antérieure. Il n'y a pas de comparaison à faire entre celui qui n'a jamais pris de morphine et celui qui en a l'habitude depuis un temps plus ou moins long. Dans le premier cas, 5 milligrammes à 1 centigramme, en injection hypodermique, suffisent généralement à calmer la douleur, à procurer du sommeil, mais en provoquant quelquefois des nausées et des vomissements. A la dose de 2 centigrammes, on obtient souvent ces derniers. Enfin une dose de 5 centigrammes peut amener la mort ou tout au moins des accidents sérieux et graves. L'enfant à la mamelle est aussi sensible à la morphine qu'à l'opium.

Dans le second cas, on arrive graduellement à des doses considérables. Burkart cite des cas, où l'intoxiqué arrivait à la dose quotidienne de 3gr,50 de morphine. L'état de maladie crée souvent une tolérance spéciale. Lutaud a soigné deux cancéreuses avec anorexie, selles irrégulières, constitution générale minée par le mal, encore affaiblies par les hémorragies et menacées d'une mort prochaine. Sous l'influence de la morphine l'appétit est revenu avec cessation des hémorragies. J'ajouterai toutefois que mon expérience personnelle n'a pas obtenu de résultats conformes à ceux de mon habile et sympathique confrère.

Marche. Terminaison. — Lewinstein a observé des morphino-manes entre vingt et un et soixante-cinq ans. D'autres auteurs en rapportent des cas chez des enfants de treize, quinze ou dix-huit ans. Le morphinisé et le morphinomane commencent par en ressentir le bien-être, l'euphorie, puis vient le besoin. Mais l'habitude de la morphine amène la constipation et la perte de l'appétit.

L'euphorie, qui d'abord avait une longue durée, diminue insensiblement, tandis que celle du besoin augmente en sens inverse. La première qui était d'abord de vingt-quatre heures, n'est plus que de douze après six mois, puis elle tombe à six heures, à trois et même à quelques minutes, ce qui force à augmenter le nombre des piqûres et la dose des solutions. Ensuite, apparaît l'insomnie, qu'on essaie de combattre par les mêmes procédés. La constipation est quelquefois interrompue par des débâcles de diarrhée.

Puis viennent les désordres nerveux : crampes, douleurs erratiques ou névralgiques, crises gastriques nocturnes, sueurs profuses apparaissant sans cause à des heures irrégulières, impressionnabilité exagérée, nuits rendues terribles par une insomnie opiniâtre, hallucinations de l'ouïe et de la vue, difficulté de s'endormir, secousses, sommeil mauvais, non réparateur, etc.

On comprend que ces symptômes amènent tout doucement l'amaigrissement, la cachexie avec sa teinte jaunâtre spéciale de la peau. Mais, au lieu d'arriver naturellement et progressivement à la mort, ces malades sont souvent emportés par une affection intercurrente. En Chine, ils meurent souvent du choléra, du typhus, de la dysenterie, de la fièvre typhoïde ou encore à la suite d'une opération chirurgicale. Car, ainsi qu'on l'a vu plus haut, les morphinisés présentent un terrain favorable aux complications des plaies. Il en est de même pour certaines maladies infectieuses et entre autres pour la tuberculose pulmonaire. On a aussi observé des morts subites, du collapsus et de véritables empoisonnements à la suite de l'augmentation trop rapide de la dose de morphine. Le suicide est un autre mode de terminaison, dont nous avons déjà parlé.

L'abstinence provoque aussi un certain nombre d'accidents. Elle donne souvent lieu à du délire aigu, avec excitation puis dépression. Dans ce cas, on observe quelquefois de l'inégalité des pupilles avec rétrécissement, dilatation ou alternance.

Notons encore une altération des dents.

Diagnostic. — Le diagnostic de la morphinomanie ou du morphinisme est très difficile au début et d'autant plus difficile que les malades et leur entourage ne veulent ou n'osent avouer cette habitude, qui est justement réputée honteuse.

On ne veut pas révéler au médecin une pareille faiblesse. Celui-ci pourra être mis sur la voie par la physionomie plus ou moins étrange, le teint blafard, les yeux caves, avec une expression d'hébétude ou d'indifférence, comme on l'observe dans l'alcoolisme.

Plus tard, en visitant ses malades à des moments différents et pendant assez longtemps, on peut arriver à surprendre les signes du besoin, on remarquera l'altération des fonctions de nutrition : l'anoxerie, l'amaigrissement, la constipation opiniâtre, le teint terreux des téguments, etc.

On a vu, à plusieurs reprises, combien l'empoisonnement par l'opium ou la morphine ressemble à celui par l'alcool et on peut observer dans les deux cas du *delirium tremens* dont nous devons ici indiquer la différence.

Le *delirium tremens* des alcooliques est dû à la présence du poison, celui des morphinisés à l'abstinence. Dans ce dernier cas, le tremblement augmente pendant la période d'acmé, il se généralise, il y a du nystagmus, de l'altération de la parole, de la raucité de la voix.

Chez l'alcoolique, le tremblement augmente par l'ingestion d'une nouvelle quantité d'alcool, tandis que chez le morphinomane il cesse par l'injection d'une nouvelle quantité de morphine. En outre, ce dernier n'a pas de tremblement buccal.

Enfin, on s'appuiera sur les symptômes généraux de l'alcoolisme : pituite matinale, rêves, cauchemars, crampes dans les mollets, artério-sclérose, face enluminée, etc. Le morphinisé a plutôt la face pâle. En cas de doute, faire une injection de morphine.

En dehors des symptômes dont il vient d'être question plus haut, qui peuvent d'ailleurs plus ou moins manquer et qui généralement sont insuffisants pour reconnaître facilement un malade qui s'adonne aux injections de morphine, car il est rare, à moins d'accidents graves, que le patient ou son entourage avoue cette passion, dont au fond on rougit, il existe deux moyens de diagnostic qui permettront infailliblement d'éclairer la situation, quand on pourra les employer.

Le premier est de trouver un prétexte plausible pour amener le malade à se déshabiller de manière à pouvoir examiner attentivement la surface cutanée. Car, pour peu qu'il ait depuis quelque temps l'habitude de se faire des injections hypodermiques, il sera facile de voir sur le ventre, les cuisses, etc., la trace des piqûres.

Cette constatation est encore indiquée par la présence d'indurations dermiques, d'abcès ou de cicatrices. Ces malades, en effet, prennent rarement les précautions antiseptiques ou plus simplement aseptiques exigées chaque fois qu'on doit faire une effraction à la peau, et ils s'inoculent souvent sans s'en douter les microbes pyogènes, staphylocoques, streptocoques, etc. Ces piqûres peuvent devenir l'origine des accidents relatés à la suite des plaies, phlegmons, etc.

Nous ne discuterons pas ici l'origine de ces abcès. La solution serait peut-être trop difficile. L'opinion la plus probable est celle de ceux qui soutiennent que ces abcès se développent surtout quand les tissus sont suffisamment altérés par la morphine. En un mot, la morphine agirait sur l'économie comme l'alcool en la rendant plus vulnérable et plus facile à être envahie par les microbes pathogènes qui l'entourent. C'est comme pour l'alcool, et M. Verneuil a fait remarquer que ces deux sortes d'intoxications n'étaient pas favorables aux opérations chirurgicales. Pratiquement, ceux qui s'adonnent aux injections de morphine ont la peau dans un état lamentable : cicatrices, indurations dermiques, abcès à diverses périodes de leur évolution. Quelquefois, ces abcès sont très vastes et très douloureux, ils nécessitent des doses plus considérables de morphine et parfois aussi l'intervention du médecin qui peut ainsi constater tout à la fois le mal et sa cause.

D'après le Dr Régnier, « on voit presque toujours apparaître les abcès chez ceux qui se font des injections de morphine dans un intervalle approximativement en rapport avec la hauteur des doses injectées et le temps depuis lequel l'habitude est prise. Si nous nous reportons pour l'étude de cette question à nos observations, nous y voyons les abcès manquer chez ceux qui se contentent de doses de 1 à 3 centigrammes, tandis qu'ils apparaissent dans un intervalle de six mois à un an chez les malades qui s'injectent 5 à 10 centigrammes. L'apparition des abcès coïncide généralement avec un accroissement de doses, tandis que les abcès existants se cicatrisent et cessent de se produire si le malade diminue sa ration quotidienne de morphine dans des proportions un peu notables. »

Toutefois, ce signe manque chez ceux qui prennent de la morphine par la bouche. On aura alors recours au moyen suivant.

Ce second moyen est d'obtenir de son malade qu'il fasse analyser ses urines de vingt-quatre heures, et de recommander directement au pharmacien de rechercher avec soin la présence de la morphine. Il en est, en effet, de cette substance comme de l'alcool. Elle est peu ou point transformée dans l'économie, de sorte qu'après avoir séjourné dans les organes, elle passe dans l'urine où on peut facilement la déceler, pourvu qu'elle en contienne au moins 5 milligrammes. Dans ce cas, elle donne, avec le perchlorure de fer, une coloration bleue. A la dose de 2 milligrammes, on obtient, avec le réactif de Husemann (mélange d'acide sulfurique et d'acide nitrique), une coloration jaune. A celle de 1 milligramme, l'acide iodique et le sulfure de carbone donnent une coloration rose. Ces réactions se produisent, dit-on, directement sur l'urine sans qu'on ait à lui faire subir une coloration spéciale. Cependant, il serait préférable d'isoler la morphine.

Mais ces réactions indiquent-elles bien qu'on a affaire directement à la morphine et non à un produit s'en rapprochant? La science enregistre deux opinions à ce sujet. D'après la première, soutenue par Banelly, Orfila, Bouchardat, Lefort, Draggendorff, Kaùzmann, Gscheilden, Marmé, etc., la morphine ne se décompose pas dans l'organisme où on peut la retrouver dans les divers tissus. C'est ainsi que M. Calvet l'a retrouvée seulement dans les centres nerveux et dans le foie.

Ball a constaté sa présence dans les centres nerveux, la rate, les reins, et dans le foie[1]. C'est dans ce dernier organe, qu'on la trouve en plus grande abondance, où sa présence peut expliquer la glycosurie, l'albuminurie dont beaucoup de morphinomanes finissent par être atteints. D'autres auteurs l'ont également retrouvée dans divers organes, dans l'urine et dans le sang.

Lassaigne, Christian, Taylor, Ertmann, Clotta, Buchner, Landsberg, Eliassow pensent, au contraire, que la morphine est transformée dans l'organisme et ne se retrouve pas en nature. Burkart a été amené par ses expériences à une conviction analogue. Stonikow croit aussi à la transformation de cet alcaloïde et en explique le mécanisme de la façon suivante. Il donne de la morphine la formule $C^{17}H^{18}AzO^2$ (HO), indiquant comme caractère propre à cette substance, la présence dans sa constitution du groupe oxhydrile (HO). C'est à la présence de cet oxhydrile que la morphine devrait, d'après lui, son action narcotique et ses vertus toxiques. Puis, passant en revue tous les travaux relatifs à la transformation de cet alcaloïde dans l'organisme, il est amené à penser que la différence dans les résultats obtenus tient à la formation dans les tissus d'acide morphin-sulfonique. Il a reconnu, en effet, qu'en

---

[1] L'opium a une action moins forte sur le foie. A la suite de son administration la bile diminue de quantité et les selles prennent une décoloration particulière. La morphine a-t-elle la même action? Fonssagrives disait n'en rien savoir.

cherchant dans les mêmes urines, d'une part, après avoir préalablement chauffé l'urine avec de l'acide chlorhydrique, pour décomposer les acides sulfo-conjugués, cette dernière portion donnait toujours les réactions de la morphine, tandis que celles-ci manquaient souvent avec le procédé direct. Il a pu, à l'aide de l'alcool amylique, extraire en nature l'acide morphin-sulfurique.

En tout cas, on sait que, s'il y a transformation, celle-ci n'est pas très importante, puisque avec de l'acide chlorhydrique on peut reconstituer la morphine et la caractériser par ses réactifs, et qu'il est cliniquement admis qu'on peut retrouver la morphine en nature dans les urines.

Traitement. — On sait combien la thérapeutique est généralement pauvre quand il s'agit d'une maladie avec lésion bien déterminée. Aussi, le vrai médecin se préoccupe-t-il surtout de faire de la prophylaxie : éviter le mal pour n'avoir pas à le guérir. Cette remarque a toute sa justesse à propos de la morphinomanie, cette maladie de la civilisation, cette plaie qui peut devenir sociale et qui altère si profondément toutes les fonctions. Comme les médecins sont trop souvent la cause de cet empoisonnement, ils doivent veiller plus que jamais à éviter tout ce qui peut le produire. Ainsi, sous aucun prétexte, ils ne doivent laisser ni seringue, ni solution de morphine à la disposition de leurs clients. Ils éviteront également de s'en servir pour eux-mêmes. Également les pharmaciens devront avoir l'honnêteté de ne pas délivrer de morphine sans ordonnance, et ils ne devront jamais en remettre sur une prescription déjà exécutée sans une recommandation expresse du médecin. Les tribunaux ont déjà condamné à des dommages et intérêts sérieux des pharmaciens qui n'avaient pas observé cette règle.

La facilité avec laquelle chacun peut se procurer de la morphine chez le pharmacien, et encore mieux chez le droguiste, est la principale cause de l'extension de ce fléau qui, après avoir miné l'individu, s'attaque à la race en provoquant l'impuissance et la stérilité. Les enfants, quand ils survivent, sont toujours des dégénérés. Sous ce rapport, le morphinisme est encore comparable à l'alcoolisme qui amène l'abâtardissement, la dégénérescence et l'extinction de la race.

Il faut traiter le morphinomane comme tout autre empoisonné, en supprimant d'abord le poison, mais en ayant soin d'en administrer de nouveau à dose plus faible, si l'abstinence provoque des accidents graves et surtout du collapsus qui peut être quelquefois suivi de mort.

Il faut indiquer, en première ligne, le procédé de la suppression brusque recommandé par Lewinstein ; c'est celui qui réussit le mieux quand il n'entraîne pas le collapsus.

En France, on préfère généralement la suppression lente dans laquelle on diminue graduellement le nombre des piqûres et le degré de concentration de la solution. Malheureusement, cette méthode est longue et sujette à de nombreuses récidives, pour peu que les phénomènes d'abstinence se montrent fréquemment ou que le malade se décourage et revienne à ses anciennes habitudes, ce qui est fréquent. De sorte que beaucoup de guérisons ne sont que des rémissions ou des trêves.

Erlenmerger a proposé la méthode rapide, demi-lente, dans laquelle on arrive graduellement à la suppression totale en huit à dix jours.

Une quatrième méthode, qu'on pourrait appeler substitutive, consiste à supprimer la morphine et à la remplacer par un autre excitant : injections d'eau pure, alcool, cocaïne, avena sativa, chloral, bromure de potassium, sulfate de spartéine, nitroglycérine, etc.

Cette méthode, qui a donné des succès, a un grand inconvénient : celui de substituer un empoisonnement à un autre ou d'en greffer un second et même un troisième sur le premier.

Cette remarque n'est pas vraie toutefois pour les injections d'eau pure qui doivent être faites avec l'assentiment du malade, car si on le trompe en les faisant à son insu, il ne tarde pas à s'en apercevoir, ce qui l'irrite et l'indispose, et suffit souvent à lui faire abandonner le traitement.

Toutes les autres substitutions sont dangereuses, et on ne voit certes pas l'avantage qu'il peut y avoir à substituer l'éthylisme, le cocaïnisme à l'empoisonnement par la morphine. Par conséquent, si on veut tenter cette méthode, il faut procéder avec beaucoup de modération. Nous en dirons presque autant du chloral et du bromure de potassium. La suggestion hypnotique, préconisée et employée par Voisin, a donné de bons résultats entre ses mains et celles de Grasset. C'est certainement une des plus inoffensives quand on peut y réussir.

Est-ce une bonne chose, comme le fait Burkart, de diminuer le nombre des injections de morphine et de les remplacer par l'administration de 2 ou 3 centigrammes d'extrait d'opium ou par la codéine, ainsi que le conseille Schmidt (de Wiesbaden) ? Que penser de la méthode physiologique du Dr Jennings, qui recourt au sulfate de spartéine et à la nitroglycérine pour combattre la dépression vasculaire et supprimer l'état de besoin ?

Cette multiplicité des méthodes, cette apparente richesse de ressources thérapeutiques indique une pauvreté réelle et l'absence d'un traitement rationnel ou efficace. Il n'en peut être guère autrement pour un mal créé tout entier par la main de l'homme, mal qui altère son organisme et vicie son fonctionnement. Ce qui revient à dire que la prophylaxie est encore la méthode la plus sûre et la plus efficace.

Quelle que soit, du reste, celle à laquelle on ait recours, on ne devra jamais oublier, pour réussir, qu'il faut mettre le malade dans l'impossibilité absolue de se procurer de la morphine, car l'expérience prouve qu'on ne peut pas compter sur sa volonté ni sur celle de son entourage. On doublerait plus que la longueur de cet article à raconter les subterfuges et les supercheries employés par les morphinomanes pour se procurer leur poison. C'est dire que le traitement de cette affection est pour ainsi dire impossible dans la famille où, à la moindre sensation de besoin, le malade saura déjouer toute surveillance. Il faut donc nécessairement interner ces malades, c'est-à-dire les placer dans des maisons de santé où tout est organisé en vue de ce traitement. C'est ce qu'il faut faire pour les malades riches, et si cette maladie devenait aussi fréquente en France qu'à l'étranger, il faudrait provoquer la création de maisons spéciales. Mais que faire des malades pauvres? Quelques-uns conseillent de les enfermer dans un asile d'aliénés. Nous ne partageons pas cet avis, et jamais je ne souscrirai à la suppression de la liberté et de la personnalité d'un malade, qui ne serait pas reconnu vraiment aliéné.

Je ne parle pas des hôpitaux pour le traitement de cette maladie, car la surveillance y est trop illusoire. La création de quelques hospices spéciaux paraît donc bien indiquée.

Enfin, comme, selon l'expression de Lasègue, « n'est pas morphinomane qui veut », le médecin n'oubliera pas qu'il a affaire en général à des gens très nerveux et très impressionnables, et s'efforcera d'acquérir la plus grande autorité possible et d'en imposer. Cette grande autorité lui sera très utile pour décider le malade à accepter le traitement et à le suivre rigoureusement.

TISON, de Paris,
Médecin de l'hôpital Saint-Joseph.

CHAPITRE III

SATURNISME

Définition et étiologie. — La médecine légale a enregistré quelques faits d'empoisonnements aigus par l'ingestion des sels plombiques (acétates ou azotates) à la dose de 15 centigrammes à 1 ou 2 grammes; la mort est parfois survenue au bout de quelques heures au milieu d'un abattement général entrecoupé de phénomèmes convulsifs, après une période de début caractérisée par une saveur sucrée et styptique, des douleurs le long des voies digestives, des vomissements blanchâtres et des coliques atroces souvent diarrhéiques.

Mais l'expression de saturnisme doit surtout s'appliquer à des accidents toxiques, professionnels ou familiaux, à début insidieux et le plus souvent méconnus. Nous devons renvoyer le lecteur aux traités d'hygiène pour la longue énumération des métiers qui exposent les ouvriers à cette intoxication et pour les causes d'ordre presque exclusivement alimentaire qui font absorber par les voies digestives des doses minimes mais répétées de plomb. Bornons-nous à signaler la fréquence du saturnisme chez les ouvriers cérusiers et les peintres en bâtiments, les maladies à nature parfois épidémique, causées par l'eau mise en contact avec des réservoirs ou des canaux de plomb, par la farine sortant de meules rhabillées avec ce métal, par les étamages suspects des conserves alimentaires, etc., etc.

Symptômes. — Le saturnisme débute lentement par de l'anémie et des troubles digestifs. L'anémie, démontrée hématologiquement par une forte diminution du nombre des globules rouges (Malassez), se traduit cliniquement par des signes assez vagues; mais l'examen des muqueuses pratiqué dès le début permettra de constater un liséré gingival bleuâtre et des plaques ardoisées de la muqueuse buccale qui ont une importance caractéristique. Du côté des voies

digestives, après une période d'inappétence et de troubles dyspeptiques, éclatera la colique saturnine, qui ne peut laisser planer de
doutes sur la nature étiologique de la maladie : elle se caractérise
par des douleurs abdominales, violentes, s'irradiant autour de la
région ombilicale, par une constipation absolue, des vomissements
fréquents, de l'apyrexie et la lenteur du pouls. C'est la manifestation saturnine la plus sujette à la récidive.

Du côté du système nerveux, nous noterons : 1° l'encéphalopathie
à forme délirante, convulsive ou comateuse ; cette dernière est surtout consécutive aux deux premières ; ces manifestations toxiques sont
en général de la plus haute gravité ; 2° des paralysies, qui peuvent
être liées à l'action du métal sur le système nerveux central, ce que
démontre alors la réaction de dégénérescence électrique des muscles,
ou plus fréquemment à des lésions musculaires et nerveuses périphériques, qui tiennent même parfois à une intoxication locale (Manou-
vrier). La paralysie saturnine classique se caractérise par sa prédilection pour les muscles extenseurs des mains et des doigts des
deux côtés, la perte de contractilité électrique précédant celle de la
contractilité volontaire, la possibilité de produire une secousse à
l'ouverture et à la fermeture du courant, enfin le retour plus lent
du muscle contracté à sa longueur normale.

Nous aurons terminé cette esquisse du saturnisme en signalant
les douleurs articulaires et périarticulaires des membres (rhumatisme saturnin), l'albuminurie liée à des lésions rénales, les tumeurs
des gaines synoviales, les troubles des fonctions génitales (avor-
tements répétés chez la femme, anaphrodisie et azoospermie chez
l'homme).

Diagnostic. — Le diagnostic du saturnisme est difficile à sa
période de début et ne peut se baser que sur l'existence des lésions
de la muqueuse buccale : la décoloration du liséré par l'eau oxygénée est caractéristique. Plus tard, il devient facile, surtout après
l'apparition des troubles intestinaux : l'ensemble des caractères
énumérés plus haut pour la colique saturnine ne permet pas de
la confondre avec une affection abdominale aiguë quelconque.

Pronostic. — Il est grave, surtout au point de vue de la facilité des
récidives après exposition à la même cause nocive. Les phénomènes
nerveux sont des plus sérieux, soit qu'ils compromettent la vie quand
ils se manifestent du côté de l'encéphale, soit qu'ils entraînent des
infirmités incurables par atrophie musculaire et dégénérescence
nerveuse périphérique.

Traitement. — Le traitement prophylactique du saturnisme consti-tue un des chapitres les plus importants de l'hygiène professionnelle ; les prescriptions d'ordre administratif peuvent faire et ont déjà fait beaucoup dans cet ordre d'idées.

Le traitement curatif de l'empoisonnement aigu consiste surtout dans la provocation des vomissements et l'administration des sulfates de soude ou de magnésie, substances qui agissent à la fois comme antidotes et comme purgatifs.

Dans le saturnisme chronique, la médication symptomatique tient une large part.

L'administration de bains sulfureux, de lait et d'iodure de potassium, est surtout indiquée pour éliminer le métal absorbé par la peau et les voies digestives.

Contre la colique saturnine, l'extrait de belladone (10 centigr. par jour sous forme de pilules de 1 à 2 centigr. données toutes les deux heures) est un excellent remède symptomatique, surtout associé aux purgatifs. On nous saura gré de donner en terminant la formule du traitement dit de la Charité qui n'a rien perdu de son efficacité après une expérience presque trois fois séculaire.

Premier jour. — Le matin, lavement purgatif des peintres (électuaire diaphœnix 30 grammes, poudre de jalap 4 grammes, feuilles de séné 8 grammes, sirop de nerprun 30 grammes, eau 500 grammes).

Dans la journée eau de casse avec les grains (casse en gousse 60 grammes, sulfate de magnésie 30 grammes, émétique 15 centigrammes, eau tiède 1000 grammes).

Le soir, lavement anodin des peintres (huile de noix 125 grammes, vin rouge 214 grammes, thériaque 4 grammes, opium 5 centigrammes).

Pour boisson, tisane sudorifique simple (décoction de gaïac) ; diète.

Deuxième jour. — Le matin eau bénite des peintres (émétique 30 centigrammes, eau 250 grammes), en deux fois à une heure d'intervalle.

Dans la journée, tisane sudorifique simple.

Le soir, lavement anodin des peintres, bol calmant ; diète.

Troisième jour. — Potion purgative des peintres (électuaire diaphœnix 30 grammes, poudre de jalap 4 grammes, séné 8 grammes, sirop de nerprun 30 grammes, eau bouillante 135 grammes).

Dans la journée, tisane sudorifique laxative (gaïac râpé 30 grammes, salsepareille 15 grammes, sassafras 5 grammes, réglisse 5 grammes, séné 15 grammes, eau 500 grammes).

Le soir, même prescription que les jours précédents ; diète.

Quatrième jour. — Comme le troisième ; on donne du bouillon.

Cinquième jour. — Dans la journée, tisane sudorifique simple ; le soir, lavement purgatif, lavement anodin, bol calmant, on donne du bouillon, et les jours suivants on alimente progressivement.

Henri COUTAGNE, *de Lyon*.

CHAPITRE IV

HYDRARGYRISME OU MERCURIALISME

On doit regarder comme doués de propriétés toxiques le mercure métallique (base des onguents mercuriels) et ses divers composés, parmi lesquels, les plus importants à ce point de vue sont le proto-chlorure ou calomel, le bichlorure ou sublimé corrosif, le protoiodure le biiodure, le nitrate acide.

Nous décrirons sous le nom d'hydrargyrisme : 1° les empoisonne-ments aigus de cause criminelle ou suicide ; 2° les accidents d'ordre thérapeutique ; 3° les accidents professionnels.

I

La première classe de faits provient à peu près exclusivement de l'ingestion du sublimé corrosif par la voie stomacale. Les symp-tômes sont surtout ceux d'un empoisonnement par substance irri-tante et corrosive, le malade éprouve presque immédiatement de violentes douleurs tout le long du tube digestif, une saveur métal-lique, de la constriction du pharynx ; très rapidement surviennent des vomissements et des selles bilieuses et sanguinolentes. Puis, dès les premières heures, l'état général devient inquiétant, le pouls fai-blit ; les troubles respiratoires, de cause à la fois mécanique et toxique, ont parfois nécessité des scarifications locales et même l'ouverture de la trachée. Le plus ordinairement, la mort survient dans le collapsus au bout de vingt-quatre ou trente-six heures.

A côté de cette forme, dite suraiguë, on peut en décrire une dans laquelle le poison a le temps de témoigner de son action par des symptômes que nous retrouverons dans les faits décrits plus loin (stomatite, entérite, albuminurie, tremblement, etc.). La mort sur-

vient alors assez fréquemment entre le cinquième et le douzième jour
La guérison, moins exceptionnelle que dans la forme présente, est en
général longue à se produire.

II

Les accidents d'ordre thérapeutique s'observent dans des conditions très variées. Ceux qui proviennent du traitement antisyphilitique dit par salivation, sont passés dans le domaine de l'histoire, du moins dans leur forme classique. Les frictions mercurielles
provoquent encore parfois de la stomatite, et surtout une cutite
locale, le plus ordinairement vésiculeuse, dite eczéma mercuriel ; Alley en distingue trois formes sous les noms d'hydrargyria
mitis, febrilis, maligna, la dernière pouvant se compliquer de gangrène et de symptômes généraux graves.

Nous signalerons seulement la facilité avec laquelle le calomel
administré comme purgatif peut provoquer des réactions buccales
excessives, plutôt chez l'adulte que chez l'enfant. On a aussi observé
des phénomènes toxiques après des cautérisations au nitrate acide,
et même, quoique très exceptionnellement, dans le cours d'un traitement antisyphilitique par injections sous-cutanées. Mais nous devons
insister davantage sur les intoxications produites par l'emploi chirurgical et surtout obstétrical des injections de sublimé, question
toute d'actualité et appuyée malheureusement sur un nombre impo-
sant d'observations.

Si nous les étudions avec Sébillotte, dans les cas typiques d'injections intra-utérines *post-partum* avec une solution forte (1/1000 et
1/1500), ses accidents peuvent revêtir deux formes : dans la première dite légère, ils débutent vers le troisième jour, se manifestent
surtout par de la stomatite, de l'albuminurie et une diarrhée relativement modérée, la guérison survient alors en règle générale du
sixième au huitième jour ; dans la seconde, dite grave, l'état général
devient assez rapidement inquiétant, l'intestin réagit avec tous les
caractères d'une dysenterie aiguë, la stomatite revêt un caractère
pseudo-membraneux ou même gangréneux ; la mort est la terminaison fréquente. Dans les deux formes, on a noté de la dermatite
hydrargyrique par absorption ; dans les cas graves, l'éruption se
généralise au lieu de se limiter à la face interne des cuisses, se
montre sous la forme de larges plaques à contours sinueux d'un
rouge sombre, légèrement violacé, et s'accompagne de démangeaisons.

La stomatite mercurielle, symptôme commun de toutes les hydrar-gyries, mérite ici une description spéciale : elle débute par un gon-flement des gencives bientôt recouvertes, en commençant par les inférieures, d'une pellicule blanchâtre ; l'haleine devient fétide, le gonflement buccal augmente, la langue et les glandes lymphatiques sous-maxillaires se tuméfient, la salivation est excessive ; puis les gencives s'ulcèrent au niveau de la sertissure des dents qui se déchaussent; les ulcérations sont favorisées par toute altération dentaire; la présence même des dents est indispensable pour la genèse de la maladie qui fait défaut aux deux âges extrêmes de la vie.

L'albuminurie mercurielle se lie à une néphrite qui présente une lésion anatomo-pathologique spéciale ; la présence de concrétions calcaires dans les tubuli des reins (Salkowsky).

III

Le mercurialisme professionnel s'observe chez les ouvriers em-ployés à Idria et à Almaden à l'extraction du métal, et plus rarement chez les constructeurs d'instruments de physique, les éta-meurs de glace. Il se caractérise principalement par la stomatite et les accidents nerveux : le système nerveux central paraît surtout intéressé ainsi qu'en témoignent l'insomnie, le vertige, la perte de mémoire, le tremblement qui mérite d'être plus particulièrement signalé par sa fréquence et sa ténacité. On a même noté dans quelques cas des accès de manie ou d'épilepsie.

Le diagnostic de l'hydrargyrisme est facile; si certains de ses symptômes peuvent prêter au change, leur ensemble est caracté-ristique, et l'examen de la bouche permet de lever tous les doutes.

Le pronostic est grave, surtout dans l'empoisonnement par les voies alimentaires; la mort peut alors survenir après l'ingestion de 50, 20 et même une fois de 15 centigrammes de sublimé corrosif. Dans les injections intra-utérines, les solutions de 1 sur 1000 et 1500 ont eu souvent le même résultat; on a même observé des accidents avec une solution au 1/2000.

IV

Le traitement comprend les indications suivantes :

1° Dans les empoisonnements aigus par voie stomacale, outre les moyens généraux (émétiques, pompe stomacale), on prescrira l'eau albumineuse, sans excès, puis la limaille de fer délayée dans un peu d'eau gommeuse, l'hydrogène sulfuré en dissolution faible (une bouteille d'une eau sulfureuse naturelle, Enghien, Allevard, etc.).

2° Pour la stomatite, le chlorate de potasse regardé comme classique il y a quelques années, perd du terrain devant le traitement local par les cautérisations des ulcérations et les gargarismes phéniqués et thymolés (Galippe).

Les autres manifestations relèvent de la thérapeutique symptomatique. L'huile de ricin paraît spécialement indiquée pour l'entérocolite.

La prophylaxie comprend la ventilation des locaux où travaillent les ouvriers soumis aux vapeurs mercurielles, l'entretien méticuleux de la bouche avec usage biquotidien de la brosse à dents, l'emploi en obstétrique de solutions plutôt faibles de sublimé (1 sur 4,000 ou 5,000) et les précautions pour éviter, même avec cette dose, la stagnation prolongée des injections dans la cavité utérine (administration d'une grande injection phéniquée, etc.).

Henri COUTAGNE, de Lyon.

CHAPITRE V

ARSENICISME

Étiologie. — Si l'on réservait cette expression pour les accidents professionnels ou domestiques, elle s'appliquerait à un nombre de faits très restreint, surtout depuis quelques années. Le traitement métallurgique de l'arsenic, la fabrication industrielle de ses dérivés, la coloration par les verts de Scheele ou de Schweinfurt, des teintures d'appartements, des fleurs artificielles, des papiers peints, des jouets, etc., font encore quelques victimes, que les progrès de l'industrie et les rigueurs des prescriptions hygiéniques rendent de plus en plus rares. Le tableau clinique de ces intoxications rentre dans celui de l'arsenicisme chronique que nous donnerons plus loin; les manifestations paraissent avoir alors une prédilection pour la peau et les muqueuses visibles, puis pour le système nerveux périphérique.

Rappelons en passant l'arsenicisme physiologique des paysans de la Styrie et du Tyrol qui arrivent à absorber progressivement des doses quotidiennes de 3 à 30 centigrammes d'acide arsénieux pour se donner de l'embonpoint ou se rendre plus alertes, et n'en éprouvent pas le moindre accident toxique.

L'empoisonnement aigu par l'arsenic a toujours tenu et tient encore de nos jours une place prépondérante dans la médecine légale. Il a pu parfois s'effectuer par l'absorption des plaies, des muqueuses génitales; l'hydrogène arsénié est un gaz d'une toxicité redoutable, dont l'inhalation à dose presque infinitésimale a causé la mort de plusieurs chimistes ou d'ouvriers employés à extraire l'argent des minerais contenant de l'arsenic. Mais la forme classique sous laquelle on observe cet empoisonnement provient de l'ingestion stomacale d'acide arsénieux dit arsenic blanc; les autres composés tels que le chlorure, le trisulfure ou orpiment, l'acide arsénique (base de la liqueur de Fowler) ont à ce point de vue une bien moindre importance.

Symptômes. — On a décrit plusieurs formes d'empoisonnement arsenical aigu; dans une première, suraiguë, la mort peut survenir au bout d'une demi-heure ou dans les cinq ou six premières heures; dans une seconde, aiguë, la même terminaison serait la règle entre le deuxième et le cinquième ou sixième jour; enfin la forme chronique, la plus intéressante au point de vue clinique, peut se prolonger pendant des semaines et des mois ; elle est surtout en rapport avec des faits d'administration de doses espacées et relativement faibles du toxique.

Dans les cas ordinaires, le malade accuse une saveur âcre très particulière, une soif intense, une sensation de constriction pharyngée, puis très vite des phénomènes gastro-entériques, vomissements, douleurs abdominales, diarrhée profuse. La peau, quelquefois chaude, est plutôt algide et cyanosée dans les cas suraigus, et la mort survient précédée de syncopes, de crampes et d'autres symptômes cholériformes. Mais à côté de ces faits à syndrome clinique accusé, il en est d'autres où le malade s'éteint en quelques heures sans avoir éprouvé autre chose que quelques syncopes, quelques légers vomissements, ou parfois même seulement une somnolence qui en a quelquefois imposé pour un empoisonnement par un opiacé.

Dans les cas moins aigus, on voit se développer des manifestations cutanées, surtout pustuleuses, pétéchiales ou simplement érythémateuses ; la face est gonflée, les conjonctives sont atteintes de catarrhe; le système nerveux central et surtout périphérique est intéressé et l'on observe des paralysies, qui semblent débuter par l'extenseur commun des orteils.

Le foie, dans lequel l'arsenic s'emmagasine avec une prédilection presque constante, réagit quelquefois par un ictère léger et par tous les signes d'une dégénérescence graisseuse; les reins sont aussi fréquemment intéressés, d'où la rareté des urines et l'abuminurie.

Diagnostic. — Le diagnostic de l'empoisonnement arsenical n'est pas toujours facile; dans bien des cas aigus, on a pu penser à une péritonite aiguë par étranglement ou perforation intestinale, ou à une attaque de choléra.

Les hésitations augmentent encore dans les cas chroniques, ainsi qu'en témoignent les relations médico-légales assez récentes de deux affaires judiciaires qui se sont passés au Havre et à Hyères. On se basera surtout sur les anamnésiques et sur les sensations accusées par la victime ; une analyse chimique portant sur les urines, les vomissements, les matières fécales ou même les cheveux (Brouardel et Pouchet) permettra de lever les doutes.

Pronostic. — Il est des plus graves ; la mortalité est estimée à 50 p. 100. La dose mortelle moyenne de l'acide arsénieux est de 15 à 20 centigrammes, mais dans les cas d'administration criminelle cette dose est le plus souvent bien dépassée.

Traitement. — Il comprend, outre les médicaments évacuants et symptomatiques, le peroxyde de fer hydraté donné *largâ manu* (4 à 8 grammes toutes les dix minutes jusqu'à amendement des symptômes aigus) ; c'est là le meilleur antidote de l'arsenic, dont la magnésie calcinée ne constitue qu'un succédané très inférieur. Le lait est spécialement recommandé dans la période subaiguë de la maladie.

Henri Coutagne, *de Lyon*.

CHAPITRE VI

PHOSPHORISME

On peut comprendre sous le nom de phosphorisme : 1° des empoisonnements aigus par la voie digestive, de cause criminelle, suicide ou accidentelle ; 2° des accidents professionnels. Rappelons ici que le phosphore se présente sous deux états, phosphore blanc et phosphore rouge ou amorphe : le premier seul doit être regardé, dans la pratique, comme toxique.

I

PHOSPHORISME AIGU

Étiologie. — L'empoisonnement aigu par le phosphore est particulièrement fréquent, en France, depuis un demi-siècle environ. Nos allumettes chimiques en sont les agents presque constants ; les autres faits proviennent de l'ingestion de pâtes destinées à la destruction d'animaux ou d'erreurs d'ordre thérapeutique (huile phosphorée prise *intus* au lieu d'*extra*, abus dans l'emploi des préparations aphrodisiaques).

Anatomie pathologique. — L'anatomie pathologique démontre que le phosphore est un poison stéatogène diffusible, qui porte surtout son action sur le foie, les reins, le cœur et les autres muscles striés, les glandes de l'estomac et de l'intestin, enfin sur les vaisseaux, dont la rupture donne lieu à de fréquentes hémorragies. Son action irritante paraît limitée aux voies digestives et se traduit par des lésions d'une intensité très variable.

Symptômes. — La symptomatologie de cet empoisonnement peut présenter trois formes :

Dans une première, *suraiguë* et assez rare, l'ingestion du toxique provoque presque immédiatement des douleurs épigastriques, des éructations alliacées et des vomissements phosphorescents dans l'ombre.

Ces symptômes irritatifs s'aggravent progressivement, s'accompagnent de collapsus et peuvent amener la mort au bout de neuf, sept, quatre heures, une fois même (Habershon) au bout d'une demi-heure.

Dans la forme la plus commune, qu'on peut appeler *aiguë*, le malade n'éprouve rien de particulier pendant les six ou huit premières heures. Alors seulement, surviennent les symptômes irritatifs indiqués dans la forme précédente. Le ventre se météorise, le pouls devient petit et insensible, la température s'abaisse de 2° et même de 3°. Dès le second jour, il existe un ictère très accentué, les urines contiennent de l'albumine, des matières colorantes biliaires et parfois de l'hémoglobine. Vers le troisième jour, les vomissements, qui avaient cessé, reviennent sous la forme d'évacuations sanguinolentes qui se produisent également par l'intestin. L'affaiblissement général augmente et la mort survient entre le troisième et le douzième jour. En règle très générale, l'intelligence est conservée jusqu'à la fin.

Dans une dernière forme, dite *subaiguë*, on voit disparaître les phénomènes gastro-intestinaux des formes précédentes ; il en est parfois de même de l'ictère et des modifications pathologiques des urines, l'état général s'améliore, la faiblesse est moins grande ; mais cette rémission, d'apparence trompeuse, est traversée pendant des semaines et des mois par des hémorragies gastro-intestinales, broncho-pulmonaires, sous-cutanées. La mort survient alors, soit dans une syncope, soit par affaiblissement progressif, et peut se produire au bout d'un laps de temps éloigné du début ; Brullé l'a observée une fois huit mois après l'empoisonnement chez une femme qui avait dans l'intervalle accouché à terme. Dans les cas exceptionnels, en somme, où la guérison s'opère, la maladie peut laisser subsister des paralysies incurables, dues à des lésions nerveuses et musculaires phériphériques.

Diagnostic. — Le diagnostic de l'empoisonnement phosphoré, facile en général, se basera surtout : 1° sur le phénomène caractéristique de la phosphorescence, qu'on recherchera, après suppression de l'éclairage de la pièce, aux orifices des narines et de la bouche, dans les vomissements, les selles et même les urines ; 2° sur les particularités des vomissements du début (outre la phosphorescence, odeur alliacée, fragments ligneux et matière colorante des allumettes); 3° sur l'ictère, symptôme précoce et à peu près constant. Ces signes différencieront suffisamment cet empoisonnement des autres, entre autres de l'empoisonnement arsenical. La seule maladie, qui présente avec lui des analogies embarrassantes, est l'ictère grave; mais elle s'en distingue par son appareil fébrile, l'atrophie aiguë du foie, la coloration plus foncée de la peau et des muqueuses, la fréquence des troubles cérébraux.

Pronostic. — La gravité du pronostic ressort des détails qui précèdent. La dose de 10 à 20 centigrammes est généralement regardée comme toxique; 100 allumettes chimiques contiennent en moyenne 6 à 8 centigrammes de phosphore; des enfants sont morts après avoir avalé 6 ou 7 têtes d'allumettes, une fois même après en avoir avalé une seule (Sonnenschein).

Traitement. — Il consiste, avant tout, et jusqu'à la fin du deuxième jour dans l'administration de 25 à 50 centigrammes de sulfate de cuivre dissous dans un peu d'eau; en second lieu, on s'adressera à l'essence de térébenthine (1 à 2 grammes dans une potion gommeuse dans les vingt-quatre heures, continuer pendant six ou huit jours). Comme moyens adjuvants communs à la plupart des empoisonnements, signalons le lait, les boissons mucilagineuses, les inhalations d'oxygène, les lavages de l'estomac; la poudre de charbon agirait d'une façon plus spéciale.

II

PHOSPHORISME PROFESSIONNEL

Le phosphorisme professionnel, observé surtout dans les fabriques d'allumettes et de plus en plus rarement dans les fabriques de phosphore, comprend, outre des brûlures remarquables par leur caractère douloureux et envahissant :

1° Des accidents, en général peu caractéristiques, des voies respiratoires : coryza, laryngo-bronchite. J'ai observé le cas d'un ouvrier qui, après s'être exposé dans une fausse manœuvre à l'inhalation d'un dégagement abondant de vapeurs phosphorées, succomba en moins de vingt-quatre heures avec des symptômes cardiaques; à l'autopsie, nous n'avons constaté que de l'athérome des artères coronaires.

2° La nécrose phosphorée, appelée par les ouvriers mal chimique, affection spéciale aux os de la tête, et, par ordre de fréquence, au maxillaire supérieur, au maxillaire inférieur, puis beaucoup plus rarement à l'os malaire, les os palatins, le vomer, le temporal, une fois (Haltenhoff) à l'occipital. La carie sèche d'une ou plusieurs dents semble être une condition préalable indispensable pour la genèse du mal chimique. Sa symptomatologie se caractérise par la récidive indéfinie des abcès osseux et des éliminations de séquestres.

Le pronostic est grave (mortalité d'environ 60 p. 100); la mort survient surtout par épuisement cachectique, plus rarement par hémorragie, méningite et abcès du cerveau. La guérison ne se fait qu'au prix de déformations faciales considérables.

Comme traitement prophylactique, à défaut de la prohibition du phosphore blanc qui rencontre en France des obstacles, il faut recommander une ventilation énergique des ateliers et une sélection soigneuse des ouvriers, surtout au point de vue dentaire. Le traitement curatif, purement symptomatique pour les accidents aigus, est surtout chirurgical pour la nécrose phosphorée.

Henri COUTAGNE, *de Lyon*.

CHAPITRE VII

EMPOISONNEMENT PAR LES ALCALOÏDES[1]

On entend par alcaloïdes des corps azotés, basiques, qui prennent naissance dans les tissus des végétaux et des animaux. La découverte des premiers alcaloïdes végétaux date de la fin du siècle dernier ; celle des alcaloïdes animaux est beaucoup plus récente, car bien que la physiologie eût établi depuis longtemps l'analogie des réactions chimiques chez tous les êtres vivants, la présence des alcaloïdes dans les tissus animaux passa longtemps inaperçue. Vaguement pressentie par Panum qui, en 1856, signale la toxicité des matières animales putrides, puis par Schmiedeberg, Bergmann et quelques autres, cette découverte entrevue par Selmi, en 1871, n'a définitivement pris corps que dans les travaux de Gautier (1871-1886).

Quelle que soit leur origine, les alcaloïdes sont des corps azotés : presque tous sont aussi oxygénés ; quelques-uns cependant ne renferment que du carbone, de l'hydrogène et de l'azote ; ils forment alors des liquides incolores, huileux, volatils, à odeur vireuse, tels sont la nicotine et la conicine par exemple. Les alcaloïdes, qui contiennent de l'oxygène sont des corps solides, blancs, plus ou moins cristallisés, de saveur amère, peu solubles dans l'eau, plus ou moins solubles dans les alcools éthylique et amylique, l'éther ordinaire, les carbures gras ou aromatiques, etc. Tous agissent sur la lumière polarisée : la plupart dévient à gauche le plan de polarisation, cependant la cinchonine, la quinidine et la conicine font exception : elles sont dextrogyres.

Les alcaloïdes se comportent comme des bases puissantes, colo-

---

[1] Nous ne traitons dans ce chapitre que les alcaloïdes employés fréquemment et dont le praticien doit combattre souvent les effets nocifs.

rant en bleu le papier de tournesol, s'unissant aux acides pour former des sels solubles dans l'eau et souvent bien cristallisés, déplaçant l'ammoniaque de ses combinaisons, etc.

La chaleur, les réactifs énergiques les détruisent facilement; quelques-uns même s'altèrent à la lumière.

Comparés aux autres poisons, ils sont d'une instabilité très grande qui rend fort difficile leur recherche toxicologique.

Les réactifs propres à révéler la présence des alcaloïdes et à prouver leur identité sont très nombreux. Les uns, comme les acides minéraux, communiquent à chacun d'eux des colorations caractéristiques, les autres précipitent leurs dissolutions.

Parmi ceux-ci, les plus sensibles et les plus employés sont les suivants : tanin, teinture d'iode, solution d'iodure de potassium iodé, eau bromée, chlorure mercurique, chlorure de platine, bichromate de potassium, acide picrique, iodure double de mercure et de potassium (réactif de Meyer), iodure double de bismuth et de potassium (réactif de Dragendorff), iodure double de cadmium et de potassium (réactif de Marmé), phospho-molybdate de sodium (réactif de Sonnenschein), cyanure double d'argent et de potassium (réactif de Dragendorff), platino-cyanure, acide phospho-antimonique (réactif de Schulze), sulfo-molybdate d'ammonium, sulfo-molybdate de sodium (réactif de Frœhde), etc.

À l'occasion du procès Bocarmé, un chimiste belge, Stas, appelé à rechercher la nicotine, imagina le procédé d'extraction qui porte son nom. Ce procédé, qui a reçu d'importantes modifications de la part d'Otto, puis d'Erdmann et d'Usler, est basé sur la solubilité dans l'alcool, des sels d'alcaloïdes, sur l'insolubilité dans l'eau et la solubilité dans l'éther de l'alcaloïde à l'état de liberté. Dragendorff, qu'il faut toujours citer quand il s'agit des alcaloïdes, a critiqué ce procédé et l'a remplacé par un autre beaucoup plus pratique. Enfin le chimiste de Dorpat a imaginé une méthode plus générale et plus sûre. Elle est presque universellement adoptée aujourd'hui et consiste à épuiser les matières suspectes d'abord acidulées, puis alcalinisées, par plusieurs dissolvants : éther de pétrole, benzine, chloroforme, alcool amylique, etc. A l'aide de ce procédé, on extrait non seulement tous les alcaloïdes et les glucosides, mais des principes toxiques acides ou neutres, tels que l'acide picrique, le camphre, etc.

Le cadre restreint de cet ouvrage nous oblige à ne pas nous étendre davantage sur les différents procédés d'extraction des alcaloïdes actuellement connus, mais qu'il nous soit seulement permis de

déclarer que dans l'état actuel de la science et malgré les nombreux
réactifs que les toxicologues ont à leur disposition, la recherche des
alcaloïdes, en cas d'empoisonnement, est très difficile, très méticu-
leuse et que les résultats obtenus ne donnent pas toujours une certitude absolue, d'abord parce que quelques alcaloïdes ne présentent
pas de caractère spécifique et ensuite parce que dans ces sortes
d'empoisonnement on ne peut isoler que de petites quantités de
substance ; la puissance de leurs effets permet en effet d'administrer
ces poisons à faibles doses, le sang les diffuse ensuite dans tout
l'organisme, les vomissements et les déjections en éliminent une
partie ; ils s'altèrent dans les tissus pendant et surtout après la mort ;
et enfin au cours des manipulations, des pertes inévitables se produisent, de sorte que l'expert ne dispose souvent que d'une trace de
poison.

Puis, le problème déjà si difficile s'est encore compliqué, dans ces
derniers temps, par la découverte des bases putréfactives ou ptomaïnes, véritables alcaloïdes, chimiquement et physiologiquement
semblables aux alcaloïdes végétaux, qui prennent naissance dans la
putréfaction des matières animales en général et dans celle des
résidus cadavériques en particulier ainsi que l'ont parfaitement
établi des chimistes éminents tels que A. Gautier, Selmi, Etard,
Pouchet, Brieger, Nencki, Morino-Zuco, etc. Bien plus, ces bases ne
se forment pas seulement pendant la putréfaction ; dans les tissus
normaux pendant la vie, sur le cadavre frais immédiatement après
la mort, Gautier trouve des principes basiques, véritables alcaloïdes.
qu'il désigne sous le nom de leucomaïnes ; Pouchet retire de l'urine
une base dont il caractérise la fonction alcaloïdique par la préparation des chlorures d'or, de platine, de mercure, ainsi que par les
réactifs généraux. Dans le sang, le cerveau, le foie, le cœur, le poumon, la rate, l'intestin, la salive, on découvre des principes analogues.

Des expériences faites jusqu'à ce jour on peut conclure :

1° Que dans les cadavres d'individus ayant succombé à une mort
naturelle, les méthodes classiques de Stas et de Dragendorff démontrent la présence de composés alcalins toxiques dont les propriétés
générales sont celles des alcaloïdes végétaux ;

2° Que la quantité de ces alcaloïdes est d'autant plus grande que
le cadavre est dans un état de putréfaction plus avancé ;

3° Que même dans les tissus normaux, on découvre l'existence de
principes alcaloïdiques.

I

PTOMAÏNES OU ALCALOÏDES BACTÉRIENS

Les ptomaïnes sont généralement vénéneuses; parmi leurs effets toxiques, les plus fréquents on a noté la dilatation rapide de la pupille qui se resserre énergiquement quelque temps après, l'affaiblissement et mieux l'abolition de l'excitabilité des centres moteurs, des convulsions tétaniques, la perte de la contractilité musculaire et de la sensibilité cutanée, le ralentissement des mouvements du cœur, la torpeur, la somnolence.

Les principales ptomaïnes appelées encore alcaloïdes bactériens ou de putréfaction, sont les suivantes :

1° La parvoline, $C^9H^{13}Az$. — Putréfaction de la viande de cheval. Base huileuse, volatile vers 200°, odeur d'aubépine. Chloroplatinate de couleur cornée, devenant rose à l'air (Gautier et Etard).

2° L'hydrocollidine, $C^8H^{13}Az$. — Même origine. Liquide incolore, bouillant à 210°, se colorant à l'air; odeur de seringa. Très vénéneuse (Gauthier et Etard).

3° Base, $C^{10}H^{35}Az$. — Fibrine de bœuf et poulpes marins putréfiés. Huile alcaline résinifiable (Guareschi et Mosso).

4° La collidine, $C^8H^{11}Az$. — Putréfaction de la gélatine et du pancréas de bœuf (Nencki).

5° La neuridine, $C^5H^{14}Az^2$. — Existe dans le cerveau frais; produit constant de presque toutes les putréfactions. Corps gélatineux, instable, insoluble dans l'éther, la benzine, le chloroforme et l'alcool absolu; précipité par les acides picrique, phosphotungstique et phosphomolybdique, le chlorure d'or, l'iodure double de bismuth et de potassium ; nullement dangereux.

6° Cadavérine, $C^5H^{16}Az^2$. — Putréfaction prolongée des cadavres; poulpes marins putréfiés, saumure de harengs. Liquide visqueux, bouillant entre 115 et 120°. Précipité par les réactifs généraux des alcaloïdes, réduit faiblement le ferricyanure. Corps inoffensif.

7° Saprine. — Ressemble beaucoup à la base précédente, mais son chloroplatinate est plus soluble et le mélange de chromate de potassium et d'acide sulfurique qui colore en brun la cadavérine et ne colore pas la saprine.

8° Putrescine, $C^4H^{12}Az^2$. — Putréfaction de la chair de mammifère. Liquide huileux, odeur de sperme, bouillant à 135°. Non toxique.

9° Midaléine. — Cadavre humain après trois semaines de putréfac-tion. Bleuit le mélange de ferricyanure et de perchlorure de fer; chlo-roplatinate cristallisé. Très toxique.

Hypersécrétions muqueuses et glandulaires, dilatation des pupilles.

10° Neurine, $C^5H^{13}AzO$. — Putréfaction cadavérique. Liquide inco-lore, sirupeux; sels bien cristallisés. Peu toxique pour le cobaye; poison violent pour le chat et le chien; contraction pupillaire, fré-quence des battements du cœur, diarrhée, mort.

11° Choline, $C^5H^{15}AzO^2$. — Putréfaction cadavérique. Liquide siru-peux, alcalin, soluble dans l'eau. Chauffée, elle dégage de la trimé-thylamine. Précipite seulement par l'acide phosphotungstique. Un peu moins toxique que la base précédente.

12° Muscarine, $C^5H^{13}AzO^2$. — Fausse oronge. Chair de poisson putréfiée.

Poison violent dont le mode d'action est analogue à celui de la neurine.

13° Gadinine, $C^7H^{16}AzO^2$. — Morue putréfiée. Le chlorure d'or ne la précipite pas, les autres réactifs la précipitent.

Ses sels ne sont pas toxiques.

14° La triméthylamine, les éthyl, propyl, amyl et diamylamines se rencontrent également dans les produits de la putréfaction; mais ce sont des bases si volatiles, surtout les premières, qu'elles échappent la plupart du temps.

II

LEUCOMAÏNES OU BASES NORMALES DE L'ÉCONOMIE

Les leucomaïnes ou bases normales de l'économie sont presque aussi nombreuses que les alcaloïdes bactériens; elles se divisent en deux groupes : les leucomaïnes du groupe urique et celles du groupe créatinique (L. Hugounenq).

A. Les principales leucomaïnes du groupe urique sont :

1° La bétaïne, $C^5H^{11}AzO^2$ qui existe dans le suc de betteraves, dans l'urine.

2° L'adénine, $C^5H^5Az^5$. — Extraite par Kossel du pancréas du bœuf; existe dans un grand nombre de tissus et dans les jeunes pousses des plantes. Grands cristaux transparents, peu solubles dans l'eau froide, solubles à chaud, insolubles dans l'éther, le chloroforme.

l'alcool. L'action de la potasse à 200° transforme l'adénine en cyanure de potassium.

3° Guanine, $C^5H^5Az^5O$. — Existe dans un grand nombre de produits d'origine animale. Poudre amorphe, blanche, très peu soluble.

4° Sarcine ou hypoxanthine, $C^5H^4Az^4O$. — Accompagne très souvent la guanine ; ces deux bases proviennent du dédoublement de la nucléine. Poudre blanche très peu soluble dans tous les dissolvants ; elle donne les réactions des alcaloïdes ordinaires et fournit du cyanure de potassium, lorsqu'on la chauffe avec la potasse.

5° Xanthine, $C^5H^4Az^4O^2$. — Se rencontre dans presque tous les tissus et les liquides d'origine animale, dans l'urine en particulier. Poudre amorphe, à peu près insoluble dans tous les dissolvants ; elle s'unit aux alcalis et aux acides.

6° Pseudoxanthine, $C^4H^5Az^5O$. — Découverte dans le tissu musculaire, par Gauthier. Poudre jaune, peu soluble qui se combine aux acides et aux alcalis. Le chlorhydrate est cristallisé en prismes à arêtes courbes, souvent groupés ; la forme rappelle assez celle des cristaux d'acide urique.

B. Leucomaïnes créatiniques. Les principales leucomaïnes du groupe créatinique sont :

1° Créatinine, $C^4H^7Az^3O$. — Existe dans l'urine et dans beaucoup d'autres produits d'origine animale. Prismes clinorrhombiques, solubles dans l'eau, peu solubles dans l'alcool. C'est la base la plus puissante de l'économie.

2° Xanthocréatine, $C^5H^{10}Az^4O$. — Paillettes jaunes, onctueuses, amères, exhalant à froid une odeur cadavérique, solubles dans l'eau froide et l'alcool bouillant. Si on fait bouillir cette base avec de l'oxyde mercurique précipité, on obtient un composé qui se dissout dans l'alcool ; l'addition d'éther à l'alcool donne un dépôt de longues aiguilles blanches fusibles à 174°. La xanthocréatine est très toxique (somnolence, défécation, vomissements). C'est A. Gautier qui a découvert cette substance dans la chair musculaire du bœuf.

3° Crusocréatinine, $C^5H^8Az^4O$. — Même origine que le composé précédent. Cristaux jaune orangé, solubles dans l'eau, peuvent s'unir aux chlorures de zinc, d'or et de platine. Cette leucomaïne est précipitée en blanc par le sublimé, en jaune par le phosphomolybdate de sodium ; elle ne réduit pas le ferricyanure (A. Gautier).

4° Amphicréatine. Prismes obliques d'un blanc jaunâtre, peu solubles dans l'eau froide ; cet alcaloïde ne donne pas la réaction de la murexide ; le phosphomolybdate le précipite en jaune. Chauffés à 100 degrés, les cristaux brillants d'amphicréatine décrépitent ; vers 110 degrés, ils deviennent opaques.

A. Gautier a encore extrait de la chair musculaire une base en $C^{11}H^{24}Az^{10}O^5$, en tables minces, rectangulaires, incolores ou jaunâtres, et un autre principe en $C^{12}H^{25}Az^{11}O^5$, sous forme de cristaux minces, rectangulaires, soyeux.

Enfin on a encore retiré, ces temps derniers, des tissus ou des produits animaux, beaucoup d'autres alcaloïdes : de l'urine (Souchet, Villiers, Lépine, Guérin, Bouchard), du foie (Morelle), du sang (Spica et Poterno, Robert, Würtz, Coppola), de l'intestin, de la salive, etc. Ces principes présentent les propriétés générales des alcaloïdes et précipitent aussi par les réactifs habituels ; la plupart sont toxiques ; ainsi la ptomaïne de la rate est convulsivante, elle provoque des accidents dyspnéiques ; à l'autopsie, on a trouvé des ecchymoses sous-pleurales, de l'infiltration œdémateuse des membres et des viscères (Laborde).

Les ptomaïnes et les leucomaïnes étant, comme je l'ai dit plus haut, de véritables alcaloïdes, aussi bien au point de vue clinique qu'au point de vue physiologique, le chimiste ou le toxicologue peut, dans un grand nombre de cas, être embarrassé avant de se prononcer sur la nature de ceux-ci, d'autant plus que dans l'état actuel de la science il n'existe pour ainsi dire pas de réactif ou plutôt de méthode générale permettant de distinguer nettement les alcaloïdes végétaux des bases alcalines qui préexistent normalement dans l'organisme ou se forment pendant la putréfaction cadavérique. Cependant, dans un grand nombre de cas tout au moins, la distinction d'un alcaloïde et d'une ptomaïne est possible et la chimie ne se trouve pas désarmée ; mais il faut alors entourer les recherches des soins les plus minutieux, multiplier les réactions et ne conclure qu'en s'appuyant sur un grand nombre de preuves.

C'est ainsi que, dans le procédé de Dragendorff, on peut éliminer toutes les ptomaïnes qui ne sont solubles dans aucun des dissolvants : éther de pétrole, benzine, chloroforme, alcool amylique. Un grand nombre de ptomaïnes ou de leucomaïnes, la xanthine, la pseudoxanthine, l'adénine sont dans ce cas ; pour quelques bases, la solubilité varie suivant leur état de pureté, mais le plus grand nombre restent dans la liqueur aqueuse et résistent à l'action des dissolvants. Pour s'en assurer, Grœbner a soumis divers produits à la putréfaction à l'air libre ou à l'abri de l'air dans des conditions variées ; puis il a cherché à extraire les ptomaïnes par le procédé de Dragendorff.

Il conclut de ses expériences que l'éther de pétrole, le chloroforme, la benzine enlèvent moins de ptomaïnes que l'éther ; de plus, quand un alcaloïde a des réactions précises, on peut le déterminer malgré la présence d'une ou plusieurs bases putréfactives ; seuls, les principes immédiats qui n'ont pas de caractères bien spéciaux, comme la cocaïne, par exemple, laissent place à l'hésitation.

L'éther de pétrole ne dissout que très rarement des produits alcalins qui d'ailleurs ne sauraient être confondus avec les alcaloïdes liquides (conicine, nicotine), dont ils ne partagent aucune propriété. La benzine et le chloroforme n'enlèvent jamais aux matières que des traces de substances alcalines ; ici encore, suivant Grœbner, la confusion n'est guère possible et la présence de ces produits alcalins n'ôte rien à la netteté des réactions qui caractérisent les alcaloïdes végétaux.

L'alcool amylique dissout beaucoup mieux les ptomaïnes et offre à ce point de vue un véritable danger ; il faut remarquer toutefois qu'il n'intervient que pour dissoudre la morphine ou la solanine. Or, le réactif de Fröhde et le perchlorure de fer caractérisent fort bien la morphine ; la prise en masse gélatineuse des solutions amyliques est une réaction des plus sensibles pour la solanine.

En résumé, une ptomaïne précipitera bien par l'iode, l'acide phosphomolybdique et les réactifs les plus généraux ; mais elle présentera rarement l'ensemble des caractères nets et définis qui sont spéciaux aux alcaloïdes bien connus tels que la strychnine, l'atropine, la morphine, etc. Un examen approfondi permettra presque toujours de trancher la question.

III

EMPOISONNEMENT PAR LES PRINCIPAUX ALCALOÏDES VÉGÉTAUX

1° Opium et alcaloïdes opianiques

Composition chimique. — L'opium, ou suc concrété de la capsule du *papaver somniferum*, vient généralement d'Orient, où ses propriétés sont utilisées depuis plus de deux mille ans. Ce n'est pas que le pavot ne puisse produire dans nos climats un opium actif ; car les essais faits, dans les Landes, par le général Lamarque et, en Auvergne, par Aubergier ont démontré que la culture indigène du pavot fournirait au contraire un opium fort riche en alcaloïdes. Néanmoins, malgré ces résultats avantageux, cette culture n'a jamais été pratiquée en grand dans notre pays. Les principales sortes livrées actuellement par le commerce viennent d'Asie Mineure, de Turquie et d'Egypte. L'opium de Smyrne est le plus estimé et pour ainsi dire le plus riche en alcaloïdes; vient ensuite l'opium de Constantinople, moins riche en morphine, et enfin l'opium égyptien, de qualité inférieure. Quant à l'opium consommé en Orient par les fumeurs et les Thériakis, il est produit dans l'Inde, la Perse, l'Indo-Chine et la Chine.

Par son importance toxicologique, l'opium se place à côté de l'alcool, dont il se rapproche à tant de titres. Un opium de qualité moyenne présente la composition suivante :

Morphine, 10 p. 100; narcotine, 7 p. 100; papavérine, 1 p. 100; codéine, $0^{gr},3$; thébaïne, $0^{gr},15$; narcéine, $0^{gr},02$; méconine, $0^{gr},08$; acide méconique, 6 p. 100; caoutchouc, 6 p. 100; résine, $3^{gr},5$ p. 100; matière grasse, 2 p. 100; mucilage de gomme, 20 p. 100; acide lactique, 1 p. 100; eau, 10 p. 100; matière extractive, 32 p. 100. Il renferme encore, en petites quantités, toute une série d'alcaloïdes beaucoup moins connus. Comme dans l'étude des effets physiologiques de l'opium la plupart d'entre eux peuvent être négligés, nous étudierons les six composants principaux : morphine, narcotine, papavérine, codéine, thébaïne et narcéine.

Les bases opianiques agissent sur l'économie avec une intensité très inégale ; les phénomènes, qu'elles provoquent, sont aussi très différents. Voici leur classification telle que l'ont établie les recherches de Claude Bernard et de Rabuteau.

ORDRE TOXIQUE		ORDRE TOXIQUE	
HOMME	ANIMAUX	HOMME	ANIMAUX
Morphine.	Thébaïne.	Morphine.	Narcéine.
Codéine.	Codéine.	Narcéine.	Morphine.
Thébaïne.	Papavérine.	Codéine.	Codéine.
Papavérine.	Narcéine.		
Narcéine.	Morphine.		La narcotine, la papavérine et la
Narcotine.	Narcotine.		thébaïne ne sont pas soporifiques.

ORDRE CONVULSIVANT	ORDRE ANALGÉSIQUE	
ANIMAUX	HOMME	
—		
Thébaïne.	Morphine.	La codéine et la
Papavérine.	Narcéine.	narcotine ne paraissent pas être analgésiques.
Narcotine.	Thébaïne.	
Codéine.	Papavérine.	
Morphine.		

La thérapeutique s'est emparée de l'opium comme d'un médicament très puissant, utilisé en médecine sous un grand nombre de formes pharmaceutiques dont les principales sont : la poudre, l'extrait et la teinture d'opium ; le laudanum de Sydenham et le laudanum de Rousseau, les gouttes noires anglaises, la poudre de Dower, le sirop diocode et le sirop thébaïque, la thériaque, le diascordium, etc., etc.

Ces premières notions établies, nous pouvons aborder l'étude de l'empoisonnement par l'opium sous ses deux formes : 1° l'empoisonnement chronique des fumeurs d'opium, des thériakis, des opiophages, des morphinomanes ; 2° l'empoisonnement aigu, le plus souvent suicide ou accident.

Intoxication chronique. — L'usage de fumer l'opium est beaucoup plus récent que celui de fumer le tabac. On croit que c'est un fonctionnaire anglais de l'Hindoustan, nommé Wholer, qui, au siècle dernier, a importé chez les Chinois cette déplorable coutume empruntée à l'Inde et à la Perse. Comme pour le tabac, la consommation a augmenté rapidement et elle ne cesse de croître d'année en année. Dans l'Orient, ce singulier usage a eu la même vogue; il s'est répandu de la Perse, son berceau d'origine, jusqu'en Californie, en Asie Mineure et en Algérie. On a beaucoup exagéré les ravages de l'opium chez les peuples de la Chine qui, surtout dans les hautes classes, usent modérément de l'opium, sans que leurs idées en soient profondément troublées; mais il est cependant incontestable que dans les classes inférieures surtout, il fait tous les ans de nombreuses victimes. La fumée de l'opium n'est cependant pas une source immédiate de voluptés; pour les débutants, elle est âcre, amère et nauséeuse, sans doute à cause des alcaloïdes, et surtout de la morphine. entraînés pendant la combustion. Le fumeur ressent d'abord une excitation nerveuse dans le genre de celle que produit le café fort pris à haute dose; son esprit est alerte, lucide, apte au travail. Cette surexcitation dure six mois, un an, deux ans même, suivant les sujets ; puis, un beau jour, à l'excitation du début, fait place un état d'abattement fort agréable, accompagné de rêves non moins agréables. Sous l'influence d'une dose plus élevée ou d'un usage prolongé, l'ivresse opianique fait passer le fumeur par les diverses périodes de l'ivresse alcoolique ; à la tranquillité succède un état d'abrutissement plus ou moins complet qui aboutit à l'insensibilité de l'alcoolique ivre-mort.

Les Orientaux prennent l'opium sous plusieurs formes, ils le fument et le mangent. Les mangeurs d'opium (thériakis) sont très nombreux dans toute l'Asie et dans l'Europe orientale ; beaucoup de

Turcs sont opiophages. La toxicité de l'opium n'est plus, ici, modifiée ou amoindrie par la combustion. La substance est ingérée en nature et ses effets sont presque identiques à ceux que produit l'abus de la morphine en injections hypodermiques, c'est-à-dire le morphinisme des Européens.

Bien que les victimes de la morphine soient moins nombreuses que celles de l'opium, le morphinisme n'en est pas moins une maladie redoutable.

L'usage de la morphine reconnaît deux origines : l'une thérapeutique, l'autre passionnelle.

Dans le premier cas, c'est un malade qui, atteint de douleurs (rhumatisme, céphalalgie, etc.) a bénéficié des effets de l'alcaloïde. La négligence du médecin qui lui abandonne l'ordonnance et en même temps le soin de pratiquer ses injections, la complicité du pharmacien qui continue à délivrer le poison, font le reste.

Dans d'autres cas, c'est une curiosité malsaine, le désir d'éprouver des sensations voluptueuses que l'opinion publique range, en les exagérant, parmi les effets de l'opium, qui créent les morphinomanes passionnels. Le morphinisme est né dans le milieu médical, mais il s'est répandu aujourd'hui dans les diverses classes de la société. Les instruments et le manuel opératoire ne changent guère; c'est presque toujours l'éternelle seringue de Pravaz et une solution de chlorhydrate de morphine dans l'eau distillée simple ou additionnée d'eau de laurier-cerise. La dose varie suivant les circonstances et suivant aussi que le malade peut se procurer le poison plus ou moins facilement, mais on peut dire d'une façon générale qu'elle augmente constamment et rapidement, à tel point qu'on a vu des malades qui, dès le début, n'absorbaient que 1 ou 2 centigrammes de morphine, arriver au bout d'un mois à une dose de 50 à 60 centigrammes par vingt-quatre heures.

Fumeurs ou mangeurs d'opium, thériakis ou morphiniques, les malheureux qui abusent du poison ne tardent pas à en éprouver les terribles effets. Leur facies amaigri est caractéristique, le teint est jaune terreux, l'œil éteint, l'intelligence lourde, la parole lente et embarrassée, l'haleine est fétide, les dents altérées, l'appétit disparaît, la dyspepsie ne fait jamais défaut. La piqûre de morphine est presque toujours suivie, au début, d'une sensation de constriction au creux de l'estomac. Après des alternatives de diarrhée et de constipation, la constipation s'établit définitivement, entraînant la série habituelle de ses complications; la défécation est très douloureuse, la circulation est atteinte, les tissus sont anémiés. L'appétit génésique, d'abord aiguisé, s'émousse et disparaît. La polyurie est la règle ; dans l'urine, on peut retrouver une partie de la morphine inaltérée. Du côté des yeux, on a noté des scotomes, des rétrécissements du champ visuel, la décoloration et même l'atrophie progressive de la papille (Pichon).

La morphine détermine des troubles nerveux : troubles de la sensibilité, troubles psychiques, illusions, hallucinations (zoopsie) ; mais il est intéressant de constater que nombre de malades survivent longtemps à leurs pratiques et que si quelques-uns succombent à la cachexie morphinique, d'autres, au contraire, supportent pendant dix ans et plus des doses quotidiennes de 1 gramme de morphine.

L'usage habituel des opiacés crée un état de besoin, une nécessité impérieuse, absolue de continuer les pratiques toxiques ; l'organisme réclame le poison comme un aliment, il a faim d'opium, à tel point que, lorsque le poison fait défaut, des troubles graves éclatent dans l'organisme perturbé ; l'abstinence morphinique devient même une sorte d'empoisonnement négatif : diarrhée profuse, abaissement de la température qui descend vers 36 degrés, sueurs froides, frissons, douleurs abdominales, vomissements, etc.

Le seul traitement logique et efficace est cependant la suppression du poison. On a bien essayé de substituer à l'opium l'alcool, le bromure potassique ou la cocaïne, mais rien n'équivaut à la suppression progresive : 1 centigramme tous les jours, d'abord aux injections de la journée, puis à celles du soir. Des malades ont pu être guéris de cette manière au bout de vingt à trente jours. Dans certains cas graves, lorsque le sevrage progressif n'aboutit pas, il faut avoir recours à la suppression brusque, malgré les accidents auxquels on expose le malade.

Intoxication aiguë. — Tous les véhicules de l'opium, aussi bien que ses dérivés ont provoqué des accidents : l'opium sous forme de poudre ou d'extrait, le laudanum de Rousseau ou de Sydenham, la poudre de Dower, les gouttes noires, la thériaque, le sirop thébaïque et le sirop diacode, la morphine, la codéine, etc. Le laudanum, qui passe pour donner la mort sans souffrance, est le poison préféré pour le suicide, principalement par les femmes.

Les empoisonnements criminels sont assez rares ; par contre, les empoisonnements accidentels d'origine médicale ou pharmaceutique sont communs et il s'agit le plus souvent d'une dose trop forte prescrite par le médecin ou d'une erreur commise par le pharmacien.

Les femmes et les enfants sont très sensibles aux opiacés, les enfants surtout, et, chez ces derniers, l'administration par la voie rectale est spécialement dangereuse. On a cité des cas de mort, à la suite d'un lavement préparé avec 3 milligrammes d'opium ; par contre, certains enfants ont pu résister à 40 gouttes de laudanum en lavement. Néanmoins, des doses de 5 milligrammes à 1 centigramme d'opium sont très dangereuses et souvent mortelles dans le premier âge.

Chez l'homme adulte, la dose maniable des opiacés est beaucoup plus étendue, mais, ici encore, de nombreuses irrégularités se présentent. L'administration de 4 grammes de teinture d'opium a déterminé la mort ; d'autre part on cite un cas de guérison, après l'ingestion d'une dose dix fois plus forte. On pourrait croire que ces différences tiennent à la composition du produit, mais il n'en est rien, puisque les mêmes irrégularités se retrouvent pour la morphine qui peut s'administrer chez certains sujets (je ne parle pas des morphinomanes) à la dose de 60 à 70 centigrammes par jour, alors qu'une dose moitié moins forte peut donner lieu à des accidents très graves et même amener la mort.

Les symptômes de l'intoxication par l'opium ou par la morphine ne sont pas identiques, bien que les effets de la morphine soient prédominants dans l'empoisonnement par les opiacés ; mais les deux poisons présentent un grand nombre de caractères communs.

Quand la dose a été très élevée, le patient cède à un sommeil irrésistible et meurt en quelques minutes, comme foudroyé. Le plus souvent, on voit se succéder deux séries de phénomènes : la face est d'abord injectée, la circulation activée pendant une courte période ; bientôt après, les forces sont déprimées, la face est pâle, la circulation ralentie, la bouche est sèche et mauvaise. Les vomissements qui se produisent quelquefois, peuvent servir à établir le diagnostic, quand le malade a absorbé du laudanum ou toute autre préparation, dont l'odeur et l'aspect sont caractéristiques (pilules d'opium, teinture d'opium, etc.). Mais ce qui domine, ce sont les phénomènes d'ordre nerveux : vertiges, étourdissements, céphalalgie, hallucinations, insensibilité et par-dessus tout un irrésistible besoin de sommeil. La pupille, d'abord rétrécie, se dilate, le pouls faiblit, la respiration devient irrégulière, la peau est froide et cyanosée ; du sommeil comateux à la mort, le passage est insensible.

Dans les cas de guérison, la respiration et les mouvements du cœur reprennent peu à peu leur rythme normal ; le malade reste endormi douze, vingt-quatre heures et même davantage. Au réveil, céphalalgie et quelquefois vomissements, presque toujours constipation.

A l'autopsie, lésions banales ; le cadavre des empoisonnés est pâle, le sang noir, les poumons et les méninges congestionnés.

Pour combattre les effets de l'opium, on a conseillé le sulfate de zinc, les vomitifs, la pompe gastrique ; mais aucun de ces procédés ne présente les avantages d'une infusion très concentrée de café noir additionnée de cognac ; c'est le remède le plus simple et le plus efficace.

Le café agit en précipitant les alcaloïdes sous forme de tannates, mais surtout comme excitant physiologique de l'organisme déprimé ; c'est un véritable contrepoison de la morphine.

La flagellation, les frictions, le massage et la respiration artificielle dans les cas de stertor respiratoire, concourent au même but ; le café, la belladone avec l'atropine, et le sulfate de quinine sont les principaux antidotes de la morphine.

Mode d'administration et doses. — Les préparations opiacées sont employées à l'intérieur et à l'extérieur suivant la plupart des modes actuellement usités pour l'administration des médicaments, c'est-à-dire en : poudre, pilules, potion, collyre, gargarisme, injection, lavement, cataplasme ou liniment.

Relativement à la posologie, il faut avoir soin de ne pas oublier que certains sujets sont vivement impressionnés par l'opium et n'en peuvent supporter que des doses extrêmement faibles. Beaucoup de femmes et tous les enfants en bas âge sont dans ce cas. Il en est de même pour les malades disposés aux congestions cérébrales ou déjà sous le coup d'une hyperhémie ou d'une phlegmasie encéphalique.

Le praticien, tenant compte de cette disposition, devra, selon la recommandation de Trousseau, agir avec beaucoup de prudence, surtout lorsqu'il se trouvera en présence d'enfants, de femmes à l'époque de la ménopause ou de vieillards apoplectiques. — Dans les cas ordinaires, les doses moyennes des opiacés à prendre dans les vingt-quatre heures sont les suivantes : laudanum de Sydenham de 1 à 20 ou 25 gouttes, laudanum de Rousseau de 10 à 15 gouttes, teinture d'opium ou plutôt teinture d'extrait d'opium de 1 à 20 gouttes, élixir parégorique 1, 2, 3 et 4 grammes, gouttes noires anglaises 1 à 12 gouttes et plus, sirop thébaïque 10, 20, 30 et 40 grammes, sirop diacode 20, 30, 50 grammes et plus, poudre de Dower de 20 centigrammes à 1 gramme, masse de cynoglosse de 5 à 20 centigrammes, thériaque de 2 à 5 grammes, diascordium de 2 à 6 grammes, poudre d'opium de 1 à 20 centigrammes, extrait d'opium de 5 à 10 centigrammes.

La dose de la morphine à donner dans les vingt-quatre heures, soit en potion, soit en injections hypodermiques, soit sous toute autre forme, varie entre un demi-centigramme et 10 centigrammes, rarement plus.

CODÉINE. — La codéine est un corps cristallisé, blanc, inodore, de saveur amère. Elle est lévogyre. Grimaux la considère comme de la méthyl-morphine. Son action physiologique est, à bien dire, un diminutif de celle de la morphine. Elle agit localement comme les irritants (Kunkel). Absorbée, elle cause d'abord la stimulation vasculaire, une légère ivresse, de la démangeaison de la peau (Grégory), puis elle provoque au sommeil sans déterminer le mal de tête qui suit souvent l'administration de la morphine. Cependant, il est probable que les phénomènes d'hyperhémie encéphalique ne font pas défaut quand la dose est suffisante, car on observe les nausées et les vomissements à la suite de l'administration de la codéine aussi bien qu'après l'emploi des doses correspondantes de morphine ou d'opium. Prise en quantité massive, elle détermine des phénomènes d'empoisonnement débutant par l'excitation circulatoire, des convulsions et finissant par la dépression, les nausées, les vomissements et la stupeur.

En définitive, l'action de la codéine peut se résumer comme celle de la morphine dans ces trois mots : ébriété, somnolence et stupeur. Mais elle a, en outre, une réelle action convulsivante; seulement, tandis que 1 ou 2 centigrammes de morphine suffisent à déterminer cette série de phénomènes, il ne faut pas moins de 5 à 10 et même 15 centigrammes de codéine pour obtenir des résultats semblables.

Emploi et doses. — La codéine, plus maniable que la morphine parce qu'elle s'emploie à doses plus massives, est prescrite de temps à autre aux personnes qui supportent mal l'opium et particulièrement aux très jeunes enfants ainsi qu'aux femmes et aux sujets menacés de congestion cérébrale ou prédisposés à la constipation. Elle peut s'administrer sous les mêmes formes mais en quantité quintuple, sextuple ou décuple de celle de la morphine. La forme la plus usitée est celle du sirop qui renferme 20 centigrammes de codéine pour 100 grammes de sirop de sucre; cependant, elle est quelquefois aussi administrée en injections hypodermiques au moyen d'une solution ainsi préparée : codéine, 1 gramme; glycérine, 12 grammes et eau distillée 12 grammes.

Narcotine. — La narcotine est un corps blanc, inodore, cristallisable en prismes, insoluble dans l'eau froide, soluble dans 400 parties d'eau bouillante, 100 parties d'alcool froid ou 24 parties d'alcool bouillant. Après la morphine, c'est l'alcaloïde dominant dans l'opium. Magendie la supposait le principe stimulant et la considérait comme éminemment toxique, tandis qu'Orfila et Bally la disaient inerte. Les belles expériences de Claude Bernard montrent qu'en effet la narcotine est un agent convulsivant, ce qui justifie l'hypothèse de son illustre maître, mais elles confirment aussi les observations de ses contradicteurs sur l'innocuité relative de la narcotine. L'homme n'est nullement affecté par une dose de 40 centigrammes.

Chez les animaux, elle paraît agir sur les fibres striées à la façon de la vératrine, c'est-à-dire qu'elle ralentit et affaiblit leurs contractions, comme aussi elle paralyse le cœur en affectant sa fibre musculaire.

Papavérine. — La papavérine est faiblement basique, insoluble dans l'eau, difficilement soluble dans l'alcool et l'éther froids, Merck, qui l'a fait connaître, la croyait indifférente, mais Claude Bernard a prouvé qu'elle produit des effets convulsivants presque aussi prononcés que ceux de la thébaïne.

Au contraire, d'après Leiderdorf et Breslauer, la papavérine dépourvue de tout pouvoir excitant, serait purement sédative et ne produirait que le rétrécissement de la pupille et le sommeil avec le ralentissement du pouls et la dépression des forces musculaires, sans vertiges ni troubles cérébraux d'aucune sorte.

Chez les animaux, la papavérine détermine des convulsions, partie d'origine médullaire et partie d'origine musculaire, car ce poison affecte les muscles à la façon de la vératrine.

Thébaïne. — La thébaïne ou paramorphine est blanche, cristalline, d'une saveur styptique et âcre, très soluble dans l'alcool et l'éther, à peine soluble dans l'eau. Elle est franchement alcaline et n'est pas isomérique avec la morphine, comme le croyait d'abord Pelletier. Magendie avait vu que 5 centigrammes de cette substance, injectés dans la jugulaire ou déposés dans la plèvre, agissent comme la strychnine ou la brucine, causent le tétanos et la mort en quelques minutes.

Claude Bernard, Müller, Falck, Vulpian, etc., ont vérifié cette action convulsivante de la thébaïne qui tient le premier rang, sous ce rapport, parmi les alcaloïdes de l'opium, de même qu'elle en est le plus délétère.

Malgré ses effets tétanisants, qui n'ont été, en réalité, démontrés que chez les animaux, la thébaïne est devenue, dans ces derniers temps, l'objet de quelques tentatives d'applications thérapeutiques, exposées dans la thèse de Mihran Arzeroung (1872). Le sulfate et le chlorhydrate de thébaïne ont été administrés en injections hypodermiques à la dose de 1 à 2 centigrammes, répétées deux fois par jour, contre diverses affections douloureuses et quelques malades semblent en avoir éprouvé du soulagement.

NARCÉINE. — La narcéine est également blanche et inodore; elle possède un goût légèrement amer et comme métallique. Elle est certainement très peu active, eu égard à la morphine; cependant, Cl. Bernard et les cliniciens à sa suite (Béhier, Linné, Delpech, Gubler, etc.) ont démontré la réalité des effets hypnotiques de la narcéine, à doses trois ou quatre fois plus fortes. Plus que les autres alcaloïdes, la narcéine a le pouvoir de diminuer ou de supprimer la sécrétion urinaire. Elle est toujours d'un prix élevé et c'est peut-être la principale raison pour laquelle elle figure si rarement dans nos formules, bien qu'elle soit certainement pourvue de vertus hypnotiques, analgésiques (Béhier) et anexosmotiques (Rabuteau). On administre surtout le chlorhydrate de narcéine, en potion, pilules ou injection sous-cutanée, à la dose de 5 à 20 centigrammes et plus.

2° CIGUË, TABAC, BELLADONE ET SOLANÉES TOXIQUES
CONICINE, NICOTINE, ATROPINE, SOLANINE

A. CONICINE OU CICUTINE. — Plusieurs plantes de la famille des ombellifères renferment des alcaloïdes toxiques dont l'action se rattache à celle de la conicine, la principale base de la grande ciguë (conium maculatum); le même alcaloïde se retrouve dans les tissus de l'œthusa cynapium, du phellandrium aquaticum, presque toujours mélangé d'une petite quantité de méthylconicine, son homologue supérieur, et d'un corps basique bien cristallisé, de toxicité plus faible : la conhydrine.

La conicine ou cicutine est une huile alcaline, plus légère que l'eau, à odeur très vireuse rappelant l'urine de souris; c'est un poison des plus violents qui, par la rapidité de ses effets, se place à côté de la nicotine et de l'acide prussique : une goutte instillée dans l'œil d'un cobaye le tue en quelques instants, 1 ou 2 centigrammes peuvent donner la mort à un chien.

Chez l'homme, une dose de 2 centigrammes doit être considérée comme mortelle dans la plupart des cas.

C'est un caustique puissant qui altère la structure de presque tous les éléments anatomiques (hématies, fibres musculaires, cellules nerveuses, épithéliales, etc.) ; elle agit surtout sur les nerfs moteurs qu'elle paralyse après une courte période d'excitation légère : les plaques terminales de Rouget sont d'abord atteintes, puis les tubes nerveux. L'abolition des mouvements volontaires et respiratoires, la disparition des réflexes, la torpeur et la mort par asphyxie sont les conséquences des troubles déterminés par la ciguë.

Après l'ingestion d'une plante conifère ou d'une faible dose de conicine, le malade éprouve d'abord des douleurs à l'arrière-gorge, à l'estomac, dans l'abdomen ; bientôt les effets du poison s'accusent de plus en plus, le malade titube, ses membres tremblent, la station debout est impossible : la paralysie débute, en effet, aux membres inférieurs et atteint successivement le tronc, puis la tête, la sensibilité et le mouvement disparaissent, la peau est froide, cyanosée, la parole s'éteint, la vie s'arrête.

Contrepoisons. — L'action de la conicine est si rapide qu'elle ne laisse presque jamais place à une action thérapeutique ; cependant, on pourrait essayer un des réactifs qui précipitent les alcaloïdes sous forme de composés insolubles. Le tanin, la décoction de quinquina, l'iodure de potassium légèrement iodé, seraient les meilleurs contrepoisons ; l'administration d'un vomitif est le complément nécessaire de cette médication, surtout après l'ingestion des feuilles de ciguë. Les diurétiques et, à l'intérieur, les révulsifs, les frictions, les sinapismes sont indiqués.

Dans les cas d'asphyxie imminente, par suite de la paralysie des nerfs de la respiration, il faut recourir aux inhalations d'oxygène et à la faradisation des muscles respiratoires.

Mode d'administration et doses. — Jusque dans ces derniers temps, le discrédit qui frappait la ciguë avait pour cause principale l'infidélité de ses préparations pharmaceutiques. Les conicines du commerce étaient si variables dans leur composition, si inconstantes dans leurs effets, que l'alcaloïde lui-même n'inspirait au praticien qu'une confiance limitée. Heureusement, ces difficultés n'existent plus aujourd'hui qu'on a à sa disposition deux sels bien définis de cicutine : le chlorhydrate (très riche en alcaloïde, 77 p. 100) et surtout le bromhydrate, maintenant officinal. Ces sels se manient facilement, sont bien supportés et se prêtent à une foule de combinaisons pharmaceutiques. Aussi bïen l'emploi de l'alcaloïde lui-même devient de plus en plus rare et ce n'est qu'à titre de renseignements que je citerai quelques préparations ayant pour base la cicutine en nature.

La solution de Fronmüller, par exemple, renferme 2 gouttes d'alcaloïde dans 24 gouttes d'alcool et se donne à la dose de 3 à 4 gouttes sur du sucre.

Bouchardat donne la formule d'un sirop qui serait d'un usage commode, 30 grammes de ce sirop représentant 1 milligramme de conicine.

D'une façon générale, on peut dire que la cicutine ou ses sels agissent plus sûrement ingérés par l'estomac qu'en injection sous-cutanée, en raison de leur action irritante sur le tissu cellulaire et contraire à leur facile absorption. D'autre part, on prescrit sans danger de 4 à 6 centigrammes d'alcaloïde pur chez l'adulte, à dose fractionnée.

Empiriquement, la ciguë n'a guère été préconisée que comme spécifique du cancer ou bien de la scrofule et de la tuberculose, sous forme de topique par Hippocrate, Avicenne, A. Paré, Lemery, etc., à l'intérieur par Rénéaulme, puis par Stork et un grand nombre de praticiens. En application locale, la ciguë a été vantée dès les temps antiques contre les engorgements chroniques, les ulcères et les tumeurs de diverses natures. A la médication topique pourrait encore se rapporter l'emploi des fumigations de ciguë contre les maladies chroniques des voies respiratoires et la phtisie pulmonaire (Alibert).

L'usage interne de la ciguë et de son principe actif a été plus récemment introduit dans la thérapeutique. Il date de Rénéaulme, précurseur de Storck, dans le traitement du cancer et s'est étendu à la cure des autres affections diathésiques, la scrofule et la tuberculose ; aussi les témoignages abondent-ils en faveur de l'efficacité de la cicutine contre une foule de maladies rebelles aux médications ordinaires. En présence de ce concert presque unanime dans lequel se font remarquer les plus grands noms de la médecine, je ne puis mettre en doute la plupart des résultats favorables portés à l'actif de l'alcaloïde. Mais il me sera bien permis cependant de dire qu'une large part du succès doit être attribuée aux erreurs de diagnostic, aux coïncidences et aux succès apparents.

B. TABAC ET NICOTINE. — Le tabac (Nicotiana tabacum) est originaire de l'Amérique tropicale d'où sa culture s'est répandue sur tout le nouveau continent, en Europe et dans la plus grande partie du globe.

D'après les analyses les plus récentes, les feuilles fraîches du tabac renferment : gomme, mucilage, acides tannique et gallique, chlorophylle, matière colorante orangé rouge, matière pulvérulente verte, nicotine, nicotianine, ainsi que des sels de potasse, de chaux, de silice, des phosphates dont la proportion varie suivant les terrains, les engrais, etc.

Cette composition éprouve des modifications profondes pendant les opérations que subit le tabac dans les manufactures de la régie. Quel que soit l'usage auquel on les destine, les feuilles sont d'abord triées ; on en sépare les grosses nervures, puis on les humecte avec le tiers de leur poids d'eau salée à 10 p. 100 environ ; la majeure partie de la nicotine s'échappe et va dans le jus. Les feuilles égouttées sont alors réparties pour les besoins des diverses fabrications.

Pour le tabac à fumer ordinaire ou Caporal, on hache les feuilles, on les dessèche ensuite au torréfacteur, puis dans un courant d'air ; après les avoir laissées quelques jours en tas, on livre au commerce.

Le tabac destiné aux cigares est soumis à des préparations analogues, excepté au hachage.

La fabrication du tabac à priser est plus longue ; elle demande au moins dix-huit mois à deux ans. Les feuilles mouillées dans la saumure, puis égouttées et hachées grossièrement sont mises en tas de 40 à 50,000 kilogrammes pendant cinq ou six mois ; une fermentation intense se produit, la température s'élève à 75°, les acides malique et citrique sont combinés, ainsi que la majeure partie de la nicotine. La matière râpée mécaniquement, puis tamisée et humectée, est enfermée par grandes masses (30,000 kilogrammes à la fois) dans des cases en bois hermétiquement fermées ; on change plusieurs fois de case pendant la durée de cette fermentation à l'abri de l'air, qui dure au moins une dizaine de mois. La destruction des acides malique et citrique continue et la réaction primitivement acide devient alcaline, le tabac est mûr pour la consommation.

Je ne dirai rien de la fabrication du tabac à mâcher, fort peu importante du reste, puisque la production n'atteint guère que 53,000 kilogrammes, alors que celle du tabac à priser est d'environ 7 millions de kilogrammes et celle du tabac à fumer de 20 millions de kilogrammes.

On mâche, on prise et on fume le tabac ; de là trois modes possibles d'intoxication.

La mastication du tabac, *a priori*, paraît offrir le plus de dangers, car ici, les principes toxiques sont extraits méthodiquement par la salive, aidée des effets mécaniques de la mastication, puis avalés en grande partie. Cette habitude, restreinte à une catégorie d'individus qui appartiennent pour la plupart aux classes inférieures et sont souvent alcooliques, n'a pas les conséquences qu'on serait tenté de lui attribuer. Quelques lésions locales ont été constatées (stomatite, ulcérations, altérations des dents); mais, en définitive, elles ne sont pour ainsi dire jamais bien graves.

Le tabac à priser ou poudre de tabac est de toutes les variétés manufacturées, la plus riche en nicotine. Il séjourne au contact de la muqueuse des fosses nasales, constamment humectée par les produits de sécrétion, partout, dans des conditions très favorables à une absorption des principes toxiques; et cependant quels accidents sérieux faut-il mettre sur le compte du tabac à priser? L'usage du tabac à priser est presque exclusif aux vieillards; c'est la meilleure preuve de l'innocuité à peu près complète de cette habitude.

La fumée du tabac a des inconvénients plus sérieux qui ont été systématiquement atténués par les uns, très exagérés par les autres, pendant des discussions passionnées auxquelles le tabac a donné lieu.

Le tabac à fumer, qui a subi une fermentation spéciale, donne, en brûlant, un assez grand nombre de composés dont les principaux sont : de l'eau, de la nicotine (1/2 p. 100 environ du tabac fumé), du carbonate d'ammoniaque, de l'ammoniaque, des matières colorantes et résineuses, de l'oxyde de carbone (8 litres par 100 grammes de tabac), de l'acide prussique (3 à 8 milligrammes par 100 grammes de tabac), une petite quantité de collidine, principe très toxique, d'odeur fort agréable et qui donne aux tabacs de luxe leur arome.

Il n'est pas contestable que l'absorption plus ou moins complète d'un pareil mélange n'ait une action sur l'économie. Pour s'en convaincre, il suffit de recueillir le jus des pipes de porcelaine et d'en verser 2 ou 3 gouttes sur la langue d'un lapin ou d'un chat; l'animal succombe quelques minutes après.

Chez l'homme, l'usage immodéré du tabac à haute dose provoque des accidents assez graves : anorexie, pyrosis, vertiges, agoraphobie, embarras de la parole, hémiplégies passagères, palpitations cardiaques, affaiblissement de la vue, perte de la mémoire, etc.; à dose faible, au contraire, tout se borne ordinairement à de la stimulation générale, intellectuelle et physique, et il est permis d'affirmer que la plupart des petits fumeurs ne se trouvent pas mal d'une habitude qui ne manque pas de leur procurer quelques distractions.

Un tabac est d'autant plus dangereux qu'il renferme plus de nicotine, substance qui, par la puissance de ses effets toxiques, vient se placer immédiatement à côté de la conicine et de l'acide prussique. C'est un alcaloïde huileux, un peu plus lourd que l'eau, possédant une odeur âcre très forte qui s'exalte encore par la chaleur. Extrêmement toxique, la nicotine peut tuer un chien à la dose de deux gouttes et une seule goutte provoque chez l'homme adulte de graves symptômes qui éclatent immédiatement.

Chez les animaux, elle détermine des tremblements et des contractions musculaires, la respiration d'abord accélérée se ralentit, le pouls se ralentit également et la sécrétion salivaire est augmentée. Chez l'homme, l'empoisonnement nicotinique se rapproche de l'empoisonnement par l'ammoniaque. Dans les deux cas, le symptôme douleur prédomine, brûlure à l'arrière-gorge, douleurs déchirantes à l'estomac, vomissements, évacuations alvines, faiblesse et irrégularité du pouls et des mouvements respiratoires, tremblements, convulsions, puis paralysie; mort dans la plupart des cas. Avec un poison aussi foudroyant, il ne faut pas trop compter sur l'intervention thérapeutique. Néanmoins, les principaux antagonistes ou contrepoisons sont : les toniques, les stimulants, les cordiaux, les spiritueux, le café, l'essence de sassafras.

Le café agit de deux façons : dynamiquement et chimiquement par le tanin qu'il renferme et qui précipite la nicotine à l'état insoluble. Le thé se comporte de même et les astringents tanniques aussi.

Usages. — L'action dépressive du tabac sur le système nerveux et surtout ses effets relâchants sur le système musculaire, indiquent l'emploi de cette plante ou de son alcaloïde dans les affections où le symptôme principal est le spasme musculaire simple ou tétanique, intermittent ou continu. Il peut être encore utile en applications topiques sur les jointures douloureuses dans la goutte ou le rhumatisme; il a donné de très bons résultats dans le strychnisme et particulièrement dans le tétanos; enfin on l'a employé avec assez de succès comme parasiticide, contre la teigne, la gale et la phtiriase.

Mode d'administration et doses. — Le tabac est rarement administré en nature. Cependant, comme émétique, on peut le donner à la dose de 25 à 30 centigrammes. L'infusion se donne en lavement à la dose de 2 à 4 grammes pour 250 grammes d'eau bouillante. En Angleterre, la préparation la plus usitée pour l'usage interne est le vin de tabac au xérès.

A l'extérieur, le tabac s'emploie en cataplasmes, en décoction, en fumée et en onctions.

C. Belladone. — La belladone (atropa belladona) est une plante assez commune en Europe, où elle atteint quelquefois jusqu'à 1^m,50 de hauteur; elle donne des fleurs pourpres auxquelles succèdent des baies arrondies qui, d'abord vertes, deviennent violacées, puis noires à l'état de maturité complète. L'aspect assez engageant de ces baies a même déterminé un assez grand nombre d'empoisonnements, car la plante renferme deux alcaloïdes : l'atropine et l'atropidine ou hyosciamine, extrêmement toxiques.

La belladone est un violent poison qui, à un premier degré d'action, produit simplement des effets sédatifs; à un second degré, des désordres profonds de la motricité, des sens spéciaux et de l'intelligence et enfin, dans le troisième, amène le vomissement, l'impossibilité d'avaler, de parler et de se tenir debout, la syncope et la mort.

Tous ces phénomènes appartenant en propre à l'atropine, nous en donnons plus loin l'exposition détaillée; de même les indications de la belladone sont celles de cet alcaloïde. Toutefois, l'atropine est généralement réservée pour l'usage interne, au moins chez l'adulte, tandis que la plante et ses préparations pharmaceutiques sont employées de préférence pour l'usage externe. Ainsi, c'est l'extrait aqueux de belladone qu'on emploie contre la rigidité du col utérin pour abréger le travail de l'accouchement et mettre fin aux convulsions. C'est encore l'extrait dont on se sert pour couvrir les cataplasmes, faire des mictions calmantes au niveau des parties enflammées.

Quand on recherche l'effet laxatif de la belladone, on s'adresse habituellement à la feuille en poudre dont on prescrit des doses minimes, 2, 3, 5 centigrammes pour un adulte, à prendre à jeun dans de l'eau fraîche. La racine a les mêmes vertus que la feuille, mais elle a l'inconvénient d'être très inégale dans ses effets, selon son âge. C'est ainsi, qu'à deux ans elle est dans son maximum d'activité qui décroît d'autant plus qu'elle est plus vieille. La poudre de feuilles, plus uniforme, doit donc lui être préférée.

Toutes choses égales, les enfants supportent relativement mieux la belladone que ne le font les personnes adultes. Jules Simon a pu donner jusqu'à 100 gouttes de teinture de belladone, à doses fractionnées, à des enfants sans les éprouver. C'est tout le contraire pour l'opium.

La poudre de feuilles ou de racines de belladone peut s'employer pour les adultes à la dose de 1 à 15 centigrammes par jour. L'extrait alcoolique à la dose de 2 à 6 centigrammes et l'extrait aqueux en quantité double. La teinture alcoolique s'administre à la dose de 50 centigrammes à 2 grammes dans les vingt-quatre heures et le sirop à la dose de 15 à 40 grammes.

Pour l'usage externe, on emploie la belladone, en décoction, soit pour lotions, soit pour injections. On fait aussi des onctions d'extrait de belladone simplement dissous dans l'eau ou bien incorporé, soit à de l'huile, soit à de la glycérine, de l'axonge ou des pommades simples ou mercurielles. Enfin, la plante peut encore s'employer en fumigations aqueuses ou en cigarettes contre l'asthme, etc.

D. ATROPINE. — L'atropine est le principal, sinon le seul alcaloïde de la belladone et des autres espèces d'atropa. Elle existe en plus forte proportion dans les fruits, les feuilles et surtout dans les graines, que dans les racines. C'est une substance volatile, cristallisable, se combinant avec les acides, assez soluble dans l'eau froide, plus soluble dans l'eau bouillante et très soluble dans l'alcool à 90°. Elle est inodore, d'une saveur amère désagréable, avec un arrière-goût métallique. Les effets en sont très divers et très multipliés et changent aisément de sens suivant les doses, les périodes et les circonstances accessoires. Ils varient également suivant les espèces animales, bien que l'atropine soit un poison pour la plupart d'entre elles. Cependant, les escargots y sont à peu près insensibles ; les lapins, les cobayes, les chèvres et les ruminants peuvent en manger impunément aussi bien que du tabac, de la ciguë, etc. Mais ces derniers animaux ressentent l'influence de l'atropine injectée dans les veines, et ce poison fait sentir toute sa puissance chez les carnivores et surtout chez l'homme.

Introduite entre les paupières, elle occasionne suivant la dose légère ou forte, une pâleur marquée, mais transitoire (Gubler) ou bien immédiatement de la rougeur de la conjonctive, du larmoiement, et bientôt après une dilatation pupillaire proportionnée à la dose du médicament, dont une quantité infinitésimale (1/200000 de grain) suffit d'ailleurs à provoquer le phénomène. Cette mydriase est accompagnée de presbyopie, d'insensibilité de l'iris pour la lumière, d'amblyopie, et parfois de diplopie.

Portée dans l'estomac, elle n'agit pas topiquement sur la muqueuse gastrique, comme elle fait sur la conjonctive, c'est-à-dire qu'elle ne l'irrite ni ne la fluxionne sensiblement.

Absorbée par les premières voies muqueuses, oculaire, nasale, respiratoire, digestive, l'atropine détermine une série de symptômes, dont les premiers sont la sécheresse de la bouche et de la gorge, ainsi que la soif, puis la dilatation de la pupille et les troubles de la vision. Dans une période plus avancée, surviennent la difficulté de parler et d'avaler, la perte du sens, du goût, l'engourdissement de la sensibilité de la face, l'amaurose pouvant aller jusqu'à la cécité absolue, la mydriase excessive avec disparition presque complète du limbe de l'iris qui demeure inerte quelle que soit l'intensité de la lumière. Il existe en même temps de la céphalalgie, des vertiges, des éblouissements au début, le pouls peut être ralenti, serré et résistant: mais à cet état de la circulation succède un mouvement fébrile. Le pouls devient petit et fréquent, faible et irrégulier ou bien accéléré et fort, et la peau, très chaude, se couvre d'une éruption érythémateuse souvent très intense et scarlatiniforme. Dans les cas graves ou funestes, les conjonctives s'injectent de vaisseaux bleuâtres, les yeux sont proéminents, le délire reste folâtre ou devient furieux. La mydriase, augmentant par degrés, finit par effacer presque complètement le limbe de l'iris. La vue se trouble, non pas seulement, comme on l'a dit, par l'éloignement du point de la vision distincte, mais encore par l'anesthésie rétinienne, pouvant aller jusqu'à la cécité absolue. Parallèlement apparaissent les nausées, les vomissements, l'incertitude dans la station et la marche, les faiblesses, les syncopes, les battements de cœur tumultueux, la respiration courte, précipitée, irrégulière, l'anéantissement des forces, la paralysie, le tremblement, rarement les convulsions, surtout celles de forme tétanique, enfin la stupeur, l'assoupissement, le coma et la mort; ou bien, quand l'organisme résiste, le retour gradué et singulièrement rapide à la santé.

Substances synergiques, auxiliaires. — Sans parler de la belladonine et de la pseudotoxine, la mandragore, la jusquiame, le datura et généralement les solanées vireuses appartenant au même groupe naturel que la belladone, jouissent de propriétés pharmaco-dynamiques semblables. Leurs alcaloïdes sont les analogues de l'atropine qu'ils peuvent suppléer en partie dans ses effets thérapeutiques. Comme elle, la nicotine, la daturine et l'hyoscyamine sont des stupéfiants mydriatiques. Je dois ici une mention spéciale à une autre solanée, d'origine australienne, la duboïsia myoporoïde, qui nous fournit la duboïsine, extraite par Petit et Gerrard. Cet alcaloïde reproduit les effets de l'atropine avec une action peut-être plus prompte. Toutefois, l'action locale sur les yeux offre des nuances importantes en ophtalmologie qui ont fait comparer la duboïsine à l'hyosciamine.

Antidotes, contrepoisons. — L'action topique vaso-motrice des petites quantités est neutralisée par les stimulants diffusibles.

Pour l'action paralysante cardio-vasculaire des hautes doses, l'atropine trouve de véritables antagonistes dans la digitaline, l'ergotine et peut-être la strychnine.

A certains égards le café, le thé, l'alcool et les autres stimulants seraient supérieurs à tous les autres agents dans les degrés avancés de l'empoisonnement par la belladone ou ses préparations.

Quant aux effets de l'atropine sur la moelle, ils seraient avantageusement combattus par le sulfate de quinine dont l'action est complètement opposée à celle du principe actif de la belladone (Gubler). Les effets des deux alcaloïdes sont encore opposés sur le cœur et sur la pression sanguine (Pantelejeff).

Les autres principaux contrepoisons sont l'hydrate de bromol, la pilocarpine, la muscarine, la physostigmine et l'opium, sur lequel il y a cependant quelques réserves à faire.

Mode d'administration. Doses. —La pratique multiplie les formes pharmaceutiques sous lesquelles on emploie l'atropine. Dans ces formules, l'alcaloïde pur cède peu à peu la place à l'une de ses combinaisons salines : le sulfate d'atropine. On en fait des granules dosés à 1/4 de milligramme, 1/2 milligramme et même 1 milligramme. En collyre, à la dose de 5 à 8 centigrammes pour 10, 15 ou 20 grammes d'eau distillée. En pommade, l'alcaloïde peut être employé à une dose plus élevée, 20, 25 et 30 centigrammes pour 10 à 20 grammes d'axonge ou vaseline, pourvu qu'elle ne soit pas étendue au voisinage d'une muqueuse, sur une surface excoriée, ouverte à l'absorption.

La méthode hypodermique est l'une des meilleures et des plus sûres à la condition que la solution soit toujours récente, bien préparée et pas trop concentrée. En prenant pour véhicule l'eau de laurier-cerise ou une solution d'acide phénique au 1/100, on n'a pas à redouter la formation des flocons de leptomitus ou hygrocrocis, algues qui altèrent sensiblement la solution et rendent l'efficacité du médicament plus ou moins problématique. Les proportions ne doivent pas dépasser 1 milligramme par gramme, et on se trouve toujours mieux d'une solution trois ou quatre fois plus étendue.

Usages. — La plupart des usages de l'atropine dérivent logiquement de ses effets physiologiques connus ; quelques autres sont tout simplement empiriques.

1° Comme mydriatique, l'atropine sert à favoriser l'exploration de l'œil à l'aide de l'ophtalmoscope ou les opérations chirurgicales qu'on pratique sur cet organe, particulièrement celle de la cataracte soit par abaissement soit par extraction. D'une façon générale, elle est surtout indiquée dans les maladies de l'iris et de la choroïde (de Wecker).

2° Par la faculté qu'elle possède de réduire ou de supprimer les sécrétions, l'atropine peut rendre des services dans les flux de salive et d'urine, dans la diarrhée catarrhale et la bronchorrée ; c'est au même titre un remède de la polyurie de la sueur des phtisiques ainsi qu'un palliatif de l'incontinence nocturne d'urine.

3° En qualité de relâchant musculaire ou d'hypocinétique, l'atropine peut servir, de même que la belladone, à vaincre les résistances offertes : 1° à l'accouchement ou bien à l'issue des règles, par la rigidité du col ; 2° à la réduction des hernies, par la contraction de l'anneau musculaire ou par le spasme de la portion de l'intestin qui était étranglée.

4° Comme tonique vaso-moteur, l'atropine trouve son emploi dans plusieurs affections des centres nerveux cérébro-spinaux : douleurs, spasmes, convulsions, épilepsie, torpeur, paralysie du mouvement, etc.

5° L'action stupéfiante de l'atropine est mise à profit contre les affections douloureuses, spasmodiques, convulsives, contre la gastralgie, la colique de plomb et la colique des pays chauds, la cystalgie, la cystite, la toux quinteuse spasmodique, la dyspnée des phtisiques, la coqueluche, l'asthme, etc., etc.

3° Alcaloïdes des strychnées et des quinquinas : strychnine et brucine, curare, quinine et cinchonine, etc.

A. Strychnine. — Plusieurs espèces de strychnos, et notamment le strychnos nux vomica, originaire des forêts de l'Inde, renferment un principe actif extrêmement vénéneux, isolé pour la première fois en 1818, par Pelletier et Caventou, qui lui ont donné le nom de strychnine. C'est un corps blanc, bien cristallisé, très peu soluble dans l'eau froide. Sa saveur est extrêmement amère et est encore perceptible dans les solutions à 1/600000. Il existe peu d'alcaloïdes dont les effets physiologiques soient aussi frappants que ceux de la strychnine, ce qui n'empêche pas que les divergences soient très accusées quand il s'agit d'expliquer le mécanisme de cette action. Pour les uns, ce poison est un excitant de la moelle à la façon des agents physiques ou mécaniques; pour d'autres, il augmente simplement l'énergie réactionnelle des centres nerveux. Suivant Claude Bernard, c'est l'excitation primitive des nerfs sensitifs qui provoquerait la réaction des centres bulbo-médullaires. Ces discussions ne présentent qu'un intérêt théorique; l'observation des faits est beaucoup plus importante.

Si l'on prend une grenouille, animal assez sensible à l'action de la strychnine, on remarque que sous l'influence d'une faible dose de poison (5 à 6 centièmes de milligramme) l'animal présente au bout de deux ou trois minutes les phénomènes suivants bien décrits par Vulpian : « La tète est un peu fléchie sur le cou, les paupières inférieures sont relevées, les globes oculaires enfoncés dans leurs orbites, les membres inférieurs sont dans l'extension forcée, les orteils écartés les uns des autres. Quant aux membres antérieurs, ils sont étendus le long des parois latérales du corps chez la femelle, fléchis et les mains rapprochées du sternum chez le mâle.

« L'accès de tétanos strychnique chez les grenouilles, comme chez les mammifères, offre des affaiblissements et des renforcements successifs; les renforcements sont aussi sous forme de brusques redoublements spasmodiques. Après une série plus ou moins longue de ces redoublements, qui vont d'ailleurs en s'atténuant peu à peu, l'accès cesse, la grenouille reste immobile, dans l'extension flasque, comme pour éviter toute nouvelle explosion de spasmes. Les mouvements respiratoires de l'appareil hyoïdien se rétablissent cependant et les yeux se rouvrent. Mais bientôt se manifeste une crise nouvelle, aussi forte ou plus faible que la première, et suivie aussitôt d'une période de relâchement musculaire. On peut ainsi, comme chez les mammifères, provoquer le retour de ces accès pendant cette période. Chez l'homme, voici comment les choses se passent ordinairement. Après l'absorption d'une dose toxique de strychnine, le malade pâlit, s'agite, éprouve de l'angoisse, puis ses muscles se contractent énergiquement et se tétanisent. Ce phénomène est particulièrement intense pour le trapèze, le splénius, les complexus et tous les muscles de la nuque; la tète se renverse en arrière, le tronc s'incurve, les masséters se contractent, les dents s'entre-choquent, le spasme gagne l'abdomen, le ventre est soulevé par saccades, l'expul-

sion de l'urine et des matières fécales est observée. Les contractions
s'accompagnent de douleurs aux membres et à la région épigastrique. La pupille est dilatée, l'œil fixe, l'intelligence saine; la respiration est courte, le pouls agité; puis, les muscles se détendent et
à l'attaque du début succède une accalmie relative. Mais au bout de
quelques minutes, le moindre choc, le plus léger attouchement provoquent une nouvelle crise plus violente que la première. La période
de calme qui vient après est plus courte, les troubles de la circula-
lation, de la respiration et de l'intelligence ne se modifient pas
complètement. De nouveaux accès plus rapprochés et de plus en plus
terribles se produisent coup sur coup, la respiration s'arrête, le
cœur cesse de battre, les muscles se détendent, tout est fini.

« Quand l'empoisonnement se termine par la guérison, les crises
de strychnine s'espacent de plus en plus; elles diminuent d'intensité et disparaissent, ne laissant après elle qu'une fatigue persistante. Pendant la convalescence, le poison s'élimine assez rapidement
par la salive, par l'urine et les fèces.

« Si caractéristique que soit l'empoisonnement par la strychnine,
les symptômes n'ont de valeur au point de vue médical que si on
les différencie de l'éclampsie et du tétanos, deux affections qui ressemblent beaucoup au strychnisme. »

Contrepoisons. — Si la strychnine a été absorbée en même temps
qu'un bol alimentaire un peu volumineux, les vomitifs (émétique,
apomorphine, sulfates de cuivre et de zinc) sont formellement indiqués; s'il s'agit de l'ingestion, à jeun, d'une solution aqueuse de
l'alcaloïde, les infusions de café ou de thé, le tannin, la teinture
d'iode seront préférables. La respiration artificielle, le froid et surtout l'usage des anesthésiques, chloroforme, éther, paraldéhyde,
opium, diminuent le pouvoir excito-moteur de la moelle et rendent
des services; mais de tous les contrepoisons, le meilleur est le
chloral hydraté.

Usage. Mode d'administration et doses. — Sous une forme
atténuée, la strychnine pourrait servir aux mêmes usages que les
amers, en général. Mais c'est ordinairement la voix vomique qu'on
utilise dans ce but. A plus forte dose, cet alcaloïde trouve son
application toutes les fois qu'on a besoin de stimuler l'énergie médullaire et, par elle, la myotilité, comme dans les paralysies d'emblée asthéniques ou devenues telles, ou bien quand il faut obtenir
une légère contracture pour se rendre maître de mouvements désor-

donnés, de ceux de la chorée, par exemple. La plupart des paralysies peuvent être modifiées avantageusement par la strychnine à la condition d'agir avec beaucoup de prudence et de réserve.

Parmi les maladies de l'appareil digestif, je citerai comme subissant l'heureuse influence de la strychnine, la dyspepsie atonique, la constipation, la diarrhée chronique, la dysenterie, les borborygmes, la gastralgie, la colique des peintres, l'helminthiase, la paralysie intestinale d'origine hystérique ou saturnine, et parmi les affections cardio-pulmonaires, l'asthme, la bronchite avec expectoration difficile, la dilatation du cœur droit, etc., etc.

La strychnine, s'administre à l'intérieur, en poudre associée à une substance inerte, en pilules ou granules de 1 milligramme; en potion acidifiée par l'acide acétique; en alcoolé, 15 centigrammes pour 32 grammes d'alcool, à prendre dix gouttes par jour.

Les doses varient de 5 à 15 milligrammes suivant la tolérance. On peut l'administrer en lavement sous forme de solution, et, en ce cas, l'action est plus énergique que par l'ingestion stomacale. En injections sous-cutanées on n'administre que les sels de strychnine : sulfate, chlorhydrate, acétate ou nitrate, qui renferment de 75 à 85 p. 100 d'alcaloïde.

B. Brucine. — Cet alcaloïde peut être retiré des eaux mères provenant de l'extraction de la strychnine; il existe par conséquent à côté de cette dernière substance dans l'écorce du strychnos nux vomica, dans l'écorce de fausse angusture. La toxicité de la brucine est de même ordre que celle de la strychnine, à l'intensité près; elle est beaucoup moins active. Suivant Magendie, elle aurait un pouvoir toxique vingt-quatre fois moindre et, d'après Folk, la strychnine serait même trente-cinq fois plus énergique. Les convulsions sont aussi moins généralisées et moins fortes, aussi dans l'intoxication par la voix vomique, la brucine n'est-elle qu'un facteur sensiblement négligeable. Du reste, les empoisonnements par l'alcaloïde libre sont très rares, si tant est qu'on en ait observé. Si, comme on l'affirme, l'action médicale de la brucine est assimilable à celle de la strychnine, et si vraiment l'identité est complète, au point de vue physiologique, je ne m'explique pas pourquoi on ne l'emploie pas plus souvent, puisqu'elle est beaucoup plus facile à manier. Comme la strychnine, la brucine résiste bien à la putréfaction. Dragendorff a pu caractériser 2 milligrammes d'alcaloïde dans 100 grammes de sang exposé, pendant plus de trois mois, à la chaleur de l'été.

C. **Curare.** — Le curare est un extrait végétal complexe, fabriqué dans les régions tropicales de l'Amérique du Sud. La préparation diffère suivant les pays d'origine, mais partout les lianes du genre strychnos dominent; d'autres plantes, des ménispermées, des aroïdées, vénéneuses ou inoffensives, entrent également dans la composition du curare. Ce poison a été rapporté en Europe, pour la première fois, par Walter Raleigh qui revenait de la Guyane, vers la fin du xvi⁰ siècle. Aujourd'hui ce produit arrive en Europe sous forme d'extrait noir et sec, enfermé dans des calebasses ou dans de petits pots de terre. Boussingault et Roullin d'abord, F. Preyer ensuite, en ont extrait un alcaloïde auquel ils ont donné le nom de curarine, principe encore assez mal connu, soluble dans l'eau, l'alcool et le chloroforme. C'est Claude Bernard qui, dans un de ses plus beaux mémoires, a fixé l'action physiologique du curare, à la suite d'expériences restées célèbres. Si l'on injecte sous la peau d'un chien une solution aqueuse de curare, l'animal ne tarde pas à se coucher, les muscles de la locomotion et de la respiration cessent de fonctionner, les sphincters se relâchent et le chien meurt en quelques minutes sans présenter de convulsions.

Ce poison, terrible quand on l'introduit dans le torrent circulatoire, n'y pénètre que très difficilement, si on le dépose sur les muqueuses gastrique, intestinale ou vésicale, aussi les sauvages. qui préparent le curare, peuvent-ils impunément le goûter pendant la coction du produit. L'estomac revêtu d'une muqueuse saine et parfaitement continue n'absorbe que fort peu le curare; le rein l'élimine au contraire très vite: il ne reste donc qu'une faible quantité en circulation. Mais si on lie les artères rénales, l'excrétion ne se fait plus, le poison s'accumule et les accidents éclatent, tout comme après l'injection sous-cutanée. Le curare n'est pas sorti des laboratoires de physiologie, aussi n'a-t-il aucun rôle en toxicologie criminelle. Il pourrait déterminer quelques accidents qu'il faudrait combattre par la respiration artificielle pour suppléer à la paralysie des muscles respirateurs.

D. **Quinine.** — Deux séries de végétaux de la famille des rubiacées, les cinchona et les remigia fournissent la précieuse écorce d'où l'on extrait la quinine. C'est un géomètre français. La Condamine, qui, envoyé en mission géodésique au Pérou, en 1737. fit connaître le premier l'origine du médicament qui, sous le nom de poudre des Jésuites ou de cinchon, avait fait merveille en Portugal. en Espagne et à la cour de Louis XIV, dans le traitement des fièvres.

L'étude botanique et pharmacologique des quinquinas est une vraie science ; nous ne citerons que les principales variétés et leur richesse en alcaloïde :

1° Cinchona calisaya (2 gr. 5 p. 100 de sulfate de quinine). Il renferme de la quinidine et de la cinchonidine ;

2° Cinchona succirubra, de composition chimique très rapprochée de la variété précédente, mais souvent plus riche en alcaloïde ;

3° Cinchona officinalis, contenant surtout de la cinchonine, mais donnant 1 gr. 50 p. 100 environ de sulfate de quinine ;

4° Dans le remigia pedunculata, on trouve, en outre, de l'homo-quinine ;

5° Enfin, du remigia purdiceana, Arnoud a extrait un nouvel alca-loïde à azotate insoluble, la cinchonamine.

La quinine et la cinchonine sont les seules bases importantes ; nous allons successivement les étudier.

La quinine, à cause de son faible pouvoir toxique et de son amer-tume, n'a jamais donné lieu à de nombreux empoisonnements, mais des doses médicinales trop élevées, 2 gr. 50 à 3 grammes chez les enfants, 6 à 8 grammes chez les adultes, ont déterminé des accidents sérieux et quelquefois mortels. La quinine n'en est pas moins un des alcaloïdes les moins toxiques. Appliquée sur la peau dénudée, elle provoque une irritation locale, elle agit même, à la longue, sur la peau saine, et les ouvriers employés dans les fabriques de sulfate de quinine présentent quelquefois des éruptions cutanées, avec troubles nerveux, céphalalgie, etc.

Ingéré à haute dose, le sulfate ou le chlorhydrate de quinine pro-voque d'abord des bourdonnements d'oreille, de la surdité, puis une diminution de l'excito-motricité ; les mouvements du cœur se ralen-tissent, la pression artérielle s'abaisse, la pupille se dilate. A un degré plus avancé, les coliques, les vomissements, puis l'œdème des paupières, la salivation, les hallucinations, le délire et le collapsus final.

Les astringents, le café, le tanin, la décoction d'écorce de chêne, les excitants mécaniques (frictions, flagellations) constitueraient la médication la plus efficace pour combattre les effets de cet alcaloïde, dans le cas où il aurait été absorbé à doses toxiques.

La quinine brute est rarement employée ; on lui préfère, avec juste raison, les différents sels dont les principaux sont : le sulfate, le chlorhydrate, le bromhydrate, le salicylate, l'arséniate. Quoi qu'il en soit, elle est administrée rationnellement chaque fois qu'il s'agit de réfréner les fluxions sanguines actives, de modérer la chaleur, de tempérer la fièvre. Ainsi son efficacité est manifeste dans le rhumatisme inflammatoire, au début, et quand il n'existe guère que la fièvre et les fluxions vers les séreuses, sans phlegmasie avancée ni exsudat plastique; ou bien dans les congestions habituelles des centres nerveux, telles que celles qui marquent le début de la paralysie générale et dans l'insolation. On l'emploie également, et de préférence à tout autre agent, contre les névralgies irritatives ou congestives, et contre l'insomnie qui reconnaît pour condition prochaine une hyperhémie active du cerveau. A petites doses, la quinine est un tonique névrosthénique analogue au quinquina lui-même dont elle possède les propriétés dominantes. Elle est plus habituellement usitée contre les fièvres intermittentes ou rémittentes d'origine palustre. Contre les fièvres marémortiques, c'est un remède vraiment héroïque; elles lui obéissent si bien, qu'on les désigne communément sous le nom de fièvres à quinine.

Enfin, une foule d'autres affections ont subi l'heureuse influence du traitement quinique. Du côté de l'appareil circulatoire, on peut citer les bronchites catarrhales, la pneumonie lobulaire des enfants (Raynaud), les fébri-névralgies de l'isthme du gosier (Marrotte) et la coqueluche (Henke, W. Kéating). En outre, la quinine reste toujours l'agent par excellence dans le traitement des pyrexies toutes les fois qu'on constate de l'hyperthermie ou de l'usure excessive des tissus.

Jusqu'ici la quinine n'avait guère trouvé son emploi à l'extérieur, les qualités astringentes et antiseptiques du quinquina passant pour appartenir plutôt au tannin et au rouge cinchonique; mais des travaux récents permettent de compter maintenant un peu sur les effets topiques de la quinine, pour anéantir ou frapper d'inertie les germes infectieux dans les premières voies, et nous admettons parfaitement les bons résultats du sulfate de quinine, en lavement, dans la fièvre typhoïde, le choléra et autres maladies infectieuses.

Mode d'administration et doses. — Trousseau a prescrit, avec raison, l'emploi de la quinine brute chez les jeunes enfants parce qu'elle a l'avantage d'être à peu près insipide. Il en donnait ainsi 20 à 30 centigrammes aux enfants de deux ans et au-dessous. Mais ce sont surtout les sels de quinine, sulfate, chlorhydrate, etc., qui sont journellement employés.

Le sulfate se donne : 1° comme simple tonique des voies digestives aux doses faibles de 10 à 50 centigrammes par jour, en deux ou plusieurs prises ; comme fébrifuge et sédatif, à la dose de 50 centigrammes à 2 grammes et au delà. Il est très rarement nécessaire de dépasser 2 grammes par jour, et la prudence conseille de se tenir en deçà de cette limite à moins d'avoir affaire à des accidents graves, ou bien à une résistance exceptionnelle de la part du sujet. Dans ces conditions, on peut aller jusqu'à 3 et 4 grammes, mais il ne faut maintenir cette dose que le temps strictement nécessaire pour éloigner tout danger provenant des désordres que le sel quinique est destiné à combattre. On administre ce sel par toutes les voies usitées. A l'intérieur, il se prend en poudre sous forme de cachets, chaque cachet variant de 10 à 50 centigrammes. Les pilules de 5 ou 10 centigrammes sont très commodes, mais moins certaines et moins promptes dans leurs effets, à cause de leur difficile déliquescence dans les liquides gastriques. On prépare pour les enfants un sirop de sulfate de quinine, contenant 5 centigrammes de principe actif par 30 grammes ; la dose est de 20 à 50 grammes suivant les cas. Les préparations, dans lesquelles le sel est dissous, sont bien préférables aux autres pour leur innocuité vis-à-vis de la muqueuse de l'estomac ainsi que pour la rapidité et la sûreté de leurs effets ; seulement elles ont l'inconvénient d'être très désagréables au goût. Pour en corriger l'amertume, on peut employer différents procédés dont les principaux sont : l'addition de sirop d'acide citrique ou d'acide tartrique aromatisé au citron ou à l'orange ; l'association du sulfate à une infusion de café torréfié, etc. Quelle que soit la formule employée, on aura soin d'éviter l'association du sulfate de quinine et de l'iodure de potassium, mal tolérée par l'estomac (Rabuteau) ;

2° En lavement, le sulfate de quinine se donne aux mêmes doses que par la bouche, dissous dans de l'eau acidulée et étendue dans une infusion de camomille ou de centaurée ;

3° A l'extérieur, le sulfate de quinine s'emploie en applications topiques sous forme de pommade : axonge, 20 grammes ; sulfate de quinine, 2 grammes, avec addition de quelques gouttes d'alcool et d'une goutte d'acide sulfurique ; mais cette préparation n'offre aucune utilité pratique ;

4° L'administration du sulfate de quinine, par la méthode hypodermique est au contraire devenue l'objet d'une vogue en partie justifiée depuis les travaux de Pichon-Dufeillay, Bourdon, Dodeull, etc. Comme par ce procédé il est nécessaire d'introduire des doses efficaces sous un petit volume, on peut adopter la solution suivante : sulfate acide de quinine, 1 gramme ; eau distillée, 8 grammes ;

alcool, 3 grammes. 3 grammes, environ 60 gouttes de cette liqueur, contiennent exactement $0^{gr},25$ de principe actif. Il ne faut pas en injecter davantage à la fois, sous peine d'occasionner une phlogose locale; mieux vaut réitérer l'opération aussi souvent que le cas morbide l'exige.

E. CINCHONINE. — La cinchonine accompagne presque toujours la quinine dans les quinquinas; on s'en sert même quelquefois pour la falsifier. Elle agit sur l'économie à la façon de la quinine, en diminuant l'excito-motricité, en provoquant des bourdonnements d'oreille, de la céphalalgie, du malaise, et, à haute dose, de la salivation et des vomissements.

Chez les animaux, le sulfate de cinchonine devient facilement convulsivant et, quand on l'injecte dans une veine, l'état convulsif est le même qu'avec la quinine (Briquet) ou bien l'on constate la stupeur, la prostration, la lenteur des mouvements, la tendance à l'immobilité si la dose n'est pas excessive. Cet agent est d'ailleurs mieux supporté, à dose double, par les animaux que les sels de quinine.

Ses vertus thérapeutiques sont incontestables, mais on a eu tort de vouloir les rapprocher de celles de la quinine. Sans doute, il coupe admirablement la fièvre, comme l'ont démontré les observations de Briquet, Bouchardat, Moutard-Matin, Michel Lévy, etc.; toutefois, la plupart de ses partisans reconnaissent qu'il n'a pas toujours une intensité d'action suffisante.

Le sulfate de cinchonine n'est pas moins puissant que le sulfate de quinine dans le rhumatisme; de plus, il a donné des résultats satisfaisants contre certaines névralgies, la tuméfaction de la rate, la cachexie fébrile et les métrorrhagies.

Son mode d'administration est le même que celui des sels de quinine et ses doses varient entre 0,50 et 3 grammes, c'est-à-dire qu'il n'est pas plus toxique.

4° ALCALOÏDES VÉRATRIQUES. — COLCHICINE. — ACONITINE. — DELPHININE COCAÏNE. — ÉMÉTINE. — ÉSÉRINE. — PILOCARPINE. — PELLETIÉRINE

A. VÉRATRINE. — La vératrine a été extraite d'une plante de la famille des colchicacées, le *veratrum sabadilla*. C'est un principe alcalin, difficilement cristallisable, peu soluble dans l'eau, la benzine et l'éther, plus soluble dans l'alcool et le chloroforme. La vératrine possède une saveur brûlante; c'est un sternutatoire énergique et un irritant local qui, appliqué sur les muqueuses, détermine des phénomènes inflammatoires, de la cuisson et des éruptions. Introduit dans l'organisme, il agit sur les muscles, dont il affaiblit d'abord et abolit ensuite les contractions. C'est un poison violent à la dose de 2 à 3 centigrammes, et l'ingestion des préparations vératriques détermine dans la bouche, à l'arrière-gorge et le long de l'œsophage, une sensation de brûlure et de constriction ; malaise général, vomissements et selles douloureuses, pouls fréquent, misérable, pâleur, tremblements, convulsions, hallucinations et enfin collapsus, tels sont les principaux symptômes de l'intoxication.

Contrepoisons. — Comme contrepoisons, il faut administrer, dès le début, le tannin, les vomitifs, l'acétate d'ammoniaque, la teinture de musc; contre l'élément douleur, l'opium est nettement indiqué.

Usages. — L'emploi de la vératrine doit être réservé pour obtenir les modifications du système nerveux et des sécrétions qu'elle procure mieux que d'autres agents. On l'a beaucoup vantée en frictions sur les tempes contre l'amaurose torpide (Terrier) et même contre l'iritis (Desgranges, Carrier). Elle a été également recommandée contre la surdité nerveuse (Boyd), contre la prosopalgie, les névroses hystérique et hypocondriaque, et aussi contre le rhumatisme et la péripneumonie ; mais c'est principalement dans les affections arthritiques et d'origine *a frigore* que la vératrine et les plantes dont elle provient jouissent d'une faveur méritée (Piédagnel, Trousseau, Aron. Bouchut, Oulmont, etc.).

Mode d'administration. Doses. — Le sulfate de vératrine, très difficile à préparer, est inusité. L'alcaloïde pur se prescrit à la dose de 5 milligrammes répétée plusieurs fois dans les vingt-quatre heures. On l'administre en pilules dosées à 5 milligrammes, et, pour la composition de ces pilules, l'alcaloïde doit être associé à des mucilagineux et non à des stupéfiants, comme on le fait généralement, ce qui ajoute aux effets narcotiques, mais présente l'inconvénient de troubler les effets gastro-intestinaux du médicament principal.

La teinture de vératrine (vératrine, 20 centigrammes et alcool, 30 grammes), est une bonne préparation dont on peut prendre de 10 à 30 gouttes dans de l'eau sucrée ou dans une potion gommeuse.

La pommade de vératrine se fait avec 20 à 40 centigrammes du principe actif pour 50 grammes d'axonge. Elle est utilisée comme calmant local contre les névralgies.

Les semences de *veratrum sabadilla* renferment encore deux alcaloïdes peu importants : la sabadilline et la sabatrine, qui ont les mêmes réactions chimiques que la vératrine, tout en étant bien moins toxiques. Ces bases sont quelquefois désignées sous le nom de cévadine et de cévadilline. Un certain nombre de veratrums (*album, nigrum, viride*) renferment des alcaloïdes, dont l'histoire est assez confuse, et en particulier la vératroïdine, que l'acide chlorhydrique concentré colore en rouge fugace, ce qui la distingue de la vératrine, de la sabadilline et de la sabatrine. Enfin le *veratrum album* renferme de la jervine, qui se rapproche de la vératrine par sa toxicité.

B. Colchicine. — Le colchique d'automne (*colchicum autumnale*), dont les feuilles violacées émaillent l'herbe des prairies du mois d'août au mois de novembre, doit ses propriétés à un principe toxique, la colchicine, qui se présente en cristaux incolores, d'odeur agréable, de saveur amère, presque insolubles dans l'eau, l'éther et l'alcool amylique, solubles dans l'alcool ordinaire, le chloroforme, l'acide oléique, etc.

La colchinine, qui est utilisée par la thérapeutique dans le traitement des affections cardiaques, goutteuses et rhumatismales (vin, teinture, extrait, granules), provoque d'abord une légère excitation de courte durée, suivie d'abattement, de collapsus et de phénomènes asphyxiques. C'est un agent qui augmente la force d'impulsion du cœur, produit une élévation marquée de la pression intravasculaire, exerce une influence excitatrice sur l'activité fonctionnelle du système nerveux, mais abaisse la température au-dessous du taux normal, ralentit la circulation et diminue le nombre des mouvements respiratoires. A la dernière période de l'intoxication, paralysie, insensibilité, chute de la pression sanguine, arrêt de la respiration.

Dans la statistique des empoisonnements criminels, les préparations de colchique figurent pour un chiffre important.

Les accidents sont plus nombreux : intoxication par ingestion de plante en guise de salade, teinture de colchique prise pour vin de quinquina, administration de doses trop élevées, etc. Enfin on a signalé quelques suicides par les diverses préparations pharmaceutiques. Ces préparations diffèrent d'ailleurs suivant la partie de la plante employée, car si les semences renferment jusqu'à 3 grammes par kilogramme de principe actif, le bulbe n'en contient pas plus de 40 centigrammes. D'après tous les auteurs, 1^{gr},50 d'extrait, 5 à 6 centigrammes de colchicine détermineraient la mort. En présence d'un empoisonnement par la colchicine ou les préparations de colchique, le médecin se trouve presque désarmé et doit se borner à combattre les symptômes, sans chercher à supprimer la cause du mal. Quand les premiers signes de l'intoxication apparaissent plusieurs heures après l'ingestion, la totalité du poison est absorbée; il est inutile d'administrer des vomitifs ou de provoquer des évacuations alvines que le poison détermine du reste. Il faut ordonner l'opium, le tanin, les potions calmantes, les frictions avec des linges chauds, les alcooliques, les essences, etc.

Usages. — Le colchique est un purgatif drastique, accidentellement un vomitif et indirectement un sédatif de la circulation, un hyposthénisant sudorifique, un sialagogue, un diurétique.

C'est principalement contre la goutte que le colchique nous rend journellement les services les plus signalés et l'on peut affirmer qu'il n'est guère de spécifique ayant quelque vogue qui ne doive à cet agent ses principales vertus. D'après Garrod, voici les principales indications du colchique dans l'affection goutteuse : 1° dans le cours de la goutte aiguë, où il exercerait une action spéciale sur l'inflammation des jointures; 2° dans la goutte chronique, dont il peut conjurer les exacerbations, à la condition d'être manié avec prudence ; 3° dans l'intervalle des accès, au moment des symptômes prémonitoires, afin de s'opposer au développement des paroxysmes.

L'action évacuante du colchique peut être utilisée dans l'hydropisie, le catarrhe bronchique et dans les maladies inflammatoires en général; son action sédative vasculaire contre les troubles cardiaques et particulièrement l'hypertrophie.

Mode d'administration. Doses. — Les bulbes et les semences de colchique s'emploient en poudre et en solution alcoolique ou acétique, rarement sous la forme d'extrait. A cause de l'inconstance des bulbes dans leurs effets, le Codex donne la préférence aux semences pour la préparation de la teinture qui se donne à la dose de 2 à 6 et 7 grammes dans les vingt-quatre heures. La poudre s'emploie à la dose de 10 à 50 centigrammes par jour.

Le vin de colchique est une préparation moins régulière et moins sûre qui se donne à la dose de une à deux cuillerées à entremets et que Garrod a l'habitude de prescrire.

Le colchique constitue vraisemblablement la partie active des pilules de Lartigue, de la liqueur de Laville, de la teinture de Cocheux, etc.

Quant à la colchicine, on la prescrit rarement à cause de son pouvoir toxique considérable. On en fait des granules ou des pilules qui, par prudence, ne doivent renfermer qu'un quart de milligramme d'alcaloïde et 1 ou 2 doivent suffire dans les vingt-quatre heures.

C. ACONITINE. — Les anciens connaissaient les propriétés toxiques des divers aconits et les utilisaient pour empoisonner leurs flèches et leurs lances. De nos jours, ces plantes ont perdu de leur importance et sont un peu délaissées à cause de la grande irrégularité de leur action; car la même espèce, récoltée dans des régions différentes, se montre très dangereuse ou à peu près inoffensive, ainsi l'*aconitum lycoctonum* des pays tempérés est un poison violent; en Laponie, c'est un produit alimentaire. Les *aconitum ferox, lycoctonum, variegatum, napellus* renferment des produits chimiques voisins, peut-être même isomériques, mais s'éloignant beaucoup les uns des autres par leurs propriétés physiologiques. Le Codex a adopté l'*aconitum napellus* qui fournit un alcaloïde très actif, l'aconitine isolée à l'état de pureté par Duquesnel.

L'aconitine cristallise en tables rhombiques, solubles dans l'eau chaude, l'alcool, l'éther, la benzine et le chloroforme ; sa saveur est peu amère, mais très piquante, irritant les muqueuses du nez et de l'arrière-gorge, provoquant l'éternuement.

C'est un poison du système nerveux central, qu'il excite d'abord pour le paralyser ensuite ; il paralyse de même le système nerveux périphérique (nerfs sensitifs, moteurs, sécréteurs), enfin le sympathique et les muscles; le cœur et la respiration sont atteints par l'intermédiaire du bulbe. Laborde et Duquesnel ont insisté sur les effets du poison sur le cœur qui s'accélère, devient irrégulier et finit par se tétaniser. L'aconitine est un des alcaloïdes les plus vénéneux; elle agit à la dose de 1/10 de milligramme. 1 milligramme produit de graves symptômes d'intoxication et 4 à 5 milligrammes peuvent donner la mort.

Le premier signe de l'intoxication consiste en une sensation de picotement et de brûlure qui se fait sentir sur la langue et à l'arrière-gorge; elle est bientôt suivie de salivation, de nausées, de vomissements. Puis, ce sont des vertiges, des syncopes, des troubles de la vue, des contractions fibrillaires des muscles, accompagnées de démangeaisons à la face, de fourmillement dans les membres et surtout de paralysies. Le pouls est irrégulier, les pupilles dilatées : spasmes cloniques dans les membres, évacuations alvines, sueurs froides, prostration extrême. La voix s'éteint, la respiration devient stertoreuse, la température s'abaisse, la mort survient. Quelquefois, cependant, les troubles s'amendent et le malade se rétablit, mais ces cas-là sont rares.

Contrepoisons. — Avec un alcaloïde aussi toxique que l'aconitine, on ne peut guère compter sur les antidotes habituels (tanin, teinture d'iode) pas plus que sur les vomitifs; il vaut mieux combattre les tendances syncopales par l'administration de café noir à haute dose, du cognac, du vin de Champagne, etc. Les flagellations et les injections d'éther dans le tissu cellulaire sous-cutané sont formellement indiquées (Hugounenq). La digitaline et l'atropine sont aussi des antidotes sérieux, mais je ne conseille pas de les employer.

Usages. — L'aconitine, par ses propriétés, est naturellement désignée pour combattre les affections très douloureuses, spécialement les névralgies congestives. Elle a réussi également contre les névralgies acrodyniques (Gubler). Les plus beaux succès ont été obtenus par Culson, Roots, Brooke, etc., dans les cas de névralgie du trijumeau. On peut également l'administrer avec des chances de succès dans : l'asthme spasmodique, la toux convulsive, les palpitations nerveuses, etc.

Mode d'administration et doses. — L'aconitine s'administre ordinairement sous forme de pilules ou de granules d'un demi-milligramme seulement, surtout s'il s'agit de l'aconitine cristallisée, qui est beaucoup plus active que l'aconitine amorphe ; on peut répéter cette dose d'un demi-milligramme, deux fois dans les vingt-quatre heures, pour débuter, puis on la porte successivement jusqu'à 1 ou 2 milligrammes, mais rarement plus. On emploie quelquefois en injections hypodermiques une solution alcoolique de sulfate d'aconitine au 1/500, mais la sensation de brûlure vive et prolongée qui en résulte, rend ce mode d'introduction assez pénible et force à restreindre la dose employée dans chaque injection, sauf à multiplier le nombre de ces petites opérations pour obtenir un résultat décisif.

À l'extérieur, on emploie quelquefois l'aconitine sous forme de pommade, dans les proportions de 10 centigrammes d'alcaloïde pour 30 grammes d'axonge, d'huile d'olives ou de glycérine.

D. DELPHININE. — Cet alcaloïde extrait du delphinium staphysagria (renonculacées) est une base peu soluble dans l'eau, plus soluble dans l'alcool, l'éther et le chloroforme. C'est un principe toxique, dont le mode d'action est très voisin de celui de l'aconitine. On ne connaît pas d'empoisonnement par l'alcaloïde libre, mais la staphysaigre a causé quelques accidents, les symptômes observés, le traitement à suivre sont les mêmes pour la delphinine et l'aconitine.

E. Cocaïne. — La cocaïne, alcaloïde retiré de l'erythroxylon coca, est un anesthésique local très employé surtout en oculistique et dans la chirurgie. Il déprime le système nerveux en agissant d'abord sur les nerfs sensitifs, puis en supprimant l'excito-motricité. A haute dose, la cocaïne exerce une action convulsive qui est d'autant plus intense que l'animal est soumis à une température très favorable au redoublement des convulsions (Langlois et Richet).

Moreau, Laborde, Rock ont publié des observations d'intoxication par la cocaïne à la suite d'injections sous-cutanées; dans la plupart des cas, les accidents ont été déterminés par l'introduction de l'alcaloïde sous la gencive, avant l'avulsion d'une dent. Les injections pratiquées ailleurs qu'à la face ou à la tête paraissent moins dangereuses (R. Lépine).

Si on introduit une solution cocaïnique dans les fosses nasales qui absorbent rapidement le poison, on obtient presque immédiatement une remarquable insensibilité. On peut introduire dans le nez, promener sur la muqueuse, si sensible à l'état normal, une baguette de verre ou une tige de fer sans provoquer de réaction; toutefois la perception des sensations calorifiques persiste. En même temps on perçoit à la face une impression de froid très remarquable, les tissus se décolorent, pâlissent et semblent se contracter. Ces phénomènes sont transitoires et l'organisme qui s'habitue très rapidement à la cocaïne, cesse de les manifester lorsque l'expérience est répétée plusieurs fois à des intervalles rapprochés.

Le plus souvent, on n'observe rien de particulier après des injections hypodermiques de 5 centigrammes de poison; cependant 2 à 3 centigrammes ont provoqué des empoisonnements sérieux chez des femmes et des enfants. Si la dose de 5 centigrammes est dépassée, il survient souvent des accidents, pâleur excessive, sensation de froid au visage, fixité des yeux, angoisse précordiale, perte de la vue, pouls et respiration rapides, surtout chez les anémiques et les nerveux. Quelquefois convulsions cloniques, puis état syncopal. Dans la plupart des cas, ces troubles s'amendent rapidement, mais sous l'influence de doses élevées, l'empoisonnement peut se terminer par la mort.

Contrepoisons. — Les inhalations de nitrite d'amyle, le chloral et le chloroforme dans les cas de convulsions, constituent le meilleur traitement du cocaïsme aigu.

Usages. — Outre sa puissance alibile, corroborante, stomachique surtout, la coca possède, dit-on, la propriété de conserver les dents, de guérir les stomatites aphteuse et scorbutique. On peut profiter de ses propriétés anesthésiques locales dans les pharingites douloureuses, les gastralgies et contre le symptôme vomissement.

Nous pensons que ce médicament serait éminemment utile pour soutenir les forces chez les sujets atteints d'une affection des organes digestifs, ou dont le système nerveux est épuisé par toute autre cause.

Mode d'administration. Doses. — La poudre de coca se donne en cachets, en paquets ou en pilules, à la dose de 2 à 4 grammes par jour. Mais on pourrait faire mâcher ses feuilles additionnées d'une substance alcaline, à la façon des coqueros du Pérou. Guibert a proposé un vin, un élixir et un sirop. On l'emploie également sous forme de teinture à la dose de 3 à 4 cuillerées à café par jour. Quant à la cocaïne ou plutôt au chlorhydrate, qui est le plus employé, on peut le donner à la dose de 5 à 15 centigrammes dans les vingt-quatre heures, soit en potion, soit en solution; à l'extérieur, on emploie une pommade dans les proportions de 30 à 40 centigrammes et même 1 gramme pour 25 à 30 grammes de vaseline, d'axonge, de lanoline, etc.

F. Émétine. — Cette base a été isolée, par A. Glenard, de la racine du cephœlis ipécacuanha dont elle est le principe actif. C'est un corps blanc non cristallisé mais cristallisable, quand il est pur; brun, ayant l'aspect d'un extrait, lorsque le produit n'est pas purifié. Appliquée sur la peau et les muqueuses, l'émétine provoque une irritation locale (papules, pustules); introduite dans l'organisme, elle détermine, à faible dose (10 à 15 centigrammes), du malaise, de l'anxiété précordiale, des vomissements répétés; Thamhayn a observé de la conjonctivite accompagnée de troubles visuels. Chez l'homme, on a vu 1 centigramme d'émétine exciter la nausée et le vomissement; quelques sujets ne vomissent qu'avec 15 à 20 centigrammes, mais on admet qu'une dose de 8 à 10 centigrammes provoque ordinairement des vomissements répétés et la tendance au sommeil. Ce dernier symptôme, coïncidant avec la paralysie de la sensibilité et la diminution de la motricité, s'est constamment montré à un très haut

degré chez les animaux après les évacuations nombreuses produites
par des quantités considérables d'émétine impure. Chez quelques-
uns, la mort s'en est suivie et Magendie a trouvé une inflammation
intense du tissu pulmonaire et de la muqueuse de tout le canal alimentaire, depuis le cardia jusqu'à l'anus.

L'émétine est un médicament très peu usité, mais qui pourrait
cependant, dans bien des cas, être substitué à la poudre d'ipéca.
Les exemples d'empoisonnement par cet alcaloïde sont excessivement rares et son véritable contrepoison paraît être le tannin.

G. ÉSÉRINE. — L'ésérine est le principe actif de la fève de Calabar
(*physostigma venenosum*) et se présente sous forme d'un produit blanc,
vaguement cristallisé, insipide, peu soluble dans l'eau mais soluble
dans les dissolvants habituels des matières organiques. C'est une base
puissante qu'on utilise en instillations, à l'état de sulfate, dans le
traitement des maladies des yeux, en particulier pour combattre la
tension intra-oculaire. Contrairement à l'atropine, l'ésérine resserre
énergiquement la pupille. Introduite dans l'économie, par la voie
stomacale, elle provoque la contraction des muscles lisses et striés;
la pression intra-vasculaire s'élève, la mort arrive par arrêt du
cœur (en diastole) et de la respiration. Lorsque les doses sont
faibles, les sujets se plaignent de malaises, pâlissent ou rougissent,
ressentent de l'angoisse épigastrique, de la gastralgie, des nausées
et sont pris de vomissements bilieux, glaireux ou alimentaires;
quelques-uns ont des évacuations alvines fréquentes et de la salivation, sans que, cependant, la température soit modifiée. Tous, au
contraire, éprouvent un accident des plus pénibles : une contraction
spasmodique du diaphragme, violente, désagréable et telle que l'abdomen est secoué énergiquement et distendu par le refoulement du
paquet intestinal. A cet état convulsif succède bientôt la paralysie
musculaire. Tels sont les symptômes indiqués par Bouchut et Cadet
de Gassicourt et observés chez les enfants, fugaces, car l'action de
l'ésérine, à petites doses, disparaît en moins de trois heures.

Contrepoisons. — On a voulu faire de l'atropine l'antidote et l'an-
tagoniste de l'ésérine, mais c'est bien à tort. Les deux alcaloïdes ont,
sans doute, quelques effets opposés, sur l'œil principalement, sur la
sécrétion salivaire, etc.; toutefois, il serait peut-être imprudent dans
un cas d'empoisonnement par l'ésérine de prescrire l'atropine, mieux
vaudrait se servir des anesthésiques, des stimulants. La respiration

artificielle, les injections d'éther rendraient également les plus grands services.

Usages. Modes d'administration. Doses. — L'ésérine est rarement employée par les médecins. Cependant Bouchut l'a administré avec succès dans la chorée, en injection hypodermique et il assure avoir ainsi guéri cette névrose en moins de dix jours. Mais il reconnaît que le remède est violent et indispose les jeunes malades. Cadet de Gassicourt a été beaucoup moins heureux dans ses essais cliniques plus restreints.

C'est surtout en ophtalmologie que ce médicament a rendu de grands services. La plupart des auteurs reconnaissent avec Weber, Wecker et Laqueur, les promoteurs de l'ésérine dans les maladies des yeux, qu'elle agit merveilleusement dans une foule d'affections de la cornée et même contre le glaucome. On met, dans ce cas, à profit les propriétés qu'elle possède de réduire la pression intra-oculaire, de restreindre la diapédèse des globules blancs à travers les vaisseaux de la conjonctive et de tarir quelque peu la sécrétion conjonctivale en contractant les vaisseaux de la muqueuse. D'où son emploi contre les ulcères cornéens, l'ulcère marginal en particulier, la mydriase, la diplopie, l'asthénopie. C'est encore le collyre à l'ésérine qui est indiqué après l'opération de la cataracte pour empêcher l'iris de s'engager dans la plaie. On administre généralement l'ésérine en injection sous-cutanée dans les névroses, à la dose de 2 à 3 milligrammes pour les enfants, de 1 à 2 milligrammes toutes les deux heures chez l'adulte. En collyre, on l'a prescrit à la dose de 10 centigrammes pour 30 grammes d'eau distillée. On a généralement recours au sulfate d'ésérine de préférence à la base elle-même.

II. Pilocarpine. — La pilocarpine est un liquide incolore, visqueux, soluble dans l'eau et le chloroforme retiré par Byasson et Hardy du jaborandi, pilocarpus pinnatus, où il existe à côté d'autres bases moins importantes, la pilocarpidine, la jaborine et la jaboridine.

Les effets généraux de la pilocarpine sur l'organisme animal ne diffèrent pas de ceux du jaborandi, à cela près qu'ils sont plus rapidement obtenus que ces derniers. A petite dose, les phénomènes les plus saillants, chez l'homme, sont toujours, au bout de quelques instants, la poussée congestive à la face avec sentiment de chaleur, puis le besoin incessant de cracher, la production de sueur à la tête et peu à peu sur tout le corps. Pendant ce temps, le pouls s'accélère,

les battements du cœur deviennent plus forts, mais la température
varie peu. Au bout d'un temps, qui varie entre une heure et une heure
et demie, l'action hypercrinique s'est ralentie ou bien a cessé et
les sujets ne conservent plus qu'un peu de fatigue, de l'abattement
et de la somnolence.

Quand la dose est forte, la pilocarpine est mal supportée, le facies
s'altère, il y a du malaise général, du refroidissement, des nausées,
des vomissements, en même temps que des effets de salivation et de
sudation ; le pouls est petit, sans force, irrégulier, la pupille est
énergiquement contractée et les sujets ont à chaque instant des lipothymies. On a vu la respiration se troubler, le cœur ralentir ses battements, la température tomber à 36° et la mort venir dans le collapsus, après quelques accidents gastro-intestinaux violents : vomissements et diarrhée. Denucé compare même cet empoisonnement aux
accidents causés par le choléra.

L'importance des doses se manifeste encore sur les réactions physiologiques. C'est ainsi qu'on peut souvent déterminer à volonté la
sudation (doses de 1 à 10 milligrammes), la salivation (10 à 20 milligrammes), ou bien les deux actions hypercriniques simultanées
(20 milligrammes) avec nausées et avec vomissements (Demêtre-
Kercéa).

L'un des effets les plus remarquables de la pilocarpine est, sans
contredit, celui qu'elle exerce localement sur l'œil. Quelques gouttes
d'une solution à 1 ou 2 p. 100 instillées entre les paupières, produisent rapidement une atrésie assez forte de la pupille et du spasme
de l'accommodation,

Contrepoisons. — Parmi les antagonistes de la pilocarpine, il faut
citer, en première ligne l'atropine, qui arrête net ses effets hypercriniques et avec une puissance contre laquelle ne pourrait pas lutter
l'alcaloïde du jaborandi puisque 6 milligrammes de l'alcaloïde de la
belladone paralysent les effets de 2 centigrammes de pilocarpine.

Les analogues de l'atropine, c'est-à-dire la duboisine, l'homatro-
pine, la daturine, l'hyosciamine, etc., sont évidemment des antidotes
de la pilocarpine, tout en étant aussi actifs que leur congénère et,
à cette énumération, il convient encore d'ajouter la muscarine.

Usages. Modes d'administration. Doses. — Comme diaphorétique, la pilocarpine a été conseillée dans les affections des voies respiratoires, coryza, angine simple, bronchite et jusque dans la pneumonie. Le rhumatisme articulaire aigu a quelquefois cédé devant la
puissance diaphorétique de cet alcaloïde, de même que le refroidis-

sement profond, la congélation (Méplain). On l'a prescrit, également, contre les accidents urémiques ou éclamptiques, sans que nous puissions cependant assurer ici son efficacité pas plus que sa nocuité ou son innocuité en pareil cas ; contre la fièvre typhoïde dans ses premières stades, contre la syphilis.

A titre d'agent de spoliation (on a vu des pertes de poids de 2 à 4 kilogrammes immédiates), grâce à ses propriétés sialagogues, sudorifiques et diurétiques, la pilocarpine a réussi contre certaines hydropisies.

Son action sur le tégument externe pouvait faire présager qu'elle aiderait à la curation des dermatoses. Sous son influence, en effet, la peau devient souple, onctueuse (action sur les glandes sébacées), les poils poussent plus vigoureusement. Aussi bien modifie-t-elle favorablement les affections squameuses et l'eczéma, sans toutefois les guérir; mais elle réussit mieux contre le prurigo, le prurit des vieillards, le prurit vulvaire, l'urticaire chronique et l'alopécie pityriasique.

Les applications de la pilocarpine en oculistique ont un certain intérêt, bien que sa valeur ait été exagérée. On peut la comparer à l'ésérine dont elle reproduit les effets locaux sur l'œil. Elle rétrécit la pupille, diminue ou calme la photophobie, les douleurs périorbitaires et réduit la tension intra-oculaire (Gubler). C'est pourquoi, on l'a conseillée contre les maladies de la cornée : éruptions phlycténulaires et herpétiques, kératocome, opacités, ulcères; contre le glaucome, l'iritis, etc., etc

La pilocarpine n'est jamais prescrite en nature ; on a recours à ses sels et principalement au chlorhydrate et à l'azotate administrés le plus souvent en injection sous-cutanée, mais qu'on peut aussi faire prendre exceptionnellement par la bouche ou en lavement, car ce mode d'action rend son action plus lente et moins efficace. La dose de 2 à 3 centigrammes doit être rarement dépassée.

IV

GLUCOSIDES. — CORPS INDIFFÉRENTS

1° DIGITALINE

Le principe actif de la digitale (Digitalis purpurea) est assez mal connu.

Nativelle a extrait de la plante une digitaline cristallisée à laquelle on a attribué la formule, contestable du reste, $C^{28}H^{48}O^{14}$. D'après Schmiedeberg, cette substance ne serait pas une espèce chimiquement définie, mais bien un mélange de digitaline, de digitoxine et de paradigitogénine.

Quant au principe amorphe extrait par Homolle et Quévenne, c'est aussi un mélange de plusieurs corps différents, la digitaline, la digitonine et la digitaléine.

Dans la digitale, paraît exister un autre principe cristallisé, la digitine, qui passe pour inactive. Tous ces composés sont dédoublés par les agents d'hydratation, tels que les acides, en glucose et en corps très peu connus, la digitalirétine, la paradigitalétine, la digitorésine, la digitonéine, etc. En résumé, la digitale paraît renfermer plusieurs glucosides actifs ; aucun n'est encore bien défini, bien que Nativelle ait pu extraire une substance cristallisée, mal déterminée, mais physiologiquement très active ; c'est cette digitaline que nous allons étudier.

La digitaline se présente en aiguilles incolores, excessivement amères, à peu près insolubles dans l'eau, même bouillante, dans l'éther et dans la benzine, plus solubles dans l'alcool chaud ; le chloroforme est son véritable dissolvant.

Ce glucoside est un des agents les plus actifs de la thérapeutique. A très faible dose, il ralentit les mouvements du cœur qui ne bat plus qu'à 40 ou même 30 pulsations par minute ; mais entre ces pulsations, le tracé sphygmographique démontre l'existence de légers soulèvements correspondant à de petites systoles ; dans certaines conditions, ces battements intermédiaires prennent de l'ampleur et l'action du poison se traduit alors par une augmentation de fréquence du pouls. La pression intravasculaire s'élève, la diurèse est la conséquence de ce phénomène : la thérapeutique des affections du cœur utilise ces réactions physiologiques. A dose toxique, la digitaline détermine des nausées, des vomissements, des douleurs insupportables dans la région épigastrique ; le pouls est fort, les pulsations fréquentes par suite du redoublement d'intensité des petites systoles intermédiaires, les objets paraissent colorés en vert ou en jaune, quelquefois même la vision est abolie ; la peau est chaude, les pupilles dilatées ; les hallucinations, le délire sont rares. Puis, la circulation se ralentit, le pouls est petit, les urines supprimées, la peau refroidie ; enfin, survient un état comateux qui précède la syncope terminale. Tous ces phénomènes évoluent en douze ou quinze heures ; quand ils n'ont pas d'issue fatale, le malade se rétablit lentement.

Pendant la convalescence qui dure une dizaine de jours, on assiste quelquefois à une éruption d'urticaire ; on a même observé de l'aphasie.

Contrepoisons. — Le café, le cognac, les injections d'éther, les sinapismes, forment la base du traitement ; après l'ingestion des feuilles ou de la teinture de digitale, les vomitifs seraient indiqués avant toute médication. Le tanin précipite la digitaline aussi bien que les bases végétales et peut lui servir de contrepoison chimique. On prétend aussi que l'aconitine est un antidote sérieux ; cependant nous ne conseillerons pas son emploi dans le cas d'un empoisonnement par la digitaline.

Usages. Modes d'administration. Doses. — De même que la plante qui la renferme, la digitaline se prête à des rôles variés et se montre tour à tour tonique du cœur et des vaisseaux, diurétique, fébrifuge, antiphlogistique, etc.

En qualité de tonique cardio-vaso-moteur, cette substance trouve son emploi dans les affections du système circulatoire où dominent l'amyosthénie cardiaque et la parésie vasculaire avec ou sans faible tension. Elle convient aux palpitations nerveuses par défaut d'innervation cardiaque, non dans celles qui reconnaissent pour cause une surexcitation de l'organe ; aussi la digitaline ou les préparations de digitale échouent-elles souvent contre les désordres purement fonctionnels du cœur (Trousseau).

Le rétrécissement aortique, voilà son triomphe, car elle se fait alors l'auxiliaire de l'hypertrophie cardiaque et toute la force ajoutée devient efficace. Quant à l'insuffisance et au rétrécissement de l'orifice mitral, ils retirent peu de bénéfices de l'emploi de la digitaline, parce que la puissance artificiellement acquise par le ventricule sert aussi bien à réintégrer le sang dans l'oreillette qu'à le pousser dans l'arbre artériel.

La digitaline est efficace (Trousseau, Gubler, etc.), dans la cachexie décrite par Graves et Basedow, et qui se caractérise par des palpitations, l'hypertrophie du corps thyroïde et l'exophtalmie. Son action diurétique ne se fait pas également sentir dans tous les cas pour lesquels on la réclame. Elle est principalement efficace lorsque la congestion des reins dépasse les limites favorables à leur activité sécrétoire : ce qui a lieu particulièrement dans les maladies organiques du cœur et dans les troubles fonctionnels du système circulatoire essentiellement caractérisés par l'asthénie et conséquemment par la stase sanguine.

La sédation exercée par la digitaline sur l'éréthisme vasculaire en fait un antidiaphorétique et un agent précieux de la médication contro-stimulante.

Dans la fièvre, les congestions localisées et les phlegmasies fébriles, elle amène la réduction du calibre des vaisseaux, la diminution concomitante des actes organiques, qui se passent dans les capillaires sanguins, et l'abaissement de la température, en même temps qu'elle accroît la tension vasculaire et ralentit les battements du cœur.

En qualité d'antiphlogistique, la digitaline a été surtout employée dans les phlegmasies thoraciques et le rhumatisme articulaire aigu (Hirtz, Coblentz-Oulmont).

En raison de son action topique irritante, la digitaline n'est guère administrée que par la voie stomacale. Elle s'emploie ordinairement à l'état amorphe sous forme de granules qui comme ceux d'Homolle et Quévenne, contiennent chacun 1 milligramme de principe actif. On en prend un seul à la fois, mais la dose est de 1, 2, 3, 4 et quelquefois 5 par jour.

A l'état cristallisé, il vaut mieux employer des granules à un quart de milligramme et ne pas dépasser la dose de 5 par vingt-quatre heures.

La digitaline peut se mettre en potion à la dose de 5 milligrammes dissous dans un peu d'alcool et ajoutés à 100 grammes d'eau distillée de laitue et 25 grammes de sirop de fleur d'oranger; c'est là un des meilleurs modes d'administration, permettant des effets sûrs et rapides.

Dans l'administration de ce produit, il faut avoir égard à la susceptibilité individuelle et tenir grand compte de l'accumulation d'action, qui résulte du séjour prolongé de la digitaline dans l'organisme. Les albuminuriques supportent très mal la digitaline (Bouchardat).

2º SANTONINE

La santonine est un médicament vermifuge extrait de divers artemisia, dont les bourgeons floraux portent le nom de *semen-contra*. Elle se présente sous forme de lamelles nacrées, peu solubles dans l'eau, plus solubles dans les dissolvants ordinaires, alcool, éther, chloroforme, etc.

Les doses de 10 à 15 grammes pour le semen-contra, de 75 centigrammes à 1 gramme pour la santonine chez l'adulte, ne sauraient être dépassées sans danger. Les vermifuges sont presque toujours administrés à des enfants dont la susceptibilité est plus grande : chez eux, 25 à 30 centigrammes de santonine pourraient très bien déterminer des accidents mortels.

La santonine est un médicament qui s'accumule dans l'organisme et le foie paraît l'emmagasiner pour la déverser ensuite par la bile dans l'intestin où elle est reprise à nouveau. C'est par l'urine que s'élimine la substance, altérée d'ailleurs. L'urine santonique fraîche est jaune et quand la fermentation ammoniacale se déclare, elle passe au rouge.

Les troubles de la vue sont les symptômes les plus frappants avec le semen-contra ou la santonine. Le poison détermine une sorte de daltonisme ; la couleur des objets n'est plus perçue comme à l'état normal, le jaune domine ; le rouge devient pourpre ; le noir violacé ; le bleu, verdâtre ; l'orangé, rouge pâle. On a noté des troubles du côté des autres organes des sens (goût, odorat), des hallucinations, du délire, des convulsions, de l'œdème des paupières, de l'urticaire généralisé ; des douleurs, de la salivation ; les symptômes sont précédés de signes communs à tous les empoisonnements : malaises, vomissements, céphalalgie, troubles circulatoires, etc.

Usages. — On emploie aujourd'hui la santonine de préférence au semen-contra et à d'autres anthelminthiques contre les ascarides lombricoïdes, plus rarement contre les oxyures vermiculaires et le tænia.

D'autres parasites intestinaux, dont l'action est autrement grave, les anguillules de la diarrhée de Cochinchine, subissent aussi l'action de la santonine, d'où son application à la cure de cette terrible maladie (Colin).

Mais les modifications singulières imprimées à la vision par la santonine ont engagé les médecins à la prescrire contre diverses affections oculaires, organiques ou simplement nerveuses.

Les effets stupéfiants de la santonine justifient son emploi dans les coliques néphrétiques et d'autres affections éminemment douloureuses. Les bons résultats obtenus en pareille circonstance par Coneva ont fait supposer que ce principe immédiat, à l'inverse de la strychnine, pourrait bien ralentir la dénutrition et diminuer la proportion d'acide urique dans la sécrétion rénale. Bouchardat émet l'hypothèse que la santonine agit par l'intermédiaire du système nerveux et que, comme l'acide benzoïque, elle forme, peut-être avec l'acide urique, un acide copulé, soluble.

Modes d'administration. Doses. — À la dose de 10 à 20 centigrammes, la santonine possède des propriétés vermifuges bien prononcées. On peut la mêler à du sucre en poudre ou l'administrer sous l'une des formes suivantes.

Les dragées de santonine comme les tablettes contiennent chacune 25 milligrammes seulement du principe actif, on en prescrit de 2 à 6 pour les enfants.

Je leur préfère les tablettes du Codex de 1 gramme dosées à 1 centigramme.

Les biscuits de santonine présentent quelques avantages chez les jeunes sujets récalcitrants ; ils sont généralement dosés à 5 centigrammes ; enfin il existe des pastilles et des tablettes de chocolat, les premières dosées à 1 ou 2 centigrammes, les autres à 5 centigrammes, qui sont également faciles à prendre.

Sous forme de lavement, la santonine a été également administrée contre les oxyures vermiculaires qui habitent ordinairement la fin de l'intestin.

3° CANTHARIDINE

Les coléoptères vésicants, les myolobres, les méloés et surtout les cantharides (cantharis vesicatoria) entrent dans la composition de quelques médicaments très vénéneux, principalement à l'état de poudre et de teinture. Parmi les poisons organiques, il n'en est pas qui figure pour un chiffre plus élevé que la cantharide dans la statistique criminelle ; on compte 59 cas en médecine légale, dans les 40 dernières années.

Le principe actif des préparations à base de cantharide a été découvert par Robiquet ; c'est un corps neutre, incolore, qui se présente soit en prismes clinorrhombiques, soit en lamelles brillantes. Il est insoluble dans l'eau, peu soluble dans l'alcool, soluble, au contraire, dans l'éther, l'essence de térébenthine, l'huile d'olives, l'acide acétique, etc. Ses solutions sont très vésicantes et on ne peut plus toxiques.

Suivant l'origine du produit, les cantharides renferment une proportion variable de principe actif de 1 à 5 grammes par kilogramme environ. Il n'y a pas dans l'arsenal thérapeutique d'irritant plus énergique : appliquée sur la peau et à plus forte raison sur les muqueuses elle détermine des phénomènes de vésication intense. Au contact de la peau, des phlyctènes se produisent ; le poison attaque l'épiderme, le soulève et met à nu le derme hyperhémié ; l'inflammation consécutive des couches sous-jacentes peut aller jusqu'à la mortification et à la gangrène. L'application des vésicatoires trop chargés de principe actif donne lieu à de fréquents accidents de cette nature, sans parler des effets de la cantharide sur le rein par où elle s'élimine.

A l'intérieur, les cantharides provoquent des troubles plus graves dont l'apparition est presque immédiate. A la dose de 2 à 3 grammes la poudre est très dangereuse. 30 grammes de teinture, 2 à 3 centigrammes de cantharidine peuvent donner la mort en vingt-quatre ou quarante-huit heures.

Pour l'homme et les animaux supérieurs, la cantharidine est donc un toxique des plus violents ; il n'en est pas de même pour les poules, les grenouilles et quelques autres espèces animales qui supportent beaucoup mieux le poison : une poule absorbe, sans en être incommodée, une quantité de cantharidine assez forte pour que sa chair empoisonne les chats.

La cantharidine traverse les tissus sans se modifier, et s'élimine ensuite en petite quantité par les fèces et, en proportion plus forte, par l'urine.

Après l'ingestion des préparations cantharidiennes, une sensation de cuisson insupportable se manifeste aux lèvres, sur la langue, dans la bouche, jusqu'à l'estomac ; la muqueuse est rouge, enflammée, elle se détache des tissus sous-jacents ; la salive s'écoule abondamment ; le malaise, les nausées, puis les vomissements et les selles suivent de près ces premiers symptômes. Jusqu'à présent, rien ne distingue ces troubles de l'empoisonnement par les substances corrosives ; mais quand le poison s'élimine, des accidents spéciaux éclatent du côté des reins : douleurs dans la région lombaire, envies fréquentes d'uriner. La miction est souvent impossible malgré les efforts douloureux du malade et quand elle se produit, elle s'accompagne d'une sensation de brûlure intense dans l'urètre et n'aboutit qu'à l'expulsion de quelques gouttes d'un liquide trouble, fortement albumineux, entraînant des éléments histologiques du rein et quelquefois du sang. Les troubles rénaux sont très sérieux ; ils se prolongent au moins cinq ou six jours dans les cas favorables.

Quant à l'action aphrodisiaque de la cantharide, elle paraît n'être que secondaire et, loin d'être constante ; elle est qualifiée d'exceptionnelle par la plupart des auteurs.

La dysurie, les urines sanguinolentes, le prurit du gland, les érections douloureuses semblent résumer les effets pathologiques de la cantharide sur les organes génito-urinaires de l'homme. Chez la femme, on n'observe que très rarement de la nymphomanie ; l'arrêt de la menstruation, l'avortement sont beaucoup plus fréquents.

Après l'empoisonnement par la cantharide, la mort est précédée de phénomènes convulsifs.

La thérapeutique de l'empoisonnement par les cantharides ou la cantharidine est surtout symptomatique ; on ordonne les vomitifs, suivis d'un lavage méticuleux de la bouche et des lèvres pour éviter le contact des muqueuses avec le poison ; on lavera l'estomac avec le siphon de Faucher. Les bains tièdes et émollients, l'eau albumineuse, l'huile, le thé, viendront après ; les cataplasmes sur le ventre, l'opium, les bains généraux s'adressent aux troubles fonctionnels de l'intestin et des organes génito-urinaires.

Usages. Doses. — La cantharidine pourrait être employée aux mêmes usages externes et internes que l'insecte qui la produit et que les animaux vésicants en général ; seulement elle est peu usitée à cause de la difficulté de sa préparation.

Cependant, aujourd'hui, on prépare communément des taffetas à la cantharidine ou au cantharidate de soude qui remplacent avantageusement les toiles vésicantes d'autrefois. Plusieurs pharmaciens préparent ainsi des vésicatoires roses très élégants et d'une application facile ; l'effet vésicant se produit beaucoup plus rapidement qu'avec les toiles à base de poudre de cantharide.

On n'emploie pour ainsi dire jamais la cantharidine à l'intérieur ; cependant si l'on tenait à produire l'excitation uro-génitale, on pourrait faire parvenir ce produit dans l'estomac, à l'état d'albuminate, c'est-à-dire en dissolution dans du blanc d'œuf, afin d'épargner les premières voies ; seulement la dose resterait encore à déterminer.

CH. DERVILLEZ, de Paris.

CHAPITRE VIII

EMPOISONNEMENT PAR LES GAZ TOXIQUES

I

OXYDE DE CARBONE

Causes et mécanisme. — L'oxyde de carbone est le plus dangereux des gaz toxiques : les conditions multiples de sa formation, l'absence totale de caractères organoleptiques, couleur, odeur, saveur, tout contribue à rendre très redoutable l'intoxication oxycarburée. Ce gaz prend naissance dans toutes les combustions incomplètes, quand le charbon brûle en présence d'un excès de charbon; les foyers dont la ventilation est insuffisante, les poêles, les fours à coke, à plâtre, à chaux, à ciment, les cornues à gaz d'éclairage, les hauts fourneaux, rejettent de l'oxyde de carbone. Les explosions de feu grisou en produisent.

Les travaux de Le Blanc et de Claude Bernard ont montré que l'atmosphère, rendue délétère à la suite de ces combustions, devait sa nocuité à l'oxyde de carbone et non à l'acide carbonique; l'absorption de ce dernier gaz par un alcali ne diminuant en rien la toxicité du milieu. L'oxyde de carbone se fixe sur le sang, chasse l'oxygène de l'hémoglobine oxygénée et contracte, avec cette hémoglobine, une combinaison stable, caractérisée par ses réactions spectroscopiques. La combinaison a lieu, même lorsque le poison est très dilué, le sang absorbe l'oxyde de carbone, l'enlève à l'air extérieur, l'accumule dans ses globules. Déjà sensible quand le gaz est dilué à 1/5000, cette absorption est au maximum dans une atmosphère qui renferme 1/1000 d'oxyde de carbone. Dans ces conditions, Gréhant a trouvé dans le sang parties égales d'oxyde de carbone et d'oxygène En raison de sa stabilité très grande, l'hémoglobine oxycarbonée n'est plus décomposée par l'oxygène à travers le poumon; les globules encore sains puisent peu à peu, dans l'atmosphère ambiante, l'oxyde de carbone; à chaque circuit, le sang se charge d'une nouvelle dose de poison, sans rien abandonner des gaz précédemment acquis; il ne circule dans les vaisseaux que des globules intacts en apparence, mais dont les fonctions hématosiques ne s'exercent plus.

Le bioxyde d'azote déplace l'oxyde de carbone pour former l'hémoglobine oxyazotée, et s'il n'était pour cette raison un poison des plus violents, ce serait le meilleur antidote de l'oxyde de carbone. Il n'y a guère que l'oxygène qui puisse, sans danger, décomposer l'hémoglobine oxycarbonée; son action est très lente, mais en dirigeant un courant d'oxygène dans du sang oxycarboné, on parvient, à la longue, à en chasser l'oxyde de carbone. C'est de là que procède le traitement le plus rationnel de l'intoxication (Hugounenq).

On n'observe que deux formes d'empoisonnement par l'oxyde de carbone : suicide ou accident.

La vapeur de charbon (c'est le nom impropre de l'oxyde de carbone) est le poison préféré des suicidés; en quatre ans, de 1853 à 1857, on a compté, en France, 2,135 cas d'empoisonnements suicides, dont 1,752 par l'oxyde de carbone, soit un peu plus de 82 p. 100. Ce nombre va, du reste, en augmentant, car cet empoisonnement est à la portée de tous. Un réchaud allumé dans une chambre close procure une mort rapide, peu coûteuse, et qui passe pour être exempte de douleurs; l'oxyde de carbone est le poison des classes pauvres, des ouvriers, des blanchisseuses, que la misère et les déceptions conduisent au suicide.

A côté de ces empoisonnements volontaires, l'oxyde de carbone produit des accidents fréquents qui se rattachent à plusieurs causes. Dans les fabriques de chaux, de plâtre, de ciment, les ouvriers vont se coucher, pendant les nuits d'hiver, au-dessus des fours, s'endorment dans une atmosphère chargée d'oxyde de carbone et s'empoisonnent sans s'en apercevoir.

Dans les mines, après les explosions de grisou, on trouve de l'oxyde de carbone formé par la combustion incomplète du méthane ou gaz des marais.

Le séjour prolongé auprès des foyers où le charbon est en excès entraîne aussi des accidents. L'anémie des cuisiniers est la conséquence d'une intoxication lente par l'oxyde de carbone, car le gaz traverse les parois portées au rouge des fourneaux métalliques et se répand dans l'atmosphère ambiante. C'est le danger de tous les poêles en général et des poêles mobiles en particulier.

L'utilisation à peu près complète du calorique que réalisent les poêles mobiles leur a assuré, dans ces dernières années, un succès croissant, si bien qu'aujourd'hui, dans beaucoup de maisons, ils remplacent l'ancien système des combustions vives dans les cheminées. Ces poêles sont munis de soupapes qui réduisent à volonté la dépense de combustible, sans diminuer la chaleur produite; ils s'adaptent à tous les tuyaux, se déplacent facilement; de là de grands avantages malheureusement compensés par de graves inconvénients dont les principaux sont les suivants : 1° le tirage étant réduit au minimum, la combustion est incomplète et le poêle est une source permanente d'oxyde de carbone; 2° le gaz toxique envahit l'atmosphère de la pièce, soit par les fissures de l'appareil, soit par diffusion à travers ses parois. Même quand le poêle est étanche, tout danger n'a pas disparu, car le tuyau débouche dans une cheminée où se produisent quelquefois des courants descendants qui refoulent l'oxyde de carbone ou l'entraînent à travers des conduits de communication dans des pièces voisines.

L'Académie de médecine, préoccupée des dangers des poêles à combustion lente, a voté, dans sa séance du 16 avril 1889, les conclusions suivantes qu'il n'est pas inutile de connaître :

« Il y a lieu de proscrire formellement l'emploi des appareils et poêles économiques à faible tirage, dans les chambres à coucher et dans les chambres adjacentes; il faut éviter de faire usage des poêles mobiles.

« Dans tous les cas, le tirage d'un poêle à combustion lente doit être convenablement garanti par des tuyaux ou cheminées d'une section et d'une hauteur suffisantes, complètement étanches, ne présentant aucune fissure ou communication avec les appartements contigus et débouchant au-dessus des fenêtres voisines. Il est utile que ces cheminées ou tuyaux soient munis d'appareils sensibles indiquant que le tirage s'effectue dans le sens normal.

« Il est nécessaire de se tenir en garde, principalement dans le cas où le poêle en question est en petite marche, contre les perturbations atmosphériques qui pourraient paralyser le tirage et même déterminer un refoulement du gaz à l'intérieur de la pièce. A cet effet, on ne devra jamais fermer hermétiquement la fenêtre de la pièce dans laquelle brûle ce poêle.

« Tout poêle à combustion lente qui présente des bouches de chaleur devra être rejeté, car celles-ci, supprimant l'utilité de la chambre de sûreté constituée par le cylindre creux intérieur compris entre les deux enveloppes de tôle ou de fonte, permettent au gaz oxyde de carbone de s'échapper dans l'appartement.

« Les orifices de chargement d'un poêle à combustion lente

doivent être hermétiquement clos et il est nécessaire de ventiler largement le local chaque fois qu'il vient d'être procédé à un chargement de combustible.

« L'emploi de cet appareil de chauffage est dangereux dans les pièces où les personnes se tiennent d'une façon permanente et dont la ventilation n'est pas largement assurée par des orifices constamment et directement ouverts à l'air libre ; il doit être proscrit dans les crèches, les écoles, les lycées, etc.

« L'Académie croit de son devoir de signaler à l'attention des pouvoirs publics les dangers des poêles mobiles en particulier, tant pour ceux qui en font usage que pour leurs voisins ; elle émet le vœu que l'administration supérieure veuille bien faire étudier les règles à prescrire pour y remédier. »

Il est certain que les nombreux accidents déterminés par l'usage des poêles mobiles ont démontré le bien fondé de ces réclamations ; les dangers de l'oxyde de carbone réclament assurément des précautions spéciales, mais, somme toute, les poêles mobiles n'offrent que des inconvénients passagers, tandis qu'avec le gaz de l'éclairage, par exemple, le danger est permanent.

Gaz d'éclairage. — La composition moyenne d'un gaz d'éclairage est représentée, d'après Berthelot, par les nombres suivants :

Méthane ou gaz des marais	35	p. 100
Hydrogène	45,8	—
Oxyde de carbone	6,6	—
Éthylène et homologues, acétylène, benzine, etc.	6,4	—
Azote	2,5	—
Acide carbonique	3,7	—

Il y a, dans ce mélange, plusieurs produits toxiques (acétylène et acide carbonique), mais l'oxyde de carbone seul est le véritable principe actif, le vrai poison, comme l'ont démontré Jolyet et Layet. Or, malgré les meilleures installations, telles que les exigent les intérêts de l'hygiène qui se confondent ici avec l'intérêt des compagnies, des fuites inévitables se produisent et elles atteignent, en moyenne, 10 p. 100. Comment pourrait-il en être autrement avec des canalisations qui, à Paris notamment, dépassent 4,000 kilomètres ? La Compagnie parisienne du gaz en fabrique plus de 150 millions de mètres cubes consommés sur une surface de 7,500 hectares ; la perte étant de 15 millions de mètres cubes, on en déduit que le sol de Paris reçoit annuellement 750,000 mètres cubes d'oxyde de carbone, soit 100 mètres cubes par hectare, en admettant une teneur de 5 p. 100, toujours dépassée du reste. En même temps que l'oxyde de carbone, d'autres gaz, mêlés de carbures, de phénols, de composés sulfurés et ammoniacaux, traversent les conduites et imprègnent le sol où leur présence se traduit par l'odeur que tout le monde perçoit à l'ouverture des tranchées.

Quelle est l'influence de cette diffusion continue dans le sous-sol des villes de ces produits toxiques? Quelle est leur action sur les microorganismes qui y pullulent? On l'ignore, bien qu'il s'agisse là d'une des questions les plus importantes de l'hygiène urbaine.

Si de ces conditions moyennes d'intoxication, on passe à l'étude de quelques faits spéciaux, les dangers du gaz d'éclairage se révèlent plus nettement. Sur certains points du réseau, la canalisation est défectueuse, les pertes considérables; en hiver, la pression est forte dans les tuyaux, la température est basse au dehors, élevée dans l'intérieur; une sorte de tirage se produit qui transforme la maison en cheminée d'appel, si une fuite se trouve dans le voisinage immédiat, le gaz envahit l'appartement et la nuit sa présence passe inaperçue; des empoisonnements se produisent pendant le sommeil.

Symptômes. — Accidentel ou suicide, déterminé par le gaz d'éclairage ou la vapeur de charbon, l'empoisonnement par l'oxyde de carbone se traduit par les mêmes symptômes. Dans quelques cas, le poison provoque une sidération brusque, les mouvements du cœur se ralentissent, puis s'arrêtent. Le plus souvent, le patient a la tête lourde, il éprouve de la céphalalgie, des vertiges, accuse une sensation de poids sur la poitrine; cette oppression est très pénible, elle s'accompagne de tremblements, de faiblesse musculaire, de douleurs déchirantes dans la poitrine; les battements du cœur sont irréguliers, tumultueux, la respiration stertoreuse; la peau est insensible sur une étendue plus ou moins considérable, enfin la mort succède le plus souvent à un état comateux.

Si le malade se rétablit, sa santé reste longtemps compromise et présente une série de troubles bien étudiés : tremblements généraux, douleurs aux membres, à la tête, à la poitrine, sifflements, obscurcissement de la vue. Les phénomènes d'amnésie ne sont pas les moins curieux. Bryant et de Beauvais en ont cité des exemples frappants chez un lithographe qui avait oublié jusqu'aux rudiments de la lecture, chez un médecin qui, appelé auprès d'un malade, ne se rappelait plus ce qui l'y avait amené. On a observé des cas de paralysie des membres supérieurs, accompagnée ou non d'un œdème des bras (Leudet). Quant à l'anémie, elle figure parmi les suites les plus fréquentes de l'intoxication oxycarbonée.

Traitement. — La thérapeutique de l'empoisonnement par l'oxyde de carbone découle de la physiologie; il faut déplacer l'oxyde de carbone par l'oxygène; l'air pur, la respiration artificielle rendent les plus grands services. L'électricité combat avantageusement les paralysies des membres supérieurs.

Anatomie pathologique. — L'autopsie des sujets empoisonnés par l'oxyde de carbone est très intéressante : le cadavre garde longtemps sa chaleur propre, son état de conservation est des plus remarquables, l'éclat de la cornée se maintient, la peau présente çà et là de larges plaques rosées, surtout à la face interne des cuisses, dans la région dorsale, au scrotum; les organes génitaux sont rouges et tuméfiés; on trouve du sang dans les narines; les vaisseaux ont une teinte rouge particulière qui rappelle celle du cinabre; si on sectionne un fragment du tissu pulmonaire et qu'on l'exprime entre les doigts, la couleur rouge vif de l'écume sanglante apparaît avec toute sa netteté (œdème carminé de Lacassagne).

II

BIOXYDE D'AZOTE. — VAPEURS NITREUSES

Le bioxyde d'azote déplace l'oxygène et même l'oxyde de carbone de leurs combinaisons avec l'hémoglobine, pour contracter avec elle une combinaison très stable, l'hémoglobine bioxyazotée, ayant ses caractères propres. Ces faits n'intéressent que la physiologie, car dans la pratique, le bioxyde d'azote ne détermine jamais d'accident, puisque, au contact de l'air, il absorbe de l'oxygène et se transforme immédiatement en vapeurs nitreuses. Mais celles-ci se produisent assez fréquemment quand on fait agir l'acide azotique ordinaire sur les métaux, quand on transvase de l'acide fumant ou qu'on le fait agir sur des matières organiques (fabrication de la nitro-benzine, de l'acide picrique, de l'acide oxalique, des nitro-naphtols, etc.).

Les vapeurs rutilantes, même en petite quantité, sont aussi désagréables à respirer que le chlore; mais, tandis que les effets du chlore sont immédiats, très douloureux, persistent pendant les premiers instants, puis s'amendent sans laisser de trace, il en est tout autrement de l'anhydride hypoazotique. Le patient qui a inspiré ces vapeurs éprouve à la gorge une sensation de cuisson très pénible, qui cesse dès que les quintes de toux ont expulsé le poison; tout paraît être terminé et le sujet reprend ses occupations habituelles; mais quelques heures après, il ressent une oppression considérable, la respiration est douloureuse, l'expectoration abondante (crachats jaunes et écumeux), la face est pâle, la température élevée, le pouls fréquent; le malade succombe presque toujours.

Pour combattre les accidents aigus, on a conseillé de larges inspirations d'air pur, des inhalations de vapeur d'eau tiède, l'application des révulsifs sur la poitrine; l'air pur paraît donner les meilleurs résultats.

III

HYDROGÈNE SULFURÉ. — SULFHYDRATE D'AMMONIAQUE
MÉPHITISME DES ÉGOUTS ET DES FOSSES D'AISANCE

Les empoisonnements accidentels par l'hydrogène sulfuré pur sont très rares, quoique l'acide sulfhydrique soit un poison violent, même quand il est dilué, à la dose de 1/1500, pour l'homme et pour les grands animaux (cheval, chien). Ce gaz n'est obtenu en grand, par l'industrie, que dans la régénération du soufre des marcs de soude[1].

C'est surtout à l'état de combinaison avec l'ammoniaque, ou mélangé avec d'autres gaz putrides, dans les égouts, les fosses d'aisance, les tanneries, les fabriques de cordes de boyau, que l'hydrogène sulfuré provoque les accidents les plus nombreux.

Par vingt-quatre heures, un mètre cube de matière contenue dans une fosse, dégage, en moyenne, 619 grammes d'acide carbonique, 113 grammes d'ammoniaque, 2 grammes d'hydrogène sulfuré et 415 grammes de produits organiques tels que le gaz des marais; ces proportions diffèrent beaucoup suivant les fosses, mais l'hydrogène sulfuré étant un produit constant de la putréfaction de la matière albuminoïde, il existe dans toutes.

Le méphitisme des fosses d'aisance est dû tantôt à l'ammoniaque ou au carbonate d'ammoniaque, tantôt au sulfhydrate; de là deux formes d'empoisonnement. Dans l'une, on observe les douleurs atroces et les convulsions que détermine l'alcali volatil; quand l'hydrogène sulfuré et le sulfhydrate prédominent, l'asphyxie est calme, la mort est précédée d'une période de sommeil tranquille. Dans la plupart des cas, les deux poisons agissent simultanément,

[1] Dans la fabrication du carbonate de soude par le procédé Leblanc, on obtient des résidus insolubles formés de sulfures, sulfites, hyposulfites, qu'on attaque par l'acide chlorhydrique pour en précipiter le soufre. Il se dégage, dans cette opération, des torrents d'hydrogène sulfuré et les ouvriers peuvent être sérieusement incommodés, s'ils ne prennent pas les précautions voulues.

les formes mixtes sont les plus fréquentes ; cependant le méphitisme azoté est plutôt celui des égouts, tandis que le sulfhydrate domine dans les fosses d'aisance.

Les vidangeurs sont particulièrement exposés quand ils détachent à la pioche les croûtes sèches qui adhèrent aux parois : le sulfure ammonique emprisonné dans les anfractuosités de la maçonnerie se répand dans l'atmosphère, l'ouvrier tombe foudroyé sans pousser un cri, ou bien il remonte à l'air libre, s'assied et, pris d'un sommeil invincible, se couche et meurt asphyxié. Le plus souvent, il s'agite avant de tomber, il danse, chante le plomb, appelle au secours, « ou bien encore il est pris de suffocation subite, de douleurs d'estomac, dans les articulations, d'un sentiment d'oppression, comme si un poids énorme comprimait sa poitrine, d'où probablement est venu le mot de plomb ». (Galtier.) La respiration est pénible, convulsive, le pouls petit, irrégulier, la face cyanosée, la peau froide ; de la bouche s'échappe une écume sanguinolente, le malade pousse des cris incessants, perd connaissance et succombe en trois ou quatre heures ou se rétablit rapidement.

L'oxygène a sauvé plus d'un ouvrier victime du plomb ; c'est l'agent le plus efficace pour chasser le poison du sang, mais la respiration artificielle, la faradisation du nerf phrénique, l'administration des excitants, alcool, café, acétate d'ammoniaque, vapeurs d'acide acétique, l'application des révulsifs sur le tronc et les membres, les injections d'éther donnent aussi d'excellents résultats.

Indépendamment des accidents du plomb, les vidangeurs et les égoutiers sont encore exposés à une ophtalmie spéciale qui porte le nom de mitte et qui frappe la plupart d'entre eux : c'est une conjonctivite compliquée d'un catarrhe de la muqueuse nasale avec céphalalgie, douleurs orbitaires, écoulement de liquides muqueux ou purulents.

Cette affection, du reste, ne présente aucun caractère de gravité et nécessite rarement l'intervention du médecin ; les ouvriers se traitent eux-mêmes par l'application sur les yeux de compresses d'eau boriquée, ou même d'une feuille de chou fréquemment renouvelée.

IV

ACIDE CARBONIQUE

Il est peu d'agents toxiques aussi répandus que l'acide carbonique : la respiration des animaux et des végétaux en rejette constamment dans l'atmosphère ; les eaux de sources, les fermentations, les combustions vives ou lentes en produisent également, sans parler des sources naturelles d'acide carbonique plus ou moins pur, galeries de mines, vallées empoisonnées de Java, émanations volcaniques, etc.

Dilué comme il l'est dans l'atmosphère, l'acide carbonique ne présente aucun danger ; il n'en est plus de même quand il s'accumule dans un espace confiné par suite de la combustion du gaz ou de la houille, ou de la respiration d'un trop grand nombre d'individus. Dans les cuves, où fermentent la bière et le raisin, près des fours à chaux, dans les usines de produits chimiques où l'on attaque des carbonates par les acides (fabrication de l'acétate de soude), l'acide carbonique s'accumule en quantité plus grande encore, surtout dans les endroits bas et mal aérés. La proportion de 3 à 5 p. 100 est alors atteinte et souvent dépassée et les accidents éclatent.

On a considéré longtemps l'acide carbonique comme un gaz inerte n'ayant d'autre action que celle d'empêcher l'accès de l'oxygène dans le sang, comme une sorte de poison négatif.

L'absorption en quantité notable des eaux gazeuses et des vins mousseux, la possibilité, pour les animaux, de vivre dans une atmosphère à 20 p. 100 d'acide carbonique, paraissaient fournir à cette opinion des arguments sans réplique. On est revenu de cette erreur et on n'hésite plus aujourd'hui à attribuer à l'acide carbonique une toxicité propre, depuis que Collard de Martigny a montré que si on se plonge dans une cuve pleine de gaz, en laissant la tête à l'air libre, la peau du tronc et des membres rougit ; on perçoit d'abord des picotements, puis un malaise qui oblige à suspendre l'expérience. Si on opère sur des animaux et qu'on les laisse un certain temps dans l'appareil, on les retire paralysés.

Les gaz qui, à l'exemple de l'oxyde de carbone, sont uniquement des poisons du sang, agissent beaucoup plus énergiquement que l'anhydride carbonique ; celui-ci ne tue qu'à doses massives et non pas en modifiant l'hémoglobine, car l'hémoglobine n'est pas altérée tant qu'elle se trouve en présence d'une quantité suffisante d'oxygène ; on peut même la retrouver intacte chez des animaux qui ont succombé à l'intoxication par le gaz carbonique. Si on classait l'acide carbonique d'après ses propriétés physiologiques, il faudrait le ranger parmi les poisons nervins, à côté de l'alcool et des anesthésiques.

Ingenhousz plongeant une plaie douloureuse dans une atmosphère d'acide carbonique, avait vu disparaître la douleur. L'acide carbonique insensibilise le col de l'utérus dans les cas d'épithélioma, il anesthésie la muqueuse du larynx comme l'a montré Brown-Séquard; on peut même s'en servir, d'après Weil, pour combattre avec succès certaines formes de dyspnée. Ces actions rattachent l'acide carbonique aux anesthésiques locaux. Sur l'ensemble de l'organisme, l'excitation prédomine d'abord; dans les boissons gazeuses, dans les vins mousseux, l'acide carbonique produit une sensation de bien-être particulière, une ivresse légère, l'image atténuée des effets de l'alcool.

Mais si, au lieu de pénétrer dans l'organisme à travers l'intestin, et à petite dose, il y arrive par le poumon en quantité considérable, lorsqu'un homme tombe accidentellement dans une cuve en fermentation ou s'endort à la gueule d'un four à chaux, par exemple, à l'excitation passagère du début, succède une période de dépression. Le patient éprouve des douleurs de tête, de l'angoisse, des bourdonnements d'oreilles, il perd connaissance et tombe paralysé. La circulation se ralentit de plus en plus, la respiration, d'abord lente, devient stertoreuse, la peau est cyanosée, les extrémités se refroidissent et la vie s'éteint, si on n'intervient pas énergiquement. Voici à ce sujet les instructions officielles prescrites dans l'ordonnance de police du 7 mai 1872 :

« 1° Le malade doit être retiré le plus tôt possible du lieu méphitisé, exposé au grand air et débarrassé de ses vêtements;

« 2° Il doit être assis dans un fauteuil ou sur une chaise et maintenu dans cette position en lui soutenant la tête verticalement. On lui jettera alors, avec force, de l'eau froide, par potées sur le corps et au visage; cette opération doit être continuée longtemps;

« 3° Si l'asphyxié commence à donner quelques signes de vie, il ne faut pas discontinuer les affusions d'eau froide; seulement on évitera de lui jeter de l'eau, principalement sur la bouche, pendant qu'il fait des efforts d'inspiration;

« 4° S'il fait des efforts pour vomir, il faut les favoriser en chatouillant l'arrière-bouche avec les barbes d'une plume;

« 5° Dès que l'asphyxié pourra avaler, on devra lui faire boire de l'eau de mélisse ou de l'eau-de-vie additionnée d'un peu d'eau;

« 6° Lorsque la respiration sera rétablie, il faudra, après avoir bien essuyé le malade, le coucher dans un lit bien bassiné, la tête maintenue élevée, et lui administrer un lavement avec de l'eau tiède dans laquelle on aura fait fondre gros comme une noix de savon, ou mis deux cuillerées à bouche de vinaigre. »

Ces premiers soins doivent être complétés par le médecin. C'est à lui qu'il appartient de pratiquer la respiration artificielle, de frictionner le patient, de pratiquer la traction rythmée de la langue ; les flagellations, l'oxygène sont également indiqués.

CH. DERVILLEZ, *de Paris*.

CHAPITRE IX

EMPOISONNEMENT PAR LES MATIÈRES ALIMENTAIRES

Tous les aliments animaux ou végétaux peuvent donner lieu à des accidents d'intoxication, quand ils se trouvent placés dans de mauvaises conditions. Il est donc impossible dans un travail sur les intoxications alimentaires, de faire une revue détaillée et complète des aliments capables de devenir dangereux, ce serait une énumération longue et sans intérêt; aussi est-il préférable, pour montrer ce qu'est une intoxication alimentaire, de prendre un certain nombre de types d'aliments animaux ou végétaux, parmi ceux que l'expérience a démontré être le plus souvent nuisibles, de chercher pourquoi l'empoisonnement a lieu, comment il se manifeste et quels sont les moyens les plus pratiques et les plus simples pour mettre l'homme à l'abri de ses atteintes parfois si graves. En un mot, nous avons l'intention de donner un aperçu, une idée générale des intoxications alimentaires et non pas de dresser une liste complète et minutieuse de ces denrées toxiques.

Les accidents ont été souvent redoutables, frappant à la fois plusieurs centaines d'individus, revêtant ainsi l'aspect de véritables épidémies; c'est principalement dans les casernes, les pensions, à bord des navires, que ces empoisonnements en masse ont été observés, ces agglomérations d'hommes recevant la même nourriture et dans des conditions identiques.

Autrefois, on aurait accusé dans des cas analogues, l'étamage des casseroles, le cuivre dans les aliments; aujourd'hui la question est devenue plus vaste et plus compliquée : l'empoisonnement, en général, est dû à l'aliment lui-même qui, en se décomposant, produit soit des ptomaïnes, soit des toxines.

Dans d'autres cas, l'aliment frais, non contaminé empoisonne ceux qui s'en nourrissent, parce qu'il est par lui-même toxicofère, et c'est ce qu'on observe avec certains poissons; ou bien, il est envahi par des microbes tels que ceux de la tuberculose ou du charbon.

L'addition de substances étrangères, dangereuses ou toxiques, aux aliments, est encore une autre cause d'intoxication pour l'homme, non que la dose de matière étrangère soit assez considérable pour provoquer immédiatement des accidents; mais l'absorption journalière, répétée des semaines ou des mois, d'une de ces substances inoffensives, à petites doses, devient peu à peu un toxique redoutable.

I

INTOXICATIONS ALIMENTAIRES
DUES A DES FALSIFICATIONS ET A DES ALTÉRATIONS CHIMIQUES

FALSIFICATION DU PAIN D'ÉPICE, DES ORANGES, ETC. — ALTÉRATION DES MÉDI-CAMENTS : SUBSTANCES TOXIQUES LE PLUS ORDINAIREMENT EMPLOYÉES

Si un certain nombre de falsifications sont inoffensives, il n'en est pas moins vrai qu'elles amènent avec elles un certain degré de nocuité, puisque les aliments ainsi dénaturés ont perdu une plus ou moins grande partie de leurs propriétés nutritives. Dans les boites de conserves, par exemple, on substitue souvent des morceaux inférieurs, des viscères sans utilisation habituelle, aux parties nobles de l'animal.

La farine de blé peut être mélangée de fécules, de légumineuses d'un prix moindre, de poudres inertes : on livre alors à la consommation des pains analogues à ceux délivrés pendant le siège de Paris et dans lesquels la farine, surtout dans les dernières semaines, entrait en proportions très minimes.

Parfois, on ajoute à la farine des poudres inertes (craie, plâtre, poudre d'os, etc.).

En Pensylvanie, quatre usines préparent, en grand, une poudre minérale savonneuse destinée à l'adultération du pain. Dans d'autres cas, on introduit dans le pain des substances capables d'améliorer des farines avariées; cet aliment présente alors une belle apparence, mais il n'en contient pas moins des particules étrangères plus ou moins toxiques. C'est ainsi que le sulfate de cuivre a la propriété de rendre au gluten avarié, son élasticité; le pain ainsi traité lève bien et présente une croûte et une mie plus belles, mais il n'en reste pas

moins plus ou moins nuisible à la santé, quoi qu'en dise le Dr Galippe qui prétend que les sels de cuivre ne sont pas toxiques.

En Angleterre, les boulangers ajoutent souvent de l'alun ou du
borax à la farine pour en augmenter la blancheur.

Le sulfate de cuivre, l'alun, le borax employés à faible dose, ne
peuvent pas donner lieu à des accidents ; mais l'intoxication survient
par le fait que le pain sert tous les jours à l'alimentation, et l'organisme absorbe des substances étrangères qui, à la longue, sont
capables de l'intoxiquer. De plus, l'adjonction de ces substances permet de vendre des farines avariées qui par elles-mêmes sont indigestes ou toxiques.

Nous n'insisterons pas sur les différentes falsifications des aliments:
elles sont innombrables. La fraude est une industrie, une science
même, et le fraudeur est souvent un chimiste, qui, non seulement
connaît les moyens de tromper sur la marchandise, mais encore ceux
qui pourront entraver l'analyse chimique et rendre la recherche de
la falsification plus difficile.

Voici, du reste, une liste des principales substances toxiques ordinairement employées pour frauder des objets de consommation;
elle est déjà très étendue et cependant on peut dire qu'elle s'augmente
tous les jours de produits nouveaux.

ALIMENTS FALSIFIÉS	SUBSTANCES TOXIQUES EMPLOYÉES
Bière, rhum	Coque du Levant.
Confiseries, papier à envelopper les bonbons	Arsénite de cuivre ou vert de Schœele-vert de Schweinfurth.
Cornichons, légumes conservés	Sulfate de cuivre.
Conserves, fruits desséchés	Acétate de cuivre.
Sucreries, thés, tabac à priser	Chromate de plomb.
Poivre de Cayenne, condiments	Minium, oxyde rouge de plomb.
Sauces rouges : aux crevettes, homards, chocolat, etc.	Terres ferrugineuses rouges, rouge de Venise, bol d'Arménie, ocres jaunes et rouges, etc.
Bonbons	Carbonate de plomb.
Poivre rouge, bonbons	Bisulfure de mercure.
Pain	Sulfate de cuivre.
Gin, rhum, gingembre, moutarde	Poivre de Cayenne.
Bonbons, pâtisseries	Gomme-gutte.
Confiseries	Verts de Brunswick faux, composés des chromates de plomb et d'indigo, oxy-chlorure de cuivre, sulfure d'arsenic, ferrocyanure de fer, bleu d'Anvers, chaux carbonatée, indigo d'outre-mer, naturel et artificiel.
Farine, pain, sucreries	Sulfate de chaux hydraté, plâtre de Paris, alun.
Vinaigre	Acide sulfurique, acide chlorhydrique.

Hassal fait remarquer que dans une même journée, la même personne peut introduire dans son estomac, à plusieurs reprises, un assortiment de tous ces poisons, sans s'écarter des habitudes ordinaires de la vie. C'est ainsi qu'avec les viandes conservées, poissons, anchois, sauces rouges, elle ingérera du bol d'Arménie, du rouge de Venise, du minium. A dîner, avec les sauces et le poivre, elle court les chances d'une seconde dose de ces drogues.

Avec les fruits confits, légumes conservés, elle absorbe une certaine quantité de cuivre. Pour peu qu'il y ait des bonbons au dessert, il est probable que quelques-uns seront colorés avec l'un des poisons dénommés dans le tableau précédent. Après le dîner, on prendra une tasse de thé, un verre de bière qui pourront contenir des couleurs vertes nuisibles, de la strychnine, de la teinture de piment, de l'essence de poivre de Cayenne. Que deviendra l'estomac soumis à un pareil régime, surtout s'il s'agit d'un enfant, d'une femme délicate ou d'un convalescent?

Les vins sont frelatés avec une perfection qui fait honneur au savoir et aux connaissances chimiques du fabricant : ce sont, en général, des mélanges colorés à la fuchsine ou aux couleurs d'aniline, chargés d'alcools de qualité inférieure auxquels on ajoute le bouquet appelé huile de vin.

L'huile de vin est un produit de l'oxydation par l'acide azotique de l'huile de coco, du beurre de vache, de l'huile de ricin et d'autres matières grasses; on obtient aussi des éthers qui donnent au vin, à très faibles doses, un parfum exquis, le bouquet demandé.

On sait, par les expériences de Laborde, de Magnan et de Dupuy, combien les alcools inférieurs sont toxiques; ils contiennent, en effet, de la pyridine et du furfurol qui provoquent des attaques épileptiques chez les animaux mis en expérience.

Le salicylage des substances alimentaires permet de conserver celles-ci plus longtemps; mais un pareil procédé de conservation donne lieu à des accidents, ainsi que l'a établi le professeur Vallin, qui dit dans son rapport que des doses faibles mais répétées d'acide salicylique ou de ses dérivés peuvent déterminer des troubles notables de la santé chez certains sujets, chez les personnes âgées, chez celles qui n'ont plus l'intégrité parfaite de l'appareil rénal ou des fonctions digestives.

Le pain d'épice a été falsifié dans ces derniers temps, en Belgique, de la manière suivante : on ajoute du protochlorure d'étain à la pâte; cette addition permet de faire usage des farines réputées les plus mauvaises, de substituer la mélasse au miel et d'obtenir des produits conservant l'apparence de ceux de bonne qualité.

Lorsque le pain d'épice est préparé à l'aide de farine de seigle et de mélasse, la pâte ne lève pas, la chaleur du four gonfle seulement la masse qui s'aplatit ensuite pendant le refroidissement.

L'addition de protochlorure d'étain obvie à cet inconvénient et permet d'obtenir une masse ne s'affaissant pas et présentant même à l'œil nu un grain plus fin, plus régulier. Les différents échantillons saisis et analysés contenait de un demi à 2 p. 100 d'étain. Or, on sait par les expériences d'Orfila que le protochlorure d'étain est une substance absolument toxique.

Les oranges dites sanguines ont été l'objet de colorations artificielles ; on colore en effet le zeste à l'aide de l'écarlate de Biebrich, qui est un dérivé azotique de l'amido-azobenzol. Ce rouge de Biebrich, cependant, n'est pas toxique.

Je dirai, maintenant quelques mots des intoxications résultant du contact des matières alimentaires saines avec des récipients capables de les intoxiquer.

C'est ainsi que des aliments préparés dans des ustensiles en cuivre deviennent dangereux, car le cuivre, en présence des acides se dissout facilement.

Les pots ou casseroles étamés à l'aide d'un mélange contenant jusqu'à 50 p. 100 de plomb quelquefois, amènent des accidents; il en est de même des poteries vernissées à l'aide d'un enduit plombifère.

On comprend quelles peuvent être les conséquences de l'usage d'aliments altérés ou falsifiés par l'addition d'aliments avariés.

Quant aux substances toxiques, elles ne doivent jamais être ajoutées aux aliments, même à très faible dose, car on sait quelle est la puissance de la continuité, même lorsqu'il s'agit d'un modificateur peu énergique et des recherches récentes ont matériellement démontré le trouble profond apporté dans l'organisme par l'ingestion continue de petites doses de substances toxiques.

Tout en étant moins éclatantes, les conséquences fâcheuses des falsifications pratiquées à l'aide de produits inertes ou de moindre valeur, n'en sont pas moins certaines. Une substance alimentaire déterminée représente, lorsqu'elle est pure, une certaine quantité de matière nutritive utilisable pour l'organisme. Pour que cette utilisation soit aussi parfaite que possible, il est nécessaire que les différents principes alimentaires primordiaux, c'est-à-dire les albuminoïdes, les hydrates de carbone, les graisses, les sels minéraux et l'eau présentent les uns avec les autres, un rapport assez exactement déterminé et c'est justement dans l'absorption des denrées falsifiées que ce rapport normal est troublé, que la nutrition souffre et qu'elle peut même arriver à être profondément atteinte.

En effet, il semble bien innocent, au premier abord, d'ajouter de l'eau à du vin, de la craie ou du plâtre à de la farine ou à du sucre, de vendre du pain qui contienne 10 ou 20 p. 100 d'eau de plus que le chiffre normal, de faire des confitures avec des carottes ou du potiron au lieu d'abricots ou de prunes et de la saccharine à la place de sucre, etc. ; mais la valeur alimentaire, le coefficient nutritif de chacun de ces produits est profondément modifié, et il devient alors nécessaire de changer ou tout au moins de compléter une alimentation qui devient insuffisante.

Cette absorption, à petites doses, de substances inertes est capable d'exercer une influence fâcheuse sur la santé. Longtemps, les troubles passent inaperçus ou tout au moins ne sont pas rattachés à leur véritable cause. Puis, à la suite de certaines conditions, les mêmes malaises atteignent plusieurs familles, un groupe de maisons, un village : en présence de ces symptômes, le médecin frappé par ces allures épidémiques, en cherche attentivement les causes, ne trouve rien ou bien au contraire finit par reconnaître que cette intoxication ces troubles bizarres doivent venir d'une de ces falsifications insignifiantes en apparence.

II

ALIMENTS FRAIS TOXIQUES PAR EUX-MÊMES

ANIMAUX DANGEREUX SOIT PAR LA MALADIE, SOIT PAR LE SURMENAGE
EXTRAITS DE VIANDE. — POMMES DE TERRE. — CHAMPIGNONS, ETC.

En passant en revue les différents animaux toxicofères, on est frappé d'une importante particularité, c'est la rareté de ces animaux dans les classes élevées. Au bas de l'échelle, un grand nombre de types sont toxiques et ne peuvent servir à l'alimentation. Les zoophytes, les mollusques, les crustacés, les poissons comprennent de nombreuses espèces toxiques. Les reptiles, sauf deux ou trois exceptions, peuvent servir à l'alimentation; les oiseaux et les mammifères ne comprennent pas un seul représentant qui soit toxicofère. Certains, il est vrai, ont une chair qui ne plaît pas au goût de l'homme, soit par la nature de leurs fibres, soit par leur odeur naturelle ou due à leur genre d'alimentation ; mais tous, sans exception, peuvent servir sans danger à l'alimentation.

Dans la classe des poissons, les exceptions sont plus nombreuses et il n'en manque pas qui occasionnent des accidents légers, graves ou mortels. Les crustacés, les mollusques, les zoophytes deviennent de moins en moins comestibles, à cause des dangers produits par leur ingestion.

Les poissons frais, ou tout au moins certains poissons frais, en bon état de conservation, peuvent être la cause d'intoxications graves et même mortelles. On a signalé quelques cas d'empoisonnement après l'ingestion du maquereau et du thon, mais il semble que dans ces cas les poissons n'avaient plus leur fraîcheur primitive.

La bonite à ventre rayé, dont la chair est assez agréable, peut devenir dangereuse. La bonite des côtes d'Afrique a une chair jaunâtre qui est vénéneuse et rapidement mortelle. La famille des scombéroïdes comprend quelques espèces vénéneuses, telles que les carangues.

Celles qui habitent près de nos côtes d'Afrique sont inoffensives ; mais dans les Antilles la fausse carangue (Carranx Fallax) a une chair vénéneuse, aussi est-elle interdite à la Havane.

Un poisson de la Méditerranée, le tétragonure de Cuvier est vénéneux ; sa chair blanche et tendre est surtout dangereuse pendant l'été.

Citons encore comme vénéneuses les labroïdes des Antilles, le lachnolæmus caninus, les scares ou perroquets de mer et la plupart des espèces qui rentrent dans les genres tétrodon, diodon, baliste, ostracion.

La sardine dorée (Clupea Thrissa), qui habite la mer des Antilles, devient dangereuse à l'époque du frai. On croit que sa chair est toxique suivant les parages qu'elle habite et le genre d'animaux qui servent à sa nourriture. A la Martinique, on la mange, tandis qu'à la Guadeloupe et à Saint-Domingue, elle est considérée comme malsaine. Il en est de même de la sardine du Sénégal dont la chair, souvent inoffensive, amène quelquefois des accidents assez sérieux.

Parmi les squales, on a cité la chair du griset comme étant fortement purgative.

Le foie et les œufs d'un certain nombre de poissons sont indigestes et toxiques alors que leur chair est absolument saine. C'est ainsi que les œufs de brochet sont très indigestes, donnent lieu à des nausées et à une forte diarrhée. Le foie de la roussette commune ou chien de mer peut donner lieu à des symptômes d'intoxication.

Les crustacés et les mollusques comprennent quelques espèces vénéneuses par elles-mêmes, mais qui ne rentrent pas dans l'alimentation.

Parmi celles que l'homme mange, il en est, comme les moules, par exemple, qui dans certains cas encore assez mal connus donnent lieu à des phénomènes d'intoxication.

En général, les troubles consécutifs à l'ingestion des moules, se traduisent par un malaise, des maux de tête et de ventre, de la diarrhée et des vomissements, puis apparaissent des taches rouges, peu saillantes, de dimensions variables, et le malade se plaint de vives démangeaisons; cette urticaire persiste quelques heures ou bien un ou deux jours; la fièvre est assez forte pendant toute cette période et on a noté parfois des syncopes, du délire et des troubles de la déglutition. Ordinairement, le malade guérit mais cependant les accidents sont, dans certaines circontances, d'une telle intensité que la mort peut en être la conséquence.

Les escargots ont donné lieu à des intoxications, qui se traduisent par de la céphalalgie, un pouls très fréquent, du mutisme, etc., et des vomissements, comme cela m'arrive chaque fois que j'ai l'imprudence d'en manger. On a prétendu que l'animal ne devait pas être incriminé, mais plutôt la nourriture qu'il avait prise; c'est une profonde erreur, car quel que soit le pays d'origine et quelle que soit la nourriture de ces animaux, ils me donnent régulièrement une indigestion suivie de violents vomissements d'aliments à goût de soufre.

La viande peut, dans certains cas, donner lieu à des accidents plus ou moins graves quand elle provient d'animaux malades ou surmenés.

Les animaux malades peuvent-ils servir à l'alimentation humaine? A première vue, cette question semble devoir être tranchée par la négative : un animal à l'état de maladie ne doit pas être mangé et il est nécessaire de ne pas laisser vendre sa chair sur les marchés. Au point de vue social et économique, une pareille solution est trop radicale, car elle entraîne à de grandes pertes pour les producteurs et pour les acheteurs.

L'expérience montre que la viande d'animaux atteints d'affections n'intéressant pas le système musculaire peut être mangée sans inconvénient, et en Ecosse, où les troupeaux de moutons sont très nombreux, les bergers ont l'habitude de se nourrir de tous les animaux qui périssent, sans en éprouver le moindre inconvénient.

Cependant, il est admis que les animaux malades ne doivent pas servir à l'alimentation, d'abord parce que la qualité de la viande a pu, par suite de la durée de l'affection, diminuer considérablement, et ensuite parce qu'il est souvent dangereux de manipuler ces bêtes pour les abattre et les débiter.

Ces règles sont généralement suivies dans les villes où il existe un abattoir municipal, placé sous la surveillance d'un ou de plusieurs agents compétents, vétérinaires, par exemple. Mais dans les campagnes, où il n'y a aucune surveillance sur les tueries particulières, les bouchers abattent les animaux malades et les débitent, non pas à leurs clients habituels, mais aux habitants des villes voisines qui se trouvent de la sorte plus ou moins empoisonnés.

Sans être malades, certains animaux fournissent une viande de mauvaise qualité et qu'on a l'habitude de rejeter de l'alimentation; nous voulons parler des animaux surmenés qu'on observe dans les abattoirs. Ce sont, en général, des animaux mal nourris, couchant en plein air et obligés de fournir tous les jours une longue course ou un travail trop pénible. Ces viandes se putréfient rapidement.

Les extraits de viande, en général, et celui de Liebig, en particulier, qui est préparé dans l'Amérique du Sud avec la viande de bœuf à laquelle on ajoute parfois du mouton, fournissent un élément peu nutritif et même dangereux.

On obtient avec ces préparations un bouillon fade, lorsqu'il est peu chargé, très salé quand la proportion est augmentée. Quant à ses propriétés réconfortantes, elles sont nulles, car l'extrait ne contient plus ni graisse, ni albumine, mais uniquement des sels, des acides et quelques matières extractives et excrémentitielles.

C'est donc, ainsi que le dit Gautier, abuser de la bonne foi publique que de dire ou laisser croire que cet extrait représente ou puisse remplacer une substance réellement alimentaire et surtout la moindre quantité de viande bouillie ou rôtie.

Les pommes de terre sont rarement nuisibles, et ce n'est guère que lorsqu'elles ont germé que les tubercules et les rejetons peuvent devenir dangereux. Il s'y développe (sous la pellicule) un alcaloïde toxique, la solanine, dans certaines conditions encore mal connues.

Les champignons ont malheureusement à leur actif un grand nombre d'accidents souvent mortels.

D'abord il est un point sur lequel on ne saurait trop insister dans cette question des champignons : c'est qu'il n'existe aucun caractère empirique qui permette de bien distinguer un champignon comestible d'un champignon vénéneux.

C'est la croyance à une semblable distinction qui est la cause d'accidents si fréquents, et pour bien connaître les champignons, pour savoir distinguer un de ces végétaux toxiques d'un autre qui ne l'est pas, on ne peut se baser que sur les caractères botaniques. Les recettes les plus variées ont été proposées pour pouvoir reconnaître, à l'aide de préparations culinaires, si un champignon est comestible ou non.

Ces recettes sont d'autant plus dangereuses qu'elles sont mal comprises et mal exécutées par le public; certaines d'entre elles réussissent en effet pour une espèce et ne donnent aucun résultat pour une autre : de là des causes d'erreurs multiples.

C'est ainsi, qu'on a prétendu rendre comestible la fausse oronge et l'oronge ciguë (agaricus muscarius, agaricus phalloides, agaricus virosus) en leur faisant subir la préparation suivante : couper chacun d'eux en petits morceaux et les mettre macérer dans de l'eau salée ou acidulée; le principe actif serait détruit.

Les expériences anciennes et celles plus modernes de Gérard semblent mettre ce fait hors de doute; mais de là à étendre cette pratique à toutes les espèces délétères, il y a loin. Letellier, Chançard et Boudier ont préconisé le tanin pour neutraliser le principe toxique : les expériences de Cordier et de Réveil contredisent leurs conclusions. On devra donc rejeter le tanin.

Boudier prétend que la cuisson peut, en coagulant le suc âcre des champignons à latex, empêcher leur action délétère; la cuisson agit peut-être sur l'agaricus acris et l'agaricus controversus; mais si on veut être prudent, on fera mieux de ne pas se fier à ce procédé.

On a prétendu que la couleur, le plus ou moins de résistance du tissu, le goût, l'odeur, etc., jouaient un grand rôle dans les qualités des champignons : ce sont encore là de grandes erreurs, car on sait que la couleur surtout est très trompeuse : ceux dont la couleur est verte, noire, rouge ou violacée seraient toxiques, les champignons blancs seraient seuls comestibles. Mais cependant, on mange l'agaricus vaginatus, qui est souvent de couleur noire fuligineuse, ainsi que l'agaricus clutaceus, qui prend toutes les couleurs, verte, jaune, rouge ou violacée; l'agaricus vernus, qui est tout blanc est le plus redoutable de tous les champignons.

En présence de toutes ces incertitudes, il faut, de toute nécessité, en venir à la détermination par les caractères scientifiques et quand le moindre doute s'élèvera sur la valeur de telle ou telle espèce, on la repoussera impitoyablement, sans appeler à l'aide la liste trompeuse, infidèle et parfois ridicule, des recettes spéciales pour reconnaître les champignons.

III

ALIMENTS CONTAMINÉS

VIANDES FIÉVREUSES. — MOUCHES. — TRICHINES. — LADRERIE. — CACHÉXIE
AQUEUSE. — TOURNIS. — PNEUMONIES VERMINEUSES. — MALADIES VIRU-
LENTES. — TUBERCULOSE.

Les vétérinaires considèrent, à bon droit, comme insalubres, les
viandes fièvreuses, c'est-à-dire les viandes d'animaux qui, au moment
de leur mort, étaient atteints d'affections fébriles. Ces viandes se
corrompent facilement et peuvent donner lieu à des accidents; aussi
sont-elles retirées de la circulation. Nous ne croyons pas devoir
insister sur ce point, qui nécessiterait de longs développements sur
la pathologie vétérinaire.

Les inspecteurs de boucheries, en présence d'une viande qui leur
paraît suspecte, ne peuvent baser leur diagnostic que sur l'analyse
des tissus, l'examen des graisses, des muscles, des séreuses, etc.; ils
font ce qu'on a appelé l'autopsie musculaire.

Ils auront encore quelques points de repaire d'une certaine importance; les viandes de boucherie, sortant des mains de bouchers de
grandes villes, sont préparées avec grand soin et aussi avec méthode;
l'assommement, la saignée, l'habillage, le dépeçage ont été prati-
qués suivant certaines règles; la colonne vertébrale est habilement
divisée, sans bavure; les taches extérieures de sang ont été enlevées
avec soin.

Si l'animal a été sacrifié *in extremis*, dans un champ ou une
étable, on reconnaîtra facilement qu'une main inexpérimentée a
présidé à cette opération.

L'incision de la saignée sera irrégulière, la section des vertèbres
n'aura pas de netteté et la surface extérieure de la viande sera tachée
par le sang.

Les viandes d'animaux malades dégagent une odeur type, odeur
de fièvre, qui ressemble à celle de l'haleine des fébricitants : rôtie,
la viande fiévreuse dégage encore cette odeur.

Les aliments peuvent être contaminés par des parasites (mouches,
vers, trichines, microbes divers, etc.).

Les mouches (mouche grise, mouche à viande) déposent leurs
œufs en très grand nombre sur les viandes et les aliments et les con-

taminent ; au moment de pondre ses œufs, chaque mouche dégorge sur la viande une liqueur qui en active la décomposition et pond plus de 20,000 œufs. Ces œufs donnent naissance à des larves qui hâtent la décomposition des matières animales.

TRICHINOSE. — La trichinose est une affection parasitaire du porc, qui siège principalement dans le tissu musculaire, mais également dans le tissu adipeux. La trichine introduite dans le tube digestif de l'animal, gagne peu à peu les plans musculaires, où elle finit par s'enkyster ; elle demeure en cet état jusqu'à ce qu'elle parvienne dans l'appareil digestif d'un nouvel animal où elle abandonne son kyste, prolifère et donne naissance à de nouvelles générations qui suivront la même évolution. Comme la trichine ne résiste pas à la température de 70°, la viande bien cuite peut être consommée sans danger. L'habitude de ne manger, en France, que du porc cuit, nous a mis pour ainsi dire à l'abri de ces épidémies, mais en Allemagne et dans les régions où les habitants préfèrent le porc cru ou à peine cuit, ces épidémies sont assez fréquentes et donnent lieu à de nombreux décès. On est obligé, pour reconnaître les trichines, d'examiner les viandes à l'aide d'un grossissement de 50 à 60 diamètres. Quant les trichines sont enkystées et calcifiées, on voit à l'œil nu, de petits grains analogues à de petits grains de millet.

LADRERIE. — La ladrerie est une affection parasitaire due à la présence, dans la trame des organes, du cysticerque (larve du ver solitaire), qui ne se développe que dans les voies digestives de l'homme.

La viande ladre a toujours été considérée comme étant de très mauvaise qualité, mais elle ne passait pas pour dangereuse à l'homme. Grâce aux recherches modernes, on sait maintenant que l'ingestion des cysticerques détermine chez l'homme le développement du tænia solium et des kystes hydatiques à échinocoques.

On a signalé de véritables épidémies de ladrerie chez l'homme ; c'est ainsi qu'après l'expédition de Syrie, en 1861, des corps de troupe presque entiers furent atteints du tænia solium à la suite de l'usage de la viande de bœufs et de porcs, animaux qui, en Orient, sont fréquemment atteints de ladrerie.

On peut quelquefois reconnaître cette maladie sur l'animal vivant : en examinant le dessous de la langue et les parties latérales, on y aperçoit des vésicules opalines, globuleuses, qui soulèvent la muqueuse. Mais c'est surtout l'examen des muscles qui permet de diagnostiquer l'affection ; les muscles du cou, de la région dorso-lombaire, de la langue, le cœur, le foie, le tissu cellulaire, le lard, présentent des vésicules logées dans un kyste. Ces kystes ont la grosseur d'un petit pois (12 à 20 millimètres de longueur et 5 à 12 millimètres de largeur) ; ils sont un peu translucides, opalins, contiennent un liquide albumineux au milieu duquel nage un point blanc de la grosseur d'une tête d'épingle et qui est la tête du ver ; cette tête est constituée par quatre tubercules entourés d'un cercle de 18 à 24 crochets. C'est la ladrerie qui reproduit chez l'homme le tænia mediocanellata ou tænia inerme.

La cuisson à 70 ou 75° détruit les cysticerques.

CACHEXIE AQUEUSE. — C'est une maladie des espèces ovine et bovine, caractérisée par la présence, dans les voies biliaires des animaux, de nombreuses douves de distomes (distoma hepaticum et lanceolatum). Les conduits hépatiques sont quelquefois bourrés de ces entozoaires. Ce n'est peut-être pas, à proprement parler, une maladie parasitaire, mais elle entraîne des désordres graves dans l'économie des animaux : leur viande est pâle, molle, infiltrée, se décompose facilement, est peu nutritive et même laxative. C'est pour ces divers motifs qu'elle doit être rejetée de la consommation.

TOURNIS. — C'est une maladie des espèces ovine et bovine due à la présence, dans les enveloppes du cerveau, d'hydatides ou cœnures (cœnurus cerebralis) qui sont la larve du tænia cœnurus du chien. Cette affection ne paraît pas transmissible à l'homme, mais comme elle provoque chez l'animal des troubles fonctionnels de nutrition, la chair est de mauvaise qualité.

MALADIES VIRULENTES. — Sous ce nom, sont comprises les affections suivantes : 1° la péripneumonie typhoïde ; 2° le typhus des ruminants ; 3° la clavelée ; 4° la morve ; 5° la fièvre aphteuse ; 6° le charbon.

M. Van Ermengen a fait, à l'Académie de médecine de Bruxelles, une communication sur une série d'empoisonnements par de la viande de veau atteint très probablement de pneumo-entérite infectieuse.

Au mois d'août 1893, de nombreuses personnes habitant Moorseele, ont présenté des troubles digestifs caractérisés par des vomissements et de la diarrhée. Les symptômes présentés étaient ceux d'une gastro-entérite intense : le système nerveux était très déprimé, la force musculaire amoindrie, l'adynamie parfois complète, l'aphonie fréquente, la température variable. Toutes ces personnes avaient mangé de la viande provenant de deux veaux. L'enquête a établi que ces deux veaux étaient tombés malades et étaient morts chez l'éleveur qui les avait vendus ; les animaux avaient été débités clandestinement.

Plusieurs hypothèses ont été émises sur la nature de la maladie dont ces veaux étaient morts ; on a parlé de charbon, de dysenterie, d'entérite infectieuse, etc. Mais finalement, il a été pour ainsi dire établi qu'on avait eu affaire au microbe de la pneumo-entérite infectieuse des animaux.

Le charbon bactérien frappe un grand nombre d'espèces domestiques : le mouton, chez lequel la maladie porte le nom plus spécial de sang de rate, le bœuf, le cheval, la chèvre, le porc, le lapin, etc.

Le charbon est assez facile à reconnaître quand l'animal est entier avec tous ses organes. Le cadavre est tuméfié par des infiltrations gazeuses dans le tissu cellulaire ; un sang épais et noirâtre s'écoule par les incisions que l'on pratique ; sous la peau, existent des infiltrations sanguines ; dans les muscles et la profondeur des organes, le sang est noir, poisseux et incoagulé, il colore fortement les doigts et se putréfie rapidement. La rate est deux, trois, quatre fois plus volumineuse et laisse couler, à l'incision, énormément de sang ; le péritoine, l'épiploon, le mésentère sont recouverts de taches ecchymotiques.

La viande, d'un rouge foncé, brunit de plus en plus après son exposition à l'air ; elle est molle, sans consistance, friable et se réduit en une sorte de hachis quand on la pétrit entre les doigts. Enfin, l'examen microscopique du sang permet de constater la présence de la bactérie charbonneuse.

La viande charbonneuse doit être rejetée de la consommation. En admettant que la cuisson parfaite en détruise la virulence, le danger subsiste tout entier, pour les personnes de plus en plus nombreuses qui ont l'habitude de manger la viande saignante, très imparfaitement cuite (Straus).

Les animaux atteints de pyémie donnent une viande dangereuse dans certains cas. C'est ainsi qu'en 1867, à Fluntern (Suisse) vingt-sept personnes furent malades pour avoir mangé de la viande d'un veau âgé de cinq jours et atteint d'arthrite purulente. Les symptômes apparurent rapidement : vomissements verdâtres, coliques, battements avec céphalalgie et stupeur, soif atroce avec douleur au gosier ; un des malades mourut le onzième jour avec tous les signes d'une altération du sang, hémorragies passives, ecchymoses et pétéchies.

PESTE BOVINE. — Le typhus contagieux est la plus redoutable des épizooties des armées en campagne ; il a fait de grands ravages de

1812 à 1815 et pendant la guerre de 1870-1871. La chair de ces animaux est suspecte au point de vue de l'alimentation et comme le colportage détermine la propagation de l'élément infectieux, il est absolument interdit de s'en servir. Si on est unanime à rejeter de l'alimentation les viandes provenant d'animaux morveux, charbonneux, etc., la question a été résolue plus lentement quand il s'est agi de la tuberculose. Cette question est d'autant plus importante que chez les bovidés, par exemple, la tuberculose est relativement fréquente. Les viandes tuberculeuses doivent être absolument rejetées de l'alimentation et nous pensons que c'est à tort que l'arrêté ministériel du 28 juillet 1888, n'exclut les animaux tuberculeux de l'alimentation que si les lésions sont généralisées. La tuberculose a des organes de prédilection : ce sont tout d'abord les poumons, le foie, puis les reins, les ganglions lymphatiques, les méninges, les viscères ; l'aspect en est caractéristique ; chez le bœuf, ce sont des amas de tubercules agglomérés et formant des masses plus ou moins volumineuses, mamelonnées, d'un gris mastic ou blanc jaunâtre à la coupe, parfois caséeuses ou purulentes, selon l'époque ; le foie est volumineux, pâle, piqueté, les ganglions sont hypertrophiés et renferment des nodosités jaunâtres ou grises, dont la grosseur varie d'une tête d'épingle à une noix.

Le mouton est bien rarement phtisique, la chèvre est presque réfractaire ; le veau, au contraire, est fréquemment atteint ; le porc, malgré son aptitude exceptionnelle pendant le jeune âge, ne le devient qu'exceptionnellement une fois adulte et, dans ce cas, il est impossible de ne pas voir les lésions qui sont énormes ; les tubercules apparaissent partout, même dans les muscles. Le cheval et l'âne sont rarement tuberculeux.

Lait tuberculeux. — Dans la question du lait et de la tuberculose, on a admis généralement que le lait des vaches tuberculeuses n'est dangereux et virulent que lorsque les mamelles sont atteintes de lésions tuberculeuses. C'est ainsi que M. Nocart, en 1885, inoculant à des cobayes le lait de onze vaches tuberculeuses, ne l'a trouvé infectieux que dans un cas où la mamelle était affectée de tuberculose. May n'a eu également que des résultats négatifs infirmant ceux qu'avait obtenus H. Martin avec du lait acheté dans les rues de Paris. Au contraire, Ernst, recueillant du lait chez dix vaches tuberculeuses dont les mamelles étaient absolument saines, avait vu 5 fois sur 49 lapins et 12 fois sur 54 cobayes inoculés, survenir une tuberculose généralisée du péritoine.

Bang vient de reprendre cette question. Sur 28 vaches phtisiques, dont les mamelles étaient saines, il n'en a trouvé qu'une seule dont le lait, injecté à la dose de 1 à 2 centimètres cubes dans le péritoine de lapins, ait déterminé chez ceux-ci une tuberculose manifeste. Il a montré, en outre, que la crème et le beurre provenant du lait fourni par des vaches phtisiques à mamelles tuberculeuses, infectent et rendent tuberculeux les lapins chez qui on les injecte.

En résumé, malgré les insuccès relatifs, le lait des sujets tuberculeux reste suspect, et il est préférable de ne le boire que bouilli.

IV

ALIMENTS CONTAMINÉS (*Suite*)

CHAMPIGNONS DU PAIN. — TRIAGE DÉFECTUEUX DES FARINES. — TRÉMULEN-TISME. — MÉLAMPYRISME. — GITHAGISME. — ERGOTISME. — LATHYRISME. — PELLAGRE. — ROUILLE. — CARIE. — CHARBON DES CÉRÉALES. — NIELLE.

Le pain, dans certaines conditions, peut être envahi par des champignons qui donnent lieu à des accidents. Ces altérations spontanées sont d'autant plus utiles à connaître que le pain est, plus encore que la viande, l'aliment par excellence.

Abandonné dans une atmosphère humide, le pain ne tarde pas à se couvrir de moisissures d'un gris bleuâtre, avec ou sans duvet ; cette forme d'altération est journalière, et nous y insisterons d'autant moins, qu'un pain moisi ne provoque pas d'accidents ; il est moins agréable au goût, peut-être plus ou moins indigeste, mais sa puissance nutritive n'est pas diminuée.

L'autre forme, observée pour la première fois en 1842 et 1843, est caractérisée par la présence de végétations cryptogamiques d'un rouge orangé ; elle est très rare, car elle n'a été revue qu'en 1871, sur du pain distribué aux troupes de l'École militaire. Quelques mois plus tard, le cryptogame orangé était retrouvé par M. Fonssagrives, sur du fromage de Roquefort, saupoudré de pain moisi, comme chacun le sait.

Dans ces pains avariés, couverts de mucédinées, on observe des colorations diverses : noires, vertes, blanches, rouges, orangées ; ces deux dernières dominent, en général.

Certaines conditions favorisent le développement de ces mucédinées sur le pain : la température, l'humidité, l'obscurité, leur sont favorables. Le mélange de la farine de seigle à celle du blé est une des causes de l'apparition de taches rouges, mais, en dehors de ces circonstances, on est en droit de dire que la qualité des blés n'est pas sans influence.

En général, les pains altérés par des végétations cryptogamiques ne doivent pas être livrés à la consommation, car ils peuvent, dans certains cas, occasionner des accidents plus ou moins graves : troubles gastriques, diarrhée abondante, vomissements, crampes, etc.

Il est difficile de dire si ces accidents sont dus à une intoxication véritable ou à une simple indigestion, et il est plus vraisemblable d'admettre que les malaises ne sont pas produits par l'absorption de ces végétations insignifiantes, ou tout au moins peu toxiques par elles-mêmes, mais qu'ils sont la conséquence d'une mauvaise digestion. En effet, le pain, profondément altéré par ces cryptogames, a perdu toutes ses qualités de digestibilité : la matière amylacée est détruite, elle se transforme peu à peu, servant à l'alimentation de ces champignons ; ce pain introduit dans l'estomac n'a plus aucune propriété nutritive; il est devenu un corps étranger irritant en vertu de son acidité.

Les mêmes moisissures se développent sur les biscuits ; parfois des larves d'insectes s'y creusent des galeries et détruisent la matière alimentaire en infectant de leurs déjections et de leurs cadavres les parties qu'ils ne consomment point eux-mêmes. Ces moisissures ont donné lieu aux mêmes accidents gastro-intestinaux que ceux qui ont été signalés pour le pain.

Il est toute une catégorie d'intoxications alimentaires due au triage défectueux des graines qui servent à la fabrication de la farine et du pain ; des mélanges de plantes diverses, ou bien des produits particuliers, donnent aux farines des propriétés mauvaises et même toxiques (Drouineau). Le pain, qui contient une grande quantité d'ivraie (lolium temulentum), provoque un certain nombre d'accidents qui ont été décrits sous le nom de témulentisme : on observe des coliques, des étourdissements, des nausées, des vomissements, des troubles de la vue, de la somnolence, de la courbature et une fatigue générale. L'ivraie contient une huile essentielle dont l'action est convulsivante.

Le mélampyre des champs (melampyrum arvense) croît spontanément au milieu des champs, et ses graines dures et noires se mêlent à celles des moissons. La farine et le pain, qui proviennent de ce mélange, présentent une teinte rougeâtre, un goût amer, une odeur repoussante et peuvent donner lieu à des vertiges et à des troubles nerveux. C'est à l'ensemble de ces phénomènes qu'on a donné le nom de mélampyrisme.

La nielle des blés (agrostemma githago) est une plante commune des champs, à graines noires, de même diamètre que le grain de blé, et le criblage les laisse souvent passer. Mélangée au pain, la nielle lui donne un goût âcre, une couleur noire plus ou moins foncée ; il peut causer des accidents plus ou moins graves, car, Malapert, de Poitiers, a montré que les cotylédons de la nielle renferment des quantités notables de santonine, et, pour lui, c'est à sa présence qu'il faut attribuer les cas fréquents d'hémorragies intestinales observés dans le Poitou. Cette intoxication a reçu le nom de githogisme, du nom du principe retiré de la plante, la githogine.

La maladie produite par l'usage du pain dans lequel il entre du seigle ergoté, l'ergotisme, est une affection connue depuis longtemps, seulement, comme les épidémies observées à diverses époques ne présentaient pas toujours les mêmes symptômes, on avait quelques doutes sur la cause unique : l'ergot de seigle.

L'ergot est une production cryptogamique qui se développe aux dépens de l'ovaire de plusieurs graminées : du blé, du seigle, etc. c'est le mycelium scléroïde du claviceps purpurea, champignon de la famille des nectriées. Il a l'aspect d'un corps solide, de 1 à 3 centimètres de long, de 2 à 4 millimètres de large, arqué, aminci à ses extrémités ; il est d'un brun violet, à cassure blanche, avec une teinte vineuse sur les bords. Dès qu'il commence à se décomposer, il exhale une odeur de poisson gâté. Son principe actif est l'ergotine.

L'ergotisme se présente sous diverses formes : d'abord, une forme aiguë où dominent les vertiges, la céphalalgie, l'hébétude, les troubles de la vue et de l'ouïe, une sorte d'ivresse. Puis, la maladie continuant son évolution, prend une marche chronique dans laquelle dominent les accidents convulsifs ou gangreneux ; l'ergotisme gangreneux s'accompagne de fourmillements, de douleurs dans les membres ; une sensation de brûlure ou de froid les envahit ; la sensibilité s'éteint, la peau se couvre de taches violettes, d'eschares, etc.

Sous le nom de lathyrisme, on désigne l'affection observée chez les hommes et les animaux qui s'alimentent de gesse vulgaire (lathyrus cicera), connue aussi sous le nom de jarosse. Cette gesse a pu donner lieu quelquefois à de véritables épidémies ; c'est ainsi que, dans une seule dépendance du district d'Allahabad, on ne comptait pas moins de 2,028 habitants plus ou moins atteints de claudication, et tous attribuaient leur infirmité à l'usage de la gesse. Les accidents s'étaient, le plus souvent, produits tout à coup, pendant la nuit ; des hommes, couchés bien portants, s'étaient éveillés les jambes raides, la région lombaire affaiblie, et, à partir de ce moment, ils n'avaient pu recouvrer l'usage de leurs membres inférieurs. La claudication et la raideur des genoux étaient allées en augmentant, en même temps que les muscles des mollets devenaient douloureux : la lésion des membres inférieurs arrivait, chez quelques-uns, jusqu'à la paralysie complète, mais les bras conservaient leurs mouvements. Les hommes étaient frappés en plus grand nombre que les femmes, et les pauvres plus que les gens aisés.

La *pellagre* est une des plus importantes intoxications alimentaires ; c'est une intoxication généralement due à l'usage du maïs altéré, revêtant la physionomie d'une endémie, dans les pays où l'on consomme du mauvais maïs, et les allures d'une épidémie dans les années et les saisons où l'avarie du grain est à son plus haut degré.

Les travaux de Th. Roussel, d'Arnould, de Leplat, de Lombroso, de Cortez, etc., ont élucidé bien des points jadis obscurs de cette importante question.

Il est aujourd'hui démontré que la pellagre n'est pas un simple mal de misère, ni une affection solaire, car les plus mauvaises conditions hygiéniques n'ont jamais donné naissance à cette maladie, en dehors du pays où l'on mange du maïs altéré. On avait accusé, autrefois, le verdet, champignon du maïs. On sait que la pellagre est produite par un alcaloïde, la pellagrazéine, qui se développe par l'altération putride du maïs mal conservé, et spécialement des variétés de maïs qui mûrissent mal en Europe.

Ce poison n'est pas détruit par l'ébullition ; de là le danger de la polenta, préparée avec une farine avariée dont l'état réel est plus ou moins déguisé.

Le mal se traduit par les troubles digestifs, nerveux et cutanés. L'érythème pellagreux apparaît surtout au printemps, sous la forme d'une plaque érysipélateuse qui rend la peau sèche, luisante, fendillée, recouverte d'écailles furfuracées et parsemée de tubercules plus ou moins foncés ; ces symptômes diminuent en hiver, pour apparaître de nouveau au printemps suivant.

Au bout de la seconde, et même quelquefois de la première année, il y a un affaiblissement général des forces ; des troubles gastriques, de la diarrhée viennent fatiguer le malade, qui est pris de vertiges et de faiblesse des membres inférieurs. Enfin, la folie pellagreuse se déclare et le malade succombe à des accidents cachectiques : on observe souvent chez ces malades une lypémanie avec tendance au délire ambitieux et au suicide. En France, on peut dire que la pellagre a disparu, grâce à l'alimentation du paysan, qui est devenue plus variée, plus tonique.

La *rouille* est une maladie due au développement de champignons parasites sur les différentes parties des végétaux, principalement des feuilles ; les spores se répandent dans l'atmosphère et vont se fixer sur les différentes céréales, où elles produisent la maladie. Plusieurs espèces de champignons peuvent causer la rouille chez les céréales, et la plus importante est le puccinia graminis, qui passe la première phase de son développement sur les feuilles de berberis, où elle est connue sous le nom d'œcidium berberidis.

La carie des céréales est produite par un champignon, le tilletia caries, qui croît à l'intérieur de l'ovaire, aux dépens de son contenu. Au moment de sa maturité, l'ovaire carié offre à peu près le même volume et la forme du grain sain, mais sa teinte est brunâtre ; la membrane est mince, se déchire facilement et laisse voir un amas de poussière noirâtre complètement composé de spores du parasite.

Ces spores de carie communiquent à la farine une mauvaise odeur et au pain une saveur désagréable. On n'est pas d'accord sur leur degré de nocuité.

L'ustilago carbo cause la maladie des céréales appelée le charbon ; ce champignon attaque aussi l'ovaire qui se transforme en un sac rempli d'une poussière noire formée des spores du parasite : ces spores sont petites, lisses, d'un brun sombre.

Le blé peut encore être attaqué par la nielle ; il se développe alors dans l'ovaire du grain une espèce d'anguillules (anguillula tritici) ; les grains malades sont déformés, noirâtres, petits et sont formés d'une coque épaisse et dure dont la cavité est remplie d'une poudre blanche, laquelle ne contient plus d'amidon, mais est formée de paquets d'anguillules plus ou moins desséchés.

Dès qu'on les met dans l'eau, ces vers présentent toutes les manifestations de la vie. Une farine qui renferme de ces anguillules peut occasionner des troubles gastriques, mais cependant on n'a jamais trouvé le ver, en parasite, chez l'homme ou les animaux.

V

INTOXICATIONS DUES AUX BOISSONS

LA FIÈVRE TYPHOÏDE ET L'EAU. — RÉSULTATS DANS L'ARMÉE. — FIÈVRE
TYPHOÏDE ET LAIT. — CHOLÉRA. — FIÈVRE PALUSTRE. — DYSENTERIE. —
L'EAU VÉHICULE DES PROTOZOAIRES (AMIBES, HELMINTHES, ETC.).

Les eaux, qui servent à l'alimentation, sont contaminées par des
organismes dans bien des cas et constituent pour l'homme et les
animaux de redoutables poisons. Il est démontré aujourd'hui que
la fièvre typhoïde, dans un grand nombre d'épidémies, a été prise
par l'eau de boisson, que celle-ci provienne d'une rivière ou d'un
puits, et que ces épidémies ont diminué et disparu lorsqu'on avait
soin de changer, pour l'alimentation, ces eaux suspectes, par
d'autres eaux non contaminées.

Ces résultats ont été particulièrement satisfaisants dans l'armée.
Les inspecteurs Dujardin-Beaumetz et Colin sont parvenus, non
sans peine, à faire modifier dans les différentes garnisons les prises
d'eaux reconnues impures et à doter les établissements militaires
de filtres Chamberland partout où il n'était pas possible de procurer
à la troupe de l'eau d'excellente qualité.

Dès que ces mesures ont été appliquées, on put en observer rapidement les bienfaits. La fièvre typhoïde, dit le Dr Schneider,
qui avait atteint 5,991 hommes en 1887, ne présente plus que
4,883 cas en 1888 et ce chiffre tombe à 4,412 en 1889.

Le lait a pu, dans certaines conditions, être la cause d'épidémies
de fièvre typhoïde ; ces épidémies, rares en France, sont assez nombreuses à l'étranger.

A Cambridge, la plupart des familles atteintes, au nombre de 73,
recevaient du lait du même fournisseur et avaient l'habitude de le
boire sans le faire bouillir ; on apprit que le laitier soignait son
enfant atteint de fièvre typhoïde et que les déjections typhiques
avaient été répandues sur des terres traversées par la conduite
d'eau alimentaire en mauvais état d'entretien ; trois semaines après,
l'épidémie de fièvre typhoïde éclatait à Cambridge.

En 1890, le Dr Vincent, directeur de la salubrité à Genève, rap-
porta une épidémie de fièvre typhoïde causée par un laitier qui
rinçait ses ustensiles dans un bassin alimenté par une source d'eau

pure, mais dans laquelle avait été lavé le linge d'un ouvrier de la ferme, atteint de fièvre typhoïde ; 36 personnes consommant toutes du lait fourni par ce laitier, contractèrent la maladie parce que toutes buvaient du lait non bouilli.

En janvier 1892, une épidémie analogue fut observée à Clermont-Ferrand ; 18 personnes furent atteintes, 6 moururent.

Citons également les épidémies de scarlatine dues à l'ingestion de lait contaminé.

Le choléra peut également se disséminer par les eaux ; mais les bacilles virgules n'ont pas la même résistance et il est plus difficile de les trouver, d'autant plus que les saprophytes leur font une grande guerre. On a, du reste, démontré que la vitalité du bacille virgule, même dans les eaux très pures, ne dépassait pas une semaine.

La dysenterie a pour cause principale l'usage d'eaux impropres, marécageuses, contaminées : cette maladie, par sa fréquence et sa gravité, tient un rang important et son rôle sur la mortalité est bien autre que celui de la peste, de la fièvre jaune, du choléra, etc.

Les Anglais, aux Indes, meurent plus de la dysenterie que du choléra ; pendant la campagne d'Egypte (1798-1801) elle a tué plus de soldats français que la peste qui sévissait alors, et au Mexique (1860-1865) elle a été plus fatale à notre armée que la fièvre jaune.

Ce rôle néfaste de l'eau de mauvaise qualité est absolument démontré ; les preuves abondent du rapport qui existe entre l'immunité ou les atteintes dysentériques des populations et le degré de pureté des eaux qui les alimentent ; en tous climats l'impureté des eaux est une des conditions déterminantes de l'endémicité dysentérique.

Je ne veux pas insister ici sur le micro-organisme de la dysenterie, dont l'existence est encore discutée ; pour les uns, c'est le bacillus vulgaris ; pour d'autres, c'est un bâtonnet ou des micrococci, etc., etc.

Un grand nombre de parasites (Blanchard) sont introduits avec l'eau de boisson, dans laquelle ils sont capables de séjourner et de vivre un certain temps, en attendant d'être avalés par un être dans l'organisme duquel ils trouvent les conditions favorables à leur développement ultérieur.

La plupart de ces parasites vivent dans l'eau, à l'état d'œuf, d'embryon, de larve, etc.

Parmi les Protozoaires, nous pouvons signaler l'amœba coli qui est un parasite très répandu ; on l'a accusé d'être la cause d'un grand nombre d'affections, mais on a évidemment exagéré ses méfaits et il nous semble impossible, ainsi que le dit Blanchard, de considérer l'amibe comme capable de causer ces états morbides, comme la dysenterie, la diarrhée, la colite, les ulcérations intestinales, etc.

Les helminthes sont introduits dans l'organisme de l'homme ou des animaux par l'intermédiaire des eaux.

L'œuf du tænia solium est facilement reconnaissable au microscope ; il est sphérique, entouré d'une coque externe épaisse, striée radiairement, paraissant constituée par l'accolement de petits bâtonnets. En traitant cet œuf par la potasse caustique, on distingue facilement dans l'une des moitiés de l'embryon six crochets presque droits, disposés de diverses manières.

L'œuf du tænia echinococcus est légèrement ovalaire ; sa coque est un peu granuleuse, moins épaisse que celle du tænia solium.

Les œufs du botriocéphale large sont elliptiques ; la coque est peu épaisse, brunâtre, et porte à l'un de ses pôles un opercule que l'on rend plus manifeste en faisant agir la potasse caustique.

Parmi les trematodes que l'homme peut prendre de l'eau, citons : 1° le distoma hepaticum ; 2° le distoma lanceolatum ; 3° le bilharzia hematobia.

L'œuf du distoma hepaticum (grande douve du foie) a une coque d'un brun sombre portant à sa petite extrémité un opercule rond.

L'œuf du distoma lanceolatum est plus petit que le précédent, ovoïde et muni également d'un opercule ; sa coque est colorée en brun noirâtre.

En Afrique, on avale fréquemment, avec les eaux de boisson, le bilharzia hematobia, dont les œufs ont une forme spéciale ; ils sont, en effet, elliptiques, entourés d'une coque brune résistante. armée d'une longue pointe à l'un des pôles.

Plusieurs espèces de parasites de l'ordre des nématodes paraissent être transmis à l'homme par l'eau de boisson.

Les œufs d'ascaride lombricoïde sont ovoïdes ou elliptiques, pourvus de deux enveloppes distinctes : l'enveloppe interne est dure. résistante ; l'externe est transparente, peu résistante, plissée ; elle donne à l'œuf l'aspect muriforme.

Les œufs de l'ascaris mystax (parasite très fréquent chez le chien et le chat, exceptionnel chez l'homme) se reconnaissent facilement à la disposition en réseau et mailles serrées de l'enveloppe extérieure.

Les œufs de l'oxyure vermiculaire sont ovales et ont une forme aplatie, la coque est lisse ; on lui distingue trois couches superpo sées ; ils renferment souvent un embryon à partie antérieure élargie, ayant une forme de têtard.

Le trichocéphale de l'homme présente des œufs faciles à reconnaître ; ils sont ovoïdes, un peu brunâtres, présentent deux enveloppes concentriques, l'interne mince, l'externe épaisse, granuleuse, percée à chaque pôle d'un pore que bouche un amas de matière muqueuse transparente.

On trouve également dans l'eau, des œufs et des larves de l'ankylostome duodénal ; les œufs sont elliptiques, arrondis aux deux bouts, à coque mince, transparente ; ils donnent naissance à de petits embryons à tête trilobée.

L'anguillule intestinale est un parasite qui accompagne souvent l'ankylostome dans l'affection désignée sous le nom d'anémie des mineurs ou qui se rencontre seule dans la diarrhée de Cochinchine.

La filaire de Médine se prend par l'eau également ; on rencontre dans l'eau les embryons et les larves, libres ou contenues dans un hôte intermédiaire.

La filaire du sang est un parasite très commun dans l'Amérique méridionale et aux Indes. Le ver adulte vit dans les vaisseaux sanguins et lymphatiques, y pond des œufs d'où sortent des embryons qui se répandent dans le sang. Ces embryons ne peuvent poursuivre leur évolution qu'en passant du sang de l'homme dans l'estomac d'un moustique ; ils s'y développent alors en larves, qui arrivent dans l'eau.

VI

MALADIES ALIMENTAIRES

ALIMENTATION INSUFFISANTE : VILLES ASSIÉGÉES, NAVIRES, ETC.
CONSÉQUENCES : SCORBUT, PELLAGRE, BÉRIBÉRI, HÉMÉRALOPIE

À côté des intoxications dues à l'absorption d'aliments toxiques par eux-mêmes ou contaminés par des parasites, il est bon, croyons-nous, de faire une place aux affections alimentaires, c'est-à-dire aux maladies, qui sont la conséquence d'une alimentation insuffisante ; on voit alors, comme dans les famines, par exemple, une aggravation de la plupart des affections régnantes, aiguës ou chroniques, et une augmentation de la mortalité, qui est proportionnée à la pénurie des subsistances ; le choléra, le typhus ont une mortalité proportionnelle au degré de bien-être de ceux qui en subissent les atteintes.

Ces maladies alimentaires s'observent rarement dans les conditions ordinaires ; au contraire, dans certaines circonstances, comme par exemple dans le siège d'une ville, elles revêtent des formes absolument redoutables et deviennent de véritables épidémies.

La population civile et militaire, dans une ville assiégée, se trouvent, à la longue, épuisée au moral par les inquiétudes et les préoccupations de toutes sortes, au physique par une alimentation défectueuse, insuffisante et souvent malsaine.

Cette influence de la famine sur les maladies les plus diverses a été surtout marquée pendant les dernières semaines du siège de Paris, en janvier 1871 : à cette époque, la mortalité de la population parisienne avait décuplé ; on mourait plus facilement et les affections habituellement bénignes devenaient souvent mortelles. Comme les animaux soumis à l'inanition, les malades, épuisés par leurs privations antérieures, n'offraient plus alors la même force de résistance aux diverses maladies. Ils étaient devenus spécialement prédisposés, dans le décours des maladies aiguës, variole, rougeole, fièvre typhoïde et même celui des simples bronchites, aux congestions, aux hémorragies, surtout vers les poumons et les intestins ; les pneumonies, dont se compliquait alors leur affection, ressemblaient, par le peu d'intensité du mouvement fébrile et par la vaste étendue du siège anatomique, à ces pneumonies secondaires soit au scorbut, soit à la cachexie palustre ; absolument comme leurs diarrhées se rapprochaient, et par leur durée et par leur gravité, et même dans certains cas par les altérations intestinales, du catarrhe intestinal des pays chauds ou de la dysenterie chronique.

Je dirai maintenant quelques mots des maladies alimentaires proprement dites, telles que le scorbut, la pellagre, le béribéri, etc.

Les travaux modernes ont démontré le rôle capital joué par l'alimentation dans la pathogénie du scorbut ; c'est évidemment une maladie qui tient à la défectuosité de l'alimentation, car dans les guerres de blocus, elle respecte l'armée assiégeante pour ne frapper que les assiégés ; elle ménage habituellement les officiers, alors même qu'elle s'étend à presque tous les soldats.

« A bord des bâtiments, dit Lind, jamais les officiers, jamais les aspirants, jamais les maîtres ne sont atteints du scorbut, à moins que les privations deviennent telles qu'il n'y ait plus de différence, sous le rapport des tables. Le scorbut s'arrête, pour ainsi dire, devant l'épaulette, devant le galon. »

Le béribéri est la conséquence d'une mauvaise alimentation et le mal est plus spécial aux pauvres ; il est plus commun dans le cours des longues traversées, à cause de l'insuffisance et de l'épuisement des approvisionnements. Durant plusieurs mois, l'immigrant indien, transporté aux Antilles, ne reçoit qu'une ration minime et uniforme de riz ; or, l'affection épargne ceux des Indiens qui sont mis à la ration des Européens ; elle cesse par les distributions de vivres frais et par l'atterrissement. C'est une maladie d'autant plus redoutable que la mortalité dépasse la moitié des individus atteints.

Nous avons parlé plus haut de la pellagre ; nous n'y reviendrons pas ici.

L'héméralopie s'observe chez les individus débilités ; elle peut frapper le dixième de l'effectif d'un régiment. Aux États-Unis, pendant la guerre de Sécession, il en est entré plus de 6,000 cas aux hôpitaux ; elle coïncide souvent avec le scorbut et la pellagre. Sa pathogénie a été très discutée, mais il est évident que la principale cause est un régime défectueux et insuffisant, comme l'ont montré les travaux des médecins de la marine. C'est donc une maladie d'alimentation ; elle éclate simultanément dans certaines garnisons ; elle est limitée aux simples soldats, très rare dans la population civile et très fréquente dans les longues traversées. Les épidémies d'héméralopie se manifestent le plus communément et le plus sûrement, pendant la période de pénurie ou de mauvaise alimentation. C'est aussi, pour des raisons analogues, que naissent celles que l'on observe dans les prisons, les pénitenciers et les couvents. Nous savons, en effet, que c'est surtout à la fin du carême qu'elles se montrent dans les communautés religieuses, et que quelquefois aussi elles sont amenées dans certains pensionnats par un esprit d'économie.

<h1 style="text-align:center">VII</h1>

<h2 style="text-align:center">THÉRAPEUTIQUE</h2>

LA PROPHYLAXIE. — LES ALIMENTS DE BONNE QUALITÉ. — LES VIANDES TUBERCULEUSES. — L'ÉBULLITION. — LA STÉRILISATION DES EAUX POTABLES. — LES FILTRES ET LEURS DANGERS. — LES BOÎTES DE CONSERVES. — SOINS A DONNER EN CAS D'INTOXICATIONS. — L'HYGIÈNE ALIMENTAIRE DANS LES VILLES ASSIÉGÉES, SUR LES NAVIRES, ETC., ETC.

Dans les questions d'alimentation, la thérapeutique prophylactique, c'est-à-dire l'hygiène des produits alimentaires, doit tenir la première place. C'est en surveillant les marchés, les abattoirs, en ne laissant mettre en vente que des aliments, animaux ou végétaux reconnus sains, qu'on évitera des accidents dans bien des cas.

La prophylaxie, dans certaines affections telles que le charbon, jouera un grand rôle. Grâce aux procédés de Pasteur, on sait qu'il est possible de conférer l'immunité aux animaux en les vaccinant. En France et à l'étranger, les vaccinations anticharbonneuses sont mises en usage et donnent d'excellents résultats, à tel point que la mortalité, depuis leur emploi, est tombée à moins de 1 p. 100 pour les moutons et de 1 et demi p. 100 pour les vaches, alors qu'autrefois elle était d'environ 8 à 10 p. 100 pour les moutons et de 5 p. 100 pour les vaches. Il est de toute nécessité aussi, pour éviter un certain nombre d'accidents, de ne laisser aller dans la circulation que des viandes saines et de bonne qualité.

La qualité de la viande dépend, d'une part, de l'animal qui l'a fournie, de son âge, de son état d'engraissement; de l'autre, de la région du corps où on l'a choisie; la première catégorie, la bonne viande, doit présenter une couleur vive, être bien entrelardée de graisse blanche ou jaune claire, avoir une bonne consistance et une odeur agréable.

La viande de seconde qualité doit être rouge aussi, mais elle peut être moins riche en graisse.

La viande de troisième qualité est de couleur plus foncée, ou bien plus pâle, molle, pauvre en graisse ; au bout de quelques heures de dessiccation, le tissu cellulaire devient jaunâtre : c'est une viande, qui provient d'animaux trop jeunes ou trop vieux, mais insuffisamment nourris. Les animaux jeunes ont une viande pâle; une couleur brun foncé doit faire soupçonner de la viande de taureau ou celle d'un animal surmené. Cette viande de troisième qualité n'est pas insalubre, mais elle est moins nutritive.

Ces différentes viandes doivent être fermes, élastiques au toucher, ne laisser suinter aucune sérosité sur la tranche fraîche; la moelle des os longs doit être ferme, solide, d'un blanc mat légèrement rosé.

On n'oubliera pas que les bouchers emploient quelquefois certains artifices pour donner de la fraîcheur à leurs morceaux : ils insufflent la viande, en même temps qu'ils la colorent en la frottant de sang.

Les volailles s'altèrent assez rapidement surtout en été, si on n'a pas soin de les vider; on devra donc rejeter de la consommation toutes celles qui ne présenteront pas un parfait état de fraîcheur. Les altérations portent surtout sur les points suivants : au croupion, sur le dos, sous le ventre, à la face interne des cuisses et des ailes, parties qui prennent successivement une teinte verdâtre plus ou moins marquée. L'œil est enfoncé dans l'orbite, terne et opaque; les plumes s'arrachent avec la plus grande facilité. Lorsque les volailles commencent à s'altérer visiblement, les marchands ont l'habitude d'enlever les abatis, de flamber le corps, de ficeler les membres; on devra se défier des animaux ainsi préparés et les examiner avec soin.

Le poisson frais se présente sous un aspect brillant; les ouïes sont d'un beau rouge franc; l'œil est clair; l'ouverture anale est hermétiquement fermée. Il est ferme dans toutes ses parties et répand une odeur de marée.

Une journée d'exposition à l'air suffit pour que le poisson se gâte; la surface du corps paraît alors sale, le brillant a disparu, malgré le soin que prennent les marchands d'asperger le poisson d'eau fraiche, ou de le recouvrir de glace ou de linges mouillés. Si on écarte l'opercule des ouïes, on voit que les branchies prennent une teinte plombée, grisâtre, verdâtre même; on cherche quelquefois à masquer cette coloration en appliquant du sang frais sur les branchies. L'œil devient terne, opaque; il s'enfonce dans l'orbite; le poisson pris dans la main est flasque, mou; il n'a plus de fermeté et conserve l'empreinte du doigt. Il répand une odeur forte, nauséabonde; l'ouverture anale est béante, le rectum forme hernie en dehors.

Les viandes provenant d'animaux tuberculeux peuvent-elles servir à l'alimentation humaine? Ce sujet a été discuté depuis longtemps, et aujourd'hui encore, bien que des lois aient été promulguées, les auteurs ne sont pas tous d'accord.

Villemin avait, dans ses immortelles expériences, démontré que les organes tuberculeux donnaient la tuberculose; Chauveau, Toussaint, Galtier étaient également unanimes à reconnaître la contagiosité de la tuberculose par les voies digestives. Nocard avait rendu tuberculeux deux jeunes renards en leur donnant trois fois 500 grammes de poumon tuberculeux.

Ainsi donc, expérimentalement, il était démontré que l'ingestion d'organes tuberculeux donnait naissance à la tuberculose; en pratique, cependant, la question marcha plus lentement. L'ingestion d'organes tuberculeux donne la tuberculose, mais si d'un animal tuberculeux du poumon, on retranche l'organe malade, ainsi que les ganglions ou organes voisins contaminés, la chair de l'animal donnera-t-elle la tuberculose si elle est introduite dans les voies digestives? Les expérimentateurs n'arrivent pas, sur ce même point, aux mêmes conclusions. Cependant il résulte des travaux entrepris dans ce but que la chair d'un animal à tuberculose localisée, sans grande généralisation, n'est pas capable ordinairement de contagionner ceux qui s'en nourrissent, tandis qu'un animal à tuberculose généralisée, dont un grand nombre des ganglions sont atteints, ainsi que les séreuses, peut devenir contagieux par ingestion.

Au point de vue pratique, hygiénique, on s'est demandé longtemps quelle devait être la conduite de l'inspecteur de boucherie en présence d'une viande appartenant à un animal tuberculeux. Au congrès de Bruxelles, en 1883, M. Bouley fit la proposition suivante : « La tuberculose ayant été reconnue expérimentalement transmissible par les voies digestives, le Congrès déclare qu'il y a lieu d'éliminer de la consommation les viandes provenant d'animaux tuberculeux, quel que soit le degré de la tuberculose et quelles que soient aussi les qualités apparentes de la viande. » Cette proposition ne fut pas adoptée, et on lui préféra la suivante qui n'était pas très pratique : « Pour que la viande et les viscères d'une bête atteinte de tuberculose puissent être livrés à la consommation, il faut que, au moment de l'abatage, la maladie soit reconnue être à son début, que les lésions ne soient étendues qu'à une petite partie du corps, que les glandes lymphatiques se montrent encore exemptes de toute lésion, que les foyers tuberculeux n'aient pas encore subi de ramollissement, que la viande présente les caractères d'une viande de première qualité et que l'état général de la nutrition de l'animal ne laisse rien à désirer, au moment où il a été sacrifié. »

Aujourd'hui, l'arrêté ministériel du 28 juillet 1888 donne satisfaction aux plus timorés. L'article 2 de cet arrêté dit en effet que les viandes provenant d'animaux tuberculeux sont exclues de la consommation : 1° si les lésions sont généralisées, c'est-à-dire non confinées exclusivement dans les organes viscéraux et leurs ganglions lymphatiques ; 2° si les lésions, bien que localisées, ont envahi la plus grande partie d'un viscère, ou se traduisent par une éruption sur les parois de la poitrine ou de la cavité abdominale.

« Ces viandes exclues de la consommation ainsi que les viscères tuberculeux ne peuvent servir à l'alimentation de l'homme et doivent être détruits. »

Les différents procédés de conservation des aliments peuvent-ils mettre à l'abri d'accidents alimentaires ? Non, il n'est aucun moyen qui soit capable d'une façon absolue d'assurer l'innocuité des matières alimentaires. Et cependant les moyens proposés pour atteindre ce but sont nombreux : le froid, la chaleur, le salage, le fumage, etc., ont été préconisés.

Le salage des viandes leur fait perdre de leurs qualités nutritives en leur enlevant au moins le tiers ou même la moitié des liquides qu'elles possédaient. Ainsi privée d'une grande partie de ses principes solubles, tels que matières extractives, créatine, créatinine, albumine, sels divers, qui se retrouvent dans la saumure, la viande est moins digestive qu'à l'état frais.

On a fait d'ailleurs un certain nombre d'expériences pour rechercher si le salage ne privait pas les viandes d'animaux malades de leurs propriétés infectieuses.

Freytag a vu que le bacille tuberculeux n'est tué qu'au bout de trois mois; le microorganisme de l'érysipèle, deux mois; les bacilles typhiques et staphylocoques pyogènes cinq à six mois; le bacille du rouget du porc, trois mois.

Le plus précieux procédé, celui qui donne les résultats les moins incontestables, c'est la chaleur, l'ébullition prolongée pendant un certain temps. Elle peut ne pas suffire à protéger l'organisme contre certains poisons, tels que les ptomaïnes, mais la chaleur n'en est pas moins une grande garantie, car elle met à l'abri contre toute une grande classe des intoxications, les intoxications parasitaires; elle protège l'homme d'une façon parfaite aussi bien contre les œufs du tænia que contre les microorganismes, ceux de la tuberculose, par exemple.

Ce que nous disons pour la viande s'applique à d'autres aliments; on sait, en effet, que certains champignons toxiques perdent leur toxicité qu'ils passent à l'eau dans laquelle on les a faits bouillir.

C'est encore l'ébullition qui protégera le mieux l'homme contre les maladies dues aux eaux contaminées : en quelques heures, l'eau bouillie exposée à l'air s'est chargée d'oxygène en quantité suffisante.

Les filtres, quels qu'ils soient, présentent tous des inconvénients, des dangers.

Si le filtre en grès des fontaines bourgeoises de Paris laisse passer tous les microbes, les filtres les plus modernes, les mieux compris, tels que les filtres à bougies, sont également dangereux. D'abord, les expériences de laboratoire ont démontré que ces bougies retiennent pendant quelques jours (cinq à six en moyenne) les microorganismes, ils donnent une eau absolument pure au point de vue bactériologique, mais ils ne tardent pas à offrir une résistance moindre et peu à peu les microbes les traversent.

Quand on soupçonnera la mauvaise qualité de l'eau, quand on vivra dans un foyer cholérique ou typhique, etc., il sera prudent de ne boire que de l'eau filtrée et bouillie; c'est le seul moyen d'être à l'abri de toute contamination par les eaux. L'ébullition prolongée mettra encore à l'abri contre cette redoutable intoxication par le lait provenant d'animaux tuberculeux. Peu importe que la tuberculose ne soit transmise par le lait que lorsque celui-ci provient d'animaux portant des lésions tuberculeuses des mamelles ou que la tuberculose des poumons soit ou ne soit pas suffisante pour rendre le lait tuberculeux; ce sont d'importantes discussions, très controversées, difficiles à résoudre. Ce que nous savons, c'est que le lait renferme parfois des bacilles de Koch, et comme l'ébullition est seule capable de les rendre inoffensifs, il est donc de toute nécessité de le faire bouillir, soit pour la nourriture des adultes, soit pour celle des enfants. A ce sujet, nous nous permettrons d'ajouter que nous avons bien plus de confiance dans un lait récent porté à l'ébullition au moment du besoin que dans tous ces laits soi-disant stérilisés qui passent pour se conserver intacts pendant plusieurs mois et qui, en réalité, sont partiellement et même totalement décomposés au bout d'un temps relativement très court, sans compter que la plupart présentent un goût des plus détestables.

Il est un certain nombre de cas d'empoisonnements alimentaires dus à l'incurie et à la négligence, sur lesquels il est bon d'insister; bien des personnes sont persuadées qu'une viande, un poisson, etc., renfermés dans des boîtes de conserves, que les conserves alimentaires, par le fait même qu'elles ont pu rester indemnes et intactes, pendant des semaines et des mois, sont susceptibles de garder, sorties de leurs récipients, ces qualités que la chaleur et l'ébullition leur ont données. On voit fréquemment des personnes ouvrir une boîte de sardines ou de viande conservée et en manger pendant plusieurs jours à leur repas; si au bout de cinq, six et dix jours elles s'aperçoivent que la boîte répand une certaine odeur, elles s'en étonnent et au besoin fixent dans leur mémoire cette marque de fabrique dont les produits se gâtent en se promettant de la changer, quand, en somme, l'altération peut très bien dépendre de leur négligence.

Si on se rappelle l'épidémie de Lorient qui fut la cause d'un grand nombre d'empoisonnements, on doit également ne pas oublier que la boîte incriminée avait été ouverte le 1ᵉʳ juillet et la viande distribuée seulement le 6 juillet. Depuis cette époque, les règlements de la marine à ce sujet ont été changés et toute boîte de conserve ouverte doit être consommée dans les vingt-quatre heures, mais il n'en est pas moins vrai que ce qui s'est passé autrefois dans la marine peut très bien se renouveler chez les simples particuliers. On aura donc soin de rechercher, avant de livrer à la consommation, une boîte de conserve, quelques caractères qui ont été indiqués comme étant d'une certaine valeur : le bombage du couvercle indique la fermentation; la liquéfaction de la gelée, la saponification de la graisse sont des caractères d'une viande avariée. Les modifications de consistance et de texture, l'odeur d'aigre, de pourri, de poisson gâté, sont aussi des marques de modifications qui nécessitent le rejet de ces boîtes.

En règle générale, une viande trouvée bonne à l'ouverture (aspect, odeur, consistance) devra être retirée de sa boîte immédiatement et placée dans un autre récipient; on aura soin de ne pas laisser le morceau nager dans le jus qui ne servira pas à l'alimentation et sera jeté. En prenant ces précautions, il est permis d'affirmer que l'alimentation en boîtes de conserves constitue une nourriture précieuse et utile et que les accidents ne sont pas plus fréquents qu'avec l'usage des viandes fraîches, pourvu, bien entendu, que l'étain employé aux soudures soit absolument pur.

Quelles doivent être les mesures thérapeutiques à prendre lorsque, malgré tout, on se trouve en présence d'une intoxication (viandes fraîches, aliments conservés) et que les accidents feront leur apparition avec plus ou moins de fracas?

Comme ceux-ci surviennent, en général, tardivement, l'emploi des vomitifs est peu indiqué, de même que le lavage de l'estomac.

On aura plus de chances d'arriver à un heureux résultat en s'adressant directement à l'intestin qui contient encore des aliments nuisibles, à l'aide soit de purgatifs, soit de lavements purgatifs. Les malades ont, en général, une soif très vive : on aura soin de les laisser boire, de les pousser même à prendre des liquides. L'expérience a démontré, en effet, que les malades qui ont le plus absorbé de boisson dans le cours des accidents sont souvent les moins frappés. L'action de la boisson sur le rein est mécanique; l'émonctoire rénal est ainsi d'autant mieux lavé par la grande quantité de liquide absorbé et les urines entraînent certains toxiques qui risqueraient de séjourner plus longtemps dans l'organisme. On prescrira de l'eau fraîche ou de l'eau aromatisée avec de l'alcool, du thé, du café, etc. Il sera de toute nécessité, pendant cette crise, parfois mortelle, de soutenir les forces du malade par l'emploi de l'alcool et des toniques. Les vomissements seront combattus par la glace à l'intérieur et on tirera de bons profits de l'emploi des piqûres d'éther, des frictions généralisées stimulantes et des bains.

La convalescence sera quelquefois longue; une hygiène alimentaire sévère, le quinquina, les toniques, etc., ne devront pas être négligés.

Charles DERVILLEZ, *de Paris*.

QUATRIÈME PARTIE

MALADIES DE L'APPAREIL URINAIRE

CHAPITRE PREMIER

EXAMEN CLINIQUE DES URINES

Notre but est de donner seulement quelques indications pouvant guider le praticien au lit du malade. Le sujet est trop vaste ; traiter à fond la question nous entraînerait dans de trop longs détails.

Recherche de l'albumine. — La quantité d'albumine contenue dans les urines est très variable ; sans être habituellement considérable, elle oscille entre 1 à 3 grammes.

Les urines albumineuses moussent plus que les urines normales, surtout lorsqu'elles sont alcalines. Elles sont de coloration pâle et de faible densité chez les brigthiques.

Divers procédés ont été employés pour déceler la présence de l'albumine, nous allons les exposer brièvement.

Examen par la chaleur. — Lorsque l'urine est acide, ce dont on se rend compte avec le papier de tournesol, il suffit de chauffer pour qu'il se produise un léger trouble, qui ne doit pas disparaître par addition de quelques gouttes d'acide acétique. Si le trouble disparait, c'est qu'on se trouve en présence de phosphates.

Si l'urine est neutre ou alcaline, il faut ajouter un peu d'acide acétique, une trace d'acide nitrique. Si l'urine est pauvre en albumine et que pourtant on soupçonne sa présence, il faut ajouter de l'acide acétique, saturer par du sulfate de soude, filtrer, puis chauffer.

Il convient de ne chauffer que par la partie supérieure du tube à essai, le reste du liquide reste transparent et sert de contraste. En regardant sur un fond noir, le louche devient très apparent.

Examen par l'acide nitrique. — Si l'urine est alcaline, il faut ajouter de l'acide acétique et filtrer; si elle est acide, se contenter de filtrer.

On met l'urine dans un verre à pied et on fait couler l'acide nitrique goutte à goutte le long des parois du verre. L'albumine se précipite de suite, mais se dissout par agitation ; si on ajoute à nouveau de l'acide nitrique, le trouble devient permanent. Il ne faut pas dépasser plus de 1/10 du volume de l'urine.

Un autre procédé consiste à ajouter dans un verre contenant de l'acide nitrique l'urine au moyen d'un tube effilé; l'urine surnage; au niveau de la ligne de séparation se trouve une couche blanche d'albumine.

Par ce procédé, il peut y avoir deux causes d'erreur dues à l'abondance soit de l'acide urique, soit de l'urée.

Si l'urine contient de l'acide urique, il se forme un précipité amorphe qui disparaît en chauffant. Ce même précipité s'obtient aussi avec l'acide phosphorique et l'acide acétique.

Si l'urine contient de l'urée, il se forme un précipité d'azotate d'urée, facilement reconnaissable à ses cristaux et qui s'accompagne de production de bulles gazeuses.

Si le malade a pris du copahu, du cubèbe, de la térébenthine, il se forme un précipité qui se dissout dans l'alcool, et l'urine a une odeur caractéristique qui lève tous les doutes.

En résumé si on verse dans de l'urine de l'acide nitrique à égal volume il peut se produire, au-dessus de la séparation du liquide: un disque inférieur d'albumine, un supérieur d'acide urique, une couche colorée d'urobiline ou de pigments biliaires et parfois même une couche constituée par des cristaux d'azotate d'urée.

On peut aussi déceler la présence de l'albumine par l'acide phénique, le prussiate jaune de potasse et l'acide picrique en présence de l'acide acétique.

Procédé de Tanret. — Il repose sur l'action de l'iodure double de potassium et de mercure pour précipiter l'albumine.

La formule est :

Iodure de potassium	3 gr. 22 cent.
Bichlorure de mercure	1 gr. 35 cent.
Acide acétique.	20 cent. cubes
Eau distillée	Q. s. p. 64 cent. cubes

Ce réactif donne aussi un précipité avec l'urine d'une personne ayant absorbé des alcaloïdes, mais dans ce cas le précipité disparaît par l'élévation de la température et est soluble dans l'alcool.

Dosage de l'albumine. — Le véritable mode de dosage est la pesée après coagulation par la chaleur ou le procédé de Méhu.

Procédé de M. Méhu. — Il repose sur la coagulation de l'albumine par l'acide phénique. On se sert de la solution suivante :

Acide phénique cristallisé.	10 grammes
Acide acétique du commerce	10 —
Alcool à 90°.	20 —

On filtre l'urine, dont on verse 100 centimètres cubes dans un verre à expérience, on ajoute 2 centimètres cubes d'acide azotique et 10 centimètres cubes de solution phéniquée ; l'albumine se précipite. On verse ensuite sur un filtre et on lave avec une solution d'eau bouillante saturée d'acide phénique, puis on dessèche à 105° et on fait la pesée.

Procédé de M. Esbach. — Il emploie un réactif ainsi composé :

Acide picrique	1 gramme
Acide citrique	2 —
Eau distillée	Q. s. pour dissoudre

On verse dans un tube gradué l'urine jusqu'au trait marqué, puis on ajoute le réactif jusqu'au niveau d'un nouveau point de repère ; on agite le tube et on le laisse reposer pendant vingt-quatre heures. Les divisions représentent en grammes la quantité d'albumine contenue dans un litre d'urine. Les résultats obtenus par ce procédé ne sont pas très exacts, la quantité d'albumine peut varier de moitié au double.

Recherche du sucre. — Deux procédés sont en usage. C'est l'action de la potasse caustique et celle de la liqueur de Fehling.

Procédé par la potasse. — On met dans un tube à essai 5 à 6 pastilles de potasse caustique, on ajoute de l'urine et on agite pour faire fondre. Les phosphates terreux sont précipités, on décante dans un autre tube et on chauffe la partie supérieure de ce second tube. Si l'urine contient du sucre, elle se colore en brun ou en brun noir, suivant la quantité de sucre contenu.

Procédé par la liqueur de Fehling. — On verse dans un tube à essai 3 à 4 centimètres cubes de cette liqueur, puis on chauffe jusqu'à ébullition, on verse ensuite de l'urine le long des bords du tube et il se forme une couche verdâtre à la surface de séparation des deux liquides ; cette couche passe successivement à l'orangé et au rouge, si l'urine contient du sucre.

Dosage du sucre par la liqueur de Fehling. — On prend de la liqueur dont on fait au préalable l'essai, pour connaître son titre exact. On en place 10 centimètres cubes dans un ballon, on porte à l'ébullition et on ajoute l'urine au moyen d'un tube gradué. Quand la liqueur est réduite et qu'elle a une coloration jaune orangé ou rouge, on lit la quantité d'urine employée et par calcul on en déduit la quantité de sucre.

Examen au polarimètre. — Il donne par simple lecture la quantité de glycose contenue dans un litre d'urine, surtout si on se sert du diabétomètre à pénombres.

Recherche des peptones dans l'urine. — La peptone ne précipite pas par la chaleur et l'acide nitrique, mais par le réactif de Tanret.

Le précipité produit par ce réactif se dissout par la chaleur et reparaît par le refroidissement, ce qui le différencie de l'albumine. La réaction de Tanret est celle à laquelle on doit donner la préférence, ses résultats sont moins entachés d'erreur ; elle ne peut se faire qu'en l'absence de l'albumine.

Ialkowski indique un procédé très simple qui consiste à porter à l'ébullition l'urine acidulée par l'acide acétique et saturée de chlorure de sodium. L'albumine se coagule, on la sépare de l'urine en filtrant. En ajoutant du sulfate de cuivre et un alcali caustique (soude ou potasse), on obtient une coloration rose violacée s'il y a des peptones.

On peut aussi se servir du réactif de Millon qui donne une coloration rouge cerise.

Dosage de l'urée. — On emploie le plus habituellement l'uréomètre d'Yvon.

On se sert d'une solution titrée d'urée afin de savoir combien un centigramme d'urée donne, au moment où on opère, de divisions d'azote ; on agit ensuite sur l'urine et par calcul on obtient facilement le chiffre d'urée par litre.

Pour les détails complémentaires et le fonctionnement de l'appareil nous renvoyons aux livres spéciaux.

Recherches de la bile dans l'urine. — Dans un verre à pied on place un peu d'acide azotique nitreux et on fait tomber l'urine goutte à goutte. Au niveau de séparation des liquides, il se produit une succession de couleurs dans l'ordre suivant : vert, bleu, violet, rouge et jaune.

C'est la réaction de Gmeslin. Pour qu'on puisse affirmer la présence de la bile, il faut nettement constater l'existence de la couleur verte et violette.

Recherche du sang dans l'urine. — *Procédé de Hellen.* — On mélange quelques centimètres cubes d'urine avec de la lessive de soude, on porte à l'ébullition. S'il y a du sang, le liquide prend la coloration vert bouteille, les phosphates se précipitent en entraînant la matière colorante et prennent la teinte rouge grenat ou brun rouille.

Pour la recherche de l'hémoglobine, il faudra donner la préférence à l'examen spectroscopique. On constate les deux bandes noires l'une dans le jaune, l'autre dans le vert pour l'oxyhémoglobine, et après réduction par du sulfhydrate d'ammoniaque, une seule bande plus large occupant la place des deux bandes et l'espace compris entre elles.

L. BONVALOT, *de Paris*.

CHAPITRE II

HÉMATURIE

On définit sous ce nom l'excrétion simultanée ou le mélange plus ou moins intime de sang et d'urine.

L'hématurie n'est pas une entité morbide, c'est un symptôme apparaissant dans une foule d'affections des organes urinaires et quelques maladies générales à forme hémorragique. Les voies d'excrétion, la vessie surtout, sont le plus souvent les points de départ de l'hématurie.

Aspect de l'urine. — Les urines sanglantes sont facilement reconnaissables à leur coloration et au dépôt qu'elles laissent au fond du verre où on les a recueillies.

Le dépôt peut être formé de sang pur ou de substances de consistance diverse et de coloration variée.

M. Guyon distingue trois variétés de dépôts :

1° Dépôt glaireux et sanguin avec liquide normal ;

2° Dépôt glaireux et urines teintées ;

3° Dépôt sanguin avec urines teintées.

Dans la première variété, on trouve deux cas. Le dépôt est jaunâtre, strié de sang, dû à du sang et du pus, présentant une stratification véritable par suite d'exhalations sanguines intermittentes et parcellaires ; c'est le dépôt de la cystite subaiguë. Le dépôt est glaireux, très adhérent au fond du vase et d'une coloration plus vive qui à distance paraît uniforme, mais est encore formée par des stries plus nombreuses ; c'est le dépôt de la cystite aiguë.

Dans la deuxième variété, les urines sont teintées. Le dépôt est formé de deux couches, l'une de sang pur et l'autre glaireuse ; le mélange s'est fait tardivement après coup. Dans ces cas il y a cystite, mais à la suite de cathétérisme il se produit une hémorragie, la cystite est souvent alors due à un calcul.

Dans la troisième variété, le dépôt est sanguin et les urines teintées ; la masse liquide est rouge et la partie inférieure est formée de
caillots. Les uns présentent une coloration noire par suite d'un
groupement d'hématies, les autres sont décolorés et dus à des
dépôts fibrineux ; quelquefois, à des parcelles de tumeurs, ces fragments sont jaunâtres et friables. Lorsque les dépôts sont dus à des
fragments de tumeurs, ils ont un aspect villeux framboisé ou nettement papilliforme. Lorsqu'ils ont l'aspect papillaire, ils proviennent d'une tumeur vésicale ; les tumeurs papillaires étant fort rares
au niveau des reins.

D'après les recherches récentes de M. Guyon, la présence de caillots allongés, vermiformes, quelquefois très déliés et très longs,
résultant de la coagulation du sang dans les uretères, indique une
hématurie rénale due non à des calculs mais à des tumeurs du rein
surtout des épithéliomas. Quand ils sont simplement vermiformes,
ils peuvent provenir soit du rein soit de la vessie ; car chaque fois
que le sang stagne dans la vessie il peut prendre cette apparence. Il
faut donc se baser surtout sur l'examen du malade avant de conclure.

La coloration du liquide varie du rouge clair au rouge sombre,
elle est due à la dilution plus ou moins grande, et à la densité de
l'urine. Plus l'urine est dense, plus la coloration est foncée et il
suffit souvent d'ajouter de l'eau pour que la répartition uniforme de
teinte se présente, aussi M. Guyon prescrit-il aux hématuriques des
boissons délayantes.

Les urines peuvent être plus foncées, brunes ou noires, tantôt limpides, tantôt troubles. La teinte foncée indique que le sang a séjourné
dans la vessie pendant quelque temps et s'y est décomposé. Pour les
hématuries rénales de moyenne intensité, le sang pourra être
rouge ; mais s'il a séjourné dans la vessie, il prendra la teinte noirâtre. Les urines sanglantes des néphrites ont une teinte foncée
lavure de chair. Des urines troubles homogènes sont aussi bien des
urines de néphrites que celles de cystite. Si elles sont noir marc de
café avec forte odeur gangréneuse, elles indiquent une cystite putride
liée ou non à l'existence d'une tumeur.

Le microscope permettra de compléter le diagnostic des urines
hématuriques, il fera reconnaître parmi les caillots les débris de
tumeur. De plus la présence de globules sanguins différencie les
urines hématuriques des urines hémoglobinuriques. Le nombre
des hématies est parfois relativement faible proportionnellement
à la coloration ; il ne faut pas oublier en effet que les hématies se dissolvent dans les urines par suite de la fermentation ammo-

niacale. Dans l'urine récemment émise, les hématies sont normales et présentent encore leur dépression centrale; dans une urine vieille et fermentée au contraire les hématies sont volumineuses, sphé-roïdales, décolorées, sans dépression centrale.

Urines sans dépôt. — Une urine de teinte uniforme, légèrement trouble, sans dépôt, fera penser à la possibilité d'une néphrite; mais ce n'est pas là un caractère de certitude. La constatation de cylindres hyalins ou translucides, réfringents ou cireux, lève au contraire les doutes. Dans les cystites, les pyélonéphrites, on trouve des cellules lymphatiques, qui forment un dépôt à la partie inférieure du liquide; s'il y a peu d'albumine, on est en présence d'une in-flammation des voies d'excrétion; si, au contraire, elle est en abondance, le diagnostic de néphrite s'impose. Les urines des néphrites sont teintées et troubles dans toute leur masse et ne s'é-claircissent pas par le repos comme celles de la cystite.

Quoique l'on ne puisse rien conclure de l'examen seul d'une urine sanglante et qu'il n'y ait pas de caractère vraiment distinctif pour chacune des lésions ayant pu provoquer l'hématurie, les éléments diagnostiques fournis par le microscope et la recherche de l'albu-mine peuvent être d'une certaine utilité.

Les causes de l'hématurie peuvent être multiples : mécaniques (traumatismes, corps étrangers), inflammatoires ou congestives, enfin organiques (tumeurs, etc.).

Nous allons étudier chacune de ces variétés et examiner en même temps de quel département de l'appareil urinaire peut provenir le sang et les signes qui permettent de porter le diagnostic de l'affec-tion causale de l'hématurie.

I

HÉMATURIES MÉCANIQUES

1° Hématuries dans les traumatismes de l'urèthre. — Les héma-turies dans les traumatismes uréthraux peuvent présenter deux types bien distincts.

Si le traumatisme atteint l'urèthre antérieur, dans la portion située en avant du muscle de Vilson, du sphincter membraneux, l'écoule-ment sanguin affecte la forme d'une véritable épistaxis uréthrale, suivant l'expression de M. Guyon. L'uréthrorragie est continue, le sang s'écoule même en dehors des mictions; ou, si des caillots obstruent le méat urinaire, l'écoulement du sang précède celui de l'urine. Ces cas se produisent chez un blennorrhagien qui rompt la corde, chez un rétréci à qui on a fait la section d'un rétrécissement dans la région pénienne ou bulbaire, ou enfin dans une rupture traumatique de la portion antérieure de l'urèthre.

Si le traumatisme atteint au contraire la région postérieure de l'urèthre, la partie postsphinctérienne, l'uréthrorragie prend l'allure de l'hématurie vésicale, mélange intime du sang et de l'urine, coloration foncée du liquide urinaire, présence de caillots. Tels sont les symptômes observés dans les cas de fracture du pubis déchirant l'urèthre, ou chez un rétentionniste à la suite de fausse route prostatique.

2° Hématuries dans les traumatismes des reins et de la vessie. — Dans les cas de plaie de la vessie, outre les autres symptômes qui mettent sur la voie du diagnostic, le sang sort habituellement par la plaie vésicale ou par l'urèthre après s'être accumulé dans la vessie, tantôt il sort mélangé à l'urine, tantôt dans les cas d'hémorragie abondante, il se coagule et, si la plaie ne peut lui donner issue, il obstrue le col et provoque une cystite intense.

Le traumatisme atteint fort rarement l'uretère seul, et l'hématurie de cette provenance est une variété clinique dont on fait à peine mention.

Traumatismes du rein. — L'hématurie ne fait presque jamais défaut, c'est le symptôme capital, pathognomonique, les mictions sanglantes sont constantes et abondantes.

Le sang se présente tantôt sous forme de caillots, tantôt en dilution complète dans l'urine. Les caillots affectent souvent la forme des tubes urinifères et l'examen microscopique révèle la présence des globules. L'hématurie peut apparaître immédiatement après la contusion, la blessure du rein, ou seulement quelques jours après.

Un caillot fibrineux peut obstruer l'uretère, des phénomènes de rétention se produisent : douleurs dans la région lombaire, ballonnement du ventre, etc., puis l'uretère se désobstrue et l'hématurie reparaît.

Ces oscillations peuvent se présenter plusieurs fois dans le cours d'une blessure du rein.

3° Hématurie chez les calculeux. — A côté des traumatismes francs, on peut rapprocher une variété de traumatismes continus atténués, ce sont ceux qui se produisent chez les calculeux à la suite d'une fatigue, d'une course en voiture, etc.

Le type le plus fréquent est celui d'un malade, ayant déjà précédemment présenté dans ses urines un dépôt rougeâtre briqueté et qui, à la suite d'efforts, de marches prolongées, d'une course à cheval ou en voiture, ressent tout à coup à la fin de la miction vers l'extrémité du pénis une piqûre analogue à celle d'une aiguille; ce malade aura une miction sanglante. Le repos calme tous ces symptômes, les urines redeviennent normales; c'est le propre des calculeux. Un calcul, emprisonné dans la cavité vésicale, par suite des mouvements violents qui lui ont été imprimés, a contusionné les parois de ce réservoir et provoqué la rupture vasculaire.

Le traumatisme vésical est-il seul la cause de cette hémorragie chez les calculeux, ou bien y a-t-il inflammation vésicale concomitante? La cystite chez les calculeux est fréquente, bien qu'elle soit, suivant M. Guyon, plus tardive qu'on ne l'admet généralement, et elle peut être certainement une des causes favorisant ces hématuries; cependant, il faut admettre des distinctions cliniques. La cystite est fréquente dans les calculs phosphatiques; les urines sont purulentes, ammoniacales, la vessie se vide mal, il y a stagnation urinaire et congestion. Aussi, comprend-on facilement que le moindre traumatisme sur une vessie inflammée puisse donner naissance à l'hématurie et elle est en effet dans ces cas beaucoup plus fréquente que lorsqu'il s'agit de calculs d'acide urique, d'urate, d'oxalate de chaux qui sont de provenance rénale.

Lors de calcul rénal, l'hématurie peut être spontanée ou provoquée par la fatigue, les secousses, elle est quelquefois le seul symptôme de la lithiase rénale; d'autres fois, on a déjà observé l'issue des calculs ronds et lisses. Elle peut par son abondance amener l'anémie du malade. Parfois, l'hématurie qui dure depuis quelques jours cesse brusquement et les urines redeviennent normales; il y a eu obstruction de l'uretère par un caillot fibrineux, puis tout à coup l'hématurie réapparaît; ces alternatives peuvent se reproduire plusieurs fois. Lecorché admet que les hématuries essentielles à retours paroxystiques ont un mécanisme analogue et reconnaissent pour cause un calcul d'oxalate de chaux qui s'est formé dans la portion droite des canalicules ou dans les tubes de Bellini; l'irritation provoquée par les calculs est la cause de ces hématuries paroxystiques qui cessent lors de leur expulsion pour reparaître lorsqu'ils se sont à nouveau formés.

II

HÉMATURIES D'ORIGINE INFLAMMATOIRE OU CONGESTIVE

1° Hématuries inflammatoires dans les phlegmasies de l'urèthre. — D'après Diday, dans la blennorrhagie le sang peut sortir du canal dans quatre cas : 1° quand la blennorrhagie est suraiguë à la suite du moindre traumatisme ou par intensité du travail phlegmasique, il sort mêlé à la sécrétion purulente ; 2° à la suite d'érections forcées ou après la rupture de la corde, c'est du sang pur qui s'écoule goutte à goutte en dehors des mictions ; 3° à la suite d'injections caustiques de nitrate d'argent, le sang sort mêlé à l'urine mais non combiné et il sort dès le commencement de la miction ; 4° enfin dans les cas de cystite du col, il se produit aussi une hématurie, mais le sang sort pur à la fin de la miction ou mêlé aux dernières gouttes de l'urine.

De même dans l'inflammation chronique de la région prostatique, le malade voit sortir un peu de sang qui peut rougir les dernières gouttes de l'urine ; en même temps que le dépôt muco-purulent, on constate un sentiment de chaleur et de tension au périnée et vers le rectum. La sensibilité de la portion prostatique de l'urèthre au cathé-térisme est ici un signe de diagnostic qui doit faire écarter l'idée de calcul, les symptômes étant à peu près les mêmes chez les calculeux.

2° Hématuries dans les cystites. — Ordinairement l'attention est attirée du côté de l'organe malade par des signes non équivoques d'affection vésicale.

La cystite tuberculeuse dans ses premières périodes fait exception ; elle s'établit d'une façon insidieuse, donne lieu à des hématuries spontanées, passagères, non douloureuses, véritables hémoptysies vésicales (Guyon). L'urine est également colorée du commencement à la fin de la miction, le sang n'est pas plus rouge à la fin et n'ap-paraît jamais dans les dernières gouttes d'urine. Les mictions sont plus fréquentes et lorsque la période ulcéreuse s'établit, les hémor-ragies cessent, contrairement à ce qui a lieu dans les tumeurs vési-cales, où l'hématurie devient plus fréquente avec les progrès du mal.

Les cystites, quelle que soit leur variété, aiguë, chronique, du corps ou du col, blennorrhagique, donnent lieu à des hématuries, qui se produisent sans cause appréciable. Elles ne paraissent pro-venir ni de fatigues, ni d'écarts de régime, et le repos au lit, qui fait cesser celles des calculeux, reste sans action sur elles.

Dans la cystite du col, une douleur intense accompagne la miction dès le début et surtout à la fin avec irradiation du côté du périnée et de l'anus. L'hémorragie, peu abondante, est due à l'expression de la muqueuse hyperhémiée par les dernières contractions vésicales; elle est souvent si peu abondante qu'elle modifie à peine la coloration de l'urine, les dernières gouttes sont seules teintées si on les recueille à part; ce fait s'observe surtout dans la cystite blennorrhagique du col.

Dans la cystite du corps, la douleur est surtout hypogastrique, le sang est mélangé à l'urine.

Dans la cystite pseudo-membraneuse, les hématuries sont exceptionnelles.

3° Hématurie dans les néphrites. — Dans les néphrites, il y a disproportion entre la coloration des urines et le peu de globules qu'elles contiennent. Est-ce de l'hémoglobinurie ou de l'hématurie? la dissolution des globules se faisant soit dans l'urine, soit dans les vases où on la recueille. Parfois, il y a des petits caillots vermiformes et de nombreux cylindres hématiques.

Dans les néphrites aiguës, c'est surtout au début qu'on observe l'hématurie, soit que la néphrite soit due à l'intoxication cantharidienne, à la pneumonie, à la scarlatine, à la fièvre typhoïde, à l'érysipèle, à la variole, aux maladies hémorragiques. La lésion porte autant sur le bassinet que sur le rein et c'est réellement une pyélite hémorragique.

Dans les néphrites à marche rapide, on voit des poussées hématuriques, les urines sont plus foncées et troubles, par augmentation de mucus et de cylindres; on rencontre aussi une grande quantité d'albumine. Les poussées durent de trois à huit jours et les urines sont brunes ou légèrement enfumées.

Dans les néphrites chroniques, l'hématurie n'est pas exceptionnelle; Wagner décrit une forme de mal de Bright hémorragique; les maladies intercurrentes, pneumonie, fièvre typhoïde, érysipèle, jouent un grand rôle dans la production de ces hématuries. On les note aussi à la suite d'application de vésicatoire, de refroidissement. La poussée hématurique est de courte durée, mais, parfois, elle peut être le signal d'accidents graves qu'annonce l'oligurie, c'est l'urémie et ses accidents mortels.

Pyélite. — La pyélite, qu'elle soit la conséquence d'un empoisonnement ou d'une maladie générale, s'accompagne d'urines hématuriques. D'après Lecorché, l'hématurie est souvent précédée d'une émission de pus et on peut constater, surtout dans ces cas, les caillots vermiformes et les cylindres fibrineux rappelant le diamètre des tubes de Bellini.

4° **Hématuries dans les maladies générales.** — Les hématuries des maladies infectieuses ne sont pas toujours dues à la néphrite, comme le fait observer M. Labadie-Lagrave. On les rencontre chez les scarlatineux en pleine période d'éruption, chez les varioleux ; elles paraissent avoir pour siège la muqueuse des calices et des bassinets.

On observe l'hématurie dans les formes malignes de la scarlatine, de la rougeole, de la variole, et elle paraît due à une altération du sang facilitant son extravasation au niveau des reins, des bassinets, de la vessie.

Dans l'ictère grave, la peste, la fièvre jaune, le scorbut, les urines sanglantes ne contiennent souvent plus de globules, ils ont été détruits et les urines se rapprochent comme caractères des urines hémoglobinuriques.

Dans l'impaludisme, c'est surtout l'hémoglobinurie qui est observée. L'hématurie a été notée aussi dans la leucocythémie, l'hémo philie, le purpura hémorragica.

5° **Hématuries d'origine congestive.** — *Hématuries supplémentaires.* — Tantôt, elles surviennent après la suppression d'un flux sanguin habituel : c'est une véritable hématurie compensatrice; d'autres fois, elles sont dues à des fatigues ou des contusions continues (hématurie des cavaliers); parfois, enfin, il y a développement du réseau veineux du fond de la vessie, véritables varices vésicales venant obstruer le col et provoquer la rétention; une hématurie abondante se produit et, parfois même, elle peut être mortelle; si elle est moins abondante, elle amène un soulagement marqué jusqu'à une nouvelle crise de dysurie.

Hématurie par hyperhémie rénale. — D'après Liebermeister, lorsque l'hyperhémie par stase est suffisante pour amener l'apparition de l'albumine, il est rare que le sang ne se rencontre pas aussi dans l'urine ; s'il fait défaut, on peut exclure l'hyperhémie par stase et admettre un trouble inflammatoire de nutrition. Ce fait pathologique s'observe dans les affections du cœur à longue durée. L'expérimentation vient à l'appui des observations de Liebermeister.

Thromboses des veines du rein. — Elles se rencontrent surtout chez les athrepsiques ; Parrot a signalé les urines rares, brun noir, avec sédiments renfermant des cylindres rénaux et des globules sanguins agglomérés. Chez l'adulte, on observe ces hématuries dans les états cachectiques, la fièvre puerpérale et les thromboses résultant des compressions par les tumeurs voisines du hile.

Dans les infarctus hémorragiques, l'urine est brun foncé, quelquefois noirâtre, contient des globules rouges en grand nombre, mais ces modifications sont passagères. On les observe dans des maladies prédisposant aux embolies artérielles telles que le rhumatisme articulaire, l'endocardite. Le peu de durée de l'hématurie permet de diagnostiquer l'infarctus rénal.

Hyperhémie aiguë. — Elle peut survenir après l'absorption de cantharides, de thérébenthine, d'essence de moutarde, de sublimé, de baume du Pérou, d'arsenic, de sulfate de quinine. L'urine est trouble, foncée, noirâtre, contient des globules rouges, de l'albumine et de la fibrine.

Hématuries névropathiques. — Elles se produisent sans altération du sang, sans lésions vasculaires et sont sous la dépendance du système nerveux. Quelquefois précédées de douleurs, d'autres fois elles apparaissent à la suite d'une émotion vive, d'une colère, etc.; elles ne produisent pas de désordres fonctionnels, elles sont rarement continues et parfois affectent un caractère périodique. Elles sont dues soit aux agents physiques, tels que la chaleur (Latour); aux névropathies, à l'hystérie, quelquefois à l'épilepsie, ou à des lésions des nerfs et des centres nerveux. On les attribue à des phénomènes vaso-moteurs produisant la diapédèse sans rupture des vaisseaux.

6° Hématuries chez les prostatiques. — L'hématurie est une complication fréquente chez les prostatiques après rétention, toutefois, elle est rare au début de l'hypertrophie alors qu'il n'y a que simple fréquence des mictions nocturnes. Elle peut provenir soit d'un traumatisme même léger lors du cathétérisme, son abondance et sa durée contrastent avec la bénignité du traumatisme. Elle peut apparaître aussi spontanément et elle est la conséquence de l'état congestif de la vessie. Cet état congestif des voies urinaires est en grande partie la cause de ces hématuries et le cathétérisme ou la déplétion brusque de la vessie n'en sont que les causes adjuvantes.

Chez les rétrécis, au contraire, la vessie ne subit pas un état congestif analogue, la congestion siège dans le canal au niveau du point rétréci et cède à la médication antiphlogistique. Aussi, les hématuries qui peuvent survenir à la suite de rétrécissement sont de moindre gravité et ne comportent pas de pronostic aussi grave. Chez les prostatiques, quoiqu'elles soient rarement mortelles, par leur fréquence elles peuvent entraîner l'anémie du malade.

Elles n'ont de gravité que dans la carcinose prostato-pelvienne, forme rare de cancer de la prostate, les hématuries sont de quantité fort variable et s'accompagnent d'autres symptômes : dès le début, les affections organiques de la prostate se caractérisent par des difficultés assez grandes de la miction et l'apparition de douleurs violentes avec diverses irradiations. Le toucher rectal révèle au moment de ces hémorragies une augmentation notable de volume. Ces hématuries se calment quelquefois, mais elles sont aussi, parfois, très abondantes vers la fin et hâtent le dénouement fatal.

III

HÉMATURIES PAR LÉSIONS ORGANIQUES

Néoplasmes vésicaux. — Les hématuries dans les tumeurs de la vessie sont quelquefois tardives, mais le plus souvent précoces. Elles sont abondantes et s'accroissent par le progrès du mal; elles surviennent sans cause et disparaissent dans les circonstances qui sembleraient plutôt favoriser leur production. Elles sont habituellement répétées à des intervalles assez rapprochés, ce qui les différencie de celles des tumeurs rénales.

Ces hématuries sont indolores et ne provoquent de sensation pénible au niveau de la vessie que lorsqu'il s'y joint de la cystite. L'abondance de l'hémorragie ne signifie pas par elle-même que la tumeur de la vessie soit de mauvaise nature. Le rapport entre le volume de la tumeur et l'hémorragie est aussi trompeur et de petits papillomes produisent parfois des hémorragies abondantes. La coloration des urines est variable, elles offrent l'aspect rutilant des hémorragies récentes ou d'autres fois la teinte noire. Lorsqu'il y a peu de sang, la teinte foncée est plus marquée à la fin de la miction et on observe même du sang pur.

La cause de ces hématuries ne doit pas seulement être imputée aux ulcérations de la tumeur, un papillome non ulcéré peut produire une grave hémorragie ; elles paraissent dues à des phénomènes congestifs amenant la rupture des vaisseaux.

Tuberculose vésicale. —Nous avons déjà parlé des hématuries de la cystite tuberculeuse; elles surviennent le plus habituellement chez un malade de vingt à quarante ans; elles peuvent rester isolées ou être à répétition, sans causes productrices telles que fatigue, marche, secousse. L'examen de l'urine révèle un dépôt purulent strié de sang et du côté des organes génitaux on note des signes de tuberculose, blennorrhée, épididymite tuberculeuse. Ces hématuries sont prodromiques, prémonitoires, non contemporaines de la période d'ulcération. Ce sont des hémorragies d'origine congestive, analogues aux hémoptysies du début de la tuberculose pulmonaire, comme elles sont un phénomène concomitant de l'évolution des tubercules.

Cancer du rein. — Les hématuries sont fréquentes et de courte durée, elles se caractérisent par leur intermittence, se reproduisent pendant deux ou trois jours pour cesser pendant un certain temps. La teinte reste la même pendant toute la durée de la miction sanglante et même parfois les dernières gouttes sont claires comme l'urine normale. L'hémorragie ne présente de caractères distinctifs que lorsque l'on trouve des caillots vermiformes moulés sur l'uretère. L'examen de l'urine révèle aussi des cellules provenant de la tumeur, quelques globules sanguins et des cylindres.

Tuberculose rénale. — Dans la dégénérescence caséeuse des bassinets et des reins, l'urine a les caractères de la pyélite. Le sédiment est abondant et le microscope y montre la présence de globules rouges, de globules de pus, de détritus caséeux, de cellules épithéliales, de fibres élastiques, de fragments de tissu conjonctif. L'hématurie n'existe parfois qu'au début; dans d'autres cas, on ne note que des stries sanglantes : ce sont des symptômes de pyélite. L'examen du malade, d'autres signes de tuberculose, permettront seuls d'affirmer le diagnostic de tuberculose rénale.

Diagnostic différentiel. — En présence d'une urine sanglante, il se pose une double question : Quelle est la nature de la lésion? Quel est son siège?

Passons en revue les différents éléments du diagnostic.

L'examen des urines ne donne pas de renseignements diagnostiques précis. En dehors des dépôts purulents striés de sang, caractéristiques de la cystite, la coloration des urines, la forme des caillots ne permettent pas d'affirmer d'une façon certaine la source de l'hématurie.

Thompson et de Wolkmann insistent sur l'utilité d'examiner le dépôt urinaire, le microscope révélant souvent la présence d'épithélium rénal, de cylindres protéiques et parfois de débris néoplasiques. De même l'analyse des urines, suivant Reliquet, permet de constater la diminution de l'urée, indice de l'insuffisance rénale.

Les conditions productrices peuvent donner des renseignements plus précis, les contusions dorso-lombaires, les atteintes traumatiques graves du rein, de la vessie, de l'urèthre expliquent certaines hématuries, mais elles sont immédiatement consécutives aux traumatismes, celles qui surviendraient un certain temps après doivent au contraire être fortement suspectées.

Chez les calculeux, une marche, une fatigue, une secousse provoquent l'hématurie, les mêmes causes se retrouvent souvent dans les hématuries des malades atteints de lithiase rénale ; mais dans ce dernier cas, il existe d'autres éléments de diagnostic, des coliques néphrétiques antérieures, de la sensibilité lombaire, parfois de l'hydronéphrose ou de la pyélo-néphrite.

Le repos calme les hématuries du calculeux, mais si les pissements de sang sont irréguliers, se produisent même dans le décubitus dorsal prolongé, quelle en sera la cause physiologique? Ici plusieurs affections peuvent être la source de l'hématurie : certaines formes de cystite, les néoplasmes, la tuberculose vésicale.

Dans la cystite chronique, les douleurs et le trouble des urines ont précédé le pissement de sang, les hématuries sont spontanées, à répétition, mais pas aussi prolongées que dans les cas de tumeur et rarement indolentes. L'action du traitement convenable, inefficace dans les cas de néoplasmes ou de tuberculose vésicale, est un véritable élément de diagnostic.

L'hématurie des néoplasiques et celle des tuberculeux se rapprochent sur plus d'un point, toutes deux sont spontanées, capricieuses. La coloration des urines, à peine teintées au début, puis se fonçant à mesure de la déplétion vésicale, est un caractère commun aux deux affections. Mais la marche varie : chez le cancéreux, les hématuries se rapprochent et augmentent ; chez les tuberculeux, au contraire, elles vont en s'atténuant malgré les progrès de l'affection. Entre les hémorragies les urines redeviennent normales chez les néoplasiques, tandis que la cystite et les douleurs apparaissent promptement chez les tuberculeux ; toutefois, à la fin chez les néoplasiques les urines deviennent épaisses, boueuses et ont une odeur infecte de macération anatomique. Les néoplasmes surviennent dans le jeune âge et dans la vieillesse, tandis que la tuberculose vésicale est l'apanage de l'âge adulte.

Les néoplasmes du rein peuvent donner lieu à des hématuries affectant la même allure que les néoplasmes vésicaux, mais ils s'accompagnent de crises douloureuses semblables à celles des coliques néphrétiques, la durée des hémorragies est moindre, l'examen de la région et la présence d'un varicocèle symptomatique sont des indices précieux pour le diagnostic différentiel.

Le diagnostic histologique présente plus de difficulté et ne peut reposer que sur l'examen des parcelles de tumeur expulsées dans les urines ou enlevées chirurgicalement.

Le repos et le décubitus prolongé suppriment l'hématurie des calculeux, mais restent sans influence sur les néoplasiques et les tuberculeux. Ces conditions sont au contraire des éléments de diagnostic importants chez certains malades, chez les prostatiques. Le type le plus fréquent est celui du vieillard prostatique avéré qui ressent des envies fréquentes d'uriner plus marquées surtout dans la seconde portion de la nuit ; sous l'influence du décubitus et de la stase vésico-prostatique, la rétention apparaît, et l'hématurie se montre à la première évacuation vésicale.

La fréquence des hématuries n'a de valeur réelle, d'après M. Guyon, que si la réapparition du sang est indépendante de toute cause appréciable. Si elle n'est pas provoquée, c'est l'indice d'une lésion organique, d'un fongus, d'une tuberculose, d'un cancer. La persistance de l'hématurie suffit à faire soupçonner la présence d'une tumeur du réservoir urinaire.

Souvent l'hématurie n'est qu'un symptôme surajouté à une maladie, dont les symptômes sont suffisamment tranchés pour ne laisser aucun doute sur le diagnostic. Telles les hématuries du purpura, du scorbut, des fièvres éruptives, des maladies infectieuses.

L'examen local et l'exploration des voies urinaires permettent parfois seuls de se prononcer sur le diagnostic. L'exploration de la région lombaire, la constatation de la douleur rénale provoquée, révèlent la nature rénale de l'hématurie. La palpation hypogastrique combinée avec le toucher rectal fait souvent différencier l'épaississement vésical de la tuberculose qui se présente sous forme de tumeur rétropubienne, des masses bosselées, mamelonnées, des plaques indurées du carcinome ; de plus, dans ce dernier cas, on trouve des ganglions iliaques, des nodosités épididymaires, des bosselures des vésicules séminales et de la prostate.

Enfin comme dernier moyen d'enquête clinique, reste le cathétérisme ; mais suivant les préceptes de M. Guyon, il ne faut le pratiquer que dans les cas d'incertitude de diagnostic et le rejeter autant que possible lorsqu'on soupçonne un cancer, la symptomatologie étant assez riche en ce cas pour éclairer le diagnostic.

Traitement des hématuries. — Le traitement varie suivant la cause productrice, et le diagnostic vrai est de première nécessité avant d'intervenir.

Chez le prostatique, la congestion étant le danger, la source des hémorragies, c'est contre elle que devra se diriger toute la thérapeutique. Il faudra prescrire une véritable hygiène des organes génito-urinaires, éviter les fatigues, les refroidissements; prescrire une alimentation modérée, un exercice régulier, lutter contre la constipation, et par le cathétérisme, contre la distension trop grande de la vessie ou sa réplétion.

Chez les calculeux, il faudra recommander le repos et même le décubitus dorsal et lors de calcul vésical l'opération s'impose. Dans l'hématurie de source uréthrale, la compression de l'urèthre sur la sonde à demeure fait souvent cesser l'hémorragie.

Quand la source siège, au contraire en amont de la vessie, il faudra souvent avoir recours aux péparations hémostatiques, perchlorure de fer, ergotine, etc.

Quand la vessie est remplie par des caillots qui l'obstruent, on pourra avoir recours au cathétérisme évacuateur par aspiration ou à la cystotomie. Ce dernier mode de traitement a donné des résultats satisfaisants, soit en cas de tumeurs vésicales, soit même chez les prostatiques, et, grâce à la méthode antiseptique, il devient un procédé de choix adopté par la chirurgie moderne.

IV

HÉMATURIE ESSENTIELLE

Cette hématurie, encore nommée hématurie endémique des pays chauds, hématurie chyleuse, est endémique au Brésil, à l'île Maurice, au cap de Bonne-Espérance, à la Réunion. Elle frappe surtout les enfants et les adultes, se produit sans prodromes ni douleurs; les urines sont sanguinolentes pendant plusieurs mois, plusieurs années, à des intervalles divers et sans altérer la santé. Ou bien, l'hématurie est accompagnée de douleurs lombaires, de fatigue, d'anémie. Souvent, les urines cessent d'être sanguinolentes et deviennent rosées, laiteuses, graisseuses : c'est l'hématurie chyleuse.

La graisse se trouve à l'état d'émulsion et l'examen du sang ne révèle pas d'augmentation de graisse. Le pronostic n'en est pas grave; le changement de climat fait disparaître la maladie.

La pathogénie a été diversement interprétée; on a admis qu'elle était due à la présence de parasites dans le sang, de distomes dans le sud de l'Afrique, d'un strongle au Brésil et à la Guadeloupe.

La chylurie serait, pour M. Leroy de Méricourt, due à l'altération des hématies qui laissent échapper leur graisse sous forme de granulations, et, pour Gubler, à des varices lymphatiques développées et ouvertes dans l'appareil urinaire.

L. BONVALOT, *de Paris.*

CHAPITRE III

HÉMOGLOBINURIE

L'hémoglobinurie est caractérisée par la présence de l'hémoglobine dans l'urine. Si elle se rapproche de l'hématurie par la coloration de l'urine, elle en diffère cependant par l'absence complète, ou à peu près, des globules sanguins.

Rayer, dans son *Traité des maladies des reins* (1841), a fait mention de cette affection ; mais les premières observations sont dues à Henley (1865). Depuis une vingtaine d'années, de nombreux travaux ont paru sur l'hémoglobinurie tant en France qu'à l'étranger. En 1888, au sujet d'une observation de M. Hayem, s'éleva à la Société médicale des hôpitaux une discussion importante, à laquelle prirent part MM. Millard, Bucquoy, Robin.

Les symptômes, qui accompagnent l'émission des urines hémoglobinuriques, sont variables et peuvent se classer sous trois groupes différents :

1° Hémoglobinurie paroxystique, symptôme principal d'une sorte d'entité morbide ;

2° Hémoglobinurie secondaire se produisant dans le cours de certaines maladies ;

3° Hémoglobinurie toxique survenant à la suite de l'introduction dans l'organisme de substances altérant les globules sanguins.

Il est une autre division proposée par M. Robin, mais nous adopterons la précédente, la plus généralement admise par tous les auteurs. Pour M. Robin, l'hémoglobinurie peut se diviser en deux classes :

1° L'hémoglobinurie vraie, qui réclame deux actes pathologiques : l'un d'ordre général prédisposant, un trouble de nutrition qui amoindrit la vitalité des hématies ; l'autre, d'ordre local déterminant, une poussée congestive du côté du rein.

Cette classe se subdivise en trois variétés :

A. L'hémoglobinurie paroxystique provoquée par le froid, la marche, etc. La modification nutritive antérieure est produite par la syphilis, l'impaludisme, l'uricémie, etc., influençant les échanges de façon à diminuer la résistance des globules rouges directement ou indirectement. L'acte déterminant est la congestion rénale. Cette congestion est passagère, elle a pour caractère l'instantanéité et est suivie d'une prompte détente, d'où l'allure paroxystique de la maladie.

B. L'hémoglobinurie prénéphrétique ou prébrightique. Le mouvement congestif rénal n'est plus passager, il dure plusieurs jours, c'est une congestion rénale qui parcourt les divers stades, ou dégénère en néphrite véritable d'origine congestive.

C. L'hémoglobinurie postnéphrétique ou postbrightique ; c'est l'hémoglobinurie qui survient dans le cours d'une néphrite ancienne et qui est provoquée par une poussée congestive.

2° Les hémoglobinuries toxiques n'ont plus besoin de l'acte rénal. La diminution de résistance des globules est seule en jeu ; l'hémoglobine est dissoute dans le plasma et filtre à travers le glomérule, les cellules des tubes contournés. Les altérations rénales, qui peuvent se produire, sont consécutives et sont dues à l'irritation produite par l'excrétion de l'hémoglobine.

I

HÉMOGLOBINURIE PAROXYSTIQUE

Étiologie. — L'hémoglobinurie paroxystique se voit dans les deux sexes avec prédominance marquée pour l'homme. D'après les recherches de Delabrosse, on noterait chez ce dernier une proportion un peu supérieure à 84 p. 100 parmi les observations publiées.

Rare aux âges extrêmes de la vie, elle apparaît surtout de vingt à soixante ans. En outre, de vingt à quarante, la proportion est double de ce qu'elle est de quarante à soixante.

Les causes prédisposantes sont mal établies. On a incriminé la syphilis, l'impaludisme, l'alcoolisme. Delabrosse a rencontré des antécédents nerveux : ce sont des névralgies, du rhumatisme chronique, de la goutte, des hémorroïdes, de la gravelle, du purpura. On a observé l'hémoglobinurie après la scarlatine, mais le rein était probablement touché.

Saundby signale deux cas d'hérédité. M. Robin montre le rôle prédisposant de l'uricémie. Socor constate, dans une observation, un emphysème chronique rebelle. Bristowe et Copeman citent un cas de coïncidence avec la maladie de Raynaud (gangrène symétrique des extrémités). Ralfe insiste sur les rapports de l'albuminurie intermittente avec l'hémoglobinurie; pour lui, cette albuminurie n'est qu'une petite hémoglobinurie dans laquelle la rate et le foie suffisent à employer la matière colorante, tandis que le rein élimine l'albumine. Fraenkel note, chez les hémoglobinuriques, une prédisposition marquée pour les affections pulmonaires chroniques. M. Potain signale aussi un cas d'hémoglobinurie chez un malade ayant eu précédemment des coliques hépatiques.

Des causes occasionnelles la plus fréquente est le froid, d'où la dénomination d'hémoglobinurie *a frigore*. La simple exposition à l'air extérieur, comme chez le malade de Mesnet; le refroidissement par les vêtements imprégnés de pluie; les bains de mer provoquent souvent les crises. On a cependant constaté des accès chez des malades n'ayant pas quitté le lit et séjournant dans une chambre chauffée; mais ces cas sont assez rares.

Dans certaines circonstances, où le froid ne pouvait être mis en cause, l'hémoglobinurie est survenue à la suite de fatigues, d'exercice musculaire violent, de la marche (Robin, Bastionelli), d'efforts, d'excès vénériens. Lebsen signale un fait où les crises survenaient au début des règles, et avaient pour causes occasionnelles : les fatigues, les contrariétés, les frayeurs et surtout le froid.

Symptomatologie. — La maladie se caractérise par des accès survenant soit sans cause connue, soit après des efforts, soit après une marche ou après l'exposition au froid.

Ces accès plus ou moins répétés se produisent à des intervalles variables et présentent comme caractères communs un début brusque, des symptômes généraux et l'apparition d'urine caractéristique.

L'accès débute par un frisson plus ou moins marqué, quelquefois des frissonnements. En même temps il y a malaise général, vertiges, céphalée, constriction épigastrique, douleur dans le thorax, les bronches, avec irradiations dans les cuisses et sensation de faiblesse dans les membres inférieurs. Le malade pâlit; les extrémités se refroidissent, se cyanosent. Puis survient une réaction légère avec élévation de température; la peau devient chaude, se couvre de sueur; le pouls s'élève, le malade éprouve le besoin d'uriner. Les urines rendues sont plus ou moins albumineuses et de coloration variant du rouge brun à la couleur du vin de Porto, du café.

Ces accès durent quelques heures et présentent au point de vue de la coloration des urines une double gamme ascendante et descendante. Ils laissent à leur suite, au malade, une lassitude marquée et tous les symptômes d'une courbature, qui persiste quelquefois assez longtemps.

Tel est le tableau clinique des accès moyens ; mais les crises ne revêtent pas toutes la même intensité. Les accès avortés signalés par M. Giraudeau sont caractérisés par quelques bâillements, des frissons, une courbature légère et une ou deux mictions d'urine albumineuse, quelquefois non colorée. Les accès intenses sont marqués par de l'urticaire, du purpura, du gonflement douloureux du foie et de la rate, et même par l'apparition d'un ictère plus ou moins foncé hémaphéique sans présence de bile dans les urines.

Etudions maintenant séparément chacun des principaux symptômes et voyons les modifications qu'ils peuvent subir. Les symptômes initiaux nous sont peu connus, le médecin ayant rarement l'occasion de les constater. Le frisson, premier symptôme apparent, précède dans la plupart des cas l'émission de l'urine rouge. Son intensité est très variable, depuis le frisson complet, comme dans un violent accès de fièvre, jusqu'aux simples frissonnements. Il manque rarement, il a cependant fait défaut dans les cas provoqués expérimentalement (Rosenbach, Mesnet).

En même temps que le frisson, existe une sorte de période algide, une sensation de froid généralisée ; la face est pâle, les lèvres cyanosées, le corps froid ; le nez, les oreilles, les mains présentent une teinte cyanique et même subictérique. Ce refroidissement peut être limité aux parties exposées au froid, il n'aurait fait défaut que dans deux cas d'accès survenus pendant l'été (Rosenbach, Strubing).

Les sensations douloureuses sont rarement intenses ; elles siègent à la tête : céphalée ; à l'abdomen : coliques, douleurs, pesanteur, endolorissement ; aux hypocondres, à la région lombaire : tension pénible, sensibilité à la pression ; au thorax, à la région épigastrique : oppression, suffocation, pesanteur ; quelquefois, mais rarement, nausées, vomissements.

La percussion et la palpation de l'estomac, du foie, de la rate et du rein sont douloureuses ; on constate aussi, parfois, des signes d'hypertrophie hépatique et splénique. Du côté des voies urinaires, outre la sensibilité à la pression au niveau de la vessie et des reins, il faut noter les irradiations douloureuses dans les fosses iliaques et jusque dans les testicules, ainsi que le long des urétères.

La peau, outre le purpura, l'urticaire généralisé ou seulement limité aux régions exposées aux refroidissements, présente parfois de l'œdème aigu généralisé, considéré par Behrend comme un urticaire gigantesque. Henrot a vu aussi des ecchymoses phlycténoïdes sur la grande courbure des oreilles ; Wilks des gangrènes partielles du nez, des oreilles, des orteils.

Comme symptômes nerveux, outre le vertige du début et la sensation de fatigue, de prostration à la fin des accès, on n'a observé aucun symptôme intellectuel. Cependant, Kobler et Obermayer signalent le rétrécissement de la pupille ne réagissant plus à la lumière, la perte presque complète de la sensibilité des membres supérieurs et inférieurs jusqu'aux coudes et aux genoux, ainsi que l'exagération du réflexe rotulien.

A la fin de la crise, on observe souvent des transpirations, des sueurs profuses s'accompagnant d'une soif intense qui même peut exister, quoique rarement, dès le début.

Le pouls s'accélère pendant les accès, mais pas proportionnellement à la température ; on a noté une augmentation de 10 à 15 pulsations. Au début, il serait même parfois petit et insensible (Hayem).

La température s'élève rapidement, elle atteint 38°, 39° et 40° ; puis la défervescence a lieu aussi rapidement. Rosenbach cite des observations où l'ascension se produisait en moins d'une heure. Dans certains cas, l'élévation de température peut fairedéfaut ainsi que la fièvre.

En dehors des accès, immédiatement après et dans les jours qui suivent, outre la sensation de fatigue générale, le malade a le facies pâle, jaunâtre, anémique. La teinte jaunâtre ne persiste pas longtemps, mais la peau reste toujours pâle, surtout lorsque les crises se reproduisent à courts intervalles. On observe, parfois, des bruits de souffle au cœur et le malade a de la tendance à la fatigue, à l'essoufflement et peu de goût pour le travail.

L'accès a une durée variable ; si le malade se repose et se tient au chaud, il peut se terminer en vingt-quatre heures et n'être constitué que par une simple émission d'urine colorée ; dans le cas contraire, il se prolonge deux ou trois jours. Rarement unique, il se reproduit sous les mêmes causes et à des intervalles variables, des mois, des années. Les accès apparaissent surtout l'hiver, pour disparaître l'été. Chez les prédisposés, on peut les provoquer et même régler leur intensité, en les exposant plus ou moins longtemps au froid, ou en les réchauffant plus ou moins vite lorsque la crise est commencée (Mackenzie).

Caractères de l'urine. — Au début de la crise, les urines sont rares, elles peuvent faire complètement défaut pendant les premières heures, puis elles augmentent de quantité et dépassent la normale. La coloration frappe de suite, elle est de plus en plus foncée ; les urines passent successivement au rouge, au rouge brun, pour atteindre la teinte brun noir ; la décoloration se fait moins rapidement. La couleur est plus ou moins intense suivant la quantité d'hémoglobine contenue dans l'urine.

Les deux séries ascendante et descendante ne sont pas toujours visibles ; la teinte rouge intense se produit d'emblée, la gamme de décoloration est seule constatée.

L'urine est claire, transparente ; par le repos, il se forme un sédiment brunâtre granuleux, qui revêt l'aspect de cylindres ou d'amas. Les globules sanguins manquent ou sont très rares.

Traitée par la teinture de gaïac ou le réactif de Heller, cette urine décèle la présence d'une matière colorante dérivée du sang. Les premiers auteurs, Gull, Harley, Roberts, croyaient que c'était l'hématine. Scheiden (1872) découvrit le premier, par ses recherches spectroscopiques, la présence de l'hémoglobine. Il a observé et décrit les deux bandes d'oxyhémoglobine et la bande unique d'hémoglobine réduite sous l'influence du sulfhydrate d'ammonium. Des recherches plus récentes, entre autres celles de Mac-Mun, ont montré que la matière colorante se présente souvent sous forme de méthémoglobine.

En résumé, ces trois formes d'hémoglobine se retrouvent dans l'urine, suivant qu'elle est plus ou moins récemment émise. De même, on peut observer l'hématine et même l'hématine acide, et il est probable qu'il y a alors une altération de la matière colorante dans la vessie ou dans l'urine après son émission par suite d'un excès d'oxalates (Hénocque, Mackenzie).

La quantité de matière colorante, d'hémoglobine, est en rapport avec l'intensité de coloration de l'urine et a été évaluée par divers auteurs ; les chiffres sont variables 7/100 (Hénocque, Hayem), 12/100 (Salle).

L'albumine est constante, elle accompagne l'hémoglobine et disparaît en même temps qu'elle (Hayem). Elle la précède quelquefois (Rosenbach) ; elle peut aussi persister deux ou trois jours après la cessation de l'hémoglobinurie (Leiden). L'albumine se coagule par la chaleur et l'acide nitrique, mais un excès d'acide la dissout ; aussi Gull la considère-t-il comme de la globuline. D'après Saundby on retrouve dans l'urine les deux albumines du sang, la paraglobuline et l'albumine du sérum. Certains auteurs ont montré que l'albumine et l'hémoglobine peuvent se remplacer réciproquement, d'où, dans quelques cas, il existe une sorte d'albuminurie paroxystique, surtout dans les crises survenant sous l'influence de la marche (Hayem, Bastionelli).

Il y a, parfois, une quantité élevée d'oxalate (von Rossen, Grenhow), mais le fait n'est pas constant. Le taux de l'urée est variable ; tantôt augmenté, tantôt diminué (A. Robin) ; l'augmentation d'acide urique a été notée (Henrot). On a aussi trouvé de l'urobiline et des matières colorantes biliaires (Hénocque).

Dans le sédiment on ne rencontre pas ou fort peu de globules sanguins ; cependant, tout à fait au début de l'accès, l'urine retirée à la sonde renferme quelques globules rouges. Les éléments les plus importants de ce dépôt sont les cylindres hyalins souvent colorés en brun. On y trouve, en outre, des globules blancs avec des granulations pigmentaires et une matière granuleuse amorphe, renfermant des cristaux d'hématine, d'hématoïdine et d'autres noirâtres ou bleuâtres mélangés à des oxalates ou à des urates.

État du sang. — Il a donné lieu à de nombreuses recherches. Pour Murri et Boas, les globules subissent des altérations considérables ; au moment des accès ils se déforment, se plissent, s'enroulent, deviennent crénelés, ont moins de tendance à se mettre en pile. M. Hayem, sur un malade, n'a pas trouvé de modifications des globules ; sur un autre au contraire, il a observé que les globules deviennent sphériques, perdent leur hémoglobine et se transforment en chlorocytes puis en achromatocytes ; ces mêmes altérations se produisent pendant les crises.

Dans une observation, M. Hayem a noté un épaississement du réticulum fibrineux au moment des paroxysmes ; puis à la suite de l'hémoglobinurie, diminution des globules rouges et augmentation des globules blancs ; dans une autre, le sérum était laqué aussi bien pendant les crises que dans leur intervalle. La coloration du sérum est plus marquée pendant les accès.

MM. Hayem et Salle ont insisté sur ce fait, que le caillot se redissout de lui-même et rapidement dans le sérum pendant les poussées hémoglobinuriques ; ce qui n'a pas lieu en dehors d'elles.

L'hémoglobine existe dans le sérum (Du Cazal, Boas); pour Hayem c'est de l'oxyhémoglobine ; mais la proportion est la même dans l'intervalle des crises. En dehors des accès, la proportion est de 1/100 (Hénocque), elle double pendant leur durée. Obermayer et Kohler ont noté un cas où elle était de 90/100 de la quantité normale avant l'attaque et seulement de 80/100 après.

La numération des globules a donné pour résultat à Gœtz 2.500.000 entre les accès, 1.800.000 après, 4.000.000 après le traitement ; à Kobler et Obermayer 3.560.000 avant, 2.890.000 pendant, 3.810.000 après.

Pathogénie. — Les globules rouges contiennent l'hémoglobine ; pour qu'il y ait hémoglobinurie, il faut donc issue de la matière colorante et destruction des globules. Où se fait cette destruction ? plusieurs théories sont en présence.

Théorie de von Rossen. — Pour cet auteur, l'hémoglobinurie est une hématurie dans laquelle les globules se dissolvent dans l'urine par suite d'exagération d'oxalates. Pour que cette théorie soit admissible, il faudrait qu'il y ait oxalurie pendant les accès, fait qui n'est pas toujours constant ; de plus, des oxalates ajoutés à de l'urine hématurique ne dissolvent pas les globules plus vite que l'urine normale.

Théorie de l'hémoglobinhémie. — La destruction des globules se fait dans le sang, l'hémoglobinhémie précède l'hémoglobinurie. La destruction s'opère dans les capillaires de la partie refroidie (Boas), dans le foie (Murri), dans la rate (Ponfick). Pour admettre cette théorie il faudrait que le sérum soit toujours coloré et que cette coloration soit plus accusée au moment des accès, ce qui n'a pas toujours lieu (Hayem). A l'appui de l'hémoglobinhémie on a l'expérience d'Erlich qui, liant un doigt à sa base, le fait plonger dans l'eau glacée ; l'examen du sang de ce doigt présente un sérum à aspect laqué, tandis que celui des autres doigts reste normal.

Lépine, Rodet, Salle ont retrouvé l'aspect rouge cerise et laqué du sérum dans certains faits d'hémoglobinurie paroxystique. M. Hayem, au contraire, dans deux observations n'a point rencontré les caractères signalés par Erlich et pense qu'il s'agit d'une destruction globulaire s'opérant *in vitro* pendant la rétraction du coagulum. Le sang, pris dans les accès, donne un sérum dont les couches inférieures sont plus colorées que les supérieures et ont même une coloration rouge cerise due à la destruction des globules ; de plus, par l'agitation, le caillot se redissout. Dans l'intervalle des crises, le plasma a encore la propriété de dissoudre les globules *in vitro*, mais à un plus faible degré et le caillot ne se redissout pas comme dans le cas précédent. La dissolution des globules ne se fait pas pour Hayem dans le sang en circulation, mais bien au niveau du rein. L'hémoglobinhémie ne précède donc pas l'hémoglobinurie, elle n'est qu'apparente.

On voit que les opinions sont contradictoires et que la question est loin d'être tranchée ; mais des expériences de M. Hayem, nous devons retenir que dans l'hémoglobinurie le sang est altéré. L'altération a son maximum pendant les crises, elle serait peut-être cause de la sensibilité des malades au froid et entretiendrait par l'intermédiaire du système nerveux un état particulier de réaction au froid (Hayem).

Théorie rénale. — Elle est défendue par Hayem, Robin, Mackensie, Rosenthal, Rosenbach, Bartels et aussi dans une certaine mesure par Lépine. Pour Robin, il y a deux facteurs : d'abord une altération de la nutrition sous l'influence de la syphilis, de l'impaludisme, de l'uricémie ; puis au moment de l'accès survient une poussée congestive rénale.

Pour Hayem, sous l'influence du froid, il se produit un rétrécissement des artères périphériques et le sang se porte vers les organes internes et surtout le parenchyme rénal. La modification chronique du sang provoque peut-être la dissolution d'un certain nombre de globules rouges, lorsque le sang est en stagnation dans le réseau où siège la congestion, c'est-à-dire dans le rein.

En résumé, on peut en quelque sorte envisager l'hémoglobinurie paroxystique comme une maladie générale ou une modification profonde de la crase sanguine. Si l'hémoglobinhémie, comme le veut Erlich, n'est pas prouvée, l'altération du plasma sanguin est un fait mieux établi, surtout si l'on se reporte à l'étiologie de l'affection, où l'on voit dominer comme causes prédisposantes la syphilis, l'impaludisme, le rhumatisme, etc. (Giraudeau.)

Pronostic. — La maladie guérit d'elle-même ou à la suite de traitement approprié, tout en laissant au malade lorsque les crises sont rapprochées le facies anémique et les troubles cardiaques signalés plus haut.

On a cité quelques cas de mort (Hénocque, Murri) ; mais la mort doit plutôt être attribuée à des lésions rénales, qui ne sont pas à proprement parler des complications de la maladie. Telle la malade de M. A. Robin qui, atteinte de néphrite interstitielle, succomba dans un accès d'hémoglobinurie.

Anatomie pathologique. — L'hémoglobinurie, affection essentiellement chronique, n'entraîne pas la mort par elle-même ; les quelques
cas relatés doivent être attribués à des complications, aussi l'anatomie pathologique est-elle mal connue. Il faut se contenter des
résultats obtenus dans l'hémoglobinurie expérimentale et la fièvre
bilieuse hémoglobinurique des pays chauds.

Les deux seules autopsies pratiquées sont celles relatées par
MM. Robin et Dieulafoy. La malade de M. Robin était atteinte d'une
vieille néphrite interstitielle compliquée d'urémie. On trouva une
congestion énorme des reins, dont le maximum correspondait à la
périphérie des pyramides. Au microscope M. Renaut observa les
lésions d'un œdème aigu congestif en îlots. Les globules blancs
avaient envahi le tissu conjonctif séparant les tubuli. Ces globules
blancs, vivants et actifs, se retrouvaient aussi dans les anses vasculaires des glomérules et dans certains tubes de Henle. L'épithélium
des tubes contournés ne présentait pas beaucoup d'altérations, mais
quelques tubes renfermaient des cylindres colloïdes. Les lésions
étaient à peu près les mêmes chez le malade de M. Dieulafoy.

Dans la fièvre hémoglobinurique, les reins sont rouge-brun avec
des taches pigmentaires à leur surface. Les lésions portent sur les
tubes sécréteurs et les branches larges de l'anse de Henle, les altérations cellulaires sont multiples, et il y a des cylindres hyalins dans
les tubes. On trouve des granulations pigmentaires dans les cellules
et dans les tubes sécréteurs, etc., en un mot dans toutes les parties
touchées.

Expérimentalement, on ne trouve le pigment qu'au niveau des
épithéliums sombres des tubes contournés et des branches ascendantes de l'anse de Henle ; il manque au niveau des épithéliums
clairs de la branche descendante, des tubes droits, des tubes collecteurs et au niveau des glomérules.

Diagnostic. — Le seul moyen de diagnostic est l'examen spectroscopique de l'urine ; par les deux bandes noires caractéristiques, il
nous révèle la présence de l'hémoglobine.

L'hématurie diffère de l'hémoglobinurie par sa marche, l'urine
révèle la présence de globules sanguins intacts ; de plus elle ne survient et ne disparaît pas aussi rapidement.

Dans la congestion rénale, on retrouve aussi la présence des globules rouges et la maladie a une évolution qui diffère de l'allure
paroxystique de l'hémoglobinurie.

Dans la fièvre bilieuse hématurique des pays chauds, l'urine présente les mêmes caractères que dans l'hémoglobinurie; les accès apparaissent sous l'influence du froid. Le diagnostic paraît très difficile et cette fièvre mélanurique pourrait en quelque sorte être identifiée à l'hémoglobinurie de nos régions. Les antécédents du malade, son séjour dans les colonies lèveront les doutes sur la nature de l'affection.

Traitement. — Au moment de la crise, la première indication est de réchauffer le malade par tous les moyens possibles : frictions, boissons chaudes, etc. ; de lui faire garder le lit et de le mettre au régime lacté. Mais outre le traitement dirigé contre l'accès, il importe avant tout de s'attaquer à la maladie elle-même. Nombre de médicaments ont été proposés : le perchlorure de fer, le sulfate de fer, l'acide gallique, l'acide tannique, l'alun, l'arsenic, le quinquina, etc. Le succès n'a jamais couronné d'une façon constante toutes ces tentatives.

Le médecin devra faire une enquête sérieuse des conditions dans lesquelles se sont produits les accès, de l'état de santé habituel du sujet, des maladies qu'il a pu contracter et qui auraient laissé une tare à l'organisme telles que la syphilis, l'impaludisme, etc.

Au syphilitique, il faudra donc donner le mercure, l'iodure de potassium ; aux paludéens, les préparations de quinquina, le sulfate de quinine ; aux anémiques les toniques, les ferugineux ; aux uricémiques les benzoates, les arséniaux, etc. En un mot, on traitera la maladie prédisposante.

Il faudra, de plus, instituer un traitement prophylactique en vue des accès ultérieurs, éloigner les causes occasionnelles.

Le malade sera tenu au repos, évitera les causes de refroidissement, sera vêtu de flanelle. On supprimera les boissons alcooliques et on l'engagera à s'abstenir pendant un certain temps de tout acte vénérien. On réglera l'alimentation et on instituera le régime convenable à l'affection générale prédisposante. Mais les aliments oxaliques (oseille, tomates, etc.), ceux qui renferment beaucoup de matières extractives (viandes marinées, charcuterie, etc.), ceux qui exercent une action spéciale sur les reins (asperges, épices, thé, café, bière) seront interdits.

Tel est le traitement proposé par M. A. Robin et dont il aurait recueilli de grands avantages dans des cas d'hémoglobinurie provoqués par la marche.

Barlow avait proposé d'accoutumer les sujets à l'action du froid et il cite un succès chez un enfant soumis au traitement par les bains froids. Ralfe recommande les bains de mer chauds ou les douches d'eau tiède. Frænkel voudrait une méthode d'aguerrissement, consistant à faire des frictions d'eau salée chaude pour arriver ensuite graduellement aux frictions froides. M. Robin repousse cette méthode, s'appuyant sur les cas où les bains de mer ainsi que les douches chaudes ont plutôt aggravé la maladie. Malgré tout, il serait peut-être utile de recourir à l'hydrothérapie, qui est le meilleur mode d'endurcissement au froid. Mais il faudrait agir avec une extrême prudence, commencer par des douches très chaudes refroidies graduellement et instituer ce traitement de préférence en été.

II

HÉMOGLOBINURIES SECONDAIRES

Étiologie et symptomatologie. — L'hémoglobinurie a été constatée dans une foule d'affections ; nous serons brefs sur ces formes, car les symptômes observés relèvent pour la plupart de la maladie causale, et l'accès d'hémoglobinurie est à peu près identique à celui de l'hémoglobinurie paroxystique.

En première ligne, il faut signaler les maladies des reins, les néphrites interstitielles, le mal de Bright. Ce n'est plus un processus subit et rapide, mais au contraire régulier, périodique. C'est l'hémoglobinurie postbrightique de Robin, la forme périodique de Delabrosse. Les symptômes urémiques produits par la néphrite dominent généralement la scène. Un malade de M. Lépine, atteint de néphrite interstitielle, avait ses accès à minuit lorsqu'il était au lit depuis six heures. Ils étaient provoqués par les excès alcooliques et vénériens, par les fatigues et ne se révélaient que par la coloration de l'urine. Chez les brightiques l'hémoglobinurie est quelquefois accompagnée de purpura (Morris).

MM. Hayem, Robin, Bermondy signalent des faits d'hémoglobinurie s'étant produits au début du rhumatisme articulaire. Ces cas paraissent coïncider avec une poussée congestive du côté du rein. L'albumine persiste quelque temps après la disparition de l'hémoglobine dans l'urine et on constate aussi la présence de cylindres rénaux. C'est à ces formes que M. Robin donne le nom d'hémoglobinurie prébrightique, prénéphrétique.

L'hémoglobinurie n'a pas l'apparence paroxystique, c'est un épiphénomène qui apparaît dans le cours ou au début d'une autre affection ; elle est suivie d'une congestion rénale aiguë, dont elle paraît être le premier acte. Le mouvement congestif rénal devient réel et durable, la congestion peut parcourir rapidement ses stades ou dégénérer en une véritable néphrite d'ordre congestif.

Les autres affections, dans lesquelles on a rencontré l'hémoglobinurie, sont la scarlatine (cas d'Huebner), les affections cardiaques (4 cas), l'artériosclérose avec affection cardiaque (1 cas), la pleurésie (1 cas).

III

HÉMOGLOBINURIE DES NOUVEAU-NÉS

Maladie bronzée hématique de Charrin. Ictère de Liouville. — Observée par Wenckel à la maternité de Dresde où elle régnait d'une façon endémique, elle a été nommée par lui « cyanose apyrétique et ictérique maligne avec hémoglobinurie » ou plus simplement maladie de Wenckel.

La maladie commence par la perte de la sensibilité : puis apparaissent des troubles de la respiration qui devient gémissante, la cyanose survient, la peau prend une teinte uniformément noire, les lèvres et la muqueuse buccale ont une coloration brun noirâtre, les conjonctives sont légèrement ictériques, la peau est froide, l'urine est brun noirâtre et tache les draps en brun. Le sang est noir brun, sirupeux ; le corps est flasque ; il n'y a pas d'élévation de température, mais parfois des convulsions.

Dans l'urine, on trouve des cylindres granuleux, des amas de microcoques, et surtout de l'hémoglobine.

La maladie se termine habituellement par la mort, 19 cas sur 23 (Wenckel).

À l'autopsie, on trouve une hyperhémie du foie, de la rate et surtout des reins.

IV

FIÈVRE BILIEUSE HÉMOGLOBINURIQUE

C'est une affection rare, qui ne sévit guère que dans les pays de la zone tropicale, Canaries, Antilles, Madagascar. Gabon, Sénégal, etc. C'est par exception qu'on l'observe chez des malades revenus des colonies. Elle se rapproche de l'hémoglobinurie paroxystique et beaucoup d'observateurs pensent qu'une modification profonde de l'organisme est nécessaire. Pour Corre, elle résulte de l'action combinée du froid et du miasme paludéen.

Elle se présente sous deux formes : légère ou grave.

Dans la *forme légère*, l'accès se rapproche de celui de l'hémoglobinurie paroxystique. Il y a frisson violent; puis vomissements d'abord alimentaires, ensuite bilieux ; stade de chaleur, température 41°,4 ; gamme ascendante et descendante dans la coloration des urines.

L'accès est rarement isolé, il est généralement précédé par quelques accès simples ou bilieux ; sa durée ne dépasse pas douze à trente-six heures. L'hémoglobinurie apparaît ordinairement en même temps que la fièvre, mais peut anticiper ou retarder sur le début du frisson; son maximum d'intensité est pendant le stade de chaleur. elle décroît à la défervescence. L'hémoglobine se retrouve encore quelquefois le lendemain de l'accès.

Les urines contiennent du pigment biliaire, de l'albumine. de l'urobiline, de l'hématine, de l'hémoglobine. Dans le dépôt urinaire. on trouve des sédiments gris rougeâtre composés de cylindres hyalins. une matière granuleuse jaunâtre ou brunâtre libre ou adhérente aux cylindres et même incorporée à leur substance.

La *forme grave* présente plusieurs variétés : 1° dans la forme ordinaire, après le premier accès, la fièvre prend le type subcontinu. les vomissements deviennent noirâtres, l'ictère apparaît. la diarrhée s'établit, les urines sont noires, la mort arrive dans le collapsus: 2° dans la seconde variété, les urines se suppriment. il y a anurie complète, le malade est emporté en une heure ou un jour ; c'est la forme sidérante ; 3° dans la troisième forme, dite urémique. après un premier accès hémoglobinurique, l'urine devient rare. albumineuse, la quantité d'urée diminue, un nouvel accès se produit. le taux de l'urée baisse encore et ainsi de suite. Les forces déclinent: il y a de la céphalalgie, de la dyspnée, de la somnolence. du délire calme, des mouvements convulsifs et la mort survient dans le coma, après dix-sept ou vingt-trois jours (Kelsch, Kiener).

A l'autopsie, les reins sont mous, volumineux, blanchâtres. parsemés de taches acajou à leur surface. A la coupe, les organes sont rouge brun et présentent des lésions au niveau des tubes sécréteurs et des branches larges de l'anse de Henle. L'opacité des cellules est due à l'infiltration du protoplasma par une substance colorante diffuse et par des granulations pigmentaires. Il y a de plus des lésions cellulaires multiples avec sécrétions hyalines dans les tubes. qui sont aussi obstrués par une poussière fine et grenue de même aspect que le pigment. Les hémorragies ne s'observent dans les tubes collecteurs que lorsque la maladie a eu une longue durée et qu'il y a eu une forte élimination hémoglobinique. Ces lésions paraissent dépendre moins du poison palustre que de l'irritation de la glande par le passage de l'hémoglobine et de ses dérivés, méthémoglobine, etc.

V

HÉMOGLOBINURIES TOXIQUES

Aux hémoglobinuries toxiques, on peut rattacher les hémoglobinuries qui surviennent dans le cours des maladies infectieuses, la fièvre typhoïde, l'ictère grave, dans les maladies hémorragiques, le scorbut; dans les embolies graisseuses, les brûlures. Il y aurait alors auto-intoxication, l'agent toxique prendrait naissance dans l'organisme infecté.

On a observé l'hémoglobinurie dans diverses intoxications aiguës : le chlorate de potasse, les acides chlorydrique, sulfurique, phénique, sulfhydrique ; le phosphore, l'hydrogène arsénié, le naphtol, certains champignons, le toluylène diamine, l'acide pyrogallique, l'aniline, le sulfate de quinine, etc.

Expérimentalement, on peut la produire par les injections sous-cutanées d'éther, de glycérine, de chlorure de sodium, de nitrite d'amyle, d'eau distillée, d'acide biliaire (Hénocque).

Les symptômes de ces hémoglubinuries toxiques sont les mêmes que ceux des accès ordinaires, nous n'y reviendrons pas ; il faut cependant noter quelques signes particuliers à chaque substance.

Apanassiew, Hadelman, Kiener, Engel employant le toluylène diamine ont eu soit de l'ictère seul, soit de l'ictère avec hémoglobinurie. Berlheimen, Meyer et Deibo ont observé avec l'aniline de l'ictère et de l'hémoglobinurie. Kaposi a vu chez un enfant à la suite de frictions avec une pommade naphtolée des convulsions et de l'hémoglobinurie. Tomaselli, Moscato signalent l'hémoglobinurie par suite de l'usage de la quinine.

Les altérations du sang varient suivant la substance toxique.

La glycérine provoque la sortie de l'hémoglobine hors du globule sans l'altérer. Le toluylène diamine décolore les globules et les fragmente.

Le nitrite d'amyle transforme l'hémoglobine en méthémoglobine sans destruction des globules et il y a méthémoglobinurie.

Hayem a expérimenté le chlorate de potasse, il se produit de la méthémoglobine, les globules sont distincts, l'hémoglobine est attaquée par l'oxygène naissant, il y a oxyhémoglobinurie.

Siberman pense que dans les hémoglobinuries toxiques les globules blancs sont attaqués comme les rouges et qu'il y a augmentation du ferment fibrinogène, la fièvre serait due à la grande quantité de ce ferment.

La pathogénie de l'hémoglobinurie toxique est mieux connue que celle de l'hémoglobinurie paroxystique et s'explique facilement. Il y a hémoglobinhémie, les globules sont altérés et l'hémoglobine est libre dans le sérum. Elle filtre à travers le rein, d'où son apparition dans l'urine ; la congestion rénale n'est plus nécessaire. Les lésions observées dans les reins sont alors dues soit à l'irritation produite par le passage de l'hémoglobine, soit à l'élimination des substances toxiques.

Le traitement de ces variétés d'hémoglobinurie n'est autre que celui de l'intoxication qui a provoqué l'accès.

VI

HÉMOGLOBINURIE CHEZ LES ANIMAUX

Wittsthire, en 1871, dit que l'hémoglobinurie est connue chez les animaux et qu'elle est due au froid ou à certaines espèces de pâturages suivant quelques auteurs ; Reynal avait décrit aussi cette affection.

M. Robin a examiné des urines provenant de vaches atteintes d'hématurie et y a trouvé de l'hémoglobine, de l'albumine et une augmentation d'urée.

M. Babès, en 1888, a fait une communication sur l'hémoglobinurie du bœuf.

La maladie est endémique en Roumanie surtout sur les rives du Danube, dans les pâturages marécageux. Elle éclate chaque été et y fait de grands ravages. Les vaches résistent habituellement, les veaux sont réfractaires.

Les symptômes sont : prostration, perte d'appétit, difficulté de la marche, fièvre élevée, respiration et pouls fréquents.

L'urine rougeâtre contient de l'albumine et de l'hémoglobine. Lorsque la terminaison doit être fatale, il survient des tremblements musculaires et un peu d'œdème sous-cutané.

Les reins sont rouges noirâtres, la muqueuse des bassinets est ecchymosée. Le foie est augmenté de volume; la rate gonflée, noirâtre, diffluente. Dans le tube digestif, on rencontre de la congestion des ecchymoses de la muqueuse.

Ce qui caractérise cette maladie, c'est surtout la présence d'une bactérie ronde, brillante, du diamètre de 5 μ, divisée en deux par une strie transversale et souvent en quatre par une autre strie perpendiculaire. Ce microbe forme souvent des diplococci, libre dans le cœur et les gros vaisseaux, adhérents aux globules rouges ou libres dans leur intérieur.

L'inoculation du sang du bœuf malade au bœuf sain, aux brebis, aux porcs, à la poule, aux pigeons ne reproduit pas la maladie; tandis que les souris, les rats, les lapins sont susceptibles de la contracter.

Chez le bœuf, l'hémoglobinurie paraît donc être d'origine parasitaire; mais chez l'homme rien de semblable n'a été reconnu jusqu'à présent.

L. BONVALOT, de Paris.

CHAPITRE IV

URÉMIE

L'urémie est un syndrome, une série de troubles cérébraux, respiratoires, gastro-intestinaux, résultant de l'insuffisance des fonctions urinaires.

Historique. — D'après Rayer, Hippocrate aurait déjà soupçonné les accidents nerveux résultant de la suppression des urines.

Baillon, von Helmont, Morgagni ont signalé des affections des reins suivies de coma, de convulsions. Bright décrit les symptômes urémiques et après lui de nombreux travaux ont paru sur cette question. Signalons ceux de Fournier, Jaccoud, Lécorché, Talamon, Traube, Frerisch, Rayer, Bartels, etc.

On distingue deux sortes d'urémie suivant que la marche est rapide ou lente; à la première appartiennent surtout les troubles cérébraux convulsifs ou comateux, à la seconde les troubles digestifs, dyspnéiques.

Etude clinique. — *A.* Urémie aigue. — Dans certaines atrophies lentes du rein, dans certaines formes du mal de Bright, l'insuffisance rénale s'établit progressivement, la santé ne paraît pas troublée, jusqu'au jour où la fonction rénale est supprimée par les progrès du mal ou par une maladie intercurrente, qui la suspend momentanément; alors éclatent des accidents terribles qui emportent le malade en quelques heures. C'est habituellement dans le cours d'une néphrite aiguë ou chronique que les accidents urémiques apparaissent.

Le début de la crise peut être subit (Fournier et G. Sée). mais le plus habituellement il survient quelques symptômes précurseurs de l'attaque, faisant prévoir l'imminence du danger.

Quelques jours ou quelques heures avant la crise, apparaissent :

une susceptibilité, une irritabilité particulières, de la perte de la mémoire, de la précipitation et de l'incohérence de la parole, de l'apathie, de la somnolence. A ces troubles intellectuels, se joint une céphalalgie gravative, continue, localisée à l'occiput ou à la région temporale ; par sa violence, elle empêche tout repos nocturne et s'accompagne de vertiges, de bourdonnements d'oreilles. On observe aussi des éblouissements, de l'amblyopie, de l'amaurose, de la cécité même due à l'œdème de la rétine ; parfois des soubresauts de tendons, du tic facial, des névralgies faciales, occipitales, hémicraniennes, brachiales ; des douleurs arthralgiques (forme articulaire de Jaccoud), mais ces dernières sont surtout l'apanage de l'urémie chronique.

Quelquefois, des troubles digestifs, dyspnée, dégoût des aliments, nausées, vomissements, etc., se montrent comme signes prodromiques et, dans quelques cas, avant la céphalalgie. On a signalé aussi comme symptômes prémonitoires de l'attaque, la dyspnée, l'anasarque, qui chez les enfants précède de deux ou trois jours les convulsions urémiques de la néphrite scarlatineuse.

De tous les signes avant-coureurs, celui qui doit surtout attirer l'attention, c'est la diminution des urines (signe nié par Fournier, G. Sée, Lasègue), et surtout la diminution de toxicité. Si ce signe précurseur est moins saillant dans l'urémie aiguë, il ne fait presque jamais défaut dans l'urémie chronique.

L'urémie aiguë affecte plusieurs formes : nous allons les passer en revue.

1° *Urémie comateuse.* — Cette forme est plus fréquente chez les adultes, surtout chez les malades atteints de néphrite chronique. Dans les néphrites aiguës l'urémie revêt le plus souvent la forme convulsive.

L'attaque est ordinairement précédée de prodromes tels que : céphalalgie, malaise, étourdissements, vomissements ; puis le coma apparaît. C'est l'urémie comateuse primitive ; dans d'autres cas, le coma n'est que l'aboutissant des autres formes : convulsive, dyspnéique, gastro-intestinale.

L'intelligence s'engourdit, le malade ressent de la torpeur, il tombe dans le coma ; il ne voit plus, n'entend plus, la perte de connaissance est complète. La face est pâle, les yeux fermés, la respiration est accélérée ou ralentie, sifflante, quelquefois elle revêt le type de Cheyne-Stokes. La résolution est complète, générale ; la sensibilité est diminuée ou abolie ; les réflexes sont à peine ébauchés, les cornées ne réagissent plus ou très faiblement ; la température est

abaissée, le pouls est presque normal comme fréquence ; la paralysi
fait défaut (Addison, Bright) et Lasègue fait de son absence le signe
distinctif avec l'apoplexie cérébrale. Toutefois, on voit s'établir la
paralysie des sphincters avec issue d'urine, de matière fécale. Les
yeux ne réagissent plus que difficilement à la lumière et la pupille,
normale au début de l'attaque, devient ensuite plus étroite, puncti-
forme, myosis signalé par Bouchard, Addison.

Nous avons noté l'absence de paralysie, mais cependant Raymond
décrit une forme apoplectique de coma brusque, se terminant par
la mort en quelques heures ou quelques jours. Dans cette forme, il
se produit parfois des rémissions passagères, mais l'hémiplégie
subsiste jusqu'à la mort. Tenneson signale aussi des troubles sensitifs, l'épilepsie jacksonienne, la déviation conjuguée des yeux. Ces
phénomènes s'accompagnent d'élévation de température, 40°, 41°; ils
ne sont pas les conséquences de l'attaque urémique, mais résultent
d'un œdème cérébral diffus ou localisé (Traube, Talamon, Lecorché,
Leichtenstern). Ils sont donc d'ordre mécanique.

Le coma peut durer quelques heures, quelques jours ; les phénomènes s'accentuent et la mort survient. D'autres fois, il y a des
signes d'amélioration, mais le malade reste dans la stupeur, la
céphalalgie persiste, puis une nouvelle attaque survient, les symptômes s'aggravent et la mort vient clore la scène.

Souvent, des phénomènes convulsifs s'entremêlent au coma,
d'autres fois, il peut exister un délire calme.

La mort n'est point la terminaison nécessaire de tout accès de
coma urémique ; on a observé des guérisons, la diminution progressive des symptômes ; le malade recouvre l'intelligence, le danger est
conjuré jusqu'à une crise nouvelle.

2° *Urémie convulsive.* — La forme convulsive est la plus fréquente
des formes de l'urémie aiguë. Elle survient à la suite de néphrite
aiguë, scarlatineuse, puerpérale, elle frappe alors surtout les enfants
et les femmes et est due probablement à l'impressionnabilité nerveuse plus grande chez ces sujets. On la rencontre aussi chez les
adultes dans les néphrites chroniques, elle est alors souvent précédée de quelques prodromes ; dans la néphrite aiguë elle apparaît
brusquement.

Comme l'éclampsie, elle se compose de convulsions toniques, suivies de convulsions cloniques, et se termine par une période de torpeur. Les convulsions peuvent être générales, limitées à un côté du
corps ou partielles.

Les convulsions généralisées ressemblent à l'attaque d'épilepsie (forme épileptique de Jaccoud). Il y a perte brusque de connaissance avec chute, quelquefois cri initial et morsure de la langue, mais plus rarement que dans l'éclampsie puerpérale et dans l'épilepsie. On observe aussi parfois la flexion forcée du pouce dans la main. Les convulsions cloniques désordonnées font suite à la phase tonique, puis le malade tombe dans un état d'hébétude qui n'est pas encore le véritable coma.

Il existe deux autres formes de convulsions : la forme convulsive (Jaccoud) caractérisée par des convulsions partielles cloniques d'emblée, consistant en soubresauts musculaires alternant d'un membre à l'autre ; la forme tétanique de Jaccoud apparaissant d'emblée : ce sont des contractions limitées soit aux fléchisseurs des avant-bras, soit aux muscles cervico-dorsaux. Ces formes sont parfois accompagnées de symptômes délirants.

Les attaques convulsives se reproduisent à des intervalles variables ; elles sont plus ou moins longues. A la suite de la crise, le malade peut reprendre sa connaissance complète, mais le plus souvent il reste dans un état d'hébétude dont il est difficile de le tirer, il ne répond pas aux questions qu'on lui pose, ses pupilles sont dilatées, la céphalalgie persiste, la sensibilité est abolie, cependant on peut par des excitations très vives provoquer quelques mouvements réflexes ; le pouls est accéléré. Si la mort doit arriver dans les premières attaques, on n'observe pas l'élévation de température qui survient si la vie se prolonge quelques jours. La respiration est fréquente, quelquefois sifflante.

La mort est rarement la conséquence de la première attaque, le plus souvent elle arrive après un certain nombre plus ou moins éloignées et leur rapprochement est un signe pronostique grave. Le coma ou mieux l'état d'hébétude diminue si d'autres accès ne doivent pas se produire, la guérison est alors la terminaison de cette crise. Si d'autres attaques surviennent, l'état du malade empire après chacune, le coma s'établit, il devient de plus en plus profond et la mort en est la conséquence.

La guérison est parfois annoncée par l'abondance de la sécrétion urinaire, la réapparition de l'anasarque (scarlatine). Le malade se rétablit peu à peu, son intelligence revient, il reprend conscience de ce qui se passe autour de lui. Cette guérison peut être durable dans les cas de néphrites aiguës ; dans la néphrite chronique, il n'en est plus de même, le danger est écarté, mais de nouvelles attaques sont à redouter.

3° *Urémie à forme délirante*. — Le délire urémique est rare chez l'enfant; chez l'adulte au contraire il devient le symptôme dominant de l'urémie cérébrale. Ce type est ordinairement combiné aux autres formes. Souvent il passe pour ainsi dire inaperçu, il est doux, tranquille; les malades sont dans la torpeur et prononcent seulement des paroles incohérentes. Mais dans d'autres cas il est bruyant, frénétique, et revêt les différentes formes de l'aliénation mentale, manie aiguë, lypémanie, délire de persécution, rarement délire érotique ou religieux. Les petits accidents du brightisme sont fréquemment les symptômes prémonitoires de ce délire, de cette folie brightique (Dieulafoy); on a cependant noté son apparition subite chez les vieillards.

L'excitation maniaque est la forme la plus habituelle du délire urémique; on l'observe de préférence dans la néphrite chronique, elle fait suite aux convulsions, au coma, d'autres fois coexiste avec elles. La durée est variable, elle peut persister longtemps et même guérir complètement. Marcus l'a noté aussi à la suite d'un accès convulsif dans le cours de la scarlatine. Parfois, il n'y a que des hallucinations de la vue, de l'ouïe, avec incohérence de la parole, rappelant en tous points le delirium tremens (Brault). La nature de ce délire urémique a été le sujet de nombreuses discussions; Brault, Lasègue incriminent l'éthylisme, Dieulafoy le poison urémique, Feré l'état psychique antérieur.

4° *Urémie dyspnéique*. — Parfois l'urémie aiguë se manifeste par une dyspnée intense allant jusqu'à l'orthopnée. C'est quelquefois le symptôme initial de l'attaque d'urémie, mais souvent la dyspnée est combinée aux autres formes. Le début est subit, le malade présente tous les symptômes de l'asphyxie rapide : les yeux sont saillants, la face marbrée, vultueuse, la respiration s'accélère de plus en plus, le murmure vésiculaire s'affaiblit, le pouls devient petit, très fréquent, la mort ne tarde pas à arriver.

Tel est le tableau de l'attaque d'urémie dyspnéique foudroyante. Mais à côté d'elle se trouvent d'autres types; la dyspnée ne produit pas habituellement ces accidents mortels et persiste pendant un certain temps, des jours, des semaines, avec des exacerbations et des rémissions plus ou moins longues. Elle revêt deux formes : l'asthme urémique, la respiration de Cheyne-Stokes, qui appartient plutôt à l'urémie lente.

Dans l'asthme urémique, les accès sont souvent nocturnes et rappellent ceux de l'asthme ordinaire, les malades sont obligés de quitter leur lit, le visage est pâle, les lèvres décolorées, le cœur bat avec violence. Ils éprouvent une compression thoracique intense et le repos dans le décubitus horizontal est intolérable. Ces crises peuvent durer plusieurs heures avec des rémissions pendant lesquelles la respiration se rétablit peu à peu.

À l'auscultation, on perçoit une respiration sifflante, prolongée, mais sans râles, tout au moins au premier accès ; s'ils se reproduisent on entend des râles humides, abondants et fins, signes d'œdème pulmonaire. Les accès violents sont parfois suivis d'une expectoration spumeuse mélangée de crachats sanguinolents. Au début, cette dyspnée paraît donc d'origine purement nerveuse, à la fin, par suite des accès répétés, l'infiltration œdémateuse vient envahir le poumon et explique la présence des râles. On admet que la dyspnée est d'origine toxique : le poison urémique, agissant sur le centre bulbo-médullaire, provoque la crise dyspnéique ; lorsque l'organisme se débarrasse des principes toxiques, la dyspnée disparaît. C'est le système nerveux qui paraît le premier atteint par l'intoxication urémique. La respiration de Cheynes Stokes est rare dans l'urémie aiguë, de même que la forme gastro-intestinale, aussi les décrirons-nous avec l'urémie chronique.

Le pronostic général des attaques d'urémie aiguë doit être grave, mais non désespéré ; elles peuvent guérir, surtout celles qui surviennent dans le cours des néphrites aiguës ; toutefois, la forme comateuse paraît avoir un pronostic moins bénin. Dans le cours des néphrites aiguës, elle n'est presque jamais primitive, et si elle survient d'emblée, elle indique un état d'apathie, de torpeur dont on ne peut méconnaître la gravité.

Dans les néphrites chroniques l'urémie comateuse indique un état grave quoiqu'on observe néanmoins quelques guérisons. En règle générale, ces accidents peuvent guérir, mais sont sujets à des rechutes et alors ils rentrent dans l'urémie chronique.

B. Urémie chronique. — C'est l'ensemble des accidents qui surviennent à la suite de l'insuffisance rénale. Les causes sont multiples mais toutes tendent à un même but, obstruction progressive du rein aboutissant à l'anurie, que nous retrouvons dans les néphrites chroniques, dans le rein goutteux.

Outre les symptômes nerveux signalés dans l'urémie aiguë, on trouve d'autres signes relevant les uns des éliminations de matières excrémentitielles destinées à suppléer la fonction insuffisante du rein, les autres d'intoxications chroniques ou prolongées.

Cliniquement, on peut envisager l'urémie chronique dans deux classes d'affections : celles portant directement sur le rein, telles que les néphrites chroniques ; celles provoquant l'urémie par obstruction mécanique des uretères, telles que la lithiase rénale, le cancer de l'utérus, etc.

Les néphrites chroniques peuvent évoluer sans accidents ; mais le plus habituellement il survient certains symptômes révélateurs de l'insuffisance urinaire et de la non-élimination des matières excrémentitielles.

Les signes, qui traduisent cet état, sont les symptômes du brightisme décrits par M. Dieulafoy : céphalalgies fréquentes plus ou moins intenses, variables comme siège ; crampes dans les membres, cryesthérie, phénomène du doigt mort, prurit intense, bourdonnements d'oreilles, troubles de la vue ; ajoutons à ces signes les troubles gastro-intestinaux, vomissements, constipation, diarrhée, les phénomènes dyspnéiques nocturnes, les bronchites à répétition, etc.

Si les troubles gastro-intestinaux apparaissent dans le cours de la néphrite chronique, ils attirent d'autant plus facilement l'attention, que chez ces malades l'appétit et les fonctions digestives sont longtemps conservées dans un état d'intégrité complet. Leur santé est donc gravement compromise. On se trouve alors en présence d'une des formes de l'urémie chronique.

Forme gastro-intestinale. — Au début le malade perd l'appétit, il a du dégoût pour les aliments, les digestions sont difficiles, la langue est sèche, les vomissements apparaissent d'abord alimentaires puis bilieux ; ils sont incessants, se produisent sans efforts avant ou après les repas même le matin au réveil et sont parfois d'une extrême abondance. Les malades éprouvent alors une soif vive avec dégoût de tout aliment solide ou liquide. Les matières vomies ont parfois une forte odeur ammoniacale, due à la décomposition de l'urée qu'elles contiennent en abondance ; elles irritent l'œsophage et la langue qui devient rouge, sensible, sèche, lorsque la situation s'aggrave. La diarrhée peut aussi accompagner les vomissements, mais n'est pas un symptôme constant de cette forme. Si les selles sont fréquentes, les vomissements sont alors moins abondants, plus espacés.

Treitz distingue deux formes de diarrhée : dans l'une, diarrhée séreuse, les évacuations sont incessantes, liquides, fétides, c'est une véritable hydrorrhée intestinale ; dans l'autre, diarrhée dysentérique (Merklen), le liquide fortement chargé de carbonate d'ammoniaque provoque l'irritation de la muqueuse intestinale et des ulcérations donnant naissance à des selles sanguinolentes.

Ces phénomènes, vomissements, diarrhée, se produisent par accès et s'ils ne s'accompagnent pas de phénomènes nerveux graves ; ils ont un rôle salutaire en suppléant à l'élimination insuffisante des reins. Mais, souvent, à ces symptômes se joignent des troubles intellectuels, demi-somnolence, torpeur, incohérence d'idées et de parole, quelquefois délire tranquille. Cet état peut s'amender, ou bien le coma s'établit à la suite d'une série de rechutes et le malade meurt subitement ou après avoir présenté deux ou trois attaques convulsives légères, qui souvent passent inaperçues. Ces phénomènes s'observent dans les néphrites chroniques, l'oblitération progressive des uretères, le cancer utérin.

Dans les formes lentes de l'urémie, par suite des vomissements, de la diarrhée, les malades arrivent à un degré d'émaciation extrême ; mais parfois un œdème très prononcé masque leur maigreur et on constate en même temps la diminution des urines et même l'anurie complète. La torpeur envahit les malades qui, à cause de leur faiblesse, sont obligés de garder le lit, et si la mort n'est pas le fait des symptômes gastro-intestinaux, des troubles respiratoires viennent s'ajouter à la scène.

Forme dyspnéique. Respiration de Cheyne-Stokes. — Les malades, complètement étrangers à tout ce qui les entoure, présentent un myosis très prononcé et la respiration de Cheyne-Stokes apparaît. C'est le prélude de la période agonique.

Cette forme ne s'observe guère que dans la néphrite atrophique, elle n'est pas, comme la précédente, commune avec la néphrite chronique et l'urémie par compression de l'uretère. Elle précède de fort peu le coma qu'elle annonce, quoiqu'elle ait été pourtant observée en dehors de lui.

La respiration de Cheyne-Stokes se révèle par des mouvements respiratoires d'abord lents et réguliers, qui vont en s'accélérant, pour devenir anxieux et pénibles et repassent ensuite par des phases inverses, se ralentissant insensiblement ; il existe même un moment où la respiration est totalement suspendue. Une nouvelle série de mouvements respiratoires se produit et se termine de la même façon que les précédents. Ces successions de respirations bruyantes et d'apnées peuvent se montrer sans interruption jusqu'à la mort. En général, le coma accompagne les phénomènes respiratoires, on noté aussi parfois la rotation de la tête à droite ou à gauche, la déviation des globes oculaires au début de l'apnée, la contraction des pupilles pendant la pause, sa dilatation au moment de la reprise respiratoire (Merklen). Généralement, chaque reprise respiratoire est annoncée par un mouvement de déglutition, qui semble indiquer que ce rythme respiratoire est bien sous la dépendance d'un trouble fonctionnel bulbaire.

En même temps que ce type de Cheyne-Stokes, on observe un abaissement de température, qui s'accentue de plus en plus à mesure que la terminaison fatale approche (Bourneville). Ce signe fait défaut dans l'urémie convulsive, où on note parfois une élévation de température. Cette hypothermie s'observe dans les affections où la nutrition est languissante ou entravée par le fait de l'âge, de la longueur de la maladie, ou de son influence rapidement cachectisante. Mais, en règle générale, dans l'urémie tout concourt à cet abaissement thermique (Brault).

Signalons encore une forme d'urémie lente, l'urémie articulaire, la forme arthralgique de Jaccoud ; ce sont des douleurs siégeant dans les grandes articulations et que le malade ressent même quand il est dans le coma.

Les cristallisations d'urée à la surface de la peau ne surviennent, en général, que quelques jours ou quelques heures avant la mort. Ce phénomène est en relation avec les sueurs visqueuses qui se produisent à la fin de l'affection, véritables sueurs d'urée qui laissent à leur suite un dépôt salin cristallisé sur la peau.

Telle est l'urémie chronique et les divers symptômes observés à la suite des néphrites aiguës ou chroniques ou à la suite de l'oblitération progressive des uretères. L'obstruction brusque de ces conduits présente quelques particularités cliniques, c'est l'urémie par anurie simple.

C. URÉMIE PAR ANURIE SIMPLE. — L'obstruction réalise chez l'homme ce qu'on observe expérimentalement chez les animaux. La suppression d'urine survient habituellement par l'occlusion d'un seul uretère, alors que, depuis un temps plus ou moins long, le rein du côté opposé a cessé de fonctionner : ou, ce qui revient au même, lorsqu'il n'existe qu'un seul rein (Merklen). Les accidents n'apparaissent pas au moment même où le calcul a obstrué l'uretère ; pendant un certain temps les malades n'éprouvent aucun malaise, la suppression d'urine est l'unique symptôme, il s'accompagne de cessation des envies d'uriner et n'attire pas l'attention des malades ; toutefois dans

quelques cas on assiste au développement d'une tumeur douloureuse, occupant l'hypocondre et la fosse iliaque.

L'anurie peut durer plusieurs jours sans accidents; elle est mise
sur le compte d'une rétention, mais le cathétérisme ne ramène pas
d'urine; on note dans cette période quelquefois des troubles digestifs et du malaise. Puis vers le quatrième jour ou le cinquième
apparaissent des éructations, des nausées; la langue devient blanche,
épaisse; les malades ont de la constipation, du météorisme; il y a
de la lassitude générale, le sommeil est interrompu, quelquefois sup-
primé. Ces symptômes sont parfois inconstants et n'attirent pas l'attention des malades; ils passent alors inaperçus si la guérison
survient.

Si, au contraire, l'anurie persiste, vers le septième ou le huitième
jour apparaissent les accidents graves, la période de tolérance cesse.
Dans certaines observations, cette période a cependant une durée plus
longue, surtout lorsqu'une hydronéphrose s'est développée. Alors, survient la période dite urémique, dans laquelle on observe la gêne respiratoire avec sensation de barre épigastrique et sans altération de
rythme, les épistaxis répétées et même l'anasarque. Ce dernier symptôme est nié par les uns, admis par les autres; l'œdème est variable,
tantôt limité aux malléoles, tantôt généralisé et accompagné d'ascite;
son apparition a lieu tantôt dans les premiers jours, tantôt dans la
dernière période; parfois l'hydropisie diminue et disparaît à la fin
de la maladie.

On observe quelquefois des transpirations abondantes; mais le
plus souvent elles sont modérées et se suppriment dans les derniers
jours. La sialorrhée signalée par Weber est exceptionnelle. De tous
les troubles, les plus fréquents sont sans contredit les vomissements;
l'intolérance de l'estomac ne survient souvent que dans une période
avancée; ces vomissements, peu copieux d'habitude, accompagnent
les phénomènes nerveux urémiques terminaux.

Cette forme possède, d'après Roberts, deux signes qui lui sont propres : le rétrécissement pupillaire et les tressaillements dans les
muscles, symptômes de l'urémie confirmée. Le malade est anéanti,
la langue est sèche, noire, la soif vive et à la moindre ingestion de
boisson il est pris d'éructations, de vomissements; souvent, il est tourmenté par un hoquet continuel. L'intelligence n'est pas obscurcie, la
mort survient sans convulsions ni coma (Brault). Toutefois le malade
peut être dans un état de demi-somnolence, d'hébétude et présenter
par instants du délire, des hallucinations; son regard est anxieux,
hagard, il existe un rétrécissement extrême des pupilles et les mem-

bres présentent de petites secousses convulsives, indice de l'atteinte du système nerveux central.

On note aussi des crampes, de l'abolition des mouvements, une sorte de paralysie. Le pouls, d'abord lent et plein, devient faible, irrégulier ; la respiration devient irrégulière, lente, suspirieuse ; dans les derniers moments de la vie, il y a une sorte d'asphyxie par paralysie des muscles respirateurs ; la température s'abaisse progressivement et la mort survient vers le dixième ou onzième jour, deux ou trois jours après l'apparition des phénomènes urémiques.

Anatomie pathologique. — Les lésions trouvées à l'autopsie des sujets morts en pleine urémie ne sont pas des lésions propres expliquant l'ensemble des accidents.

On a trouvé l'œdème cérébral avec hydropisie ventriculaire, œdème généralisé ou localisé à certaines parties de l'encéphale ; en général, l'infiltration s'étend à toute la substance cérébrale et même aux méninges. On a noté aussi la congestion cérébrale et celle des méninges à la suite d'accès convulsifs et des ecchymoses sous-arachnoïdiennes, qui paraissent plutôt l'effet que la cause des convulsions.

L'estomac est congestionné, souvent ramolli ou ulcéré. L'intestin présente, d'après Treitz, trois degrés de lésions : l'hydrorrhée chronique avec muqueuse décolorée recouverte de mucosités visqueuses adhérentes ; le catarrhe chronique avec hyperhémie ; l'hydrorrhée avec muqueuse lavée, épaissie, œdémateuse. On trouve dans l'intestin un liquide jaunâtre ou verdâtre, de réaction alcaline, d'odeur ammoniacale, c'est la cause des ulcérations (Treitz). Ces ulcérations succèdent à des eschares et siègent à la partie inférieure du gros intestin, quelquefois, dans la dernière portion de l'iléon. On signale aussi la perforation, la gangrène, comme terminaisons possibles de ces ulcérations ; mais le rétrécissement est une complication rare.

Les renseignements fournis par l'examen du sang ont peu éclairé la pathogénie de l'affection ; sa coloration est moins rouge (Rayer) ; il a une teinte violette (Frerichs), la densité du sérum est diminuée (Bartels). Les recherches sur la proportion d'urée prouvent qu'elle est augmentée ; au lieu de 0,01 p. 100, on trouve parfois 0,12, 0,15. Debove, Quinquaud, Dreyfus ont même noté 4 grammes par litre au vingtième jour d'une anurie.

Les vomissements, l'expectoration, la salive des urémiques contiennent aussi une forte proportion d'urée.

Le carbonate d'ammoniaque est augmenté dans le sang d'après

certains auteurs; pour d'autres il manquerait. Les substances extractives sont augmentées.

Pour Cuffer, les globules rouges, chez les brightiques, sont moins nombreux, plus résistants, ne se laissent plus pénétrer par l'oxygène. Leur altération dépend de la rétention dans le sang de la créatine, du carbonate d'ammoniaque. Ces mêmes altérations sont dues, pour Feltz et Ritter, aux sels de potasse. Enfin, il est un fait bien établi, que le sérum chez les urémiques a une puissance toxique remarquable (Brault).

Pathogénie. — Plusieurs théories sont en présence; nous allons les énumérer brièvement et résumer l'article de M. Brault.

Théorie de Traube. — C'est la théorie de l'œdème cérébral, théorie mécanique; suivant le siège de l'œdème, circonvolutions ou protubérance, on aura les convulsions ou le coma; l'association de ces deux symptômes dépend de la généralisation de l'œdème.

L'œdème peut manquer et les phénomènes urémiques apparaître; l'imprégnation des éléments nerveux par les poisons qui circulent dans le sang paraît suffire à expliquer la production de l'attaque.

Théorie de l'urémie proprement dite (Wilson). — La proportion considérable d'urée trouvée dans le sang a été considérée comme jouant un rôle dans la production des troubles nerveux. Son absence constatée dans certains cas où les troubles existaient, ou inversement sa présence avec absence de symptômes nerveux, ont fait rejeter cette théorie et l'expérimentation est venue fournir un nouvel argument contre l'opinion de Wilson. L'urée n'agit qu'à dose massive en entravant la nutrition (Bouchard); à dose forte, elle est simplement un diurétique puissant (Fleischer).

Théorie de Frerichs. Ammoniémie. — Pour cet auteur, l'urée ne devient dangereuse qu'en se transformant en carbonate d'ammoniaque dans le sang. Or, des recherches récentes ont prouvé qu'il est à l'état normal dans le sang, de plus il n'est toxique qu'à des doses très élevées (Claude Bernard). Cependant Cuffer, par ses expériences et ses injections de carbonate d'ammoniaque, aurait reproduit des symptômes graves et la respiration de Cheyne-Stokes. Cette théorie n'est plus admise depuis qu'on sait que l'urée s'élimine par les vomissements et la salive et qu'elle se décompose dans les premières par lies du tube digestif en présence du micrococcus uræ de van Thieghen ou d'autres microbes réducteurs.

Théorie de Treitz. — Elle repose sur la résorption du carbonate d'ammoniaque. Si sa présence dans le sang a été constatée, il n'est pas permis d'affirmer qu'il s'y trouve à dose toxique.

Théorie de Schottin. Créatinémie. — C'est la rétention dans le sang de produits qui normalement doivent être éliminés par le rein. L'urémie ne dépend pas d'une simple intoxication par les produits non éliminés; il s'y joint des modifications intimes des tissus qui l'accompagnent ou la précèdent. On ne peut reprocher à cette théorie que de ne pas indiquer le point de départ de l'arrêt des échanges, l'insuffisance rénale (Brault).

Théorie de Feltz et Ritter. — Elle repose sur la toxicité des urines. Les expériences de ces auteurs leur ont permis de conclure que, parmi les matières extractives éliminées par les urines, les sels de potasse sont les seuls toxiques. Ces sels agissent en diminuant le pouvoir d'absorption de l'oxygène, vraisemblablement en se fixant sur les éléments anatomiques, dans lesquels ils empêchent les échanges indispensables à leur fonctionnement.

Théorie de Bouchard ou *des poisons multiples.* — Il admet un empoisonnement complexe dont les éléments principaux se trouvent non seulement dans la désassimilation incessante des éléments anatomiques, mais dans l'alimentation, les putréfactions intestinales, la sécrétion biliaire. Dans nos organes et nos tissus, sont incessamment formés des poisons, qui doivent être éliminés par les différents émonctoires et surtout les urines; si cette élimination est suspendue, l'urémie se produit (Brault).

Les expériences de Bouchard sur la toxicité urinaire viennent à l'appui de sa théorie. Il a pu isoler deux catégories de poisons, les uns provoquant le coma, le sommeil; les autres, les phénomènes convulsifs. Les expériences faites avec l'urine des urémiques ont permis de constater que le pouvoir toxique avait disparu et chez les brightiques la diminution de la toxicité urinaire a été aussi vérifiée.

A l'action des substances toxiques signalées par Bouchard et dont deux sont bien définies, l'urée, les sels de potasse, se joint l'influence perturbatrice des substances excrémentitielles dont la stagnation dans les cellules annihile les échanges moléculaires. Il est donc difficile de savoir la part exacte des poisons dans la production des phénomènes et celle de la suppression des fonctions organiques (Brault).

Les modalités cliniques de l'urémie sont donc faciles à comprendre si l'on admet cette théorie; elles varieront suivant la dose du poison, suivant la rapidité avec laquelle il est introduit dans l'organisme. La période de tolérance sera plus ou moins longue suivant l'état de santé antérieur, suivant la perméabilité des reins. Les symptômes sont presque toujours les mêmes dans les différentes formes ; une exception doit être faite pour les convulsions qui relèvent peut-être d'idiosyncrasies particulières dues à l'âge, au sexe, au tempérament du malade. L'intervention d'une substance convulsivante faisant partie du groupe des poisons urinaires n'est pas encore nettement établie et une lésion matérielle des centres nerveux, l'œdème cérébral, n'est pas nécessaire à la production de ces phénomènes nerveux qui paraissent bien une manifestation de l'empoisonnement urémique (Brault).

Diagnostic. — Le diagnostic de l'urémie présente parfois certaines difficultés, il faudra surtout se baser sur les commémoratifs, l'état de la température généralement abaissée, l'absence de fièvre, la présence du carbonate d'ammoniaque dans les vomissements, la diminution de toxicité des urines, l'anurie, etc.

Si la fièvre accompagne l'attaque urémique, on pourrait la confondre avec la méningite, l'encéphalopathie des fièvres graves, les états fébriles avec symptômes cérébraux ; mais toutes ces affections présentent des symptômes propres qu'on ne retrouve pas dans l'urémie.

Le coma urémique devra être différencié du coma diabétique, de celui de l'hémorragie cérébrale et en général de tous les comas. Il présente quelques signes distinctifs, il ne s'accompagne pas de paralysie, les antécédents du malade permettent de retrouver la cause, néphrite aiguë ou chronique, anurie par obstruction brusque de l'uretère ou sa compression par une tumeur.

Les convulsions n'affectent pas la même marche que dans l'hystérie, l'épilepsie, le tétanos, l'éclampsie helminthique et les convulsions de la dentition chez les enfants.

Le diagnostic pour être complet devra révéler la cause de l'urémie : rétention d'urine par calcul obstruant l'uretère, compression de l'uretère par une tumeur, un cancer de l'utérus, néphrite aiguë ou chronique, mal de Brigth.

Le traitement de l'urémie sera indiqué à propos des néphrites chroniques.

L. BONVALOT, de Paris.

CHAPITRE V

CONGESTION RÉNALE

I

CONGESTION RÉNALE AIGUË

Elle ne doit pas être considérée comme le premier degré de la néphrite, mais comme une dilatation vasculaire généralisée à tout l'organe et dont la durée est essentiellement transitoire.

La cantharidine et les essences, copahu, cubèbe, santal, térébenthine, en traversant le rein, produisent un état de congestion passager et se traduisent par une douleur rénale symétrique gravative. D'autres substances toxiques, l'essence de moutarde, l'azotate de potasse, jouissent de la même propriété.

Les maladies générales produisent rarement l'état congestif du rein, si on en excepte la malaria dans ses paroxysmes aigus, au moment des accès pernicieux. La goutte, le diabète s'accompagnent aussi parfois de poussées congestives rénales.

M. Robin décrit une congestion aiguë primitive se produisant sous l'influence du refroidissement, agissant sur le tégument externe.

En résumé, de toutes les causes, les plus efficaces dans la production des congestions passagères du rein sont les intoxications, soit médicamenteuses, soit dyscrasiques. Les infections donnent le plus souvent lieu à des manifestations complexes et plus durables (Brault).

La terminaison étant rarement funeste, on doit avoir recours à l'expérimentation pour se rendre compte des lésions produites. Le rein est turgide, lisse, augmenté de volume, rouge vif ou rouge vineux. La séparation entre les deux substances réclame un examen attentif.

Sous l'influence de troubles réflexes, le rein peut augmenter de volume, cette action réflexe explique la congestion rénale à la suite de brûlures, de refroidissement. Les troubles vasculaires produits par les décharges nerveuses violentes peuvent aller jusqu'à la rupture des vaisseaux, provoquer des hémorragies, c'est ce qu'on observe dans la décollation, les attaques subintrantes d'épilepsie jacksonienne (Brault). On trouve alors l'organe congestionné avec des épanchements hémorragiques dans la capsule de Bowmann qui est distendue et dans la partie adjacente des tubes contournés.

Cette congestion aiguë est rarement assez intense pour amener la terminaison fatale. Les congestions toxiques ou médicamenteuses présentent des troubles de courte durée, subordonnés à l'emploi des substances productrices et qui disparaissent sitôt qu'on en cesse l'emploi. Dans les infections les symptômes de la congestion rénale se trouvent perdus au milieu de ceux des affections causales. Dans les congestions résultant de troubles dynamiques du système nerveux, les deux principaux symptômes relevés sont l'albuminurie, la présence du sang dans l'urine. Ils sont sans gravité et la mort est rarement leur résultat.

Divers auteurs admettent une congestion primitive indépendante d'un trouble antérieur du rein. Les malades sont pris brusquement de fièvre, de symptômes généraux graves, qui font penser à une fièvre typhoïde, à un embarras gastrique fébrile.

Cet état relève-t-il de la congestion rénale ou d'une maladie infectieuse dont la congestion serait la manifestation? Beaucoup de cliniciens, contrairement à M. Robin, inclinent vers cette seconde hypothèse et pensent que les cas cités comme congestion rénale sont plutôt des néphrites infectieuses légères. Les urines ont révélé la présence de microcoques, de cylindres hyalins renfermant des bactéries; l'état de prostration de la convalescence, la lenteur du retour à la santé se rapprochent de ce qu'on observe dans les infections légères, la grippe, l'amygdalite.

II

CONGESTION RÉNALE CHRONIQUE

REIN CARDIAQUE

Rayer regardait les affections du rein dans les maladies du cœur comme une des origines les plus fréquentes du mal de Bright.

Traube, en établissant l'hypertrophie cardiaque dans la néphrite atrophique, a fait justice de cette opinion définitivement abandonnée; mais il considérait le rein cardiaque comme une dégénérescence rénale.

Dans le rein cardiaque, les lésions à l'entrave de la circulation dominent par l'effet de la stase prolongée et produisent des altérations qui rappellent celles du foie muscade. Aussi, les rencontre-t-on dans les maladies de cœur non compensées gênant la déplétion du ventricule gauche, diminuant la tension du système aortique; dans celle où l'asystolie se produit lentement par crises répétées, le rétrécissement, l'insuffisance mitrale, les maladies du myocarde, du péricarde. Les affections pulmonaires, qui retentissent sur le cœur droit, augmentant la tension veineuse et empêchant l'afflux du sang dans le ventricule droit, emphysème, pleurésie, phtisie fibreuse, peuvent aussi provoquer des lésions, mais elles sont moins avancées que celles du cœur gauche.

Les obstacles à la circulation de la veine cave, sa compression par une tumeur de l'abdomen, un anévrisme de l'aorte abdominale, la grossesse, lorsqu'ils siègent au-dessus des veines rénales sont aussi des causes possibles de congestion rénale.

Anatomie pathologique. — Au début de la période asystolique des maladies du cœur, les reins sont hyperhémiés, augmentés de volume. Leur surface est lisse, rouge, et on observe les étoiles de Verheyen remplies de sang. Sur une surface de section, parallèle à l'axe des pyramides, on observe que ces dernières ont une teinte plus foncée que la substance corticale, où apparaissent de petits points rouges correspondant aux glomérules de Malpighi dilatés. On trouve aussi des bandes fines longitudinales rouges, ce sont des tubes remplis de sang. Les capillaires et les vaisseaux droits sont souvent dilatés; mais les papilles conservent une teinte pâle.

Dans les phases ultérieures, le rein diminue de volume, prend de la consistance, devient plus dur à la section par suite de néoformations du tissu conjonctif (induration cyanotique de Kelsch). La décortication ne présente aucune difficulté, l'organe a conservé son volume normal, mais son poids paraît augmenté. On trouve, parfois, au niveau de sa surface des dépressions linéaires au niveau desquelles la capsule est plus adhérente, elles correspondent à des points dans lesquels se sont formés des infarctus.

Au microscope, on constate que les tubes contournés se présentent avec une plus grande netteté; leur paroi est épaissie et contient du tissu conjonctif, son double contour est plus accusé.

Les capillaires de la substance corticale ainsi que les glomérules sont dilatés; les veines sous-capsulaires offrent des altérations identiques. La dilatation des veines droites et des capillaires des pyramides est parfois telle qu'elle masque les tubes collecteurs. On trouve aussi de petites hémorragies interstitielles dues soit à la rupture des tubes, soit à la transsudation du sang à travers leurs parois.

Le tissu conjonctif est plus développé autour des veines sous-capsulaires et la capsule elle-même est épaissie, reliée aux réseaux veineux de la partie la plus rapprochée du labyrinthe par des expansions fibreuses assez denses. Dans les pyramides le tissu fibreux forme des gaines autour des tubes et des vaisseaux. Dans les glomérules, on trouve des lésions analogues au niveau de certaines anses du bouquet glomérulaire. Dans ces plaques de tissu conjonctif néoformé, on trouve parfois des cellules de tissu muqueux à prolongements caractéristiques.

Quelques artérioles sont atteintes d'endartérite légère et des glomérules sont en voie de transformation fibreuse. Ce sont des altérations isolées et rares qui ne peuvent être rapportées au processus producteur des lésions du rein cardiaque (Brault).

Les tubuli contorti ne présentent que de légères altérations de leur épithélium, l'aspect strié du bord libre des cellules n'est pas constant; toutefois, on note fréquemment des granulations graisseuses dans les cellules entre le noyau et la paroi, mais elles n'entraînent pas leur mort. L'épithélium est souvent abrasé à sa surface, les cellules sont diminuées de hauteur. Ces lésions, paraissant secondaires à une nutrition insuffisante et viciée, sont dues au sang incomplètement oxygéné, et sont analogues au trouble nutritif résultant de la ligature de l'artère rénale (Brault).

Symptômes. — Cliniquement, le rein cardiaque se traduit par des modifications dans la quantité, la coloration, la densité, la composition de l'urine.

Chez les malades atteints de lésions valvulaires non compensées, les urines sont abondantes, très colorées, troubles. L'examen de ces urines ne révèle pas toujours la présence de l'albumine et si elle existe, sa quantité est très variable, 25, 40 centigrammes, parfois 1 ou 2 grammes par litre.

Arrivée à ce degré, l'affection présente des lésions hépatiques; le malade se plaint de pesanteur dans l'hypocondre droit, le foie est augmenté de volume, dépasse les fausses côtes de plusieurs travers de doigts, la peau présente une teinte subictérique, l'examen de l'urine par l'acide nitrique décèle une forte proportion d'urobiline, indice de ralentissement de la fonction hépatique; l'ictère vrai peut même succéder à cet ictère urobilique.

Si les phénomènes s'aggravent, les urines diminuent, leur densité est très augmentée par l'abondance des sels, l'acide urique existe en forte proportion et par le refroidissement il se dépose une grande quantité d'urates. L'oligurie peut même atteindre un degré si prononcé, que les malades rendent seulement quelques gouttes d'urine.

Cette oligurie n'est pas le résultat de lésions rénales prononcées, mais bien le fait de l'asthénie cardiaque. L'augmentation de pression au niveau du glomérule favorise la transsudation aqueuse et s'oppose à l'issue de l'albumine. Dans le rein cardiaque, il y a diminution de pression dans le glomérule et augmentation dans la pyramide; par suite de la diminution de pression glomérulaire, du ralentissement du cours de l'urine, l'albumine ne peut transsuder. Cette diminution de pression artérielle explique donc l'oligurie, c'est elle qu'il faut incriminer et non l'augmentation de pression dans le système veineux. La sécrétion urinaire s'arrête non parce que le rein est atteint de lésions irrémédiables, mais parce que la contraction cardiaque est affaiblie. La caféine, la digitale en relevant l'énergie cardiaque, amènent l'augmentation des urines, le retrait du foie, la disparition de tous les symptômes (Brault).

Pronostic. — Les accidents urémiques ne sont pas à redouter dans le rein cardiaque, l'état du cœur doit seul être la base du pronostic. S'il réagit aux médicaments destinés à relever son énergie, l'existence n'est nullement compromise. On ne saurait donc trop conseiller de surveiller attentivement le taux des urines dans le cours des affections cardiaques. Si la quantité reste minime malgré une médication active, la terminaison fatale est à redouter et souvent dans un bref délai.

Diagnostic. — Il n'offre pas en général de grandes difficultés, l'aspect des urines est suffisamment caractéristique, l'auscultation révèle une lésion cardiaque, une lésion d'orifice ou une arythmie indiquant une altération organique du muscle cardiaque. Si l'auscultation reste négative et que l'albumine soit en forte proportion, on pourrait soupçonner une néphrite. Dans la néphrite, le bruit de galop s'accompagne d'hypertrophie, de plus la quantité d'albumine est toujours plus considérable. On ne devra pas oublier non plus que la congestion rénale peut être la conséquence d'une lésion pulmonaire et ne pas toujours chercher son point de départ dans le cœur gauche.

Traitement. — La congestion rénale n'a pas de thérapeutique propre ; c'est contre l'affection causale qu'il faudra diriger la médication. On aura à moins de contre-indication recours à la digitale ou à son défaut à la caféine, au strophantus, à la convallamarine. Dans le cas d'œdème généralisé, quand l'équilibre entre les deux circulations est rompu, on pourra retirer grand avantage de la saignée pratiquée largement ou répétée plusieurs jours de suite (Brault).

Le régime lacté ne trouvera ici son utilité que lorsque l'énergie cardiaque sera suffisante, ce qu'indique la courbe des urines (Brault). Une demi-diète doit être de règle, une alimentation abondante au moment de la période d'oligurie augmenterait la quantité des matières excrémentitielles, forceraient le rein à un surcroît de travail.

L. BONVALOT, *de Paris.*

CHAPITRE VI

INFARCTUS DU REIN

Les infarctus du rein, quoiqu'ils n'apparaissent pas nécessairement dans les affections orificielles du cœur ou les altérations des gros vaisseaux, se rencontrent fréquemment dans ces affections; aussi doivent-ils être étudiés avec le rein cardiaque.

Anatomie pathologique. — Déjà signalés par Rayer, qui les décrivait sous le nom de néphrite rhumatismale, ils se présentent sous forme de petites masses blanc grisâtre, de dimensions variables. Leur aspect diffère suivant la période où on les examine ; parfois ils sont entourés d'une zone hyperhémique et leur centre est grisâtre, c'est l'infarctus hémorragique, qui n'est pas le plus fréquent; d'autres fois, ils peuvent être blancs dès le début.

Dans les infarctus récents on peut constater cette zone congestive qui disparaît progressivement. Au début, ils ont une consistance ferme et élastique et, lorsqu'ils sont situés sous la capsule, ils sont lisses, de niveau avec la substance rénale. Ils se dépriment ensuite par le fait de la résorption, la capsule les suit dans leur mouvement de retrait ; aussi les reins présentent-ils des dépressions, des fissures plus ou moins profondes pénétrant dans la substance corticale et pouvant atteindre la partie moyenne des pyramides.

L'infarctus rénal occupe de préférence la substance corticale et correspond aux divisions supérieures ou moyennes des artères rénales. Il affecte la forme d'un coin à base périphérique répondant à la capsule rénale et à sommet s'enfonçant plus ou moins loin dans le parenchyme rénal.

Dans son évolution il présente trois périodes. D'abord sous forme de cône ou de plaque plus ou moins étendue, il fait une saillie plus ou moins considérable, violacée, ecchymotique, formée de tissu induré avec des taches de coloration plus foncée. Dans la seconde période, il prend une coloration jaunâtre qui débute à son centre et gagne la périphérie, sa base se déprime à la circonférence sous forme d'un polygone irrégulier, limité par une ligne rouge foncé. Le microscope révèle l'œdème du tissu rénal, les capillaires sont remplis de sang en régression et de granulations provenant de la destruction des globules sanguins ou de la dégénérescence granulo-graisseuse des épithéliums et des caillots vasculaires. Dans la dernière période, les éléments sont éliminés par le torrent circulatoire ou même les tubes du rein; au niveau de la perte de substance, il ne reste plus que des vaisseaux dégénérés, des glomérules réduits à leur enveloppe, des canalicules atrophiés privés d'épithélium et, enfin, comme terme ultime du tissu fibreux (Cornil et Brault).

La terminaison par suppuration est rare et ne se rencontre qu'à la suite d'embolies septiques, à la suite d'endocardite, d'aortite infectieuse; la gangrène ne s'observe qu'à titre exceptionnel.

Les infarctus du rein sont assez fréquents, probablement par suite du manque d'anastomose entre les artères rénales. La conséquence de l'embolie rénale est l'anémie passagère du tissu irrigué par l'artériole avec fluxion rétrograde du sang des capillaires veineux. Les globules épanchés, la portion du rein atteinte, subissent la dégénérescence granulo-graisseuse et sont résorbés (Laveran et Teissier). Ces infarctus peuvent occuper la presque totalité des deux reins.

Symptômes. — Souvent, rien ne révèle l'infarctus, cependant parfois des malades ont ressenti une douleur vive dans la région lombaire, d'un seul côté ou des deux côtés, douleur ne s'accompagnant d'aucune irradiation.

L'urine est peu modifiée comme quantité; pourtant, elle apparaît parfois légèrement teintée de sang; ou bien il se produit une véritable hématurie. On trouve de l'albumine qui disparaît peu à peu, souvent en même temps que la douleur; l'urée n'a pas subi de modifications.

Le plus souvent rien n'est venu frapper l'attention du malade; la lésion a évolué d'une façon inaperçue, tout au moins si l'on en juge par le grand nombre d'infarctus guéris et dont on trouve les traces dans les autopsies.

L'infarctus rénal est sans gravité, sauf dans les cas où il se termine par suppuration et dans lesquels on trouve alors les symptômes de la néphrite suppurative. Le plus habituellement, on note la guérison et dans les cas où la mort a eu lieu, on a pu constater des embolies dans d'autres organes, le cerveau en particulier. L'affection rénale ne paraît pas avoir été la cause de la terminaison fatale, la maladie qui a été le point de départ de l'embolie doit être incriminée.

Diagnostic. — Il présente de réelles difficultés. En présence d'une hématurie survenant chez un cardiaque, on pourra soupçonner un infarctus. Les autres symptômes sont tellement fugaces et manquent si souvent, qu'ils ne peuvent servir d'indices.

Traitement. — Le traitement de l'infarctus devra donc surtout être dirigé contre l'affection causale, le plus souvent une affection cardiaque. La douleur pourra être calmée lorsqu'elle est intense, par les moyens habituels : opium, injections de morphine.

L. BONVALOT, *de Paris*.

CHAPITRE VII

ALBUMINURIE

I

HISTOIRE PATHOGÉNIQUE

On peut dire que l'histoire des néphrites est récente. Les écrits des anciens médecins grecs, romains et arabes montrent bien que l'existence d'un rapport entre les altérations rénales, les altérations de la sécrétion urinaire et certaines hydropisies leur était connue, mais ils démontrent aussi leur ignorance complète de la pathogénie des maladies rénales et des néphrites en particulier. D'autre part, leurs notions sur la composition de l'urine étaient rudimentaires, empiriques et souvent erronées. Il nous faut arriver à Cotugno et à Cruikshank pour que ce chapitre si important de la pathologie fasse vraiment un pas en avant. L'immortel italien démontrait que l'urine de certains hydropiques contenait de l'albumine et Cruikshank, en se basant sur la possibilité ou la non-possibilité de coaguler les urines des hydropiques, divisait en deux groupes les hydropisies. Cette importante distinction fut conservée jusqu'en 1827, époque à laquelle Richard Bright publia son classique ouvrage et établit la base de la pathologie rénale. Les points les plus remarquables de ce travail peuvent se résumer ainsi : 1° l'hydropisie peut provenir de lésions spéciales du rein; 2° quand l'hydropisie a ces lésions pour cause, l'urine est albumineuse; elle ne l'est pas, au contraire, dans les hydropisies dues à des maladies de cœur, de foie, ou à l'inflammation des membranes séreuses. Bright établissait ainsi une relation étroite entre l'anasarque, l'albuminurie et les lésions rénales, et il décrivit trois formes d'une maladie nouvelle qui, en hommage de sa découverte, porte son nom. Mais les conditions dans lesquelles se trouvaient les sciences biologiques de l'époque ne permirent pas à Bright de découvrir les rapports vrais existant entre ces trois facteurs et encore moins de mettre en lumière l'évolution anatomique du processus rénal.

De nombreux ouvrages suivirent celui de Bright et, partant de points de vue plus ou moins différents, continuèrent l'œuvre du grand médecin anglais. D'un côté, une légion d'anatomo-pathologistes, Virchow, Bartels, Willes, Johnson et d'autres encore, se proposèrent d'établir si les diverses formes de la néphrite brightique constituaient vraiment trois entités pathologiques distinctes ou si au contraire ce n'étaient que les phases d'un même processus morbide; d'autre part, certains cliniciens en étudiaient plus minutieusement la phénoménologie; d'autres enfin, se consacraient à rechercher la cause des albuminuries qui se présentent comme symptôme partiel de divers états pathologiques afin d'en découvrir le mécanisme primitif (Bartels, Riedel, Lancereaux, Frerichs, Semmola, etc., etc.). Au même moment de nombreux auteurs s'attachaient, par de savantes recherches chimico-cliniques, à différencier les albumines des urines et à déterminer les conditions dans lesquelles elles apparaissent dans l'urine (Rosenstein, Stokvis, Vogel, Bence, Jones, etc.). Enfin, comme complément de toutes ces recherches, de nombreux pathologistes essayèrent de démontrer expérimentalement les conditions pathogènes de l'albuminurie, espérant ainsi se former une idée plus exacte de son mécanisme de production spontanée. Nous en tenant aux limites qui nous sont imposées par la nature de cet ouvrage, nous examinerons les résultats auxquels ces auteurs sont parvenus et nous compléterons ensuite cette première partie du travail en exposant la doctrine pathologique, anatomique et clinique que l'on doit accepter aujourd'hui en se basant sur les recherches des auteurs et sur mes propres recherches sur l'albuminurie en général, l'albuminurie brightique en particulier, et les différentes néphrites.

L'étiologie de l'albuminurie, de l'hémoglobinurie et des néphrites, ne peut être réunie, car si l'on peut trouver des causes communes à ces trois manifestations morbides ou à deux seulement (albuminurie et néphrite), il est indispensable toutefois pour avoir une notion exacte de l'argument de faire une étude étiologique spéciale pour chacune d'elles. Il est donc nécessaire de traiter avant tout de l'étiologie des diverses albuminuries qui représentent une perturbation fonctionnelle plus généralisée et très fréquente en pathologie, de s'arrêter ensuite sur ces néphrites qui se rapprochent davantage des albuminuries de parler enfin de l'hémoglobinurie, entité morbide d'un type plus caractérisé et plus spécifique.

Pendant très longtemps (aujourd'hui encore il est des cliniciens qui persistent dans cette erreur) l'on attribua à la présence de l'albumine dans les urines une très grande valeur diagnostique pour les néphrites. Les médecins se figuraient habituellement qu'albuminurie et néphrite n'étaient que des synonymes, c'est-à-dire que le fait de trouver dans l'urine de l'albumine, en quelque proportion que ce soit, impliquait nécessairement l'existence d'une néphrite préexistante. Depuis plus de trente ans j'ai toujours relevé l'exagération, je dirai mieux, l'erreur de cette appréciation séméiotique, exagération ou erreur qui, quoi qu'on en dise, était une conséquence nécessaire de l'exagération systématique due à la conception anatomique néphrogène d'une filtration d'albumine avec l'urine. Aujourd'hui, ce rapport nécessaire et obligatoire, comme celui de cause à effet, commence enfin à être corrigé dans la pratique, et cela est une conséquence logique de la doctrine hématogène de l'albuminurie qui devient chaque jour plus évidente pour les organicistes les plus aveuglés eux-mêmes.

Une autre manière de voir, erronée elle aussi et en opposition avec l'opinion précédente, se développa ces dernières années. S'il existe encore quelques cliniciens passionnés qui n'aient pas le courage de renoncer aux anciennes erreurs exposées ci-dessus, un courant nouveau s'est établi, affirmant un principe faux également qui peut se résumer en deux mots : albuminurie physiologique.

De nombreux travaux furent publiés sur cet argument, surtout lorsque Vogel, Ultzmann, Leube et d'autres encore crurent avoir découvert aussi les causes mêmes de l'albuminurie physiologique : émotions morales déprimantes, fatigues musculaires exagérées, repas abondants et riches en albuminoïdes, bains froids, transpiration excessive, etc., etc. La plupart de ces auteurs croient que ces facteurs étiologiques déterminent l'albuminurie en abaissant la pression sanguine dans les anses du glomérule; d'autres admettent une perméabilité spéciale de la membrane glomérulaire (Ultzmann, Leyden); d'autres enfin, et ceux-ci sont certainement dans le vrai, reconnaissent que la cause déterminante de l'albuminurie réside dans un excès d'albuminoïdes qui ont pénétré dans le torrent circulatoire sans qu'il existe une élaboration suffisante de la part des organes digestifs et absorbants. Et ici je dois relever le caractère absolument hypothétique de la prétendue perméabilité grande ou petite du filtre rénal, soutenue par ces auteurs. Cette perméabilité est même illogique, expérimentalement parlant; ce n'est là qu'une assertion gratuite qui nous ramène au vieux temps de la médecine romantique.

Les partisans du dernier groupe enfin, sans s'en douter peut-être, n'ont fait que confirmer la vérité de ma doctrine qui, se basant sur une loi de physiologie des albuminoïdes, reconnaît que ces principes immédiats, même bien digérés par l'estomac, restent toujours inassimilables et hétérogènes si leur élaboration chimico-biologique ne se perfectionne et ne se complète dans leur voyage à travers cet engrenage compliqué qui transforme les albuminoïdes venant du monde extérieur et les rend aptes à la réparation de la molécule azotée de l'organisme. Je m'arrête maintenant, car je ne puis ici passer en revue toutes les publications traitant de cette prétendue albuminurie physiologique. Ce serait d'ailleurs donner trop de valeur aux faciles observations de ceux qui, pour se montrer progressistes, se cramponnent aux char de la nouveauté au lieu de rechercher si vraiment il s'agit d'une nouvelle vérité, vérité démontrée, ou au contraire d'une nouvelle erreur. Je fus le seul clinicien d'Europe à combattre dès le début l'existence de cette albuminurie physiologique et ce n'est que ces derniers temps que Noorden s'associa à moi et partagea mon opinion. Je démontrai plusieurs fois et avec des arguments sérieux qu'une albuminurie, si légère fût-elle, doit toujours être considérée comme l'expression d'une perturbation biologique, aussi légère que l'on voudra, mais qui certainement n'est point le propre de l'état physiologique parfait. Imbu des principes de mon immortel maître Bernard, j'ai toujours cru, j'ai toujours vu, dans mes longues années de clinicien, l'albumine avoir exclusivement une fonction interne dans le mécanisme bio-chimique lorsque ses conditions chimico-moléculaires ont subi complètement les modifications propres au mécanisme vital. Elle n'est donc point destinée à être éliminée, à moins que l'imperfection de ces changements chimico-moléculaires ne la rende inassimilable, c'est-à-dire inapte aux fonctions progressives de l'échange vital. Dans ce cas seulement elle reste comme un corps étranger dans la constitution physico-chimique du sang qui alors s'empresse de s'en débarrasser en l'éliminant par les reins et en partie par la bile. L'élimination de l'albumine, si minime, si passagère soit-elle, a donc toujours représenté pour moi l'expression d'un état morbide de peu d'intensité, aussi infiniment petit que l'on voudra, mais certainement anormal et troublant le vrai équilibre de la vie physiologique. Vouloir considérer cette élimination comme physiologique uniquement parce qu'elle se manifestait chez des individus apparemment sains, c'est-à-dire capables d'accomplir leurs diverses fonctions, mangeant, buvant, marchant, n'était donc qu'une illusion due à l'invisibilité du désordre, cause de l'albuminurie et par suite à la possibilité de se concilier avec l'état de santé. Le même fait se produit dans de nombreux troubles fonctionnels légers ; même les personnes qui vivent beaucoup les supportent facilement, mais rigoureusement parlant nous n'avons plus là un état physiologique absolu. Il suffirait de rappeler les troubles divers et transitoires qui existent dans l'activité des échanges nutritifs chez de nombreux individus qui se disent, se croient en bonne santé et présentent au contraire des troubles digestifs et hépatiques, de l'élimination de gravelles uriques par les urines, etc., pour se convaincre, mieux encore que pour la prétendue albuminurie physiologique, de l'impossibilité de considérer ces personnes comme saines dans le sens rigoureux du terme. L'acide urique qui se produit dans l'organisme à l'état physiologique vraiment normal s'élimine en effet, dissous dans l'urine sous forme d'urates, et ne se dépose point. Il se dépose au contraire sous forme de gravelles ou de calculs quand il est en trop grande quantité parce qu'alors justement l'activité des échanges est diminuée. Dans de certaines limites ce ralentissement ne gêne point les habitudes et les occupations ordinaires des personnes atteintes et à bon droit elles peuvent se croire parfaitement saines. Ce n'est point toutefois une raison pour permettre de dire que l'élimination du calcul urique constitue un attribut de la santé parfaite.

Ce serait là un paradoxe scientifique ; ces individus peuvent se croire sains au point de vue social, mais réellement ils se trouvent dans un état morbide incipient. Quiconque assiste aux consultations privées d'un clinicien pourrait facilement se convaincre de cette vérité. Je suis heureux maintenant de pouvoir ajouter que récemment un des plus illustres médecins allemands, Wesener, professeur de chimie clinique à l'université de Fribourg, traitant de cette question, a pleinement confirmé mon idée et mes raisons, ainsi que celles analogues adoptées plus tard par Noorden.

Je rapporte ici intégralement ses paroles : « Certains auteurs (Semmola, von Noorden) ont cherché contrairement à l'opinion générale de démontrer par d'opportunes et concordantes recherches que toute prétendue albuminurie physiologique doit au contraire être considérée comme pathologique. Cette manière de voir qui considère l'apparition de l'albumine dans les urines — après de grands efforts ou mouvements musculaires, après des erreurs diététiques ou des repas copieux — comme un symptôme d'un désordre advenu dans l'organisme, comme une condition morbide, me paraît plus rationnelle et plus exacte. D'un côté, nous devons admettre qu'il s'agit, dans un certain nombre de cas, d'affections rénales vraies et spéciales. Dans les néphrites chroniques même, l'albumine, c'est un fait connu, peut momentanément manquer ; nous en avons comme exemple la classique et franche néphrite interstitielle. Naturellement les lésions anatomiques des reins devront être légères et partant être susceptibles de guérison pour permettre par suite la disparition définitive de l'albuminurie, ou au moins ne présenter aucune aggravation. L'état général peut en outre rester absolument normal, d'où la facilité avec laquelle l'on fut enclin à admettre, sans grande logique clinique, une albuminurie chez une personne saine. Dans d'autres cas, particulièrement lorsque l'albuminurie apparaît après des efforts ou mouvements musculaires notables, après des erreurs diététiques ou des repas copieux, il est probable qu'il n'existe aucune lésion perceptible anatomiquement dans le parenchyme rénal. Vraisemblablement, il s'agit alors de troubles nerveux et circulatoires ; ils doivent donc être retenus comme faits pathologiques puisque la majorité des personnes saines ne les présentent pas, mais supportent au contraire ces efforts et ces fatigues sans réagir par l'albuminurie. Il est donc recommandable d'abandonner purement et simplement le concept de l'albuminurie physiologique. Je crois que toute albuminurie, durable ou transitoire, doit être considérée comme morbide, laissant toutefois de côté la question de savoir si dans l'albuminurie transitoire il s'agit de lésions anatomiques vraies et spéciales des reins, si légères soient-elles, ou au contraire de maladies circulatoires et nerveuses. »

Après avoir exposé brièvement le concept fondamental que le clinicien doit se faire de la prétendue albuminurie physiologique qui rentre en général dans le cadre des albuminuries hématogènes, comme nous l'avons amplement démontré dans un ouvrage intitulé : *Ueber die pathogenen Bedingungen der Albuminurie*. Wien, 1891, nous exposerons à grands traits la pathogénie de l'albuminurie. C'est un chapitre, il faut le reconnaître, qui dans beaucoup d'œuvres modernes est traité d'une manière encore confuse et avec un point de vue anatomo-pathologique préconçu et systématique. Nous qui, depuis 1850, avons dédié une grande partie de notre temps à l'étude de la pathogénie des albuminuries pour contribuer à l'étude de ce problème si important dans la pratique, nous résumerons nos recherches en nous arrêtant de préférence sur l'albuminurie brightique ou dyscrasique comme l'on devrait l'appeler. Grâce à de persévérantes études cliniques et expérimentales, il nous est permis d'affirmer que nous avons pu ramener à son plus juste point de vue la solution du problème de la pathogénie des albuminuries.

Prenant pour guide la physiologie, guide plus sûr que tout autre pour pénétrer intimement le mécanisme des fonctions morbides, nous devrons considérer trois facteurs du mécanisme pathogénique des albumines, c'est-à-dire :

1° Altérations de la constitution du sang ;

2° Troubles de la circulation rénale ;

3° Altérations des éléments histologiques de l'appareil de filtration.

Trois albuminuries pourront donc en dériver, c'est-à-dire :

1° Albuminurie dyscrasique (par altération de la constitution sanguine et de préférence des albuminoïdes) ;

2° Albuminurie mécanique (par modifications advenues dans la pression vasale) ;

3° Albuminurie irritative (par causes histologiques locales du rein).

Examinons séparément chacun de ces facteurs sans idée préconçue et en se basant uniquement sur les expériences concluantes et possibles mises en harmonie avec les résultats de l'observation clinique et de l'anatomie pathologique.

II

ALBUMINURIE DYSCRASIQUE

L'idée d'attribuer à une altération du sang plutôt qu'à une altération du filtre rénal le passage de l'albumine dans l'urine vint à l'esprit de Bright lui-même. Il crut, en effet, lors de sa découverte clinique, que l'albuminurie se trouvait en rapport avec les conditions morbides du sang. Peu après, il abandonna malheureusement cette idée pour suivre la pathologie néphrogène de l'albuminurie. De nombreux et savants pathologues tentèrent bien de faire revivre la conception de l'albuminurie hématogène et parmi eux il faut citer Canstatt, mais comme Charcot le déclare dans ses *Leçons sur la pathogénie de l'albuminurie*, Canstatt exposa son idée d'une manière fort vague et mal définie. J'ignorais complètement les idées de Canstatt, lorsque, en 1850, ayant entrepris une série de recherches sur l'influence que l'alimentation plus ou moins riche en principes azotés peut produire sur la quantité d'albumine éliminée par les brightiques en vingt-quatre heures, j'observais un fait absolument nouveau : l'augmentation de l'albuminurie après un repas riche en albuminoïdes, augmentation qui allait jusqu'au triple de la quantité primitive et d'autre part la diminution jusqu'au tiers ou au quart de l'albumine sous l'influence d'une alimentation fort peu ou nullement azotée (pommes de terre, lard). Ce rapport classique, entre la qualité de l'alimentation et le degré de l'albuminurie que j'avais découvert et qui fut plus tard pleinement confirmé par tous les expérimentateurs (Parkes, Gubler, Lépine, etc.), ne me permettait plus de conserver le moindre doute sur l'origine hématogène de cette albuminurie, et il est inconcevable que les partisans aveuglés de la doctrine néphrogène aient pu, de cœur léger, passer sur ce fait pendant quarante ans sans s'y arrêter. Il fut pour moi un argument constant et immuable pour soutenir depuis quarante ans la doctrine dyscrasique de l'albuminurie, car la plus simple logique ne me permettait pas d'attribuer à de rapides diminutions ou augmentations du processus anatomo-pathologique du rein les différences de quantité de l'albumine émise à distance de quelques heures d'un repas plus ou moins azoté.

Les adversaires systématiques de la théorie hématogène de l'albuminurie s'émerveillèrent de ma persévérance et de ma ténacité et auraient presque voulu m'en faire un reproche ; elle n'était pourtant qu'une conséquence nécessaire du fait indéniable, par moi observé. Or, après quarante ans de lutte obstinée, j'ai la satisfaction de voir Charcot, dans le livre cité ci-dessus, après avoir rappelé les idées de Canstatt, reconnaître que ma doctrine hématogène est, de beaucoup, plus fondée et recommandable. Après lui, Senator, de Berlin, me rend dans l'introduction de son dernier livre sur l'albuminurie, justice en ces termes : « L'altération de la crase sanguine, qui jouait jadis un grand rôle dans la pathogénie de l'albuminurie, a reconquis de nos jours une importance spéciale, grâce aux travaux de Semmola. » (Voir Senator : *De l'albuminurie*, p. 3, Paris, 1891.)

Les pathologistes qui, avant moi, tentèrent de démontrer que l'albuminurie dyscrasique était due à l'altération de certains éléments constitutifs du sang, éléments albuminoïdes surtout, se flattèrent de suivre la voie expérimentale pour interpréter le mécanisme pathologique de ces albuminuries. En réalité, le plus souvent, leurs expériences ne pouvaient reproduire les faits comme la nature nous les présente, et, par suite, leurs conclusions devaient être absolument erronées. Ainsi s'expliquent les contradictions observées dans les diverses déductions tirées d'expériences de même nature et du même genre. En général, partant du principe que l'altération devait résider dans les principes organiques et minéraux du sang, ou dans la pénétration de principes hétérogènes et toxiques dans le torrent circulatoire, on a tenté de reproduire artificiellement des altérations diverses dans la constitution du sang, sans s'inquiéter toutefois de la nature des altérations produites ; or, ces altérations sont absolument différentes de celles observées dans les maladies qui amènent l'albuminurie, et ne peuvent, par suite, être appliquées à la pathogénie spontanée de ce symptôme. Stokvis, par exemple, crut avoir produit une albuminurie dyscrasique en injectant du blanc d'œuf dans les veines d'un animal. Or, cette expérience ne peut démontrer ce qu'il prétendait ; s'il est vrai que l'albumine apparaissait peu après dans les urines, il s'agissait toutefois de celle injectée, qui était éliminée comme substance hétérogène et nullement de l'albumine du sang. Les expériences qui avaient pour but de provoquer l'albuminurie en injectant dans le sang diverses substances albuminoïdes n'ont pas une plus grande valeur pour démontrer l'origine hématogène de l'albuminurie. Mialhe injecta du lait et trouva de la caséine dans les urines ; Pavy et Calmette injectèrent une solution concentrée de gélatine et retrouvèrent l'albumine; Estelle et Faveret injectèrent tantôt une solution de sérine, tantôt une de globuline, et le résultat fut soit une sérinurie, soit une globulinurie. Lépine et d'autres auteurs voulurent expliquer ces résultats en admettant que l'introduction, dans le sang, d'un sérum hétérogène, ou d'une solution de globuline, ou de sérine, détermine une dyscrasie et que les éléments du rein, irrités par ces modifications dyscrasiques, laissent filtrer les substances qui altéraient la constitution normale du sang. Cette explication montre, une fois de plus, à quel point les idées préconçues et systématiques servent uniquement à torturer la nature et à retarder, plutôt qu'à éclairer, la vraie solution des problèmes biologiques. On ne comprend pas le besoin d'invoquer l'altération de l'épithélium rénal pour expliquer l'élimination des principes hétérogènes et entièrement étrangers à la constitution chimique normale du sang, comme la caséine et la globuline dès qu'elle est sortie de la circulation. La sérine, même quand il en existe dans le sang une certaine quantité qui est dyalisable, s'élimine aussi par les urines et détermine l'albuminurie. S'il n'existe pas dans le sang une certaine quantité d'albumine dyalisable, l'injection de sérum ne produit pas l'albuminurie, comme je le démontrai dès 1872. (Voir Jaccoud, *Pathologie interne*.) Je confirmai ensuite ces expériences, en 1881-1883 (voir *Archives de physiologie*), démontrant que la présence plus ou moins grande de l'albumine dyalisable dans le sérum était la vraie cause des expériences contradictoires des divers auteurs, certains affirmant, d'autres niant que l'injection du sérum du sang fut suivie d'albuminurie. Voilà le côté faible de semblables expériences. Qu'il s'agisse de principes hétérogènes du sang (caséine) ou de principes constitutifs du sang normal (globuline), qui, à peine sortis du sang circulant, deviennent *ipso facto* des principes hétérogènes, ou enfin il s'agit d'albumine dyalisable, et, par suite, également hétérogène. Dans toutes ces expériences, les reins accomplissent nécessairement leur fonction d'organes dépurateurs par excellence. Il n'est donc pas explicable que puisse persister systématiquement l'opinion aveugle de la nécessité d'une altération de l'épithélium rénal pour permettre à l'albumine dyalisable d'être éliminée; et cela, aujourd'hui surtout, que la science a incontestablement démontré la nécessité du fonctionnement incessant des reins comme organes dépurateurs des nombreux poisons se formant dans l'organisme, sans que l'épithélium rénal ait besoin pour cela de s'altérer. Je le répète encore, comme je n'ai cessé de le répéter depuis quarante ans : quand les albuminoïdes du sang deviennent diffusibles, par suite de leur constitution chimico-moléculaire particulière, ils s'éliminent forcément par les reins, sans aucune altération préalable de l'épithélium rénal. La même erreur s'est répétée lorsqu'on a expérimenté en pratiquant dans le torrent circulatoire des injections de différentes sérosités naturelles (Hayem) pour élucider la pathogénie de l'albuminurie spontanée dans les maladies. Depuis cinq ans j'ai pratiqué des centaines d'injections de ce genre avec des sérosités du péritoine, des plèvres, etc., dans différents états morbides. Tantôt on produit l'albuminurie et tantôt on ne la produit pas. On peut prévoir le résultat en mesurant d'avance le coefficient de diffusibilité des albuminoïdes dans ces différents liquides. Voilà le secret de pareilles expériences, qui sans ce point de départ n'ont aucune valeur, parce que la constitution chimico-moléculaire des albumines au point de vue biologique présente une série infinie de nuances et il n'existe pas seulement deux liquides albumineux pathologiques qui aient une composition chimico-moléculaire qu'il soit permis de considérer comme identique. Je ne veux pas répéter *toties quoties* cette vérité, mais je crois nécessaire de l'exposer ici clairement, une fois pour toutes, pour ne point être obligé d'y revenir. La notion fondamentale est la suivante : l'assimilabilité des principes organiques et minéraux qui forment la composition du sang normal n'est jamais exprimée par la composition chimique brute de tel ou tel principe immédiat ou de tel ou tel autre sel, mais se trouve toujours en rapport avec la constitution spéciale physico-chimique de la matière vivante, qui nous est complètement inconnue. Le langage chimique nous trompe avec ses définitions, et par suite, les physiologues et les pathologues qui, pour juger de cette assimilabilité des divers principes organiques et minéraux, croient pouvoir supprimer cette vérité, parce que nous ne pouvons rigoureusement la démontrer par des réactions chimiques dans l'état actuel de la science et se laissent aveugler par les expériences de laboratoire, feront toujours fausse route en obéissant à un paradoxe scientifique : celui de pouvoir appliquer la méthode expérimentale sur des inconnues.

Nous retrouvons la même erreur dans les expériences qui ont pour but de classer dans le groupe des albuminuries dyscrasiques celles qui dérivent de l'injection d'une certaine quantité d'eau dans le sang des animaux. Sans vouloir même noter que dans les cas où la quantité d'eau injectée est considérable la pression sanguine intra-vasale augmente, amenant la rupture de quelques vaisseaux du rein et passage du sang dans les urines, — il est certain que l'eau injectée produit une destruction des globules rouges et que l'hémoglobine mise en liberté passe dans les urines ; on a alors affaire à une hémoglobinurie dans le vrai sens du mot. L'altération ainsi produite par l'injection d'eau dans le système circulatoire ne peut donc représenter l'altération de la constitution du liquide sanguin, qui se présente spontanément dans diverses maladies par suite de la proportion altérée de ses principes constitutifs, ou par suite de changements particuliers chimico-moléculaires de la sérine dans les mêmes cas, changements dont la nature est encore inconnue et qui la rendent diffusible et nécessairement destinée à s'éliminer. Injectons, en effet, au lieu d'eau, une solution de chlorure de sodium qui, elle, n'agit pas sur les globules, et enlevons en même temps une égale quantité de sang, il ne se produira plus ni albuminurie, ni hémoglobinurie. L'hydrémie pathologique artificielle ne peut donc, contrairement aux assertions de nombreux cliniciens allemands, donner une explication scientifique de l'albuminurie naturelle. Pour se convaincre de cette vérité, chaque clinicien n'a qu'à rappeler à son esprit les nombreux cas d'hydrémie qu'il a rencontrés dans sa pratique médicale sans la moindre trace d'albumine dans les urines, et il sera convaincu facilement que la cause de la filtration de l'albumine ne réside point dans la proportion de l'eau contenuo dans le sang. Dans un grand nombre de ces hydrémies que présente la nature, par suite de causes pathogènes diverses, l'augmentation de la proportion de l'eau dans le sang est au moins égale à celle obtenue dans les laboratoires pour produire l'hydrémie artificielle; or, je le répète, dans la majorité des hydrémies naturelles, je n'ai point observé d'albuminurie, ce qui prouve péremptoirement que la filtration albumineuse des urines ne se trouve point en rapport causal avec la quantité d'eau contenue dans le sang. Il est inutile de citer des exceptions, c'est-à-dire de montrer des cas d'hydrémie accompagnés d'albuminurie, car ces cas ne peuvent rien démontrer, et ce serait tout simplement une erreur de logique expérimentale que de vouloir les invoquer; dans ces hydrémies naturelles accompagnées d'albuminurie, ce n'est point la proportion de l'eau qui doit surtout appeler l'attention, mais une altération contemporaine chimico-biologique des albuminoïdes, un véritable état dyscrasique spécial, qui précisément détermine l'albuminurie, état dyscrasique survenant toujours par suite des causes pathogènes spéciales de l'hydrémie, lorsque celle-ci est produite par de graves altérations des échanges dues à des facteurs spécifiques de nature chimique.

Pendant que certains auteurs accusaient l'augmentation de la proportion d'eau d'être la cause de l'albuminurie, Gubler, en clinicien éclairé, entrevoyait l'idée que l'albuminurie exprimait une élimination dépurative de l'organisme. Il semblait en cela se rapprocher beaucoup de ma doctrine, mais il s'en éloignait complètement en admettant que cette élimination était due à une augmentation de la proportion de l'albumine dans le sang des brightiques, qui entraînait en conséquence la nécessité de l'élimination. Or, cette hypothèse de l'augmentation de l'albumine dans le sang des brightiques se trouve en parfaite contradiction avec les faits, qui prouvent au contraire que le sang des brightiques contient proportionnellement moins d'albumine que le sang normal. La doctrine de Gubler manque donc absolument de base et personne ne pourrait la faire revivre aujourd'hui.

D'autres auteurs voulurent créer un autre type d'albuminuries, les albuminuries dues à des modifications de la quantité des principes salins. Ainsi on signale un cas d'albuminurie consécutif à un appauvrissement du sang en chlorures. Stokvis pourtant fit observer que l'on ne produisait point une albuminurie en soumettant un animal à une alimentation pauvre en chlorures. Ce n'est point tout encore; dernièrement Hoppe-Seyler, Hasse et Ultzmann ont affirmé avoir constaté expérimentalement que l'augmentation du chlorure de sodium déterminait le passage de l'albumine, et Ultzmann et Hoy trouvèrent que l'acide oxalique produit le même effet.

En conséquence toutes ces expériences et d'autres encore plus ou moins semblables aux précédentes, faites dans le but de résoudre le difficile problème, ingénieuses expériences, prêtaient plus ou moins le flanc à la critique, et elle ne leur fit point défaut de la part des partisans de l'école anatomique surtout. Tous ces essais d'explication scientifique de la pathogénie hématogène de l'albuminurie devaient nécessairement aboutir à une déception, parce que tandis que leurs auteurs se proposaient d'éclaircir le mécanisme de l'élimination de l'albumine hors de l'organisme malade, ils oubliaient de suivre pas à pas la physiologie des albuminoïdes, qui aurait dû être logiquement le point de départ de leurs expériences. Cette physiologie nous apprend péremptoirement que l'albumine du sang normal (sérine) n'est jamais destinée à sortir hors de l'organisme normal, parce que son rôle biologique est borné seulement au milieu intra-organique. De sorte que la première conséquence logique de ce fait fondamental de la physiologie des albuminoïdes devait être que, lorsque l'on voyait dans la maladie de Bright que l'albumine sortait de l'organisme par la voie des reins (organes dépurateurs par excellence), il fallait présumer qu'elle était devenue hétérogène et que l'on devait rechercher la cause de sa sortie dans l'altération chimico-moléculaire de sa constitution, et non pas dans une lésion des reins. Cette idée fondamentale me guida dans tous mes travaux, depuis 1850, à une époque où j'étais à peine étudiant en pathologie et en clinique médicale; je fis mes premières recherches dans le grand hôpital des Incurables (1850) sur l'influence de l'alimentation exclusivement azotée ou non azotée, sur la quantité d'albumine émise par les urines chez les brightiques, précisément dans le but de mesurer le degré d'assimilabilité des albuminoïdes. Avec l'alimentation azotée, l'albumine émise en vingt-quatre heures était triple, et, avec l'alimentation non azotée, elle se réduisait à un *minimum* très remarquable. Cette découverte était péremptoire, parce que ce fait démontrait à l'évidence qu'il y avait un rapport de cause à effet entre la quantité des albuminoïdes de l'alimentation, la richesse en albuminoïdes parvenus dans le sang et le degré de l'albuminurie. Il est impossible en effet qu'un processus anatomique grave de l'appareil de filtration puisse s'aggraver ou s'amender d'un jour à l'autre, souvent même en quelques heures. Le principe ci-dessus servit de base à toutes mes recherches successives sur la pathogénie de l'albuminurie spécialement chez les brightiques; il me conduisit aux résultats obtenus, résultats auxquels commencent enfin à souscrire les cliniciens et les pathologistes et qui, avant peu, seront admis par tous les médecins; ils sont le fondement de la pathogénie de l'albuminurie, parce qu'ils émanent directement des lois de la physiologie des albuminoïdes et du rôle que ces principes représentent dans la nutrition, lois mises de côté, de parti pris jusqu'ici, par les pathologues systématiquement dominés par l'histologie pathologique. Je juge donc nécessaire de résumer ici ces recherches et leurs résultats, renvoyant pour plus amples informations aux divers ouvrages que j'ai publiés à ce propos depuis 1850. Cette année-là je publiai dans les *Comptes rendus de l'Académie de médecine de Naples*, les recherches ci-dessus citées et j'y démontrais le rapport intime qui existe entre le degré de l'albuminurie brightique et la quantité plus ou moins grande d'albuminoïdes arrivant au sang par la digestion. De ce fait fondamental, c'est-à-dire du rapport constant entre la quantité des albuminoïdes de l'alimentation et la quantité de l'albumine éliminée par les brightiques en vingt-quatre heures, sortait naturellement une conclusion inébranlable : qu'il devait nécessairement, dans cette maladie, exister une altération de l'activité des échanges qui empêchait les albuminoïdes de l'alimentation pénétrés dans le sang de subir ces transformations chimico-moléculaires qu'ils doivent subir pour être assimilés. Ne pouvant s'engrener dans l'activité des échanges nutritifs, leur élimination forcée par les reins comme substances hétérogènes s'ensuivait nécessairement, comme il arrive de toute substance hétérogène et toxique parvenue n'importe comment dans le torrent circulatoire. Je n'ai jamais su m'expliquer pourquoi un fait aussi simple que celui de l'augmentation de l'albumine émise par les urines en rapport avec l'augmentation des albuminoïdes de l'alimentation, fait que j'ai découvert dès 1850 et que tous les expérimentateurs (Parks, Gubler, Senator, Lépine, Charcot, etc.) ont confirmé, ne se soit point imposé comme la démonstration expérimentale la plus classique de l'origine hématogène de l'albuminurie. Je l'ai soutenu quarante ans durant et pourtant ce fait n'est au fond qu'une conséquence logique et nécessaire de la physiologie des albuminoïdes, de leur assimilabilité et par suite de leur fonction et de leur mission biologique dans l'activité normale des échanges nutritifs.

Étant bien démontrée et posée indiscutablement cette première vérité fondamentale, c'est-à-dire que la quantité d'albumine éliminée avec les urines dans les vingt-quatre heures se trouve en rapport constant avec la quantité plus ou moins abondante des albuminoïdes arrivés dans le sang par la voie de l'alimentation, une conséquence non moins sûre en découlait en suivant la même logique expérimentale, c'est-à-dire que chez les malades atteints d'albuminurie brightique devait nécessairement exister un grand trouble dans la marche chimico-biologique ascendante que les albuminoïdes provenant de l'alimentation doivent subir, après avoir été digérés et absorbés pour devenir capables de jouer leur rôle biologique dans les échanges de la nutrition, c'est-à-dire pour devenir assimilables. Après avoir bien arrêté ces deux points, la conclusion qui s'imposait suivant les lois plus simples de la physiologie était que l'augmentation des albuminoïdes provenant par l'alimentation, quoique digérée et absorbée, mais restée brute (qu'on me pardonne l'expression), pour ainsi dire et inassimilable, devait nécessairement être éliminée comme substance hétérogène et nuisible (toxialbumine) par la grande voie dépurative par excellence, c'est-à-dire par les reins. Il était tout à fait naturel en suivant ces principes scientifiques de la plus élémentaire physiologie de penser comme je l'ai toujours jugé et affirmé de la façon la plus péremptoire dans tous mes travaux, que c'était une hypothèse gratuite et même une erreur de croire et de proclamer que la desquamation de l'épithélium des *tubuli* était une condition *sine qua non* du passage de l'albumine du sang dans les urines (voir Académie impériale de médecine et *Gazette des Hôpitaux*, Paris, 1861). A telle époque une pareille opinion était considérée comme un vrai blasphème scientifique ; et cependant ce n'était pas tout et j'ajoutai que la néphrite brightique était secondaire et qu'elle était la conséquence nécessaire de l'irritation fonctionnelle pathologique du rein pour l'élimination de l'albumine. Tous mes travaux depuis trente ans ont été toujours inspirés à ces deux points de vue et ont pleinement fourni les démonstrations expérimentales et cliniques de ces deux points de pathologie qui enfin devront être à jamais acquis à la science ; c'est-à-dire : 1° dès qu'il existe dans le sang une certaine quantité de sérine dyalisable (à la suite de n'importe la cause pathogénique), l'albuminurie se présente comme le résultat de la fonction dépurative des reins et sans que soit nécessaire aucune lésion préalable de l'épithélium ; 2° la filtration albumineuse à travers du rein détermine après deux ou trois jours une hyperhémie rénale qui à la longue aboutit à une véritable néphrite parenchymateuse avec toutes ses conséquences anatomiques ; 3° les néphrites primitives (traumatiques, néphrites ascendantes, néphrites reactives) ne sont capables de produire qu'une albuminurie minime (0,10 à 0,50 p. 1000) ; et ceux-là sont les cas d'albuminurie néphrogène.

Aujourd'hui les progrès dus au laboratoire et à la clinique ont déjà donné raison sur différents points à mes conclusions formulées depuis trente ans. En effet, il n'existe pas aujourd'hui un seul clinicien qui n'ait pas observé des nombreux cas cliniques qui démontrent la possibilité de la filtration de l'albumine à travers les reins sans qu'il existe pendant la vie aucun signe de lésion histologique (ce fait est accepté de tous aujourd'hui), il faut nécessairement considérer la lésion rénale comme secondaire et résultant précisément de l'action irritante qu'exerce l'élimination des substances hétérogènes et toxiques sur les reins. C'est là un fait amplement démontré aujourd'hui, même pour les produits excrémentitiels normaux, s'ils se trouvent en excès. Une seule exception à ce principe de physiologie pathologique peut être admise pour l'albuminurie toujours très légère qui fait suite aux néphrites primitives dues à des causes traumatiques, comme je viens de le dire, ou à des processus de réaction intrarénaux ou aux néphrites ascendantes, ou enfin aux néphrites expérimentales comme celle produite par exemple par la cantharidine, etc.

La première question à se poser, après avoir établi ce jalon, ce point de départ classique et indiscutable, était celle-ci : quelle est la raison pour laquelle les albuminoïdes de l'alimentation des brightiques, au lieu de se perfectionner dans leur voyage ascendant et de s'assimiler en parcourant les diverses phases de l'échange nutritif jusqu'aux termes ultimes : urée, acide urique, etc., restent-ils en chemin comme substances inassimilables et par conséquent à éliminer; le contraire se produit chez les personnes saines chez qui l'augmentation des albuminoïdes ingérés produit dans de certaines limites une augmentation de l'urée et de l'acide urique toujours en rapport avec le maximum de l'activité biologique propre à chaque individu, mais jamais l'albuminurie, à moins que la quantité soit excessive et administrée d'un seul coup. Au fond, ces deux faits doivent être retenus comme identiques; ils ne diffèrent que par le degré, c'est-à-dire par la limite d'assimilabilité des albuminoïdes propre à chaque organisme. Dans la maladie de Bright cette limite est réduite de beaucoup parce qu'il existe un ralentissement de l'oxydation organique avec dystrophie des albuminoïdes et une notable diminution de tous les produits d'oxydation comme je l'indiquais ci-dessus. Toute augmentation, si petite soit-elle, dans la quantité des albuminoïdes ingérés, produit par suite immédiatement une augmentation de l'albumine éliminée parce que la limite normale de l'assimilabilité et de la combustion des albuminoïdes est déjà atteinte et ne laisse aucune marge. Bien plus cette limite est encore réduite; j'y fis allusion déjà, parce que les albuminoïdes ordinaires de l'alimentation eux-mêmes, en quantité normale, sont frappés pour une raison que nous examinerons plus tard. Chez l'homme sain, cette puissance d'assimilabilité est vierge encore; elle est donc susceptible de toute l'élasticité fonctionnelle propre à chaque organisme sain ; l'augmentation dans une petite mesure des albuminoïdes alimentaires ne produira pas l'albuminurie, mais fera simplement croître les produits régressifs. Lorsque la quantité des albuminoïdes est grande et a été prise d'un seul trait : ou il se produit alors une indigestion gastrique et l'augmentation des albuminoïdes alimentaires ne dépasse pas la limite d'absorption; ou bien ils sont bien digérés dans l'estomac et dans l'intestin et il en résulte ceci : la grande quantité d'albumine peptone, qui après l'absorption arrive dans le sang, ne peut continuer à être élaborée, à se mettre en rapport soit avec les fonctions du foie, soit avec les autres appareils destinés à ce travail chimico-moléculaire progressif qui rend diffusible la molécule de l'albumine venue du monde extérieur (albumine brute) en la transformant en albumine peptone, et ensuite en albumine diffusible pour lui permettre de remplir la fonction biologique lorsqu'elle arrive à l'état de sérine. La réponse à la question posée ci-dessus devrait précisément indiquer quels sont ces appareils et ces fonctions destinés à rendre assimilables les albuminoïdes alimentaires après qu'ils sont digérés. Que ce mécanisme de perfectionnement biologique existe, personne n'en doute; mais quel est-il d'une manière précise et démontrée? Il n'est point facile de le dire. Quand la physiologie se tait, il est clair que la pathologie ne peut de son côté répondre à certaines demandes. Or, la chimie physiologique ne sait rien nous dire de ce travail ou mécanisme chimico-moléculaire progressif de la molécule de l'albumine venant du monde extérieur jusqu'à son activité cellulaire. Certainement le foie est un organe dont la fonction complexe a le premier rôle dans le grand édifice de l'assimilation des albuminoïdes venus de la digestion. Mais après le foie tout est incertain et obscur. Nous pouvons dire, sans crainte d'erreur, que la fonction si complexe et vitale de la peau a une grande importance dans les fonctions ascendantes des albuminoïdes; cette notion pourtant est presque exclusivement clinique et tout ou plus expérimentale parce que certaines maladies cutanées ou le vernissage de la peau des animaux produisent l'albuminurie, mais réellement ces exemples sont peu probants par une raison physiologique, que personne ne peut ignorer, c'est-à-dire par suite de la pauvreté de nos connaissances physiologiques sur les fonctions complexes de la peau et sur les rapports chimico-biologiques qui existent entre les fonctions visibles de la peau et les activités de l'échange. La suppression brusque de la fonction sudorale est une pâle et bien imparfaite expression des maux très grands qui peuvent dériver de la lente suppression du perspirable cutané. Elle est cause de graves états dyscrasiques qu'on peut observer cliniquement il est vrai, mais qui d'un autre côté n'ont jamais pu jusqu'à présent nous faire comprendre par quel mécanisme la nature permet son développement. L'idée naturelle d'une infection due à la rétention des produits qui doivent être éliminés par la peau renferme selon moi une petite part de vérité, mais certainement ne contient pas la vérité tout entière. Tandis que la clinique nous démontre chaque jour l'importance de ces rapports, nous ne savons donc pas en réalité nous expliquer scientifiquement.

Je le répète donc, la non-assimilabilité des albuminoïdes est certainement en rapport avec la lente altération des fonctions cutanées, mais les anneaux de cette chaîne purement chimique nous sont absolument inconnus.

Ne pouvant répondre scientifiquement à la première question qui se présentait à ma pensée, j'ai toujours, comme je l'ai dit ci-dessus, et depuis 1861, dirigé mes investigations en vue de déterminer quelle était la cause de cette altération chimico-moléculaire des albuminoïdes qui constitue vraiment le brightisme, quel était en somme ce trouble des activités de l'échange nutritif qui a pour résultat la non-assimilabité des albuminoïdes provenant de l'alimentation. Je ne négligeai jamais de me poser le problème de la nature de cette altération chimico-moléculaire des albuminoïdes dans la maladie de Bright, comprenant bien que cette notion devait être retenue comme la démonstration la plus complète et la plus certaine de ma doctrine hématogène de l'albuminurie brightique. Dès 1861 je multipliai mes recherches chimiques pour élucider ce point si obscur de chimie biologique. J'en compris dès le début toutes les difficultés et elles ne pouvaient que croître à mesure que je multipliais les recherches chimiques pour éclairer cette altération chimico-moléculaire. (*Gaz. des Hôp.*, 1861 et *Bul. de l'Ac. de Médecine de Paris*, 1867.)

Il devait en être ainsi, car la notion physiologique de la constitution physico-chimique des albuminoïdes circulant à l'état normal ne pouvait être considérée comme assez avancée pour présenter un point de départ certain dans les recherches de cette nature, destinées à montrer les gradations infinies de l'altération de la constitution des albuminoïdes dans les diverses maladies. Si l'on songe qu'une solution d'ovialbumine peut changer son coefficient de coagulabilité en traversant simplement un filtre de porcelaine, il est facile de s'imaginer plus que d'apprécier quels changements infinis et graduels de constitution chimico-moléculaire doit subir la molécule d'albumine venue par l'alimentation du monde extérieur pour arriver à cette constitution chimico-biologique spéciale et inconnue qui lui permet de former une partie constitutive du milieu intra-organique et à être apte à la réparation des divers éléments cellulaires. Jusqu'ici les pathologistes n'ont fait qu'effleurer ces difficultés insondables, tout en reconnaissant leur importance ils ont cru pouvoir les supprimer et se contenter de pathogénies albuminuriques trop mécaniques ou trop physiques. Or il est bien certain que la physique et la mécanique de l'organisme vivant sont toujours subordonnées aux conditions chimiques spéciales de la matière vivante (conditions que nous ignorons); par suite ces mécanismes ne peuvent s'identifier ni peu ni beaucoup avec ceux qui se produisent dans le laboratoire et qui se basent exclusivement sur les lois de la physique ou de la mécanique.

Dans une récente discussion sur ce sujet, à l'Académie de médecine de Paris, après ma dernière communication de 1891, j'entendis parler de toxalbumines à propos des expériences que j'avais présentées dès 1881 sur la production expérimentale de la néphrite sous l'influence des injections hypodermiques de l'ovialbumine. Un pathologiste de valeur affirmait que l'ovialbumine est une toxalbumine, et qu'il serait d'autre part impossible de démontrer qu'il en est de même des albumines circulant dans le sang des brightiques. Cette objection faite à mes expériences ne peut pas être considérée comme une objection sérieuse et la preuve qu'il circule dans le sang des brightiques une albumine toxique, c'est qu'elle est éliminée, car il est impossible, en admettant même l'origine néphrogène de l'albuminurie que la quantité d'albumine éliminée en vingt-quatre heures soit toujours en rapport avec le degré du processus rénal. Je l'ai déjà démontré dès le début, l'expérience fondamentale et indiscutable, unanimement confirmée, que je publiais en 1850, démontre péremptoirement que cette quantité d'albumine éliminée en vingt-quatre heures est en rapport constant avec la quantité des albuminoïdes ingérés par l'alimentation. Donc en admettant même, je l'ai toujours reconnu d'ailleurs, que les altérations de l'épithélium rénal puissent contribuer à la production d'un certain degré d'albuminurie (quoique toujours très légère), il n'en reste pas moins vrai que la grande quantité d'albumine éliminée par les vrais brightiques doit être considérée comme une toxalbumine, c'est-à-dire comme une albumine hétérogène; quoique bien digérée par l'estomac, elle est plus imparfaitement élaborée, par suite inassimilable, et devra être éliminée comme toutes les substances toxiques, peu importe qu'elles viennent du dehors ou qu'elles soient formées dans l'intérieur de l'organisme.

Il est étrange que les nombreux adversaires plus ou moins préconçus de ma doctrine hématogène (Hayem, etc.), tout en se reconnaissant partisans de la doctrine dyscrasique de l'albuminurie, déclarent d'autre part qu'on ne peut pas encore en donner une démonstration scientifique. Ils voudraient l'obtenir de moi pour savoir quelle est l'altération spéciale que l'albumine subit pour permettre de la considérer comme corps étranger, par suite inassimilable, et devant de nécessité être éliminée par tous les appareils dépuratifs de l'organisme (reins, foie, etc.). Cette démonstration n'existe pas parce que la situation actuelle de la chimie biologique, comme je l'ai dit déjà, ne permet pas de la donner. Ceux donc qui prétendent l'exiger, pour reconnaître la vérité de ma doctrine hématogène, ne peuvent pas la demander de bonne foi, car ils savent mieux quemoi à quel état embryonnaire en sont encore nos notions sur la constitution chimico-moléculaire des albuminoïdes vivants. Une variation minima des proportions du soufre, un groupement moléculaire différent, une proportion diverse dans la combinaison chimique avec le chlorure de sodium et le phosphate de soude (il est connu que l'albumine du sang ne circule que combinée avec certains principes salins) suffisent pour rendre hétérogène et inassimilable l'albumine. En effet, le mécanisme de la série infinie des variations chimiques des substances albuminoïdes après leur transformation en peptones, est si délicat, gradué et progressif, qu'il est impossible de le suivre dans son voyage biologique ascendant, et nous ne connaissons et ne pouvons connaître, pour le moment, que les seuls termes extrêmes, tout au plus quelques-unes des phases régressives intermédiaires. L'objection qui m'est faite par certains pathologues qui ne veulent point reconnaître pleinement ma doctrine de l'albuminurie est donc absurde, en voulant exiger la démonstration scientifique de l'altération spéciale de l'albumine circulante, qui tout en étant restée dyalisable ou diffusible, est devenue inapte à ses fonctions biologiques, doit par suite être éliminée, et produit ainsi l'albuminurie, les albumino-colies, etc. La démonstration scientifique que l'albumine du sang est altérée dans sa constitution chimico-biologique et par suite inassimilable, qu'il s'agit en somme d'une toxalbumine, est simple et péremptoire : c'est son élimination de l'organisme et, je le répète encore une fois, la fonction biologique de l'albumine normale est tout interne et aucun organe n'est destiné à l'éliminer quand elle a toutes les conditions chimico-moléculaires nécessaires pour accomplir ce rôle physiologique.

Mais j'ai voulu encore donner l'unique preuve scientifique possible de cette altération chimico-moléculaire de l'albumine dans les diverses albuminuries, en étudiant son degré de diffusibilité. La vraie albumine normale circulante (sérine) n'est pas diffusible. Il est vraiment providentiel que l'albumine peptone, qui l'est beaucoup, perde peu à peu dans son voyage ascendant après l'absorption cette qualité et en arrive à ne plus être diffusible, une fois devenue sérine circulant dans le torrent circulatoire. C'eût été un non-sens de conserver sa diffusibilité, car elle n'aurait pu alors remplir ses fonctions bio-chimiques. Voilà une vérité fondamentale, conséquence nécessaire de la mission intra-organique de l'albumine du sang; j'ai noté déjà, ci-dessus, que c'eût été absurde physiologiquement de conserver à cette albumine vivante physiologique un degré de diffusibilité qui la ferait filtrer de toutes parts à travers les parois capillaires et la ferait par suite sortir de l'organisme, elle qui est un facteur indispensable à la conservation de l'économie vivante. Je fus donc le premier à démontrer que, dans le sang des brightiques, il existe une certaine quantité d'albuminoïdes diffusibles et que la quantité d'albumine éliminée par les urines est toujours en rapport avec la plus ou moins grande quantité d'albumine circulante diffusible. (Voir *Archives de Physiologie*, Paris, 1884.) Ce rapport dérive justement de ce que cette transformation graduelle que doit subir du duodénum au sang artériel l'albumino-peptone pour devenir diffusible, ayant lieu nécessairement alors, sous l'influence d'un excès d'albuminoïdes alimentaires, une augmentation des albuminoïdes diffusibles dans le courant circulatoire.

Voilà précisément la raison pour laquelle a lieu chez les brightiques le fait classique que je découvris dès 1850, c'est-à-dire l'augmentation considérable ou la diminution de la quantité d'albumine émise dans les vingt-quatre heures, en rapport avec l'alimentation plus ou moins riche en principes azotés. Ce fait fut pour moi une base certaine de la véracité de la pathogénie hématogène de l'albuminurie. Je la soutins donc et je la soutiens énergiquement encore, parce qu'elle dérive naturellement et légitimement des lois physiologiques de la nutrition; aucune doctrine préconçue ou systématique ne pourrait détruire ces lois quand il s'agit d'interpréter l'altération de l'échange dans les diverses maladies en prenant pour guide la physiologie. Ce qui advient chez les brightiques se vérifie à l'état normal même; il semble donc impossible que tous les pathologistes qui s'occupèrent de l'albuminurie aient préféré, plutôt que de diriger leurs regards vers le phare de la physiologie, torturer la nature en forgeant eux-mêmes des lois physiologiques *ad usum delphini*.

III

ALBUMINURIE MÉCANIQUE

Dans le second groupe des albuminuries furent classées, nous l'avons dit déjà, celles qui sont dues à des modifications de la pression vasale. Se basant sur des expériences ayant pour but d'augmenter la pression sanguine dans les glomérules, de nombreux auteurs arrivèrent facilement à conclure qu'elle était capable de déterminer le passage de l'albumine dans les urines. Faisons même abstraction du fait que personne ne s'est donné la peine de relever, à savoir si dans la clinique les conditions sont vraiment identiques à celles créées dans le laboratoire (c'est là une erreur produite fréquemment par la manie d'invoquer à tout prix une pathologie expérimentale et dont bien peu tiennent compte) : eh bien, malgré cela, les résultats de leurs expériences furent contradictoires. C'est ainsi, par exemple, que la ligature de l'aorte au-dessous de l'artère rénale (Robinson, Meyer, Munk, Senator, etc.) soit seule, soit associée à la ligature de l'artère céliaque (Litten) et de l'artère mésentérique supérieure, aurait, dans le premier cas, produit l'albuminurie, tandis que Litten ne l'aurait point observée dans le second cas. Les expériences ayant pour but de démontrer que l'albuminurie se produit par suite d'une augmentation de la pression dans tout le système vasal, en pratiquant une simple injection d'eau (Mosler, Kierulf, Golle), n'ont pas une plus grande valeur démonstrative. Il est hors de doute, comme je le disais ci-dessus que, dans ce cas, il intervient un autre puissant facteur, l'altération de la constitution physicochimique du sang et particulièrement des globules; même légère, cette altération se réflète tout naturellement sur la constitution biologique des albuminoïdes. Nous pouvons donc affirmer qu'aucune des expériences pratiquées jusqu'ici ne peut être invoquée à bon droit comme démonstrative de la loi de physiologie pathologique, qui prétend qu'une simple augmentation de la pression sanguine ou le degré de rapidité du courant sanguin peuvent suffir à déterminer le passage de l'albumine dans l'urine. Et cela est d'autant plus vrai, quand on réfléchit que le point de départ se base sur des expériences purement physiques : faire filtrer des liquides albuminoïdes à travers des membranes animales sous différentes conditions (Runeberg, Heidenhain). J'ai démontré, au contraire, que la simple modification de la pression vasale dans le glomérule ne suffit pas à déterminer l'albuminurie,

et qu'un autre facteur est en outre nécessaire, celui de la présence
dans le sang d'une certaine quantité d'albuminoïdes dyalisables et,
par suite, hétérogènes. Pour arriver à cette conclusion mon point de
départ avait été l'observation que j'avais faite depuis longtemps déjà
en clinique, de l'absence complète de l'albumine dans les urines d'un
grand nombre de cardiaques quoiqu'ils eussent présenté les conditions les plus favorables à l'hyperhémie passive des reins et, par
suite, à une augmentation plus ou moins grande de la pression sanguine dans ces organes. En outre, à l'autopsie, beaucoup de ces
cardiaques chez qui je n'avais pu, pendant leur vie, trouver trace
d'albumine dans les urines, me donnèrent un rein cyanotique, quelquefois même une néphrite interstitielle. Vice versa, d'autres malades avec lésions valvulaires identiques, avec stase veineuse,
hydropisie, en somme avec les mêmes conditions cliniques, étaient
albuminuriques. Un autre fait intéressant s'ajoute à tous ceux-ci :
c'est que dans tous ces cas cliniques de la seconde catégorie l'on
obtient seulement une diminution plus ou moins considérable de
la quantité d'albumine émise en vingt-quatre heures par l'urine,
mais jamais sa disparition complète, lorsqu'un traitement approprié
a permis de rétablir l'équilibre de la circulation et d'éliminer l'hydropisie, les stases veineuses, la disystolie, etc. Il fut donc évident
pour moi qu'un facteur autre que celui du mécanisme altéré de la
circulation sanguine devait agir pour déterminer le passage de l'albumine. Quel est ce facteur? Certains cliniciens crurent expliquer
cette variabilité de l'albumine dans les urines des cardiaques en
admettant, contemporainement au trouble de la circulation du rein,
une altération des cellules épithéliales de cet organe. Une telle
hypothèse, je l'ai démontré dans divers travaux, est inadmissible
pour de nombreuses raisons et particulièrement parce qu'elle pré-
suppose une démonstration qui ne fut jamais donnée, celle de l'existence dans certains cas d'altérations nutritives de l'épithélium ayant
une affinité de sélection pour l'albumine; d'autant plus que, quoiqu'il semble hors de doute que les divers épithéliums de l'appareil
de filtration du rein doivent exercer une notable influence de sélection sur la sécrétion urinaire, rien ne nous est connu d'autre part
de positif sur cette sélection pour l'albumine, et même, les prétendues actions électives qu'auraient certaines cellules épithéliales
de l'appareil rénal sur certains principes apportés par le sang sont
encore discutables, parce que les démonstrations expérimentales
laissent beaucoup trop à désirer.

   Pour m'assurer si l'augmentation de la pression sanguine est suffisante par elle seule à déterminer le passage de l'albumine dans l'urine, je pratiquai une série d'expériences nouvelles, employant pour cela une méthode très simple, que personne n'avait encore employée, la transfusion d'une certaine quantité de sang d'un animal à un autre de la même espèce, en mesurant la pression sanguine avant et après l'expérience. Je produisais ainsi une augmentation de la pression sanguine dans tout le système vasal, c'est-à-dire une condition expérimentale qui se rapproche plus que toute autre de celles que l'on observe en nature dans diverses maladies. Je ne compliquais, en outre, ainsi nullement l'expérience en introduisant d'autres facteurs qui produisent des troubles graves des diverses fonctions, ce qui arrive, par exemple, après la ligature de l'aorte, de la céliaque, de la mésentérique, etc. Les détails de ces expériences furent publiés dans *Ueber die Pathogenen Bedingungen der albuminurie* (Vienne, 1891). Le résultat indubitable fut que, par l'effet de la transfusion et de la simple augmentation de la pression sanguine, il ne se produisit aucun passage d'albumine dans l'urine. Je fis, à titre de contre-épreuve, d'autres expériences en injectant du sang mort et je constatai une élimination notable d'albumine par les urines. On peut donc conclure que l'influence de la pression négative ou positive dans le glomérule, comme cause d'albuminurie, qu'elle soit expérimentale ou naturelle, comme dans les diverses maladies, doit être considérée comme incapable de produire à elle seule l'albuminurie. Dans tous les cas cliniques où ce facteur mécanique peut être invoqué, par suite d'un trouble primitif de la pression sanguine ou d'influences nerveuses vaso-motrices, il existe toujours un autre facteur inhérent à la constitution chimico-physique du sang, c'est-à-dire une quantité plus ou moins grande de serine dyalisable. Toutes ces albuminuries ne peuvent donc être appelées exclusivement mécaniques, mais mécanico-dyscrasiques.

IV

ALBUMINURIE IRRITATIVE

Dans le troisième groupe, celui des albuminuries qui dépendraient d'altérations de l'épithélium rénal, la condition indispensable pour la production de l'albuminurie serait la lésion (desquamation ou dégénération) des épithéliums des tubes rénaux. Ce point de vue anatomique régna en tyran dans la pathogénie des albuminuries

pendant un demi-siècle, et dut indiscutablement sa fortune imméri-
tée à la période classique que l'histologie pathologique inaugura avec
la révolution colossale commencée par Virchow; c'est là une nouvelle
preuve des erreurs auxquelles peuvent conduire les idées systématiques dans les progrès des sciences biologiques. Si l'on se fût
demandé, dès l'apparition de cette doctrine, sur quoi se fondait le
principe de physiologie pathologique prétendant que l'épithélium
des tubes rénaux, une fois desquamé, l'albumine du sang devait
filtrer dans les urines, je suis certain que personne n'aurait osé
répondre à cette demande. A ce moment, où les recherches d'histologie pathologique découvraient un des horizons les plus classiques de la pathologie moderne, en présence en outre des altérations graves présentées à l'autopsie par les malades de Bright, je
comprends que l'idée soit venue de trouver dans quelqu'une de ces
altérations anatomiques la raison vraie de la sortie de l'albumine
de la circulation pour donner lieu à l'albuminurie. Mais, en réfléchissant mûrement au mécanisme de ce rapport, il est impossible,
je le répète, de méconnaître que c'était une assertion gratuite de
vouloir chercher cette cause dans la desquamation de l'épithélium,
comme s'il constituait une sorte de bouchon pour empêcher la sortie
de l'albumine du sang. Défenseur depuis 1850 de la doctrine hématogène de l'albuminurie, je me suis toujours demandé sur quelles
expériences, sur quelle loi biologique on avait appuyé cette loi de
physiologie pathologique qui considère l'épithélium des tubes
rénaux comme un obstacle à la sortie de l'albumine du sang qui,
sans cela, sortirait nécessairement du sang, quand l'obstacle formé
par l'épithélium serait détruit. La première objection qui devait
naturellement venir à l'esprit était la suivante : pour quelles
raisons une fois desquamé ou dégénéré l'épithélium des tubes, une
fois ouverte cette prétendue porte, l'albumine du sang ne sort-elle
point entièrement en quelques jours, déterminant ainsi une désalbu-
minisation très rapide absolument inconciliable avec la vie. Si les
causes de la non-sortie de l'albumine du courant sanguin avaient
résidé uniquement dans l'intégrité de l'épithélium, on ne saurait
comprendre comment cette altération épithéliale, qui permet la sortie
de 2 ou 3 grammes par exemple d'albumine par vingt-quatre heures,
ne l'aurait pas permis en proportion de 20, 30 ou même 100 grammes.
La logique expérimentale, en partant de ce point de vue très simple,
aurait dû conseiller depuis longtemps déjà de rechercher au moins
un autre facteur qui eût été capable, en dehors de la lésion rénale,
de produire le symptôme albuminurie. L'aveuglement anatomique

n'eut pourtant point de limites, et de nombreux médecins en conservent encore jalousement le monopole.

J'excuse volontiers Becquerel et Vernois de leur obstination parce qu'il est assez difficile, lorsqu'une nouvelle idée bonne ou mauvaise jaillit et détruit tout devant elle, d'y opposer une digue pour arrêter sa course ; ce que je ne puis comprendre, c'est que M. Lecorché et quelques autres encore qui eurent le bonheur ou le malheur de survivre à leurs anciennes doctrines et de voir progresser d'autres idées, puissent rester obstinément attachés aux théories systématiques qu'ils adorèrent un jour comme des dieux sans avoir le courage d'en discuter l'omnipotence. Après cette objection radicale sur la fonction attribuée à l'épithélium des tubes d'empêcher (on ne sait pourquoi) la sortie de l'albumine du sang, d'autres objections naissent de suite ; elles se rapportent aux autres organes sécréteurs qui laissent quelquefois filtrer l'albumine sans besoin aucun d'une altération de leurs épithéliums (foie, glandes salivaires). Les expériences (Vulpian, Semmola) sur la présence de l'albumine dans la bile et dans la salive sont bien connues. Je démontrai, en 1883, que les chiens soumis à des injections d'ovialbumine l'éliminaient par les urines et par la bile sans aucune altération préexistante épithéliale mais seulement par la propriété de la fonction éliminatoire dépuratrice qui se joint à ces sécrétions. En effet la plus simple logique expérimentale se refuse à admettre que les organes destinés à l'incessante dépuration de l'organisme, comme le foie, le rein, doivent se trouver à l'état morbide pour accomplir leur fonction, fonction illimitée et sans mesure, car l'organisme pour maintenir l'équilibre de la vie, les charge d'éliminer toute substance hétérogène quelle qu'elle soit, à peine arrivée dans le système circulatoire. L'on peut comprendre facilement l'existence d'épithélions spécifiques dans les tubes rénaux, ayant une attraction élective sur les principes oxydés charriés par le sang comme résultat nécessaire de la vie, car ces principes doivent être isolés du sang qui en est chargé ; c'est là en effet une fonction permanente nécessaire au mécanisme vital. Mais l'on ne saurait comprendre pourquoi l'épithélium rénal devrait empêcher la filtration de l'albumine, lorsque ce principe constitutif du sang normal est devenu pathologique par sa diffusibilité et en conséquence incapable de jouer son rôle biologique, et destiné à être éliminé comme principe hétérogène et nuisible ; et pourquoi il faudrait que l'épithélium dut dans ce cas être nécessairement desquamé ou dégénéré pour permettre à une toxalbumine (sérine dyalisable) d'être éliminée par le rein. Lorsque les reins éliminent une toxal-

bumine, c'est-à-dire une albumine devenue incapable de fonctionner dans le mécanisme biologique, ils obéissent à leur mission
normale d'organes dépurateurs. L'on voit d'un coup d'œil qu'il
serait simplement paradoxal d'admettre un seul instant que ces
organes dépurateurs de l'économie vivante aient besoin d'être
malades pour débarrasser l'organisme d'un principe hétérogène et
toxique comme la sérine dyalisable. Une pareille loi de physiologie
pathologique qui a régné si longtemps, et qui règne encore chez les
partisans de l'albuminurie néphrogène, prouve seulement combien les
hypothèses systématiques sont capables d'aveugler en médecine. Il y
a plus de trente ans que je répète les objections préliminaires à la doctrine néphrogène de l'albuminurie, mais aujourd'hui les arguments,
les faits contre le principe ci-dessus sont si nombreux qu'il est impossible de comprendre que certains pathologistes s'obstinent à soutenir
ce mécanisme néphrogène de l'albuminurie. Il est démontré aujour-
d'hui (je fus peut-être le premier à le démontrer) que l'albumine filtre
dans le glomérule et jamais dans les tubes, et dans l'albuminurie
expérimentale par injections d'ovialbumine on trouve toujours la
capsule de Bowman pleine d'albumine. De nombreuses observations
anatomo-pathologique vinrent confirmer ensuite cette donnée expérimentale ; ces observations permirent de relever l'absence complète
d'albumine filtrée et coagulée à l'intérieur de la capsule de Bowman sur des préparations qui présentaient une nécrose profonde et
vaste de l'épithélium des tubes contournés (nécrose phosphorique
Falcone et d'Amore) ; vice versa elles relevèrent une notable quantité
d'albumine versée et coagulée à l'intérieur de la capsule dans ces
formes anatomiques que l'on veut appeler glomérulo-néphrites,
croyant expliquer ainsi l'albuminurie nonobstant l'intégrité anatomique la plus absolue de ce même épithélium. Ce n'est point tout
encore. Aujourd'hui les cas d'albuminuries plus ou moins transitoires
ou permanentes rencontrés dans la pratique et suivis avec soin
depuis l'analyse microscopique de l'urine jusqu'à l'autopsie et qui
ne permirent de rencontrer de lésions épithéliales d'aucune sorte,
sont bien connus. Les pathologistes, pour se débarrasser de ces
exemples gênants pour leur doctrine préconçue, donnèrent à ces
albuminuries le nom de fonctionnelles. Ce nom est en vérité la
condamnation de la théorie néphrogène ; il me suffit à moi d'un
seul exemple de filtration possible de l'albumine dans les urines
sans lésion épithéliale pour admettre logiquement le principe que
la filtration de l'albumine n'est pas le produit nécessaire de l'altération de l'épithélium et pour détruire une fois pour toutes une

erreur qui se commet chaque jour dans la pratique ; cette erreur, je l'ai déjà dit, est celle que les praticiens acceptent encore chaque jour en se croyant obligés d'admettre l'existence d'une néphrite lorsqu'ils trouvent de l'albumine dans l'urine et en négligeant de penser à la dystrophie des albuminoïdes comme effet nécessaire d'un grand nombre d'infections aiguës ou bien de troubles des échanges nutritifs déterminés par différentes diathèses.

Les arguments ci-dessus seraient plus que suffisants, mais à ceux-ci nous ajouterons encore le résultat des expériences de laboratoire. Je les ai commencées il y a quinze ans et j'ai montré à plusieurs reprises une loi constante de physiologie pathologique : le manque absolu de tout rapport entre le degré de l'albuminurie et la gravité des lésions rénales. (Voyez *Die pathogenen Bedingungen der albuminurie*, Leipzig und Berlin, *Deut. Med. Woch.*, 1888, et *Bulletin de l'Académie de Médecine de Paris*, 1883, Congrès de Lyon, 1894.)

Le professeur Boccardi de l'université de Naples confirma pleinement ces observations que j'avais faites avec la cantharidine. Il y a quatre ans j'obtins un contrôle péremptoire en produisant l'albuminurie expérimentale au moyen des préparations de mercure qui, au contraire de la cantharidine, exercent sur la constitution du sang une puissante action dyscrasiante. Je démontrai que, tandis que d'un côté les lésions rénales très graves produites par la catharidine étaient accompagnées par une albuminurie très légère, d'un autre côté les lésions rénales déterminées par les mercuriaux (relativement de beaucoup plus légère que celles de la cantharidine) amenaient dans l'urine des quantités d'albumine. Après ceci je crois superflu d'insister et je conclus en disant : sans aucun doute il peut y avoir albuminurie par suite d'altérations histologiques du rein, mais elle est toujours très légère et par suite ce facteur anatomique ne doit pas être considéré comme indispensable (*conditio sine qua non*), ni comme le plus fréquent dans la production du symptôme albuminurie, surtout lorsqu'il s'agit d'albuminurie considérable.

Semmola, *de Naples*,
Professeur à l'Université, Sénateur du Royaume.

CHAPITRE VIII

NÉPHRITES

Depuis que Bright (1827) a attiré l'attention sur les lésions anatomiques des reins et décrit la symptomatologie qui les accompagne,
de nombreux travaux ont paru sur la question ; et malgré tout les
controverses persistent encore.

La discussion a porté spécialement sur un point. Se trouve-t-on
en présence d'un processus fondamental unique dont les divers
aspects du rein traduiraient les différents stades, les différents
degrés ; ou bien s'agit-il d'affections distinctes ? La question ainsi
posée, nous amène à parler de deux théories : celle des unicistes et
celle des dualistes.

Bright envisage le problème sans le résoudre et distingue trois
formes anatomiques : le gros rein blanc lisse, le gros rein blanc
granuleux, le petit rein granuleux ; il croit à trois maladies distinctes, mais « n'est pas assuré de l'exactitude de cette vue ». Aussi
sa paternité a-t-elle été recherchée tour à tour par les partisans des
deux théories, unicistes, dualistes.

Johnson (1845), à qui on doit les premières études histologiques,
décrit la multiplicité des formes ; les auteurs anglais partagent son
opinion.

En Allemagne, Renhardt et Frerisch (1849-1851) affirment l'existence d'un processus unique fondamental, l'inflammation diffuse,
dont les différences de marche créeraient les variétés signalées par
Bright. C'est la théorie uniciste.

Rayer, en France (1830), décrit sous le nom de néphrite albumineuse six formes de lésions rénales ; quoiqu'il n'affirme pas qu'elles
se transforment les unes dans les autres, il les considère néanmoins
comme les différentes phases du même processus. Depuis 1867, de
nombreux travaux ont paru en France ; tous les auteurs inclinent

vers la théorie dualiste, théorie anglaise. Signalons Jaccoud, Cornil, Lécorché, Lancereaux ; enfin Charcot schématise les différentes formes et les rapporte à deux types : le gros rein blanc, le petit rein rouge.

Dans ces dernières années, avec Lécorché et Talamon, la théorie uniciste paraît revenir en vigueur, et on considère toutes les néphrites comme des processus mixtes ; Cornil et Brault au contraire s'affirment pluralistes.

D'après Bright, le terme de maladie de Bright s'applique à tous les cas dans lesquels l'albuminurie et l'anasarque coïncident avec des lésions rénales. Peu après lui, ce terme a été employé dans des acceptions diverses, d'où la confusion.

Pour les unicistes, le terme mal de' Bright signifie toutes les maladies chroniques du rein. Virchow réserve ce nom aux lésions profondes complexes et graves qu'il appelle inflammations parenchymateuses ; il en sépare la néphrite catarrhale et croupale ainsi que le rein amyloïde. Traube décrit à part le rein cardiaque et on exclut après lui la dégénérescence graisseuse aiguë, due à certaines intoxications. Mais les unicistes décrivent sous le même groupe de mal de Bright, toutes les autres néphrites et même les dégénérescences ; le mot néphrite devient synonyme de mal de Bright, d'où l'affection peut être aiguë ou chronique. Entraînés par leur vue uniciste, les auteurs en sont venus à décrire un mal de Bright sans albuminurie et sans anasarque, appliquant ce terme à toutes les lésions chroniques du rein. On est loin alors de la définition posée par Bright lui-même.

Les dualistes eux aussi s'écartent de la véritable définition ; avec Grainger Stewart, toutes les formes qu'ils décrivent sont des maladies de Bright ; les autres, au contraire. avec Johnson, appliquent ce terme à la néphrite chronique parenchymateuse, au gros rein blanc, qu'ils considèrent comme seule essentiellement inflammatoire. Kelsch veut renverser le problème ; d'après le principe de Virchow, l'inflammation n'appartient qu'au tissu conjonctif et aux vaisseaux, les lésions parenchymateuses sont purement dégénératives ; la néphrite interstitielle est une lésion véritablement inflammatoire, à elle seule doit être réservé le nom de mal de Bright.

Cornil et Brault considèrent au contraire le mal de Bright comme un syndrome pouvant se retrouver dans des altérations rénales très diverses aiguës, subaiguës ou chroniques ; congestives comme dans les néphrites dégénératives, la dégénérescence graisseuse, la surcharge amyloïde.

On voit quelle divergence d'opinion règne parmi les auteurs et, à l'heure actuelle, une véritable classification des néphrites est chose difficile.

Les unicistes se sont basés sur les caractères macroscopiques, et décrivent deux formes principales : le gros rein blanc lisse, et le petit rein rouge et tacheté ; ils regardent comme passage entre ces deux premières variétés le petit rein blanc granuleux. Les lésions histologiques se ramènent pour eux en dernière analyse à une inflammation chronique diffuse. Dans les diverses phases de son évolution elle présente, suivant Reinhardt : la congestion hyperhémique, l'exsudation avec dégénérescence graisseuse des épithéliums, la prolifération conjonctive avec rétraction secondaire du tissu conjonctif. Tous admettent le caractère essentiellement diffus de la lésion qu'ils font porter généralement sur les espaces interstitiels et le tissu conjonctif. Rosenstein y voit une néphrite diffuse portant sur tous les éléments de l'organe. Klebs (1870) signale les lésions du glomérule dans la néphrite scarlatineuse et les retrouve dans les autres variétés. La glomérulite devient alors la lésion initiale de toutes les néphrites. Weigert (1879) affirme que les altérations portent à la fois sur les canalicules et sur le tissu conjonctif, quelle que soit la variété, rein rouge ou rein blanc. La profondeur des lésions crée les aspects variables. La coloration relève de circonstances secondaires : la couleur blanche se rattache à la dégénérescence graisseuse des épithéliums, la couleur rouge se rencontre dans les cas où le cœur est hypertrophié. De plus à l'encontre des autres unicistes, la lésion de l'épithélium est primitive et par sa présence elle provoque les lésions conjonctives.

Renaut et Hortoles admettent que les néphrites chroniques dépendent d'un processus général unique, qui se poursuit dans le tissu rénal jusqu'à son complet effacement jusqu'à la cicatrice rénale. Pour eux les lésions conjonctives et épithéliales marchent côte à côte. Ils distinguent quatre stades dans le processus : le premier, ou œdème aigu congestif, est réalisé par la néphrite scarlatineuse ; le second, néphrite mixte catarrhale, se retrouve chez les typhoïdiques ayant succombé avec des phénomènes de néphrite aiguë, c'est la néphrite aiguë glomérulaire des autres auteurs ; le troisième est réalisé par le rein cardiaque œdémateux ; le terme ultime est fourni par le rein fibreux atrophique de la sclérose rénale vulgaire.

Pour Lecorché et Talamon la glomérulonéphrite est le phénomène initial ; l'inflammation interstitielle est secondaire aux lésions épithéliales. Cette glomérulo-néphrite peut être aiguë généralisée, aiguë disséminée ou chronique partielle ; elle aboutit aux trois formes macroscopiques différentes, gros rein blanc, petit rein blanc, petit rein rouge granuleux. Ces formes ultimes sont incompatibles avec la vie ; à côté d'elles se trouvent deux formes évolutives transitoires ; le gros rein rouge ou bigarré, le rein rouge ou bigarré en voie d'atrophie.

En résumé on voit par ce qui précède, que le désaccord règne chez les unicistes au sujet des caractères du processus anatomique ; les uns avec Reinhardt le considèrent comme une inflammation chronique sans rien préciser, les autres avec Rosenstein comme une lésion essentiellement diffuse. Pour la plupart le point de départ est interstitiel ; pour d'autres il est glomérulaire ou enfin épithélial.

Chez les dualistes la classification se base sur les caractères macroscopiques, la systématisation histologique des lésions, les données étiologiques.

Johnson et la plupart des dualistes considèrent comme deux maladies distinctes le gros rein blanc et le petit rein contracté. Dans le premier cas la lésion est épithéliale desquamative, c'est la néphrite parenchymateuse ; dans le second la lésion porte sur le tissu inter-tubulaire, c'est la néphrite interstitielle. Wilks sépare de ces deux néphrites le rein cardiaque, le rein gras et le rein amyloïde ; il fait de plus remarquer l'influence de la sénilité sur la production du petit rein granuleux, quoiqu'il ne fasse pas du rein atrophique sénile une variété à part.

Grainger Stewart distingue les formes inflammatoires parenchymateuses, la forme amyloïde, la forme cirrhotique contractée ou goutteuse ; il admet que les deux premières formes peuvent aboutir à l'atrophie et non toujours au gros rein. Il fait une différence entre l'atrophie primitive de la sclérose rénale et l'atrophie secondaire de la forme inflammatoire ou du rein amyloïde. Il signale la fréquence des formes mixtes où les lésions parenchymateuses sont unies à la cirrhose ou à la dégénérescence amyloïde, d'où existence simultanée des néphrites parenchymateuses, interstitielles. Cette division est assez généralement acceptée.

Gull et Luton mettent en lumière le rôle de l'artério-sclérose sur la production du rein contracté et conçoivent l'existence d'un mal de Bright sans lésion rénale ; nombre d'auteurs les ont suivis dans cette voie.

Johnson admet deux formes de néphrite parenchymateuse : une aiguë, superficielle, transitoire ; l'autre chronique, profonde, grave. Il en est de même pour la néphrite insterstitielle et il accepte aussi les néphrites mixtes ou les formes combinées et décrit à part le rein amyloïde. Lancereaux admet la même division, mais insiste sur les données étiologiques comme base de distinction des néphrites épithéliales et des néphrites vasculaires ou conjonctives.

Les partisans des deux théories se sont fait des concessions mutuelles ; les dualistes admettent la transformation atrophique du gros rein blanc et les nombreuses formes de passage, la fréquence des lésions mixtes épithéliales et conjonctives. On renonce à faire actuellement des formes cliniques exclusivement basées sur les caractères anatomiques ; et on se rapproche de plus en plus de la théorie uniciste. Si anatomiquement il reste des variétés diverses, les symptômes ont une telle analogie qu'on ne peut faire des néphrites, qu'elles soient à prédominance épithéliale ou interstitielle, des maladies à part à symptômes bien définis permettant de les distinguer.

I

NÉPHRITES AIGUËS

On divisait les néphrites aiguës en catarrhale et parenchymateuse. La première était légère, passagère, se limitait à l'épithélium des canaux excréteurs et avait la propriété de rendre à l'organe sa complète intégrité ; l'autre, au contraire, plus grave, plus persistante, était localisée à l'épithélium des canaux sécréteurs (tubuli contorti). Une autre division séparait les néphrites aiguës en épithéliales et interstitielles, suivant que la lésion prédominait au niveau des épithéliums ou du tissu conjonctif. Peu après, on considéra les lésions épithéliales comme dégénératives, tandis que les lésions du tissu conjonctif étaient les seules lésions vraiment inflammatoires ; la néphrite interstitielle fut seule alors considérée comme néphrite aiguë.

De nouveaux travaux ont rétabli les faits et ont permis de constater que souvent, ce qu'on considérait comme lésion interstitielle, se réduisait à la diapédèse des globules blancs et que le processus morbide était prépondérant au niveau du parenchyme.

Les lésions des néphrites aiguës sont parenchymateuses et atteignent les différentes parties de la glande, tubes excréteurs, sécréteurs, glomérules. Il s'y joint, suivant les cas, des altérations interstitielles ou vasculaires plus ou moins prononcées.

Suivant l'opinion de Dieulafoy, les formes anatomiques ne sont nullement variables suivant la cause qui les engendre ; les altérations aiguës du rein ne revêtent dans aucun cas un type vraiment distinct. Elles sont plus ou moins étendues, intenses, passagères, durables, dégénératives ; elles peuvent prédominer sur telle ou telle partie de l'organe, mais n'ont pas de caractères propres qui permettent de diviser les néphrites aiguës en espèces distinctes.

Cependant bien qu'on puisse décrire dans un même chapitre les néphrites catarrhale aiguë, albumineuse aiguë, parenchymateuse, épithéliale, la description anatomique reste entourée de difficultés ; les lésions offrent des différences notables suivant que les altérations sont superficielles et transitoires ou durables et profondes.

Dans certaines néphrites aiguës légères, la lésion est plutôt hyperhémique, c'est un œdème congestif ; dans d'autres, au contraire, dominent la dégénérescence aiguë des épithéliums et l'infiltration leucocytique ; dans quelques-unes, les lésions atteignent tout l'organe, épithélium, vaisseaux, tissu conjonctif, elles sont véritablement diffuses.

Mais on ne peut baser une classification sur ces lésions, car on passe de l'une à l'autre par des nuances insensibles ; il n'y a pas de limites tranchées. Toutefois, on peut dire que les lésions intenses sont rares dans la plupart des maladies infectieuses sauf la scarlatine et assez fréquents dans la néphrite *a frigore*.

Anatomie pathologique. — A l'autopsie d'un sujet mort de néphrite aiguë, on trouve les deux reins également atteints ; ils sont augmentés de volume par suite de congestion vasculaire et de tuméfaction de la substance corticale. La capsule n'est pas adhérente, se détache facilement et la surface de l'organe est lisse et marbrée. Suivant les cas, la coloration est aussi variable, blanchâtre, grisâtre, rougeâtre.

Dans les cas d'inflammation intense, le poids est augmenté, peut dépasser 300 grammes et, lorsqu'on incise la capsule, le tissu du rein fait hernie. A la coupe, la substance médullaire ne présente aucune altération apparente ; la substance corticale au contraire est épaissie, congestionnée. Sa teinte est jaunâtre, signe de lésion des tubes contournés et parsemée de stries rouges (vaisseaux interlobulaires) et de points rouges (glomérules).

Telles sont les lésions visibles à l'œil nu : le microscope nous en montre les détails ; toutes les parties de la glande paraissent atteintes. Les tubes collecteurs à épithélium cylindrique et les tubes droits à épithélium cubique présentent des lésions analogues, signes d'inflammation catarrhale : gonflement, multiplication, desquamation des cellules. La lumière de ces tubes est oblitérée par des amas de cellules et des cylindres. Ces lésions ont été pendant longtemps considérées comme celles des néphrites légères; mais on a reconnu que les glomérules et les tubes contournés sont également atteints.

Les glomérules de Malpighi présentent des lésions constantes. Les capillaires se dilatent et la capsule est remplie d'un exsudat albumineux et de globules sortis par diapédèse. Quand cet exsudat, qui explique la présence de l'albumine dans l'urine est assez abondant, il refoule contre la paroi le bouquet vasculaire et passe dans les tubes contournés qu'il distend et dont parfois il amène la rupture. A ces lésions congestives se joignent des lésions de nature phlegmasique : dans la couche protoplasmique périvasculaire multiplication des noyaux, dans la couche de revêtement de la capsule de Bowmann les cellules deviennent turgides et se desquament. Si le processus inflammatoire a eu une longue durée, les anses vasculaires du glomérule subissent la transformation conjonctive, la capsule s'épaissit, le glomérule devient fibreux; ce sont de véritables lésions dégénératives. Les vaisseaux voisins sont aussi le siège de périartérite ou d'endartérite.

Les branches montantes de Henle, les tubes contournés présentent des altérations épithéliales. Les canalicules sont dilatés, opaques; leurs épithéliums sont troubles, granuleux. Les cellules sont fragmentées, le protoplasma est trouble et le noyau ne se colore plus.

Pour les uns, on est en présence de lésions purement dégénératives; pour d'autres, ce sont des lésions réellement inflammatoires.

D'après M. Cornil, les cellules rénales sécréteraient dans leur protoplasma des boules de substances albumineuses, formées de mucine et de protéine; elles sont grenues, hyalines, ce sont elles qui, jointes aux fragments de cellules et au réticulum fibrineux, contribuent à la formation des cylindres.

Dans les processus inflammatoires intenses, les dilatations tubaires sont très marquées et les tubuli sont remplis d'exsudats granuleux colloïdes, de globules rouges, de globules graisseux et l'épithélium s'infiltre de granulations graisseuses.

Le tissu conjonctif est peu altéré au début des néphrites aiguës. L'œdème du tissu interlobulaire, la diapédèse des globules blancs ne sont pas des signes d'inflammation interstitielle. A l'infiltration parfois très abondante (néphrite lymphomateuse de Wagner), se joignent les lésions glomérulaires et l'épaississement des parois des tubes. Avec les progrès de l'affection, l'élément fibreux augmente et on a alors les lésions de la néphrite diffuse subaiguë.

Tel est le résumé des lésions de la néphrite aiguë d'après Dieulafoy, et il conclut qu'on doit surtout se rattacher à la doctrine qui envisage les lésions de la néphrite aiguë comme autant inflammatoires que dégénératives. Les dégénérescences épithéliales sont associées à tant de manifestations inflammatoires, glomérulite, irritation conjonctive, multiplication des noyaux, que la nature du processus prise en bloc est manifestement d'origine phlegmasique et nécrobiotique.

Étiologie. — Les causes des néphrites aiguës sont nombreuses et variées.

Néphrites infectieuses. — Toutes les maladies infectieuses peuvent être cause de néphrites, mais, parmi elles, toutes n'ont pas la même gravité ; certaines de ces affections ne provoquent que des néphrites passagères, comme les appelle M. Brault, telles sont la diphtérie, la fièvre typhoïde, la pneumonie ; parfois néanmoins ces néphrites ont une durée plus longue. Citons comme autres causes la variole, la varicelle, la rougeole, les oreillons, l'érysipèle, la grippe, le rhumatisme articulaire, le pseudo-rhumatisme infectieux, les angines, le choléra, les amygdalites, les diverses formes de tuberculose et les suppurations permanentes ou de longue durée.

La scarlatine mérite parmi les maladies infectieuses une place à part, tant par la fréquence de la néphrite scarlatineuse que par la gravité de l'affection qu'elle provoque et qui parfois passe à l'état chronique ou tout ou moins persiste pendant un grand laps de temps. Rayer, qui avait déjà signalé la néphrite scarlatineuse, croyait que la scarlatine créait une simple prédisposition et que le froid était la véritable cause. Cette opinion est réfutée d'elle-même par les statistiques qui montrent que les enfants pauvres ne sont pas plus souvent atteints que ceux des classes aisées et que la fréquence varie réellement suivant les épidémies. On peut dire que de toutes les maladies infectieuses la scarlatine est celle qui laisse dans le rein, lorsqu'elle touche cet organe, les lésions les plus profondes et dans l'étiologie des néphrites chroniques, on retrouve souvent une scarlatine comme point de départ de l'affection.

Par quel mécanisme ces maladies infectieuses provoquent-elles la néphrite ou l'albuminurie ? Semmola et Jaccoud croient à une altération profonde du sang, qui, modifiant les conditions de diffusibilité de l'albumine, lui permet de fuser à travers le rein et en fait un agent provoquant les lésions de l'épithélium.

D'autres auteurs invoquent l'action des microbes pathogènes sur le rein. Certains microbes sont, il est vrai, retrouvés dans les glomérules et les artérioles du rein'; mais on peut dire que cet organe a peu de tendance à l'élimination microbienne ; aussi croit-on plus générale- ment que ce sont les toxines qu'ils sécrètent qui provoquent l'af- fection rénale. Cette opinion se base sur ce que certaines affections, dont les microbes ne pénètrent pas dans le sang, telles que le choléra, la diphtérie, le tétanos ont pu provoquer des lésions rénales. La tuberculine de Koch elle-même a pu, après injection, provoquer des néphrites terribles avec terminaison fatale. Dieulafoy considère les toxines comme véritable agent pathogène des néphrites infec- tieuses ; elles agissent à la façon des aliments minéraux pour provo- quer les lésions rénales. Leur action porte sur les épithéliums des tubuli et les artérioles, en provoquant la diapédèse et en créant l'artério-sclérose. Il insiste aussi sur ce point qu'une néphrite même légère altère le rein, le rend plus vulnérable ; et que, sous l'influence d'une nouvelle maladie infectieuse ou d'un refroidissement, il se fait un nouveau travail phlegmasique.

Néphrite a frigore. — L'action du froid comme cause de néphrite n'est actuellement contestée par personne. Il agit par différentes façons comme agent provocateur. Les malades ont été exposés à un brusque refroidissement, d'où la fréquence des néphrites dans certaines professions : verriers, distillateurs, boulangers, hommes de peine, etc. Ou bien les malades ont subi l'action prolongée ou habituelle du froid et de l'humidité ; tels les tisserands, les blanchisseuses, les impri- meurs qui mouillent le papier, les portiers habitant des loges basses et humides, les débardeurs, les bateliers, les chauffeurs, les cochers, etc.

Christinson et Rayer croyaient que généralement à l'action du froid se joignait une autre cause : l'alcoolisme, l'abus des boissons alcooliques étant très répandu dans la classe ouvrière sur laquelle ils observaient. Ces deux actions peuvent en effet être combinées, cependant il est des cas où l'alcoolisme ne peut être invoqué, les exemples de néphrite *a frigore* chez des gens relativement sobres se multiplient chaque jour.

Doit-on avec M. Brault voir dans la néphrite *a frigore* une néphrite bactérienne dont le froid serait un facteur indispensable, diminuant la résistance de l'organisme ou favorisant la pullulation plus abon- dante des germes ? Dans l'état actuel de nos connaissances. la ques- tion n'est pas tranchée et il est seulement permis d'affirmer la réalité de la néphrite *a frigore*. Cette néphrite *a frigore* peut-elle aussi, comme la néphrite scarlatineuse, et plus facilement encore, passer à l'état chronique. Le froid peut agir aussi sur une néphrite à l'état latent, la faire réapparaître ou aggraver une néphrite préexistante.

Impaludisme. — Bartels, Bouillaud, Kelsch, Kiener, Laveran citent l'impaludisme comme une des causes de néphrite ; mais on ne doit pas l'envisager comme une manifestation commune de la malaria ; du reste, la fréquence de la néphrite chez les paludéens est très variable dans les différents pays palustres.

Alcoolisme. — Nous avons déjà cité les opinions de Rayer et Christinson à ce sujet, l'alcoolisme est plutôt cause de la néphrite chronique.

Syphilis. — La syphilis crée une variété de néphrite spéciale qui ne rentre pas dans le cadre de cette étude.

Néphrites toxiques. — Nous n'envisageons pas ici la dégénérescence graisseuse résultant de l'intoxication par le phosphore, l'arsenic ; mais les néphrites véritables provoquées par les cantharides et les vésicatoires et qu'il ne faut pas confondre avec l'action stéatogène de certains médicaments.

Néphrites par auto-intoxications. — Ce sont des néphrites dues à l'élimination d'un excès de tyrosine ou d'autres matières extractives. On les retrouve dans les maladies du foie, les insuffisances de combustion, le ralentissement de nutrition, les cachexies. Ces substances agissent comme les matières toxiques, elles provoquent des lésions épithéliales et l'albuminurie en est la conséquence.

Néphrites de la grossesse et de l'état puerpéral. — La fréquence de l'albuminurie dans la grossesse n'est niée par personne. Sa pathogénie est variable : ou bien il y a congestion rénale par compression des veines du rein, ou par la présence dans le sang de produits excrémentitiels spéciaux ; ou bien véritable néphrite qui peut devenir chronique. L'abuminurie peut même se retrouver dans l'état puerpéral. L'albuminurie constatée dans une première grossesse peut ne pas exister dans les suivantes. Lorsqu'on se trouve en présence d'une véritable néphrite avec les symptômes habituels, l'éclampsie est toujours à redouter. L'albuminurie qui survient dans le travail est, au contraire, de peu de gravité et, d'après M. Tarnier, ne provoque pas l'éclampsie.

Symptômes. — Les symptômes ne se présentent pas avec des caractères identiques dans toutes les néphrites. Quelques-unes même ne peuvent pas être décrites, ne présentant pour ainsi dire d'autre symptôme que l'albuminurie ; telles sont les néphrites des oreillons, de l'érysipèle, de la pneumonie. La néphrite de la fièvre typhoïde peut être insidieuse et latente, parfois cependant elle revêt un caractère intense et grave. En un mot, les néphrites des maladies infectieuses peuvent être légères, se borner à la simple présence de l'albumine sans symptômes concomitants. Aussi les avait-on considérés comme de l'albuminurie sans lésion rénale.

La néphrite scarlatineuse fait exception aux autres maladies infectieuses, son évolution se rapproche beaucoup de celle de la néphrite *a frigore*, et par sa durée et sa tendance à passer à l'état chronique elle mérite une description à part.

La néphrite *a frigore* est regardée par Dieulafoy comme le type véritable de la néphrite aiguë, quoique souvent elle affecte les allures d'une véritable néphrite chronique ; sa marche est du reste plus longue que celle de la néphrite scarlatineuse.

Néphrite scarlatineuse. — On l'observe généralement au déclin de l'éruption, ou vers le début de la convalescence. L'albuminurie de la période fébrile est une exception dans la scarlatine. Elle apparaît vers le quinzième jour du dixième au quinzième (West), du quatorzième au vingt et unième (Rilliet et Barthez). Aussi l'examen des urines doit-il être fait quotidiennement, si l'on veut surprendre le début. Habituellement, l'albuminurie est le symptôme le plus précoce, mais ce peut être aussi l'anasarque ; dans quelques cas les attaques éclamptiques sont survenues d'une façon inattendue sans avoir été précédées par l'albuminurie ou l'œdème. Le début peut donc être insidieux ; certaines formes légères peuvent même être méconnues, si l'on ne fait pas régulièrement la recherche de l'albumine. Parfois, les enfants sont agités, inquiets, dorment mal et présentent pendant quelques jours une légère élévation de température ; ce malaise peut être accompagné de troubles digestifs, anorexie, nausées, vomissements avec sensation douloureuse au niveau des lombes, sensation exaspérée par la pression. La peau est sèche, la desquamation se fait mal, la céphalée se déclare et les autres symptômes apparaissent.

L'œdème est parfois limité, mais revêt aussi souvent la forme d'anasarque. Les paupières sont les premières atteintes ; l'œdème s'observe le matin au réveil et s'accompagne d'infiltration des conjonctives, il envahit ensuite sans ordre les membres, la paroi abdominale, les extrémités inférieures. Cet œdème, ordinairement très mou, garde l'empreinte du doigt ; il est très fugace, quitte les parties

envahies pour en gager d'autres, reparaît au bout de quelques jours
ou de quelques heures et parfois disparaît définitivement sur les
parties les premières atteintes.

L'épanchement de sérosité peut gagner les séreuses, la plèvre, le
péritoine, le péricarde ; les méninges et le cerveau peuvent aussi
dans les cas graves être infiltrés ; les autopsies ont révélé ces épanchements qui d'ordinaire sont fort légers. L'infiltration peut aussi
atteindre les replis aryténo-épiglottiques, provoquer l'œdème de la
glotte, la mort par asphyxie ; Trousseau en cite un cas dans lequel
on n'observait pas d'autre hydropisie.

Le plus ordinairement, l'albuminurie et l'anasarque se succèdent ;
l'albuminurie ouvre la scène et en quelques jours l'anasarque vient
s'ajouter ; pourtant M. Cadet de Gassicourt cite un cas où les rôles
furent intervertis. Dans les cas de moyenne intensité, le plus habituellement l'albuminurie survit à l'anasarque, quoique l'inverse
s'observe quelquefois. A une anasarque de seize jours, correspond
une albuminurie de dix-huit, l'écart entre les deux symptômes peut
même être plus considérable. D'après M. Cadet de Gassicourt les
anasarques isolées sont des anasaques ayant survécu à l'albuminurie. L'albuminurie peut aussi exister sans anasarque et dans ces cas
elle est généralement de courte durée et bénigne. Toutefois, on a vu
la mort survenir dans deux cas à la suite de crises éclamptiques
sans que l'anasarque ait été observé.

La quantité d'albumine oscille entre 50 centigrammes à 4 grammes
par litre, le plus habituellement 1 à 2 grammes. Pendant la période
dangereuse, les urines sont rares ; leur quantité est d'un demi-litre,
un quart de litre et même moins. Pendant les attaques éclamptiques
la quantité baisse encore ; la diminution progressive doit toujours
les faire redouter. Toutefois, l'anurie a même été observée pendant
plusieurs jours, sans pour cela que la mort s'ensuive ; elle est ordinairement en rapport avec des lésions diffuses des reins.

Un autre signe fréquent accompagnant l'albuminurie est l'hématurie ; elle survient pendant la période d'état, quelquefois dès les
premiers jours. Elle persiste avec ou sans rémission pendant une
durée très longue, sans comporter un pronostic fâcheux ; au moment
des crises, outre les globules rouges, le microscope révèle la présence
de cylindres hyalins et granuleux.

L'albuminurie disparaît le plus habituellement en vingt ou vingt-
cinq jours, quoique sa persistance ait été notée pendant plus de
soixante jours. Malgré sa durée, on ne vit aucun retour offensif et la
guérison parut définitive.

Les convulsions éclamptiques sont, de tous les accidents, les plus à redouter et ceux qui peuvent entraîner le plus facilement la mort. Ce sont des manifestations de l'urémie, auxquelles s'ajoutent parfois d'autres signes : vomissements, diarrhée avec abaissement de température, diminution notable des urines. On a même noté un cas de délire suivi de guérison. Ces attaques éclamptiques surviennent tantôt brusquement, tantôt à la suite d'albuminurie et d'anasarque. L'urine diminue, se supprime même tout à fait, les convulsions éclatent. Ces attaques peuvent être isolées ; lors de néphrite récente, si une première attaque n'est pas suivie d'une seconde dans les vingt-quatre heures, il y a de grandes chances pour qu'elle ne se reproduise pas (West). Dans les formes graves, les attaques sont très rapprochées, parfois subintrantes. Si elles sont espacées suffisamment pour que le malade puisse goûter quelque repos entre deux séries, il y a encore quelque espoir de guérison. Si au contraire les attaques sont très rapprochées, l'intelligence s'obscurcit, le coma peut survenir et le malade est emporté sans avoir repris connaissance ; ou même il est emporté en pleine attaque. L'éclampsie est très grave, mais il ne faut jamais désespérer ; les statistiques sont plus ou moins sévères à son égard ; M. Cadet de Gassicourt ne donne qu'une proportion de 7 guérisons sur 14 cas. Le coma peut aussi apparaître sans avoir été précédé de convulsions. Si la forme éclamptique est si fréquente dans la néphrite scarlatineuse, il faut probablement l'attribuer à ce qu'elle est surtout observée chez les enfants chez qui l'excitabilité du système nerveux est très grande.

Au moment où l'anasarque atteint son complet développement, des épanchements séreux dans les plèvres, le péricarde ou le péritoine peuvent entraîner la mort en revêtant un caractère inflammatoire et avant que les convulsions éclamptiques aient apparu.

La durée de la néphrite scarlatineuse est d'environ six semaines ; parfois, on a observé des laps de temps plus considérables et la guérison est apparue sans récidive. Quelquefois, elle peut passer à l'état chronique ; à cet égard, les opinions des divers auteurs sont variables : si les uns admettent la néphrite scarlatineuse comme cause possible de néphrite chronique, d'autres lui refusent ce caractère.

D'autres lésions peuvent accompagner la néphrite scarlatineuse : la rétine peut être frappée, il peut y avoir quoique exceptionnellement neuro-rétinite. Ordinairement, l'amblyopie scarlatineuse apparaît et disparaît subitement sans laisser de traces, mais on cite quelques cas où cependant la vision fut compromise et même perdue. L'hypertrophie du cœur, considérée par quelques auteurs comme constante, est toujours précédée par une phase de dilatation elle porte sur les deux ventricules.

Néphrite a frigore. — La néphrite *a frigore* est un second type de néphrite aiguë se rapprochant par bien des points de la néphrite scarlatineuse. Dieulafoy la considère comme le vrai type de la néphrite aiguë, quoique dans certains cas elle présente les allures de la néphrite chronique ; du reste sa marche est plus longue que celle de la néphrite scarlatineuse. M. Brault la regarde comme probablement d'origine microbienne, quoique sa cause véritable soit inconnue.

Le refroidissement, cause première, a souvent passé inaperçu ; mais quand la néphrite est intense le début est toujours plus ou moins aigu : le malade éprouve du malaise, des vomissements, des frissons, de la fièvre, de l'élévation de température, des douleurs dans les lombes restant localisées à cette région et ne s'irradiant pas le long des uretères. Dès les premiers jours apparaît une hématurie, qui peut persister quelques semaines ; les urines sont rares, troubles, brunâtres, enfumées tant que la néphrite est inflammatoire. La palpation ou le procédé bimanuel permet de reconnaître l'augmentation du volume du rein, dont l'extrémité inférieure est facile à saisir.

Les œdèmes sont précoces et rapides ; l'anasarque débute par la face, qui est pâle, bouffie ; elle envahit les membres inférieurs, les différentes parties du corps, toutes les régions riches en tissu cellulaire lâche, paupières, scrotum, prépuce, grandes lèvres. L'œdème mou, blanc, garde l'empreinte du doigt. La marche est souvent rapide ; les urines deviennent rares, restent foncées et se suppriment parfois complètement.

Les signes de début ne sont pas toujours identiques ; les symptômes fébriles, fièvre, frissons, sont le plus souvent insignifiants. Le malade peut ne pas ressentir de douleurs lombaires et ne pas avoir de vomissements ; l'œdème, la dyspnée sont les seuls signes révélateurs et le début est souvent difficile à préciser. Dans quelques cas, les œdèmes eux-mêmes font défaut ou sont peu accusés, limités seulement à la face, aux malléoles ; d'autres signes acquièrent alors une grande importance : tels la dyspnée, la céphalée, etc.

La quantité des urines tombe parfois, comme dans la néphrite scarlatineuse, au-dessous de 500 grammes ; la densité reste normale ou est accrue. Le dépôt contient des cellules épithéliales, des globules blancs, des globules rouges en plus grand nombre et des cylindres hyalins et granuleux. L'albumine peut s'élever jusqu'à 6 et 8 grammes par litre, tandis que l'urée peut tomber à quelques grammes au lieu de 26 à 30 grammes, chiffre normal.

Lorsque la néphrite aiguë est très intense, en quelques jours ou en quelques semaines, surviennent tous les symptômes de l'urémie aiguë ; ils coïncident avec l'oligurie, les œdèmes. Les diverses formes d'urémie s'observent : troubles dyspeptiques et dyspnéiques ; troubles visuels, amblyopie, amaurose ; troubles nerveux, convulsions, délire, coma.

Les œdèmes peuvent gagner les organes thoraciques, œdème broncho-pulmonaire, de la glotte ; épanchements dans les séreuses, la plèvre, le péricarde ; en un mot les complications sont les mêmes que dans la néphrite scarlatineuse.

La marche et le mode de début sont les mêmes dans ces deux variétés de néphrites ; l'œdème est quelquefois le premier signe, ou bien les accidents nerveux éclatent d'emblée.

Si la convalescence survient, la face redevient humide, se couvre de sueurs ; la quantité des urines augmente, l'albumine diminue, les symptômes s'amendent, l'anasarque disparaît graduellement.

Pronostic. — La néphrite aiguë légère peut guérir complètement au bout de quelques semaines. Parfois, elle passe à l'état subaigu ; sa durée est plus longue, souvent plusieurs mois ; dans bien des cas alors, elle est l'origine d'une néphrite chronique. Dans d'autres cas, la néphrite paraît guérie, l'albumine a disparu ou il n'en reste que quelques légères traces ; sous l'influence d'un refroidissement, d'une maladie infectieuse, les symptômes reparaissent, il y a une récidive complète.

Mais la néphrite n'a vraiment de pronostic grave qu'au moment où apparaît l'urémie ; le péril est en raison des accidents cérébraux. A cet égard, il est permis d'établir des différences ; l'urémie comateuse est plus grave que l'urémie convulsive. Dans cette dernière forme, le dénouement peut survenir en pleine attaque, ou les crises peuvent ne pas se reproduire et disparaître complètement. Le coma au contraire cède difficilement et paraît la conséquence d'un empoisonnement plus profond.

Si la néphrite a une forme lente et prolongée, l'urémie est moins à redouter ; mais le surmenage du cœur, exagéré par les complications pulmonaires, devient le véritable danger. Le cœur s'hypertrophie à mesure que les épanchements se résorbent et la conséquence de cette lésion cardiaque entraîne par elle-même un pronostic grave.

En résumé, vu la possibilité de son passage à l'état subaigu ou chronique, la néphrite est toujours une affection sérieuse, mais toutes les néphrites ne doivent pas être envisagées avec un pronostic de même gravité. On ne doit pas se baser seulement sur l'intensité, mais aussi sur la cause étiologique ; ainsi la néphrite *a frigore*, la néphrite scarlatineuse, sont en général plus redoutables que celles survenant dans le cours des autres maladies infectieuses, quoiqu'il y ait pourtant de nombreuses exceptions et qu'on ne puisse établir de véritable règle de pronostic.

Diagnostic. — L'examen des urines s'impose chez tous les malades atteints de maladies infectieuses et portant des signes d'altération rénale, si on ne veut s'exposer à laisser passer inaperçue une néphrite.

L'œdème des membres inférieurs pourrait faire songer à une cirrhose hépatique, à une affection cardiaque. L'albumine manque dans la cirrhose ; les urines des cardiaques sont rouges, sédimenteuses, pauvres en albumine, qui même peut disparaître lorsque l'énergie du cœur a été relevée. Ces signes suffisent à écarter ces affections.

Le diagnostic doit surtout se baser sur l'examen attentif du malade et il ne faudra pas confondre les complications (pleurésie, bronchites) avec la néphrite aiguë, que ses symptômes principaux (anasarque, albuminurie), feront facilement reconnaître. L'erreur ne pourrait exister qu'au début de l'affection ; mais l'ensemble des symptômes met facilement sur la voie du diagnostic.

Traitement. — Le traitement de toutes les néphrites aiguës est le régime lacté, les frictions sèches sur la peau et les révulsifs au niveau des reins.

Le régime lacté a une grande importance ; au début on doit l'employer d'une façon exclusive et ne permettre aucun aliment au malade. La quantité de lait absorbée doit être d'environ de 3 à 4 litres et par petites doses de 300 à 400 grammes. Sous son influence la sécrétion urinaire reprend son taux normal, les hydropisies disparaissent.

A ce régime il faut joindre les frictions sèches sur tout le corps pour réveiller les fonctions de la peau et on doit leur donner la préférence sur les bains de vapeur. Cette excitation cutanée doit être constante et méthodique.

Les révulsifs sur la région lombaire, sinapismes, teinture d'iode, ventouses sèches ou scarifiées sont employés avec succès et leur résultat paraît supérieur à celui des médications internes : tanin, iodure de potassium, etc.

Dans les cas d'urémie, ou lorsque la pression artérielle est trop forte et que les crises éclamptiques sont à redouter, la saignée répétée produit d'excellents résultats et, suivant l'opinion de Dieulafoy, elle devrait même être employée dans les néphrites de moyenne intensité ; elle diminue, d'après cet auteur, les chances de passage d'une néphrite aiguë à l'état chronique.

II

NÉPHRITES CHRONIQUES. MAL DE BRIGHT

Dans la classification des néphrites, nous avons déjà parlé des différentes théories des unicistes et des dualistes ; nous n'y reviendrons pas, nous envisagerons la néphrite chronique comme une maladie unique et nous ferons rentrer dans cette classe les néphrites subaiguës à marche lente.

On trouve chez les sujets morts de néphrite subaiguë ou chronique les aspects les plus divers du rein. Il est tantôt de volume normal, tantôt volumineux, blanchâtre, jaunâtre, tantôt petit, atrophié (petit rein contracté, petit rein rouge).

Sont-ce des processus différents? Sont-ce les phases successives d'une même maladie ? Telle est la question qui s'est posée parmi les pathologistes. Dieulafoy résume ainsi l'état actuel de nos connaissances sur cette question : « Dans toute néphrite chronique comme dans toute néphrite aiguë, les lésions sont diffuses, généralisées à toutes les parties de l'organe ; tubes excréteurs, glomérules, vaisseaux, tissu conjonctif. Il n'y a donc plus de raison de conserver la division en néphrite parenchymateuse et interstitielle. Mais les lésions peuvent être inégalement réparties, d'où les néphrites à prédominance vasculaire ou à prédominance glandulaire ; ce ne sont que des variétés de la même néphrite. De même, sous l'influence de la cause, de la nature de l'infection, les lésions peuvent être plus ou moins irritatives ou plus ou moins dégénératives, d'où les modalités diverses qui ne forment que des variétés et ne méritent ni anatomiquement ni cliniquement d'être considérées comme des espèces distinctes. Les aspects divers présentés par les reins à l'autopsie sont donc dus à la lenteur ou à la rapidité du processus, à la violence ou à l'atténuation des agents toxi-infectieux ; mais ce processus à marche progressive, envahissante, tend vers le même résultat final, la destruction de l'organe avec abolition de la fonction, l'insuffisance graduelle et parfois rapide de la dépuration urinaire, et l'urémie. Toute néphrite chronique est donc une maladie de Bright. »

Anatomie pathologique. — Le rein brightique ne présente pas dans tous les cas le même aspect. Dieulafoy vient de nous en donner les raisons, nous exposerons les lésions trouvées suivant les divers états macroscopiques et pour cette description nous résumerons l'article de son traité de pathologie interne, auquel nous ferons de nombreux emprunts dans le cours de cette étude.

1° *Néphrites chroniques à gros reins.* — Ce sont des néphrites à évolution rapide ; elles mériteraient le nom de néphrites subaiguës. Pour M. Brault, les reins volumineux trouvent leur explication dans l'intensité des phénomènes inflammatoires, dans les exsudations intratubulaires et interstitielles, dans les glomérulites intenses ; les différences de coloration dépendent du degré de congestion, de l'abondance des produits d'exsudation dans les tubes et de l'altération plus ou moins profonde des épithéliums des tubuli contorti.

Ces reins sont habituellement lisses, blanchâtres, grisâtres, parfois hémorragiques, peu résistants à la coupe, pleins de suc, jaunâtres en certains points, dans d'autres parsemés de points hémorragiques. Ce gros rein blanc n'est donc pas un type à part, mais une modalité du rein brightique qui peut être créée par la syphilis, la scarlatine, le paludisme, le refroidissement, grâce à l'intensité des lésions et leur rapidité d'évolution (Dieulafoy).

Ce gros rein peut atteindre 300 grammes au lieu de 150, poids normal, la capsule se détache facilement et on n'observe ni saillie, ni kystes, la substance corticale a doublé ou triplé de volume.

Le microscope révèle l'augmentation de volume des glomérules et des tubuli contorti, dont les cellules épithéliales sont volumineuses et troubles, ayant subi la dégénérescence granulo-graisseuse. La lumière des tubes contournés est rétrécie, ils contiennent ainsi que les tubes droits des détritus granuleux, des cylindres granuleux et hyalins, des globules blancs et rouges. Le stroma est élargi par suite de la diapédèse des globules blancs (néphrite lymphomateuse de Wagner). Grand nombre de glomérules sont affaissés et anémiés ; il y a multiplication de noyaux dans la capsule de Bowmann. Dans le glomérule des cellules et des granulations compriment le bouquet vasculaire à l'intérieur de la capsule.

Dans certains cas de néphrite subaiguë à tendance congestive, irritative, le gros rein brightique a un aspect différent; la substance corticale est rougeâtre, jaunâtre; certains glomérules et certains capillaires de la substance corticale sont distendus par le sang, il se fait des hémorragies glomérulaires et le tube qui lui fait suite est rempli de globules rouges.

Ces néphrites à gros reins, décrites par M. Brault sous le nom de néphrites subaiguës, présentent quelques particularités symptomatiques que nous signalerons.

   2° *Néphrites chroniques à petits reins. Atrophie rénale.* — A côté du gros rein blanc, il convient de décrire un autre type extrême, celui des néphrites à petits reins : le petit rein rouge, le petit rein contracté, le petit rein granuleux, le petit rein goutteux, etc. Il s'agit ici d'un processus lent dans son évolution ; ce n'est qu'au bout de plusieurs années que le rein brightique aboutit à l'atrophie.

Le poids est réduit à 80, 60, 40 grammes ; la coloration est variable grisâtre, jaunâtre, rougeâtre, suivant la quantité des vaisseaux persistants ou l'état des cellules. Quelques-uns ont une teinte rouge intense par suite d'ecchymoses sous-capsulaires et d'un pointillé hémorragique visible à l'œil nu ou à la loupe.

Ces reins sont souvent déformés, bosselés et l'atmosphère adipeuse est augmentée. La capsule est épaisse, adhérente, la décortication entraîne des lambeaux de tissu rénal. La surface de l'organe mise à nu présente des kystes de la grosseur d'un grain de mil, ils sont dus à des canaux restés sains, étranglés par le tissu scléreux rétractile.

A la coupe, le tissu est résistant; la substance corticale est diminuée d'épaisseur, parfois réduite à 1 millimètre; la région des glomérules et des tubes contournés disparaît comme s'il y avait résorption (Brault). Les colonnes de Bertin ne subissent pas la même atrophie. On observe de petits kystes formés aux dépens des canalicules contournés, étranglés par le tissu scléreux. Ces kystes peuvent être indépendants et sont remplis de globes colloïdes, réfringents. D'autres kystes sont dus à l'ectasie de la capsule de Bowmann, d'autres sous forme de chapelets, proviennent d'étranglements des tubes droits de la substance médullaire.

L'atrophie des pyramides est moins marquée que celle de la substance corticale. Les calices et les bassinets sont parfois très dilatés. On trouve des nodules sous-corticaux d'adénome (Sabourin); il n'est pas rare non plus de rencontrer dans la substance médullaire, à l'intérieur et à l'extérieur des tubuli, des concrétions d'acide urique et d'urate de soude.

Au microscope, une coupe, de la substance corticale, parallèle à la surface, fait voir un envahissement considérable du tissu de sclérose, le tissu fibreux entoure les tubes, les glomérules, les vaisseaux, en formant des travées ou de larges bandes.

Les glomérules ont leur capsule épaissie, entourée d'une zone fibreuse et dans leur intérieur on trouve des cellules aplaties et des faisceaux fibreux. Le bouquet vasculaire est atrophié et fibreux; les artérioles sont en partie oblitérées et atteintes d'endopériartérite. Certains glomérules ne présentent plus que des vestiges; les éléments qu'ils contiennent ont disparu et sont remplacés par du tissu fibreux.

La membrane des tubuli contorti est sclérosée et certains ont un calibre fort réduit. On retrouve dans leurs cellules toutes les altérations décrites dans le gros rein blanc, l'épithélium des tubuli a disparu et est remplacé par des cellules cubiques, de nature indéterminée, qui comblent parfois la lumière du tube (Kelsch). Beaucoup de tubes sont remplis de cylindres granuleux ou cireux; d'autres, en voie de disparition, ne sont représentés que par un îlot de cellules rondes (Dieulafoy).

Dans cette forme, les lésions vasculaires et conjonctives sont prédominantes et le tissu glandulaire s'atrophie et disparaît.

Pour expliquer ce processus, plusieurs théories sont en présence. Pour Traube, le processus scléreux commence par le tissu conjonctif interstitiel. Pour M. Lancereaux, le petit rein contracté n'est qu'une des manifestations de l'artério-sclérose généralisée. Pour Charcot, il est le résultat d'une cirrhose épithéliale systématique; « l'altération irritante des épithéliums, fait primitif, se produit par le retour des cellules à l'état embryonnaire et la lésion conjonctive interstitielle, fait consécutif, se traduit dans ses phases initiales par la production de tissu embryonnaire ». Cette théorie est généralement abandonnée.

Quelle théorie doit-on adopter? MM. Brault et Dieulafoy pensent qu'il ne faut ni les accepter, ni les rejeter systématiquement et que plusieurs de ces processus sont ou prédominants ou concomitants suivant les cas. Les expressions de néphrite glandulaire, artérielle, interstitielle, sont inexactes; ces divers processus ne sont pas subordonnés l'un à l'autre, mais marchent ensemble sous l'influence d'une même cause. « Cette cause suscite la rétraction du tissu fibreux qui prolifère, s'épaissit, pendant que les parties fragiles, épithéliums des tubes glandulaires, sont éliminées; une irritation lente détermine l'usure des épithéliums qui disparaissent d'une manière insensible par fragments, pendant que le tissu conjonctif se développe et s'indure. » (Brault.)

3° *Néphrites chroniques à types intermédiaires. Forme commune du mal de Bright.* — Ces types intermédiaires, dit Dieulafoy, constituent la forme de beaucoup la plus fréquente du mal de Bright. Ces types à évolution lente, sujette à rémission, et à reprise, présentent des reins de volume normal, quelquefois un peu gros, le plus souvent atrophiés, diminués de volume. Comme aspect, ils sont bosselés, déformés, granuleux, scléreux, kystiques, blanchâtres, jaunâtres, rougeâtres ; toutes les variétés s'observent. La capsule est plus ou moins adhérente, la substance corticale plus ou moins atrophiée, les lésions glandulaires plus ou moins dégénératives. Le microscope révèle les altérations vasculaires, conjonctives ou glandulaires décrites dans les deux types extrêmes. Ces altérations, suivant les cas, prédominent tantôt sur un des tissus, tantôt sur l'autre ; d'où les aspects les plus divers. Parfois, la néphrite débute comme une néphrite à gros rein à prédominance parenchymateuse et plus tard les lésions scléreuses et vasculaires prennent le dessus ; d'autres fois l'inverse se produit. Habituellement, les néphrites chroniques à type intermédiaire évoluent d'emblée à l'état de type intermédiaire ; mais dans certaines circonstances, elles ne sont que la suite, l'aboutissant des formes extrêmes. Telle est la façon dont Dieulafoy envisage la néphrite chronique et les altérations rénales qui en sont la conséquence.

4° *Lésions du cœur. Hypertrophie.* — Les lésions cardiaques peuvent exister dans les différentes variétés de néphrite chronique, mais surtout dans la forme atrophique ; elles sont moins accusées dans les néphrites subaiguës à gros reins. Elles ne se traduisent pas toujours par l'hypertrophie. « On croit trop fréquemment que le cœur brightique est toujours volumineux ; c'est une erreur, son volume peut être normal ou même plus petit qu'à l'état normal, et tel cœur qui, par son volume, paraît sain à première vue, présente à l'examen histologique des lésions artério-scléreuses fort avancées. » (Dieulafoy.)

En résumé, le cœur brightique ou rénal est habituellement volumineux, parfois même énorme ; mais, dans quelques cas, il a conservé son volume normal quoique ses lésions intimes soient très accentuées. L'hypertrophie porte principalement sur le ventricule gauche et s'y développe indépendamment de toute lésion valvulaire. Quelquefois, les deux ventricules sont atteints et même les autres parties du cœur, on trouve des altérations d'endocardite chronique atteignant les orifices mitraux et aortiques. Ce sont des lésions concomitantes et dans ces cas il y a non seulement hypertrophie, mais dilatation, et on relève des modifications de la petite circulation dues à d'anciennes altérations du poumon ou à des lésions organiques du cœur.

Le muscle est ferme, rouge ; les piliers sont épais, charnus ; la paroi du ventricule gauche peut avoir 2 centimètres et demi à 3 centimètres d'épaisseur ; les orifices sont souples. L'extrémité des piliers ne présente pas d'induration et si parfois elle est blanchâtre, elle n'offre pas la transformation fibroïde des lésions de l'orifice mitral.

La myocardite est exceptionnelle dans les néphrites chroniques ; lorsqu'elle existe ce n'est qu'une coïncidence. Le ventricule gauche est globuleux avec cavité étroite, ou il est hypertrophié et dilaté. Le poids du cœur varie de 400 à 700 grammes. C'est donc une hypertrophie simple, consécutive à l'obstacle qu'apporte à la circulation l'atrophie progressive des reins (Brault).

L'examen histologique, d'après Dieulafoy, révèle deux ordres de lésions : les unes portant sur le tissu interstitiel et les vaisseaux, les autres sur la fibre musculaire. On constate sur une coupe des piliers de la valvule mitrale, des travées de tissu fibreux formant réseau avec d'autres travées venues des petites artérioles qui sont atteintes de périartérite. Ces lésions artérielles paraissent le point de départ de l'envahissement fibreux, dans lequel l'élément musculaire a disparu par places. Dans d'autres points, on constate une hypertrophie du tissu musculaire qui est cause de l'accroissement de volume. Ces deux ordres d'altérations : hypertrophie de l'élément musculaire, artério-sclérose avec tissu fibreux, peuvent être diversement combinées, d'où les variations de volume : hypertrophie du cœur ou volume normal. Parfois l'hypertrophie est considérable et les lésions artério-scléreuses très modérées, ou inversement l'artério-sclérose est très accusée sans que le cœur soit hypertrophié (Dieulafoy).

La pathogénie du cœur brightique a été diversement interprétée. Pour les uns, l'hypertrophie cardiaque est la conséquence des lésions rénales, pour les autres les lésions sont indépendantes et relèvent d'une cause commune, l'artério-sclérose.

Dieulafoy pense qu'il faut scinder la question. « Les lésions du cœur brightique étant de deux ordres, les unes musculaires, les autres artério-scléreuses ; l'hypertrophie cardiaque n'a rien à voir avec les lésions scléreuses, elle est due à l'excès de tension artérielle, conséquence de la lésion rénale (Potain), de l'artério-sclérose plus ou moins généralisée et de la contracture des petits vaisseaux si fréquente au cours de la néphrite chronique. Les lésions scléreuses du cœur naissent au contact de l'artério-sclérose cardiaque, qui n'est qu'un épisode de l'affection générale. Ces lésions musculaires et artério-scléreuses sont diversement combinées, elles sont antérieures, parallèles ou postérieures au développement des lésions rénales. »

Étiologie. — Toutes les maladies infectieuses signalées comme causes de néphrites aiguës ainsi que le refroidissement contribuent pour une part plus ou moins large à l'étiologie du mal de Bright. La néphrite chronique est l'aboutissant d'une néphrite aiguë ou subaiguë. Nous avons vu, en effet, que la néphrite aiguë se terminait par guérison, par apparence de guérison ou passage immédiat à l'état chronique.

A cette première catégorie de causes, il faut joindre des affections qui, sans provoquer l'état aigu ou subaigu, donnent de suite lieu aux symptômes de la néphrite chronique. Parmi elles, citons la goutte, le saturnisme, etc.

L'intoxication saturnine est un des facteurs étiologiques les plus fréquents de la néphrite atrophique et actuellement l'action du saturnisme sur le rein n'est mise en doute par personne ; elle réunit en effet les conditions les plus favorables à sa production, répétition et succession à de courts intervalles d'irritations dont la lésion rénale est la conséquence presque inévitable (Brault). On l'observe chez les peintres, les typographes ; mais les autres modes d'introduction du plomb dans l'économie peuvent aussi l'engendrer.

La goutte doit être placée à côté de l'intoxication saturnine ; Todd l'avait déjà observé, aussi appelait-il le rein contracté rein goutteux.

Souvent, on observe dans les canalicules des cristaux d'urate de soude ou d'acide urique. Cependant, quoique Rayer ait fait de ces cristaux la caractéristique du rein goutteux, ils peuvent manquer et la néphrite chronique n'en existe pas moins avec son origine goutteuse.

Le rhumatisme, bien qu'il soit moins fréquemment cause de néphrite, se retrouve dans les antécédents de quelques malades. Il agit à peu près comme la goutte, par une série d'attaques laissant à leur suite le filtre rénal amoindri (Brault).

L'influence de l'alcoolisme a été diversement interprétée par les auteurs; cependant on ne 'peut lui refuser un rôle dans l'étiologie des néphrites chroniques. En tout cas si l'action de l'alcool paraît douteuse quand elle est isolée, l'association de la goutte, du saturnisme, de l'impaludisme à l'alcoolisme est fréquente; ces deux ordres de causes se combinent, se multiplient. Il participe donc dans une certaine mesure à l'atrophie rénale consécutive (Brault).

Ces trois intoxications, goutte, saturnisme, alcoolisme, agissent par un mécanisme analogue, C'est à la suite d'une série d'irritations que le rein s'atrophie. L'impaludisme, la syphilis paraissent agir de même et plusieurs maladies infectieuses frappant dans un court espace de temps le même sujet, expliquent par leurs assauts réitérés la possibilité d'une néphrite chronique (Brault).

Dieulafoy signale aussi les néphrites d'origine dyscrasique. Cette idée, qui fait de la maladie de Bright une maladie générale primitivement dyscrasique, remonte à Bright lui-même et a été défendue par Valentin, Grave et M. Semmola. La lésion des reins est consécutive à la dystrophie brightique, caractérisée par une altération des albuminoïdes du sang, qui les rend inassimilables et par ce fait ils doivent être éliminés comme une matière excrémentitielle étrangère à l'organisme.

A ce groupe il rattache les néphrites par auto-intoxication, dans lesquelles la lésion rénale apparaît à la suite de l'élimination d'excès de tyrosine et d'autres matières extractives toxiques, dues à une insuffisance d'oxydation (maladie du foie), à des combustions trop rapides (fièvres), à un ralentissement de nutrition.

Sous le rapport de l'âge, la statistique de Lecorché montre qu'elle est rare avant vingt ans et se rencontre surtout de quarante à soixante. Dans l'extrême vieillesse, la fréquence augmente, le rein sénile par bien des points se rapproche de la néphrite interstitielle (Rendu). Néanmoins, quoique les avis à ce sujet soient partagés, on peut dire que généralement, c'est dans l'âge mûr, de quarante à cinquante ans, qu'on trouve la néphrite chronique et que les femmes sont moins fréquemment atteintes.

Symptômes. — A l'exemple de Dieulafoy, nous décrirons les symptômes de la néphrite à type intermédiaire et nous signalerons les quelques modifications particulières aux types extrêmes.

Le début est le plus souvent chronique d'emblée, quoique dans certains cas la néphrite chronique ne soit que l'aboutissant d'une néphrite aiguë; elle affecte alors les signes de début de toute néphrite aiguë. Dieulafoy insiste sur ce début chronique d'emblée et consi-dère les néphrites dans lesquelles on signale un début brusque, une marche rapide, comme des maladies de Bright à évolution lente dans le cours desquelles est survenu un épisode aigu.

Les symptômes de début sont la céphalée, ou une oppression vio-lente; les œdèmes, la bouffissure de la face, l'œdème des jambes; les urines albumineuses avec présence de cylindres. Ces symptômes sont ceux de la néphrite aiguë ou mieux d'un épisode aigu. Si on interroge le malade on apprend de sa bouche que depuis fort long-temps déjà il ressentait cette céphalée: qu'il avait eu de la pollakiu-rie, la sensation de doigt mort, des battements de cœur, des crampes dans les mollets, de la bouffissure des paupières; qu'il mouchait du sang au réveil; qu'il avait éprouvé des bourdonnements d'oreilles, de l'affaiblissement de l'ouïe, des démangeaisons, de la cryesthésie, des secousses électriques dans les membres, etc. Ces symptômes, auxquels il n'avait pas attaché d'importance, permettent par leur ensemble de reconstituer la maladie (Dieulafoy). Ajoutons aux signes précédents, les douleurs lombaires, les troubles visuels et digestifs.

Dans le cours de cet état chronique, qui souvent évolue à l'état latent, surviennent des épisodes aigus : oppressions simulant les accès d'asthme, maux de tête persistants, palpitations angoissantes, troubles digestifs avec ou sans douleurs, vomissements, œdèmes de la face et des extrémités.

Les symptômes du début ont été caractérisés par Dieulafoy, sous le nom de petits accidents du brightisme; nous allons d'après lui les étudier sommairement.

Pollakiurie et Polyurie. — Il existe chez les brightiques deux sortes de troubles urinaires : la pollakiurie, caractérisée par le grand nombre des mictions et leur peu d'abondance, la quantité des urines étant souvent au-dessous de la normale; la polyurie ou augmenta-tion de la sécrétion urinaire.

La pollakiurie est un trouble d'excrétion et regarde la vessie; elle précède souvent la polyurie. Elle peut être précoce ou tardive, parfois elle est même un signe avant-coureur de la néphrite: le plus souvent elle est associée aux autres symptômes. Chez la femme, elle est quelquefois douloureuse, la douleur survient après la miction, elle a les caractères du spasme du col de la vessie, elle dure quelques minutes et reparaît à chaque miction. Cette pollakiurie est due à une excitabilité exagérée de la muqueuse et des muscles de la vessie; lorsque le sphincter est atteint, surviennent les spasmes douloureux.

La polyurie, exagération de la sécrétion urinaire, est surtout le signe de la néphrite à prédominance vasculo-conjonctive; dans la néphrite glandulaire, au contraire, la quantité des urines est diminuée. En général, on observe de fréquentes oscillations, tantôt augmentation, tantôt diminution.

La *sensation de doigt mort*, sur laquelle insiste beaucoup Dieulafoy, est caractérisée par des crampes, des fourmillements dans les doigts analogues à celles observées après l'exposition à un froid vif. L'extrémité des doigts est parfois pâle, exsangue, insensible. Cela dure quelques instants et revient par accès. Les orteils et les doigts peuvent être pris, il y a parfois symétrie; le plus habituellement, tous les doigts de la main ne sont pas atteints en même temps, mais à tour de rôle.

Les *troubles auditifs*, très fréquents, sont variables; ce sont des tintements, des bourdonnements d'oreille, accompagnés ou suivis de dureté de l'ouïe, de demi-surdité passagère, se reproduisant par intervalles et accompagnés parfois de douleurs d'oreilles ou de la face. On note aussi, quelquefois, une sorte de vertige analogue au vertige de Ménière.

Les *démangeaisons* affectent la forme de prurit, elles se rencontrent à toutes les périodes de la maladie et sont souvent des symptômes de début. On les a attribuées à l'excrétion de l'urée par la peau, mais leur véritable cause est mal connue. Elles revêtent plusieurs formes, soit le prurit vulgaire, soit la sensation de chatouillement par des cheveux, des insectes, des fourmis.

Les *crampes* peuvent atteindre les muscles de l'épaule, du cou sous forme d'opisthothonos, mais le plus habituellement elles sont localisées aux mollets; elles surviennent le malade étant couché et peuvent se reproduire plusieurs fois dans le cours de la même nuit, ou plusieurs nuits de suite et provoquer l'insomnie.

Les *épistaxis* sont abondantes et répétées dans les formes hémorragiques et aux approches des accidents nerveux urémiques. Mais le plus habituellement, elles sont très légères, le malade mouche à peine un peu de sang le matin au réveil (Dieulafoy).

La *cryestésie*, ou impressionnabilité spéciale des malades au froid, a été signalée par Dieulafoy, elle est souvent localisée à certaines régions, elle est spontanée, indépendante de la température extérieure, survient même dans la saison chaude; elle affecte surtout les membres inférieurs, genoux, cuisses, jambes, pieds.

Les *secousses électriques* surviennent la nuit, lorsque le malade vient de s'endormir ; ce sont de petites convulsions, des ébauches d'attaque urémique.

Le *signe de la temporale*, ou sinuosité, flexuosité de l'artère temporale, est dû à l'excès de tension artérielle et non à l'athérome; il s'observe chez bon nombre de brightiques (Dieulafoy).

La *perte de l'odorat et du goût* se retrouve assez souvent dans la néphrite chronique.

Tels sont en résumé les petits accidents du brightisme; ils peuvent exister à toutes les phases de la maladie, mais souvent ils apparaissent avant les grands symptômes, marquent le début de l'affection, et mettent sur la voie d'un diagnostic précoce (Dieulafoy).

Les deux symptômes importants de toute néphrite chronique sont l'œdème et l'albuminurie.

L'*œdème* débute habituellement par la face; le malade s'aperçoit le matin au réveil que ses paupières sont tuméfiées, la face est légèrement bouffie. Il se localise souvent aux malléoles pour envahir ensuite les membres inférieurs et se généraliser en un espace de temps plus ou moins long. Dans quelques cas, il frappe plus spécialement certains organes, le poumon en provoquant la dyspnée, le larynx en produisant l'œdème laryngé avec toutes ses conséquences. On l'a vu aussi siéger au prépuce (Rosenstein), au cordon spermatique (Finger), à un seul côté de la face ou du corps (Potain).

Dans les néphrites à prédominance vaso-conjonctive, l'œdème est tardif, passager, insignifiant, limité aux paupières, à la face, aux malléoles. Dans les néphrites parenchymateuses, il est précoce, tenace, envahissant, il produit non seulement l'anasarque, mais les hydropysies des séreuses. Cette distinction quoique vraie, est loin d'être absolue (Dieulafoy).

Au début, les tissus œdématiés sont blancs, mous, conservent l'empreinte du doigt; mais, peu à peu, ils s'épaississent, surtout aux membres inférieurs. L'œdème, peu apparent parfois, fait rarement défaut et a besoin d'être recherché avec soin dans certains cas.

On a attribué l'œdème brigthique à la déperdition de l'albumine du sang ou à l'hydrémie (augmentation de la portion aqueuse du sang), à l'atonie de la fibre cardiaque (Lecorché), à la paralysie des capillaires (Frerichs), à une action réflexe partie du rein et transmise aux petits vaisseaux par leurs nerfs vaso-moteurs (Potain). Ces diverses théories ont été tour à tour admises et rejetées ; la véritable cause des œdèmes est encore mal connue.

Les épanchements des cavités séreuses et les œdèmes viscéraux, plus rares dans la néphrite à petit rein, sont représentés par la pleurésie, l'hydrothorax, l'œdème pulmonaire, l'hydrocéphalie, l'hydropéricarde, etc. Le liquide diffère du sérum du sang, contient moins d'albumine et de sels minéraux, mais est plus riche en eau ; la fibrine fait défaut, il n'est donc pas dû à une simple transsudation du sérum (Jaccoud).

L'*albuminurie* existe en petite quantité dans les urines abondantes de la néphrite à prédominance vaso-conjonctive, tandis que dans les néphrites à prédominance glandulaire épithéliale, elle est fort abondante dans les urines, qui sont en même temps diminuées comme quantité. Mais ce caractère n'est bien tranché que si les lésions sont nettement accusées. L'urée, l'acide urique, les matières extractives sont moins abondants qu'à l'état normal et la densité de l'urine est abaissée. Le microscope révèle dans le dépôt des débris épithéliaux, des leucocytes altérés et des cylindres hyalins homogènes transparents ; les cylindres épithéliaux sont le propre des néphrites aiguës. Outre les cylindres hyalins, on trouve des cylindres colloïdes, rigides, cassants, jaune paille ; des cylindres fibrineux, fréquents dans l'hématurie, formés de caillots fibrineux ; des cylindres granuleux de substances protéiques ; des cylindres graisseux surtout dans les néphrites à gros reins blancs ; enfin des cylindres composés, formés de substance colloïde, de débris épithéliaux, de globules rouges et de globules blancs. Ces cylindres sont l'indice d'une lésion rénale.

Plusieurs théories sont en présence pour expliquer le passage de l'albumine dans les urines ; l'albuminurie est due à la lésion rénale, aux altérations épithéliales des canalicules d'après Lecorché ; mais actuellement on tend à admettre que le passage de l'albumine se fait dans le glomérule, soit qu'il tienne à une altération de la membrane périvasculaire ou à des troubles de circulation glomérulaire. Les expériences récentes montrent qu'il faut incriminer non l'augmentation de pression mais le ralentissement du cours du sang et le défaut d'oxygénation qui en est la conséquence (Stockwis).

La théorie dyscrasique défendue par MM. Jaccoud et Semmola repose sur une altération des albuminoïdes du sang.

Lorsque l'insuffisance urinaire est arrivée, apparaissent certains symptômes se confondant avec les symptômes urémiques. La céphalée, qui peut exister, dès le début, redouble d'intensité à l'apparition des symptômes cérébraux urémiques.

Les *troubles respiratoires* sont continus, paroxystiques, c'est un essoufflement exagéré par la marche, les efforts ; ou bien l'oppression revêt la forme d'accès, analogues à des accès d'asthme, survenant indifféremment le jour ou la nuit, se répétant plusieurs fois dans les vingt-quatre heures, ou se reproduisant à des époques plus ou moins éloignées.

Parfois c'est la respiration de Cheyne-Stokes. Les mouvements respiratoires s'accélèrent, puis se ralentissent et s'arrêtent, une pause a lieu, puis une nouvelle série se reproduit.

Ces troubles sont liés à un œdème broncho-pulmonaire ou même à une pleurésie, dont l'auscultation révèle les signes. Ils surviennent à toutes les périodes du mal de Bright, quelquefois ce sont des symptômes initiaux. Ajoutons quelques troubles rares, tels que l'œdème suraigu du poumon, l'œdème de la glotte qui peuvent accompagner l'anasarque ou même le devancer.

Les *troubles cardiaques* sont l'hypertrophie portant surtout sur le ventricule gauche et accompagnée parfois de la dilatation totale du cœur. L'hypertrophie, très développée surtout dans les néphrites vasculo-conjonctives, se caractérise par la voussure précordiale, avec augmentation de la matité et peut donner lieu à de véritables accès d'asystolie.

Les troubles cardiaques peuvent exister à tous les moments de la maladie, dans toutes les formes, et même devancer les autres symptômes, ce sont alors de simples troubles fonctionnels, des palpitations, de la gêne précordiale, de la dyspnée, les malades sentent leur cœur (Dieulafoy).

A l'auscultation, on ne perçoit parfois que le claquement accentué des valvules sygmoïdes (Traube), parfois un véritable bruit de galop (Potain). Ce dernier, plus fréquent dans les néphrites vaso-conjonctives, coïncide souvent avec l'hypertrophie, mais peut exister sans elle. Il est formé par trois temps : les deux bruits normaux du cœur et un bruit surajouté, précédant le premier bruit normal d'un temps assez court. Il résulterait de la brusquerie avec laquelle se fait la dilatation du ventricule dans la période présystolique (Potain). Ce bruit n'est pas constant, il apparaît et disparaît, son maximum d'intensité est à la région ventriculaire.

L'endocardite mitrale est souvent surajoutée à la maladie de Brigth, de même que l'angine de poitrine qui peut exister avec ou sans lésion aortique.

Les *troubles digestifs* appartiennent à toutes les périodes : ou bien il y a inappétence, vomissements, intolérance absolue de l'estomac, douleur simulant l'ulcère ; ou bien symptômes de catarrhe avec rejet de matières bilieuses, parfois même de la diarrhée.

Les *troubles visuels*, diminution de l'acuité, amblyopie, cécité, sont dus à des altérations diverses du fond de l'œil ou à des troubles nerveux urémiques. On trouve des hémorragies rétiniennes, des taches blanchâtres, inflammatoires ou œdémateuses, elles existent surtout dans les néphrites à prédominance artério-scléreuse et à toutes les périodes ; elles peuvent même marquer le début de la maladie.

Les *hémorragies* sont fréquentes dans la néphrite vaso-conjonctive ; outre les épistaxis parfois très abondantes, on constate des hémorragies cérébrales, méningées, rétiniennes, intestinales, gingivales, broncho-pulmonaires et même l'hématurie parfois très abondante.

Ces hémorragies marquent parfois le début de la néphrite chronique, ou tout au moins en sont un des symptômes les plus apparents (Dieulafoy).

Quelle en est la cause ? Est-ce la richesse moindre du sang en albuminoïdes ? Comment expliquer alors sa grande fréquence dans les néphrites vaso-conjonctives où le malade perd peu d'albumine ? Est-ce l'altération des vaisseaux ? La question n'est pas résolue pour le présent.

L'*ascite* est souvent liée à des complications hépatiques, la cirrhose, le foie gras, le foie muscade ou l'hypertrophie. Ces lésions sont-elles la conséquence de l'affection rénale, ou dépendent-elles d'une même cause ?

Les *phlegmasies viscérales et séreuses* se rencontrent aussi fréquemment dans le cours des néphrites, surtout de celles à prédominance épithéliale : notons la pleurésie, la péritonite, la péricardite, la pneumonie. Quelquefois les épanchements affectent la forme purulente (Dieulafoy). La pneumonie est habituellement lobaire et a une tendance à se terminer par suppuration ou gangrène (Dieulafoy). Ce sont non des symptômes, mais de vraies complications.

La *peau* est sèche, pâle, anémiée chez les brightiques ; elle fonctionne mal, les sueurs sont rares (Dieulafoy). On note cependant des transpirations affectant certaines régions, surtout celles atteintes de cryesthésie. Quelquefois, il y a de véritables *sueurs d'urée*, lorsque l'urémie a déjà frappé le malade ; l'urée se dépose sur la face, au cou, à la poitrine, sous forme de poussière blanche analogue à du givre ; elles sont d'un mauvais pronostic (Dieulafoy). Notons aussi comme complications possibles le purpura, les pétéchies, les érythèmes, l'érysipèle, les lymphangites, les phlegmons.

Comment ces divers symptômes se groupent-ils, en un mot, quelle est la marche de l'affection ? Dans les cas de néphrite à type intermédiaire, dans la forme commune de Bright, nous avons vu que le début pouvait passer inaperçu et que parfois les accidents graves de l'urémie et même le coma pouvaient survenir sans avertissement sérieux préalable; mais ces cas sont rares.

Le plus habituellement les lésions se font d'une façon lente, le rein peut suffire pendant longtemps à l'élimination des matières excrémentitielles et ce n'est que lorsque le champ de la dépuration urinaire devient insuffisant qu'apparaissent les accidents graves de l'urémie. Cette période de suffisance rénale est ordinairement accompagnée des petits signes du brightisme, auxquels le malade n'ajoute que peu d'importance. Lorsque le processus a une marche plus active apparaissent les grands symptômes : anasarque, albuminurie, qui mettent sur la voie du diagnostic.

En règle générale, tout malade atteint de néphrite, a déjà avant l'apparition de l'anasarque, de l'albuminurie, ressenti un certain nombre de symptômes : lassitude à la moindre fatigue, essoufflement facile, transformation du caractère qui devient irritable ou morose, perte de la mémoire. La peau du visage devient pâle et sèche, les artères temporales sont flexueuses. Le pouls devient dur, tendu, bondissant par le fait de l'augmentation de la tension artérielle, le bruit de galop dû à l'hypertrophie cardiaque apparaît. La polyurie accompagne l'hypertrophie cardiaque et la haute tension du pouls ; avec l'albuminurie et les œdèmes, elle est un des symptômes les plus fréquents de la période d'état des néphrites chroniques.

A ces symptômes de néphrite confirmée, ajoutons les palpitations, la tendance à la dyspnée, l'anxiété précordiale empêchant le malade de se livrer à un travail actif ou de faire des efforts ; ces signes relèvent de l'hypertrophie cardiaque.

C'est aussi à cette même période d'état qu'on retrouve la céphalée à type souvent hémicranien, les troubles oculaires, les douleurs lombaires, les bourdonnements d'oreilles, les crampes, les fourmillements dans les doigts, les démangeaisons généralisées, les épistaxis et les autres hémorragies.

La maladie une fois dans son plein, quel sera son mode de terminaison? Le plus habituellement, c'est l'urémie lente et surtout à forme comateuse.

Avant l'apparition de l'urémie, on observe des signes d'intoxication chronique. L'urine présente de nombreuses variétés tant en quantité qu'en qualité. Grâce à l'hypertrophie cardiaque et à la tension artérielle la quantité d'urine est augmentée; la proportion d'albumine est moyenne. Si le cœur s'affaiblit, les urines sont moins abondantes, l'albumine augmente; elle est toujours en raison inverse de la quantité d'urine. La proportion des matériaux solides diminue ; les urines deviennent moins toxiques, l'urémie est à redouter, l'état général du malade, les symptômes qu'il présente, confirment les renseignements donnés par la sécrétion urinaire. Toutes les causes qui amoindrissent l'énergie cardiaque, les efforts, contribuent à l'augmentation de l'albumine ; le repos, au contraire, agit d'une façon inverse. Les maladies intercurrentes, les maladies fébriles, les bronchites à répétition si fréquentes chez les brightiques, ont encore une action plus marquée sur le myocarde et contribuent puissamment à la diminution de son énergie, à l'apparition d'une plus grande quantité d'albumine.

Les complications pulmonaires appartiennent à la néphrite confirmée et aux dernières périodes de la maladie, plutôt qu'à ses phases initiales. Ce sont les bronchites simples et les bronchites à répétition ; elles peuvent être aggravées par un hydrothorax, qui amène la dilatation du cœur déjà surmené ; alors, survient l'asystolie rapide aiguë ou un état de défaillance cardiaque qui explique la production de l'œdème envahissant rapidement l'abdomen. Ordinairement. l'hydropisie est tardive et s'ajoute aux phénomènes urémiques qu'elle ne provoque pas (Brault). L'asystolie est la conséquence de l'urémie et non sa cause. Par suite de l'état des poumons, des troubles de circulation périphérique, le malade meurt en pleine asystolie et l'autopsie révèle un cœur forcé, dilaté, mais non hypertrophié (Brault).

Le plus ordinairement, ce n'est pas l'asystolie qui entraîne la terminaison fatale, mais bien l'urémie chronique, débutant par des troubles de l'estomac ou de l'intestin. Les malades éprouvent de la pesanteur d'estomac, de l'anorexie, du dégoût marqué pour les viandes. Les vomissements surviennent, d'abord bilieux, puis alimentaires ; ils s'accompagnent bientôt de diarrhée, affectant la forme dysentérique, et les selles sont parfois sanguinolentes par suite des ulcérations du gros intestin. Ces troubles digestifs indiquent que la mort est proche, car ils ne rétrogradent pas comme les lésions pulmonaires. Les urines diminuent et les symptômes nerveux apparaissent, le coma survient entrecoupé de quelques petites convulsions, la respiration prend le type Cheyne-Stokes. Parfois, l'urémie se présente aussi sous la forme convulsive ou revêt dans les derniers jours la forme délirante, maniaque, vésanique ou folie brightique.

Avant que l'urémie ne soit arrivée à un état assez avancé pour entraîner la mort, quelquefois une bronchite avec œdème pulmonaire ou asphyxie, une hémorragie cérébrale peuvent amener la terminaison fatale.

Signalons, en terminant, quelques variétés dans les symptômes, suivant qu'on se trouve en présence d'un malade à gros rein blanc ou à petit rein atrophique.

Lors de gros rein blanc, les œdèmes, l'anasarque, les épanchements séreux dominent la scène; la céphalalgie, la dyspnée, les troubles visuels, les vomissements, les épistaxis sont très fréquents. Les urines sont rares, très albumineuses, colorées; elles contiennent beaucoup de cylindres. Les petits accidents du brightisme : pollakiurie, doigt mort, cryesthésie, crampes, etc., sont moins fréquents que dans les autres formes. Le cœur est peu hypertrophié, d'où rareté du bruit de galop; le pouls est mou, la tension artérielle étant peu élevée. Les accidents urémiques délirants, convulsifs, comateux sont plus rares, mais la pneumonie, la péricardite, l'érysipèle, la gangrène sont au contraire des complications fréquentes.

Ces néphrites à gros reins se terminent de différentes façons : la lésion épithéliale et la nécrose consécutive peut être si rapide que le malade succombe en quelques mois, en une année, lorsque le gros rein est le terme ultime. D'autres fois, elles peuvent guérir, mais le rein reste un organe de *minoris resistentiæ*. Enfin, parfois, elles peuvent aboutir à la diminution de l'organe; de néphrites subaiguës qu'elles étaient, elles deviennent véritablement néphrites chroniques, néphrites atrophiques. Aussi, peut-on les faire rentrer dans la classe des néphrites chroniques dont elles se rapprochent par les symptômes.

Les néphrites à petits reins atrophiques se caractérisent par leur marche très lente, une durée souvent de plusieurs années, les œdèmes rares, les hydropisies des séreuses exceptionnelles. Ici, au contraire, les petits accidents du brightisme, la céphalée, les hémorragies diverses, les troubles oculaires, sont d'une grande fréquence. L'hypertrophie cardiaque, le bruit de galop, la dureté du pouls, l'élévation de la tension artérielle, la polyurie, sont l'apanage de cette forme. L'urine est peu chargée en albumine, ses autres principes s'élèvent à peu près au taux normal, les cylindres sont peu abondants. La mort survient par accidents urémiques, convulsions, coma. L'hémorragie cérébrale, l'hémiplégie, sont des complications fréquentes.

D'après ce qui précède, on voit qu'il est impossible de fixer une durée exacte à la maladie de Bright; les néphrites à prédominance épithéliale ont une durée beaucoup plus courte que celles à prédominance vaso-conjonctive. Les rémissions, les temps d'arrêt sont variables. Les cas de guérisons sont très rares et la mort survient soit par des hémorragies, des lésions cardiaques, l'apoplexie, des lésions pulmonaires, soit, enfin, par l'urémie avec ses diverses formes.

Diagnostic. — Le diagnostic de la maladie de Bright, s'il est en général facile dans les dernières périodes de l'affection, présente, au contraire, de grandes difficultés au début. Ce n'est que par l'examen attentif du malade, en groupant les divers symptômes éprouvés, en recherchant les petits accidents du brightisme, qu'on peut y arriver. On base souvent son diagnostic sur la présence de l'albumine dans l'urine, mais ce signe est fort infidèle. Les œdèmes eux-mêmes n'apparaissent parfois que fort tard dans certaines formes ; et si l'on ne recherchait que ces deux symptômes, on pourrait rejeter le diagnostic de néphrite chronique chez des malades atteints déjà depuis longtemps du mal de Bright.

Il est un autre mode de vérification dignostique sur lequel il nous semble bon d'insister et qui dans les mains de certains cliniciens a rendu de grands services ; nous voulons parler de la toxicité des urines, bien établie par M. Bouchard ; 50 grammes d'urine d'un adulte tuent un kilogramme de lapin. Si la quantité employée pour obtenir la mort dépasse ce chiffre, l'urine est donc moins toxique qu'à l'état normal. Or, chez les brightiques la quantité d'urine à injecter dépasse 50 grammes. Nous savons, en effet, que par suite d'insuffisance de la dépuration urinaire, conséquence de la lésion rénale, les urines des brightiques sont peu toxiques, leur toxicité diminuant suivant le degré de la lésion rénale.

L'albuminurie peut manquer dans certaines néphrites, et par contre, elle pourrait aussi exister sans lésion rénale ; ce serait une albuminurie physiologique. Cette question est très controversée ; quoi qu'il en soit, si l'albuminurie fait défaut dans certains instants chez les brightiques, elle est un signe assez fréquent surtout dans les néphrites à prédominance épithéliale. La polyurie dans le rein atrophique manque rarement et s'accompagne d'hypertrophie du cœur ; la présence de ces deux symptômes est une forte présomption en faveur d'une néphrite chronique.

Il faudra dans le cours du diagnostic ne pas confondre l'hypertrophie cardiaque avec les maladies du cœur amenant l'hypertrophie ; de même, les complications (bronchite avec œdème, dyspnée, épanchements pleurétiques, etc.) ne devront pas être considérées comme des maladies à identité propre. On devra rechercher leur véritable cause ; l'examen attentif du malade, le groupement des divers symptômes éprouvés précédemment feront reconnaître la maladie de Bright.

La dégénérescence kystique des reins, qui elle aussi annihile la fonction de l'organe, pourrait être confondue avec le rein atrophique, elle peut évoluer d'une façon ignorée et amener la mort par le coma. L'examen de l'abdomen permettra souvent de constater dans les flancs une tumeur globuleuse, rénitente, fluctuante, qui lèvera les doutes.

Pronostic. — L'albuminurie peut relever de diverses causes : syphilis, goutte, chlorose et ne doit pas être considérée comme étant toujours l'indice d'une lésion rénale. Si, au contraire, les petits accidents du brightisme ont apparu, l'attention doit être tenue en éveil et si la toxicité des urines diminue, si la dépuration urinaire devient insuffisante, l'urémie est à redouter. Le malade doit craindre le surmenage du cœur, l'asphyxie ; le cœur est l'organe dont l'intégrité paraît indispensable pour parer aux complications qu'entraîne à sa suite l'atrophie progressive du rein (Brault).

« Les petits accidents du brightisme sont un avertissement qui n'entraîne pas par lui-même de pronostic grave, mais avec lequel il faut compter ; il faut se soigner et se soigner vigoureusement qu'on soit albuminurique ou qu'on ne le soit pas. » (Dieulafoy.)

Traitement. — Si le régime lacté absolu est le traitement par excellence des néphrites aiguës ou des néphrites subaiguës, de la néphrite *a frigore*, pour la néphrite chronique il n'en sera plus de même. La longueur de l'affection rend l'usage exclusif du lait pour ainsi dire impossible. Quel régime faudra-t-il prescrire au brightique ? Le régime lacté devra être prescrit lors des poussées aiguës ; en dehors de ces crises il faudra revenir au régime mixte, à un régime faible avec boissons abondantes, selon l'opinion de Dickinson. Mais il ne faudra pas prescrire, à l'exemple de cet auteur, du bouillon léger, du thé de bœuf, dont les substances salines et les matières extractives abondantes peuvent irriter le rein déjà malade.

C'est pour éviter cette irritation du rein, qu'on prescrit le lait qui fait augmenter la quantité des urines et diminuer l'albuminurie. L'albumine n'est pas le coefficient de gravité des lésions rénales, elle peut faire défaut ou être en très petite quantité dans la néphrite avec atrophie rénale. Ce n'est donc pas contre elle qu'il faut lutter ; on doit avant tout rechercher l'état du rein.

L'usage du lait a pour but de réduire au minimum les produits excrémentitiels qui doivent être éliminés par le rein. Cet organe, en travaillant peu, évite ainsi le surmenage tant à redouter et peut réparer ses lésions. Aussi, est-il tout indiqué dans les néphrites aiguës guérissables. Pour peu que l'affection se prolonge, passe à la chronicité, la situation change et un régime aussi sévère ne peut amener que l'affaiblissement du malade.

« Dans une néphrite chronique au début, certaines parties du rein sont malades, mais d'autres ne sont pas encore atteintes par le processus et elles restent en assez grand nombre pour permettre aux produits excrémentitiels d'être éliminés, l'insuffisance rénale ne peut être la conséquence que d'une maladie intercurrente. L'obstruction subite compromettant la diurèse n'est pas à redouter, à quoi bon prescrire un régime aussi sévère et aussi débilitant qui empêche le malade de se livrer à toute occupation et qui l'anémie sans produire de résultat au point de vue de la guérison ? »

Telle est l'opinion de Brault que nous partageons complètement. Que de malades en effet, soumis au traitement lacté dès la moindre apparition de l'albumine dans l'urine, finissent par se lasser de ce régime, et lorsqu'il devient indiqué refusent alors de s'y soumettre. Il faut aussi compter avec les nombreux troubles digestifs, dyspepsie, anorexie, diarrhée, qu'il peut engendrer.

Actuellement, la plupart des cliniciens ont reconnu l'avantage du régime mixte bien réglé et réservent le régime lacté pour le moment des poussées aiguës, lorsque l'albuminurie augmente ou que les urines se raréfient. Ces poussées aiguës peuvent souvent être décelées par l'analyse chimique au point de vue de la quantité d'urée éliminée et par le coefficient de toxicité urinaire ; si ces deux facteurs diminuent parallèlement, le rein devient insuffisant, l'urémie est proche.

Quel sera ce régime mixte, quels sont les aliments qui doivent être prescrits ? On permettra le pain, les légumes verts, les farineux, le beurre, les œufs, les fromages à la crème, les mets sucrés, les poissons, les huîtres, les viandes très légères, le porc, la charcuterie, le jambon, le poulet, etc. Mais il faudra défendre les viandes rouges, le bouillon, les extraits de viande, très chargés en matières salines ; certains légumes, épinards, asperges, oseille, tomates, aubergines, qui ont une action irritante sur le rein, ainsi que les noix, le gibier, les conserves de poisson. Au moment des poussées, il faudra revenir à un régime plus sévère et faire reprendre aux malades le régime lacté exclusif jusqu'à disparition des symptômes alarmants.

Il est une question très controversée au sujet du régime : peut-on prescrire des œufs aux albuminuriques ? La conclusion des diverses expériences est que les œufs ne paraissent pas augmenter le taux de l'albumine. Néanmoins malgré leur innocuité relative, il sera bon de n'autoriser que les œufs cuits lorsque l'état des fonctions digestives sera assez bon pour le permettre (Brault).

« En un mot le régime des brightiques doit être celui de la ration d'entretien des personnes astreintes au repos et ne se livrant à aucune fatigue ; l'alimentation doit être suffisante pour les soutenir et assez douce pour ménager la fonction toujours chancelante du rein. Par une alimentation bien réglée et par le repos, on réduit au minimum le taux des déchets organiques provenant soit de la digestion, soit des combustions internes ; le malade atteint de néphrite chronique, s'il veut vivre, a besoin de continuels ménagements. » (Brault.)

Dans la néphrite atrophique, les troubles digestifs sont plus rares et plus tardifs, le régime large ou modéré est supporté plus longtemps sans conséquence grave. Mais en général il faudra défendre les boissons fermentées ou fortes en alcool, prescrire les eaux minérales, jouissant de propriétés diurétiques, eaux lithinées, bicarbonatées, etc., préférer le vin blanc aux vins rouges, les bières légères aux bières fortes et recommander de temps en temps le thé léger comme boisson aux repas (Brault).

A ce régime alimentaire il faut joindre quelques précautions hygiéniques et avant tout éviter le refroidissement dont l'action peut jouer un grand rôle sur les poussées aggravantes de la maladie. Le brightique devra donc se préoccuper de son vêtement, de son habitation, rechercher les climats chauds et secs (la saison chaude amenant souvent chez lui une grande amélioration dans l'état de la maladie). Il devra assurer le fonctionnement régulier de la peau par des frictions répétées sur tout le corps. Les frictions sèches faites sans trop de violence d'une manière méthodique et constante (Semmola) paraissent jouir d'une action favorable. Le repos, sauf au moment des poussées aiguës, paraît plus nuisible qu'utile, mais l'exercice doit être modéré ; la vie au plein air modifie avantageusement la nutrition au grand avantage de la fonction du rein qui s'exerce sur des matières excrémentitielles plus réduites (Brault). Le repos cérébral serait aussi utile que le repos musculaire (A. Robin).

A cause de leur action irritante sur le rein, il faudra veiller à l'emploi de certains médicaments ; des empoisonnements ont été relevés à la suite d'emploi de la poudre de Dower (Todd), des préparations opiacées (Charcot, Cornil), du traitement mercuriel (Bouchard). Chauvet montre qu'il faut administrer avec prudence le sulfate de quinine, le bromure et l'iodure de potassium, le mercure, l'acide salicylique, l'opium, l'atropine. Ces médicaments, de même que les alcaloïdes (Bouchard), s'éliminent mal et leur élimination est plus longue chez les brightiques.

Les diurétiques préconisés à la période de compensation par Granger Stewart, digitale, acétate, tartrate de potasse, sont contre-indiqués quand l'insuffisance rénale s'établit.

L'imperméabilité des reins aux substances odorantes, à la térébenthine, serait pour certains auteurs (de Beauvais) un signe diagnostic du mal de Bright, mais des recherches récentes n'ont pas confirmé cette vue (Furbinger).

L'iodure de potassium, suivant Bartels et Brault, peut être prescrit même à dose élevée et sans danger ; il rend de grands services dans la néphrite syphilitique et, si son action sur l'atrophie progressive du rein n'est pas démontrée, la diminution dans la rapidité de son élimination permet de se rendre compte de l'état du rein et de conclure qu'il est déjà fortement atteint ; aussi, pourrait-on le prescrire de temps en temps pour se rendre compte du degré d'altération de l'organe (Brault).

Traitement médicamenteux. — Malgré le régime, les précautions hygiéniques, la maladie suit son cours, l'insuffisance rénale apparaît. Elle se traduit par la diminution de la sécrétion urinaire, les œdèmes, l'anasarque, les troubles digestifs ; l'urémie ne survenant que plus tardivement. C'est à cette période que le traitement médicamenteux peut agir en rétablissant le cours des urines et en évitant les complications graves.

« Si les malades sont abandonnés à eux-mêmes, l'économie compense dans une certaine mesure cette infériorité du rein, l'hypertrophie cardiaque se produit. Dans l'atrophie lente, l'obstacle n'est pas dès le début très marqué, il se fait d'une façon progressive, aussi l'hypertrophie a-t-elle le temps de s'établir. Dans les néphrites aiguës, subaiguës, il n'en est plus de même, l'obstacle est brusque, et la conséquence est la dilatation, quoique dans ces cas on observe aussi un certain degré d'hypertrophie. Si le cœur faiblit, la fonction rénale est compromise et l'indice de cet affaiblissement du cœur est marqué cliniquement par la diminution de tension du pouls. A l'hypertrophie succède alors l'atonie du muscle cardiaque et la dilatation des ventricules. Le résultat de l'affaiblissement cardiaque est un complexus dans lequel les phénomènes asystoliques jouent un certain rôle, et où, par suite de la diminution de la sécrétion urinaire, les accidents urémiques prennent le dessus. C'est alors qu'on observe les éliminations compensatrices dont l'estomac, l'intestin, le poumon, la peau, subissent le contre-coup. » (Brault.)

Le cœur devra donc être surveillé au cours des néphrites, et il en résulte quelques indications thérapeutiques. Contre l'asthénie cardiaque, il faudra employer la caféine et la digitale. Si l'examen du malade révèle des lésions du rein trop étendues, il faudra s'abstenir de ces médicaments par crainte des intoxications et se borner à prescrire le régime lacté. Si le rein paraît encore perméable, que le cœur soit en grande partie cause des accidents, il faudra avoir recours à la caféine, à la digitale, à la spartéine, etc. La digitale est fort utile dans ces cas, elle peut être considérée non seulement comme un tonique cardiaque, mais aussi comme un diurétique puissant. A la digitale on peut joindre le lait seul ou coupé d'eau alcaline bicarbonatée, et il faudra proscrire une alimentation trop riche qui augmenterait la tension sanguine et forcerait le cœur à accomplir un travail exagéré (Lécorché).

Beaucoup d'auteurs se montrent opposés à l'emploi des diurétiques. Les sels de potasse, qui peuvent être utiles dans les périodes de tolérance, sont contre-indiqués au moment où apparaissent les signes d'insuffisance rénale; leur rétention dans le sang augmenterait les phénomènes urémiques, l'obstruction du rein et donnerait au cœur un surcroît de fatigue (Brault).

Rayer a obtenu de bons effets de la teinture de cantharide; M. Lancereaux a repris l'étude de la cantharidine. Son utilité paraît plus grande dans les néphrites subaiguës où elle stimule l'activité du rein sans aboutir à l'inflammation. En un mot, l'emploi de ce médicament ne peut être conseillé avant que de nouvelles recherches aient démontré ses indications encore mal établies.

Les autres diurétiques ont été employés, notamment la tisane de raifort sauvage (Rayer), la scille (Bright); mais actuellement leur usage tombe dans l'oubli, et c'est surtout au lait, à la lactose, à la théobromine qu'on a recours dans les hydropisies brightiques sur lesquelles ces médicaments paraissent agir d'une façon efficace.

Les bains de vapeur et les bains d'air chaud ont été essayés; ces derniers jouissent d'une grande action diaphorétique et leur emploi pourrait peut-être rendre quelques services. Dans le même but, on a utilisé les injections de pilocarpine; mais de nombreux insuccès ont été le résultat de cette méthode; les quelques guérisons observées sont insuffisantes pour faire de la pilocarpine un agent thérapeutique utile contre l'anasarque.

Les purgatifs ne trouvent guère leur indication qu'au moment des poussées urémiques, et le mauvais état des fonctions digestives constitue une contre-indication sérieuse à leur emploi.

L'hydropisie parfois ne cède pas aux purgatifs, aux diurétiques, aux sudorifiques ; la peau distendue se rougit, se fendille, il se produit une sorte de phlegmon érysipélateux, et c'est contre cette complication qu'on a tenté l'acupuncture, les mouchetures. Des accidents graves ont été la conséquence de ce mode d'intervention, qui, malgré les précautions antiseptiques dont on s'entoure, n'a presque jamais amené de bons résultats, aussi paraît-il devoir être déconseillé et ce n'est que dans les cas où toute autre méthode aurait échoué qu'on pourra y avoir recours et la pratiquer dans les points les plus éloignés des parties enflammées. Il n'en est pas de même des épanchements pleuraux, péricardiques, péritonéaux, la ponction paraît indiquée et les succès obtenus semblent autoriser l'évacuation de ces épanchements des séreuses.

Telle est la thérapeutique symptomatique à diriger contre l'affaiblissement cardiaque, l'insuffisance urinaire, les œdèmes. Existe-t-il des médicaments capables d'enrayer la lésion rénale ou d'amener sa guérison? Les substances employées ont été fort nombreuses, mais un résultat heureux n'a pas couronné jusqu'à présent les efforts des expérimentateurs.

Le tanin tour à tour abandonné et vanté paraît n'avoir amené aucune guérison durable. Citons aussi l'arbutine, principe de l'uva ursi, la fuchsine, la térébenthine, le benzoate de soude, l'iodure de potassium, l'acide gallique, les préparations martiales, etc. Ces médicaments sont actuellement à peu près rayés de la thérapeutique des néphrites chroniques. Lecorché et Talamon conseillent cependant le tanin et l'acide gallique, à titre de toniques, dans les périodes de déchéance et de cachexie.

Les révulsifs sur la région des reins (teinture d'iode, ventouses sèches, ventouses scarifiées, sinapismes, etc.) paraissent indiqués et ont quelquefois donné de bons résultats, aussi leur emploi doit-il être recommandé.

Malgré la thérapeutique la mieux dirigée, les phénomènes urémiques finissent par apparaître; si on en éloigne l'éclosion pour un temps plus ou moins long, on n'a pu en mettre le malade à l'abri. C'est la terminaison habituelle de la néphrite chronique si quelque complication grave pulmonaire n'est pas venue enlever brusquement le malade.

Contre l'urémie, le seul moyen efficace et qu'on doit employer sans retard, c'est la saignée; elle doit être abondante (300 à 500 grammes) et, au besoin, si les accidents n'ont pas cédé, être renouvelée plusieurs fois de suite. Les bienfaits de cette intervention ne tardent pas à apparaître, surtout dans la forme convulsive de l'urémie. La saignée peut être aussi remplacée par des sangsues appliquées derrière les oreilles, à l'anus ou au creux épigastrique, mais la déplétion sanguine se fait plus lentement et ne produit pas d'aussi bons résultats.

La compression digitale des carotides, préconisée par Trousseau, a amené plusieurs fois la cessation des crises éclamptiques ; il en est de même de l'emploi du chloral, du chloroforme, des bromures.

Lorsque tout danger a disparu, il faut avoir recours aux purgatifs et aux diaphorétiques pour rétablir la sécrétion urinaire et alléger le rein d'un excès de travail. On a employé le séné, la coloquinte, la gomme-gutte, la scammonée, l'élatérium qui, pour Ribbert, aurait aussi la propriété d'augmenter les urines.

Contre la dyspnée urémique on prescrit les antispasmodiques : l'éther, le valérianate d'ammoniaque, le bromure de sodium, et surtout les inhalations d'oxygène, les injections de morphine, l'ipéca par dose de 5 centigrammes jusqu'à production d'état nauséeux (Dieulafoy).

Dans l'urémie à forme gastro-intestinale, contre les vomissements, il faut employer le lait et l'alcaliniser avec de l'eau de chaux de Vals ou de Vichy, ou avoir recours à la créosote, ou à la teinture d'iode qu'on donne à la dose de deux gouttes dans une cuillerée d'eau avant le repas. On peut aussi se servir d'eau chloroformée, d'une solution de chlorhydrate de cocaïne, de l'eau oxygénée, ou de l'acide lactique à la dose de 4 à 6 grammes (Talamon et Lécorché). La glace rend aussi parfois quelques services.

Les moyens préventifs à employer contre l'urémie sont, d'après Bouchard, les diurétiques, le lait en première ligne, donné même comme aliment, l'abstinence des viandes, du bouillon, à l'exclusion de la viande bouillie, la vie au grand air ou les inhalations d'oxygène, l'antisepsie intestinale, et, dès que les accidents deviennent menaçants, la saignée.

Dieulafoy a fait quelques essais de transfusion du sang chez des urémiques ; ses observations trop peu nombreuses ne lui permettent pas de préconiser ce mode de thérapeutique au détriment de la saignée, mais les résultats satisfaisants qu'il a obtenus avec des transfusions de 100 à 120 grammes, lui font conclure qu'elles ont une influence salutaire sur les accidents urémiques, qu'elles enrayent pour une durée probablement variable suivant la nature et l'intensité de la lésion.

Contre la céphalée, Dieulafoy préconise les sangsues derrière les oreilles ou l'antipyrine à la dose de 1 à 3 grammes par jour.

« L'oligurie et l'anurie observées fréquemment dans le mal de Bright, sont ordinairement la cause rapide des accidents urémiques. L'oligurie ne marche pas toujours parallèlement avec la lésion rénale, les périodes d'oligurie alternent souvent avec des périodes où la sécrétion urinaire est normale ou même supérieure à la normale ; elle n'est donc pas seulement sous la dépendance des lésions des reins, mais d'une intoxication qui, chez le brightique, modifie ou anéantit par moment le fonctionnement du rein, d'où impuissance de la saignée et des diurétiques. L'injection de néphrine (substance corticale du rein de bœuf triturée avec de la glycérine, de l'eau stérilisée et du sel marin) a dans un cas ramené la sécrétion urinaire interrompue pendant cinq jours et une amélioration notable dans l'état du malade. Les injections de néphrine paraissent donc pouvoir entrer dans la thérapeutique à titre de diurétique et rendre des services dans les cas d'anurie et d'oligurie brightique. » (Dieulafoy.)

Cette expérience de Dieulafoy, que nous avons tenu à résumer et dont on trouvera les détails dans son nouveau traité de pathologie, paraît mériter l'attention. De nouvelles observations paraissent nécessaires pour confirmer la valeur thérapeutique du médicament qu'il propose avant de l'instituer comme traitement des anuries ou des oliguries, conséquences des néphrites chroniques.

L. BONVALOT, *de Paris*.

CHAPITRE IX

HYDRONÉPHROSE

C'est une affection caractérisée par la dilatation des calices, du bassinet et même de l'uretère par suite d'obstruction de ce conduit, d'obstacle s'opposant au cours de l'urine.

Étiologie. — L'hydronéphrose peut être congénitale, elle peut se rencontrer chez le fœtus et être cause de distocie, résulter d'un vice de développement des uretères réduits à de simples cordons, ou présentant dans leur trajet des coudes, des rétrécissements, des valvules. L'imperforation de l'urèthre, les malformations de la vessie, la petitesse de l'orifice vésical de l'uretère sont aussi des causes d'hydronéphrose congénitale.

L'hydronéphrose acquise peut se rencontrer à tout âge, avoir pour point de départ l'oblitération de l'uretère par un calcul, des hydatides; sa compression par une tumeur, un kyste hydatique, un kyste de l'ovaire, un cancer de l'utérus, une tumeur vésicale.

Dans quelques cas, la cause mécanique fait défaut, l'oblitération de l'uretère est due au rétrécissement provoqué par des tumeurs fongueuses de la muqueuse ureterale. On a noté aussi des hydronéphroses qui paraissent dues, en dehors de toute inflammation, à la paralysie de la couche musculaire du bassinet et qui sont constituées par la dilatation de cette cavité.

Le plus habituellement, l'hydronéphrose est une complication de la lithiase rénale, et les calculs uriques plus fréquemment que les autres sont l'origine de l'oblitération.

Anatomie pathologique. — L'hydronéphrose peut être simple ou double, occuper un seul rein ou envahir les deux, elle peut de même être partielle ou générale.

L'hydronéphrose partielle peut exceptionnellement siéger au niveau des calices, en envahir un ou plusieurs ; elle est alors située vers les extrémités de la glande, elle est peu volumineuse et simule les kystes rénaux.

Elle occupe le plus généralement le bassinet, se présente sous forme de tumeur sphéroïdale ou pyriforme formée par le bassinet dilaté et est située en dedans de la scissure du rein où elle fait saillie. Le rein refoulé et comprimé coiffe la tumeur. Sa surface est lisse ou bosselée si les calices prennent part à la distension. On est alors en présence d'une hydronéphrose générale.

Le rein refoulé subit la dégénérescence scléreuse ; si l'obstacle a duré longtemps, il s'atrophie et n'est plus représenté que par une lame de quelques millimètres d'épaisseur. L'inflammation, qui aboutit à cette atrophie, débute au niveau des pyramides de Malpighi pour gagner ensuite la substance corticale.

L'hydronéphrose arrivée à ce degré se présente alors sous forme d'une tumeur volumineuse, bosselée, fluctuante, située sur les parties latérales du rachis, s'étendant parfois de la dixième côte à l'épine iliaque. Ses parois sont blanchâtres, semi-transparentes ; elles sont formées par la capsule du rein, doublée encore en quelques points par des reliquats de substance rénale, et d'où partent des cloisons divisant la tumeur en un certain nombre de loges. La partie correspondant au bassinet se reconnaît par sa coloration plus blanchâtre. L'uretère peut aussi participer à cette dilatation et il atteint parfois le volume d'un intestin d'enfant en présentant comme lui de véritables anses ; dans d'autres cas il est rétréci et ne contribue pas à cette ectasie.

La muqueuse des calices et du bassinet a perdu sa vascularisation, les fibres musculaires ont subi la dégénérescence graisseuse et les parois de la tumeur semblent alors uniquement constituées par du tissu fibreux. Les lésions observées au niveau de la substance médullaire et corticale, l'atrophie de la substance rénale, s'expliquent par le fait de la pression excentrique qu'elle subit et dont le maximum correspond aux pyramides, d'où l'atrophie rapide de celles-ci. Les prolongements intrapyramidaux, les colonnes de Bertin, soumises à une pression inférieure, s'atrophient moins rapidement ce qui explique la présence de ces cloisons déjà signalées.

L'hydronéphrose d'origine calculeuse présente, quelquefois, des altérations particulières du bassinet. Si l'obstacle siège dans la partie supérieure de l'uretère, on trouve dans le bassinet des calculs ramifiés coralliformes dont les branches pénètrent dans les calices dont elles déterminent l'usure progressive et leur masse, augmentant incessamment par addition de dépôts salins, contribue à compléter l'atrophie du rein (Brault).

Le liquide contenu dans la tumeur varie suivant la durée de l'hydronéphrose, suivant que l'obstacle est absolu ou incomplet. Au début, le liquide est de l'urine à peu près normale et n'en diffère que par une notable quantité d'albumine. Il devient ensuite gélatineux, prend une teinte jaunâtre par suite de l'abondante sécrétion du mucus de la muqueuse du bassinet. Lorsque l'atrophie rénale est à peu près complète, la sécrétion urinaire se trouvant arrêtée, le liquide devient kystique, séreux.

La transformation en pyonéphrose est assez rare, quoiqu'on ait soutenu que l'hydronéphrose pure consécutive à la lithiase rénale est exceptionnelle. Dans ces cas, ce ne serait pas une urine transparente, mais un liquide louche séropurulent qui serait contenu dans le bassinet. On observerait surtout ce fait dans les cas de rétrécissements de l'uretère à sa partie inférieure. En tout cas, ces modifications de l'urine ne s'observent, ainsi que le fait remarquer Rayer, qu'à une période avancée de la lithiase rénale et l'hydronéphrose a souvent devancé de longtemps l'apparition de ces urines troubles purulentes (Brault).

L'affection atteint généralement un seul rein, plus fréquemment le droit; on a cependant noté souvent l'hydronéphrose double.

Symptômes. — Parfois, l'hématurie a été relevée comme symptôme précurseur d'hydronéphrose, mais elle est en général assez rare. Il n'en est pas de même des coliques néphrétiques qu'on rencontre souvent dans les antécédents du malade et qui existent parfois comme symptôme prodromique. Dans d'autres cas, l'affection débute, sans que rien dans l'état antérieur ait pu faire prévoir cette affection.

Les malades accusent une douleur dans la région lombaire, située d'un seul côté ou des deux, si l'hydronéphrose est double.

La pression, généralement indolore, provoque exceptionnellement des irradiations douloureuses du côté des cuisses ou des bourses.

La palpation permet de constater une tumeur généralement unilatérale, quelquefois bilatérale, occupant les flancs, remontant dans l'hypocondre et descendant dans la fosse iliaque. Les anses intestinales sont refoulées en avant. Cette tumeur est fluctuante, bosselée, et peut diminuer subitement de volume. Cette diminution s'accompagne alors de diurèse abondante.

Les symptômes du côté des systèmes circulatoire et digestif font le plus souvent défaut ; il n'y a pas de fièvre ; on a cependant noté l'hypertrophie cardiaque surtout dans les cas d'hydronéphrose double, la constipation, les vomissements, la diarrhée et enfin la dyspnée si la tumeur est volumineuse. Ces phénomènes dépendent peut-être plutôt d'une crise urémique légère ; le plus souvent, l'affection évolue à l'état latent sans attirer l'attention du malade, lorsque l'hydronéphrose est unilatérale. La marche de l'affection est le plus ordinairement progressive ; toutefois, on signale dans son cours des rémissions coïncidant avec une diurèse abondante ; c'est ce qui se produit dans l'hydronéphrose intermittente de Cole. Elle est due à une obstruction plus ou moins complète et temporaire des voies urinaires.

L'affection se termine ordinairement par la guérison, l'obstacle disparaît, les urines reprennent leurs cours ; et si l'altération du rein n'est pas trop prononcée, la guérison peut être complète.

Dans d'autres cas, l'hydronéphrose se transforme en pyonéphrose, mais cette complication est rare. On a noté aussi quelquefois la perforation et des accidents graves consécutifs à l'issue du liquide.

Quelquefois, la gêne mécanique, apportée par la présence de la tumeur rénale, peut provoquer des troubles sérieux circulatoires, l'œdème des membres ; des troubles respiratoires, la dyspnée, l'orthopnée.

Si l'hydronéphrose est double, l'anurie, qui en est la conséquence, doit faire craindre des phénomènes urémiques et l'issue est le plus souvent fatale. Ce pronostic grave ne peut être porté que lors d'hydronéphrose double dans laquelle on a observé quelquefois la mort subite. Si l'hydronéphrose est simple, la guérison peut être obtenue pour un temps plus ou moins long, l'autre rein suppléant aux fonctions du rein lésé.

Diagnostic. — Au début, le diagnostic est à peu près impossible ; on pourra soupçonner l'hydronéphrose dans le cours d'un cancer de l'utérus ou de la vessie lorsqu'on constate un peu d'albumine dans l'urine et des troubles gastriques.

Lorsque la tumeur est formée, sa nature, son siège, ses bosselures, sa fluctuation, son indolence habituelle, sont autant de signes qu'il faudra rechercher. On pourrait la confondre avec une pyonéphrose ; dans ce cas, les signes graves, dus à la rétention du pus, la fièvre éclatent, la fluctuation est difficilement perçue. Si l'hydronéphrose est ouverte, elle se distingue facilement de la pyonéphrose, le liquide est clair et non purulent.

Le kyste de l'ovaire sera différencié de l'hydronéphrose par les rapports qu'il affecte avec l'utérus et surtout par la ponction exploratrice qui révèle dans le liquide kystique la présence d'épithélium cylindrique. Ce signe peut être incertain ; mais le liquide de l'hydronéphrose est toujours acide et renferme de l'urée. Malgré tout, le diagnostic reste parfois très difficile et l'erreur a été plusieurs fois commise.

Les hydronéphroses traumatiques sont habituellement précédées par l'hématonéphrose ou par la mobilisation du rein, son déplacement ; quelquefois par l'inflammation de l'uretère avec rétrécissement plus ou moins serré.

Les hydronéphroses doubles ne pourront être diagnostiquées que lorsqu'elles ont atteint un certain volume, elles accompagnent ordinairement les affections utérines.

Les kystes du rein se reconnaissent par leur situation à l'une des extrémités de la glande, leur volume moyen et leur fluctuation nette.

Les kystes hydatiques du rein et du foie peuvent aussi présenter comme les kystes ovariques de sérieuses difficultés de diagnostic et il faudra dans ces cas avoir recours à la ponction qui révélera souvent dans le liquide la présence de crochets.

Traitement. — Si l'on soupçonne la présence d'un calcul dans l'uretère on pourrait essayer par des manipulations de la tumeur de le faire progresser, mais cette méthode est peu recommandable, elle peut provoquer de graves accidents, amener la rupture de l'hydronéphrose ; il serait préférable de recourir aux injections de morphine pour vaincre le spasme.

La ponction de la tumeur, comme moyen palliatif, a souvent donné de bons résultats en amenant la décompression de l'organe ; mais si l'obstacle n'est pas vaincu, le liquide se reproduit et la tumeur reprend le volume qu'elle avait précédemment. Si l'obstacle siège au niveau de l'urèthre, du col de la vessie, le cathétérisme pourra rendre service et on ne devra jamais négliger de le pratiquer dans tous les cas d'hydronéphrose ; on a vu des guérisons survenir par cette simple pratique.

Si l'hydronéphrose est unilatérale, on pourra tenter la néphrectomie. L'opération de choix serait de conserver le rein en maintenant la cavité de l'hydronéphrose ouverte, mais les tentatives n'ont point été suivies de succès.

Après l'ouverture de la tumeur, on a constaté, une fois la décompression obtenue, que le liquide sécrété se rapprochait de la composition normale de l'urine, le fonctionnement du rein était donc suspendu et non aboli. Mais à la longue la cavité de l'hydronéphrose s'infecte et des complications redoutables apparaissent (Brault).

A l'hydronéphrose succède parfois l'anurie par oblitération de l'uretère du côté opposé. Il ne faut pas attendre dans cette anurie calculeuse que le gravier se déplace ou s'élimine; dès le cinquième jour on créera une fistule lombaire et on procédera à l'ablation du calcul avec ou sans uretérotomie (Legueu), les résultats obtenus plaident en faveur de cette opération.

L. BONVALOT, *de Paris*.

CHAPITRE X

TUBERCULOSE DU REIN

Historique. — La tuberculose du rein, déjà signalée par Bayle, Rayer, est d'étude relativement récente ; elle a été dans ces derniers temps le sujet de nombreux travaux de la part de Dufour, Lécorché, Roberts, Dickinson, Morris, Guyon, Tapret, Terrillon, Reclus, Lancereaux, Durand-Fardel, Cayla, etc.

Anatomie. Pathologie. — La tuberculose du rein se présente sous deux formes principales : tuberculose miliaire, granulie ; tuberculose chronique.

A. TUBERCULOSE MILIAIRE. — La tuberculose miliaire ou granulie se rencontre surtout chez l'enfant ; chez l'adulte elle est rarement primitive, c'est plutôt un épiphénomène de l'infection tuberculeuse généralisée.

Dans la granulie, les deux reins sont pris en même temps et contiennent des granulations grisâtres, demi-transparentes, en nombre plus ou moins considérable. Les reins sont comme criblés de grains de plomb (Brault).

Ces granulations siègent surtout dans la substance corticale, où elles sont disséminées ou réunies sous forme de stries blanchâtres, allant de la périphérie au centre et suivant le trajet des vaisseaux (Cornil et Ranvier). On en rencontre aussi au niveau des glomérules et dans les espaces correspondant à plusieurs tubes contigus (Brault). L'uretère, les organes génitaux sont épargnés par cette poussée granulique. Le parenchyme, dans les points non touchés, reste normal ou présente un léger degré de congestion.

Des poussées granuliques analogues se retrouvent dans les autres viscères, poumons, rate, etc.

B. TUBERCULOSE CHRONIQUE. — La tuberculose chronique des reins se présente sous des aspects variés : infiltration nodulaire ; pyélonéphrite tuberculeuse ; dégénérescence massive du rein ; hydronéphrose tuberculeuse. Ces formes peuvent être isolées ou associées.

La tuberculose chronique envahit en général un seul rein, le plus souvent le droit ; elle gagne l'uretère, la vessie et se propage aux organes génito-urinaires.

1° *Infiltration nodulaire.* — Deux ou trois tubercules réunis forment des masses gris jaunâtre au milieu du parenchyme rénal dans la substance corticale, et font parfois saillie à la surface de l'organe. Ces nodules tuberculeux, qui ont pour siège habituel la substance corticale, se rencontrent aussi entre les pyramides de Ferrein.

Le rein reste normal ou est augmenté de volume ; sa surface est lisse ou légèrement bosselée et de couleur pâle ou jaunâtre.

A la coupe, on trouve dans le parenchyme de gros noyaux d'un gris jaunâtre du volume d'une noisette à celui d'une mandarine. Ces nodules multiples ne présentent pas tous le même aspect ; les uns sont encore durs, tandis que les autres sont déjà ramollis à leur centre et ont subi un commencement de caséification. Le bassinet ne présente pas d'altérations, les foyers tuberculeux ne communiquant pas avec lui, ou bien sa muqueuse peut être le siège de granulations tuberculeuses.

2° *Pyélonéphrite tuberculeuse.* — Par suite de leur augmentation de volume, les nodules gagnent les pyramides ; le ramollissement et la caséification dont ils sont le siège, amènent leur ouverture dans les calices. Les produits tuberculeux et le pus pénètrent dans le bassinet. Les pyramides, les calices disparaissent ; à leur place, se trouvent de véritables cavernes s'ouvrant dans le bassinet par une large ouverture.

Ces cavernes, à bords irréguliers, déchiquetés, indurés, ont une paroi ulcérée, irrégulière, criant sous le scalpel et contenant parfois des concrétions calcaires. A l'examen histologique, elles présentent, comme les cavernes pulmonaires, trois couches : une zone interne caséifiée, nécrosée ; une zone moyenne d'infiltration tuberculeuse avec cellules géantes et caséification partielle des parois ; une zone externe où on retrouve encore différentes parties de l'organe : tubes, glomérules, etc.

Quelquefois, les cavernes se développent d'emblée au niveau des calices et du bassinet et envahissent ensuite le tissu rénal. D'autres sont en contact direct avec la surface du rein, et dans leur paroi on ne trouve plus de vestige de l'organe.

L'uretère et le bassinet participent à l'inflammation ; leur muqueuse est épaissie et recouverte d'une zone blanchâtre d'infiltration tuberculeuse.

L'uretère est quelquefois dilaté, mais le plus souvent rétréci et peut même s'oblitérer ; les urines ne présentent alors ni pus, ni détritus tuberculeux. De l'état de l'uretère dépendra l'évolution ultérieure de la lésion. Si l'uretère reste perméable, il n'y aura pas d'augmentation de volume du rein. S'il est oblitéré, on aura soit la dégénérescence massive du rein, soit l'hydronéphrose tuberculeuse (Tuffier).

3° *Dégénérescence massive du rein.* — Le rein est alors constitué par une masse dense, solide, analogue à du mastic de vitrier, inclus dans une membrane mince transparente d'où partent des cloisons qui la divisent. Tuffier la compare comme aspect à un kyste dermoïde. Cette masse peut remplir le rein, le bassinet et une partie de l'uretère complètement oblitéré.

4° *Hydronéphrose tuberculeuse.* — Elle ne diffère en rien de l'hydronéphrose simple ; coque fibreuse à cloisons incomplètes, liquide citrin, transparent. L'examen du liquide révèle seulement la présence du bacille de Koch. La recherche microscopique reste quelquefois négative, mais l'inoculation donne toujours des résultats positifs.

Lésions de voisinage. — Les adhérences aux viscères voisins, intestins, veine cave, ont été signalées et sont dues à une périnéphrite lipomateuse (Tuffier). Cette périnéphrite peut même être purulente ou tuberculeuse.

L'uretère est parfois perméable et élargi, mais le plus souvent rétréci ; ses parois sont infiltrées, sa muqueuse est exulcerée et présente en certains points des rétrécissements. Des matières caséeuses remplissent sa cavité et oblitèrent sa lumière.

La vessie est le plus généralement prise ; et si elle n'est pas envahie dans son entier, elle est presque toujours touchée au niveau de l'orifice urétral. Les organes génito-urinaires participent eux aussi à l'infection tuberculeuse.

Le microscope permet de constater la présence du bacille de Koch. Si les examens sont négatifs dans 50 p. 100 des cas, l'inoculation de l'urine et du liquide de l'hydronéphrose ne laisse aucun doute sur la nature tuberculeuse de la lésion.

Les recherches de Durand Fardel nous enseignent la marche suivie par l'invasion tuberculeuse; il a retrouvé les bacilles dans les anses glomérulaires et dans la lumière des vaisseaux d'un certain calibre. Cette découverte apporte un nouvel appoint à la théorie de la propagation de la tuberculose par le courant artériel.

On a longuement discuté pour savoir quelle était la marche des lésions, si le rein était primitivement pris, ou si la vessie était le point de départ de l'invasion tuberculeuse; les avis sont partagés. Pour les uns, Rayer, Cornil, Lécorché, Robitansky, Brault, la marche est descendante, l'inoculation se fait par le rein. Pour les autres, Dolbeau, Guyon, Cayla, Tuffier, la marche est ascendante, la vessie est prise d'abord. Les observations publiées portent à adopter la première théorie tout en admettant des exceptions.

NÉPHRITE TUBERCULEUSE. — En terminant l'exposé des lésions du rein tuberculeux, il nous semble impossible de passer sous silence la néphrite tuberculeuse. Elle est caractérisée par la surcharge graisseuse des épithéliums des tubuli contorti et la nécrose de coagulation de ces éléments, en même temps que l'hypertrophie du tissu conjonctif. Coffin en fait une néphrite infectieuse subaiguë sous la dépendance du bacille lui-même. Brault n'admet qu'avec réserve cette néphrite, la surcharge graisseuse des cellules et la désintégration épithéliale n'étant dans aucun organe le résultat immédiat de l'action du bacille. Il rappelle en outre que, parmi les poisons tuberculeux isolés, certains, tels que la lymphe de Koch et la tuberculose atténuée de Grancher, produisent de véritables néphrites. Ne serait-ce pas à ces poisons tuberculeux qu'il faudrait rapporter l'origine de cette néphrite et non à la présence du bacille lui-même?

Étiologie. — Le rein tuberculeux est une des localisations rares de la tuberculose. La granulie est plus fréquente chez l'enfant que chez l'adulte où on rencontre surtout la tuberculose chronique. C'est dans l'âge moyen de la vie, surtout chez l'homme, qu'on observe la plus grande fréquence de ces lésions tuberculeuses.

La rareté de cette affection tient probablement à ce que le rein n'est pas l'organe d'élimination des microorganismes pathogènes (Tuffier).

Symptômes. — La tuberculose miliaire et la tuberculose chronique du rein passent inaperçues tout au moins au début, tant que l'état général est satisfaisant.

Les signes relevés dans les diverses observations sont loin d'être caractéristiques; on a signalé comme symptômes précoces, des douleurs lombaires, de la polyurie avec urines transparentes, des hématuries. Le début peut être aussi marqué par de la pyurie, par une sorte de vomique rénale. L'albuminurie, qui a été aussi notée dans les symptômes initiaux, paraît plutôt due à une néphrite coexistante ou à une dégénérescence amyloïde du rein, qui sont souvent associées à la tuberculose rénale.

En un mot, la granulie survenant chez l'enfant ou la poussée granulique apparaissant chez l'adulte dans le cours d'une tuberculose pulmonaire n'ont pas de symptômes propres capables d'attirer l'attention; c'est le plus souvent une trouvaille d'autopsie qui révélera la lésion, les symptômes observés pouvant tout aussi bien se rapporter à la lithiase rénale.

Cette période indécise cesse par les progrès de l'affection, de nouveaux signes apparaissent : l'état général est altéré, l'appétit disparaît, l'amaigrissement se fait d'une façon progressive, la fièvre survient avec exacerbations vespérales, sueurs nocturnes, la diarrhée devient abondante.

L'examen de la région lombaire ne révèle aucune augmentation de volume du rein si l'on se trouve en présence d'une tuberculose miliaire ou s'il existe seulement quelques gros tubercules, à moins que, par suite de son infiltration tuberculeuse, l'uretère ne soit oblitéré.

Dans les cas de pyélonéphrite, il n'en est plus de même; la pression bimanuelle permet de reconnaître dans quelques cas l'augmentation de volume, la mobilité anormale du rein. On trouve, parfois, une saillie arrondie, multilobée ou une tumeur rénitente, fluctuante, douloureuse, en certains cas sensible à la pression. L'uretère lui-même peut être suivi dans la moitié inférieure de son trajet, au niveau de la fosse iliaque, sous forme d'un cordon dur, bosselé, volumineux (Le Dentu).

Les malades ressentent habituellement une douleur assez vive, lancinante, gravative, ou un simple engourdissement au niveau de la région lombaire. Cette douleur fait rarement défaut dans la pyélonéphrite tuberculeuse. Elle affecte souvent une forme intermittente, comme dans la pyonéphrite simple; elle apparaît par accès revêtant le complexus symptomatique de la colique néphrétique. Cette douleur vive coïncide avec les périodes de rétention, pendant lesquelles les urines fournies par le rein du côté opposé sont claires, limpides. Dès que l'urine devient trouble, purulente, que l'obstacle obstruant l'uretère a été éliminé, la douleur cesse, ainsi que les malaises et les troubles digestifs qui l'accompagnaient. Ces crises s'observent surtout dans les périodes avancées et sont dues à l'expulsion de grumeaux épais ou de concrétions phosphatiques. Toutefois, cette douleur peut persister dans l'intervalle des crises, s'irradier vers les cuisses en suivant le trajet de l'uretère et revêtir la forme d'un lumbago plus ou moins permanent qui explique alors l'attitude particulière des malades lorsqu'ils marchent. Tuffier signale la coïncidence de ces crises avec la menstruation.

Du côté de la vessie, on observe des symptômes réflexes caractérisés par la grande fréquence des mictions. Les Anglais en font même un symptôme de diagnostic important. Ces mictions fréquentes sont constantes dans la tuberculose rénale; elles indiquent que la vessie est atteinte par l'infection tuberculeuse et persistent même après la néphrectomie.

Caractères des urines. — Nous avons déjà signalé l'albuminurie (Legendre, Revilliod); les urines sont claires, limpides; l'albumine est la conséquence d'une néphrite, d'une dégénérescence amyloïde du rein, soit du côté atteint par la tuberculose, soit du côté opposé.

L'*hématurie* est très fréquente au début, c'est une sorte d'hémoptysie congestive, elle est rarement abondante; ce sont des grumeaux striés de sang et exceptionnellement des mictions sanglantes, des caillots de sang. L'urine et le sang sont intimement mélangés. L'hématurie est spontanée, survient sans cause, disparaît de même; elle est capricieuse dans son apparition et a une durée de cinq à six jours. A mesure que les lésions s'aggravent, elle diminue.

La *pyurie* est presque constante; les urines sont troubles et restent telles après leur émission; elles sont acides. Au repos, elles laissent déposer au fond du vase une purée grisâtre, parsemée de stries sanglantes parfois stratifiées; la partie supérieure est louche, plus ou moins opaque. Cette pyurie a trois caractères : elle est spontanée, constante, durable (Guyon). On a cependant noté dans certains cas des intermittences, mais alors avec les urines claires apparaissent les douleurs déjà signalées et qui cessent dès que l'urine redevient trouble. L'examen microscopique révèle parfois des débris de parenchyme rénal, des fibres élastiques, la présence du bacille de Koch.

Marche. Durée. Évolution. — L'affection suit une marche progressive, l'état général est profondément atteint, la cachexie tuberculeuse apparaît, les organes génito-urinaires sont envahis et la mort

irvient par généralisation en un an, deux ans, trois ans. L'évolu-
on est plus rapide que dans la tuberculose vésicale. La fièvre, les
oubles digestifs sont de fâcheux indices.

La pyélonéphrite avec distension est particulièrement grave. Outre
terminaison fatale par cachexie, la mort peut être le fait de l'uré-
ie si les deux reins sont atteints dans la presque totalité de leur
ibstance, ce qui est l'exception. S'il s'est développé un abcès péri-
éphrétique s'ouvrant dans le péritoine ou l'intestin, la septicémie
nporte le malade. Rayer signale à la suite d'abcès de cette nature
es caries des vertèbres lombaires et des dernières dorsales. Cepen-
ant, le pronostic ne doit pas toujours être fatal; on a vu des guéri-
ons par transformation fibreuse ou crétacée, par suite d'ouverture
abcès périnéphrétique dans la région lombaire où ils laissent une
stule persistante.

Diagnostic. — Le diagnostic de la tuberculose rénale dans sa forme
iliaire ou au début de la forme chronique est pour ainsi dire
npossible; il faudra se baser surtout sur l'état général du malade,
auscultation des poumons, l'examen du péritoine et de l'intestin,
état des ganglions.

Dans les cas de pyélonéphrite tuberculeuse, l'aspect des urines,
i présence de matières caséeuses, de concrétions phosphatiques, ne
issent guère place au doute; mais on devra néanmoins toujours
ntrôler son diagnostic par la recherche des bacilles et surtout
inoculation expérimentale.

Il n'existe pas de signe diagnostique permettant d'affirmer que la
iberculose est seulement limitée au rein, question qui pourtant
rait importante à résoudre au point de vue du traitement. Brissaud
gnale dans la tuberculose limitée au rein les hématuries abon-
ntes et peu fréquentes comme signe différentiel d'avec la tuber-
lose vésicale.

Traitement. — La thérapeutique médicale reste impuissante en
ce de la tuberculose rénale et quoiqu'on ne doive pas négliger
employer tous les moyens médicaux pour lutter contre l'état géné-
l, contre l'infection tuberculeuse, on ne peut espérer une guérison
tout au plus arrive-t-on à retarder le dénouement fatal.

C'est à l'intervention chirurgicale qu'il faudra donc avoir recours,
ais, ici encore, on trouvera des contre-indications, soit dans l'état
chectique du malade, soit lorsque les deux reins paraissent pris.
En présence d'une pyélonéphrite dont l'abondance de la suppura-

tion amène un affaiblissement progressif du malade, s'il n'y a pas de tuberculose pulmonaire grave, si la cachexie n'est pas trop avancée, l'intervention s'impose. Faudra-t-il donner le choix à la néphrotomie ou à la néphrectomie? A ce sujet, les avis sont partagés. La voie lombaire paraît être la méthode de choix, et suivant l'état du rein on se décidera, au cours de l'opération, pour l'une ou l'autre de ces interventions. Toutefois, ainsi que le fait remarquer Tuffier, il faudra toujours, dans les cas de tuberculose généralisée à tout l'appareil urinaire, rechercher quel est l'organe qui est surtout en cause, la cystotomie atténuant souvent la gravité des lésions rénales.

Il ne faudra pas oublier que toute intervention en matière de tuberculose rénale, même l'ablation, n'est le plus souvent qu'une opération palliative permettant une survie plus ou moins longue, suivant l'état général du malade.

L. BONVALOT, de Paris.

CHAPITRE XI

CANCER DU REIN

Historique. — Les premières observations de cancer du rein ont été publiées par Miriel en 1810. Depuis cette époque, de nombreux travaux ont paru sur cette question ; signalons d'abord le mémoire de Rayer, puis ceux de Chomel, Bouillaud, Cruveilhier, Béclard, Rostan. Plus récemment nous avons ceux de Dickinson, Roberts, Gross, Billroth, Siegriest, à l'étranger ; en France, les leçons de Lancereaux, de Guyon, les communications de Sabourin, Tuffier, OEttinger, Pilliet, les thèses de Newmann, Guillet, Chevalier.

Etiologie. — Cette affection est surtout fréquente aux deux âges extrêmes de la vie, l'enfance et la vieillesse, au-dessous de cinq ans et de quarante à soixante ans. Le sarcome se rencontre surtout chez l'enfant, le carcinome chez le vieillard. L'homme y est plus sujet que la femme. Quant aux causes occasionnelles, on ne sait rien de précis ; les Anglais accusent les traumatismes, auxquels on fait jouer un si grand rôle dans la production de toutes les tumeurs. La lithiase rénale peut avoir quelque influence sur son développement. Enfin l'inflammation chronique des reins, d'après Sabourin et OEttinger, favoriserait la transformation d'adénome en épithélioma. Cette opinion est loin d'être admise par tous les auteurs.

Anatomie pathologique. — Le cancer primitif du rein est presque toujours unilatéral ; pour Dickinson, Ebstein, il est plus fréquent à droite ; pour Roberts, Guillet, il se rencontrerait aussi souvent à gauche.

Le rein est deux ou trois fois plus volumineux qu'à l'état normal. L'hypertrophie est quelquefois peu marquée ; ou bien la tumeur présente des dimensions énormes, remplit toute la cavité abdominale. C'est ce qu'on observe dans les cas de sarcome, surtout chez les enfants. L'atrophie, la diminution de volume, est au contraire l'exception et ne se voit que dans les cas de rein squirrheux.

Le poids est très variable et suit l'augmentation de volume ; on a noté chez l'enfant 8 livres et demie et chez l'adulte 9 livres ; un poids plus élevé est l'exception.

La forme du rein est ordinairement conservée, cependant elle peut être modifiée et même devenir méconnaissable ; au point qu'on est obligé, dans certains cas de sarcomes volumineux, de suivre l'uretère pour s'assurer que le rein est le point de départ de la tumeur.

Ordinairement le cancer du rein se présente sous l'aspect d'une tumeur arrondie, lisse, lobulée, n'ayant pas de bords tranchants comme ceux du foie ou de la rate. La tumeur est abdominale, rétro-colique, en connexion avec les gros vaisseaux abdominaux, la veine cave, l'aorte, d'où leur compression possible. Ses rapports présentent un grand intérêt au point de vue du diagnostic ; en avant elle est recouverte par le côlon ascendant à droite, et à gauche par le côlon descendant. Le côlon ascendant est refoulé en dedans, le côlon descendant au contraire est dévié en dehors (Guillet).

Le rein reste inclus dans sa capsule qui est quelquefois épaissie et qui par place devient plus mince. Cette capsule forme une enveloppe, qui envoie des prolongements dans l'intérieur du tissu pathologique.

Sur une coupe on constate que le néoplasme est le plus souvent localisé à la partie supérieure du rein, le reste ayant conservé son intégrité complète, ou le parenchyme est envahi dans son entier. La tumeur présente une consistance molle ; elle est creusée de cavités irrégulières, remplies de sang et d'une matière cérébriforme grisâtre, ce qui explique la sensation de fausse fluctuation parfois perçue pendant l'exploration.

Les calices et les bassinets sont envahis par continuité ou par perforation ; l'uretère est le plus souvent atteint, d'où son oblitération possible. Les artères résistent longtemps, les veines sont fréquemment envahies, même la veine cave ; on trouve dans leur intérieur des bourgeons cancéreux, qui peuvent donner naissance à des embolies et fournir des greffes transportées à distance dans les autres organes par le courant sanguin. Si la tumeur siège près du hile, elle se trouve en rapport direct avec les vaisseaux, d'où les compressions possibles.

Les ganglions lymphatiques sont infiltrés, restent adhérents au hile, ou s'en écartent notablement. La généralisation se fait aux autres viscères, au foie, aux poumons, et on observe dans les organes des noyaux secondaires.

Le point de départ le plus habituel est la région corticale, exceptionnellement le calice, le bassinet; ces parties sont le plus souvent envahies secondairement. On observe parfois des prolongements cancéreux faisant saillie dans le bassinet, ce qui est une condition favorable à la production des hématuries. L'hématurie peut aussi provenir des noyaux intra-rénaux et le sang suit alors les canaux collecteurs, dans lesquels il se trouve déversé. Le point de départ dans le tissu cellulaire entre le bassinet et le rein paraît problématique (Brault).

La nature de la tumeur a été l'objet de nombreuses discussions. On admet deux variétés : l'épithéliome (épithéliome et carcinome) et le sarcome. « En général, d'après Brault et Guillet, les tumeurs du rein sont épithéliales, cylindriques, formées de cellules allongées à sommet arrondi, à protoplasma clair. Les cellules ont une extrémité mousse, un sommet obtus et opaque comme celui des tubuli contorti, n'ont pas de plateau, ne sont pas caliciformes. L'apparence des cellules, leur groupement, se poursuivent dans les propagations ou métastases. Ce sont les mêmes éléments épithéliaux, la même disposition circulaire des cellules autour d'une lumière initiale, rappelant l'apparence des tubuli contorti. »

Le sarcome a dans les tumeurs du rein toutes les variétés : myosarcome, fuso-cellulaire, globo-cellulaire. Les sarcomes fuso-cellulaires sont les plus fréquents, les éléments sont de moyen volume, de forme oblongue. On rencontre aussi de véritables tératomes constitués par des éléments sarcomateux mêlés à des fibres musculaires striées ou lisses. Le sarcome se développe aux dépens des éléments interstitiels et pour Cornil et Sabourin l'épithélium des tubuli y entrerait pour une part.

Le cancer se propage aux autres organes : outre les ganglions qui sont pris souvent à distance, les organes voisins peuvent être envahis par contiguité, tels les capsules surrénales, le foie, la rate, le péritoine ; par la voie lymphatique, par le courant sanguin. Le sens du courant lymphatique explique la rareté des noyaux secondaires au niveau des organes génito-urinaires. Le cœur, les os, les vertèbres, les poumons, peuvent présenter des noyaux secondaires, qui pour Brault sont des épithéliomes.

Symptômes. — La grande tolérance du rein explique comment à son début la lésion passe inaperçue avant l'apparition des troubles fonctionnels ou physiques, elle explique aussi la possibilité du cancer latent déjà signalé par Rayer.

Le cancer latent évolue sans symptômes attirant l'attention du côté des reins ; les malades maigrissent, perdent leurs forces, la cachexie cancéreuse apparaît. On ne trouve pas le point de départ de l'affection, l'autopsie seule révèle le cancer rénal.

Dans les autres cas, l'affection a pour premier symptôme soit des signes physiques, l'apparition de la tumeur ; soit des symptômes fonctionnels, des hématuries, des douleurs rénales.

Hématurie. — L'hématurie est un des signes les plus importants, elle manque rarement, environ dans un quart des cas de cancers ; chez les enfants, on l'observe moins souvent. Elle apparaît en général lorsque la tumeur a déjà un certain volume. Elle est spontanée, n'est pas influencée par le repos et les mouvements et est quelquefois précédée d'une sensation de pesanteur dans la région rénale, sensation qui disparaît avec l'apparition du sang dans les urines. D'autres fois, ce sont de véritables symptômes de coliques néphrétiques qui précèdent l'hématurie ; il y a alors oblitération de l'uretère par des caillots ; on retrouve dans les urines des moules urétéraux, longs, cylindriques, blancs.

Le sang est intimement mélangé à l'urine, d'où sa teinte rouge brun ; la coloration reste uniforme pendant toute la durée de la miction ; on retrouve dans l'urine des caillots de toute forme, des moules urétéraux assez rares, des fragments de tumeur, des masses de fibrine décolorée.

Ces crises hématuriques se reproduisent à des intervalles variables, des semaines, des mois, des années ; dans certains cas, elles sont si abondantes que la syncope peut en être la conséquence et même amener la mort (Tuffier).

Dans les périodes avancées de la maladie, les hématuries cessent.

Douleur. — La douleur peut faire défaut chez l'enfant, mais chez l'adulte elle est presque la règle. C'est le plus ordinairement une sensation de pesanteur, siégeant dans la région lombaire ou une sorte de névralgie avec des irradiations intercostales, sciatiques, inguinales ou testiculaires. La marche, les mouvements, la palpation ne réveillent pas cette douleur, qui est parfois accompagnée de crises vésicales.

Les douleurs peuvent revêtir dans quelques cas une intensité telle qu'elles impriment une allure spéciale à la maladie, c'est la forme douloureuse de Brault ; l'atmosphère cellulo-adipeuse est infiltrée dans ces cas et la douleur dépend de la propagation du néoplasme aux racines rachidiennes.

Tumeur. — Lorsque la tumeur est de moyen volume, l'inspection ne fournit aucun renseignement, le flanc n'est pas déformé, quelques veines sous-cutanées indiquent seulement qu'il y a gêne circulatoire. La palpation nous apprend que la tumeur siège dans l'abdomen entre les fausses côtes et la crête iliaque. La palpation bimanuelle est ici nécessaire, elle nous fait percevoir le ballottement rénal. Pour rechercher ce ballottement, il faut suivre le précepte de Guyon, placer une main en arrière dans le sillon costo-iliaque et avec le médius et l'index imprimer des petits mouvements, tandis que la main antérieure déprime la paroi abdominale ; si le rein est augmenté de volume, il vient produire contre la main antérieure une sensation de frottement, de choc, comparable au ballottement fœtal. La palpation ainsi faite nous permet de sentir une tumeur arrondie, mobile, ne suivant pas les mouvements respiratoires, même lorsqu'il existe des adhérences. Parfois la mobilité est telle dans le sens transversal et vertical qu'on peut croire à un rein flottant. Cette tumeur outre les caractères précédents est irrégulière, bosselée, de consistance molle, présentant parfois des battements, des bruits de souffle.

La percussion pratiquée sur la région abdominale fait constater de la sonorité, qui cependant peut manquer, lorsque le cancer est très volumineux ou siège à droite (Dickinson). La percussion de la région lombaire révèle une matité qui s'étend jusqu'à la colonne vertébrale, ce qui n'a pas lieu pour les tumeurs de la rate (Dickinson).

Tels sont les symptômes d'une tumeur de moyen volume ; si elle est peu développée, le ballottement rénal seul pourra renseigner sur la forme, la mobilité de la tumeur. Si au contraire elle est très volumineuse, elle vient se mettre en contact avec la paroi abdominale et perd tous les caractères d'une tumeur rénale.

Il est un autre symptôme des néoplasmes du rein, signalé par Guyon, le varicocèle symptomatique, qui a surtout une grande importance lorsqu'il siège à droite. Il se développe progressivement et rapidement, a parfois des dimensions énormes et peut être le point de départ de douleurs dues à la compression des nerfs.

Marche, durée, terminaison. — L'évolution du cancer du rein est variable. La marche peut être relativement lente, quelquefois dix, quinze ans; la moyenne pour l'épithélioma est de trois ou quatre ans, le sarcome a une durée un peu plus longue, sauf chez l'enfant où il évolue en un an.

La mort arrive par cachexie le plus ordinairement; la généralisation est de règle dans le carcinome et dans la moitié des sarcomes ; la mort par hématuries répétées est plus rare.

On cite comme exception des issues fatales dues à l'insuffisance rénale, à l'urémie, à des perforations ou des occlusions intestinales, à des embolies de l'artère pulmonaire, à des paraplégies, conséquence de la propagation à la colonne vertébrale.

Diagnostic. — Il est en général facile. Passons rapidement en revue les tumeurs avec lesquelles on pourrait le confondre.

Néoplasmes de la paroi abdominale. — Ils sont superficiels, immobilisés par la contraction des muscles droits, et aucun organe sonore n'est interposé entre eux et la paroi ; ce qui est le contraire dans le cancer du rein.

Néoplasmes du foie. — Ils font saillie au-dessous des fausses côtes, produisent une déformation caractéristique de la paroi costale. Par suite du mouvement de bascule du foie, le bord antérieur vient se mettre en contact avec la paroi abdominale. La tumeur suit les mouvements du diaphragme.

Néoplasmes de la rate. — Ils sont plus résistants, produisent l'élargissement de la base du thorax; on sent leur bord antérieur aigu, tranchant, présentant une encoche à sa partie moyenne. La tumeur obéit aussi aux mouvements respiratoires et n'est pas accompagnée de varicocèle.

Tumeurs rétro-péritonéales. — Elles sont superficielles, débutent par la partie moyenne au niveau de l'ombilic. Les tumeurs de l'épiploon ne sont pas recouvertes par l'intestin et la percussion donne de la matité.

Tumeurs des capsules surrénales. — Elles sont rarement volumineuses; si elles se développent, elles envahissent le rein et il est impossible de les distinguer.

Les *kystes de l'ovaire* et les *tumeurs de l'utérus* se diagnostiqueront facilement par le toucher vaginal, par la recherche du ballottement rénal, par la fluctuation ; l'utérus sera abaissé dans les cas de tumeur rénale, il est au contraire élevé dans les tumeurs de l'ovaire

Le ballottement peut se produire dans quelques cas et être confondu avec le ballottement rénal, on l'a observé dans le cancer de l'intestin grêle (Albaran), celui du côlon (Chaput), dans un cas de kyste hydatique surrénal. Le ballottement fait reconnaître une tumeur du rein, mais n'indique pas sa nature ; en effet, si certains cancers présentent une fausse fluctuation, certaines hydronéphroses ont au contraire la dureté d'une tumeur solide.

Si l'hématurie accompagne la tumeur, le diagnostic s'impose ; mais si elle apparaît seule, on pourrait croire à d'autres affections rénales ou vésicales, aux traumatismes, aux calculs, à la cystite, etc., etc. Chacune de ces hématuries présente des caractères différentiels déjà énumérés dans un précédent chapitre.

Signalons aussi comme autres moyens de diagnostic le cathétérisme des uretères suivant la méthode de Pawlick avec ou sans aspiration ; l'examen cystoscopique avec l'appareil de Grundfeld, l'endoscope de Nitze Lester, le mégaloscope de Boisseau du Rocher ; la ponction exploratrice et surtout l'incision exploratrice, qui est souvent un des premiers temps de l'opération qu'on complète par la néphrectomie.

Traitement. — Le traitement du cancer du rein est purement chirurgical, c'est à la néphrectomie qu'il faudra avoir recours. Chez l'enfant, les résultats obtenus n'engagent pas à intervenir ; chez l'adulte l'état cachectique, l'apparition des ganglions à un point éloigné, les signes de compression de la veine cave, sont des contre-indications absolues. Les récidives sont fréquentes, peut-être une intervention précoce amènerait-elle la guérison définitive, mais les statistiques ne sont pas encore assez nombreuses pour se prononcer en sa faveur.

L. Bonvalot, *de Paris.*

CHAPITRE XII

LITHIASE RÉNALE ET COLIQUE NÉPHRÉTIQUE

Symptômes. — La lithiase rénale est une affection très fréquente. Il est exceptionnel que les urines des arthritiques, cette classe si nombreuse d'individus sujets au rhumatisme articulaire aigu et surtout chronique, à la goutte, à l'eczéma, aux hémorroïdes, aux coliques hépatiques, ne charrient pas des sables en plus ou moins grande abondance. De temps à autre, à l'occasion de quelque excès alimentaire ou d'un surmenage quelconque, les urines deviennent riches en acide urique et en urates, et laissent déposer contre les parois du vase une poussière fine, de couleur rouge brique. Le plus souvent, les voies urinaires tolérantes ne sont pas autrement incommodées par ce passage anormal de corps étrangers, principalement quand il ne s'agit que de sables très ténus. En l'absence de toute gêne, le malade n'y prête pas attention, et, du reste, il peut fort bien se débarrasser indéfiniment de ces graviers sans aucun inconvénient pour lui. Plus souvent cependant, le malade se plaint de temps en temps de douleurs vagues siégeant dans la région lombaire, douleurs sourdes, profondes, inquiétant le sujet pendant une grande partie de la journée, lui laissant quelque répit pendant la nuit, sous l'influence de la chaleur et du repos, auxquelles il finit par s'accoutumer, les mettant sur le compte de quelque névralgie ou de la fatigue. Ce sont là cependant des coliques néphrétiques qui ne diffèrent de la vraie colique néphrétique que par l'intensité de la douleur. Il n'est pas rare que ces coliques néphrétiques frustes s'accompagnent de nausées, de vomissements d'origine réflexe, d'un état dyspeptique très prononcé et le malade, souvent aussi le médecin, ne s'occupent que des symptômes digestifs. Souvent encore, ces douleurs passagères, vagues, de la région lombaire, et la dyspepsie réflexe que rien ne soulage si le traitement n'est causal, finissent par amener l'hypocondrie. Ces cas, très communs et infiniment plus intéressants que la colique néphrétique aiguë de diagnostic aisé et de guérison habituelle et rapide, sont trop négligés dans la pratique. Certes, la symptomatologie est vague, peu précise. A ce degré la maladie ne présente nul symptôme clinique pathognomonique et l'examen des urines seul peut nous mettre sur la voie.

S'il s'agit de gravelle urique, l'urine est plus foncée et plus dense que l'urine normale. Elle laisse déposer des cristaux rhomboïdaux d'urate de soude. L'urine est acide. En la filtrant et en y versant quelques gouttes d'acide nitrique, on obtient un précipité blanc rougeâtre dans la couche moyenne. De la surface supérieure de ce précipité s'élèvent des stries verticales. Ce précipité disparaît par la chaleur.

Les urines phosphatiques sont louches à leur émission, de réaction alcaline. Elles redeviennent limpides par l'addition de quelques gouttes d'acide nitrique.

Ce sont là les deux cas les plus communs. Nous reviendrons sur ce point plus loin, en nous occupant de l'anatomie pathologique de la lithiase rénale et de la nature des calculs rénaux.

Les sables et graviers rénaux sont parfois très bien tolérés sans le moindre symptôme douloureux, pendant un temps fort long, surtout s'ils siègent dans le bassinet, et parfois sans que le malade ait jamais souffert de ses reins, la lithiase rénale se traduit d'emblée par une crise douloureuse dite colique néphrétique. Les diverses parties du rein, surtout le bassinet, après avoir toléré plus ou moins longtemps la présence d'un ou plusieurs calculs, deviennent brusquement inhabitables pour ces corps étrangers sans qu'il soit le plus souvent possible d'en donner la raison exacte, probablement consécutivement à quelque mouvement violent ayant déplacé le gravier : celui-ci s'engage dans l'uretère, d'où il gagne péniblement la vessie. C'est ce cheminement du gravier du bassinet à la vessie à travers l'uretère, c'est l'irritation de la muqueuse de l'uretère par le corps étranger et le spasme réflexe de la couche musculaire de l'uretère qui produisent cette douleur si vive, dite colique néphrétique, très analogue, tant par son mode de formation que par sa symptomatologie, à la colique hépatique. La crise de colique néphrétique aiguë succède d'autres fois à une période plus ou moins longue de coliques frustes dont nous avons parlé plus haut.

D'une manière générale, la durée et l'intensité de la crise sont proportionnelles au nombre et au volume des calculs. Plus rarement que pour le foie, un gros calcul peut être éliminé du rein à la vessie sans grande souffrance. D'autre part, un calcul de petit volume peut être cause d'une crise très vive, l'irritabilité réflexe de la muqueuse des voies urinaires entrant pour une bonne part dans l'élément douleur.

Donc, une crise de colique néphrétique violente éclate, et nous assistons à une scène ressemblant, à un examen superficiel, absolument à la crise de colique hépatique : même nature de douleur déchirante, même aspect du malade se tordant dans son lit, les cuisses repliées sur le ventre, le visage anxieux, le corps en sueur par excès de la douleur, mêmes vomissements bilieux réflexes, même état apyrétique, mêmes périodes d'accalmie et de crises aiguës. Jamais nous n'avons observé de convulsions, comme le répètent les classiques. Où la différence commence, c'est dans le siège de la douleur. Sans doute, alors que celle-ci est à son apogée, le malade se trouve peu capable de répondre d'une manière précise aux questions posées : tout interrogatoire l'irrite, il ne pense qu'à sa douleur qui le tenaille. Cependant, dans les formes de moyenne intensité et pendant les intervalles de soulagement dans le cours d'une crise aiguë, on constate que la douleur siège nettement dans la région lombaire, contourne l'hypocondre et s'irradie en avant de l'abdomen, vers l'aine, et parfois, mais infiniment plus rarement qu'on veut bien le dire, du côté des grandes lèvres, des bourses et de la verge. Nous n'avons observé qu'une seule fois une douleur très vive, prédominante dans les bourses. Il est également rare que le testicule du côté malade se rétracte vers l'aine.

D'ordinaire, cette douleur est unilatérale.

A la palpation du rein et principalement de l'uretère, la douleur est exagérée. On a même avancé qu'à la palpation, il était possible de juger de l'endroit précis où le gravier se trouvait arrêté dans l'uretère et qu'on pouvait pour ainsi dire le suivre dans sa marche descendante vers la vessie. Rien n'est moins vrai en réalité. D'une part, la profondeur de l'uretère ne rend pas possible une palpation régulière de ce conduit ; d'autre part, il serait faux de croire que la douleur soit exactement localisée à la région où siège le gravier. Il s'agit, dans le cas particulier d'une douleur qui s'irradie au loin, puisqu'on la constate parfois à un niveau très éloigné du siège du mal, dans les bourses par exemple.

Entre les crises, la région lombaire et l'hypocondre restent sensibles.

Pendant la crise, la sécrétion urinaire se trouve d'habitude diminuée, puisque le rein non atteint fournit seul la quantité d'urine émise. Il n'est pas rare cependant de voir la quantité d'urine abondante et claire, simulant les urines nerveuses des hystériques, et produites par le rein sain. Parfois, le gravier, par ses aspérités, déchire la muqueuse du bassinet ou de l'uretère et les urines contiennent du sang ; elles sont franchement sanglantes ou bien on y découvre à l'examen au microscope des globules de sang. On a encore expliqué l'hématurie dans le cours de la colique néphrétique par la congestion du rein qui accompagne la lithiase rénale. En vérité, nous ne croyons guère à ce mécanisme, et peu importe, du reste, le mode de production de cette hématurie, puisqu'il n'influe en rien sur le traitement.

Très rarement la sécrétion urinaire est supprimée totalement, soit que les deux reins soient obstrués simultanément par des calculs, soit que le rein non atteint cesse de fonctionner par action réflexe, soit encore que le rein voisin du rein lithiasique soit atrophié depuis longtemps, soit enfin que le malade ne possède qu'un seul rein. Nous avons assisté à une anurie complète chez une femme de trente-cinq ans, prise de colique néphrétique du rein droit. Pendant trois jours la vessie ne fournit pas une goutte d'urine malgré les cathétérismes répétés et finalement, la malade, refusant toute intervention chirurgicale, succomba le quatrième jour à des accidents urémiques. Malheureusement nous ne pûmes pratiquer l'autopsie et dûmes nous en tenir aux hypothèses précédentes.

La durée de la crise varie avec chaque malade. Rarement, elle ne dure que quelques heures. Le plus souvent, elle dure vingt-quatre à quarante-huit heures avec des intervalles de repos, des rémissions plus ou moins accentuées et se termine par l'émission abondante d'urine renfermant parfois le corps du délit, sables, graviers ou calculs volumineux et en nombre très variable. On en a compté jusqu'à 300 rendus en quelques jours. On reste confondu de voir uriner des calculs atteignant les dimensions énormes d'une fève, d'une noisette. On a dû parfois débrider le méat urinaire pour les expulser.

La crise passée, le malade recouvre très rapidement la santé. Ce retour brusque à l'état normal est très curieux aussi bien chez les lithiasiques du rein que chez les lithiasiques du foie.

Marche et pronostic. — Dans la très grande majorité des cas, les graviers et les calculs sont expulsés avec les urines et le malade guérit. Aussi, le médecin a-t-il grande tendance à traiter l'affection comme une maladie bénigne et à rassurer complètement le malade. Il faut, au contraire, se montrer très réservé dans le pronostic d'une affection moins anodine qu'on le croirait volontiers. Le malade reste toujours sous la menace d'une récidive plus ou moins rapprochée. Tel malade sera repris du mal à deux ou trois reprises dans la même année, quand tel autre restera dix ans et plus sans atteinte nouvelle.

Si les calculs ne sont pas expulsés, ils demeurent le plus souvent dans le bassinet où ils peuvent être tolérés ou provoquer des accidents graves, justiciables de la chirurgie ; ou bien ils restent enclavés dans l'uretère, et le diagnostic sera singulièrement assombri : on assistera au développement d'une hydronéphrose, d'une pyélite. Enfin, les calculs peuvent rester prisonniers dans la vessie où ils prendront des dimensions plus grandes sous l'influence d'une urine riche en urates, phosphates ou oxalates, suivant les cas. Bientôt, ils seront trop volumineux pour traverser l'urèthre et constitueront les calculs vésicaux. Même alors qu'on aurait constaté, à la fin de la crise de la colique néphrétique, la présence de graviers, voire de calculs, plus ou moins abondants dans les urines, est-on jamais bien sûr que le malade soit débarrassé de tous les graviers qui ont causé la crise? L'exploration de la vessie avec une sonde rigide n'est-elle pas grandement insuffisante pour nous renseigner sur l'état de la cavité vésicale, surtout s'il s'agit d'y déceler des graviers encore de petit volume? Et devons-nous compter sur l'endoscopie, procédé infidèle et qui n'est pas à la portée du praticien?

En somme, la lithiase rénale, peu grave par elle-même, la colique néphrétique de guérison habituelle, puisqu'il est tout à fait exceptionnel que les deux reins soient pris simultanément ou que le deuxième rein fasse défaut ou soit insuffisant, qu'il est non moins exceptionnel que le malade succombe pendant l'accès par le seul effet de la douleur (syncope prolongée possible, chez les cardiaques surtout) ou par le fait de la rupture de l'uretère avec péritonite suraiguë, ne constitue pas moins une affection sérieuse, tant à cause des récidives toujours probables qu'à cause des suites éloignées et très graves dues au séjour du calcul dans le bassinet, dans l'uretère ou dans la vessie.

Chez la femme enceinte, la colique néphrétique a pu, comme la colique hépatique, comme toute affection ébranlant le système nerveux, être la cause occasionnelle d'un avortement ou d'un accouchement prématuré.

Diagnostic. — La lithiase rénale se reconnaît aisément à l'examen de l'urine. La colique néphrétique franche n'est pas moins aisée à dévoiler. Cependant, l'état de l'estomac (vomissements bilieux), l'intensité des douleurs, la sensibilité excessive de l'abdomen, peuvent, pendant les premiers moments d'examen, en imposer pour de l'embarras gastrique aigu, des crises tabétiques, de l'occlusion intestinale, de la péritonite, des coliques utérines, des douleurs ovariennes, un empoisonnement, etc..., mais l'absence de fièvre, les antécédents et surtout un examen plus approfondi du malade, qui indiquera le siège précis de la douleur, son irradiation vers l'aine, etc... font qu'il n'y a pas lieu d'insister sur l'élimination de ces affections.

Si le rein droit est pris, la ressemblance de la douleur avec celle de la colique hépatique obscurcira davantage le diagnostic. Mais l'irradiation des douleurs vers les parties supérieures du tronc, la percussion et la palpation du foie, l'aspect des selles dans la lithiase biliaire, l'absence de matières colorantes de la bile dans les urines, la coloration de la peau dans la lithiase rénale, suffiront pour différencier les deux affections. Évidemment, dans bien des cas, il faudra examiner le malade pendant quelques jours pour asseoir son diagnostic. Il en sera de même si les deux affections lithiase biliaire et lithiase rénale, évoluent chez le même sujet, ce qui n'est pas absolument rare. Dans ce cas encore, il sera aisé de faire la part de chaque affection.

L'élimination d'hydatides et autres parasites du rein produirait les mêmes crises douloureuses. La cause seule varierait. L'examen de l'urine au microscope est caractéristique.

Ce qui est plus délicatet exige ce flair médical que la clinique seule, et non pas les traités didactiques, peut donner, c'est le diagnostic de la lithiase rénale, alors que le malade ne présente que quelques douleurs lombaires vagues qui n'ont rien de caractéristique et peuvent être avec autant de raison attribuées à de la névralgie lombaire, de la sciatique, à de la néphralgie (affection hypothétique qui n'est rien moins que démontrée) ou de la simple fatigue. Dans ces cas, il arrive trop souvent que le médecin n'apporte pas une attention suffisante à son malade, qu'il néglige ces douleurs qu'il baptise de rhumatismales ou névralgiques, et qu'il traite par le mépris ou par quelque médication anodine non causale. Dans ces cas, cependant, l'examen des antécédents héréditaires et le tempérament du malade devraient être des guides utiles.

L'examen de l'urine est alors indiqué et transformera une hypothèse en certitude. En constatant la nature de la lithiase rénale, nous pourrons espérer prévenir une crise de colique néphrétique et en tous cas (puisqu'il est toujours bien osé d'affirmer le mal qu'on a évité), nous aurons été utiles au malade, car nous aurons remédié à une déviation vitale toujours préjudiciable à l'individu.

Anatomie pathologique. — Déjà nous avons insisté sur les caractères des urines chez les lithiasiques. Quant à la nature des calculs, nous nous étendrons peu sur ce sujet de chimie qui n'a qu'un intérêt clinique secondaire. Les calculs les plus fréquents, les deux tiers, sont ceux d'acide urique et d'urates (urate de soude, de chaux et d'ammoniaque) ; ils sont rouge brun, durs, très denses, insolubles dans l'alcool, l'éther et les acides chlorhydrique et acétique, solubles à chaud dans la potasse et l'acide nitrique. Avec ce dernier réactif additionné de 1 à 2 gouttes d'ammoniaque, on obtient la coloration de la murexide (purpurate d'ammoniaque).

Les calculs phosphatiques (phosphate de chaux, carbonate de chaux, phosphate amoniaco-magnésien) sont blanc grisâtre, peu denses et peu durs. L'analyse chimique de ces calculs est des plus aisée. Nous n'insisterons pas ici sur les réactions qui indiquent qu'on a affaire à des phosphates, à des sels de chaux ou de magnésie. Le médecin fera toujours sagement de ne pas se fier à ses lumières en fait de chimie pure. Rien de tel pour la sécurité du malade, la tranquillité du médecin, qu'une analyse bien faite par le chimiste, qui, pour nous, est le pharmacien, notre auxiliaire naturel.

Les calculs oxaliques (oxalate de chaux) sont brun noir s'ils renferment du pigment, blanchâtres s'ils n'en contiennent pas. Ils sont durs. La gravelle oxalique appartient à la lithiase acide. L'acide oxalique dériverait de l'acide urique par oxydation plus complète.

Les calculs de cystine (jaune pâle, lamelleux) et de xanthine sont exceptionnels. Ils proviendraient également d'une modification de l'acide urique. Ils se rencontrent, en effet, également chez les arthritiques.

On a trouvé plus rarement encore des calculs d'indigo, de silice, d'oxyde de fer, de phosphate de fer, de benzoate et d'oxalate d'ammoniaque, de mica. Mais, ce sont là pures curiosités scientifiques.

Il est au contraire très fréquent de rencontrer des calculs mixtes et ce sont d'ordinaire des calculs présentant de l'acide urique au centre et de l'acide oxalique à la périphérie.

Très souvent aussi, on rencontre au centre du calcul un bouchon muqueux qui a été le point de départ, la cause du calcul.

Le rein n'assiste pas indifférent à la formation des calculs rénaux.

On rencontre des infarctus le plus souvent dans la substance médullaire, rarement dans la substance corticale. La lithiase phosphatique est d'origine catarrhale; aussi s'accompagne-t-elle de néphrite chronique. La lithiase urique également peut produire une néphrite spéciale, par irritation, quand le calcul occupe la substance même du rein, qu'il envoie ses prolongements dans le tissu du rein qui est petit à petit détruit et réduit à du tissu cicatriciel. Cette néphrite est dite calculeuse.

Enfin, lorsque le calcul est resté enclavé dans le bassinet et surtout dans l'uretère, on constate les lésions très variées de l'hydronéphrose, de la pyélite, de l'atrophie du rein.

Étiologie. — Le mode de formation des calculs rénaux a été attribué à des causes diverses. Pour les uns, il s'agirait d'un catarrhe lithogène spécifique du rein favorisant la précipitation des sels. Mais on sait que la lithiase phosphatique seule s'accompagne de catarrhe des voies biliaires et encore, dans ces cas, est-il difficile de dire si l'inflammation a précédé ou été consécutive à la lithiase. Ce qui ferait penser que l'inflammation de la muqueuse rénale peut, dans quelques cas, être la cause première de la lithiase, c'est la présence des bouchons muqueux au centre de quelques calculs. Mais, dans la très grande majorité des cas, l'inflammation des voies rénales n'a rien à voir dans la production des calculs et, le plus souvent, cette congestion de la muqueuse rénale est consécutive à la lithiase. Pour d'autres, la lithiase rénale serait le résultat de fermentations anormales, fermentations alcaline ou acide, mais rien n'est moins démontré que ces fermentations et de plus il resterait à trouver la cause de ces prétendues fermentations. On a tenté de faire intervenir les microbes, mais ici leur action paraît moins probable que pour la production des calculs biliaires. Quelques-uns, habitués à tout attribuer aux éléments nerveux comme d'autres font intervenir partout le microbe, ont pensé qu'une névrose spéciale rendait les urines alcalines ou acides et favorisait ainsi la lithiase urique ou phosphatique. Mais là, nous sommes en pleines hypothèses qui n'expliquent rien. Pour le plus grand nombre, il s'agirait d'une diathèse spéciale par le fait de laquelle les sels qu'on rencontre dans les calculs seraient éliminés en excès dans l'urine et se précipiteraient dans les reins. Il est indéniable que l'hérédité, le tempérament de l'individu le prédisposent à faire de la gravelle et que des causes adjuvantes telles que le catarrhe des voies urinaires, le passage possible de microbes à travers le filtre rénal, l'élimination excessive d'urates, de phosphates, d'oxalates provenant du régime alimentaire, la vie sédentaire ne favorisant pas les combustions dans les tissus organiques doivent aider puissamment à la formation de graviers rénaux et nous aboutissons en définitive à un éclectisme qui satisfait notre raison. Il y a mieux, nous restons étonnés que la lithiase rénale ne soit pas plus commune encore, étant données les qualités nécessaires à l'urine pour éviter les dépôts calcaires : une urine trop acide prédispose à la lithiase urique, une urine trop alcaline à la lithiase phosphatique.

Et malgré tout, il est évident que le mécanisme intime de formation des calculs rénaux nous échappe jusqu'à présent, qu'il y a toujours une inconnue et qu'il est toujours difficile à saisir pourquoi un tel fera plutôt de la goutte, tel autre de la lithiase biliaire, un troisième de la lithiase rénale, etc... quand, dans ces affections si diverses en apparence, l'étiologie est identique.

En effet, on n'a qu'à se reporter sur ce que nous avons dit sur l'étiologie des coliques hépatiques et l'on aura l'étiologie de la gravelle. Ici, encore, la vie sédentaire, le défaut d'exercice ou le surmenage, les boissons alcooliques, sucrées, les fonctions insuffisantes de la peau, l'hypocondrie, la dyspepsie sont les causes habituelles du mal qui nous occupe.

La lithiase rénale se voit à tout âge ; cependant elle est très rare chez l'enfant, chez qui les échanges sont très actifs. Nous ne l'avons jamais rencontrée chez lui. Contrairement à la lithiase biliaire, la lithiase rénale est beaucoup plus fréquente chez l'homme que chez la femme.

Traitement. — Au début, la conduite à tenir en présence d'une crise de colique néphrétique est absolument la même que celle que nous avons décrite quand il s'est agi du traitement de la colique hépatique, puisqu'en réalité il s'agit avant tout de combattre une douleur et une douleur de même nature dans les deux affections. Nous ne pourrions que nous répéter, aussi serons-nous bref sur cette partie de la médication. On usera donc de bains chauds prolongés, d'applications chaudes *loco dolenti*, de liniments dits calmants et qui font surtout prendre patience au malade, d'opiacés *larga manu* sans craindre les fortes doses comme celle de 30 à 40 centigrammes d'extrait thébaïque en vingt-quatre heures, par doses fractionnées, en surveillant avec grand soin l'effet et en évitant la constipation par des lavements ou des laxatifs légers (les opiacés agiront ici de la même manière que sur les canaux biliaires obstrués), de belladone, d'éther, d'anesthésie au chloroforme ou à l'éther, d'antipyrine par la bouche, en lavement ou en injection hypodermique (cependant on n'oubliera pas que l'antipyrine diminue la quantité des urines et augmente la richesse en acide urique de l'urine), d'exalgine, de phénacétine, etc., etc.

Le malade s'alimentera avec du lait et du bouillon qu'il absorbera pendant les intervalles de repos. Le lait sera mieux supporté en le coupant avec une eau minérale, de Contrexéville ou de Vittel. Il sera pris bouilli fraîchement et refroidi, à petites doses souvent répétées. Le malade absorbera le plus de liquides possible (eaux minérales, eau de Seltz ou eau simple), pour provoquer la diurèse et favoriser la progression du calcul au moyen d'une colonne liquide faisant pression sur le calcul. Évidemment dans les cas rares d'anurie complète, on s'abstiendrait des liquides.

La diurèse est encore favorisée par la digitale, l'ergotine, les infusions de queues de cerise, de genêt, d'uva ursi, la décoction de chiendent, etc. Le tanin, l'acide gallique, l'essence de térébenthine à petites doses (10 à 20 grammes de sirop de térébenthine dans les vingt-quatre heures) agiront d'une manière favorable sur la muqueuse des voies rénales. Les antiseptiques comme le salol, l'acide borique, le borax, le benzoate de soude et le salicylate de soude, qui s'éliminent par les urines, seront d'une utilité grande contre les fermentations anormales, contre l'envahissement des conduits rénaux par l'élément microbe. On sera d'autant plus prudent en maniant le salicylate de soude et le salol dans le cas particulier qu'un seul rein fonctionne et que l'élimination des médicaments se trouve forcément ralentie. On donnera la préférence au borax, à l'acide borique et au benzoate de soude, médicaments parfaitement anodins et suffisamment actifs.

Chez tous les lithiasiques, quelle que soit la nature des graviers, les irrigations chaudes du gros intestin avec de l'eau à 40° ou 41° sont d'une grande utilité. On injecte lentement un demi-litre à un litre et le lavement est gardé cinq à dix minutes. Ce lavement soulage beaucoup le malade ; il agit sans doute comme une espèce de bain chaud des organes malades ; il diminue l'irritabilité réflexe ; enfin, on peut admettre que dans quelques cas il redresse l'uretère et facilite ainsi la descente du gravier engagé.

La crise passée, il faut en prévenir le retour et nous sommes amené à examiner le traitement du lithiasique en dehors de la colique, qu'il ait eu ou non un premier accès.

L'hygiène et le régime constituent les parties essentielles de cette médication préventive. Le malade évitera également une vie trop sédentaire et le surmenage. Nous avons constaté la rareté de la lithiase rénale chez l'enfant à l'abri du repos exagéré et du travail forcé, sa fréquence, au contraire, chez l'adulte et le vieillard où ces conditions se rencontrent si communément. Aussi, conseillera-t-on l'exercice sous toutes les formes : marche, équitation, canotage, gymnastique. Le massage activant les fonctions de la peau devra être pratiqué journellement avec une flanelle sèche ou imprégnée d'alcool, d'eau de Cologne, au besoin avec le gant de crin. Les bains chauds à haute température, 30 à 35 et 40°, alcalins de préférence, contenant 300 à 500 grammes de soude par bain, sont d'un bon usage principalement dans la lithiase urique. Ils devront être prolongés, d'une durée d'une demi-heure à une heure. Les douches tièdes sont également à conseiller. On évitera au contraire les bains froids, les douches froides qui ne sont pas sans danger chez les arthritiques.

Le régime varie quelque peu selon la nature de la lithiase. Dans les lithiases urique, xanthique et cystique, le malade suivra le régime du goutteux, du rhumatisant. D'une manière générale, il usera de peu de substances azotées et de substances riches en pto-maïnes, puisqu'on a voulu faire intervenir les microbes dans la for-mation de la lithiase rénale. Il évitera donc les viandes noires, le gibier, les poissons, les mollusques. De même, les substances épicées susceptibles d'irriter la muqueuse des voies rénales par leur élimi-nation devront être prises avec sobriété (condiments, crustacés, etc.). Le lithiasique usera donc de préférence de viandes de digestion facile comme le veau, le mouton, de viandes blanches, de laitage à discrétion, de légumes verts, en évitant cependant certains légumes comme l'oseille et les épinards (acide oxalique), les choux et les choux-fleurs (aliments azotés), la rhubarbe, les tomates, l'orange, les fruits non mûrs. Les aliments féculents et sucrés d'assimilation pénible seront pris en petite proportion. On conseillera les aliments riches en acides végétaux transformés dans l'organisme en carbo-nates alcalins. Les aliments d'épargne comme le café, le thé et l'alcool seront à déconseiller.

L'alcool en particulier dont l'action irritante sur la muqueuse rénale vient s'ajouter à son action comme aliment d'épargne, sera pris en petite quantité. Les liqueurs seront absolument exclues de l'ali-mentation. Les vins seront choisis légers de préférence. On prendra à discrétion de l'eau ordinaire et des eaux de table peu gazeuses et à faible minéralisation. Les eaux de Contrexéville et de Vittel, qu'on peut prendre impunément à haute dose, répondent parfaitement à ces conditions.

Pour la gravelle phosphatique l'hygiène est la même que pour la lithiase urique. On évitera certains aliments contenant des phosphates, comme les purées de lentilles, de pois, la cervelle. Le régime lacté sera indiqué sans exclure cependant les œufs, les légumes verts, la viande, les fruits mûrs. Il ne faut pas oublier que le régime lacté qui, sans doute, laisse le moins de résidus toxiques dans le tube digestif et favorise la diurèse, est un régime de nécessité dans quelques affections, mais ne saurait convenir à des affections chroniques chez des malades vivant de la vie commune, et qui ne trouvraient pas dans le lait un aliment suffisant pour remédier à l'usure journalière. Nous devons, du reste, avouer que si le régime dans la lithiase rénale n'est pas sans quelque importance, il ne faudrait pas trop le prendre à la lettre, et tel malade qui ingérera les aliments sans observer bien strictement nos conseils, pourra se mettre dans d'excellentes conditions pourvu qu'il soit sobre d'alcool, qu'il évite la vie sédentaire et use largement d'eaux minérales artificielles ou naturelles.

Les médicaments ne sont pas à dédaigner pour le traitement de la lithiase rénale ; pour être lente et de constatation peu aisée, leur action utile n'en est pas moins réelle. L'observation prolongée de bon nombre de lithiasiques ne laisse pas de doute sur l'efficacité de ces moyens.

Les alcalins conviendront également aux malades atteints de lithiase urique, oxalique, cystique, xanthique et à ceux atteints de lithiase phosphatique, pour des raisons différentes. Chez les premiers, ils favorisent la dissolution des sables ; chez les phosphatiques, ils influencent favorablement l'état congestif du filtre rénal toujours plus ou moins malade. Les eaux alcalines artificielles ou naturelles donnent d'excellents résultats. On usera de préférence des eaux de Contrexéville, de Vittel, de Martigny, faiblement minéralisées, et qui peuvent être prises sans inconvénient aux doses énormes de 3 à 4 et 6 litres en vingt-quatre heures, et agissent ainsi, et par leurs principes minéraux et par simple lavage. Une dose moyenne de 2 à 3 litres est grandement suffisante.

De même, l'essence de térébenthine à la dose de 2 à 4 grammes par jour sous forme de sirop ou de perles, conviendra à tous les lithiasiques en produisant une légère polyurie par excitation du rein.

Dans la gravelle urique, on administre le carbonate ou le benzoate de lithine à la dose de 50 centigrammes à 1 gramme dans les vingt-quatre heures. On a conseillé, dans le même but d'alcalinisation des urines, le phosphate basique de soude à la dose énorme de 6 à 10 grammes par jour. Mais on évitera ces fortes doses pour ne pas substituer la lithiase phosphatique à la lithiase urique.

On donne communément le bicarbonate de soude à la dose de 5 à 6 grammes par jour pour remplacer les eaux minérales alcalines. Nous l'administrons aux doses bien plus élevées de 1 à 2 et 4 cuillerées à bouche par jour, additionnées d'une dose moitié d'acide citrique ou d'acide tartrique pour 1 litre d'eau bouillie, refroidie, et nous nous en trouvons bien. Sous prétexte que l'urate de potasse était plus soluble que l'urate de soude, on a conseillé de remplacer la dose de bicarbonate de soude par une dose égale de bicarbonate de potasse. En vérité, nous nous trouvons suffisamment bien du premier médicament qu'on avait à tort accusé jadis de produire une cachexie alcaline s'il était longtemps continué, qui n'est pas davantage dangereux chez les cardiaques ni chez les femmes enceintes comme le pensaient quelques auteurs, tandis, qu'au contraire, nous nous méfions des sels potassiques et les croyons moins anodins que les sels de soude.

La glycérine dissout également l'acide urique et, de plus, une partie de la glycérine passe sans modification à travers les reins, d'où l'utilité de la glycérine à haute dose chez les lithiasiques rénaux.

Il n'est pas sans intérêt de constater en passant que la lithiase rénale si différente par l'organe atteint de la lithiase hépatique, mais si analogue à cette dernière sous le rapport de l'étiologie et de la symptomatologie, soit améliorée par les mêmes médicaments dont l'action est différente dans les deux lithiases, mais dont le mode d'administration est cependant identique.

On a conseillé le mélange suivant : magnésie calcinée et craie préparée, ââ 25 grammes, dont on prend 2 cuillerées à café trois fois par jour. Par l'association de ces deux médicaments avec l'acide phosphorique contenu dans le tube digestif, il se produirait un précipité de phosphate de magnésie et de phosphate de chaux, sels insolubles et mise en liberté de soude qui neutralise l'acide urique.

Contre la gravelle phosphatique, il est indiqué de rendre les urines acides, les phosphates de chaux n'étant solubles que dans un milieu acide. L'acide chlorhydrique médicinal est administré à la dose de 10 à 25 gouttes par jour. Mais c'est principalement l'acide carbonique qui est le meilleur dissolvant des phosphates et des carbonates. Or, les acides végétaux tels que l'acide tartrique, l'acide citrique produisent en se décomposant de l'acide carbonique. Ils sont donc indiqués à la dose de 1 à 5 et 10 grammes par jour. L'acide benzoïque, qui s'élimine par les reins à l'état d'acide hippurique, sera également utilisable dans la gravelle alcaline.

Ici encore, comme pour le lithiasique du foie, il arrive que les traitements alimentaire, hygiénique et médicamenteux n'auront pas raison du mal, et l'on se résignera à envoyer les malades aux stations thermales qui opèrent de véritables miracles chez certains malades, mais qui, malheureusement, ne sont pas à la portée de tous. La lithiase urique se trouve le mieux aux stations de Contrexéville, Vittel et Martigny. Déjà, nous avons dit pourquoi ces eaux faiblement minéralisées et prises à hautes doses agissaient favorablement dans la lithiase rénale. Cependant toutes les stations à eaux alcalines peuvent être utilisées, et l'on pourra envoyer les graveleux au besoin à Vichy, Pougues, Condillac, Royat, Vals, le Boulou, Capvern, Moligt, Olette, Forges, Mahourat, Aulus, etc., etc. Les graveleux atteints de lithiase xanthique ou cystique se trouveraient le mieux à Vichy.

La gravelle phosphatique ou catarrhale est encore le plus favorablement influencée aux stations de Contrexéville, Vittel, Martigny. On peut les soigner également à la Preste, Pougues, Saint-Alban, Capvern, Châtelguyon, Saint-Galmier, Bussang, Orezza, Passy.

Enfin, il est des cas qui résistent aussi bien aux cures thermales qu'aux autres moyens déjà indiqués. Quand un calcul reste enclavé dans l'uretère, que rien ne parvient à le dégager, on assiste aux accidents que produirait tout corps étranger qui obstruerait ce canal : ce dernier finit par s'enflammer, s'ulcérer et le malade urine du sang. Les canaux rénaux, en arrière de l'obstacle, sont irrités également par l'urine qui ne trouve plus son écoulement libre, et tout l'appareil rénal arrive progressivement à suppurer : on assiste au développement d'une pyélo-néphrite se traduisant comme toute suppuration par une série de petits frissons, de la fièvre, de l'inappétence, de l'endolorissement de la région suppurante et, en définitive, le malade se trouve dans un état cachectique provenant du manque d'alimentation, du défaut d'élimination suffisante de l'urine par un seul rein, de la résorption purulente. Le malade a l'aspect si caractéristique de l'individu qui fait du pus. Dans ces cas, la chirurgie doit intervenir, et l'on sera réduit, soit à faire une simple incision du rein ou de l'uretère, d'extirper le gravier et de suturer si l'on est intervenu d'assez bonne heure et que les lésions permettent de s'en tenir là, soit, si déjà le rein est en pleine suppuration, à l'extirper. Mais nous n'avons pas à insister ici sur le traitement chirurgical de la lithiase rénale.

STIEFFEL, *de Joinville-le-Pont.*

CHAPITRE XIII

REIN AMYLOÏDE

Le rein est dit amyloïde quand il renferme une substance produisant la réaction des corps amyloïdes.

Il engendre une affection chronique et apyrétique caractérisée par de la polyurie se compliquant plus tard d'anémie, d'œdème des extrémités inférieures et de troubles hépatiques, spléniques et gastro-intestinaux. Ces troubles viscéraux s'expliquent par la présence dans le foie, la rate, la muqueuse gastro-intestinale, d'une substance identique à celle renfermée dans le rein (Lécorché).

Étiologie. — Cette affection n'existe ni dans la première enfance, ni dans l'extrême vieillesse. On l'observe surtout chez les phtisiques, ce qui explique sa fréquence entre vingt et trente ans. Elle est plus commune chez l'homme que chez la femme.

C'est un produit de la cachexie par affection locale ou générale. L'urétro-pyélo-néphrite lui donne moins souvent naissance que la phtisie. Cependant, un rein peut très bien être pyélitique et son congénère amyloïde.

Elle peut compliquer toutes les affections de longue durée : pleurésie purulente, abcès du psoas, du foie, ostéites, alcoolisme, paludisme, syphilis, cancer, intoxication phosphorée, rhumatisme chronique.

La suppuration paraît être une condition *sine qua non* de la maladie par déperdition des matériaux azotés. Ceci explique son apparition dans les néphrites compliquées d'albuminurie.

Anatomie pathologique. — La maladie débute par les vaisseaux et s'étend ensuite aux canalicules, pour finir par l'atrophie. L'iode, déposé sur une coupe du rein, prend la couleur acajou foncé au niveau des points dégénérés. L'addition d'acide sulfurique colore la teinte acajou en bleu.

Le rein amyloïde peut, d'abord, peser jusqu'à 300 et 400 grammes, pour s'atrophier ensuite. Les urines — rarement, il est vrai — peuvent, à ce moment, entraîner des cylindres amyloïdes.

Symptômes. — Le symptôme dominant est la polyurie précoce et nocturne, compliquée de polydipsie. Le malade rend jusqu'à 6 litres d'urine aqueuse et claire pesant 1,005 à 1,015. A la fin de la maladie, la quantité d'urine tombe à 600 et même 300 grammes. L'hématurie est rare et l'urine ne dépose pas, à moins d'uretéro-pyélite unilatérale.

L'urée diminue avec l'acide urique, dont on peut ne pas trouver trace. La même diminution se produit pour les phosphates, les chlorures, la soude.

L'apparition de l'albumine qui coïncide avec la diminution de l'urine indique l'envahissement d'autres organes par le mal, comme la diarrhée continue ou intermittente et les vomissements sont le signe de celui du tube digestif.

Le foie et la rate — quand ils sont infiltrés — se gonflent et forment tumeurs. A ce moment, la peau devient cirrheuse, si ce n'est aux joues, et des taches pigmentaires apparaissent, principalement sur les paupières.

Le rein amyloïde ne donne lieu à de l'ascite que si le foie est malade ; mais il ne produit ni hémorragies, ni accidents nerveux.

C'est une affection rapide et qui évolue fatalement vers la mort. Elle est, toutefois, souvent prolongée par des rémittences qui ne doivent pas tromper sur une issue funeste.

Diagnostic. — Le rein amyloïde est toujours secondaire. L'urine qu'il produit est au moins aussi albumineuse et plus riche en urée et acide urique que celle de la néphrite parenchymateuse.

Si, comme la néphrite interstitielle, il se complique d'œdème des malléoles et de polyurie, il est, contrairement à celle-ci, aggravé par la suppuration et par l'augmentation de volume du foie et de la rate.

D'autre part, la néphrite interstitielle hypertrophie le ventricule gauche et se complique assez souvent d'insuffisance aortique.

Pronostic. — Si le rein amyloïde peut guérir, ce n'est que tout à fait au début. La syphilis donne un pronostic moins grave. Le gonflement de la rate et du foie, l'apparition de l'albuminurie le rendent au contraire beaucoup plus sérieux.

Traitement. — Le rein amyloïde n'étant que la conséquence d'affections chroniques, le traitement consistera à soigner ces dernières : tuberculose, syphilis, cancer. On s'opposera à la perte des alcalis, en prescrivant les médicaments qui en contiennent : chlorure de sodium en bains, de 3 à 4 kilogrammes, ou, dans du lait, une cuillerée à dessert par litre. On pourra remplacer le chlorure de sodium par l'acétate de sodium ou de potassium, par les citrates, les bicarbonates des mêmes bases : 4 grammes par jour d'acétate ou de citrate ; 8 grammes de bicarbonate de soude.

Le lait en grande quantité, et même exclusivement, constituera le meilleur médicament. Il mangera de la viande peu cuite, ou même crue, de la poudre de viande dans du lait aromatisé de vanille, en quantité proportionnée à la tolérance de ses intestins ; mais l'alcool sera absolument proscrit.

L'acide chlorhydrique, l'acide nitrique seront prescrits *intus* et *extra* : 4 grammes par litre à l'intérieur, une ou deux cuillerées à bouche à la fin de chacun des deux principaux repas ; 60 grammes d'acide chlorhydrique mélangés à 30 grammes d'acide azotique pour un grand bain.

Les iodures, le chlorhydrate et le carbonate d'ammoniaque devront être sobrement administrés à des doses ne dépassant pas 50 centigrammes par jour (Lécorché).

H. PICARD, *de Paris*.

CHAPITRE XIV

ABCÈS DU REIN

Comme toute collection purulente, les abcès du rein ont une origine microbienne. Conséquence d'une maladie des voies urinaires ou d'une infection générale, ils sont, dans le premier cas, le résultat de l'ascension des microbes qui infectent le rein et deviennent bientôt en même temps descendants. Dans le second cas, ils sont engendrés par la descente des microorganismes apportés par le sang.

Anatomie pathologique. — Les reins suppurés par maladies des voies urinaires sont d'ordinaire volumineux. Quelquefois, cependant, ils sont diminués de volume et leur surface est irrégulière.

Dans la capsule, on trouve ou non de petits abcès circonscrits ou des collections purulentes plus étendues situées au-dessous d'elle.

Certains reins, dits chirurgicaux, sont couverts à leur surface d'abcès miliaires crus ou ramollis, du volume d'une lentille, qui, dans certaines circonstances, se réunissent en une seule collection. Quelquefois, ils s'ouvrent dans le tissu cellulo-graisseux périphérique en produisant une périnéphrite.

A la coupe, la néphrite est infiltrée ou rayonnante, les papilles sont plus ou moins détruites ; le bassinet dilaté à ses parois épaissies ; l'uretère est augmenté de volume, le bassinet contient une urine infecte, purulente, chargée d'innombrables microbes (Albarran).

La fièvre urineuse est l'ensemble des phénomènes produits par la réaction de l'organisme contre l'invasion microbienne ; mais elle n'est pas en relation directe avec la suppuration rénale ; car l'une et l'autre peuvent exister isolément, mais l'apparition de la fièvre indique la pénétration des microbes dans le sang qu'ils infectent de leurs ptomaïnes.

Leur action peut être : 1° foudroyante par congestion et hémorragie ; 2° d'une durée de sept à huit jours avec lésions diffuses et prédominance hémorragique ; 3° d'une durée indéterminée dans le rein chirurgical (Albarran).

Dans la néphrite descendante, consécutive à une infection générale (fièvre typhoïde, typhus, choléra, variole, diphtérie), les lésions anatomiques sont celles que nous venons de décrire.

Quant aux maladies des voies urinaires, qui engendrent les abcès du rein, ce sont : les cystites, les uretéro-pyélites, l'affection calculeuse et, en général, toutes les maladies dont ces organes peuvent être atteints, les traumatismes en particulier.

Nous n'avons donc pas à décrire de symptômes aux abcès précédents ; ce sont ceux des maladies qui leur donnent naissance.

Une forme spéciale de suppuration rénale mérite toutefois une description spéciale : c'est la pyonéphrose ou rétention du pus, soit dans le bassinet soit dans la substance même du rein (Bureau).

Trois conditions sont nécessaires à sa formation : obstacle à l'évacuation de l'urine ; tension de ce liquide ; invasion microbienne.

Elle est la conséquence directe d'une affection des voies urinaires ou d'une hydronéphrose infectée par un cathétérisme septique (Bureau). Parfois, elle suit un traumatisme ou provient de la tuberculose.

Il y a dilatation des calices et des bassinets et refoulement du rein. La conséquence est une tumeur d'une capacité de plusieurs litres. A l'extérieur, cette poche est lobulée. A l'intérieur, elle est divisée en plusieurs loges, sauf quand elle a acquis un très gros volume.

Le contenu est du pus infecté de microorganismes et renfermant des calculs enclavés dans les calices et les bassinets.

Le tissu rénal est creusé d'abcès formés par les microorganismes venus par les espaces lymphatiques.

La poche est fluctuante.

Symptômes. — La pyonéphrose débute par une tumeur lombaire qui, en augmentant de volume, vient faire saillie du côté de l'abdomen. Tantôt vide, tantôt pleine, cette tumeur bombe ou s'affaisse. Quand elle est pleine c'est qu'elle retient le pus ; les urines sont alors claires ; quand elle se vide, celles-ci charrient le pus qu'elle contenait.

La région costo-vertébrale tendue, rénitente, rarement fluctuante, est douloureuse spontanément. L'uretère est douloureux à la pression et perceptible au doigt.

Les symptômes généraux sont ceux de toutes les affections graves des voies urinaires : sécheresse de la langue, soif, inappétence, fièvre vespérale surtout quand le pus est retenu dans la tumeur. Plus tard, arrivent l'amaigrissement et la cachexie.

Traitement. — *Préventif*, il consiste à soigner toutes les maladies des voies urinaires, susceptibles de produire une pyonéphrose, surtout la stagnation et la rétention d'urine, en incisant les rétrécissements ; en vidant la vessie ou réséquant le lobe médian de la prostate, en faisant disparaître les cystites.

La propreté des instruments de cathétérisme devra être l'objet d'une attention particulière pour ne pas infecter les voies urinaires.

Les révulsifs : cataplasmes sinapisés, ventouses sèches, pointes de feu, seront, bien entendu, des adjuvants utiles.

Le traitement *radical* consiste à vider la poche par la ponction aspiratrice ou à la drainer, après évacuation par une ouverture au bistouri.

La ponction aspiratrice doit toujours précéder l'incision ou l'extraction de la poche, parce qu'elle est un moyen de diagnostic et qu'elle peut guérir radicalement. Elle doit toujours être pratiquée en dehors du péritoine ; par conséquent, en arrière. En cas de gonflement bien apparent, on en ponctionne le centre ; mais, si aucun indice ne montre où enfoncer le trocart, il faut, à gauche, le pointer en dehors de la masse sacro-lombaire, à 25 millimètres au-dessous de la dernière côte ; à droite, pour éviter le foie, sur un point également éloigné de la dernière côte et de la crête iliaque, à 25 ou 35 millimètres en arrière de l'épine antéro-supérieure (Bureau).

Cet auteur cite quatre guérisons radicales obtenues par la ponction simple.

L'incision de la tumeur, au bistouri, constitue la néphrotomie qui devient néphrolithotomie quand elle a pour but l'extraction d'un calcul. Ces opérations, peu graves, sont d'autant moins dangereuses qu'elles sont pratiquées plus tôt.

L'incision, ordinairement lombaire parce qu'elle est plus facile pour le chirurgien et moins menaçante pour le patient, est horizontale ou verticale.

La première, partant de la masse sacro-lombaire, à deux travers de doigt au-dessous de la dernière côte, s'étend, obliquement en bas, sur une longueur de 11 centimètres.

La seconde part de la dernière côte et suit la masse sacro-lombaire, en obliquant en bas et en avant de telle sorte qu'éloignée en haut de 8 centimètres de la ligne médiane, elle en est distante, en bas, de 12 centimètres.

Quand on lui pratique cette opération, le malade est couché sur le côté sain, soulevé par un coussin, tandis qu'un aide, appuyant sur le ventre, refoule le rein en arrière. L'incision doit pénétrer, en profondeur, jusqu'au delà du carré des lombes, pour tomber sur la capsule adipeuse du rein.

Les reins d'apparence normale doivent provoquer la méfiance et être ponctionnés sur plusieurs points pour savoir où est le pus. La collection purulente étant parfois sous-capsulaire, on doit aller la chercher très profondément, en ayant soin de ne pas se laisser tromper par le pus qu'on aurait rencontré d'abord.

Le rein étant, à ce moment, suspendu par deux fils passés dans les lèvres de l'incision, on sectionne les cloisons existantes au thermo-cautère, en évitant les artères dont le doigt perçoit les battements.

Les calculs doivent être recherchés très attentivement; extraits s'ils sont petits, morcelés auparavant s'ils sont volumineux.

La poche, aussi unie que possible, on lave au sublimé, à l'eau phéniquée forte, au chlorure de zinc au 1/10, et on place deux ou trois gros drains dans la cavité. Les lèvres en sont réunies partiellement ou elle est tamponnée à ciel ouvert.

Une condition essentielle c'est de ne pas infecter le tissu cellulaire périnéphrétique, si on veut éviter une fistule. Pour y parvenir, Guyon, avant l'incision du rein, réunit les lèvres de celui-ci à l'enveloppe graisseuse par une suture au catgut.

L'ouverture bien plus dangereuse de la pyo-néphrose par le péritoine s'opère en incisant l'abdomen sur la ligne médiane, sur le bord externe des muscles droits ou sur le flanc, au point le plus saillant de la tumeur. L'important est de fixer aux lèvres de la paroi abdominale, celles du péritoine recouvrant la tumeur.

H. PICARD, *de Paris*.

CHAPITRE XV

ABCÈS PÉRINÉPHRÉTIQUE, PHLEGMON PÉRINÉPHRÉTIQUE

Étiologie. — Il est primitif ou secondaire. Primitif, il peut être spontané ou provoqué. Il est spontané dans les maladies infectieuses générales ou quand il se développe sous l'influence du froid, ce qui n'est pas rare. Il est provoqué par un traumatisme, une plaie par instrument piquant ou tranchant septique, une contusion, un choc qui prépare le terrain aux microbes venus du rein.

La périnéphrite secondaire résulte d'une affection des voies urinaires, des calculs en particulier. Elle est encore alors le produit d'une infection venue du rein par les espaces lymphatiques et suit, par conséquent, souvent, comme nous l'avons vu, la pyélo-néphrite et la pyo-néphrose.

L'infection vient quelquefois du foie, du côlon, du duodénum, d'une inflammation des ligaments larges, d'une suppuration vertébrale ou du psoas.

Anatomie pathologique. — Je laisse de côté les cas où le tissu périnéphrétique, devenu fibreux, est intimement soudé à la capsule fibreuse du rein et celui où, passé à l'état graisseux, il forme, autour de la glande, un véritable lipome qui comprime les veines et atrophie les artères.

La suppuration est générale ou partielle. Cette dernière, la plus rare, résulte d'une infection par voisinage. Générale, elle forme des abcès considérables, pouvant contenir plusieurs litres de pus, faisant saillir la région lombaire et s'étendant des fausses côtes à la crête iliaque. La fluctuation serait d'abord perceptible (Guyon) dans le triangle de J.-L. Petit.

Le pus perforant le diaphragme est parfois rendu par les bronches, mais il s'épanche très rarement dans le péritoine.

Symptômes. — L'évolution du phlegmon périnéphrétique est des plus lentes. Sa première manifestation est une douleur obtuse s'irradiant, en avant, vers l'abdomen ; en bas, aux testicules et même à la cuisse. Les mouvements, ceux du membre inférieur particulièrement, les secousses, celles de la toux, la pression l'exaspèrent.

Cette douleur qui, au début, peut être intermittente, devient ensuite continue et pulsatile comme celle du phlegmon en général.

Quand la suppuration est établie la cuisse se rétracte souvent sur le ventre et la région lombaire devient saillante et fluctuante. La tumeur et la fluctuation sont surtout perceptibles, quand on pratique le ballottement rénal et le palper combiné.

Plus tard, le phlegmon devient évident par la tuméfaction, la rougeur et l'œdème de la région lombaire. Celui-ci est quelquefois précédé par un gonflement du tiers postérieur de la cuisse apparaissant prématurément.

La fièvre, au début, suit la marche de la douleur pour devenir plus tard continue et s'élever jusqu'à 40° et 41°. Mais il y a des rémittences et, quelquefois, une véritable intermittence. Elle se complique de nausées, de vomissements, de constipation d'abord, de diarrhée ensuite.

La marche longue et insidieuse du phlegmon périnéphrétique est bien faite pour tromper le médecin. Chassaignac croit qu'elle peut durer des années, et je soigne, en ce moment, une femme dont le phlegmon a débuté il y a deux ans.

Le phlegmon périnéphrétique abandonné à lui-même s'ouvre dans le côlon, l'estomac, le duodénum ou dans les voies urinaires s'il résulte d'un calcul.

Le pus vient parfois saillir, après s'être répandu dans la fosse iliaque et le long du psoas, au-dessus de l'arcade crurale ou à la partie inférieure du triangle du scarpa.

Nous avons vu qu'après avoir perforé le diaphragme, il pouvait être rejeté par les bronches.

Rarement, il perfore la région lombaire.

Ce n'est pas une affection très grave. Produite par une maladie générale, elle guérit le plus souvent ; résultat d'un calcul rénal, elle persiste aussi longtemps que la présence de ce dernier.

Elle se distingue de la pyélonéphrite, de la pyo- et de l'hydronéphrose parce que ces tumeurs bombent en avant, tandis qu'elle fait saillie en arrière.

Traitement. — Il n'y en a qu'un : l'ouverture de la poche. Elle est facile et consiste à pratiquer, le long du bord externe de la masse sacro-lombaire, une incision qui empiète en haut sur les côtes, en bas sur la crète iliaque et s'enfonce hardiment jusqu'au foyer. Celui-ci, après avoir été lavé, sera drainé.

Si le foyer périnéphrétique résulte d'un calcul rénal et communique avec un abcès intra-rénal, on pourra si la communication est étroite ouvrir d'abord la collection purulente périrénale, puis la collection intra-rénale quand la première aura été désinfectée. Dans le cas contraire, il n'y a pas d'hésitation possible, les deux foyers doivent être largement réunis.

H. PICARD, *de Paris.*

CHAPITRE XVI

PYÉLITE, URETÉRO-PYÉLITE, PYÉLO-NÉPHRITE

Définition. — La pyélite est l'inflammation des calices et des bassinets.

Confondue dans le temps avec la néphrite, elle en a été séparée par Rayer qui l'a décrite le premier.

Il a fait voir que les calculs engendrent bien plus souvent la pyélite que la néphrite ; que la première plus que la seconde cause les fistules et les gros abcès des lombes.

D'un autre côté, il résulte de la démonstration d'Hallé que l'inflammation de l'uretère est liée à celle des calices et des bassinets, si même elle ne la précède pas.

Anatomie pathologique. — La pyélite ou plutôt l'uretéro-pyélite débute par les voies urinaires inférieures : urèthre rétréci, vessie cystique.

L'orifice uretéro-vésical est intact ou dilaté. L'uretère lui-même présente deux sortes de lésions : dilatation avec rétrécissements valvulaires, sans périuretérite ou épaisissement avec rétrécissements fibreux annulaires entourés de tissu fibro-graisseux. Dans le premier cas, une urine purulente stagne dans les dilatations. Dans le second cas, contrairement au premier, la lésion peut être unilatérale et accompagnée de pyonéphrose de ce côté. Le cordon induré formé par l'uretère peut, dans ce cas, devenir sensible à la palpation.

Les lésions rénales concomitantes consistent en une dilatation des calices et des bassinets avec refoulement et atrophie du tissu du rein devenu polykystique à moins que l'ancienneté de la maladie n'ait détruit les cloisons.

La poche est ou non tapissée de fausses membranes et renferme du pus, du sang, des phosphates, des calculs. Le rein tuberculeux contient des granulations dont la fonte laisse des cavités.

Dans tous ces cas, le tissu périrénal s'indure, s'hypertrophie et contracte des adhérences intimes avec les organes en contact avec lui.

Si les calices, les bassinets ou les uretères viennent à s'oblitérer, ils se distendent au point de renfermer jusqu'à 15 et même 45 litres de liquide : pus, sang, mélangés de phosphates. Ils irritent le foie à droite, le poumon à gauche, et peuvent s'ouvrir dans les bronches ou le péritoine. Quelquefois, ils fusent vers l'arcade crurale et, plus souvent, ils forment des abcès dans la région lombaire.

Étiologie. — La cause la plus fréquente des pyélites, uretéro-pyélites, pyélo-néphrites, on pourrait dire la seule, est la cystite engendrée elle-même par la blennorragie, les rétrécissements, les calculs, la tuberculose, les néoplasmes, la rétention d'urine, le cathétérisme septique.

En dehors des causes inhérentes aux affections des voies urinaires, la pyélite et la pyélo-néphrite résultent d'une infection du sang : diphtérie, choléra, fièvre typhoïde, charbon, pyémie.

Enfin, il ne faut pas rejeter l'influence du froid sur l'appareil urinaire.

Symptômes. — Le début est indéterminé parce qu'il est insidieux. Cependant, une douleur lombaire en marque ordinairement le début. Cette douleur se complique de fièvre et de trouble de l'urine.

La purulence de l'urine constitue le signe le plus certain de la maladie (Hallé).

L'aspect de ce liquide est assez semblable à du lait. Il ne s'éclaircit pas par le repos.

Si l'affection est compliquée de pyonéphrose, le pus ne se montre que par intervalles, entre lesquels l'urine est claire, parce qu'il reste dans la poche. Il en résulte un empoisonnement qui provoque de la fièvre, des troubles digestifs, de la douleur rénale.

Le pus présente toutes les variétés : inodore, franc ou visqueux et fétide, suivant que l'urine est acide ou alcaline. Le pus est mélangé d'épithéliums dont les caractères n'offrent aucun signe positif. Il existe, dans tous ces cas, un certain degré d'albuminurie vraie.

La polyurie coexiste avec la pyurie, sauf à la fin de la maladie où l'anurie peut la remplacer.

La douleur coïncide avec la rétention du pus dans les reins et disparaît avec elle. La pression dans l'angle costo-vertébral ou sur la paroi antéro-latérale de l'abdomen, sous le rebord des fausses côtes, l'exaspère.

Cette douleur s'irradie, le long des uretères, aux aines, aux membres inférieurs, à la vessie. La fatigue, les excès, le cathétérisme, les explorations l'exaspèrent.

La tuméfaction est sensible en avant, à moins que le tissu périnéphrétique soit envahi, auquel cas la région lombaire devient saillante. On reconnaît la tumeur, en pratiquant le palper lombo-abdominal et en provoquant le ballottement rénal. La percussion est trompeuse, parce que l'intestin s'interpose entre le rein et la paroi abdominale, donnant de la sonorité alors que ça devrait être de la matité.

L'uretère qui, dans les cas de ce genre, s'indure considérablement, forme un cordon sensible et douloureux à la pression que le doigt, dans le rectum chez l'homme et le vagin chez la femme, peut délimiter.

Les malades porteurs d'uretéro-pyélo-néphrite présentent les symptômes généraux de tous les malades souffrant d'une affection grave des voies urinaires : pâleur, amaigrissement, sécheresse de la peau, perte de l'appétit, répugnance pour les aliments, soif ardente qui explique d'autant mieux leur préférence pour les aliments liquides, qu'ils ont la langue collante, noirâtre, comme rôtie.

Pronostic. — Il résulte de l'affection primitive, de la durée de la maladie, de l'âge du sujet. Un malade jeune et un seul rein infecté sont favorables à la guérison.

La mort provient souvent d'une opération entreprise pour la guérison. D'autres fois, elle est la conséquence du froid ou des progrès de la cachexie.

L'uretéro-pyélo-néphrite unilatérale peut guérir par atrophie. D'autres fois elle s'ouvre dans le tissu périnéphrétique en produisant un phlegmon ou dans l'intestin qui en rend le contenu avec les selles. Dans d'autres cas, la plèvre est perforée et le liquide vomi par les bronches.

Les uretéro-pyélo-néphrites précédentes sont secondaires puisqu'elles résultent d'une affection antécédente des voies urinaires. Mais nous avons vu à l'étiologie que le froid agissant sur l'appareil urinaire pouvait produire la maladie. L'uretéro-pyélo-néphrite est alors primitive. Albert Robin en a cité un exemple absolument indéniable dans lequel il y eut, dès le début, formation de tumeur rénale. Le mal débuta subitement à la suite d'un refroidissement évident. Quatre jours après, le pus apparaissait dans l'urine et, au bout de huit jours, la tumeur pyélitique était formée pour disparaître quelques jours après. Leroy de Méricourt a cité une observation semblable dans laquelle il y eut débâcle de pus et, à sa suite, affaissement de la tumeur ne laissant aucune trace.

Diagnostic. — L'uretéro-pyélo-néphrite reconnue, il faut chercher l'organe urinaire qui l'a fait naître et lui appliquer le traitement nécessaire.

Une tumeur lombaire ou abdominale sans urines purulentes peut être cause d'erreur. Il faut se rappeler que, malgré l'apparence des urines, une pareille tumeur peut être pyélitique et rechercher les commémoratifs.

La polyurie trouble est un signe important de l'uretéro-pyélo-néphrite. D'autre part, l'abondance du pus lui appartient et la distingue de la cystite.

La rapidité d'évolution d'une tumeur lombaire, compliquée d'hématurie, doit faire songer à un calcul et, si elle s'accompagne de cachexie, à une tumeur maligne.

La tuberculose peut débuter d'emblée par le rein sans qu'aucun autre organe urinaire soit malade. Mais il y a des bacilles dans l'urine et des noyaux indurés dans les organes génitaux.

Une tumeur rénale apparaissant en même temps qu'une colique néphrétique est le produit d'un calcul.

C'est par l'exploration méthodique qu'on arrivera le plus sûrement au diagnostic.

L'urètre et la vessie seront explorés par les méthodes ordinaires. Quant aux reins, ils le seront par le palper combiné : une main en arrière, dans l'angle costo-vertébral; une, en avant, sur la partie latérale de l'abdomen, empiétant sous les fausses côtes et étendue bien à plat. Le médecin se placera du côté exploré, le malade respirera largement et l'explorateur profitera de l'expiration pour enfoncer profondément, mais doucement et lentement, la main antérieure. Les parties bien saisies entre les mains, il soulèvera celle placée en arrière vers le flanc.

Pour faciliter cette exploration et la rendre plus certaine, les lombes doivent être légèrement relevées par un coussin, l'estomac débarrassé des gaz par du charbon, l'intestin vidé par un purgatif.

L'exploration devra être répétée plusieurs jours de suite, à des heures différentes et, surtout, pendant les crises douloureuses.

Il faudra aussi avoir recours au ballottement rénal. Il consiste, l'index et le médius de la main correspondante au côté exploré étant placés dans l'angle costo-vertébral et l'autre à plat sur l'abdomen, à soulever, d'un coup sec, la paroi postérieure, de manière à amener le rein au contact de la main antérieure.

Le même procédé permet la palpation des uretères qu'on sent sous forme de cordons durs se prolongeant en bas. Ils sont particulièrement sensibles à leur entrée dans la cavité pelvienne, tout près de la ligne médiane où la pression provoque de la douleur.

Chez la femme, surtout enceinte, le doigt, introduit dans le vagin, peut les sentir de la base des ligaments larges à leur entrée dans la vessie (Hallé); chez l'homme au-dessus des vésicules séminales. Mais pour atteindre ce résultat, la vessie doit être modérément remplie et la paroi abdominale comprimée.

Traitement. — L'incision de l'uretéro-pyélo-néphrite est le meilleur, si ce n'est le seul traitement; mais elle doit toujours être précédée d'une ponction exploratrice par les lombes ou l'abdomen.

Cette ponction a, d'ailleurs, souvent suffi à la guérison, et Dieulafoy en a obtenu plusieurs succès.

Mais elle est certainement inférieure à l'incision, seule praticable, quand il y a urgence, comme dans l'anurie calculeuse, par exemple. On peut, par ce procédé, comme dit Hallé, déboucher le rein. C'est une opération peu grave à laquelle on ne peut que reprocher la fistule consécutive, mais dont la persistance n'est pas constante, tant s'en faut.

L'incision doit être pratiquée le long du bord externe de la masse sacro-lombaire et celle du rein faite largement sur son bord convexe de manière à rendre facile l'exploration de ses cavités, des bassinets, de l'orifice des uretères, tout en facilitant leur cathétérisme et le drainage de la poche.

Les hémorragies, rares d'ailleurs, seront combattues par le tamponnement et le thermo-cautère.

Les fistules consécutives seront combattues par les injections et les cautérisations. Si elles sont entretenues par un calcul, on l'enlève après débridement.

Quant à l'ablation du rein ou néphrectomie, elle est difficile à cause de l'induration du tissu cellulo-graisseux et des adhérences qui en résultent. On risque, en effet, pour les détruire, de déchirer l'intestin, le péritoine ou les vaisseaux. Le pédicule est difficile à constituer et les pinces produisent quelquefois des fistules stercorales.

Quand les tumeurs sont très volumineuses, il faut aller les chercher à travers le péritoine, ce qui est difficile et dangereux.

Avant l'incision, on devra constater si les deux reins sont malades. Pour y arriver, on dosera la quantité d'urée contenue dans l'urine claire, rendue pendant l'oblitération du rein malade et on la comparera à l'urée totale. La différence constituera un précieux indice. Si l'urine est toujours trouble, on s'en rapportera encore au dosage de l'urée. Si l'urine claire est albumineuse, le pronostic s'assombrit.

Excellent moyen d'exploration, le cathétérisme des uretères n'est malheureusement guère praticable que chez la femme.

L'endoscope qui permet de voir l'urine sourdre de l'orifice uretéro-vésical ne devra pas être négligé.

Si l'incision est hors de pair comme traitement de l'uretéro-pyélonéphrite, il est évident qu'elle n'est pas applicable quand les deux reins sont malades. Les palliatifs sont ici seuls de mise.

Ceux-ci consisteront à éviter la stagnation urineuse, la rétention d'urine, la distension de la vessie. On combattra la cystite par tous les moyens et, si elle devient douloureuse, l'ouverture de la vessie sera le meilleur préservatif du rein ; de même que si un rétrétrécissement urétral existe, sa section sera le plus efficace protecteur des reins.

Les lavages de vessie, au début de l'uretéro-pyélo-néphrite, en la débarrassant de ses microbes, seront le plus sûr moyen d'obtenir l'asepsie du rein. Les balsamiques sont certainement des adjuvants utiles des lavages. On administre 4 à 6 capsules de copahu ; 6 à 8 grammes de cubèbe en trois cachets ; 6 capsules de santal, dans les vingt-quatre heures, aux repas. L'acide benzoïque, 3 cachets de 1 gramme, le benzoate de soude ou celui de chaux à la même dose ; l'acide salicylique, 2 cachets de 1 gramme ; le salicylate de soude, 3 cachets de 1 gramme ; le salol et le borate de soude à la même dose pourront aussi être essayés.

A cette médication interne, on pourra ajouter des ventouses sèches répétées et des pointes de feu sur la région lombaire.

H. Picard, de Paris.

CHAPITRE XVII

CYSTITES

Définition. — Le mot cystite, employé seulement depuis la fin du siècle dernier, sert à désigner les inflammations de la vessie.

Étiologie. — Les cystites naissent parfois sous l'influence d'un état général ; plus souvent d'une cause locale inhérente aux organes génito-urinaires ; d'une affection des centres nerveux ; dans quelques cas, elles sont spontanées.

Parmi les premières causes, on doit ranger les cystites venant compliquer les septicémies, surtout celles des nouvelles accouchées, la pyohémie et, en général, toutes les maladies infectieuses : typhus, choléra, scarlatine, variole, rougeole, oreillons, et probablement la goutte et le rhumatisme.

De toutes les maladies générales et infectieuses capables de produire la cystite, la tuberculose et le cancer sont les plus fréquentes et les plus évidentes.

Des cystites, par état général, on peut rapprocher la cystite cantharidienne, causée par un véritable empoisonnement. Je laisse de côté l'iodure de potassium, l'arsenic, le nitrate de potassium, qui peuvent irriter la vessie, ramener un certain état d'acuité, ranimer une inflammation latente, entretenir une cystite en cours, mais incapables de la faire naître.

Les brûlures superficielles et étendues se compliquent souvent de cystites, qu'avec les théories modernes, on peut considérer comme infectieuses, la maladie résultant de la pénétration des germes par la plaie.

Les causes locales, on pourrait dire spéciales aux organes génito-urinaires et à ceux qui sont en connexion intime avec eux, exercent une action infiniment plus fréquente. Ce sont toutes les maladies des voies urinaires : blennorragie, rétrécissement, corps étranger de l'urètre ou de la vessie, inflammation et hypertrophie prostatique et néphrite. Mais au-dessus de toutes ces causes se placent la stagnation et la rétention d'urine. Enfin, trop souvent, la sonde à demeure, le cathétérisme brusque ou trop évacuateur, la lithotritie, quand elle ne débarrasse pas la vessie d'un seul coup, ont pour conséquence une cystite. Il en est de même, bien entendu, des traumatismes accidentels : blessures ou contusions des voies urinaires d'autant plus redoutables qu'elles sont plus septiques. Il en est encore ainsi quand la blessure est produite à l'intérieur des voies urinaires et, si la cause est un calcul, celui d'oxalate de chaux, plus rugueux et plus dur que celui d'acide urique, sera bien plus dangereux.

Les cystites, par affections du système nerveux, résultent surtout d'une lésion de la moelle : myélite transverse, sclérose, hémorragie, section, rupture, tuberculose.

Dans les cystites spontanées, rien, dans l'état pathologique passé ou actuel du malade, n'indique l'origine de l'inflammation. L'observation démontre seulement qu'elles sont plus fréquentes chez la femme à cause de l'infection fréquente de la vulve ou de la brièveté de l'urèthre qui permet la pénétration facile des microbes.

Chez la femme, la grossesse, l'accouchement, les affections génitales (déplacements utérins, surtout compliqués de cystocèles, fibromes, cancers, kystes de l'ovaire, salpingites), sont l'origine fréquente de cystites.

Dans les deux sexes, la péritonite tuberculeuse, les hémorroïdes et toutes les maladies du rectum retentissent plus ou moins sur la vessie et, si elles ne l'enflamment pas, la mettent dans un état de réceptivité morbide imminente. Il en est de même de la pelvi-péritonite chez la femme et des maladies des vésicules séminales chez l'homme.

Sans l'une quelconque de ces causes multiples, la cystite n'est pas possible. A l'état normal, la vessie est, en effet, d'une tolérance extrême et supporte impunément le passage du pus, du sang versés par les organes voisins ou même les gaz et les matières intestinales. Mais, les causes précédentes, si nécessaires soient-elles, ne suffisent pas à enflammer la vessie. Elles ne font que préparer la vessie et sont seulement prédisposantes. Sous leur influence, la vessie se congestionne, sa circulation, en général, et celle du derme de sa muqueuse, en particulier, devient fort irrégulière et, phénomène beaucoup plus important, l'épithélium qui la recouvre n'étant plus exactement nourri, cesse de lui adhérer, prêt à tomber dans le contenu de la cavité vésicale.

Qu'aux conditions précédentes vienne s'ajouter un refroidissement, un excès de table ou de coït, une constipation plus ou moins tenace, une station assise prolongée, une simple résistance au besoin d'uriner ; le terrain, pour ainsi dire fraîchement remué, fait germer et pulluler le second agent nécessaire à l'éclosion de la maladie : le microbe.

C'est l'histoire banale du grain de blé trouvé dans les tombeaux des Pharaons. Déposé sur la pierre, pendant des milliers d'années, il n'a pas poussé, quoique n'ayant perdu aucune de ses propriétés germinatives, puisque semé dans la terre il a produit des épis. De même les microbes répandus dans les voies urinaires, suspendus dans l'urine ou venus du dehors, y demeurent inoffensifs tant que les organes sont sains, mais s'y cultivent et les infectent le jour où la lésion les a privés de leur épithélium en leur fournissant un terrain favorable.

Sur l'espèce microbienne, productrice de cystites, les auteurs varient. Ce fut d'abord la bactérie septique de Clado, devenue, plus tard, la bactérie pyogène d'Albarran et de Hallé, qui n'est probablement que le bacterium coli commune. Cette bactérie n'est pas la seule capable de produire la cystite et il en existe un grand nombre d'autres dont l'uro-bacillus liquefians septicus et le staphylococcus pyogène sont les principaux.

Classification. — Si nous en croyons Reblaud, chaque cystite n'est produite que par une sorte de microbe. On pourrait donc, ce semble fonder une classification des cystites sur cette donnée. Malheureusement, elle est encore bien obscure et aucun de ces microbes, à part celui de la tuberculose, ne donne à la cystite, qu'elle engendre, un caractère spécial.

D'autre part, toutes les cystites donnent lieu à un ensemble symptomatique toujours le même : envies fréquentes d'uriner, douleur, pyurie, hématurie, quatuor symptomatique qu'on retrouve dans une foule de maladies des voies urinaires et qui ne distingue les cystites que par les notes qu'il fait entendre, l'air qu'il joue, si je puis m'exprimer ainsi.

L'anatomie pathologique offre des notions plus positives sur lesquelles j'appuierai ma description générale.

Certaines cystites peuvent, en effet, être limitées à l'orifice uréthro-vésical, d'autres envahir le trigone ou même la vessie tout entière. Dans le premier cas, il y a simple cystite du col ; dans le second, cystite du trigone ; tandis que, dans le dernier, elle est généralisée.

D'un autre côté, cette dernière peut rester limitée à la muqueuse ou pénétrer les diverses couches constituant l'enveloppe de la cavité vésicale : celluleuse, musculaire, péritonéale.

Quand la muqueuse seule est malade, la cystite est superficielle, profonde ou, comme on l'a dit, parenchymateuse, quand elle a pénétré plus avant.

Certaines cystites, toutefois, quelles que soient leurs lésions anatomiques ou leur entité morbide spéciale, peuvent se distinguer par une manifestation tellement spéciale et prédominante qu'elle en constitue la caractéristique. Telles sont les cystites cantharidiennes, douloureuses, membraneuses.

En somme, nous admettrons les cystites suivantes :

Cystite blennorragique ;
— des rétrécis ;
— des prostatiques ;
— des calculeux;
— tuberculeuse ;
— néoplasique;
— cantharidienne ;
— douloureuse ;
— membraneuse ;
— par maladie générale.

La description de la cystite blennorragique nous servira de type et à son sujet nous décrirons la cystite du col aiguë et chronique; la cystite généralisée superficielle et profonde aiguë et chronique et le catarrhe vésical. Dans cette description seront, par conséquent, comprises les cystites des rétrécis et des prostatiques. Les autres feront le sujet d'articles spéciaux.

I

CYSTITE BLENNORRAGIQUE

Cette cystite n'est pas, probablement, du moins, comme la maladie dont elle provient, le produit du gonocoque, mais des microbes pyogènes auquel celui-ci a préparé le terrain.

Elle résulte de l'infection pyogénique propagée de la partie antérieure à la partie profonde de l'urèthre et, par suite, à l'orifice urétro-vésical, probablement même à la partie avoisinante du trigone. C'est, comme nous l'avons dit, au début du moins, une cystite du col, toujours compliquée d'urétrite profonde.

Je dois dire, toutefois, que Furbringer admet une cystite primitivement et directement gonococcienne.

Étiologie. — La cause la plus fréquente est dans un défaut d'hygiène : fatigue, coït, masturbation, excès de boissons, de bière surtout, froid, humidité.

Peut-être l'abus des émollients et surtout des alcalins, des balsamiques est-il incriminable. Les injections trop fortement lancées sont surtout coupables. Quelquefois, en dépit des soins les mieux entendus, la cystite s'établit. A quoi l'attribuer alors sinon à un idiosyncrasie dont l'arthritisme et la tuberculose sont, dans bien des cas, l'origine?

La cystite blennorragique apparaît fort rarement dès les premiers jours de la maladie et c'est alors aux injections prématurées et forcées qu'il faut l'attribuer. Le plus ordinairement, elle ne se montre que trois ou quatre semaines après le début de la blennorragie; quelquefois seulement après plusieurs mois et, dans quelques circonstances, au bout de plusieurs années alors que, tout écoulement tari, il persistait néanmoins encore quelques fils dans l'urine.

Son début est le plus souvent brusque et inattendu.

Anatomie pathologique. — Elle est peu connue parce que cette cystite ne cause pas la mort. On peut, cependant, supposer, avec beaucoup de vraisemblance, que la muqueuse de la partie profonde de l'urètre, de l'orifice urétro-vésical et même de la portion attenante du trigone, est congestionnée, infiltrée, œdématiée, desquamée. L'endoscope permet, d'ailleurs, d'y voir de véritables ulcérations et des rhagades.

Les vieilles cystites blennorragiques exigeant parfois la taille hypogastrique et n'étant pas sans causer la mort, on a pu en examiner les lésions. Elles consistent en une inflammation générale de toute la paroi vésicale, mais surtout en granulations confluentes du col. Celui-ci et le trigone en sont couverts ; elles sont fongueuses, végétantes, formant des mamelons plus ou moins saillants.

Symptômes. — La cystite blennorragique aiguë se caractérise comme toutes les autres, par des troubles de la miction, de la douleur, de la pyurie, de l'hématurie. Mais ce qui lui imprime son cachet, ce sont les envies fréquentes d'uriner. Quand elle est violente, elles peuvent devenir incessantes et pressantes à ce point qu'elles laissent à peine au malade le temps de les satisfaire et le forcent, pour n'être pas dérangé de minute en minute, à s'accroupir sur le vase. Les envies sont, du reste, aussi fréquentes la nuit que le jour.

L'urine ne sort pas d'un seul jet, mais ordinairement goutte à goutte. Malgré cette expulsion, il peut en rester dans la vessie une quantité telle qu'il y a rétention incomplète. D'autres fois, en dépit de ses efforts, le malade ne rend rien et la rétention est complète.

La fréquence de la miction s'accompagne d'une épreinte, d'un spasme on ne peut plus douloureux. Le phénomène se produit au début, mais avec plus de violence à la fin de la miction. Souvent la douleur s'irradie à l'anus, au périnée, aux bourses, descend même vers les membres inférieurs ou remonte vers les lombes.

Tous les degrés existent, d'ailleurs, dans la douleur, et si elle est trop souvent atroce, dans bien des cas elle est fort supportable et ne consiste même qu'en un simple prurit ou picotement au niveau du méat, des bourses, de l'anus.

Mais la cystite blennorragique offre encore ce caractère particulier, d'être hémorragique. Les dernières gouttes de la miction sont, en effet, très souvent constituées par du sang à peu près pur. Son abondance ne constitue jamais une véritable hémorragie et je ne pense pas que jamais elle ait suffi à obstruer la vessie.

L'urine est plus ou moins trouble, plus ou moins purulente ou sanguinolente. Si on recueille dans trois verres le produit d'une miction, le premier reçoit la plus forte proportion de pus : celle du fond de l'urèthre ; le second en renferme le moins, quelquefois même il en est complètement exempt si le corps de la vessie est tout à fait sain ; enfin, la quantité contenue dans le troisième et provenant du trigone est à peu près égale à celle du premier. Ce pus est visqueux et forme, au fond du verre, un dépôt stratifié par une mince couche de sang qui le recouvre.

La cystite blennorragique provoque de l'insomnie, de l'agitation, de l'anorexie, de la constipation, mais pas de fièvre. Aussi le malade offre-t-il ce spectacle singulier, d'un patient plein d'anxiété, mais sans phénomènes généraux.

Le paroxysme de la cystite aiguë blennorragique s'apaise ordinairement vite, même sans traitement ; néanmoins, les symptômes progressivement atténués se prolongent pendant plusieurs semaines.

Mais, tout en s'apaisant, ces symptômes ne disparaissent pas toujours complètement et passent à l'état chronique, à moins qu'ils ne revêtent d'emblée ce caractère. Dans les deux cas, ce sont les mêmes, mais adoucis. Aussi, celui qui en est atteint est-il tourmenté, agacé, inquiet, attristé de la pesanteur, de la gêne qu'il ressent en arrière du pubis, dans la région hypogastrique, dans les lombes, le périnée. Mais ce qui le chagrine davantage, ce sont les envies fréquentes d'uriner qui se multiplient au moindre excès, au plus petit écart de régime et surtout les filaments plus ou moins nombreux qu'entraîne le premier jet d'urine et la quantité variable de pus que rejette le dernier, dont les dernières gouttes sont, d'ailleurs, rarement sanglantes.

Traitement. — Il est prophylactique et curatif.

La prophylaxie réside dans l'hygiène. Celui qui coule doit éviter la fatigue, l'équitation, la bicyclette, le coït, les fréquentations féminines, les excès de boissons et principalement de bière. Il doit ne pas veiller trop tard et se lever d'assez bonne heure, ne pas s'oublier dans un lit trop moelleux ou dormir sur le dos. Mais, comme nous l'avons dit, certaines cystites naissant en dépit de toutes les précautions prises, il faut savoir les soigner. Or, nous possédons pour les guérir, un moyen d'une efficacité telle que, bien employé, il ne laissera que peu de place aux cystites d'origine blennorragique. Ce remède nous est fourni par les instillations de nitrate d'argent sur le col.

Pour les pratiquer, il faut posséder, outre des solutions de nitrate d'argent au 1/50, 1/25 et même au 1/10, une bougie à boule percée des numéros 15 à 21 ; enfin, une seringue dite à instillations.

Cette seringue remplie le plus souvent de la solution au 1/50, on l'adapte, par un embout, au pavillon de la bougie à boule choisie et on l'amorce.

Le malade, ayant pissé, s'étend et l'opérateur lui pousse la bougie enduite de glycérine phéniquée, jusqu'à la partie moyenne, à travers laquelle il la fait passer, franchissant le collet du bulbe, contre lequel il ramène la base de l'olive. Il suffit, à ce moment, de faire exécuter au piston de la seringue autant de tours qu'on veut instiller de gouttes : cinq à vingt, en général, d'autant moins que la solution est plus concentrée.

Les gouttes ainsi disposées, inondent la région membraneuse, la portion prostatique, l'orifice uréthro-vésical et mouillent partiellement le trigone, c'est-à-dire toutes les parties malades.

L'instillation est renouvelée, cinq ou six jours de suite, au bout desquels on interrompt le traitement pendant quelques jours pour le répéter un nombre de fois égal, si la première série n'a pas produit une guérison complète.

A moins qu'il y ait tuberculose, auquel cas la maladie est ordinairement aggravée, ce traitement diminue d'abord le nombre des mictions, puis la douleur, et enfin tarit l'écoulement qui disparaît comme le reste.

Est-ce à dire que, pendant qu'il y est soumis, le malade doive s'abandonner à la vie commune et ne pas s'astreindre à quelques médicaments spéciaux? Evidemment non. Il suivra les règles hygiéniques si simples que nous avons énumérées. De plus, il prendra des grands bains tièdes fréquents et un peu prolongés, quoiqu'ils ne soient pas favorables à certains malades qui seront, du reste, les premiers à s'en apercevoir.

L'eau de graine de lin faite à froid, mélangée avec du vin aux repas ; dans leur intervalle, deux ou trois verres d'eau sucrée avec du sirop d'orgeat, constitueront les meilleurs adjuvants des instillations pendant la période aiguë. Plus tard, l'eau de lin sera remplacée par celle de goudron aux repas, et entre eux, cette même eau pourra être prise, sucrée avec du sirop de térébenthine. Enfin, à une période plus avancée, on pourra administrer simplement au malade deux ou trois capsules de goudron, à chacun des trois repas.

D'autre part, quelques malades pusillanimes refusent les instillations, malgré l'évidence des indications. Force est de les remplacer par 4 grammes de côpahu, pris dans la journée, en opiat, au moment du repas, selon la formule suivante :

Baume copahu		40 grammes
Poudre de ratanhia	8 à	10 —
Laudanum de Sydenham.	3 à	4 —
Poivre cubèbe.		Q. s.

pour un opiat aromatisé avec trois ou quatre gouttes d'essence de menthe.

Chez les malades atteints de cystite du col, on aura recours aux injections de morphine, une ou deux d'un centigramme dans la journée, aux petits lavements d'eau de guimauve épaisse, additionnée de 10 à 12 gouttes de laudanum, injectés dans l'ampoule rectale et répétés deux fois par jour.

On surveillera, par-dessus tout, la rétention d'urine incomplète ou complète, le cathétérisme suffisant souvent à guérir le malade.

Contre la cystite chronique du col, il faudra encore recourir au même traitement. Seulement, les instillations seront plus concentrées au 1/25 et même au 1/10.

Malheureusement, cette cystite mal soignée ou peut-être à cause du terrain, désorganise à la longue les tissus au point que les instillations même les plus énergiques deviennent impuissantes. Ce que nous avons dit à l'anatomie pathologique l'explique. Il se forme là des granulations, des végétations contre lesquelles un grattage pratiqué par la taille hypogastrique devient nécessaire.

La cystite blennorrhagique ne reste pas toujours limitée au col et à son voisinage. Trop souvent, elle se généralise et envahit le corps de la vessie. Dans ce cas, elle peut être localisée à la muqueuse, c'est-à-dire superficielle. Dans d'autres cas, les couches celluleuse et musculaire et la séreuse elle-même étant malades, il y a cystite parenchymateuse presque toujours chronique.

D'autre part, la cystite blennorrhagique, ainsi développée, ne diffère guère de celle des rétrécis et des prostatiques; car, comme celle de ces derniers malades, elle peut aller jusqu'à produire le catarrhe. Elle doit donc être englobée avec elle dans une même description.

Dans la cystite généralisée, au début, la muqueuse se congestionne s'œdématie, se vascularise surtout au niveau du trigone et des trois orifices qui en forment les sommets. Sous l'influence de cette congestion, l'épithélium se desquame, tombe dans l'urine et la trouble. Plus tard, les couches cellulaire et musculaire participent à la congestion et s'œdématient. Du pus se forme qui se mélange aux épithéliums.

Si l'inflammation persiste, et augmente la muqueuse, la celluleuse, la musculeuse s'infiltrent de cellules embryonnaires; la séreuse elle-même s'épaissit, se durcit et devient impropre aux glissements. Il y a, dès lors, cystite profonde ou parenchymateuse.

La muqueuse est alors parsemée et trouée par un plus ou moins grand nombre d'ulcérations provenant d'autant de petits abcès ouverts dans la cavité. Ces abcès se réunissent quelquefois en une collection considérable qui s'ouvre dans le rectum, le vagin, au périnée; mais la chose est rare; la vessie ne se perforant guère que par suite de la présence d'un corps étranger.

L'inflammation a été quelquefois tellement violente qu'on a vu la gangrène en être le résultat et un épanchement de pus et d'urine se faire dans le péritoine, en cas de crevasse du fond de la vessie, ou dans le petit bassin, si c'était sur la partie latéro-inférieure. Mais les gangrènes véritablement importantes et fréquentes sont consécutives à la compression du bas-fond vésical, par la tête du fœtus contre les os du bassin.

II

CYSTITE GÉNÉRALISÉE CHRONIQUE

La cystite généralisée chronique reste, comme nous l'avons dit, rarement limitée à la muqueuse. Ceci se conçoit, car elle pénètre d'autant plus profondément qu'elle est plus vieille.

Anatomie pathologique. — Ce qui la caractérise, au point de vue anatomique, c'est la couleur violacée, ardoisée, ecchymotique de la muqueuse. Celle-ci, plus ou moins détachée, flotte parfois sous forme de petits lambeaux dans l'urine. Les veines sous-jacentes gorgées de sang expliquent les hématuries.

Les parois vésicales sont épaissies. Le tissu cellulaire périvésical lui-même est épaissi, sclérosé, condensé, à ce point, au niveau du pubis et du bas-fond qu'il y forme une véritable tumeur ou, dans tous les cas, entoure la vessie d'un véritable cercle fibreux.

Si le péritoine a été envahi, les organes pelviens ne font plus qu'une masse avec la vessie dont le tissu enveloppant est souvent creusé d'abcès qui peuvent s'ouvrir dans la vessie, le rectum, le côlon, la cavité abdominale.

L'urine se décompose alors fatalement : neutre d'abord, alcaline ensuite, elle devient forcément ammoniacale et de plus en plus fétide. Quelquefois même, il s'y produit des gaz.

Tel est, en somme et d'une manière générale, le tableau des lésions de la vieille cystite chronique.

Chez les rétrécis et les prostatiques, elle offre, toutefois, quelques caractères spéciaux méritant mention.

Dans les deux cas, sa capacité est augmentée sous l'influence de la stagnation et quelquefois même de la rétention urineuse. Elle peut contenir jusqu'à 1 et 2 litres de liquide et même bien davantage. Un bas-fond, faisant saillie dans le rectum, se creuse en arrière du trigone. L'orifice uréthro-vésical est distendu chez les rétrécis ; chez les prostatiques, la lèvre inférieure du col est soulevée par le lobe médian de la prostate qui, quelquefois, forme soupape.

Dans l'un et l'autre cas, la couche musculaire soulève la paroi inférieure en colonnes entre lesquelles sont creusées des cellules.

Symptômes. — Les symptômes de la cystite généralisée sont les mêmes que ceux de la cystite blennorrhagique : troubles de la miction, douleur, pyurie, hématurie ; mais ils sont moins accentués que dans cette dernière. Les envies d'uriner, plus fréquentes qu'à l'état normal, ne sont pas répétées, incessantes, pressantes, comme dans la cystite blennorrhagique et laissent au moins au malade le temps de déboutonner son pantalon et de ne pas pisser dedans. Les épreintes, si spéciales à cette dernière, sont adoucies. La douleur n'offre pas non plus l'acuité de celle de la cystite du col. La souffrance est plus sourde, plus profonde ; elle remonte de la région hypogastrique vers les flancs et les reins. La pression augmente la douleur de ces régions.

Quand on fait pisser le malade dans trois verres, ce qu'on ne doit jamais manquer de faire, le contenu de chacun est trouble et indique : pour le premier, une suppuration de la partie profonde de l'urèthre ; pour le second, celle du corps de la vessie ; pour le dernier, celle du trigone. Cette urine, dans les cas les plus simples, a l'aspect d'un bouillon un peu louche, parfois légèrement teinté de sang. Abandonnée au repos, cette urine s'éclaircit plus ou moins, en abandonnant un dépôt formé d'une quantité variable de pus strié de sang s'il en existe. Sa quantité est parfois si minime que le microscope devient nécessaire pour déceler sa présence. Les urines précédentes sont acides.

La fièvre n'existe pas encore, mais il y a faiblesse et amaigrissement.

Avec l'envahissement en profondeur des parois vésicales, les symptômes restent, en somme, les mêmes. C'est plutôt par des modifications de l'urine et du pus que les progrès de la maladie se révèlent. Celui-ci devient plus abondant, l'urine prend une odeur particulière, désagréable, se teinte de sang et perd son acidité.

Quand la fièvre s'allume, on doit considérer qu'un nouveau pas a été fait par la maladie et que les organes supérieurs sont atteints.

Le pus devient alors très abondant et son abondance même indique qu'il n'est pas entièrement fourni par la vessie.

Les urines sont troubles, d'un blanc sale du commencement à la fin de la miction ; le repos ne les éclaircit jamais complètement. Elles exhalent une odeur fétide, se fondent, s'épaississent, deviennent boueuses et visqueuses. Quand l'affection n'est pas très grave, le liquide est granuleux, blanchâtre et, le dépôt s'opérant sur les parois du vase, permet la décantation de son contenu. Dans d'autres cas, le dépôt tombe d'un bloc, en même temps qu'on verse l'urine. Quelquefois on voit des masses filantes nager dans le liquide lui-même épaissi et enfin, dans quelques cas, il est entièrement condensé en une masse boueuse, visqueuse, gluante.

Ces viscosités résultent de l'action du carbonate d'ammoniaque sur le pus et constituent le catarrhe.

Le catarrhe peut se montrer à tout âge, mais il est infiniment plus fréquent et plus grave chez les vieillards.

Les troubles de la miction sont toujours caractérisés par des envies fréquentes d'uriner le jour, toutes les heures et plus ; mais ce qui frappe surtout le malade, c'est leur fréquence la nuit. Celui-ci est, en effet, souvent obligé de se lever cinq à six fois et plus pour les satisfaire, phénomène dû à la stagnation urineuse et aussi à l'état du rein congestionné par le lit. Non seulement le malade atteint de catarrhe vésical urine souvent, mais il rend beaucoup d'urine sauf tout à fait à la fin de sa maladie qui, généralement est celle de sa vie. La gravité du catarrhe est infiniment moins sérieuse chez le rétréci que chez le prostatique.

En dehors de ces envies fréquentes d'uriner et de cette polyurie, le malade éprouve de la pesanteur dans le bas-ventre, dans les lombes, le rectum. La miction ne lui procure jamais la satisfaction du besoin d'uriner accompli, parce qu'il ne vide pas sa vessie, en dépit de ses efforts, et qu'il y a toujours chez lui stagnation d'urine. De plus, les matières glaireuses produisent en passant dans l'urèthre une sensation de brûlure des plus pénibles qui s'accentue encore à la fin de la miction.

Les matières visqueuses sont constituées par des amas de leucocytes boursouflés, ramollis, crénelés par l'action du carbonate d'ammoniaque. Elles englobent des épithéliums, des cristaux de phosphate ammoniaco-magnésium faciles à reconnaître à leur forme en couvercle de cercueil ; des granulations de phosphate bibasique de chaux, rarement cristallisé. Ces deux sels, accompagnés d'urate d'ammoniaque en boules sphériques hérissées de pointes et plus ou moins volumineuses, sont solubles dans l'acide acétique qui les fait disparaître quand on neutralise l'urine. Ils renaissent, d'ailleurs, si à l'urine acidifiée, on ajoute un excès de soude caustique. Les acides transforment l'urate d'ammoniaque en acide urique.

L'urine ammoniacale renferme de l'albumine qui coagule par la chaleur. Cette albumine est formée par de la sérine ou albumine du sang ou par de la pyine, albumine du pus. La première est coagulée par l'acide nitrique, la seconde par l'acide acétique.

Les urines ammoniacales sont pauvres en urée qui peut avoir

presque complètement disparu ; ce qui ne doit pas étonner puisqu'elle a été à peu près transformée en carbonate d'ammoniaque.

Cette transformation résulte : 1° d'une ulcération de la vessie ; 2° de la présence dans l'urine d'une foule de micro-organismes dont les principaux, le micrococcus ureæ et le bacillus ureæ, ont été constatés d'une manière certaine dans l'air.

Dans tous les cas, ces microbes paraissent ne point avoir d'action par eux-mêmes, mais par un ferment soluble qu'ils élaborent en se nourrissant des matières albuminoïdes contenues dans l'urine.

Outre les caractères que nous venons de signaler, les urines ammoniacales possèdent la propriété de bleuir le papier de tournesol. Seulement la teinte bleue ne persiste pas, comme quand elle est due à l'action d'un alcali fixe.

Une baguette de verre, trempée dans l'acide chlorhydrique, approchée d'un vase contenant de l'urine ammoniacale, engendre des vapeurs blanches de chlorhydrate d'ammoniaque.

Un acide versé dans cette urine la fait bouillonner en dégageant de l'acide carbonique. Les alcalis, soude et potasse, en dégagent, au contraire, de l'ammoniaque.

Un disque de verre, enduit de réactif de Nessler et placé sur un vase renfermant de l'urine ammoniacale, devient rouge.

Traitement. — Quand la cystite, tout en restant aiguë, a gagné le corps de la vessie mais sans donner lieu à un état général grave et que l'épreuve des trois verres montre une urine peu chargée de pus, à peu près exempte de sang et surtout troublée par une grande abondance d'épithélium peu déformé, on peut, on doit même avoir recours aux instillations. Ces urines, en effet, indiquent que la muqueuse, seule, est atteinte. Seulement, au lieu de quelques gouttes, il faut injecter le contenu tout entier d'une seringue à instillations, c'est-à-dire 4 grammes d'une solution au 1/50. Il n'y aurait même pas d'inconvénient, si la vessie n'est pas trop irritable, à doubler la dose. Il est évident, d'ailleurs, que le malade doit avoir uriné avant l'injection et qu'il faut laisser ressortir le liquide une ou deux minutes après son entrée. On pourra se servir ici d'un instillateur ou d'une mince sonde de gomme, mais en ayant soin de toujours pousser le liquide à partir de la région membraneuse.

Quand les symptômes généraux sont plus prononcés, que les envies d'uriner sont très fréquentes, la douleur hypogastrique vive, le pus abondant et, surtout, que le sang, très apparent, indique une congestion vive, je ne suis plus d'avis des instillations ou des injections quelconques. C'est aux antiphlogistiques, aux calmants, aux émollients qu'il faut, selon moi, avoir recours.

Donc, sur un sujet vigoureux surtout, on ne craindra pas une application de 6 à 20 sangsues au périnée et, le lendemain, l'administration d'un purgatif salin : 30 grammes de sulfate de soude mélangé à 3 grammes de bicarbonate de soude dans une tasse de bouillon d'hérbes. Cette médication, qu'on pourra renouveler au besoin cinq ou six jours après, débarrassera les veines du bassin, de la prostate, de la vessie, de la compression du bol fécal et y rétablira le cours régulier de la circulation. On poursuivra, d'ailleurs l'entretien de la liberté du ventre par de grands lavements quotidiens d'eau de guimauve, additionnés de glycérine ou de miel, portés dans le rectum, avec la longue canule en gomme élastique de Reliquet et doucement lancés.

Pour calmer la douleur, aucun médicament ne vaut l'opium. A l'extérieur on badigeonne l'hypogastre avec 30 à 40 gouttes de laudanum de Sydenham, qu'on recouvre de cataplasmes de farine de graine de lin bien chauds ou de compresses de tarlatane imbibées d'eau de guimauve ou de sureau. A l'intérieur, on administre l'extrait d'opium, à doses fractionnées, un centigramme, un demi-centigramme, en pilules, toutes les deux heures. A chacune de ces pilules on peut adjoindre une dose, moitié moindre, de poudre de belladone ou de jusquiame. Le sulfate de morphine, en injections sous-cutanées, remplace souvent avantageusement les pilules précédentes et les cataplasmes, à la dose d'un demi-centigramme, deux, trois et quatre fois par jour. On réservera les suppositoires contre la cystite chronique, car ils sont souvent mal supportés dans la cystite aiguë.

Les urines rouges et concentrées de la cystite aiguë généralisée, celles chargées de pus de la période d'état, sont avantageusement diluées par des tisanes : eau sucrée avec du sirop d'orgeat, eau d'orge miellée qui facilite les garde-robes, infusions de violette, mauve, guimauve, quatre fleurs ; décoction de chiendent coupée avec moitié eau de graine de lin faite à froid. De chacune de ces tisanes, deux à quatre verres suffiront. Il ne faut, en effet, que diluer les urines et ne pas y pousser un malade qui les rend avec douleur. Enfin, on proscrira, surtout quand l'urine est abondamment purulente, le bicarbonate de soude qui les rendrait alcalines et aussi les tisanes balsamiques qui irriteraient la vessie et conviennent seulement à la période de déclin.

L'éréthisme, l'agitation seront combattus par les grands bains tièdes prolongés, d'une heure et plus.

L'insommie par le choral en lavement :

Chloral hydraté . . . . 3 à   5 grammes
Eau   50   —

dans un verre de lait additionné d'un jaune d'œuf et de 10 à 12 gouttes de laudanum de Sydenham, le soir. Contrairement au lavement évacuateur, celui-ci, comme tous ceux destinés à calmer, sera injecté dans l'ampoule rectale avec une canule courte.

Quant aux injections, elles ne pourraient que nuire dans l'état d'irritation de la vessie à la période aiguë. Celle-ci, qui ne doit jamais être distendue, le serait forcément à cette période, car elle est toujours contractée. Elles doivent être réservées aux symptômes apaisés et à la cystite généralisée chronique et aux catarrhales dont elles constituent le principal remède. A ce moment, en effet, ce n'est pas tant contre la congestion que sur la sécrétion du pus, la chute des épithéliums et sur les surfaces qu'on doit agir. Dans la cystite généralisée chronique et le catarrhe, affections corrélatives et consécutives l'une à l'autre, la congestion et la douleur, quoique se montrant de temps à autre, passent au second plan et ce sont les flux qu'il faut s'efforcer de tarir. Pour y arriver, rien ne vaut les lavages topiques et modificateurs de la vessie sous forme d'injections.

Pour pratiquer ces dernières, il faut : 1° une bonne seringue à anneaux en verre ou en caoutchouc rouge d'une capacité de 150 grammes environ ; 2° une sonde en gomme élastique, conique olivaire ou à béquille, ou en caoutchouc vulcanisé, d'un diamètre suffisant, dont le bec soit percé de deux yeux ; 3° des solutions antiseptiques appropriées.

Le malade étant couché, la sonde poussée dans la vessie et celle-ci vidée, on en ramène le bec vers le col jusqu'à ce qu'un des yeux soit dans la région prostatique. La seringue préalablement remplie du liquide choisi étant adaptée au pavillon de la sonde tenue fixement, entre le pouce et l'indicateur gauches, on pousse avec la main droite et par coups saccadés l'injection qu'on laisse ressortir, chaque fois, immédiatement. La même manœuvre est répétée tant que l'urine ne revient pas claire. De cette façon la vessie n'est pas distendue, ce qui est toujours sérieux, mais on provoque, dans sa cavité, une agitation qui détache et entraîne les dépôts et les viscosités.

Avec cette manière de faire, le malade a besoin d'un assistant. Or pour être efficaces, les injections devant être répétées non seulement chaque jour, mais plusieurs fois dans la journée, il y a avantage à les administrer soi-même. On y parviendra facilement d'abord en apprenant à se sonder soi-même et en se servant d'un irrigateur dont on adaptera la canule à la sonde, après avoir réglé l'intensité du jet, en ouvrant plus ou moins le robinet. L'irrigateur peut être remplacé par un laveur suspendu à une hauteur variable, 30 à 60 centimètres au-dessus du lit, et réuni à la sonde par un tube en caoutchouc terminé par une canule à robinet.

Quand la vessie n'est ni sensible, ni contractile par conséquent, surtout dans les vieilles cystites, les catarrhes, le malade peut laver sa vessie sans sonde, en suspendant son laveur à 1ᵐ,50 au-dessus du plan horizontal du corps. Au laveur est adapté un tube de caoutchouc terminé par une canule de verre conique qui entre dans la fosse naviculaire. Il suffit de maintenir l'urèthre fermé sur la canule pour que le lavage arrive à la vessie.

La température des injections varie avec leur but. A 0°, elles sont hémostatiques ; à 8 ou 10° elles favorisent la contractilité vésicale. Ces températures doivent être employées avec prudence, à cause de l'influence nuisible qu'elles pourraient avoir sur les reins. A 45 et 50° elles sont hémostatiques ; mais il vaut mieux ne pas soumettre la vessie à une telle température, car elle y provoque des contractions dangereuses. Les injections destinées au lavage de la vessie doivent marquer 32 à 35°.

La composition du liquide injecté varie avec les préférences et le but du chirurgien. On s'est servi, sans grand succès, d'ailleurs, d'eau de guimauve et de pavot contre la cystite douloureuse ; d'eau de Pagliari ou d'une solution de tanin, qui est meilleur, 4 ou 5 grammes par litre, pour arrêter les hématuries vésicales ; d'acide phénique au 1/1000 contre la mauvaise odeur, de liqueur de Labarraque au 50/1000 dans le même but; d'acide nitrique, 5 grammes par litre contre les dépôts phosphatiques ; d'iode, 1 gramme ; iodure potassium 50 centigrammes, eau, 500 grammes. Quand le pus est abondant : de permanganate de potasse au 1/10, une cuillerée à café ou à bouche pour 200 grammes d'eau, dans les cas ordinaires; de même que du biiodure :

Biiodure de mercure.	5 centigrammes
Alcool.	25 grammes
Eau distillée.	975 —

Furbringer emploie contre la cystite chronique les acides salicylique, borique et benzoïque purs ou en solutions. Pour le premier et le dernier il se sert de solutions de 0,05 à 20 p. 100. Les solutions d'acide borique de l'auteur précédent sont à 3 p. 100. Niesel dit s'être bien trouvé de légères solutions d'acide camphorique.

Contre la putridité de l'urine et le catarrhe, par conséquent, le même Furbringer vante les émulsions de cumol, de créoline, d'iodoforme. Il se sert de ce dernier à la dose de 1 gramme dans la dernière injection qu'il abandonne dans la vessie. La créoline possède un pouvoir désinfectant puissant, mais demande à être employée à très petites doses pour ne pas provoquer d'accidents. Quant à l'iodoforme, il faut s'en méfier chez les porteurs de mauvais reins.

Contre les viscosités très collantes, Furbringer conseille, à juste titre, les solutions de chlorure de sodium et de sulfate de soude. La dose de ces deux sels doit être 15 grammes de chaque pour un litre d'eau.

D'après Guiard, l'acide borique, le salicylate de soude, la liqueur de van Swieten, l'iodure de plomb, l'eau phagédénique, entravent la fermentation de l'urine et lui conservent son acidité et son odeur. Le sulfate de zinc et l'acide benzoïque retardent cette fermentation, tandis que les acides minéraux lui laissent suivre son cours.

De tous ces antiseptiques, il en est un dont on doit se méfier, en dépit de sa puissance, c'est le sublimé qui, même à doses minimes, risque de produire une irritation et des douleurs persistantes.

Du reste, pourquoi s'attarder à choisir parmi tant d'agents divers, alors que nous possédons deux antiseptiques excellents dont les preuves sont faites : l'acide borique et le nitrate d'argent, qui suffisent à tous les besoins.

L'acide borique, d'une puissance antiseptique peu considérable mais inoffensif, suffira à maintenir l'urine acide à peu près dans toutes les cystites. On l'emploiera à la dose de 3 à 4 p. 100, deux et même trois fois par jour, si c'est nécessaire. Pour le rendre plus soluble, 50 grammes au lieu de 40 par litre, on y ajoute 5 grammes de biborate de soude.

J'ai dit que l'acide borique était à peu près inoffensif. C'est qu'en effet, en dépit de son peu d'activité, il suffit à surexciter une vessie très irritable et qu'il vaut mieux alors s'en abstenir jusqu'à réapparition du calme dans cet organe.

Le nitrate d'argent n'agit pas seulement sur l'urine et en lavant, mais principalement sur les surfaces enflammées et septiques dont il détruit les microbes, les ferments et les épithéliums infectés. Et, en effet, si les lésions ne sont pas trop avancées, ceux-ci recouvrent sous son influence leur état normal au bout d'un temps plus ou moins long.

La concentration des solutions varie de 1 p. 100 à 1 p. 300 et plus, mais on ne doit jamais faire qu'une injection par jour, si la solution est forte et même, dans ce cas, la faire suivre d'une injection d'eau boriquée.

Dans les vessies intolérantes, si on jugeait bon de tenter la modification des surfaces, on instillerait un plus ou moins grand nombre de gouttes d'une solution argentique légère.

Dans la cystite généralisée, comme dans toutes les cystites, d'ailleurs, l'orifice uréthro-vésical et le trigone étant plus malades, les instillations peuvent être utiles. On les combine alors et on les alterne avec les injections générales. Seulement, au lieu de les répéter chaque jour, on en fait une tous les deux ou trois jours, en se servant d'une solution au 1/50 ou au 1/25 et même plus dont on injecte une seringue entière ou la moitié.

Le traitement des cystites chroniques et du catarrhe ne doit pas être seulement local, mais général et interne.

Il est évident, par exemple, que le repos sera un excellent remède contre la cystite calculeuse. Il ne devra même pas être négligé contre les cystites d'autre origine et, interrompu par un exercice modéré, il produira certainement, s'il est prolongé, des résultats satisfaisants.

Contre ces mêmes cystites, à moins de poussées aiguës, les tisanes émollientes seront remplacées par des boissons astringentes balsamiques, légèrement diurétiques, antiseptiques et acides.

Le buchu en décoction, le bourgeon de sapin en infusion, 30 grammes pour un litre, le wintergreen ou pyrol ombellé dont on fait un sirop diurétique et apéritif avec lequel on sucre de la tisane d'uva ursi, sont efficaces contre le catarrhe. La pareira brava est prise en infusion, de même les stigmates de maïs, 20 grammes pour un litre d'eau bouillante qu'on peut sucrer avec leur sirop; le chiendent, le polygala, la grande consoude, 60 grammes pour un litre d'eau bouillante sucrée avec du sirop de goudron, de térébenthine ou d'eucalyptus. La busserole s'emploiera de même et agira par son tanin, son acide gallique et, dit-on, par son glycoside, l'arbutine, qui, au dire de ceux qui la préconisent, se transformerait en hydrochinone.

L'eau de chaux, deux ou trois cuillerées à bouche par jour dans une tisane balsamique, bourgeons de sapin ou simplement dans de l'eau sucrée; le tanin en pilules, trois ou quatre de 5 centigrammes, dans les vingt-quatre heures; l'acide gallique, en cachets de 25 centigrammes, un à chacun des trois repas; le chlorate de potasse, employé il y a déjà bien longtemps, qui ranimerait la contractilité des vaisseaux à la dose de 4 à 8 grammes par jour dans de l'eau sucrée.

Furbringer, Kœnig, Neumann, Roberts vantent beaucoup l'acide salicylique, à la dose de 10 grammes par jour, contre l'état ammoniacal des urines dont il détruit les ferments. D'après le premier de ces auteurs, l'acide salicylique est infiniment supérieur au salicylate de soude. Après lui, viendrait l'acide camphorique, dont la dose pourrait être portée de 1 à 4 grammes. La naphtaline, à la dose de 5 grammes par jour, est efficace contre la fermentation ammoniacale de l'urine. Malheureusement, elle exaspère la strangurie et provoque l'hématurie.

Le cumol a les avantages de la naphtaline, sans ses inconvénients. On l'administre à la dose de 1 à 3 grammes dans du sirop de gomme. Malheureusement, il produit, au bout de quelques jours, des troubles dyspeptiques.

Le salol, à la dose de 3 à 5 grammes par jour, me paraît avoir été trop vanté. D'abord son efficacité antimicrobienne n'est pas ce qu'on a dit; ensuite, il noircit vite les urines, indice qu'il faut s'arrêter, ce qui empêche de l'administrer aux doses nécessaires.

En même temps que les tisanes et particulièrement quand la vessie est atone, il est bon de prescrire les balsamiques à petites doses : capsules d'eucalyptus 4 à 10 par jour, avant les repas; ou en poudre de feuilles, un paquet de 2 grammes à chacun des repas dans du pain azyme; ou en pilules, poudre et extrait, de chaque 10 centigrammes, 2 à 3 à chacun des repas. L'essence de térébenthine convient surtout aux catarrhes compliqués d'inertie vésicale et de néphrite. Quand la cystite et le catarrhe ont une origine blennorrhagique, le baume de copahu ou le cubèbe, à petites doses; le santal, tous à la dose de six capsules par jour, auront la préférence. La térébenthine de Venise convient à tous les cas.

Térébenthine de Venise.	6 grammes
Camphre	4 —
Extrait thébaïque	30 centigrammes
Extrait d'aconit	30 —

Pour 60 pilules; 3 à 6 par jour.

Térébenthine de Venise	10 centigrammes
Magnésie calcinée	Q. S.

Pour une pilule.

Il est bon d'additionner ces pilules d'extrait de gentiane ou de quinquina. Dans tous les cas, on en donne 6 à 8 par jour.

On peut encore essayer la terpine, 6 à 8 pilules de 10 centigrammes dans les vingt-quatre heures.

On a cherché à rendre l'urine acide en faisant prendre 1 gramme et plus d'acide borique ou de biborate de soude aux deux principaux repas; mais ces médicaments ne servent qu'à troubler la digestion.

Dans le même but et, à plus juste titre, on a recours à l'acide benzoïque vanté par Gosselin et Albert Robin avant de l'être par Furbringer. Il aurait la propriété de transformer le carbonate d'ammoniaque insoluble de l'urine en hippurate soluble et de s'opposer à la formation des phosphates insolubles. On en donne 5 à 6 grammes en potion.

Acide benzoïque.	1 à	6 grammes
Glycérine neutre.	4 à	8 —
Julep gommeux		150 —

À prendre dans la journée.

ou sous forme de limonade :

Acide benzoïque.	1 à	6 grammes
Teinture de cannelle.		20 —
Sirop de tolu		80 —
Eau distillée.		900 —

L'acide benzoïque a, malheureusement, la propriété de sécher la gorge et de la contracter.

Enfin, on a administré la glycérine, 60 à 80 grammes par jour, comme reconstituant.

A mon avis, et malgré les données contraires des expériences *in vitro*, je suis d'avis que les acides minéraux pris à l'intérieur doivent être essayés chez les vieux dyspeptiques urinaires, l'acide chlorhydrique, en particulier, à la fin du repas et à la dose de 10 à 12 gouttes dans de l'eau sucrée.

Contre toutes les cystites, il ne faudra pas craindre, et ce sera certainement le meilleur remède, une opération qui en fera disparaître la cause : traitement de l'uréthrite profonde; section d'un rétrécissement, extraction d'un calcul, ablation d'une tumeur prostatique, grattage, raclage, excision des végétations; enfin, et surtout, cathétérisme évacuateur prudent et aseptique contre la stagnation et la rétention d'urine.

III

CYSTITE DOULOUREUSE

Etiologie. — Toutes les cystites peuvent devenir douloureuses; la cystite douloureuse, comme le fait justement remarquer Hartmann, ne constitue pas une entité morbide spéciale ; le qualificatif n'est, du reste, applicable qu'aux cystites dont la douleur dure et persiste en dépit des lésions qui sont parfois insignifiantes.

La cystite blennorrhagique mal soignée, celle des rétrécis et des prostatiques, des tuberculeux arrivés à suppuration, des néoplasiques et des calculeux, peuvent devenir douloureuses après un lavage ou une exploration maladroite.

Cette cystite, incontestablement favorisée par le tempérament nerveux, n'est, par suite, pas rare chez la femme.

Une néphrite la complique presque toujours.

Symptômes. — Comme toutes les cystites, la douloureuse présente le quatuor symptomatique : troubles de la miction, pyurie, quelquefois même hématurie et enfin douleur. Mais cette dernière et les envies fréquentes d'uriner priment et obscurcissent les autres symptômes.

La douleur, vive surtout pendant la miction, devient paroxystique à la fin où quelques gouttes de sang sont souvent expulsées par le coup de piston. Cette douleur, qui arrache des cris au malade ne lui laisse de repos ni jour ni nuit. Partant du col, du méat, du gland, de la racine de la verge, elle s'irradie à l'ombilic, au périnée, à l'anus, même aux cuisses, à la plante des pieds, au thorax, aux membres supérieurs.

La douleur s'accompagne d'un violent besoin d'uriner que le malade ne satisfait qu'avec effort et ténesme rectal. Ceux-ci se compliquent d'expulsion des matières fécales, d'érection accompagnée de la sortie du liquide des vésicules séminales, d'agitation générale, de contraction périnéale se prolongeant le long du canal et provoquant une sensation semblable à celle d'une incision. Ces efforts n'expulsent qu'une petite quantité d'urine boueuse et sanguinolente (Hartmann). Ces paroxysmes durent de quelques minutes à un quart et une demi-heure, se renouvellent plusieurs fois par jour. Un des caractères distinctifs de cette douleur, c'est de se prolonger dans l'intervalle des mictions qui sont parfois incessantes et se renouvellent 25 à 30 fois par jour et plus.

Cette douleur est provoquée ou exaspérée par la pression hypogastrique, le cathétérisme, les injections.

Anatomie pathologique. — Deux caractères frappent à l'autopsie : la diminution de la capacité vésicale ; l'épaisseur des parois de la vessie. Celle-ci est la conséquence d'une hypertrophie de la couche musculaire produite par l'infiltration embryonnaire.

Pronostic. — Très grave, car les reins sont fatalement et très vite atteints. Certains cas, toutefois, présentent des rémissions.

Diagnostic. — Il est facile. Elle ne doit pas être confondue avec la cystalgie dans laquelle l'urine ne renferme pas de pus. Il faudra, toutefois, faire attention à ne pas la confondre avec une néphrite qui, donnant du pus, provoquerait une cystalgie réflexe alors que la vessie elle-même serait saine.

La nature et l'origine de la cystite seront utiles à connaître pour la direction du traitement. Si elle provient d'une blennorrhagie, le passé du malade l'apprendra; si elle est tuberculeuse, les noyaux tuberculeux de la prostate, des vésicules séminales, le bacille de Koch le démontreront; dans le cas de néoplasme, les hématuries répétées, spontanées et terminales, indiqueront avec précision la nature du mal. Quand un calcul est l'origine de la douleur, le cathé-térisme qui ne doit alors être pratiqué que sous chloroforme, le révèle (Hartmann).

Traitement. — Il est médical et chirurgical.

Médical, il consiste à calmer l'inflammation et la douleur.

Pour calmer l'inflammation, nous ne connaissons que le lait, les tisanes, les émollients, les bains, les sangsues.

Il ne faudra pas en effet hésiter, si ce n'est peut-être contre la cystite tuberculeuse, à appliquer de temps à autre, surtout chez les conges-tifs, les pléthoriques, 5 à 10 sangsues au périnée. Des ventouses à l'hypogastre pourraient les remplacer quand celui-ci est douloureux.

Les grands bains, entiers de préférence à ceux de siège, chauds et longtemps prolongés, sont généralement salutaires à ces malades dont le système nerveux est au plus haut point surexcité. On pour-rait les rendre plus efficaces en y faisant infuser du tilleul ou fondre de la gélatine.

Il est évident que les cataplasmes larges et chauds sur le périnée et l'hypogastre seront des adjuvants utiles, surtout si on a eu soin de badigeonner préalablement la place sur laquelle ils vont être appliqués, avec 30 gouttes, et plus, de laudanum.

A part le lait et les tisanes émollientes, aucun médicament interne ne combattra l'inflammation avec efficacité. Le lait pourra rempla-cer l'alimentation, on l'administrera à la dose de 3 à 5 litres par jour. Lavant les reins, se pissant avec facilité, il sera d'une très grande utilité, surtout s'il y a tuberculose. A défaut de lait, on aura recours à l'eau de graine de lin faite à froid, à la décoction d'orge, de queues de cerises et de chiendent. Ces tisanes serviront à couper le vin aux repas. Mais si le malade s'en contente et se prive absolument de vin, au moins pendant quelque temps, les résultats n'en seront que meilleurs. Ce qu'il devra éviter, par-dessus tout, ce sont les eaux minérales alcalines et gazeuses, qui multiplient encore les besoins d'uriner.

Les mouvements provoquant les mictions, et par conséquent la douleur, on recommandera le repos, que beaucoup de malades prennent, d'ailleurs, spontanément en se couchant de préférence sur le ventre.

Les médicaments employés contre la cystite douloureuse sont : l'opium, la belladone, les bromures, le chloral.

L'opium, qu'il faut prescrire en dépit de l'état des reins, est inférieur, pris par la bouche, aux lavements laudanisés, aux injections hypodermiques de sulfate de morphine.

Par la bouche, l'extrait d'opium, en pilules de 1 ou un demi-centigramme, peut être donné à hautes doses, cinq, six, huit et dix par jour, car il est d'autant mieux supporté que la douleur est plus vive. L'opium, constipant, on peut lui associer la poudre de belladone aux mêmes doses et administrer le même nombre de pilules.

Le sulfate de morphine, comme l'extrait d'opium, sera supporté à fortes doses et injecté, une à trois fois par jour, au pubis, aux aines, à la partie antérieure des cuisses.

Quant au laudanum de Sydenham, c'est par 12 à 15 gouttes, en lavement, trois fois par jour, qu'il faudra le prescrire dans une très petite quantité d'eau de guimauve.

L'administration des bromures demande à peine une indication. Ce sera le bromure de potassium ou de sodium, si le cœur est faible. On les associera l'un à l'autre et même au bromure d'ammonium.

La jusquiame pourra être administrée seule, en pilules de 1 centigramme, trois ou quatre fois par jour, ou associée à l'opium.

      Extrait thébaïque . . . . } àà 1 centigramme
      Poudre de jusquiame. . . . . }
Pour 1 pilule, 3 à 5 par jour.

Le chloral sera prescrit à la dose de 2 à 6 grammes dans les vingt-quatre heures ; mais comme il irrite l'estomac au plus haut point, on le donnera en lavement, de la façon suivante :

      Chloral. . . . . 2 à 3 grammes
      Laudanum de Sydenham. . . . . X gouttes
      Jaune d'œuf . . . . n° 1
      Lait tiède, un bol
A prendre le soir, vers 10 ou 11 heures.

Les suppositoires :

Sulfate de morphine	. . . .	1 centigramme
Extrait de belladone.	. . . .	
Extrait de jusquiame	. . . .	ââ 1 centigramme
Beurre de cacao	. . . .	4 grammes
Cire blanche	. . . .	Q. s.

produisent trop souvent l'effet d'un corps étranger introduit dans le rectum.

Il est évident que le vin pur, la bière, le café, le thé, les liqueurs doivent être bannis de la cave du malheureux atteint de cystite douloureuse. Son lit et son siège ne seront pas d'une trop grande mollesse, et il ne séjournera longtemps ni dans l'un, ni sur l'autre. Les fréquentations féminines dont il n'aura, d'ailleurs, guère envie, seront évitées dans tous les cas.

Le traitement médical doit céder le pas aux moyens chirurgicaux bien plus efficaces et comprenant : les injections intra-vésicales et les instillations, la sonde à demeure, les opérations.

Les injections ne sont guère possibles, puisque le caractère dominant de la maladie est justement l'intolérance de la vessie, n'admettant que quelques grammes à peine de liquide. Leur composition est celle des instillations, qu'on doit leur préférer, puisqu'elles sont presque toujours possibles.

Les médicaments utilisés sont, en général, des sédatifs. L'extrait d'opium, 40 à 50 centigrammes pour 40 à 100 grammes de véhicule ; le chlorhydrate ou le sulfate de morphine, à la dose de 5 à 10 centigrammes, pour la même dose de véhicule ; la cocaïne au 1/20 ; tous injectés à la dose de 15 à 20 gouttes, dans l'urèthre postérieur, pour arriver dans la vessie. Mais il ne faut pas se leurrer ; ces instillations restent le plus souvent impuissantes.

Les instillations de permanganate et de sublimé à 1/100 ne paraissent pas avoir mieux réussi. Peut-être, celles de nitrate d'argent à 1/50 ou 1/10 donneraient-elles de meilleurs résultats. On sera, dans tous les cas, autorisé à les essayer avec prudence.

Mais rien ne vaudra le repos de la vessie, c'est-à-dire l'impuissance dans laquelle on la mettra de contracter ses fibres musculaires (Hartmann).

Pour atteindre ce résultat, nous avons : la sonde à demeure, la dilatation uréthrale, la taille.

La sonde à demeure n'avait guère réussi jusqu'ici. Peut-être, grâce aux ingénieuses dispositions de de Pezzer et de Malécot, qui permettent aux sondes en caoutchouc vulcanisé de se maintenir en place sans lien, obtiendra-t-on un meilleur résultat.

La dilatation du col a donné d'incontestables succès. Malheureusement, elle peut être suivie d'incontinence d'urine persistante, malgré toutes les précautions opératoires. Elle est surtout applicable à la femme et consiste, celle-ci étant endormie, aussi profondément que possible, à dilater l'urèthre au moyen d'un dilatateur. Celui-ci peut être de forme variée. Cependant, à mon sens, il ne doit avoir que deux branches, comme les instruments servant à ouvrir les doigts de gants. En second lieu, la dilatation ne doit pas dépasser 2 centimètres. Si l'orifice externe du méat résistait, on l'inciserait de chaque côté, sur une longueur d'un demi à 1 centimètre.

Le dilatateur peut être remplacé par des petits speculums à embouts, régulièrement gradués.

Dans tous les cas, la dilatation devra être accomplie avec une extrême lenteur.

Pour dilater le col, chez l'homme, une opération préalable est nécessaire : la taille périnéale ou hypogastrique.

Les Anglais, sous l'influence de Thompon, préfèrent la première ; Guyon adopte la seconde.

La taille périnéale permet l'introduction du doigt ou d'un dilatateur au travers la région membraneuse, jusque dans la vessie. On ne doit pas pousser la dilatation au delà de 2 centimètres de diamètre. Dans l'ouverture de la taille et de l'orifice uréthro-vésical, on place un drain un peu inférieur à ce diamètre. Son tube permet à l'urine de couler sans efforts et aux injections d'être acceptées sans violence.

La taille hypogastrique donne la facilité d'agir plus librement sur le col. Les tubes-siphons employés dans cette opération permettent la sortie facile de l'urine et l'entrée libre des injections et des lavages. Mais l'avantage de cette taille c'est, en mettant la vessie bien plus à jour, de permettre de racler, d'exciser, de cautériser les granulations, les végétations, les fongosités.

Toutefois, la taille hypogastrique présenté un inconvénient, c'est de ne pas admettre un séjour prolongé du tube-siphon. Celui-ci, — l'expérience l'a démontré — laisse alors après lui une fistule, sinon permanente, au moins longtemps persistante et très difficile à guérir.

Chez la femme, on pratique la colpocystotomie. L'opérée, placée dans la position de la taille et la paroi antérieure du vagin mise à découvert par des écarteurs, on introduit dans la vessie le cathéter d'Hartmann et on fend ladite paroi en arrière du col, sur une longueur de 2 à 3 centimètres. La muqueuse vésicale est suturée à celle du vagin. Malgré cela, il faut veiller au maintien de la fistule, qui a la plus grande tendance à se fermer.

IV

CYSTITE MEMBRANEUSE

Etiologie. — Dans toutes les cystites, la vessie peut se tapisser de membranes. Celles-ci n'ont donc pas, par elles-mêmes, le caractère d'une entité morbide.

La condition, en apparence du moins, nécessaire à leur formation semble être l'intensité même de la phlegmasie. Aussi est-ce dans la cystite suraiguë ou dans les poussées d'acuité de la cystite chronique qu'on les observe, particulièrement chez les calculeux.

Les maladies infectieuses, de leur côté, les font naître et, parmi elles, la diphtérie en est particulièrement compliquée. De même, mais après elle cependant, l'infection puerpérale, la pyohémie, la scarlatine grave, le typhus.

Anatomie pathologique. — Les membranes de la cystite membraneuse sont de deux espèces : les unes constituées par de fausses membranes véritables ; les autres par la muqueuse vésicale exfoliée.

Les fausses membranes vraies sont très petites ou très grandes ; molles ou résistantes, suivant leur ancienneté, et plus ou moins adhérentes. Leur face interne est lisse, l'autre tomenteuse, incrustée de phosphate de chaux et ammoniaco-magnésie. Elles poussent des prolongements jusque dans les uretères et l'urèthre.

Composées parfois uniquement de fibrine, elles sont, dans d'autres cas, infiltrées de sang, d'épithéliums, de pus, de microorganismes.

Symptômes. — La muqueuse vésicale exfoliée peut n'être rejetée que par petits et minces lambeaux. Dans quelques cas, la muqueuse entière est expulsée, après la taille, une rétention d'urine, un accouchement laborieux. On a été jusqu'à voir la couche musculaire et le péritoine suivre la muqueuse.

Dans chacun des cas précédents, l'urine est très ammoniacale, saturée de cristaux de phosphate ammoniaco-magnésien, d'une fétidité repoussante produite par la formation de composés sulfurés.

L'expulsion des fausses membranes gêne d'autant plus la miction qu'elles sont plus étendues. Leur extraction, quand par bonheur elles se présentent au méat, devient souvent une nécessité. Malheureusement, les membranes sont souvent retenues avec l'urine infecte qui empoisonne le malade.

Pronostic. — Très grave, la cystite membraneuse guérit cependant, pourvu que les membranes soient expulsées.

Traitement. — Dans la cystite membraneuse par affection générale, c'est cette dernière qu'il faut traiter.

A la lésion locale, on opposera comme à l'ordinaire l'antisepsie, les désinfectants (liqueur de Labarraque), les injections. Une propreté minutieuse sera de rigueur, non seulement pour le malade lui-même, mais pour les personnes qui l'entourent.

Si la maladie est purement locale, des sangsues au périnée, des ventouses sèches ou scarifiées à l'hypogastre, pourvu qu'on puisse en maintenir les plaies aseptiques, pourront être utiles. Les lavages à l'acide borique, à 4 p. 100 ; à l'acide phénique, 1 p. 100, surtout si le malade le supporte ; la liqueur de Labarraque, 10 p. 100 ; au nitrate d'argent, 1 p. 500, seront avant tout indiqués. A l'intérieur, l'extrait mou de quinquina, le vin de Bordeaux, le cognac, devront être largement prescrits.

V

CYSTITE CANTHARIDIENNE

Étiologie. — Sa cause, de beaucoup la plus fréquente, est l'application d'un vésicatoire maintenu trop longtemps. Chez les individus à peau délicate, l'action du vésicatoire se fait sentir presque aussitôt. Elle est surtout active dans l'enfance, où l'entretien d'un vésicatoire avec du papier épispastique suffit à faire naître la cystite.

Il est rare, dans nos pays, d'observer des cystites cantharidiennes produites par l'absorption de cantharides.

Anatomie pathologique. — Une vessie atteinte de cystite cantharidienne s'injecte d'abord, se couvre ensuite d'ampoules dont les plus grandes atteignent le volume d'un haricot et d'ecchymoses piquetées, pouvant atteindre le diamètre d'une pièce de 50 centimes. Enfin apparaissent les fausses membranes et les ulcérations de la muqueuse.

Symptômes. — La cystite cantharidienne présente une intensité variable. Dans les cas légers, la fréquence des envies d'uriner n'est qu'un peu augmentée ; elles sont un peu plus pressantes et l'urine brûle le méat au passage. Quelquefois, il y a sensation de brûlure dans la vessie et de pesanteur dans les lombes. L'urine, légèrement albumineuse, charrie quelques fausses membranes sans déposer de fibrine.

A un degré plus avancé, la douleur est plus vive au méat et surtout en expulsant les dernières gouttes d'urine. Celle-ci renferme beaucoup d'albumine et expulse des fausses membranes agglomérées en boules. Dans aucun des cas précédents il n'y a fièvre.

Dans la cystite cantharidienne sérieuse, il y a épreinte au périnée et douleur telle au méat qu'elle peut arracher des cris. Les envies d'uriner incessantes n'expulsent que quelques gouttes d'urine. Celle-ci s'écoule d'ailleurs quelquefois goutte à goutte, simulant l'incontinence. Les fausses membranes sont alors abondantes et expulsées sous forme de rouleaux qu'on doit extraire. L'albumine peut être si abondante que l'urine se prend en masse par la chaleur.

Elle contient, en outre, une grande quantité de fibrine qu'elle dépose en se refroidissant sous forme de gelée renfermant une grande quantité d'épithélium pavimenteux.

Dans cette forme grave, il y a de la fièvre, de l'agitation, une anxiété extrême ; les érections peuvent se montrer, mais ne sont pas la règle.

Il n'en est pas de même après l'absorption des cantharides par la bouche ; alors le priapisme ininterrompu et le pissement de sang sont les symptômes prédominants.

Pronostic. — La cystite cantharidienne n'est ordinairement pas grave et disparaît avec le vésicatoire lui-même. Mais dans quelques cas, elle persiste avec les caractères de la cystite chronique. Ceci arrive à l'enfant auquel on a négligé d'enlever un vésicatoire en temps voulu.

Traitement. — Pour prévenir la cystite cantharidienne, on a conseillé de faire prendre, pendant l'application du vésicatoire, 5 à 10 grammes de bicarbonate de soude. On se fondait sur ce fait que la cantharidine, cause de la cystite, dissoute dans le sang par l'alcalinité de ce liquide, ne recouvrait sa liberté dans l'urine que par suite de l'acidité de cette sécrétion. On pensait, par suite, qu'en la rendant alcaline, on neutraliserait la cantharidine. Malheureusement, la pratique n'a pas confirmé les données de la théorie.

Le meilleur moyen de prévenir la cystite est de ne pas laisser le vésicatoire trop longtemps en place : deux à trois heures au plus chez l'enfant ; cinq heures chez l'adulte. On le remplace, pendant une heure, par un cataplasme très chaud de fécule de pommes de terre qui fait lever la cloque qu'on incise et on panse comme à l'ordinaire.

Contre les cas graves et chroniques, c'est aux boissons émollientes et surtout au lait qu'il faudra recourir. Celui-ci sera l'aliment en même temps que le médicament de choix pour les reins toujours alors atteints de néphrite.

Les ventouses sèches, les cataplasmes sinapisés sur les reins et l'hypogastre, les fomentations émollientes, les grands bains, les cataplasmes seront très utiles. Enfin, localement, les injections devront être employées.

VI

CYSTITE CALCULEUSE

Elle se manifeste, comme les autres cystites, par les quatre symptômes : troubles de la miction, hématurie, douleur, pyurie.

C'est tantôt l'hématurie, tantôt la douleur qui débute. Presque jamais spontanés, ces deux symptômes apparaissent généralement à la suite d'une cause nettement déterminée. C'est après un exercice quelconque : course à pied, à cheval, en voiture, chute, choc, saut, effort, que l'un et l'autre se montrent pour la première fois. Ces causes se font sentir, d'ailleurs, suivant leur mode d'action et l'attitude de celui qui les supporte. Un fiacre, voiture légère, sera, sous ce rapport, bien moins endurable qu'un omnibus et, surtout, qu'un tramway. En effet, les soubresauts y sont infiniment plus prononcés que dans les deux autres véhicules, et si les deux derniers ballottent le calcul d'un côté à l'autre, la projection se fait vers le col dans le premier. Il est non moins évident que, pour le cavalier, une course au Bois sera moins douloureuse qu'une course d'obstacle ou une chasse à courre.

Certains mouvements, sans causer précisément de la douleur, provoquent une sensation pénible. Un calculeux en s'asseyant prend instinctivement certaines précautions dans le but de mobiliser, aussi peu que possible, la pierre dont il est porteur. De même, quand il se met au lit, car il perçoit alors, avec netteté, la sensation désagréable d'un corps roulant dans sa vessie.

La douleur du calculeux est d'autant plus vive qu'il est plus jeune, que sa prostate est moins développée et que sa pierre, plus dure et plus mobile, roule plus facilement sur le trigone en venant choquer ou simplement titiller l'orifice uréthro-vésical. Aussi la douleur est-elle particulièrement vive chez les enfants qui prennent parfois, pour l'éviter, les positions les plus bizarres, comme de se coucher la tête en bas dans leur lit.

La douleur peut s'irradier au petit bassin, aux lombes, au rectum, à l'anus, aux testicules, aux aines, aux cuisses, aux jambes, à la plante des pieds, au gros orteil. Mais, le plus souvent, elle siège dans la fosse naviculaire, si bien que, pour la faire cesser, les malades se tiraillent la verge, le prépuce, qui s'allongent et s'hypertrophient, surtout chez les enfants. Le gland malaxé s'aplatit et des attouchements répétés naissent des habitudes de masturbation.

La douleur de la fosse naviculaire peut s'étendre, en suivant l'urèthre, jusqu'à l'anus. Quelquefois elle acquiert une intensité telle que le malade trépigne, se cramponne et renonce à tout mouvement.

La douleur n'est pas seulement la conséquence des mouvements de la totalité du corps, mais des contractions vésicales. Aussi, se fait-elle sentir à la fin de la miction, alors que, pour chasser les dernières gouttes d'urine, la vessie vient appliquer ses parois sur la pierre qu'elle pousse contre l'orifice uréthro-vésical. Ce mécanisme explique comment, après avoir souffert de leur pierre, certains malades voient leurs souffrances disparaître. D'abord la vessie se fatigue et ne se contracte plus avec autant d'énergie, ensuite le lobe médian de la prostate s'élève, et ces deux causes préservant l'orifice du col, il en résulte que le calculeux sent bien moins vivement et, quelquefois, plus du tout son corps étranger.

D'autre part, le ténesme consécutif à la fin de la miction, si aigu chez l'enfant, explique très bien la chute du rectum qu'on observe chez lui, quand il a la pierre dans la vessie.

L'hématurie n'est pas plus spontanée que la douleur, nous l'avons dit. Il faut, pour la provoquer, une cause occasionnelle susceptible d'imprimer à la pierre une impulsion brusque et violente : exercice, choc, chute, saut, effort. C'est, en effet, toujours après l'une de ces causes que l'urine se trouble, se teinte et rougit. Plus souvent, c'est à la fin de la miction, et alors que la pierre est fortement pressée sur le col par les dernières contractions vésicales et le coup de piston, qu'apparaissent quelques gouttes de sang. Quelquefois, l'urine est à peine plus foncée qu'à l'ordinaire, si bien que, pour y déceler la présence du sang, le microscope est nécessaire. Dans certains cas, si le microscope n'a pas été mis en usage, et qu'on ait essayé l'urine par la chaleur et l'acide azotique, on peut croire à une albuminurie qui n'existe pas. La véritable nature en sera encore décelée par le microscope qui, non seulement montrera des globules de sang, mais ordinairement encore des cristaux uratiques et d'oxalate de chaux.

Les troubles de la miction consistent en de fréquentes envies d'uriner, envies qui, contrairement à celles de l'hypertrophie prostatique, sont diurnes. Et, en effet, comme la douleur et l'hématurie, c'est après l'exercice et le mouvement qu'elles apparaissent, parce que la pierre poussée par eux contre le col les provoque le jour où on se meut, alors qu'on reste tranquille la nuit.

Chez le calculeux, l'interruption brusque du jet d'urine n'est pas rare. Elle peut résulter d'un spasme, mais aussi de l'insinuation de la pierre dans le col ; aussi est-elle surtout fréquente chez les enfants, les hommes jeunes qui n'ont pas de prostate. L'obstacle à la miction peut être tel que le malade se trouve dans l'impossibilité, malgré la vivacité du besoin, de la satisfaire sur-le-champ et qu'il est obligé d'aller, de venir, de s'asseoir, de s'étendre pour changer la position de la pierre, quand il n'est pas contraint d'uriner sur le dos. Ce phénomène indique, d'ailleurs, une pierre peu volumineuse.

De ce qui précède résulte, comme on l'a dit, qu'on est calculeux le jour, justement à cause de la mobilité de la pierre, origine des trois symptômes : douleur, hématurie, troubles de la miction.

Jusqu'à présent, nous n'avons rien dit de la pyurie. C'est qu'en effet, elle n'existe pas dans la pierre, si la cystite est absente. Or, le calculeux par acide urique ou oxalique, autrement dit, par calcul primitif, n'a pas de cystite. Pour qu'il en soit ainsi, la vessie calculeuse doit avoir été infectée par un cathétérisme septique. Alors l'urine devient celle de toutes les cystites, mais la douleur augmente dans des proportions considérables et change de manière d'être en ce sens que le malade souffre maintenant la nuit, ce qui peut dérouter le médecin, qui devra se rappeler les commémoratifs.

Il est bien évident qu'alors aussi le sang augmente dans l'urine et que celle-ci prend vite l'aspect ammoniacal.

Du reste, les signes rationnels de la pierre, quoique fournissant les plus grandes probabilités sur son existence, s'effaceront devant les signes physiques fournis par le cathétérisme.

Quant au traitement, il consiste, on le conçoit, à briser le calcul par la lithotritie, ou à l'extraire par la taille, deux opérations bien simples aujourd'hui.

H. PICARD, de Paris.

CHAPITRE XVIII

TUBERCULOSE VÉSICALE

Anatomie pathologique. — La tuberculose se manifeste sur la vessie par les mêmes lésions que sur les autres organes. Toute sa paroi interne, surtout au niveau du trigone, au pourtour des orifices, des uretères et du col se couvre de granulations d'abord grises, demi-transparentes, puis jaunâtres, grosses comme un grain de mil et renfermant un magma blanchâtre. Ces granulations se ramollissent et se fondent en laissant une ulcération qui s'ouvre dans une cavité creusée dans la paroi. Ordinairement, les granulations fusionnent en formant des ulcérations de la grandeur d'une pièce de 50 centimes à 5 francs; parfois, la vessie est tout entière ulcérée et même perforée en certains points.

Du col, les lésions s'avancent dans la région prostatique, membraneuse, spongieuse. On en a vu jusque dans la fosse naviculaire. De l'orifice des uretères elles remontent vers le rein.

Symptômes. — La tuberculose vésicale débute souvent sans cause appréciable, quelquefois à la suite d'un excès, d'une fatigue, par une hématurie légère survenant inopinément. Cette hématurie prémonitoire est à la vessie ce que l'hémoptysie est aux poumons et répond à la congestion dont la naissance des granulations est précédée. D'autres fois, ce sont des envies d'uriner sans raison apparente qui ouvrent la scène. Ces envies d'uriner offrent la particularité d'être principalement fréquentes la nuit et douloureuses au début, mais surtout à la fin de la miction. Répétées plus ou moins souvent, elles sont quelquefois incessantes et ne laissent aucun repos. La quantité d'urine rendue augmente comme les besoins, ce qui tient probablement à l'irritation du col causée par la tuberculose.

Bientôt apparaît la pyurie, indice de la fonte des granulations et de leur remplacement par des ulcérations. Le pus est souvent teinté de sang.

L'hématurie ne s'en tient pas toujours à quelques stries sanguinolentes. Le sang est parfois assez abondant pour teinter toute l'urine, qui prend l'aspect de l'eau sucrée avec du sirop de groseilles, mais trouble. Dans d'autres cas, le sang se coagule en caillots expulsés avec douleur, mais obturant quelquefois assez complètement le col pour produire la rétention. Celle-ci, toutefois, résulte bien souvent d'un spasme de la région membraneuse. Le gonflement de la prostate, l'amas des produits caséeux peut aussi entraver la miction et empêcher l'urine de sortir.

Contrairement à la rétention, c'est l'incontinence qui existe parfois. On l'a même vue ouvrir la scène symptomatique et constituer le premier phénomène morbide. Elle semble la conséquence de la destruction du col.

La douleur peut être continue et se prolonger en dehors des mictions. C'est tantôt une gêne de la région lombaire, une sorte de colique néphrétique produite par la descente des produits caséeux; tantôt une sensation de barre derrière le pubis, une constriction, une chaleur s'irradiant au périnée, au rectum, à l'ombilic.

Cette douleur revêt tous les caractères de celle de la cystite douloureuse et s'exaspère par le toucher rectal ou l'exploration uréthrale.

Si le malade veut se retenir d'uriner pour éviter la douleur de l'expulsion des dernières gouttes, il augmente ses douleurs et pisse malgré lui.

L'urine, pissée dans trois verres, est trouble des premières aux dernières gouttes, et quand la maladie est ancienne elle est pâle, à moins qu'elle soit sanguinolente. Au repos, elle abandonne un dépôt purulent d'épaisseur variable strié de taches rouges ou jaunâtres s'il renferme peu de sang. Quand celui-ci est abondant, il recouvre le pus d'une couche rougeâtre d'épaisseur variable. Le pus renferme, au bout d'un certain temps, des cristaux de phosphate ammoniaco-magnésien visibles au microscope et des agglomérations de phosphates et de détritus caséeux formant concrétions.

Les ulcérations uréthrales tuberculeuses produisent une blennorrhée dont la ténacité se comprend.

La tuberculose vésicale peut durer des années. Je connais un ecclésiastique qui en souffre depuis plus de vingt ans. Elle est quelquefois interrompue par des rémissions si prolongées qu'elles ont pu faire croire à une guérison dont une rechute a montré plus tard la fausseté.

Diagnostic. — Il réside dans la constatation du bacille dans l'urine. Malheureusement, il n'est constatable qu'à la période d'ulcération et de suppuration. Pour le découvrir, l'urine devra avoir exactement déposé et les essais seront réitérés sur des échantillons pris au centre du dépôt avec une pipette.

A défaut du bacille, la marche de la maladie sera le seul guide du diagnostic. Son apparition sans cause, les envies d'uriner nocturnes, les caractères de l'hématurie mettront sur la voie. L'examen des organes génitaux sera minutieux et on cherchera attentivement si on ne sent pas quelque noyau dans le testicule, le cordon spermatique, l'épididyme surtout, la prostate, les vésicules séminales.

Traitement. — L'abstention de toute manœuvre intravésicale dans la tuberculose urinaire est le premier pas de la sagesse. Les instillations argentiques si efficaces contre la cystite pyogénique simple devront être particulièrement évitées. Cependant, dans ces derniers temps, et contrairement à ce que je viens de dire, Guyon a mis en usage les instillations de bichlorure. Il commence par 20 à 30 gouttes à 1/5000, puis monte peu à peu à 1 et même 4 p. 1000 dont il injecte une seringue entière. La quantité du liquide injecté et sa condensation doivent être en raison inverse de la douleur produite. Pour ces instillations, la boule instillatrice doit être poussée au delà du sphincter membraneux; autrement le liquide risque de refluer dans l'urèthre antérieur en causant de la douleur.

La douleur et les envies fréquentes d'uriner dominant la scène, c'est à les calmer qu'il faut d'abord s'employer.

Les bromures ne se montrent pas ici d'une bien grande efficacité et l'opium et la morphine leur sont bien supérieurs. On les emploiera en pilules, en injections sous-cutanées, mais surtout en lavements laudanisés. Ceux-ci pourront être remplacés par des suppositoires.

Au lieu d'introduire par la bouche ou le rectum les médicaments précédents, on peut les instiller directement sur le col. Pour cela, on en prépare des solutions telles que 20 gouttes ou 1 gramme déposées sur le col contiennent un demi milligramme de sulfate neutre d'atropine ou d'hyosciamine, 1 centigramme de morphine, 5 de chlorhydrate de cocaïne. La répétition plus ou moins fréquente de ces instillations dépendra de la facilité d'absorption de la vessie.

Si le canal trop sensible ne permet pas l'introduction de l'instillateur ou que la vessie trop irritable rejette la moindre quantité de liquide, on aura recours aux injections sous-cutanées de sulfate de morphine : 10 à 20 centigrammes, chlorhydrate de cocaïne : 5 centigrammes, sulfate neutre d'atropine : 1 centigramme, chacun de ces médicaments dissous dans 20 grammes d'eau distillée. 20 gouttes en seront injectées au pubis et répétées suivant les indications.

On pourrait penser à cautériser les ulcérations tuberculeuses avec le thermocautère, introduit par une ouverture hypogastrique. Si une fois, comme on le dit, la guérison a suivi la tentative, ce n'est pas une raison pour la renouveler. De cruelles désillusions la suivraient en effet.

Cependant, si en dépit des anesthésiques et des calmants le malade est tourmenté par d'intolérables douleurs; si son sommeil et, par conséquent, son repos sont entravés par d'incessants besoins d'uriner, le chirurgien sera autorisé à ouvrir la vessie. Cette ouverture annihilant les contractions vésicales, cause de la douleur, celle-ci disparaîtra avec elle et l'urine, s'écoulant au fur à mesure de son arrivée dans la vessie, ne provoquera plus de besoin, par conséquent ni spasme, ni effort.

Reste la question de savoir par quelle région, hypogastre ou périnée, l'ouverture devra être pratiquée. Pour la résoudre, il suffit de savoir que ce n'est pas une ouverture curative, mais palliative qu'il s'agit de créer, que cette ouverture, transformée en fistule, devra être entretenue longtemps, peut-être toujours, qu'elle est, en un mot, destinée à devenir permanente. Dès lors, c'est le point par où l'écoulement de l'urine se fera avec le moins d'inconvénient pour le malade qu'il faudra choisir. Or, si le périnée a l'avantage d'être déclive et inférieur, il offre l'inconvénient de mal s'adapter à un urinal.

Dans l'ouverture hypogastrique, au contraire, on pourra adapter une canule communiquant par une sonde avec un urinal fixé le long de la cuisse; mais, sans se faire d'illusion, car elle est souvent mal supportée.

Le traitement général jouera un aussi grand rôle, au moins, dans la cure de la tuberculose vésicale, que le traitement local. Il n'aura d'ailleurs qu'un but : entretenir ou rétablir la régularité de la nutrition. Pour l'atteindre, tous les moyens de l'hygiène thérapeutique et pharmaceutiques seront mis en œuvre.

Le tuberculeux vésical, comme le tuberculeux pulmonaire, recherchera la vie au grand air, qui sera, pour lui, le premier des médicaments. Il ne le craindra pas, même dans nos climats, en hiver ou au printemps, pourvu qu'il se préserve du froid et de l'humidité. Aussi devra-t-il, autant que possible, abandonner ses affaires. A défaut d'occupations précises, il voyagera pour s'abstraire de son mal, si, toutefois, celui-ci le lui permet. Dans ce dernier cas, s'il ne craint pas l'isolement, l'éloignement des siens ou de ses relations habituelles, par conséquent l'ennui, il trouvera avantage à passer la mauvaise saison et une partie du printemps dans une des stations si justement renommées que la France possède : Pau, Arcachon, Dax, Amélie-les-Bains et même Biarritz. Ces stations, dont l'air est humide et suffisamment chaud, lui conviendront mieux que celles du littoral méditerranéen où l'atmosphère sèche et agitée par le vent du nord les obligerait à pisser plus souvent et provoquerait des hématuries, surtout dans une habitation trop rapprochée de la mer.

L'alimentation sera aussi riche que possible. En dehors des viandes rôties ou grillées de bœuf, de mouton, de volailles, de gibier qui en formeront la base, on préférera les aliments gras et phosphorés : laitance et œufs de poissons frais, d'écrevisses, de langoustes, de homards; ceux conservés d'esturgeons, dits caviar; cervelles de mouton ou de veau frites et à l'huile.

On insistera sur le beurre, principalement salé, la crème de lait, les graisses animales : gras de jambon, foie gras, jus de lèche-frites, sardines conservées dans l'huile, dont on activera la digestion par beaucoup d'exercice.

Comme tous les tuberculeux, ceux dont nous nous occupons prendront deux ou trois bols de lait par jour : deux le matin comme premier déjeuner; le troisième à quatre heures. Ce lait, bu aussi près que possible de la traite, ne sera pas bouilli. Comme, d'autre part, le sel augmente ses propriétés digestives, on additionnera chaque bol d'un quart de cuillerée à café de sel marin, à moins qu'il n'irrite la vessie. Mais on obtiendra bien mieux le même résultat en salant la nourriture des animaux qui doivent le fournir. Pour cela, on choisira des sujets jeunes : vaches, chèvres ou ânesses, bonnes laitières, prenant de l'exercice, et on additionnera leurs aliments de 12 à 15 grammes de sel, pour augmenter de 5 grammes tous les cinq jours, jusqu'à 30, 60, 100 grammes, selon le poids de l'animal.

Au chlorure de sodium, on pourra ajouter des os râpés : 60 à 100 grammes, pour obtenir un lait à la fois chloruré et phosphaté.

Non seulement le lait est précieux contre la tuberculose vésicale par ses propriétés nutritives, mais encore en agissant sur l'arbre urinaire à la façon d'un diurétique émollient qui balaie et entraîne, avec toute la douceur possible, les produits caséeux.

Les œufs très frais seront, comme le lait, pour tous les tuberculeux vésicaux, un aliment de choix, dont le jaune mélangé à du vin d'Espagné, s'il n'irrite pas la vessie, forme un corps gras facilement assimilable.

Parmi les féculents, le pain de son contenant des phosphates ; les lentilles des phosphates et du fer ; les salades peu vinaigrées, de cresson, de céleri ; parmi les coquillages, les huîtres seront des aliments de choix.

L'amaigrissement sera combattu par la viande crue très finement pulvérisée. Cette viande sera mélangée à de la confiture de prunes ou de groseilles, à des œufs brouillés, des purées de pommes de terre, des épinards.

Si la viande crue répugne, on tentera de la remplacer par de la poudre de viande administrée sous forme de grog préparé de la façon suivante : dans un bol, versez deux cuillerées à bouche de poudre de viande, puis deux cuillerées à bouche de sirop de punch et la quantité de lait nécessaire à un mélange très liquide que le malade boit en plusieurs fois. Si l'alcool irrite les voies urinaires, on le supprime et on mélange, dans le lait, parties égales de poudre de viande, de sucre vanillé, de chocolat ou de cacao pulvérisé, que le malade prend comme le grog à la viande (Dujardin-Beaumetz).

Si l'anorexie vient mettre un obstacle invincible à la nutrition, l'alimentation forcée est la seule et dernière ressource. Dans un grand bol, jetez 100 à 150 grammes de viande très finement hachée et quatre œufs ; mélangez le tout intimement dans 500 grammes de lait et introduisez dans l'estomac par le tube Faucher. Vous pouvez ajouter au mélange quatre à cinq cuillerées de peptone, de la pepsine, de la pancréatine, de l'huile de foie de morue, 100 à 200 grammes. L'important est de verser, par le tube, en même temps qu'on le retire, de 240 à 500 grammes de lait qui servent à nettoyer et à débarrasser l'œsophage des parcelles alimentaires susceptibles de l'irriter et de produire, en se décomposant, un goût désagréable (Dujardin-Beaumetz).

La boisson habituelle du tuberculeux vésical sera l'eau rougie avec un quart de vin de Bordeaux. La bière lui sera généralement interdite, si ce n'est peut-être, de temps à autre, celle de Strasbourg ; quant à l'ale, au porter, il n'en boira jamais.

Il s'abstiendra sévèrement d'alcool et de liqueurs. Le thé, le café lui seraient utiles, s'ils ne provoquaient pas de trop fréquentes mictions. Chez certains malades, la susceptibilité vésicale est telle que le vin doit être remplacé par le lait.

L'alimentation, si bien choisie et réglée soit-elle, ne dispensera pas des médicaments et, en particulier, de l'huile de foie de morue.

On prendra la blonde, pendant quinze jours chaque mois, à la dose d'une ou deux cuillerées à soupe, aux repas, dans du café noir, du vin de quinquina, pourvu qu'ils n'irritent pas la vessie, ou simplement au moyen d'une cuiller à long bec munie d'un couvercle. Durant les quinze jours suivants, on la remplacera par le phosphate de chaux gélatineux, l'hypophosphite de chaux, le lacto-phosphate de chaux, en sirop, à la dose de deux cuillerées à soupe avant chaque repas principal.

Dujardin-Beaumetz prescrit les phosphates sous la forme suivante, un verre à liqueur à la fin de chaque repas :

Phosphate de soude	6	grammes
Phosphate de potasse.	3	—
Vin de Banyuls.	200	—
Sirop d'écorces d'oranges amères.	60	—

Si le malade se nourrit bien et que son urèthre n'en soit pas irrité, on lui donne de l'arsenic, comme conservateur, 3 à 6 granules de dioscoride, 6 à 15 gouttes de liqueur de Fowler.

Pidoux l'administrait sous la forme suivante :

Sirop de goudron.	250	grammes
Liqueur de Fowler.	3	—
Teinture de noix vomique	3	—

On pourra essayer la créosote à petites doses :

Créosote de hêtre.	3	grammes
Alcool	100	—
Vin de Banyuls	300	—
Sirop de sucre	100	—

Matin et soir, une cuillerée à bouche dans un verre d'eau édulcorée avec du sirop de groseilles (D. B.).

On a aussi conseillé le rhum créosoté, 15 grammes par litre, un petit verre à chacun des deux principaux repas.

Comme médication hydro-minérale, les eaux chlorurées sodiques sont les seules applicables à la cure de la tuberculose vésicale. Elles favorisent la nutrition, en général, c'est-à-dire l'assimilation des aliments jusque dans l'intimité des tissus et agissent sur l'élément sanguin dont elles combattent la congestion.

Parmi ces eaux, celles de Salies-de-Béarn occupent la première place. Qu'il y ait ou non suppuration, on y fera deux séjours par an : au mois d'avril ou mai et en septembre ou octobre.

En se conformant exactement au traitement précédent, le tuberculeux vésical combattra son mal aussi avantageusement que possible. Qu'il se souvienne toutefois, comme le dit Dujardin-Beaumetz, qu'il n'y a pas plusieurs médications de la tuberculose, mais une seule, celle qui s'adresse à la nutrition ; les autres devenant dangereuses quand elles troublent un instant les fonctions digestives. Enfin, qu'on n'oublie jamais le judicieux conseil de Peter : Qu'il faut entourer de soins pieux l'estomac des tuberculeux.

H. PICARD, *de Paris.*

CHAPITRE XIX

CANCER DE LA VESSIE

NÉOPLASIES VÉSICALES, TUMEURS DE LA VESSIE

Le cancer de la vessie ne peut être actuellement défini ; car, comme le fait justement remarquer Albarran, de l'étude anatomo-pathologique, macroscopique et microscopique des tumeurs de la vessie, il est encore impossible de conclure à leur malignité ou à leur bénignité.

Aussi, dans la description du cancer de la vessie engloberons-nous forcément celle de toutes les néoplasies ou tumeurs de cet organe.

Historique. — L'étude précise des tumeurs de la vessie est toute récente et c'est en 1874 que Billroth enleva, de propos délibéré, la première tumeur vésicale. Il fut imité bientôt par Wolkmann, Simon, Thompson, puis par Bazy et enfin par Guyon. Nitze, d'autre part, perfectionnant l'endoscope délaissé de Désormeaux, contribuait à la certitude du diagnostic.

Anatomie pathologique. — Les tumeurs de la vessie sont primitives ou secondaires. Les premières sont les plus importantes de beaucoup, et celles dont il sera à peu près uniquement question ici.

Ces tumeurs peuvent provenir de l'épithélium, du tissu conjonctif ou musculaire. Leurs cellules ont, presque toujours, leurs analogues dans le tissu embryonnaire ou adulte. Quand cette analogie n'existe pas, on les dit atypiques.

Les tumeurs provenant de l'épithélium et dont les cellules sont analogues à celles de ce tissu jeune ou adulte comprennent : les papillomes et les adénomes. Les atypiques sont les cancers et les épithéliomas.

Le tissu conjonctif embryonnaire donne les myxomes, les fibro-myomes, les sarcomes; adulte, les fibromes papillaires. Les angiomes sont d'origine conjonctive.

Le tissu musculaire ne produit que de rares tumeurs, les myomes.

Le papillome nous est une preuve de la difficulté qu'on éprouve à distinguer les tumeurs bénignes des tumeurs malignes. Bien souvent, en effet, un papillome considéré comme bénin récidive. D'autre part, un épithélioma pédiculé dont le pédicule n'est pas envahi peut très bien ne pas récidiver. Il arrive encore que, plusieurs tumeurs existant, un cancer touche un papillome.

Suivant Albarran, les tumeurs vésicales sont implantées ou infil-trées. Les tumeurs implantées sont pédiculées ou sessiles; les infil-trées font ou non saillie dans la cavité vésicale; les premières sont les encéphaloïdes, les secondes les cancroïdes.

Toutes les tumeurs pédiculées ne sont pas bénignes; mais toutes les bénignes sont pédiculées.

Les villosités s'implantent souvent sur les autres tumeurs et peu-vent être le produit d'une simple cystite.

En dépit de ce qu'on croyait, les tumeurs de la vessie, Albarran l'a démontré, sont susceptibles de se propager aux organes voisins, même aux os du bassin et, à plus forte raison, aux ganglions. Toutefois, la généralisation du cancer vésical est rare, parce que la cachexie urinaire, en tuant le malade, ne lui laisse pas le temps de s'effectuer.

Les tumeurs vésicales peuvent, comme nos tissus, subir un vice de nutrition qui les rend graisseuses, colloïdes ou calcaires, ou les transforme en malignes de bénignes qu'elles étaient.

Les hématuries dont elles se compliquent ne proviennent pas de leurs ulcérations. D'autre part, elles ne perforent presque jamais la vessie.

Elles se compliquent de cystites avec stagnation, rétention d'urine, distension et hypertrophie des parois de la vessie, dilatation des uretères, rétention dans les calices et les bassinets et, par suite, atrophie rénale.

Clado a montré qu'il existe, au-dessous de beaucoup de tumeurs, une couche de graisse pouvant atteindre jusqu'à 4 centimètres d'épaisseur; disposition importante au point de vue pratique.

Étiologie. — On l'ignore absolument. Les hommes y sont plus exposés que les femmes. Les sarcomes, les myxomes, les tumeurs conjonctives sont les plus fréquentes chez elles.

On les observe à tous les âges : deux ans et demi à quatre-vingts ans. Rares avant trente ans, elles diminuent à partir de soixante.

Avant trente ans, les sarcomes, les myxomes, les myosarcomes dominent et les tumeurs bénignes sont alors bien plus nombreuses.

Symptômes. — Ils sont au nombre de quatre : hématurie, douleur, troubles de la miction, pyurie. L'hématurie en est, de beaucoup, le principal.

Une hématurie inopinée, survenant sans cause provocatrice évidente et sans douleur, ouvre la scène. Elle se continue pendant un plus ou moins grand nombre de mictions pour disparaître aussi spontanément qu'elle a débuté et reparaître dans les mêmes conditions au bout d'un temps plus ou moins long. Ces caractères de l'hématurie, spontanéité de l'apparition et de la disparition, en indiquent l'origine. Fréquente dans les épithéliomas, elle n'est pas le symptôme primitif des mxyomes ; quant aux sarcomes, ils débutent par des troubles de la miction.

Après l'hématurie, le symptôme le plus commun est la cystite, compagne ordinaire des cancers.

Chez les femmes et les petites filles, c'est l'incontinence qui, souvent, annonce la présence d'une tumeur vésicale. L'explication en est que, chez elles, ce sont les myxomes et les myxosarcomes qu'on observe le plus souvent. Or, la croissance de ces tumeurs étant très rapide, elles s'insinuent dans l'urèthre qui est très court et l'empêchent de se fermer.

Chez l'homme, les néoplasmes produisent plutôt de la rétention, en obstruant le col par un caillot.

Le médecin n'est pas consulté au début; mais après plusieurs années, quelquefois cinq ou six et même quinze, vingt et trente ans.

La gravité d'une tumeur ne résulte pas, du reste, de son volume ou de son histologie, un néoplasme très petit pouvant aussi bien donner la mort en obturant les uretères par un caillot ou en infectant le rein.

La longue durée des tumeurs vésicales s'expliquerait, au dire d'Albarran, par la transformation des tumeurs bénignes en malignes.

L'hématurie peut être insignifiante et ne se montrer que sous forme de tout petits caillots ou d'une très grande abondance. Indolore, elle est indifférente au repos et au mouvement. Cependant, on l'a vue apparaître après un effort.

Le sang se coagule quelquefois en caillots expulsés avec douleur et, dans certains cas, abondants au point d'exiger l'aspiration pour les extraire.

Quand il y a une grande quantité de sang, il est plus abondant au début de la miction; dans le cas contraire, les dernières gouttes sont seules teintées et tachent la chemise.

Pour se rendre compte de l'état des choses, Guyon s'y prend de la manière suivante : 1° il fait uriner le malade spontanément; 2° il le sonde avec un instrument mou, pour surprendre la fin de la miction ; 3° il examine le liquide de lavage.

En faisant uriner en égale quantité dans trois verres, la tumeur est près du col si le premier est plus chargé de sang.

Dans le cas de cathétérisme, l'urine doit être encore répartie également en trois verres. Si on n'y voit rien, on bouche la sonde avec un fosset et on attend ; quelques gouttes de sang sont alors parfois retirées. Si rien n'a été recueilli, on exprime le contenu de la sonde dans un verre et on l'examine au microscope.

On termine par un lavage abondant de la vessie à l'eau boriquée dont on abandonne la dernière seringuée dans son intérieur pendant quelques instants. On la laisse alors ressortir, en négligeant les premières portions, et on examine le reste dans un verre.

Le sang fourni par le rein sera moins frais et n'apparaîtra pas aussitôt après le lavage de la vessie. Cependant, si l'hématurie rénale est abondante, le doute subsistera.

La persistance et la répétition des hématuries sont encore les signes les plus certains d'un néoplasme vésical.

Séparées par de très longs intervalles, au début de la maladie, elles se rapprochent plus tard et peuvent durer aussi bien plusieurs mois que quelques jours en restant presque jusqu'à la fin le seul symptôme.

Au début, en dehors de l'hématurie, les urines redeviennent normales. Plus tard, la cystite les trouble et elles entraînent du pus, des épithéliums et parfois des fragments de tumeurs.

La tumeur, en comprimant l'uretère, peut causer une pyonéphrose. Si dans ce cas il y a pyélonéphrite de l'autre côté, le malade peut être tué par anurie.

Les fragments de tumeurs, expulsés avec l'urine, corroborent la certitude du diagnostic, tout en n'indiquant pas la nature de la tumeur, si ce n'est pour le myome et l'épithélioma.

Les tumeurs pédiculées sont indolores et les tumeurs infiltrées ne sont douloureuses qu'après s'être étendues au delà de la vessie.

C'est l'infection de la tumeur qui provoque la douleur, en produisant de la cystite et, ensuite, de la rétention par caillots. L'absence de douleur, en dehors de l'infection, différencie les tumeurs vésicales et prostatiques, ces dernières étant toujours accompagnées de sciatique.

La cystite malheureusement est la compagne à peu près obligée des tumeurs vésicales et, quand elles sont infiltrées, elle en est le premier symptôme.

En dépit du tableau symptomatique si spécial qui précède, l'existence d'une tumeur ne peut être affirmée qu'après sa constatation par des signes physiques : cathétérisme, toucher rectal combiné au palper hypogastrique, toucher intra-vésical ou cystoscopie.

Le cathétérisme s'effectue avec une bougie à boule et aussi proprement que possible. Il renseigne sur la sensibilité vésicale et montre s'il existe, dans sa cavité, un corps mou et mobile.

La sonde, en caoutchouc vulcanisé, offre sur l'explorateur l'avantage de renseigner sur la plénitude ou la vacuité de la vessie, sa capacité, les caractères de l'hématurie.

Pour savoir si le malade vide sa vessie, il faut le faire uriner, avant de le sonder. Pendant l'écoulement de l'urine, on aura la sensation de la tumeur, en poussant la sonde vers le fond.

Si un caillot vient à interrompre le jet d'urine, on débarrasse les yeux avec la seringue par un coup de piston sec et rapide. En cas d'insuccès, on remplace la sonde molle par la grosse sonde évacuatrice en métal de la lithotritie.

Le palper hypogastrique et le toucher rectal permettent de sentir et de délimiter la tumeur. La vessie et le rectum étant vidés, on introduit l'index droit dans le premier et la main gauche est appuyée à plat sur l'hypogastre dans lequel elle s'enfonce à chaque expiration. La sensation de quelque chose d'interposé au doigt et à la main indique un néoplasme volumineux.

Dans le cas contraire, le néoplasme est petit.

Dans cette exploration, on ne doit pas s'en laisser imposer par les péricystites.

Le palper combiné n'est pas possible avec une grosse prostate, et, d'autre part, une tumeur reconnaissable au palper hypogastrique est extra-vésicale.

La cystoscopie est le meilleur de tous les moyens d'exploration.

Il n'est applicable qu'à une vessie pouvant contenir 120 à 150 grammes de liquide. Pour arriver à maintenir le niveau égal, un cystoscope irrigateur est nécessaire parce qu'il permet d'ajouter ou d'enlever le liquide nécessaire. Il donne, en outre, la faculté de laver le prisme de l'instrument et de remplacer l'eau dans la vessie, jusqu'à ce qu'elle soit claire.

Dans les vessies intolérantes, on injecte 50 grammes d'une solution de cocaïne à 2 p. 100 qu'on maintient cinq minutes et, si cela ne suffit pas, on pratique une injection sous-cutanée d'un centigramme de morphine.

Le liquide injecté dans la vessie est une solution boriquée à 4 p. 100, phéniquée à 0,5 p. 100, ou au sulfate de soude, 3 p. 100.

La lampe du cystoscope n'est allumée qu'une fois le bec dans la vessie ; on l'éteint de temps à autre pendant l'examen et avant de la retirer.

Diagnostic. — Les tumeurs de la vessie doivent être distinguées : 1° de l'hypertrophie prostatique ; 2° des calculs ; 3° de la cystite ; 4° de la tuberculose ; 5° des varices de la vessie : 6° des tumeurs du rein ; 7° des hématomes périvésicaux ; 8° des hématuries des pays chauds.

L'*hypertrophie prostatique* ne cause d'hématurie que quand elle se complique de rétention d'urine et le toucher rectal suffit à la faire reconnaître.

L'hématurie du *cancer prostatique* est tardive, paraît au début de la miction sous forme d'un caillot comparable à une sangsue. Le cancer prostatique se complique de sciatique et, d'ailleurs, les ganglions pelviens sont infectés et le toucher rectal permet de sentir la tumeur prostatique.

L'hématurie *calculeuse*, consécutive à l'exercice, cesse avec lui.

Les vieilles *blennorrhagies* sont souvent compliquées de cystites qui engendrent des papilles. Celles-ci en imposent d'autant plus pour un néoplasme que non seulement elles sont hématuriques, mais douloureuses. La grande quantité d'épithélium fournie à l'urine par le cancer et l'examen endoscopique fixeront sur la nature de la maladie.

La *tuberculose* donne le bacille de Koch et se complique de tuberculose de la prostate, des vésicules séminales, des testicules.

Les *ulcérations* simples de la vessie, les *varices*, dont l'hématurie pourrait donner le change, seront reconnues avec l'endoscope.

L'*hématurie des pays chauds* se reconnaît à l'examen histologique de l'urine et du sang.

Les *hématomes utérins*, ouverts dans la vessie, se sentent par le palper hypogastrique et le cystoscope montre le sang passant de la tumeur dans la vessie.

Néoplasmes du rein. — Une urine hématurique au début et à la fin de la miction, mais claire au milieu, vient de la vessie. Une urine entièrement hématurique, mais surtout à la fin, est encore vésicale.

Les caillots longs de 8 à 20 centimètres indiquent une hématurie rénale, qu'on reconnaît aussi à ce que le microscope découvre dans l'urine des caillots reproduisant les moules des tubes rénaux.

Les hématuries rénales ne se prolongent pas, mais se répètent fréquemment. Elles coexistent avec une augmentation de volume du rein et un varicocèle indolent du côté malade.

L'hémoglobinurie apparaît sous l'influence du froid, mais l'urine ne renferme pas de globules sanguins.

Si l'existence d'une tumeur est relativement facile à constater, il ne l'est pas autant de distinguer les tumeurs entre elles.

Les lésions du pourtour du col produisent des troubles de la miction. Des alternatives d'interruption et de réapparition du jet d'urine, sous l'influence de la position, semblent indiquer une tumeur pédiculée.

Si l'explorateur est arrêté à son entrée dans la vessie et à sa sortie et qu'il soit suivi d'un jet de sang, c'est l'indice d'une tumeur du col ou de la prostate.

Les tumeurs du col ne peuvent être senties au palper, pas plus que celles de la paroi antérieure.

La forme papillaire n'a pas une signification précise, parce qu'elle est commune à toutes les tumeurs dont elle revêt la surface.

Une tumeur bénigne change généralement de nature au bout de deux ou trois ans, pour devenir maligne.

Une tumeur qu'on sent par le palper combiné et surtout par le toucher rectal et que le cystoscope démontre lobulée et pédiculée, est un épithélioma (Albarran).

Chez les enfants, l'hématurie est rare, mais c'est un signe à peu près certain de néoplasme. Ceux-ci évoluent à cet âge et pullulent avec une très grande rapidité. Ce sont généralement des sarcomes qui envahissent les organes voisins. Chez les petites filles et même chez les femmes, ils viennent saillir au méat, donnant lieu à de l'incontinence ou à de la rétention suivie d'hydronéphrose.

Les myomes sont aussi fréquents dans l'enfance, mais leur marche est lente et ils ne se compliquent pas d'hématurie au début. La récidive en est fréquente.

Le malade atteint de tumeur vésicale, meurt par hémorragie, infection, invasion des voies urinaires supérieures, généralisation.

Traitement. — Il est chirurgical et consiste :

1° A extirper la tumeur sans réséquer la vessie ;

2° A enlever la tumeur, en réséquant la partie de la paroi vésicale sur laquelle elle est implantée ;

3° A extirper le néoplasme et la vessie tout entière (Albarran).

Toutes ces opérations s'exécutent par la taille hypogastrique.

Le malade, purgé la veille, prend un lavement le matin. La chloroformisation terminée, on le lave et on le place dans la position de Trendelenburg.

La vessie lavée à l'eau borique 4 p. 100, jusqu'à ce qu'elle ressorte limpide, on en laisse 150 grammes qu'on y maintient en bouchant la sonde qu'un tube de caoutchouc, enroulé autour de la verge et fixé par une pince, empêche de sortir. Le ballon de Peterseen est alors introduit et maintenu dans le rectum pendant qu'on l'emplit de 300 grammes d'eau. On ajoute ensuite 150 grammes d'eau à ceux que contient déjà la vessie, mais avec précaution pour ne pas la rompre.

Ces préparatifs donnent pleine sécurité contre la blessure du péritoine. On incise sur la ligne médiane, dans une longueur de 10 centimètres, la peau et le tissu cellulaire graisseux, jusqu'à l'aponévrose, en empiétant légèrement sur la symphyse. L'aponévrose étant soulevée dans l'angle supérieur de la plaie, avec une pince à griffe, on y pratique une très petite ouverture par laquelle on passe une forte sonde cannelée dont la pointe suit la face postérieure en même temps que le raphé et, sur cette sonde, on l'incise jusqu'à la symphyse. De cette façon, on est certain de se maintenir sur la ligne médiane et de tomber dans l'interstice des muscles droits qu'on écarte l'un de l'autre, en même temps qu'on incise les pyramidaux avec précaution. La mince toile fibreuse, tendue en arrière des muscles droits, étant aussi incisée légèrement, on tombe sur le tissu graisseux sous-péritonéal.

Ce tissu est soulevé avec l'index dans l'angle supérieur de la plaie dont les lèvres sont attirées en dehors avec des écarteurs, en même temps qu'on arrose la cavité avec de l'eau phéniquée forte. La vessie apparaissant à ce moment comme une tête de fœtus à la vulve, on y plonge un bistouri, de manière à faire une ouverture assez large pour permettre d'y passer l'index gauche. Celui-ci soulève la vessie pendant que dans chacune des lèvres on passe de longs fils suspenseûrs en soie. A ce moment, la sonde est retirée et l'incision achevée.

Il faut alors tout faire pour que la lumière arrive largement dans la cavité vésicale. A cet effet, l'angle supérieur de la plaie est soulevé par l'écarteur speculum de Bazy et les deux lèvres tirées en dehors pendant qu'on renverse le malade dans la position de Trendelenburg. Si la vue est nette, on retire le ballon de Peterseen qu'on maintient dans le cas contraire.

La tumeur est, à ce moment, saisie avec des pinces appliquées sur sa base et disséquée en enlevant la muqueuse jusqu'à la musculaire. La plaie produite est suturée. En cas de tumeur volumineuse, on suture au fur et à mesure qu'on dissèque. Si l'hémorragie persistait avec une seule suture, on en ferait deux superposées. Au besoin, on laisserait une pince quarante-huit heures ou on tamponnerait.

Le bistouri peut être remplacé par l'anse galvano-caustique en ayant soin de ne pas perforer la vessie, ou par le thermo-cautère.

L'hémorragie arrêtée, on suture la vessie au catgut, en laissant un passage pour les tubes siphon qui doivent affleurer le trigone et approcher le col.

Les tubes essayés par une injection boriquée poussée alternativement dans l'un et l'autre, on suture, au catgut, par plans superposés ; en surjet les muscles, l'aponévrose et la peau au crin de Florence. Les tubes sont fixés lâchement aux lèvres de la plaie par une anse de crin.

Le pansement doit être très compressif et peu iodoformé.

Les tubes sont enlevés du quatrième au sixième jour, et remplacés par une sonde de Pezzer ou de Malécot. Les sutures de la peau peuvent être enlevées à partir du cinquième jour, mais je préfère les laisser sept à huit.

On s'est servi, pour cette opération, d'écarteurs automatiques, de pinces galvaniques, de speculum s'éclairant par l'électricité.

Trendelenburg a remplacé la taille longitudinale par la taille transversale, qui éclaire bien mieux la vessie.

Incision, immédiatement au-dessus du pubis, de 6 à 8 centimètres. Les anneaux inguinaux devant être préservés, on recourbe l'incision, si on veut se donner du jour, les pointes en haut.

On coupe la peau, le tissu cellulaire graisseux sous-cutané, les muscles droits en rasant tout à fait les pubis, de manière à éviter le péritoine en cas d'adhérences. On relève le tissu graisseux sous-péritonéal comme dans la longitudinale, et on incise la vessie transversalement. Les lèvres en sont suturées à la peau et la tumeur enlevée par les procédés précédents. La petite branche d'un drain en T est placée dans la vessie dont on suture les lèvres après enlèvement des fils qui l'attachent à la peau. On termine par la suture des muscles au tissu fibreux du pubis. Les fils de cette suture doivent passer dans les muscles, aussi transversalement que possible.

Helferich, suivi par Albarran, a ouvert la vessie, après résection partielle du pubis. Pour cela, par une incision transversale au-dessus de la symphyse, qui va jusqu'au périoste et à l'os, ils pratiquent, en dehors des épines, une encoche verticale qui ne pénètre pas dans le trou obturateur. Les deux encoches sont réunies par une encoche horizontale coupant la symphyse d'avant en arrière. En abaissant les parties inférieures avec un écarteur, en relevant les supérieures avec le doigt, on a la vessie sous les yeux.

Nous venons de décrire la taille sans suture complète, la vessie restant ouverte avec les tubes-siphon. Or, l'idéal, c'est la suture primitive et totale. Pratiquée souvent, dans ces derniers temps, avec un plein succès, elle n'est malheureusement pas applicable aux vessies malades depuis longtemps, et ne convient qu'à celles dont les parois sont intactes, dans les cas de calculs surtout.

Les lèvres de la vessie sont alors suturées avec du catgut, par points séparés ou en surjet, comprenant toute l'épaisseur de la paroi. Cette suture est soutenue par une seconde en soie, qui laisse la muqueuse. Un drain peut être placé dans l'angle inférieur de la plaie, entre la vessie et les muscles; mais si le cas est favorable, il vaut mieux s'en passer. Une sonde à demeure de Pezzer, moins infectieuse que le cathétérisme répété, est placée dans la vessie.

Cette sonde est abouchée dans un vase stérilisé, bouché par de l'ouate. Cette sonde par laquelle on doit pratiquer des injections fréquentes est munie à son extrémité externe d'un index de verre l'unissant au tube qui plonge dans le vase stérilisé. Cet index montre le degré d'incrustation phosphatique de la sonde.

La cicatrisation est l'affaire de quinze à quarante jours. Malheureusement une fistule persiste souvent, il ne faut pas se le dissimuler, d'autant plus désagréable qu'elle siège sur le ventre et admet difficilement un urinal.

La résection consiste, cela se conçoit, à sectionner et à enlever la portion de la vessie supportant la tumeur. Le péritoine pourra être compris dans la résection; toutefois, le respecter sera préférable.

Le traitement palliatif, bien peu efficace, consiste à soutenir l'état général par l'extrait mou de quinquina; à combattre l'alcalinité de l'urine par des injections d'eau boriquée; la douleur, par des injections sous-cutanées de morphine; l'hématurie, par le tanin en solution à 2 p. 100 injectée dans la vessie.

Si les forces sont très affaiblies, on injecte derrière le grand trochanter 10 à 15 grammes de sérum artificiel.

L'incontinence d'urine demande une sonde à demeure ; la compression de l'uretère un méat artificiel.

Quant aux opérations palliatives, elles consistent dans la boutonnière hypogastrique, la taille périnéale, hypogastrique ou vésico-vaginale, le grattage après la taille palliative.

H. Picard, *de Paris*.

CHAPITRE XX

INCONTINENCE D'URINE

L'incontinence d'urine est une maladie dans laquelle ce liquide est rendu à l'insu du malade et sans qu'il en perçoive le besoin.

L'incontinence d'urine est symptomatique ou essentielle : symptomatique quand elle résulte d'une affection des voies urinaires, des organes en connexion avec elles, des centres nerveux, ou générale ; essentielle quand elle constitue, seule, toute la maladie.

I

INCONTINENCE SYMPTOMATIQUE

L'incontinence symptomatique s'observe à tous les âges et dans les deux sexes.

Dans la première enfance, elle peut être la conséquence d'une pierre dans la vessie. Elle résulte alors d'un engagement de la pierre dans le col dont elle entrave l'occlusion physiologique ou d'une irritation telle de la vessie qu'elle reste toujours contractée.

Chez les enfants, l'incontinence provient encore d'une tumeur du trigone engagée dans le col, c'est le cas des sarcomes assez fréquents jusqu'à vingt ans et dont la croissance est rapide. Chez les petites filles, la tumeur est souvent visible au méat urinaire sous forme de saillie d'un rouge plus ou moins vif.

Chez l'enfant encore, l'incontinence d'urine peut avoir une origine toute différente : les oxyures vermiculaires. Cette incontinence demande une observation d'autant plus attentive qu'ayant lieu la nuit elle peut être confondue avec l'incontinence d'urine nocturne essentielle. C'est, en effet, la nuit que les oxyures, sortis du rectum, vont faire leur promenade sur les organes génitaux et exciter le réflexe qui fait uriner le malade.

Un prépuce trop long peut aussi être cause d'incontinence. L'urine stagne d'abord dans ce prépuce, s'y décompose ensuite et irrite la muqueuse de telle sorte, qu'en faisant pipi, le petit malade éprouve de la douleur. Dès lors, il se retient d'uriner, sa vessie se remplit et se vide par regorgement en simulant l'incontinence, quand il y a réellement rétention.

Les rétrécissements de l'urèthre sont une cause commune d'incontinence d'urine pour l'adulte. Quand ils sont devenus trop serrés et que les efforts de la vessie pour chasser l'urine ont été énergiques et prolongés, le col forcé ne peut plus se contracter. Dès lors, l'urine coule goutte à goutte au travers de la lumière du rétrécissement et au fur et à mesure de son arrivée dans la vessie. Cette incontinence est diurne et nocturne.

Chez les vieillards atteints d'hypertrophie prostatique ou de sclérose vésicale, l'incontinence n'est pas rare et se produit par des mécanismes divers. Ce peut être une tumeur prostatique qui, comme les calculs et le sarcome, dont nous parlions tout à l'heure, s'insinue dans le col.

L'incontinence peut encore dans la vieillesse être le résultat d'une distension de la vessie, dont le trop plein s'échappe au fur et à mesure de son arrivée en forçant le sphincter.

Enfin, l'incontinence est intermittente. Une tumeur prostatique formant soupape tombe sur l'orifice uréthro-vésical quand le malade est debout et cause de la rétention. Quand il est couché, elle se rabat, au contraire, sur le trigone et l'urine s'échappe inconsciemment.

Dans tous les cas, l'incontinence des prostatiques est d'abord nocturne, contrairement à celle des rétrécis; mais en vieillissant, elle devient aussi diurne.

Chez la femme, l'incontinence se montre surtout, d'une manière passagère heureusement, à la suite de l'accouchement; elle résulte de la compression prolongée du col par la tête fœtale.

Chez la femme aussi, l'incontinence peut résulter d'une dilatation trop étendue de l'urèthre et du col pour l'extraction d'un corps étranger. On l'a vue, quand on a dilacéré les fibres musculaires du sphincter, persister indéfiniment. Pour éviter un pareil malheur, il ne faut pas porter la dilatation au delà de 2 centimètres de diamètre. Encore, est-il que l'opération devra être faite sous chloroforme et avec lenteur.

Les kystes de l'ovaire, surtout au début, se compliquent parfois d'une incontinence d'urine qui en est un signe prémonitoire.

Une autre tumeur tout à fait différente, l'uréthrocèle vaginale, quand elle est étendue et qu'elle atteint le col, produit l'incontinence, en empêchant la fermeture du col.

Chez les adultes des deux sexes, comme chez les enfants, mais plus rarement, les calculs et les tumeurs entraînent quelquefois l'incontinence par entrave à l'occlusion du col.

Les affections de cet orifice, aussi bien chez l'homme que chez la femme, sont assez souvent compliquées d'incontinence d'urine. Celle-ci s'observe quelquefois comme premier symptôme de la tuberculose urinaire, quand elle a détruit le col insidieusement.

Désormeaux, au moyen de son endoscope trop longtemps délaissé, a pu constater des ulcérations granuleuses et herpétiques de la région prostatique chez des personnes atteintes d'incontinence d'urine qu'il a guéri avec les ulcérations.

Le même chirurgien a pu voir, sur le col de deux malades atteints d'incontinence d'urine, des fissures semblables à celles de l'anus et que des cautérisations avec le crayon argentique ont guéri avec l'incontinence. Depuis que l'usage de l'endoscope est devenu courant, des lésions identiques ont été plus d'une fois constatées.

Si l'extraction d'un corps étranger par l'urèthre surdistendu de la femme peut causer l'incontinence, il en est de même chez l'homme, quand on a forcé le col, pour extraire par la taille périnéale un calcul trop volumineux.

L'incontinence d'urine est, d'autre part, un symptôme important des affections nerveuses. Dans l'attaque d'épilepsie, elle est fréquente et résulte de la résolution du sphincter vésical coïncidant avec la contraction du diaphragme et des parois de l'abdomen qui comprime les viscères et la vessie. La grande hystérie occasionne un résultat semblable.

L'incontinence alternant avec la rétention et cela d'une façon tout à fait intermittente et irrégulière doit faire penser, surtout si le sujet est jeune, au début d'une ataxie locomotrice ou d'une myélite.

II

INCONTINENCE NOCTURNE ESSENTIELLE

Étiologie et pathogénie. — Pour se faire une idée exacte du mécanisme de l'incontinence nocturne essentielle qui est l'apanage désagréable et à peu près exclusif de l'enfance, il est indispensable de bien connaître celui de la miction.

Or, l'appareil urinaire a deux fonctions à remplir : la production de l'urine et son expulsion après un séjour prolongé dans la vessie. La première n'ayant point rapport au sujet qui nous occupe, nous ne parlerons que de la seconde, qui constitue la miction.

Dans l'état normal, l'urine qui remplit la vessie ne peut refluer en arrière par les uretères, parce que la manière dont leurs orifices s'ouvrent dans sa cavité fait qu'ils sont fermés par une sorte de clapet dont l'occlusion est d'autant plus hermétique que l'organe est plus plein.

D'un autre côté, la vessie, quand elle est pleine, se contracte sans que nous en ayons conscience et, en comprimant son contenu contre l'orifice uréthro-vésical qu'elle distend, donne lieu à la sensation, bien connue, du besoin d'uriner.

L'urine ne pouvant refluer en arrière, va-t-elle s'écouler en avant? Non, et voici pourquoi. D'abord, la tonicité des fibres musculaires lisses du sphincter vésical et de l'orbiculaire uréthral suffit à la maintenir dans la vessie, quand le besoin n'est pas pressant. Ensuite, si celui-ci s'accentue et que nous voulions y résister, la contraction des muscles de Guthrie et de Wilson vient, sous l'influence de la volonté, renforcer les muscles involontaires et maintenir l'urine dans la vessie. Dans le cas contraire, nous faisons, d'une part, un léger effort qui, en contractant le diaphragme, appuie les intestins sur la vessie et en aide les contractions; d'autre part, nous relâchons les muscles volontaires (de Guthrie et de Wilson) de la partie profonde de l'urèthre, en sorte que les muscles involontaires n'étant plus soutenus, l'urine ne peut être qu'expulsée.

Il y a donc, et ceci est capital pour le sujet dont nous nous occupons, à l'état physiologique opposition entre l'action de la vessie et celle de l'urèthre : la contraction de celui-ci étant indispensable à la distension de celle-là, pendant sa réplétion; le relâchement uréthral devant, au contraire, s'effectuer volontairement, quand la vessie se contracte pour uriner. Si peu que l'équilibre soit rompu entre ces deux forces, l'urèthre qui retient l'urine et la vessie qui l'expulse, la première devenant trop faible ou la seconde trop forte, il y a incontinence.

Or, chez le petit enfant, jusqu'à quinze ou dix-huit mois, cet équilibre est absent, la contractilité de la vessie étant très énergique, alors que celle des sphincters uréthro-vésicaux n'existe pas : les fibres involontaires étant trop faibles et la volonté encore incapable de faire contracter les muscles volontaires. Aussi, dans la première enfance, l'incontinence est-elle normale et diurne aussi bien que nocturne.

Quand l'incontinence se prolonge au delà de deux ans et demi à trois ans, elle est anormale, et, chez un enfant de quatre ans, elle est déjà une infirmité. Seulement, elle cesse ordinairement alors d'être diurne pour rester uniquement nocturne. Toutefois, cette prolongation anormale d'un état normal n'est pas constamment l'origine de l'incontinence nocturne et, assez souvent, on voit des enfants, devenus propres à trois ou quatre ans, recommencer à faire pipi au lit vers sept ou huit ans.

Pourquoi l'incontinence cesse-t-elle le jour chez la plupart des enfants qui en sont atteints la nuit? Parce que, dans l'état de veille, la volonté intervient en contractant les muscles uréthraux soumis à son influence. Aussi, l'observe-t-on chez les dormeurs profonds que la sensation du besoin d'uriner est impuissante à réveiller. Chez eux, cette sensation monte vers la moelle, qui la conduit, comme toujours, jusqu'au cerveau; mais celui-ci, rendu insensible par le sommeil, ne la perçoit pas et par conséquent ne commande pas la contraction des muscles volontaires. Mais, la moelle qui perçoit les sensations et y répond aussi bien la nuit que le jour, relâche les fibres musculaires lisses qui lui sont soumises; en sorte que le col n'étant plus fermé ni par les unes, ni par les autres, laisse échapper l'urine, qui, s'écoule, dès lors, sans que celui qui la rend en ait conscience. Ceci est si vrai que chez les enfants de cette catégorie, c'est à l'heure du sommeil le plus profond que l'émission de l'urine a lieu, soit le plus souvent dans la première, soit quelquefois dans la seconde moitié de la nuit. Trousseau cite, à ce propos, un exemple frappant : celui d'une jeune fille qu'on avait beau réveiller dans la première moitié de son sommeil et qui n'en urinait pas moins dans la seconde, parce que, comme elle le disait elle-même, c'était celle pendant laquelle elle dormait le mieux; ce qui était vrai, car on avait à ce moment toutes les peines du monde à la réveiller.

Chez beaucoup d'incontinents urinaires, la contraction viscérale est si énergique et si prompte que l'urine sort presque avant qu'ils aient été prévenus du besoin de la rendre et sans qu'ils puissent en arrêter le cours. Aussi, pendant le jour, si, par paresse ou distraction, ces enfants n'obéissent pas au premier avertissement qui les invite à rendre leurs urines, pressés bientôt par le besoin, ils les laissent quelquefois couler dans leurs vêtements. L'équilibre est rompu, la force expulsive de la vessie étant augmentée, tandis que la force retenante de l'urèthre est restée la même ou s'est affaiblie. C'est si vrai que si vous faites uriner devant vous quelques-uns de ces enfants, au moment même du besoin, vous voyez l'urine projetée par une violente impulsion. En outre, si ayant introduit une sonde jusque dans la vessie, vous y poussez doucement une injection, vous la voyez ressortir avec force par l'instrument que vous n'aviez eu, d'ailleurs, aucune peine à introduire; ce qui prouve expérimentalement la puissance vésicale et la faiblesse sphinctérienne.

Dans certains cas d'incontinence d'urine, le sommeil est normal; mais la sensation du besoin d'uriner paraît si faible qu'elle est impuissante à faire contracter les sphincters. Dès lors, le même résultat se produit et l'enfant urine sans s'éveiller.

Dans cette espèce d'incontinence, l'urine s'écoule parfois involontairement pendant le jour, mais sans que le jet en soit plus énergiquement lancé qu'à l'état normal. On peut s'en assurer en introduisant une sonde dans la vessie pleine d'urine; celle-ci en sort presque en bavant.

Qu'elle soit le résultat de contractions vésicales trop énergiques ou d'une impuissance du col, le sommeil trop profond ou la faiblesse de la sensation ne sont pas les seules causes occasionnelles de l'incontinence. Une urine trop dense produit le même effet, parce que son acidité excite la contractilité vésicale et rend les envies d'uriner plus vives, et, par conséquent, plus pressantes. Cette sorte d'urine est facile à reconnaître, même sans pèse-urine, car, ordinairement limpide, quelquefois nébuleuse, au moment de l'émission, elle s'épaissit au fur et à mesure de son refroidissement, en laissant déposer, au fond du vase, une sorte de boue, prise parfois pour du pus, mais constituée par des urates. On le reconnaît à ce que l'urine s'éclaircit quand on la chauffe dans un tube ou une cuiller.

Les oxyures vermiculaires, qui habitent le rectum et en sortent la nuit, pour se promener sur les organes génito-urinaires, provoquent, par leurs allées et venues, une irritation qui fait naître les besoins d'uriner et contracter la vessie, et agissent à la manière de l'urine acide.

Un prépuce ou un méat trop étroits sont souvent accompagnés d'incontinence d'urine. Mais ici le mécanisme est différent. C'est généralement une incontinence par regorgement : la vessie est pleine, le petit malade se retenant d'uriner à cause de la douleur que lui cause la miction, en sorte que l'urine s'échappe de temps à autre malgré lui et que, si vous le sondez aussitôt après, il en sort beaucoup par la sonde.

L'inflammation de la partie profonde de l'urèthre produit le même résultat; tandis que celle de la vessie ne permet pas à l'urine de s'accumuler dans l'intérieur de cet organe qui l'expulse aussitôt arrivée.

Toutes ces causes ont, en outre, l'inconvénient de provoquer des rêves pendant lesquels l'enfant laisse aller son urine, parce qu'il croit uriner dans son pot ou contre un mur.

Je ne parlerai pas de ces enfants qui pissent au lit par paresse, parce que leur incontinence toute relative n'est pas une maladie, puisqu'elle cesse quand ils le veulent.

Quant à l'état général, a-t-il une influence sur l'incontinence d'urine? les uns le soutiennent, les autres le nient.

Pour moi, il est évident que les enfants délicats y sont plus sujets que les autres. Mais une cause indéniable c'est l'hérédité. Les enfants de parents nerveux ou atteints d'affections nerveuses y sont, en particulier, certainement plus prédisposés. Cette prédisposition nerveuse ne doit, d'ailleurs, pas surprendre pour une maladie qui n'est, après tout, quelle que soit l'idée qu'on se fasse de son mécanisme, qu'une névrose de la sensibilité ou de la motilité.

L'incontinence nocturne d'urine cesse ordinairement avec la puberté, mais il ne faut pas compter absolument sur les changements physiologiques qui s'opèrent à cette époque de la vie pour la voir disparaître, car il n'est pas tout à fait rare d'observer des jeunes gens de vingt à vingt-cinq ans qui en sont encore atteints, au moins de temps à autre.

Elle n'a, du reste, d'autre inconvénient que celui si désagréable de mouiller les draps et d'entretenir autour du sujet une humidité qui enflamme les parties, les imprègne d'une odeur urineuse des plus désagréables, et peut avoir pour conséquence, l'hiver surtout, des rhumes et des bronchites.

Traitement. — On oppose à l'incontinence nocturne d'urine deux médicaments principaux : la belladone, quand elle résulte d'une contraction exagérée de la vessie; la noix vomique, quand elle provient de la faiblesse des muscles périuréthraux.

Les règles d'administration de la belladone ont été posées par Trousseau. Ce médecin commençait par donner une pilule de 1 centigramme d'extrait de belladone le soir, au moment du coucher, pendant plusieurs jours ; puis, sans se laisser arrêter par la cessation ou la persistance de la maladie, il augmentait progressivement les doses du médicament, qu'il poussait jusqu'à 6, 7, 8, 9, 10 et même 15, 20 centigrammes, et cela, pendant un mois ou deux, quand bien même la guérison était obtenue et si cependant il n'y avait pas intolérance. Trousseau a quelquefois remplacé l'extrait de belladone par l'alcaloïde de cette plante, l'atropine, médicament dangereux qu'il donnait en sirop, et qu'il vaut mieux laisser de côté. Si les pilules de belladone ne pouvaient être avalées, on les remplacerait avantageusement par le sirop suivant, dont la formule est due à Jules Simon : sirop de belladone et sirop de tolu, 60 grammes de chaque. A un enfant de quatre ans, l'habile médecin que nous venons de nommer en donne deux cuillerées à café, une le matin et une le soir.

La belladone agit en produisant la diminution de la sensibilité, la paresse du mouvement, la résolution musculaire et le ralentissement de la sécrétion urinaire, double action qui concourt à la guérison.

Malheureusement, la belladone n'étant pas toujours supportée, parce qu'elle provoque une sorte d'ivresse, de l'insomnie et de la congestion de la face et des yeux, on est forcé de la remplacer. On peut alors avoir recours au bromure de potassium qu'on administre en solution, en sirop ou en poudre. Étant admis qu'une cuillerée d'eau pèse 15 grammes et une cuillerée de sirop 20 grammes, on compose la solution ou le sirop de telle sorte qu'une cuillerée de l'une ou de l'autre renferme 25 centigrammes de bromure pour un enfant de quatre ans et 50 centigrammes pour un enfant de douze ans. On administre une, deux, trois et même quatre cuillerées du médicament qui n'est, d'ailleurs, pas dangereux, en surveillant l'effet, de manière à ne pas trop déprimer l'individu. Le bromure peut aussi être divisé en paquets qu'on fait dissoudre et prendre dans du bouillon, ce qui constitue un mode facile d'administration.

La noix vomique s'administre, chez les enfants, en sirop contenant en dissolution l'alcaloïde de ce médicament sous forme de sel, le sulfate de strychnine. On prescrit : sulfate de strychnine 5 centigrammes, sirop de sucre 100 grammes, qui contiennent à peu près 20 cuillerées à café. Il en résulte que chaque cuillerée à café renferme à peu près 2 milligrammes et demi ; une cuillerée à dessert, qui en est le double, 5 milligrammes et une cuillerée à bouche 1 centigramme de sulfate de strychnine, puisqu'elle contient quatre cuillerées à café ou deux cuillerées à dessert.

Chez les enfants de cinq à dix ans, on commence, le premier jour, par administrer deux cuillerées à café, une le matin, une le soir pendant deux jours. Si cette dose est bien supportée, on laisse deux jours de repos et on augmente d'une cuillerée à café, c'est-à-dire qu'on donne trois cuillerées à café pendant encore deux jours; puis, après un nouveau repos de deux jours, on administre quatre cuillerées à café et ainsi de suite jusqu'à six, mais en ayant soin d'espacer exactement les intervalles séparant l'administration des cuillerées.

Cette dose atteinte, on substitue une cuillerée à dessert à une cuillerée à café et, en suivant les mêmes règles, on arrive à six cuillerées à dessert (60 grammes de sirop, 3 centigrammes de sulfate de strychnine). Enfin, on remplace une cuillerée à dessert par une cuillerée à bouche, en augmentant de même, de manière à donner 50, 60, 80, 120 grammes de sirop, c'est-à-dire 3, 4 et jusqu'à 6 centigrammes de sulfate de strychnine.

Au-dessus de dix ans, on commence par la cuillerée à dessert et on arrive de la même manière jusqu'à 200 grammes de sirop, c'est-à-dire 10 centigrammes de principe actif.

La strychnine a pour propriété d'augmenter les actions réflexes. Celles-ci étant plus vives, les mouvements ou contractions qui en résultent deviennent plus énergiques. Aussi, le sujet auquel on administre ce médicament devient-il bien plus sensible aux phénomènes extérieurs qui produisent sur lui une impression des plus vives, surtout si les doses ont été fortes et longtemps continuées. Dans ces circonstances, il peut se manifester des spasmes, des convulsions que le moindre attouchement, le moindre bruit suffisent à provoquer.

Il en résulte que la plus grande attention doit présider à l'administration de la strychnine, qu'on doit interrompre si le malade se plaint d'un peu de raideur dans les mâchoires et les muscles du cou, de mal de tête, de troubles de la vue ou de vertiges.

Il faut encore savoir qu'il y a des susceptibilités particulières pour ce médicament et que certains enfants ne le supportent pas, même à petites doses. On ne doit pas non plus ignorer qu'il a la propriété de s'accumuler, c'est-à-dire de ne donner lieu à aucun phénomène pendant les premiers temps de son administration, pour se révéler ensuite tout à coup par des manifestations inquiétantes. Aussi, faut-il de temps à autre en interrompre l'usage pour lui laisser le temps de s'éliminer.

En somme, le sirop de strychnine, bien qu'il ait été préconisé par Trousseau, qui a tracé les règles d'ailleurs assez délicates de son administration, n'est pas un médicament d'une pratique facile. Aussi l'a-t-on justement abandonné pour lui substituer le seigle ergoté, qui a, comme la strychnine, la propriété de faire contracter la fibre musculaire. On le donne en poudre, 20 centigrammes matin et soir, délayé dans de l'eau sucrée ou enveloppé dans du pain azyme, pour un enfant de quatre ans, et on augmente les doses avec l'âge; 25 centigrammes à cinq et six ans; puis 30 et jusqu'à 50 centigrammes, matin et soir, pour un enfant de quatorze à quinze ans. Ces doses peuvent être continuées pendant dix ou quinze jours et reprises après interruption de quelques jours, et cela pendant un mois, temps au bout duquel le médicament a produit tout son effet.

La poudre de seigle ergoté pourrait être remplacée par l'ergotine en pilules de 10 centigrammes dont on ferait prendre 2, 3 et même 5 par jour, à intervalles égaux.

Dans certains cas, où l'augmentation de la contractilité vésicale paraît concorder avec une faiblesse des muscles de l'urèthre, on peut très bien associer la strychnine ou mieux le seigle ergoté à la belladone.

Je ne dois pas passer sous silence, à propos de l'incontinence par atonie, l'eau de Contrexéville. Les exemples ne sont pas tout à fait rares, en effet, d'enfants de quatre à cinq ans que l'usage de cette eau, à la dose d'une demi-bouteille par jour, soit à la source, soit en ville, a guéris complètement en quelques jours.

Mais de tous les moyens, le plus employé actuellement et probablement le plus efficace contre l'incontinence par insuffisance des muscles uréthraux, est l'électricité induite. Les deux pôles peuvent être appliqués sur la peau, l'un au périnée, l'autre sur le ventre au niveau de la vessie ou dans le rectum. Le Dr Grusse, médecin du lycée de Vanves, a obtenu de nombreux succès par ce moyen. En cas d'échec, on introduit l'un des pôles dans la région membraneuse de l'urèthre, l'autre restant appliqué sur l'hypogastre, le périnée ou dans le rectum. Le pôle introduit dans l'urèthre est terminé par une tige mince et flexible, formée de cinq ou six fils très fins en laiton recouverts d'un tissu en gomme élastique et munie, à l'une de ses extrémités, d'un crochet également en laiton; à l'autre, d'une olive de même métal et d'un volume proportionné au diamètre du canal. Le pôle, qu'on applique à l'extérieur, se termine par une plaque de laiton recouverte de peau, ou une olive de même métal si on l'introduit dans le rectum. L'électricité est produite par une petite machine d'induction.

La tige flexible étant accrochée à l'un des pôles et son olive introduite dans la région membraneuse, tandis que la plaque métallique de l'autre pôle est appliquée sur l'hypogastre ou le périnée ou l'olive introduite dans le rectum, on fait passer le courant pendant deux à cinq minutes et on recommence ainsi tous les jours ou tous les deux jours.

Cette méthode pourra effrayer les enfants et leurs parents, mais à tort; car elle n'est pas douloureuse. Son effet, quand elle doit guérir, est presque immédiat et, si elle échoue, elle soulage le plus souvent.

Le fer, sous forme de peptonate, est un médicament à administrer simultanément avec le seigle ergoté, la strychnine, l'électricité; car si ces agents tonifient spécialement la fibre musculaire, celui-ci fortifie l'individu tout entier en reconstituant les globules sanguins.

L'hydrothérapie, commme le fer, est un tonique puissant, mais qu'on doit administrer avec prudence.

A côté de l'hydrothérapie, se placent les bains de mer pour les sujets lymphatiques ou scrofuleux, et les bains sulfureux pour les enfants nerveux.

Si l'incontinence paraissait être le résultat d'une inflammation de la vessie, le meilleur moyen de la faire disparaître serait d'injecter dans cet organe, quelques gouttes d'une solution de nitrate d'argent de 1/200 à 1/500.

Les boissons délayantes ou le bicarbonate de soude conviendraient aux urines trop denses ou trop acides.

Ai-je besoin d'ajouter qu'on devra faire manger le soir les enfants de bonne heure, et les empêcher de boire en trop grande quantité.

On cherchera à se rendre compte exactement de l'heure à laquelle ils font pipi au lit, de manière à les réveiller en temps opportun. Dans le jour même, on aura soin de les faire uriner aux mêmes heures, en espaçant les mictions le plus possible de manière à habituer la vessie à maintenir l'urine pendant longtemps.

Enfin, si l'enfant urine par paresse, on lui administrera, sans crainte, quoique prudemment, une correction. C'est un moyen des plus efficaces et dont Trousseau cite un exemple probant, celui d'une grande jeune fille à laquelle le fouet appliqué par une mère énergique produisit plus d'effet que tous les médicaments.

H. PICARD, de Paris.

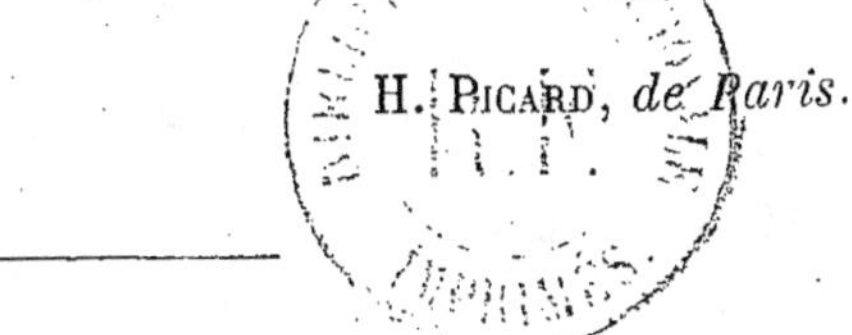

TABLE DES MATIÈRES

PREMIÈRE PARTIE

MALADIES DE L'APPAREIL CIRCULATOIRE

DEUXIÈME PARTIE

MALADIES DU SANG ET DE LA NUTRITION

LISTE ALPHABÉTIQUE DES COLLABORATEURS

ÉVREUX, IMPRIMERIE DE CHARLES HÉRISSEY